Alfred Rockenschaub
Gebären ohne Aberglaube

Verein freier Hebammen

Alfred Rockenschaub

Gebären ohne Aberglaube

Fibel und Plädoyer für die Hebammenkunst

Facultas

Die Deutsche Bibliothek – CIP-Einheitsaufnahme

Rockenschaub, Alfred:
Gebären ohne Aberglaube : Fibel und Plädoyer für die Hebammenkunst /
Alfred Rockenschaub. - 2. Aufl. - Wien : Facultas-Univ.-Verl., 2001
ISBN 3-85076-547-4

Copyright © 2001 Facultas Universitätsverlag, Berggasse 5, A-1090 Wien
Alle Rechte, insbesondere das Recht der Vervielfältigung und der Verbreitung
sowie der Übersetzung sind vorbehalten.
Umschlagbild: The Image Bank, Tib Bildagentur GmbH
Abbildungen im Text: www.multigrafik.at
Druck: Facultas Verlags- und Buchhandels AG
Printed in Austria
ISBN 3-85076-547-4

Vorwort

1. Aufforderungen

Wenn ich, obwohl mir Schreiben nicht besonderes liegt, letztlich den Text dieser Fibel verfaßte, tat ich es aus drei Gründen:

Erstens bat mich eine Reihe meiner Schülerinnen, die Leitlinien der Geburtshilfe so darzustellen, wie ich es heute im Hebammenunterricht zu tun gedächte. Dieser Wunsch entstand unter anderem auch auf Grund der Erfahrung aus einer Reihe von Gerichtsprozessen gegen Hebammen.

Zweitens meinte Wendy Savage[1] zu meinem, April 1990 in „The Lancet" erschienenen „Letter to the Editor" über „Technology-free obstetrics at the Semmelweis Clinic": „Perhaps Professor Rockenschaub could let us in on his secret." Es geht jedoch nicht um Geheimnisse, sondern nur um einen geburtshilflichen anstatt geburtsmedizinischen Ansatz.

Drittens kamen in Österreich 1993–1996 ein neues Hebammen-Gesetz, eine neue Hebammen-Ausbildungsverordnung und für die planlos errichteten Hebammen-Akademien ein neues Hebammen-Curriculum heraus. Alle diese Neuerungen verdienen alles andere als das Prädikat fortschrittlich.

Alle drei Punkte haben einen gemeinsamen Nenner: die Geringschätzung der Hebammenkunst durch das geburtsmedizinische Establishment und die ihm blindlings hörigen Politiker(innen). Diese Haltung wird von allen Beteiligten zwar geleugnet, hat aber eine lange Tradition. Ob ihrer Skrupellosigkeit ist sie hochinteressant und so schien mir die Geburtsmedizin, als ich 1965 zum Leiter der Ignaz Semmelweis Frauen-Klinik der Stadt Wien bestellt wurde, eine Art klinischer Gegenprobe wert.

Die kritische Analyse des geburtshilflichen Fortschritts der letzten 250 Jahre läßt erkennen, daß hierzu die Gynäkologen nicht allzu viel beigetragen haben. Abgesehen von der genialen Vorwegnahme der Lehre von Asepsis und Antisepsis durch Ignaz Philipp Semmelweis, sind die echten Fortschritte der Geburtshilfe ausschließlich den Entdeckungen von Pathologen, Biochemikern und Hygienikern zu verdanken. Es waren die sozialhygienischen Errungenschaften, die die Gefahren der Geburt so drastisch senkten. Das – durch die fortschreitende Verbesserung des Gesundheitszustandes der Frau – rapide Absinken der mütterlichen und kindlichen Mortalität und Morbidität machte die Fehlleistungen der geburtsmedizinischen Methodik mehr als wett. Und so gelingt es immer noch, die Risiken der Geburtsmedizin zu verschleiern.

Das ganze Geheimnis der Ignaz Semmelweis-Frauenklinik der Stadt Wien (SFKW) bestand unter meiner Leitung vom 1. April 1965 bis 31. Dezember 1985 in nichts anderem als im Suchen nach der Antwort auf eine ganz einfache Frage: Was kommt bei einer Geburtshilfe, wie sie im Umfeld der modernen sozialen Errungenschaften Hebammen selbständig leiten könnten, heraus, wenn sie im Notfall ärzt-

---

[1] Wendy Savage wurde wegen ihrer von der geburtsmedizinischen Doktrin abweichenden Geburtshilfe ihres Postens enthoben, mußte aber nach einem Aufsehen erregenden Prozeß rehabilitiert werden.

licherseits nicht im Stich gelassen werden? So stand denn in diesen gut 20 Jahren die SFKW den Leichtfertigkeiten der modernen geburtsmedizinischen Methodik stets kritisch gegenüber und ließ nur gewissenhaft erprobte Methoden zu. Was nur dem Nutzen oder Ehrgeiz der Mediziner(innen) diente, wurde verpönt.

Der Ernst und die Konsequenz, mit denen wir an der SFKW dieser Frage bei über 44.500 Geburten nachgegangen sind, zeigt sich am klarsten darin, daß sich am Ende – bei den fast 23.000 Geburten 1976–1985 – eine Kaiserschnittfrequenz von kaum mehr als einem Prozent ergab. Nichtsdestoweniger war nicht nur die Müttersterblichkeit, sondern auch die kindliche Mortalität an der SFKW signifikant geringer als im sonst durchwegs geburtsmedizinisch indoktrinierten und apparativ bestens ausstaffierten Wien.

Hier habe ich allen meinen Mitarbeitern an der SFKW insbesondere für die wissenschaftliche Exaktheit und Gewissenhaftigkeit zu danken, mit der sie das Konzept einer vorwiegend endokrinologisch durchdachten und auf die natürliche Geburt abgestimmte Geburtshilfe durch zwei Jahrzehnte mit getragen haben. Immerhin betrachtete man das Konzept als einen Affront gegen die geburtsmedizinische „Neuordnung". Um so bemerkenswerter ist es, daß es das geburtsmedizinische Establishment nur ein einziges Mal riskierte, die SFKW in einen Gerichtsprozeß zu verstricken. Im übrigen ein Versuch, der kläglich scheiterte, obwohl man alles tat, um die Geburtshilfe der SFKW als „unverantwortliches Experiment" und dessen Ergebnisse als „unbelievable" abzutun.

Das scheinbare Geheimnis der Hebammengeburtshilfe und die laufenden Fortschritte modernen biologischen Wissens bildeten den Kern meines Unterrichts in der Hebammenschule für Wien, Niederösterreich und das Burgenland, die in der SFKW beheimatet war. Das didaktische Konzept, das dieser Fibel zugrunde liegt und im Laufe der Jahre in kritischer Zusammenarbeit über viele Umgestaltungen zustande gekommen ist, weicht von den Hebammen-Lehrbüchern ab. Die didaktischen Konzepte verdanke ich dem besonderen Interesse meiner Frau, die pädagogisch ausgebildet ist und deren Lehrtalent allen ihren Schülerinnen und Schülern, die ich bei Schülertreffen kennengelernt habe, auch nach Jahren noch unvergeßlich geblieben ist.

Diese Fibel soll kein Lehrbuch sein und Lehrbücher auch nicht ersetzen, sondern nur als Leitlinie zum kritischen Erlernen und Lehren der Geburtshilfe dienen. Es geht um eine lose akademische Gestaltung des Unterrichts, die das biologische Verständnis und das Gefühl der Verantwortlichkeit für echte Geburtshilfe zu vermitteln im Stande ist. Das Konzept weicht ab von jenem doktrinären System, das die Hebamme nur als subalterne Handlangerin der Geburtsmedizin betrachtet. Es geht darum, Wohl und Wehe von Schwangerschaft, Geburt und Wochenbett als Ausdruck der Gestaltungsmöglichkeit der Lebenshaltung darzustellen. Es gilt anhand soziologischer, biologischer und pathologischer Daten zu erkennen, daß Geburtshilfe mehr bedeutet als geburtsmedizinische Technologie oder geburtspsychologischen Dilettantismus.

Die Geburtshilfe stellt zur Zeit für viele ein Dilemma dar. Da steht auf der einen Seite das geburtsmedizinische Establishment mit seiner Technologie, auf der anderen Seite die alternative Szene mit ihrem Psychologismus. Die charakteristischen Slogans sind „sanfte Geburt" hier und „programmierte Geburt" dort. In Wirklichkeit ist aber das Gebären weder sanft noch programmierbar. So hoffen wir in unserem Leitfaden da und dort den Gedanken anzuregen, wie über den Weg der akademischen Bildung die Geburthilfe und Hebammenkunst vor weiteren sowohl sanften wie programmierten Verfallserscheinungen zu bewahren wäre. Wir hoffen mit dieser Fibel aber auch all denen, die – abseits vom Hebammenberuf – in Schwangerschaft, Geburt und Stillen ein von Natur aus selbstverständliches Geschehen sehen, die eine oder andere Handhabe zu geben, um sich selbst ein Bild zu machen.

Ich danke den Herausgeberinnen für die Hartnäckigkeit, mit der sie mich zum Schreiben gebracht haben, und die Geduld, mit der sie auf meine Beiträge gewartet haben, sowie für ihre unermüdliche Tätigkeit als kritische Lektorinnen. Nicht zuletzt danke ich aber dem Verlag für das Wagnis, diese Fibel in Druck zu legen. Denn es ist nicht immer von Vorteil, für die Gesundheit von Frau und Kind etwas zu tun und dabei zwangsläufig gegen das geburtsmedizinische Geschäft zu sein.

2. Die Versuchung und das Experiment

Es war die eigenartige Stellung, die mir 1965 zuteil wurde, daß ich dazu kam, mich dem Studium der Grauzonen zwischen alter Geburtshilfe und der neuzeitlichen Geburtsmedizin zuzuwenden. Zum einen wurde mir die Leitung einer Klinik übertragen, wo mein Vorgänger dabei war, das geburtsmedizinische Konzept vom „Intensiv-Kreißsaal" umzusetzen; zum anderen wurde ich zum Hebammenlehrer bestellt, der eine Lehre zu gestalten hatte, die durch dieses Konzept eher wohl desavouiert zu werden drohte. Was war zu tun?

Ich erinnere mich an den Deutschen Gynäkologenkongreß 1954, auf dem Gustav Döderlein zeigte, daß mit einer Kaiserschnittsfrequenz von 1–2 % auszukommen war. Doch Döderlein kam aus der DDR und war in der amerikanisierten BRD ein „zurückgebliebener Alter". Weiters erinnerte ich mich an Norman Walker, der 1959 zeigte, daß eine intensivierte fetale Überwachung zu nichts anderem führte als zum Überfluß operativer Entbindungen. Doch Walker kam aus Südafrika und seine Wissenschaft war offenbar zu „apart".

Am Deutschen Gynäkologenkongreß 1966 erklärte man die mütterliche Mortalität für zu nichtig, um sie als Maßstab der geburtshilflichen Leistung bestehen zu lassen, obwohl die Müttersterblichkeit in der BRD damals mindestens dreimal so hoch wie in Dänemark, Holland oder Schweden war. Man hob die Geburtsmedizin aus der Taufe und erklärte die besser manipulierbare, perinatale Kindersterblichkeit zum neuen Maßstab der geburtsmedizinischen Leistung.

Die WHO-Berichte dagegen gaben nicht die medizinischen, sondern die sozialen und hygienischen Momente als ausschlaggebend zu erkennen. So war aus dem Report 19/2(1966) zu ersehen, daß in der früh-neonatalen Mortalität Großbritanniens Geburtsanomalien und fetale Erkrankungen eine gleich große Rolle spielten wie in Dänemark und Holland. Jedoch die Mortalität infolge von Mißbildungen und Toxikosen war hier nur halb so hoch wie in Großbritannien. 1947/1948 war ich in Holland und 1951/1952 in Schottland tätig. Den wesentlichen Unterschied in der Geburtshilfe dieser Länder sah ich darin, daß die geburtshilfliche Betreuung in Holland weit mehr als in Großbritannien den Hebammen überantwortet war. Im übrigen blieb mir insbesondere das Wissen und Können der Hebammen, die damals aus Holländisch-Indien zurückkamen, in nachhaltiger Erinnerung. Meine Frage

18 Jahre später war: Warum sollten unsere Hebammen nicht Ähnliches zu leisten imstande sein?

Wenn man die Unzulänglichkeit des geburtsmedizinischen Konzepts und die Skrupellosigkeit, mit der es vertreten wurde und wird, wahrnahm, war es für den Leiter einer großen Klinik wie der SFKW, der über 20 Jahre in dieser Stellung vor sich hatte, schlichtweg verlockend, die Gegenprobe zur Geburtsmedizin zu machen. So begann ich denn die SFKW dahin zu organisieren, daß auch Ärztinnen und Ärzte geburtshilflich so agierten, wie wenn sie primär Hebammen wären und sich sozusagen selbst konsultieren müßten. Jeder Eingriff, der vermeidbar schien, wurde wie jede vermeidbar scheinende Schädigung von Mutter und/oder Kind klinikintern schonungsloser Kritik unterzogen.

Vor der Darstellung der Resultate und Schlußfolgerungen ist noch auf zwei interessante Punkte hinzuweisen:

- Als sich zeigte, daß bei der Geburtshilfe der SFKW auf keinen Fall schlechtere Resultate herauskamen als im Wiener Durchschnitt, hieß es, wir hätten das „bessere Material". Wir haben daher bezüglich der Patientenpopulation der SFKW im Vergleich zu Wien drei Stichproben durchführen lassen (1975, 1980, 1985), die alle ergaben, daß die SFKW sozial benachteiligte Frauen eher anzog als die anderen Spitäler in Wien. Eventuell entstand hier insofern ein falscher Eindruck, als gerade die sozial „gezeichneten" Frauen die Selbstdisziplin der SFKW in bemerkenswerter Weise respektierten.
- 1972 entschloß sich die SPÖ-Regierung[2] im Zuge der Novellierung des Strafgesetzes die Fristenregelung zum Schwangerschaftsabbruch durchzuziehen. Um die vehementen Angriffe der Gegner abzufangen, setzte die Regierung „flankierende Maßnahmen", die zur Senkung der Säuglingssterblichkeit gedacht waren. So wurde denn auf der einen Seite die Schwangerenbetreuung ganz wesentlich verbessert, auf der anderen die Installation der geburtsmedizinischen Maschinerie – im besonderen in Wien – mit Abermillionen subventioniert. (Als Maß für diese massive Ausrüstung sei angeführt, daß es in Wien alsbald 61 CTG für den täglichen Gesamtdurchschnitt von 37 Geburten gab.) Mit der Befriedigung dieses Faibles hielten die namhaften Gynäkologen ihre moralische Entrüstung über die Fristenregelung zurück. Dafür wurde ihre Geburtsmedizin zu einem gutgehenden Geschäft, gelang es ihnen doch, die infolge der Intensivierung der sozialhygienischen Schwangerenbetreuung ab 1975 drastisch sinkende Kindersterblichkeit als geburtsmedizinische Errungenschaft zu kolportieren.

Während auf Grund dieser Entwicklung die durchschnittliche Frequenz der Kaiserschnitte in Wien auf 13.5 % anstieg, senkten wir diese an der SFKW auf ein Prozent. Die perinatale Mortalität sank aber an der SFKW genauso wie sonst in Wien zwischen 1965–1985 um gut die Hälfte (Tab. 1). Die genaue Analyse zeigte nur, daß an der SFKW von je 1000 Neugeborenen ein Kind mehr während der Geburt und dafür in Wien ein Kind mehr in der ersten Lebenswoche starb.

---

2 Sozialistische (1990 umbenannt auf Sozialdemokratische) Partei Österreichs = SPÖ

Tab. 1: *Vergleich der Parameter der feto-infantilen Mortalität in Wien und in der SFKW*

Zeitraum	Kollektiv	Totgeb.	neonatal früh	gestorben spät	post- neonatal	perinatale Mortalität	Säuglings- Sterblichkeit
1965–1969	Wien	10.2	19.5	1.9	5.2	29.7	26.6
1969	Wien	9.9	17.8	1.8	5.2	27.7	24.8
1965–1969	SFKW	9.6	17.4	–	–	27.0	–
1970–1974	Wien	8.8	17.3	1.8	6.1	26.1	25.2
1974	Wien	8.6	14.6	2.7	5.8	23.5	23.1
1970–1974	SFKW	10.0	14.1	–	–	24.1	–
1975–1979	Wien	7.8	10.7	2.7	5.5	18.5	18.9
1979	Wien	6.6	9.7	2.0	6.8	16.3	18.5
1975–1979	SFKW	7.8	7.1	2.0	3.4	14.9	12.5
1980–1984	Wien	5.8	7.3	2.1	5.2	13.1	14.5
1984	Wien	5.7	6.0	2.3	5.5	11.6	13.8
1980–1984	SFKW	6.0	4.7	1.6	2.6	10.7	8.9
1985–1989	Wien	5.6	4.4	2.0	4.1	9.0	10.5
1990–1994	Wien	3.8	3.5	1.8	2.9	7.3	8.2

Während die perinatale Mortalität zwischen 1965 und 1984 an der SFKW in gleichem Ausmaß wie in Wien zurückging, ergab sich in der post-perinatalen Mortalität ein signifikanter Unterschied. In Wien blieb diese weitgehend unverändert (8 ± 0.8/1000) und betrug 1984 bei 14 440 Lebendgeborenen 7.8/1000, wogegen an der SFKW vier Stichproben aus den Jahren 1976–1985 bei 7 133 nach Wien zuständigen Lebendgeborenen 4.5/1000 ergaben. Die post-perinatale Mortalität der SFKW lag demnach signifikant unter dem Wiener Durchschnitt. Dieser Erfolg war unseres Erachtens darauf zurückzuführen, daß die SFKW mit dem Wissen um die Bedeutung sozialhygienischer Momente für die Schwangerenbetreuung um Jahre voraus war und dieser Vorsprung weder mit geburtsmedizinischen noch psychologischen Techniken wettzumachen war und ist.

Bald nachdem der Plan, an der SFKW die Gegenprobe zur Geburtsmedizin zu machen, bekannt wurde, wurde das Gerücht von den hirngeschädigten Neugeborenen der SFKW in Umlauf gesetzt. Es hieß, daß wir zwar keine schlechtere perinatale Mortalität, aber viele hirngeschädigte Kinder zu verantworten hätten. Daher analysierten wir die Fälle, in denen die Neonatologen den Verdacht oder die Diagnose auf eine kindliche Hirnschädigung äußerten, 1967–1973 sehr genau. Dann aber hörten wir damit auf, da einerseits infolge Fehlens offiziellen Interesses und einer adäquaten Statistik keine Vergleichsmöglichkeit gegeben war, andererseits das Gerücht irgendwie verstummte.

Das alte Gerücht wurde erst wieder aufgewärmt, als sich im Vergleich zum Wiener Durchschnitt die post-perinatale Mortalität der SFKW um die Hälfte und die Säuglingssterblichkeit der SFKW um ein Drittel niedriger erwies (Tab. 1). Wir gingen also ab 1980 wieder den gemäß neonatologischem Befund auf Hirnschaden verdächtigen Kindern nach. Vergleiche waren infolge der Versäumnisse der Behörden nach wie vor nicht möglich. Die weitgehend gleichlautenden Ergebnisse der beiden Serien

(Tab. 2) brachten für uns insofern eine Überraschung, als von den Neonatologen der Verdacht auf Hirnschaden nicht nur bei den aus einer Steißlage vaginal entwickelten Kindern mehr als zehnmal so oft geäußert wurde wie bei den Geburten aus Schädellage, sondern auch in den per Kaiserschnitt entbundenen Kindern gut zehnmal so oft gegeben war. Dieses Ergebnis ist vor allem deswegen so erstaunlich, weil es sich ausschließlich um Kaiserschnittentbindungen handelte, die einer rein mütterlichen Gefährdung wegen durchgeführt wurden.

Tab. 2: *Neonatale Verdachtsdiagnose auf kindliche Hirnschädigung*

a. 1967–1973 b. 1980–1984		Bezugsgröße	Anzahl	je 1000
Lebendgeborene	a	13 896	21	1.51
	b	12 934	14	1.08
	a+b	26 830	35	1.30
Schädellagen	a	13 177	10	0.76
vaginale Entb.	b	12 288	8	0.65
	a+b	25 465	18	0.71
Steißlagen	a	497	8	16.10
vaginale Entb.	b	518	5	9.65
	a+b	1 015	13	12.81
Kaiserschnitt	a	222	3	13.51
-entbindung*	b	128	1	7.81
	a+b	350	4	11.43

* Alle Kaiserschnittentbindungen wurden aus rein mütterlichen Indikationen durchgeführt
Keine Hirnschädigungen bei den 2.026 Lebendgeborenen im Jahre 1985 (19 Kaiserschnitte)

Zum Abschluß meiner Tätigkeit an der SFKW 1983–1985 ging ich noch dem sozialen Umfeld einer Serie von 41 Totgeborenen und 59 verstorbenen Säuglingen, sowie der zweiten Serie der auf Hirnschäden verdächtigen Neugeborenen nach. Ein Drittel dieser Fälle wäre vermeidbar gewesen, allerdings nur durch eine intensivere Schwangerenbetreuung; mehr Kaiserschnittentbindungen hätten kaum etwas geändert.

In die gleiche Richtung wies eine probate Studie des Demographischen Institutes der Österreichischen Akademie der Wissenschaften über die Säuglingssterblichkeit in Österreich 1984/85[3]. Die Studie war als „Plädoyer für eine gesundheitspolitische Reform" gedacht, verhallte aber ungehört. Sie zeigte unter anderem, daß der Wiener Indexwert, bis zur Subventionierung der Geburtsmedizin zwischen 1970–74 unter oder bei 100, ab dann deutlich über 100 stieg – und blieb (Tab. 3). Besonders bemerkenswert war der Vergleich der Säuglingssterblichkeit zwischen dem bergbäuerlichen und mit Ärzten dünnbesiedelten Osttirol und dem sozial bevorzugten „Ärztebezirk" Wiens. In diesem, Wien IX, war die Säuglingssterblichkeit um 97 % höher als in Osttirol (Tab. 4).

---

3 Ch. Köck, J. Kytir, R. Münz 1988. Risiko „Säuglingstod". Verlag Franz Deuticke Wien.

Tab. 3:
Säuglingssterblichkeit

Wiener Indexwerte*

1961–1965	96
1965–1970	99
1970–1974	101
1980–1984	115
1990–1994	115

Indexwert = Abweichung
vom Österreich-Durchschnitt*

Tab. 4:
Risiko „Säuglingstod" 1984/85

Geburtskohorten	Wien IX	Osttirol
Einwohner	45 312	47 494
Frauen 15 – 44a	9 872	10 245
Gynäkologen	24	2
Kinderärzte	13	6
Säuglingssterblichkeit	23.1	11.8

Mit der durchschnittlichen Säuglingssterblichkeit 1984/85 in Wien mit 12.7/1000 als Indexwert 100 lag der des geburtsmedizinischen Paradebezirks in Wien mit 182 weit darüber, der des wirtschaftlich und an Ärzten armen Osttirols mit 93 und der die geburtsmedizinische Technologie ignorierenden SFKW mit 70 dagegen eindeutig darunter.

Es ist keine Frage, daß sowohl die Mortalität wie Morbidität in der Geburtshilfe ein sozialmedizinisches und kein geburtstechnologisches Problem ist. Um aber die geburtsmedizinischen Störungen zu beheben, bedarf es einer probaten außerklinischen Schwangerenbetreuung. Hier besteht nun eine grobe sozialmedizinische Lücke im Gesundheitswesen, eine Lücke, die in Anbetracht der herrschenden klinischen Mentalität nur durch ein Netz adäquat ausgebildeter Hebammen schließbar ist.

Demnach ließe sich bei adäquater Gesundheitspolitik und bei je einem Prozent an Kaiserschnitten, Zangenoperationen und Vakuumextraktionen die feto-infantile Mortalität (Totgeburtenrate + Säuglingsmortalität) auf unter ein Prozent senken. Zudem brächte, auf Wiener Verhältnisse berechnet, eine diesbezüglich adäquate gesundheitspolitische Reform eine Ersparnis von 50–100 Millionen jährlich. Allerdings bedürfte es dazu einer völligen Neuordnung der Geburtshilfe. Die Betreuung der Schwangeren, Gebärenden und Wöchnerinnen müßte primär in die Hände der Hebammen gelegt und diesen eine tadellose akademische Ausbildung und Fortbildung angeboten werden.

Da dieses Angebot in Wien noch lückenhafter als sonst in Österreich ist, liegt der Indexwert der Säuglingssterblichkeit in Wien 15 % über dem Österreich-Durchschnitt. Es ist aber keine Frage, daß die ohne akademische Ausbildung avancierten Hebammen in den Hebammengremien genauso wenig wie die geburtsmedizinischen Akademiker interessiert sind, echte Hebammen-Akademikerinnen heranzubilden oder hochkommen zu lassen. Schlagende Beweise für diese intriganten Eifersüchteleien stellen die in Österreich als Novellierung bezeichneten Kompromisse dar: das Hebammen-Gesetz, die Hebammen-Ausbildungsverordnung und das Hebammen-Curriculum. Zu dieser gesundheitspolitischen Farce paßt die geradezu schmähliche Subvention der Akademien, wobei die Dürftigkeit der Finanzierung der Hebammenakademie in Wien auf den Indexwert der Säuglingssterblichkeit abgestimmt zu sein scheint.

Die Frau, die heute schwanger ist, sieht sich flugs dem einen oder anderen Wirrwarr geburtsmedizinischer und geburtspsychologistischer Angebote gegenüber, während sie für eine geburtshilfliche Betreuung weniger Verständnis findet. So schreibe ich denn diese Fibel in der Hoffnung, damit einer Geburtshilfe den Weg ebnen zu helfen, die den Kniffen somatischer und/oder psychischer Technologien entgegenwirkt und die humanen Prinzipien der Hebammenkunst zur Entfaltung bringt.

A. Rockenschaub

Vorwort zur zweiten Auflage

Zuerst sei noch einmal hervorgehoben, daß „Gebären ohne Aberglaube" nicht als Lehrbuch zu betrachten ist, sondern als Fibel und Plädoyer für die Hebammenkunst. Es geht darum, all jene, denen Hebammenkunst mehr als geburtsmedizinische Dienstbotmäßigkeit bedeutet, auf Aspekte aufmerksam zu machen, die der Hebamme dienlich sein könnten, sich und damit auch die Frauen vom geburtsmedizinischen Übergriff zu emanzipieren.

Wenn man die Umstände genau betrachtet, haben die Erfolge in der Geburtshilfe des 19. Jahrhunderts in nichts anderem bestanden, als daß – dank Semmelweis – das geburtsmedizinische Establishment von damals gezwungen war ihre mörderische Methodik aufzugeben. Ebenso ist der ganze Fortschritt im 20. Jahrhundert nur den vielen sozialen und hygienischen Errungenschaften dieser Periode zu verdanken. Bei voller Ausnützung dieser Errungenschaften und Ausmerzung jener Mißlichkeiten, die dem Doktrinarismus des modernen geburtsmedizinischen Establishments und dessen Adepten im gesundheitspolitischen Management anzulasten sind, könnte die Frühgeburtlichkeit um 40 % und die Frequenz der Entbindungsoperationen um 90 % vermindert werden. Mortalität und Morbidität sowohl der Mütter wie der Kinder wären dementsprechend niedriger.

Sofern man dazu nun nur die Kosten des ersten Spitalsaufenthaltes nach der Entbindung und dazu die Daten des U.S. Office of Technology Assessment und der Privatversicherungen in Wien in Erwägung zieht, kostet der zur Zeit in der EU verbreitete geburtsmedizinische Trug – so unglaublich es klingen mag – je zehntausend Geburten acht Million Euro. Die Spätfolgen der vermeidbaren Frühgeburten und Entbindungsoperationen kosten eventuell noch einiges mehr.

Was kaum erörtert wird, ist die Wehentätigkeit als wesentlicher Faktor im perinatalen Reifungsschub des fetalen Anpassungssystems. Dieses wird nämlich im Bereich seiner hormonalen Schrittmacher durch die apparativ und operativ bedingten Kurzschlüsse in der Wehentätigkeit, wie sie die moderne Entbindungs- und Aufzuchttechnik zwangsläufig mit sich bringt, profus „verschaltet". Es liegt nahe, diesen Regulationsdefekt mit der Zunahme der modernen Zivilisationskrankheiten in Zusammenhang zu bringen. Die Verantwortlichen der Gesundheitspolitik sind jedoch unbesorgt und subventionieren die Misere Jahr für Jahr mit Abermillionen.

Weniger freigebig ist man, wenn es um die Förderung der Hebammenkunst geht, obwohl mit dieser nicht nur für Frau und Kind Gesundheit zu gewinnen, sondern auch viel Geld einzusparen wäre. Die besonderen didaktischen Erfordernisse, wie sie einer modernen Hebammenakademie einigermaßen entsprächen, sind von den gesundheitspolitischen Instanzen bisher nicht begriffen worden. Anstatt den Hebammenberuf nach biologisch-hygienisch-soziologischen Maximen auszurichten, kann oder will man seine Besonderheit nicht erkennen. Aus grobem gesundheitspolitischen Unverstand und besessen von der unhaltbaren Analogie zu diversen paramedizinischen Berufen wird er, wenn schon nicht desavouiert, unter Kuratel einer ebenso unbeweglichen wie großspurigen Clique der Medizin gestellt.

Zweifellos ist es nun so, daß es, um den Schwerpunkt der Geburtshilfe von Geburtsmedizin auf Hebammenkunst zu verlegen, einer verständnisvollen Gesundheitspolitik und des dazu kongenialen Managements bedürfte. Die dafür zuständigen

Stellen sind aber meistens mit Persönlichkeiten besetzt, denen es in ihrer von eitler Männlichkeit oder maskulinisierter Weiblichkeit geprägten Mentalität für solche Aufgaben einfach am nötigen Verständnis fehlt. Eventuell mag nun diese Fibel helfen, die geburtsmedizinischen Fährnisse und deren indolente Hinnahme durch die gesundheitspolitischen Behörden bewußt zu machen, das Vertrauen in die Hebammenkunst zu wecken und dieser jenen Stellenwert zu verschaffen, den sie zum Wohl der Mütter und ihrer Kinder haben sollte.

Diese Fibel entstand aus der Diskussion teils spontan teils fakultativ sich ergebender Themen, die ad hoc in eine einigermaßen logische Reihenfolge gebracht wurden. Manche Themen kamen, wenn auch von diversen Gesichtspunkten, wiederholt zur Sprache. Diese Wiederholungen wurden so, wie sie sich aus den Themen heraus ergeben haben, belassen. Der Text wurde im Vergleich zur ersten Auflage nur geringfügig verändert und erweitert, die Bilder, die in jedem der einschlägigen Lehrbücher zu finden sind, wurden weggelassen, einige Graphiken neu gestaltet. Die von mir verwendete Literatur führe ich nur kursorisch an. Denn es geht in dieser Fibel nicht um neue Fakten, sondern darum, die Gegebenheiten anders, als es in der Geburtsmedizin seit 300 Jahren üblich ist, zu hinterfragen. Alte Publikationen habe ich deswegen hervorgehoben, weil in den dichtgedrängten Literaturangaben deutscher Standardwerke der Geburtsmedizin die Neigung, die einen Autoren etwas zurechtzurücken und die anderen erst gar nicht zu erwähnen, nicht zu verkennen ist.

Für die Durchsicht des Textes, der auf meinen Wunsch hin noch nach den alten Regeln der deutschen Rechtschreibung korrigiert wurde, danke ich Frau Dr. phil. Roswitha Kriegl herzlich, Herrn Michael Cech im besonderen für das Verständnis und die Geduld bei der Herstellung der neuen Graphiken. Nicht zuletzt bedanke ich mich beim Facultas Verlag in Wien, im besonderen bei Frau Dr. phil. Sigrid Neulinger für die Hilfsbereitschaft und fachkundige Unterstützung bei der Fassung der vorliegenden Auflage.

Geleitwort

„Gebären ohne Aberglaube" erscheint nun in zweiter, etwas veränderter Auflage und wir bedanken uns bei den vielen LeserInnen, vor allem auch aus Deutschland, die dies durch ihre Begeisterung und ihr großes Interesse unterstützt und bewirkt haben.

Hebammen, die Hausgeburten übernehmen, arbeiten aufgrund ihrer exponierten Stellung mit besonderer Genauigkeit und Aufmerksamkeit. Sie sehen die schwangere, gebärende und stillende Frau in ihrem gesellschaftlichen und sozialen Umfeld, mit ihren individuellen Idealen, Wünschen und Zielen.

Seit Bestehen des Hebammenzentrums hat uns Dr. Rockenschaub beraten und den Rücken gestärkt. Drei Jahre lang hat er sich regelmäßig mit Hebammen im Hebammenzentrum zusammengesetzt, um über alle einschlägigen Themen zu diskutieren. Die praktischen Belange der Hebammen standen dabei im Vordergrund. Dr. Rockenschaub hat in diesem Buch Können und Wissen der Hausgeburtshebammen didaktisch aufbereitet. Durch diese einzigartige Zusammenarbeit gibt dieses Buch nicht nur einen Überblick über die Geburtshilfe, den menschlichen Organismus im Allgemeinen und der Schwangerschaft im Besonderen, sondern beinhaltet auch ein kritisches Hinterfragen derzeit gängiger Praktiken der herrschenden Geburtsmedizin.

Erst das Hebammenzentrum des Vereins freier Hebammen machte es möglich, so ein Projekt umzusetzen. Eine der Aufgaben des Hebammenzentrums besteht darin, regelmäßige Treffen der freipraktizierenden Wiener Hebammen zu organisieren, um den Austausch von Informationen und Erfahrungen zu fördern, sowie fachliche und organisatorische Anliegen der Hebammen aufzugreifen und zu bearbeiten.

Im Hebammenzentrum finden sich aber auch viele schwangere Frauen ein, die sich von Hebammen beraten und betreuen lassen und Kurse besuchen. Zwei angestellte Hebammen sorgen für den reibungslosen organisatorischen Ablauf und für die Öffentlichkeitsarbeit.

Wir richten uns mit diesem Buch vor allem an Hebammen, aber auch an Frauen und alle jene, die sich über die Geburtshilfe und deren geburtsmedizinische Verzerrungen Gedanken machen.

Wir Hebammen wünschen uns, daß „Gebären ohne Aberglaube" Widersprüche aufzeigt, rege Diskussionen hervorruft und Freude am Lesen macht. Möge es ein Beitrag zum Fortschritt der Geburtshilfe sein, einer Geburtshilfe, die Schwangerschaft und Geburt, wie Wochenbett und Stillen als Leistungen der Frau würdigt und die Kraft und Energie der Frauen erkennt und mit Respekt behandelt!

Für Anmerkungen, Anregungen, Diskussionsbeiträge wenden Sie sich bitte an:

Verein Freier Hebammen – Hebammenzentrum
A-1090 Wien, Lazarettg. 6/2/1
Tel.: 0043/1/ 408 80 22, Fax: 0043/1/403 98 77-18
e-mail: freie-hebammen@hebammenzentrum.at
http://www.hebammenzentrum.at

Inhaltsverzeichnis

Vorwort 5
Geleitwort 15

A. Die Hebamme und ihre Umwelt

1. **Geschichtliche Brennpunkte der Geburtshilfe** 25
    1.1. Streiflichter weiblicher Geburtshilfe 25
    1.2. Streiflichter der männlichen Geburtshilfe 27
    1.3. Die Alternativen 33
    1.4. Reform: Wohin? 34
    1.5. Auspizien 35
2. **Soziale Hintergründe** 37
    2.1. Neuland 37
    2.2. Die Wiener Schule 38
    2.3. Neuordnung 42
    2.4. Ein überraschender Zusammenhang 44
    2.5. Medizin und Aberglaube 45
    2.6. Vom Kulturkampf zur Qualitätskontrolle 48
    2.7. Der zentrale Begriff 49
    2.8. Geburtshilfe, die Probe aufs Exempel 50
    2.9. Die Vollstrecker der Moral 51
    2.10. Zeit und Geld 53
    2.11. Der Psychoboom 54
    2.12. Der Mann bei der Geburt 55
    2.13. Momente der Angst 56
    2.14. Das ungeborene Leben 57
    2.15. Das Verfügungsrecht der Frau 58
    2.16. Ein typischer Gerichtsprozeß 59
    2.17. Das Scherbengericht 60
    2.18. Teure Gesundheit 61
    2.19. Fakten und Fiktionen 62
    2.20. Spitalsgeburt und Hausgeburt 65
    2.21. Zur Emanzipation der Hebamme 66
    2.22. Didaktik, Basis einer fortschrittlichen Geburtshilfe 68
3. **Lernen – Wissen – Lehren** 70
    3.2. Mathematik, die Kunst des Lernens 70
    3.3. Wissenschaft und Wissen 81
    3.4. Didaktik, die Kunst des Lehrens 81

B. Der Mensch und seine Umwelt

1. **Grundbegriffe** 87
    1.1. Einleitung 87
    1.2. Lebenskreislauf 87
    1.3. Morphologie und Kybernetik 92

	1.4.	Die molekularen Gestaltungskräfte des Lebens	96
	1.5.	Die Zellteilung	100
	1.6.	Kongenital – genetisch – hereditär – teratogen	102
	1.7.	Geburtshilfliche Aspekte	103
2.	**Dynamik und Gestalt der Proteine**		**105**
	2.1.	Einleitung	105
	2.2.	Trägereiweiße – die den Sauerstoff transportierenden Proteine Myoglobin und Hämoglobin	105
	2.3.	Enzyme – die Blutgerinnung	108
	2.4.	Bindegewebe – Stützgewebe – Grundgewebe	111
3.	**Biogene Membranen**		**115**
	3.1.	Einleitung	115
	3.2.	Zusammensetzung	115
4.	**Stoffwechsel und Energie**		**116**
	4.1.	Einleitung	116
	4.2.	Grundzüge des Stoffwechsels	117
	4.3.	Leitorgane des Stoffwechsels	118
	4.4.	Steuerung des Stoffwechsels	120
	4.5.	Gleichgewicht des Stoffwechsels	122
	4.6.	Schlüsselfunktionen des Stoffwechsels	123
	4.7.	Geburtshilfliche Aspekte	126
5.	**Entzündung**		**128**
	5.1.	Einführung	128
	5.2.	Das Wesen und die Zeichen der Entzündung	128
	5.3.	Die basale Regulation der Entzündung	129
	5.4.	Die Morphologie der Entzündung	130
	5.5.	Art der Erreger und Ort der Entzündung	132
	5.6.	Dystonie, Kollaps und Entzündung	133
	5.7.	Geburtshilfliche Aspekte	134
6.	**Wachstum**		**136**
	6.1.	Wesen des Wachstums	136
	6.2.	Stoffwechsel und Wachstum	137
	6.3.	Störungen des Wachstums	138
	6.4.	Geschwulstwachstum	142
	6.5.	Ersatzwachstum	143
	6.6.	Morphogenese und Metamorphose	147
	6.7.	Nekrose und Apoptose	148
	6.8.	Geburtshilfliche Aspekte	148
7.	**Zellverbindungen (Gewebe und Organe)**		**151**
	7.1.	Die Architektur biotischer Systeme	151
	7.2.	Die Arten der Gewebe	154
	7.3.	Die Grundstruktur der Organe	157
	7.4.	Geburtshilfliche Aspekte	157
8.	**Organbildende Systeme**		**160**
	8.1.	Einleitung	160
	8.2.	Bewegungssysteme	160
	8.3.	Muskelbewegung	165

8.4.	Kreislaufsysteme	166
8.5.	Immunsystem	170
8.6.	Botenstoffe und Überträgerstoffe (Hormone)	182
8.7.	Weibliche Fortpflanzungsorgane	199
9.	**Rückkopplung (Feedback) und Rhythmen**	**208**
9.1.	Einleitung	208
9.2.	Grundzüge der Rückkopplung	208
9.3.	Biotische Rhythmen und Pulsationen	209
9.4.	Geburtshilfliche Aspekte	213
10.	**Steady State und Adaptation**	**217**
10.1.	Lebenseigenschaften	217
10.2.	Steady State	217
10.3.	Alarm – Anpassung – Erschöpfung	218
10.4.	Fight-Flight-Response	219
11.	**Regulation der Anpassung (Adaptation)**	**220**
11.1.	Grundzüge und basale Funktionen des Systems	220
11.2.	Die Nebennieren	220
11.3.	Zwischenhirn und Hypophyse	222
11.4.	Anomalien der Adaptation	223
11.5.	Zeichen der Überlastung	224
11.6.	Geburtshilfliche Aspekte	226

C. Der Fetus und seine Umwelt

1.	**Grundzüge der embryo-fetalen Entwicklung**	**229**
1.1.	Einleitung	229
1.2.	Gameten und Zygote	229
1.3.	Embryonalentwicklung	232
1.4.	Aspekte der Morphogenese	236
1.5.	Die Fetalperiode	238
2.	**Entwicklung des Mutterkuchens (Plazenta) und der Eihäute**	**240**
2.1.	Die Fruchtblase	240
2.2.	Der Mutterkuchen	240
3.	**Der utero-placentare Kreislauf**	**243**
3.1.	Größenordnungen	243
3.2.	Lage- und Druckverhältnisse	244
4.	**Der fetale und feto-placentare Kreislauf**	**246**
4.1.	Grundzüge des Blutkreislaufs beim Erwachsenen	246
4.2.	Der fetale Kreislauf	247
4.3.	Der feto-placentare Kreislauf	248
4.4.	Die Umstellung des Kreislaufs nach der Geburt	249
5.	**Die perinatale Prägung des fetalen Anpassungssystems**	**250**
5.1.	Tauchmanöver und Hungertage	250
5.2.	Seitensprünge der Botenstoffe aus dem Zwischenhirn	250
5.3.	Natürliche Anpassungsmomente und geburtsmedizinische Insulte	251
5.4.	Einsamkeit und Lernvermögen	252
5.5.	Beispiel Bulimie und Altersdiabetes im Kindesalter	253

6. **Zwillinge und Anomalien** 255
   6.1. Zwillinge 255
   6.2. Mehrlinge 255
   6.3. Angeborene Fehlbildungen 256
7. **Geburtshilfliche Aspekte** 257

D. Die Frau „in anderen Umständen"

1. **Diagnose und Zeitbegriffe** 261
   1.1. Feststellung der Schwangerschaft durch immunologischen Nachweis von humanem Chorion-Gonadotropin (hCG) im Harn 263
   1.2. Feststellung des Geburtstermins 264
   1.3. Verkürzte und verlängerte Tragzeit 269
2. **Verlauf der Schwangerschaft** 272
   2.1. Einleitung 272
   2.2. Erstes Trimenon 272
   2.3. Zweites Trimenon 276
   2.4. Drittes Trimenon 279
   2.5. Grundzüge der wesentlichen Schwangerschaftsanomalien 281
3. **Schwangerschafts-Symbiose** 283
   3.1. Einleitung 283
   3.2. Der Stoffwechsel 283
   3.3. Bruch der Toleranz 285
4. **Gestose (Gestationstoxikose) – Toxikose – Toxämie** 287
   4.1. Definitionen 287
   4.2. Maternal Distress 287
   4.3. Mütterliche Krankheiten und Toxikose 292
5. **Dystrophie und Asphyxie (Fetal Distress)** 294
   5.1. Mißhelligkeiten 294
   5.2. Glossen zum Fetalkreislauf 295
   5.3. Geburtsmedizinische Maßgaben 297
   5.4. Plötzlicher Kindestod 298
   5.5. Die drohende intra-uterine Asphyxie 299
   5.6. Hypoxydose 301
   5.7. Nabelschnurverschlingungen 301
6. **Wechselwirkungen und Warnsymptome** 304
   6.1. Größenordnungen 304
   6.2. Die Endstrombahn 304
   6.3. Die Ödemisierung 305
   6.4. Die hyaline Thrombosierung 306
   6.5. Restbestände der puerperalen Eklampsie 307
7. **Therapie und Prophylaxe des maternal/fetal Distress** 308
   7.1. Therapie des Maternal Distress 308
   7.2. Therapie des Fetal Distress 310

E. Die Geburt

1. **Morphologische Grundlagen der Geburt** 323
   1.1. Einleitung 323
   1.2. Das Becken 324
   1.3. Struktur der Gebärmutter 335
   1.4. Der Fetus als Geburtsobjekt 337
   1.5. Geburtshilfliche Aspekte 340
2. **Die Wehen** 341
   2.1. Einleitung 341
   2.2. Begriffsbestimmung 341
   2.3. Wehenstoffe und Wehenmittel 342
   2.4. Das uterine Oxytocinsystem 343
   2.5. Dystokie und Dystrophie 345
   2.6. Wehen, ein fetales Reifungsmoment 347
   2.7. Art und Einteilung der Wehen 349
   2.8. Die Wehenkraft 353
   2.9. Überlegungen zur Anwendung von Wehenmitteln 355
   2.10. Geburtshilfliche Aspekte 356
3. **Normen und Anomalien der Geburt** 357
   3.1. Grundzüge des normalen Geburtsverlaufs 357
   3.2. Gestaltungskomponenten der Geburt 358
   3.3. Hindernisse der Geburt 369
   3.4. Geburtshilfliche Aspekte 372
4. **Prinzipien der Beistandsleistung durch die Hebamme** 374
   4.1. Einleitung 374
   4.2. Was soll und kann vor der Geburt bekannt sein? 375
   4.3. Was soll und kann bei der Geburt überwacht werden? 377
   4.4. Wie weit soll und kann Hilfe geleistet werden? 383
5. **Die Handgriffe (Manualhilfen) der Hebamme** 384
   5.1. Der Damm und das Dilemma 384
   5.2. Die Geburt aus Kopflage 387
   5.3. Die Geburt aus Beckenendlage (BEL) 390
   5.4. Die manuelle Lösung der Plazenta 395
   5.5. Die Expression des Kindes 397
   5.6. Zusammenfassung 397
6. **Die geburtsmedizinischen Methoden** 399
   6.1. Grenzen der modernen Geburtsmedizin 399
   6.2. Medikamente in der Geburtsmedizin 399
   6.3. Geburtsmedizinische Standardoperationen 401

F. Stillperiode und Wochenbett

1. **Die neue Symbiose** 407
   1.1. Einleitung 407
   1.2. Wehen, ein Umwandlungsprozeß 407
   1.3. Atemnotsyndrom (RDS) 409
   1.4. Der Umbruch durch den Wegfall der Plazenta 412

2. Grundzüge des Stillens ... 414
2.1. Vorbereitungs- und Übergangsphasen ... 414
2.2. Steuerungselemente der Stillsymbiose ... 415
2.3. Geburtshilfliche Aspekte ... 417
3. Rückbildungsprozesse (Involution) ... 419
3.1. Grundzüge ... 419
3.2. Gebärmutter und Scheide ... 419
3.3. Eierstöcke ... 420
3.4. Bauchdecke und Beckenboden ... 420
3.5. Haut ... 421
3.6. Milchdrüsen ... 421
3.7. Geburtshilfliche Aspekte ... 422

G. Gestaltung des Tagesablaufs

1. Diätetik ... 425
1.1. Das Dilemma ... 425
1.2. Grundzüge geburtshilflicher Diätetik ... 427
1.3. Geburtshilfliche Aspekte ... 436

H. Untersuchungstechnik und Notfälle

1. Leitlinien der Untersuchung ... 439
1.1. Einleitung ... 439
1.2. Anamnese ... 440
1.3. Befund ... 442
2. Fährnis, Gefahr und Risiko ... 449
3. Mütterliche Notfälle ... 450
3.1. Abruptio placentae ... 450
3.2. Gerinnungsstörungen ... 450
3.3. Lösungsschwierigkeiten der Plazenta ... 451
3.4. Blutung infolge von Venenwandrissen ... 451
3.5. Das eklamptische Syndrom ... 451
3.6. Placenta praevia ... 451
3.7. Atonie des Uterus ... 452
3.8. Risse und Rupturen ... 452
3.9. Allgemeinerkrankungen ... 453
4. Kindliche Notfälle ... 454
4.1. Lageanomalien ... 454
4.2. Drohende intra-uterine Asphyxie (Pulslosigkeit) ... 454
4.3. Atemnot (Apnoe, Dyspnoe) ... 454
4.4. Frühgeburtlichkeit ... 455

Epilog und Epikrise

1. Erbe der Vergangenheit: Entbindungstechnik ... 459
2. Bilanz der Gegenwart: Dilemma ... 461
3. Aspekte der Zukunft: Neubeginn ... 464

Kursorische Literaturhinweise ... 467
Sachregister ... 469

A. Die Hebamme und ihre Umwelt

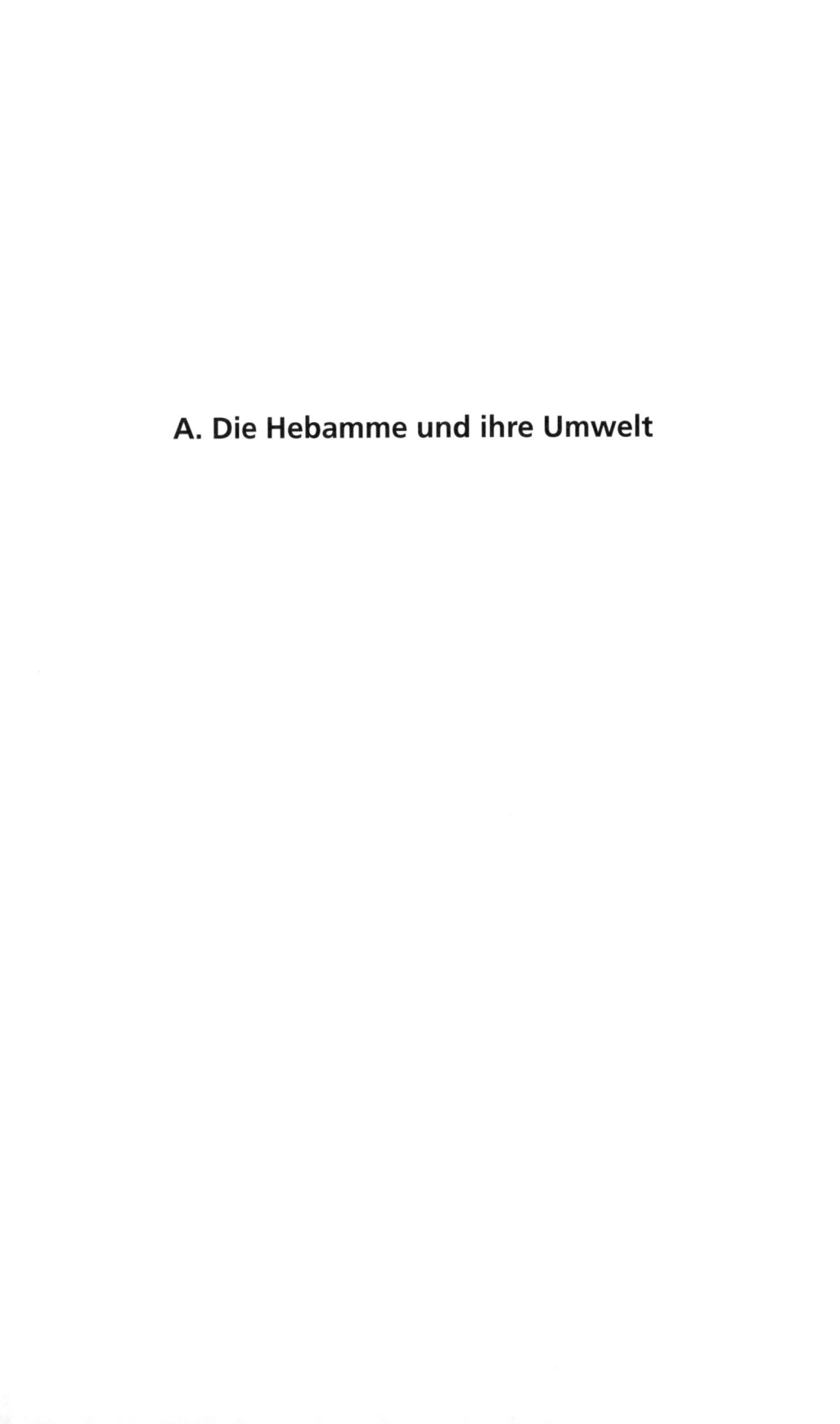

Artemis, die griechische Göttin der Natur war auch die Göttin der Gebärenden. Sie war bedacht, die Gebärenden zu ermutigen und Ungemach von ihnen fernzuhalten. Im Gegensatz dazu hieß der jüdisch-christliche Gott die Frau unter Schmerz und Mühsal zu gebären. Im Rom des Altertums waren als Hebamme (Obstetrix) nur freie Frauen zugelassen, während den medizinischen Beruf auch Sklavinnen ausüben durften. Das Hebammengremium hieß Nobilitas Obstetricum.

1. Geschichtliche Brennpunkte der Geburtshilfe

1.1. Streiflichter weiblicher Geburtshilfe

1.1.1. Anfänge

Es führe zu weit, hier auf die Geschichte der Hebammenkunst in extenso einzugehen. Nur einige charakteristische Streiflichter mögen uns das Flair dieser weiblichen Domäne nahebringen. Zuerst bestand Geburtshilfe wohl darin, daß sich die Frauen innerhalb der Sippe beim Gebären gegenseitig Hilfe leisteten. So wird berichtet[1], daß Moses' Mutter Jochebed ihre Töchter und Schwiegertöchter das Helfen beim Gebären lehrte. Dann kamen Nachbarinnen und Frauen, denen eine besondere Geschicklichkeit eigen war, den Gebärenden zu Hilfe. Von altersher waren diese Frauen hoch angesehen.

1.1.2. Maieutik

Die beste Charakterisierung erhielt die Geburtshilfe durch keinen Geringeren als den berühmtesten aller Philosophen, *Sokrates*. Seine Mutter war eine Maia – so wurde die Hebamme im alten Griechenland genannt – und ihre Geburtshilfe war das Vorbild für seine Art des philosophischen Lehrens (Didaktik) und Lernens (Mathematik). Seine Art zu lehren, nämlich Didaktik und Mathematik zu verbinden, nannte er Maieutik, was soviel heißt wie: Gediegene Hebammenkunst. (*Hippokrates*, einer seiner Zeitgenossen, hat die Maieutik in die Medizin eingeführt. Und auch der modernen handlungsorientierten Didaktik liegt die Maieutik zugrunde.)

Maia war der Sage nach eine Gespielin von Artemis, der Göttin der Natur. Diese bat ihren Vater Zeus, den obersten der Götter, sie mit allen geburtshilflichen Talenten auszustatten. Denn sie sei, so argumentierte die Göttin, von den Schicksalsgöttinnen zum Schutz aller Gebärenden berufen, da sie selbst von ihrer Mutter ohne Ach und Weh geboren worden sei. So wachte im alten Griechenland eine sympathische Göttin über die Gebärenden und schickte ihr eine ihrer Gespielinnen zu Hilfe.

Welch ein Gegensatz zu jenen Kulturen, in denen nicht eine junge naturverbundene Göttin hilfreich der Gebärenden die Angst nimmt, sondern ein mürrischer Gott die Frauen „in Schmerzen gebären" heißt; und Götter (in Weiß) mit Drogen das Bewußtsein trüben und so das Hochgefühl der natürlichen Geburt vereiteln. Ging es der Gebärenden von damals, von einer strahlenden Göttin behütet und von einer besorgten Maia verständnisvoll betreut, schlechter, als es etwa der im Perfektionismus medizinischer und/oder psychologischer Techniken verspannten Gebärenden von heute geht?

1.1.3. Nobilitas Obstetricum

Im alten Rom unterschied man die ehrbare Hebamme, die Maia oder Obstetrix[2] genannt wurde, von den „feminae medicinae"[3]. Während Ärztinnen aus dem Skla-

---

1 Gubalka W. 1964. Die Hebamme im Wandel der Zeiten. Staude. Hannover
2 lat. obstare = gegen etwas stehen, schützen
3 lat. femina medicinae = Ärztin

venstand kommen konnten, blieb die Ausübung der Geburtshilfe freien Frauen vorbehalten. In der Geburtshilfe sah man eine edle Kunst und einen höchst achtbaren Beruf. So sprach der römische Schriftsteller und Verweser Plinius von einer „nobilitas obstetricum"[4].

1.1.4. Heve-amma[5]

Auch bei den alten Germanen hatte die Heve-amma, die spätere Heb-amme, großes Ansehen. Die Hebamme hatte das Privileg, das Neugeborene auf den Schild des Vaters zu heben und ihm dieses zu präsentieren. Nahm es der Vater vom Schild, war es in die Sippe aufgenommen, anderenfalls wurde es ausgesetzt.

1.1.5. Hexenammen

Im Mittelalter ging die alte Entbindungskunst verloren. Eine übermächtige Kirche verbannte die Geburt in die Sphäre abergläubischer Handlungen und Riten. Die im Gedankengut dieser Kirche verankerte Geringschätzung der Frau führte zu Hexenglauben und Hexenverfolgung. Hebammen galten für das Geschäft der Hexen als besonders anfällig und fähig. Die Übeltaten, deren die „Hexenammen" fähig und verdächtig waren, verkündete man in einer Art Katechismus über Hexen, dem „Hexenhammer". Hebammen, die dem katholische Zeitgeist nicht bedingungslos entgegenkamen, gerieten nur allzu leicht als Hexenammen auf die Scheiterhaufen der Inquisition.

1.1.6. Renaissance[6] und Aufklärung

Mit der Renaissance kam die Wiedergeburt der Entbindungskunst. Ihr Aufstieg war jedoch nur von kurzer Dauer. Denn bald kam die Periode der sog. großen Meisterinnen. Die bekannteste dieser Hebammen war Marie Louise *Bourgois* in Paris. Ihr Lehrbuch war eine Art Standardwerk. Ihre Praxis kam aber zum Erliegen, nachdem ihr ob ihrer Aufmüpfigkeit von einem Ärztegremium Pfuscherei und Leichtsinn untergeschoben worden waren. Die berühmteste Hebamme deutscher Sprache war die Justine *Siegemundin* in Berlin. Die Siegemundin erscheint, wenn man ihre Berichte[7] genau analysiert, als eine neurotische Persönlichkeit. In die Geschichte der Geburtshilfe ging sie wegen des gedoppelten Handgriffs der Siegemundin ein. Beiden Hebammen gemeinsam war, daß sie der großzügigen Anwendung der Wendungsoperation sehr entgegenkamen. Sie akzeptierten nämlich nicht nur die notwendige Wendung des in Querlage befindlichen Kindes in eine Fußlage, sondern auch die Unsitte, das Kind von der natürlichen Kopflage in eine Fußlage zu bringen, um es an den Füßen herausziehen zu können. Der gedoppelte Handgriff der Siegemundin half diese Wendung angeblich zu erleichtern. So entsprach die Aktivität dieser beiden

---

4 lat.nobilitas = die Adeligen
5 ahd. amma = Mutter, Großmutter. heven = heben
6 franz. renaissance = Wiedergeburt
7 Siegemundin J. 1724. Die Chur = Brandenburgische Wehe = Mutter. Fiedrich Brauns Erben. Leipzig

Hebammen schon sehr weitgehend der Geisteshaltung der an der Gebärenden skrupellos agierenden Feldschere und Wundärzte.

Die Hebammen wußten über die Geburt zweifellos besser Bescheid als die Wundärzte und Mediziner. Viele von ihnen machten aber schon sehr bald den Fehler, ihre ureigenste Berufung aufzugeben und mehr und mehr wundärztlichem Handwerk nachzueifern. So begann noch während der Renaissance der Hebammenkunst bereits wieder deren Niedergang. Die Hebamme verlor wieder ihr Prestige und kam mit ihrem subtilen Können gegenüber dem groben männlichen Entbindungshandwerk bald ins Hintertreffen. So begann Mitte des 18. Jahrhunderts jene Entwicklung der Geburtshilfe, die 200 Jahre später zur Geburtsmedizin „erhoben" werden sollte.

1.1.7. Eine Verhängnisvolle Solidarität

Die Männer, die sich in erster Linie ans Gebärbett drängten, waren Chirurgen[8]. Vor allem die Wundärzte und Feldschere in Frankreich taten sich hervor. Die akademisch gebildeten Ärzte interessierten sich weder für die Chirurgie noch die Geburtshilfe und begegneten den Hebammen und Chirurgen gleichermaßen mit höchster Arroganz. So kam es, daß sich die Hebammen und Wundärzte solidarisierten. So kam es aber auch, daß die Geburtshilfe zunehmend zu einem chirurgischen Geschäft entartete und die Chirurgen den Hebammenberuf mehr und mehr desavouierten. Aus der Branche dieser Chirurgen gingen später jene Spezialisten hervor, die sich Gynäkologen nennen.

Die Gynäkologen blieben mentalitätsmäßig Chirurgen. Das brutale Handwerk, das sie in die Geburtshilfe einbrachten, war in der Tat für die seelischen wie körperlichen Kräfte vieler Hebammen zuviel. Und im stillen halten auch die modernen Gynäkologen die Hebamme „mangels männlicher Entschlossenheit und Kraft" für nicht sonderlich geeignet, eigenverantwortlich zu handeln. Im selben Sinn stellen sie hinsichtlich Schwangerschaft und Geburt sogar „das Verfügungsrecht der Mutter über ihre eigene Person" in Frage.

Die arrivierten Gynäkologen achten im Grunde Hebammenkunst gering. Als weibliche Domäne zählt sie wenig in ihrer patriarchalischen Organisation. Geburtsmedizin heißt Subordination der Frau, gleichgültig ob Hebamme oder Gebärende. Trotz aller gegenteiligen Beteuerungen besteht zwischen der modernen Geburtsmedizin und der alten Entbindungskunst eine große Kluft. Denn es geht um Gegensätze: Die Hebammen setzen auf Anleitung und Hilfe, die Geburtsmediziner auf Kontrolle und Verordnung. Es geht um die prinzipielle Frage: Gewissenhafte Hilfe oder anmaßende Wissenschaft?

1.2. Streiflichter der männlichen Geburtshilfe

1.2.1. Wendung und Extraktion

Die Desavouierung der Entbindungskunst und der Hebammen begann, als die Feldchirurgen das Kommando am Gebärbett übernahmen, um mit jeder Geburt Schluß zu machen, die ihrer militärischen Geduld zu langsam schien. Ihr „prenez les

---

8 griech. cheirourgia = Handwerk

pieds et tirez l'enfant"[9] war ein Slogan[10] im wahrsten Sinne des Wortes. Denn alles ging wie in einer Schlacht vor sich. Ohne Narkose und Asepsis! Und spießte sich etwas, zerstückelten sie das Kind. So wurden sie auch die großen Meister der Embryotomie[11]. Und noch etwas kam mit der militärischen Entbindung: die Geburt im Liegen. Denn das „prenez les pieds et tirez l'enfant" ist beim Gebären in der Hocke nicht vollstreckbar.

Die Entartung der Geburtshilfe zum chirurgischen Metier, die nicht erst mit der Verbreitung der Zange, sondern schon mit dem Mißbrauch der Wendung und Extraktion ihren Anfang genommen hatte, schildert I. *Fischer*[12] 1909 folgendermaßen: „Mit dem Beginne der inneren Untersuchungen und Eingriffe ... zieht das Schreckgespenst des Kindbettfiebers heraf. ... Aber je mehr die männliche Geburtshilfe an Boden gewinnt, ohne daß ihre Adepten noch im geringsten mit dem Wesen der normalen Geburtsverhältnisse vertraut waren oder auch nur das Bestreben gezeigt hätten, die Mittel und Wege kennen zu lernen, welche die Natur selbst zu gehen gewohnt ist, desto mehr Kinder müssen künstlich konstruierten, unwahren und doch immer weiter fortgeschleppten Lehrsätzen ihr Leben opfern. ... Für die natürliche Geburt blieb nicht mehr viel übrig, wenn wir von jenen Fällen absehen, die so glücklich waren, ihr Geburtsgeschäft zu vollziehen, bevor Arzt oder Hebamme einzugreifen in die Lage kamen".

Es gab also auch viele Hebammen, die den Chirurgen nacheiferten und sich damit von der „nobilitas obstetricum" weit entfernten. Die Hebammenkunst ging in der abergläubischen Bewunderung höchst primitiven Handwerks unter. Der Handgriff der *Siegemundin* wurde zum Gloria einer Berufsgruppe, die auf dem Weg war, sich mit der chirurgischen Geburt anzufreunden.

1.2.2. Die Zange

Das „prenez les pieds et tirez l'enfant" wurde bald von der Zangenoperation abgelöst. Die Zange kam im 18. Jahrhundert in Mode und wurde geradezu zum Statussymbol des arrivierten Gynäkologen. Die Hebammen hatten zu diesem chirurgischen Instrument keinen Zugang. Erwartungsgemäß blieb es allein den Chirurgen reserviert. Das „... tirez l'enfant" fand jetzt nicht mehr nach dem „prenez les pieds" statt, sondern indem man den Kopf mit der Zange faßte. Und man tat es reichlich. Friedrich Benjamin *Osiander* in Göttingen holte 40 % der Kinder mit der Zange aus dem Mutterleib. Ohne Narkose und Asepsis!

Die große Kontroverse ob dieser Entartung der Entbindungskunst kam in der ersten Hälfte des 18. Jahrhunderts aus Wien. Zuerst war es Johann Lukas von *Boer* und dann Ignaz Philipp *Semmelweis*, die das skrupellose und vielfach tödliche Handwerk ihrer Widersacher an den Pranger stellten. Beide, *Boer* und *Semmelweis*, wandten sich vehement gegen das skrupellose Eingreifen in den natürlichen Ablauf der Geburt.

---

9 franz. zu deutsch: fang die Füße und zieh das Kind heraus (Wendung des Kindes vom Kopf auf den Fuß mit anschließender Extraktion)
10 Slogan kommt von sluagh-ghairm und war der Schlachtruf der Schotten
11 griech. -tomos = Akt des Zerschneidens, Zerlegung (des Embryo)
12 Fischer J. 1909. Geschichte der Geburtshilfe in Wien. S. 166 und 167. Deuticke. Leipzig-Wien

Für *Boer* ging es darum, die überflüssige Anwendung der Zange einzudämmen. Er meinte kritisch, „daß man hätte glauben sollen, die Natur habe ihr Geschäft der Gebärung aufgegeben und solches dem Werkzeug des Geburtshelfers überlassen." Unter seiner Ägide betrug im Wiener Gebärhaus die Frequenz der Zangenoperationen 0,4 % – ein Hundertstel der Göttinger Gebäranstalt unter *Osiander* (40 %). Diesen bedachte er mit der sarkastischen Bemerkung, „daß er nicht den Namen eines Geburtshelfers, sondern eines Kopfziehers verdiene."

Für *Semmelweis* ging es darum, der durch skrupellose medizinische Eingriffe bedingten Infektion der Frau vorzubeugen, und er zog hier kompromißlos zu Felde. So schrieb er offene Briefe an seine Gegner. Diese Briefe lassen die ganze Schärfe der Auseinandersetzungen erkennen. Einer der Adressaten war der ob seiner Zangentechnik bekannte Friedrich Wilhelm *Scanzoni* in Prag: „... so erkläre ich Sie vor Gott und der Welt für einen Mörder, und die Geschichte des Kindbettfiebers würde gegen Sie nicht ungerecht sein, wenn selbe Sie ... als medizinischen Nero verewigen würde."

Es war kein Zufall, daß die größten Gegner beider die großen Operateure und Zangentechniker der Zeit waren. Beide waren zeitlebens hinterhältigen Intrigen politisch einflußreicher Professoren ausgesetzt, deren Repertoir von Schmähschriften bis zu Verleumdungen und Disziplinarverfahren reichte. Der rüstige *Boer*, der hochverdiente und altbewährte Hebammenlehrer wurde abrupt in den Ruhestand versetzt, aber nicht ob seiner 71 Jahre, sondern unter dem Vorwand einer planmäßig inszenierten und skandalös geführten Disziplinaruntersuchung. *Semmelweis* wurde für geistig abnorm erklärt, ob zu Recht, steht durchaus noch offen. Ebenso ist manche Darstellung, die seinen Tod betrifft, äußerst mysteriös[13]. (Die Infektion, an der er starb, kam nicht von einer Patientin mit Kindbettfieber, sondern einer schlampig behandelten Verletzung, die ihm auf der Psychiatrie zugefügt worden war.)

1.2.3. Der Kaiserschnitt

Der Grund, vom „prenez les pieds et tirez l'enfant" auf die Zangenoperation überzugehen, lag ganz einfach in der Erfindung und Verbreitung der Zange, der Neuheit in der Entbindungstechnik. Der Kaiserschnitt dagegen war schon im Altertum bekannt, jedoch noch bis vor 40 Jahren so gefährlich, daß auch skrupellose Operateure sehr damit zögerten, ihn den Gebärenden einzureden.

Mit der Zeit wurde der gewaltige soziale Fortschritt der ersten Hälfte unseres Jahrhunderts voll wirksam. Er führte zu einer radikalen Änderung der hygienischen Verhältnisse unserer Gesellschaft, vor allem im Bereich der öffentlichen Gesundheit, was im besonderen der Gesundheit der Frauen im gebärfähigen Alter zugute kam. Hand in Hand mit dieser Entwicklung ging der Fortschritt in der Geburtshilfe. Die Sterblichkeit der Mütter und mit ihr die der Säuglinge ging drastisch zurück.

Die einst so großen Gefahren der Geburt, nämlich Infektion und Blutung, waren beim Kaiserschnitt in viel größerem Maße gegeben, als es bei der Geburt der Fall war. Diese Gefahren nahmen dann zusehends ab, was beim Kaiserschnitt natürlich stärker ins Gewicht fiel als bei der Geburt. So wurde der Kaiserschnitt, obwohl er die

---

13 Sillò-Seidl G. 1978. Die Wahrheit über Semmelweis. Ariston. Genf

mit Abstand weitaus gefährlichere Form der Entbindung blieb, immerhin so gefahrlos, daß man ihn den Laien als Operation zur Rettung des gefährdeten Kindes im Mutterleib plausibel machen konnte.

So skrupellos, wie man früher das Kind an den Füßen oder mit der Zange von unten herausgezogen hat, tut man es jetzt von oben her. Mehr als 9/10 der Kaiserschnitte erfolgen heute aus kindlicher Indikation, obwohl es sich dabei, wie wir noch sehen werden, durchwegs nur um fiktive Indikationen handelt. Es sollte daher stets in Betracht gezogen werden, daß ohne eine handfeste Indikation, d. h. der Kaiserschnitt als Operation an sich eine schwere Körperverletzung darstellt.

Gegen den Schnittentbindungsboom, der sich in den 50er Jahren anbahnte, erhoben sich da und dort bedenkliche Stimmen, die aber in der modernen Scharlatanerie verhallten. So äußerte sich 1954 der angesehene deutsche Gynäkologe Gustav *Döderlein*[14] dahin, statt der erweiterten eine veränderte Indikation zum Kaiserschnitt zu überlegen. In Anlehnung an *Boer* meinte er: „Man hätte glauben sollen, die Natur habe das Geschäft der Gebärung aufgegeben und dem Messer überlassen." Norman *Walker*[15], ein Gynäkologe aus Südafrika zeigte 1959 in einer ebenso einmaligen wie exakten Studie, daß operative Entbindungen – als ein Fazit nach genauer Überwachung der fetalen Herztonfrequenz per Stethoskop – keine besseren Resultate als das Abwarten der natürlichen Geburt zur Folge haben.

Walker erntete für seine Studie 1960 in einem Editorial des Doyen der USA Gynäkologen, Nicholson *Eastman*, nur wenig Lob. Die Amerikaner waren schon auf Ultraschall und Elektronik eingestellt. Auch *Döderlein* blieb einsamer Mahner. Die Deutsche Gesellschaft für Gynäkologie gab auf ihrem Kongreß[16] 1966 grünes Licht für die moderne Entbindungstechnologie. Diese zweifellos lukrative Technologie wurde dann unter einschlägiger Firmenberatung und mit wissenschaftlichen Winkelzügen propagiert. Heute zieht manche Klinik, wie weiland *Osiander* mit der Zange, bis 40 % der Kinder per Kaiserschnitt heraus.

1.2.4. Gebär- und Findelhäuser

Das besondere Elend der Gebärenden vor unserem Jahrhundert lag in den fatalen sozialen Zuständen. Diese waren so grauenhaft, daß selbst die trostlosen Gebärhäuser und Findelhäuser eine Art sozialer Fortschritt waren. Die Gebärhäuser waren Zufluchtsort für jene vielen obdachlosen Frauen, die sonst irgendwo in einer Gosse hätten niederkommen müssen. Die Niederkunft im Gebärhaus hatte darüber hinaus noch den „Vorteil", daß man das Kind gleich für das Findelhaus zurücklassen konnte.

Die Frauen und Kinder, die in diese Gebär- und Findelhäuser kamen, hatten keinen sozialen Wert und dementsprechend auch keine Rechte. Ihr Tod zählte nicht. So schrieb *Semmelweis* in einem offenen Brief an Professor *Späth* in Wien: „Für mich gibt es kein anderes Mittel, dem Morden Einhalt zu tun, als die schonungslose Entlarvung meiner Gegner …" Für den berühmten und weitgereisten Arzt Adolf *Kuß*-

---

14 Döderlein G. Veränderte Indikationsstellung zur Schnittentbindung. Arch Gynäkol 1954; 186:53–55.

15 Walker N. The Case for Conservatism in Management of Fetal Distress. Brit Med J 1959; 2, 1221–1226.

16 36. Tagung der Deutschen Gesellschaft für Geburtshilfe und Gynäkologie. Podiumsgespräch über Neuordnung der Geburtshilfe. München 1966

maul[17] waren die Findelhäuser „kaum besser als Mördergruben". Im übrigen wurden die Findelhäuser von der Kirche nicht geschaffen, um die Kinder am Leben zu erhalten, sondern um sie zu taufen, bevor man sie verrotten ließ. Im Findelhaus Wiens starben im Durchschnitt 80 % der dort eingelangten Kinder.

1.2.5. Krankenhaus

Um die Jahrhundertwende ging man auf breiter Basis dazu über, die Frau zum Gebären ins Spital zu bringen, was bei den gegebenen Wohnverhältnissen von damals in gewissem Grade einen Vorteil hatte. Die Lehre von Asepsis und Antisepsis hatten letztlich alle begriffen, sodaß die Ärzte als Überträger des Kindbettfiebers keine große Gefahr mehr waren. Zieht man den Ausbau des Spitalwesens und die vielfach beengten Wohnmöglichkeiten in Betracht, war die Spitalsgeburt nun nicht mehr gefährlicher und sicherlich weniger umständlich als eine Hausgeburt.

Damit geriet die Geburt routinemäßig in ein Milieu, in dem Mediziner stets präsent sind und das Sagen haben. Damit geriet die Geburt aber auch mehr und mehr in die Atmosphäre des Krankseins und die Hebamme wurde zu einer medizinischen Hilfsperson. Was ab nun an Fortschritten in der Geburtshilfe zustande kam, nahmen jetzt die Ärzte als geburtsmedizinische Errungenschaft für sich in Anspruch. Für jeden Fortschritt fanden sie „wissenschaftliche Beweise" eines Zusammenhanges mit ihren modernen Eingriffen und Methoden.

1.2.6. Das Paradoxon des Fortschrittes

Bei kritischer Sichtung war es aber nicht die Medizin, sondern der große soziale Fortschritt dieses Jahrhunderts, der die Schrecken der Geburt so drastisch zum Verschwinden brachte. Dieser Fortschritt war es auch, der zu den drei großen Entdeckungen führte, die insbesondere auch den Gebärenden zugute kamen: Vitamine, Blutgruppen, Antibiotika. Es waren Bakteriologen, Biochemiker und Pathologen, die diese Entdeckungen machten und dafür mit dem Nobelpreis ausgezeichnet wurden.

Christiaan *Eijkman* und Frederick *Hopkins* fanden die Vitamine, und mit der Vitamin-D-Prophylaxe verschwand das Rachitisbecken. Karl *Landsteiner* entdeckte die Blutgruppen, und mit den Blutbanken wurde die Verblutung bei der Geburt ein seltenes Ereignis. Alexander *Flemming*, Ernst *Chain* und Howard *Florey* gelang die Synthese des Penicillins, und das gefürchtete Kindbettfieber nahm ein Ende.

Die Komplikationen, welche die Geburt einst so gefährlich machten, waren bei einer Kaiserschnittentbindung um ein Vielfaches erhöht. Die Ausschaltung der Ursachen dieser Komplikationen wirkte sich daher im besonderen im Rückgang der Mortalität des Kaiserschnittes aus. Der Kaiserschnitt wurde von einer Todesfalle zu einer blanden Operation. So kam es, daß man nun den Kaiserschnitt über alle Maßen verharmlost und – trotz seiner nach wie vor relativ hohen Risken – heute skrupellos und auf gut Glück vielfach dort als Rettungsanker preist, wo es nichts oder längst nichts mehr zu retten gibt.

---

17 Lesky E. 1965. Die Wiener medizinische Schule im 19. Jahrhundert. S. 167. Böhlaus Nachf. Graz-Köln.

In der modernen Industriegesellschaft ist eine Kaiserschnittentbindung wegen mütterlicher Gefahren heute in einem Prozent der Geburten angezeigt. Was darüber hinausgeht, beruht auf der Konstruktion fiktiver Risken und Rettungsaktionen für das Kind. Wenn heute je nach Klinikmaßstab 15–40 % der Geburten mit Kaiserschnitt beendet werden, baut dies auf nichts denn Gelehrtendünkel, Geldgeschäften und Bequemlichkeit auf.

Der Kaiserschnitt ist das klassische Paradoxon des sozialen Fortschritts. Auf der einen Seite könnten aufgrund dieses Fortschritts fast alle Frauen klaglos auf natürliche Art gebären, auf der anderen sind die Gefahren des Kaiserschnittes so unsichtbar geworden, daß die Frauen nur allzu leicht zum Kaiserschnitt zu überreden sind. So konkurrieren Segen und Mißbrauch des sozialen Fortschritts, nämlich die hohe Fähigkeit zur natürlichen Geburt und die Verlockung zur chirurgischen Verstümmelung.

1.2.7. Das ungelöste Problem

Was sich in der zweiten Hälfte dieses Jahrhunderts in zunehmendem Maß als das wesentliche geburtshilfliche Problem herauskristallisiert hat, ist die Überbelastung der Schwangeren und Mütter und die dadurch entstehenden Anpassungsstörungen. Diese sind am treffendsten mit den englischen Bezeichnungen „maternal distress" und „fetal distress" gekennzeichnet, wobei das zweite als Folge des ersten anzusehen ist. Die höchsten Grade dieser Störungen äußern sich bei der Mutter in der puerperalen Eklampsie[18] und beim Kind in der intrauterinen Asphyxie[19]. Was dabei den entscheidenden Ausschlag gibt, liegt nach wie vor im dunkeln. Von Diagnose, d. h. durchdringender Erkenntnis, kann also keine Rede sein, im besten Fall von dem einen oder anderen Syndrom.[20]

Die Syndrome der puerperalen Eklampsie und drohenden intauterinen Asphyxie wurden vor rund hundert Jahren von Georg *Schmorl* und Franz von *Winckel* beschrieben. Seither kam außer einem Wust leerer Publikationen so gut wie nichts dazu. Mit dem sozialen Fortschritt kam es beim Eklampsiesyndrom zu einem fast völligen Rückgang der gefährlichen Grade. Die Vorstadien der Eklampsie bezeichnen wir heute als Gestose. Treten aber dennoch einmal schwere Gestosen oder gar eine Eklampsie auf, ist man ratlos wie in alten Zeiten. Abgesehen vom Versuch einer mütterlichen Schonung und Entlastung ist hier, wie bei der intrauterinen Asphyxie, jeder Therapievorschlag auch heute noch nichts anderes als Hypothese und eine Kaiserschnittentbindung die eventuell gefährlichste Verlegenheitslösung.

1.2.8. Die Neuordnung

Nach wie vor sind die heute häufigsten Folgen dieser ungelösten Probleme, nämlich hohe perinatale Sterblichkeit, niedriges Geburtsgewicht, schwache körperliche und/oder geistige Entwicklung auf bestimmte sozio-ökonomische Verhältnisse und

---

18 griech. eklampsia = Hervorblitzen (med. plötzliche Schüttelkrämpfe) lat. purperium = Geburt, Wochenbett
19 lat. intra = drinnen; uterus = Gebärmutter; intrauterin = in der Gebärmutter; griech. a = ohne; sphyxis = Puls; Asphyxie = Pulslosigkeit
20 griech. syn oder sym = zusammen, mit, gleichzeitig, im Konnex von; dromos = Lauf, Syndrom = Komplex (von Krankheitszeichen)

Bezirke konzentriert; und sie finden sich alle zusammen gehäuft in klar feststellbaren Risikogruppen. Morbidität und Mortalität sind um so geringer, je höher die sozialen Verhältnisse einzustufen sind. Der geburts-medizinische Standard spielt dagegen so gut wie keine Rolle.

Nichtsdestoweniger kam es auf dem Deutschen Gynäkologenkongreß 1966 im „Podiumsgespräch über Neuordnung der Geburtshilfe" zur Weichenstellung von Geburtshilfe auf Geburtsmedizin. Man beschloß, ab nun nicht mehr die Müttersterblichkeit, sondern die Kindersterblichkeit als entscheidenden geburtshilflichen Maßstab zu betrachten. Der neue Maßstab wurde dann in der Praxis auf die perinatale Mortalität beschränkt, d. h. die auf je 1000 Neugeborene berechnete Rate der Totgeborenen ab 1000 Gramm Geburtsgewicht und in der ersten Woche verstorbenen Lebendgeborenen.

Damit begann die Manipulation des Fetus, den es lebend aus der Gebärmutter herauszuholen und bis zum Beginn des 8. Lebenstages lebendig zu erhalten galt. Um dem neuen Maßstab nachzukommen, erfand man den Intensivkreißsaal. Man meint auf diese Weise todgeweihte Feten noch lebend entbinden und das Neugeborene lang genug am Leben erhalten zu können. Damit stieg die Zahl der Schnellentbindungen (meist per Kaiserschnitt) aus fetaler Indikation steil an. Und in der Tat, die perinatale Mortalität ging stark zurück.

Wer die geburtshilflichen Ergebnisse nicht nur vom gynäkologischen Aspekt betrachtet, sondern sie auch im Lichte soziologischer Studien analysiert, stößt auf überraschende Daten und Ergebnisse. Genauer werden diese im Kapitel Mortalität besprochen. Hier sei nur erwähnt, daß die modernen Gynäkologen als soziale Gruppe aus der Sicht der Geburtensterblichkeit einen kuriosen Stellenwert zu haben scheinen: So ergibt sich in der perinatalen Mortalität vergleichbarer Bezirke kein Unterschied, unabhängig davon, ob die Gynäkologendichte dieser Bezirke groß ist oder gering. Die Säuglingssterblichkeit insgesamt steigt proportional zur Gynäkologendichte an. – Dazu ergeben mehr Gynäkologen mehr operative Entbindungen, vor allem Kaiserschnitte. Und 50 % der Müttertodesfälle gehen mit einem Kaiserschnitt einher.

1.3. Die Alternativen

Der prinzipielle Unterschied zwischen der Geburtshilfe der Hebammen und der Geburtsmedizin der Gynäkologen besteht darin, daß den Hebammen die Anwendung von Methoden, die eine Geburt erzwingen können, verboten ist. Wenn nun die Gynäkologendichte auf die perinatale Sterblichkeit ohne Einfluß bleibt und danach die Säuglingssterblichkeit mit der Gynäkologendichte ansteigt, ergibt sich für den Betrachter, der die Dinge nicht nur durch die Brille der Gynäkologen sieht, der Eindruck, daß die „*programmierte Geburt*" eher zum Vorteil der Gynäkologen als dem der Gebärenden und/oder deren Kinder gedacht sein dürfte.

Aus diesem Grund sind nun schon so viele Laien gegen die Geburtsmedizin mißtrauisch geworden, daß unter dem Slogan „*sanfte Geburt*" so etwas wie eine Gegenbewegung entstanden ist. Beiden Richtungen ist gemeinsam, daß sie sich weniger auf Beweise als Behauptungen zu stützen suchen. Eine Geburt ist nämlich weder programmierbar, noch ist sie sanft. Denn jede Geburt ist ein mühsames Unternehmen, sowohl für die Mutter wie für das Kind; und bislang bleibt der Erfolg inszenierter Entbindungen dem Zufall überlassen.

Eine andere Paarung im Schlagabtausch dieser Kontroverse ist die Frage *Klinikgeburt* oder *Hausgeburt*. Im Grunde geht es dabei weniger um eine fachliche als eine soziale Frage. Denn wer die Geburtshilfe beherrscht, richtige Prognosen stellt, angemessene Vorbereitungen trifft und sich um die Gebärende dann auch wirklich kümmert, kann sie zuhause ebenso gut und sicher entbinden wie an einer Klinik. Das Problem liegt nicht in der Durchführbarkeit, sondern ist eine Frage von Wissen, Können, persönlichem Einsatz und Organisation.

Zuweilen sucht man krampfhaft nach Kompromissen. So versuchen nun manche Kliniken die Wanderbewegungen zur „sanften Geburt" mit dem Slogan *„sanft und sicher"* und die *„ambulante Geburt"* abzufangen. Unter dieser versteht man eine Klinikgeburt mit kurzem Aufenthalt an der Klinik nach der Geburt. Nebenbei sei aber vermerkt, daß das lateinische ambulans so viel wie hin und her gehend heißt, somit zwar eine Gebärende oder Hebamme ambulant sein kann, kaum aber eine Geburt.

Es ist ebenso bemerkenswert wie charakteristisch, daß die Geburt durchwegs mit ihr widersprüchlichen Eigenschaften besetzt wird. Ein klarer Hinweis darauf, wie unbesorgt und skrupellos allseits vorgegangen wird, und eine kritische Bestandsaufnahme sowie grundlegende Reform in der Geburtshilfe dringend nötig wäre.

1.4. Reform: Wohin?

Wer die Segnungen männlicher Entbindungstechnik, angefangen von den alten Wundärzten der Renaissance bis herauf zu den modernen Frauenärzten der Gegenwart, analysiert und respektlos auf einen Nenner bringt, kommt auf nicht viel mehr als eine einzige sich immer wiederholende Methode: die gemäß medizinischer Stimmung gerade opportune Extraktion (Herausziehen) und/oder Expression (Austreiben) der Kinder. So hat man seit 400 Jahren hier denn nichts anderes gemacht als Extraktionsmethoden und Wehenmittel modifiziert und ausgetauscht. Diese Methode müßte heute weitgehend im Ausgedinge sein. Der Umstand, daß sie noch immer groß zum Einsatz kommt und kommen kann, ist der Ausdruck grober sozialer Indolenz.

Die Mathematik kam im letzten Dezennium zu Erkenntnissen, die gar manchen medizinischen Lehrsatz nicht nur in Frage stellen, sondern ad absurdum führen (werden). Es handelt sich um die Wirkung von Faktoren, die in der mathematischen Chaostheorie als „butterfly effect" bezeichnet werden; Größen und Faktoren, die scheinbar eine nicht beachtenswerte Wirkung haben. Die moderne Schulmedizin ist einerseits geprägt von der Geringschätzung der kleinen, mühsam nachweisbaren, aber hochwirksamen Dinge; andererseits ist sie angetan vom Zauber der von Apparaten gespürlos georteten Symptome. Die größten medizinischen Mißhelligkeiten sind dort zu finden, wo man natürliche Prozesse zur medizinischen Affäre macht, wo die medizinische Decollage[21] natürlicher Prozesse Risikofaktoren vortäuscht und damit echte Risken schafft. So macht man den normalen biologischen Prozeß zum Leiden.

Dieser puerpurale Krankheitskult ist nichts anderes als Renommisterei von den Vertretern eines Faches der Medizin, das einmal als großes galt, dank des sozialen Fortschritts aber zu einem kleinen Fach geworden ist. So wird die Geburtsmedizin als so etwas wie eine autistische Heilkunde aus sich heraus zum Risiko für den natürli-

---

21 Kunstwerk, das durch zerstörende Veränderung von Materialien entsteht

chen Prozeß von Schwangerschaft, Geburt und Wochenbett. Aber auch die Psychotherapie scheint vor dem Fehlschlag, Symptome zu verfolgen, ohne Beschwerden zu beheben, nicht ganz gefeit zu sein. Wer in akademischem Dünkel die psychische Kraft mißachtet oder die somatischen Prozesse nicht studiert, bleibt psychosomatisch so und so ein Dilettant.

1.5. Auspizien

Die ersten Studien, die das moderne geburtsmedizinische System in Frage stellten, wurden in den U.S.A. gemacht. Die nachstehende Tabelle zeigt die Resultate einer Studie[22], die in einer ärmlichen bäuerlichen Gegend Kaliforniens durchgeführt und vom Staat so subventioniert wurde, daß für die Geburtshilfe entweder nur Ärzte oder nur Hebammen verfügbar waren. Die Studie ergab tabellarisch dargestellt folgendes:

Madera County (California) 1959–1966

state funded programme ... birth attendants exclusively	neonatal mortality 1/1000	premature deliveries percent
general practitioners	23.9	11.0
nurse midwives	10.3	6.4
gynecologists/obstetricians	32.1	9.8

In den 80er Jahren erschienen einige Studien bezüglich diverser sozialer und demographischer Aspekte der Säuglingssterblichkeit[23, 24, 25]. In allen drei Studien kam heraus, daß sich Säuglingssterblichkeit und Ärztedichte direkt proportional verhalten. Die Resultate dieser Studien decken sich weitgehend mit anderen vom soziologischen Aspekt ausgehenden Betrachtungen[26, 27, 28]. Eventuell mißt man das geburtsmedizinische und gesundheitspolitische Management eines Tages weniger an der Säuglingssterblichkeit als an der steigenden Zahl derer, die an angeborenen Behinderungen leiden.

In Österreich sank in der Dekade 1989–1998 die Säuglingssterblichkeit pro 1000 Lebendgeborene linear von 8.3 auf 4.9 Promille. Damit waren in diesen zehn Jahren

---

22 Stewart, D. 1981. Five Standards for Save Childbearing (ed. D. Stewart). Napsac Reproductions, Marble Hill
23 Grossmann, M., St. Jacobowitz. 1981. Variations in Infant Mortality Rates among Countries of the United States: The Roles of Public Policies and Programs. Demography 18/4:695–713
24 Pampel, F. C., V. K. Pillai. 1986. Patterns and Determinants of Infant Mortality in Developed Nations 1950–1975. Demography 23/4:525–542
25 Köck, Ch., J. Kytir, R. Münz. 1988. Risiko „Säuglingstod". Plädoyer für eine gesundheitspolitische Reform. Verlag Deuticke, Wien 1988
26 Tew Marjorie. 1990. Safer Childbirth? A Critical History of Maternity Care. Chapman and Hall, London
27 Mitford Jessica. 1992. The American Way of Birth. Dutton, New York
28 Wagner, M. 1994. Pursuing the Birth Machine. ACE Graphics, Camperdown-Australia

um 1.673 tote Säuglinge weniger zu verzeichnen, als wenn die Säuglingssterblichkeit bei 8.3 Promille geblieben wäre. Der Rückgang wird Jahr für Jahr in den Medien groß verkündet. Daß in der gleichen Zeit die Zahl jener Kinder, deren Behinderung man verblümt als „sonderpädagogische Förderungsbedürftigkeit" bezeichnet, von 18700 auf 25000, also um fast das Vierfache der Zahl der geretteten Säuglinge angestiegen sind, ist nur aus einer kurzen Notiz einer oppositionellen Schulsprecherin zu erfahren.

Ob eine Gesundheitspolitik, die für einen verhinderten Säuglingstodesfall 3–4 durch „sonderpädagogische Förderbedürftigkeit" stigmatisierte Kinder zu verzeichnen hat, als fortschrittlich bezeichnet werden kann, ist die Frage.

Nicht in Frage stehen dagegen zahlreiche Hinweise darauf, daß die moderne geburtsmedizinische Technologie alles andere als harmlos ist und zur eigentlichen Gefahr für viele zuvor ungefährdete Feten wird. Sie bedeutet nämlich eine eventuell sogar lebenslang anhaltende Anpassungsmisere, die in den Zivilisationskrankheiten nur allzu deutlich ihren Ausdruck findet.

Vorläufig haben allerdings noch die Besamungs- und Aufzuchttechnologen das Sagen, und Wien ist zweifellos eines der Zentren dieser technologischen Bewegung. Hier hat ein Ordinarius den Intensivkreißsaal erfunden und kürzlich ein anderer seine zukunftsorientierte Phantasie durchgehen lassen. Er sieht diese darin, daß sich zwecks Sex-Appeal alle Männer sterilisieren lassen. Bei Bedarf wären dann die Frauen gemäß einer der gerade modernen Technologien zu schwängern und das Schwangerschaftsprodukt generell per Kaiserschnitt herauszuholen. Die Phantasie der beiden Wiener Ordinarii ist keineswegs auf Wien beschränkt. Sie blieb allenthalben im deutschsprachigen geburtsmedizinischen Establishment ohne Widerspruch und fügt sich nahtlos ins oben erwähnte Konzept des Vorstandes der Deutschen Gesellschaft für Gynäkologie von 1990, wonach das Verfügungsrecht der schwangeren Frau über ihre eigne Person beschnitten werden sollte.

Wer mit den Gepflogenheiten und der Scharlatanerie dieses Establishments lang und intensiv genug zu schaffen hatte, rät, die Geburtshilfe wieder primär den Hebammen zu übertragen. Geburtshilfe war über Tausende von Jahren eine weibliche Domäne. Vor einigen Jahrhunderten übernahmen die Feldchirurgen das Kommando beim Gebären. Die Hebamme wurde mehr und mehr desavouiert und zum paramedizinischen Subjekt herabgesetzt. Der soziale Fortschritt hat es nun mit sich gebracht, daß an sich nur in drei von hundert Geburten ein operativer Eingriff nötig wäre. Noch vermag es die moderne Geburtsmedizin, die volle Nutzanwendung dieses Fortschritts zu vereiteln. Trotzdem wird es immer klarer, daß die Geburtshilfe zu einer sozialen Wissenschaft geworden ist und die Medizin nur mehr am Rande eine Rolle spielt.

Wem der geburtshilfliche Fortschritt angelegen ist, der wird sich daher auf die soziale Kraft der Hebamme besinnen und für sie eine Ausbildung und Fortbildung neuen Stils ins Auge fassen. Neuer Stil heißt in erster Linie die Loslösung des Hebammenunterrichts vom medizinischen, aber auch vom modernen psychologischen Klischee. Es ist keine Frage, daß eine Reform der Geburtshilfe in diesem Sinn höchst dringlich wäre, dagegen aber starke Widerstände von seiten der überall im Gesundheitswesen wuchernden Institutionen zu erwarten sind. Nichtsdestoweniger deuten die Auspizien in Richtung Humanisierung der Geburtshilfe.

2. Soziale Hintergründe

2.1. Neuland

Die Herausgeberinnen dieses Buches kommen aus der Hebammenschule in Wien, an der ich 1965–1985 Lehrer für Geburtshilfe war. Nach ihrer Grundausbildung absolvierten sie eine mehrjährige Tätigkeit in der Spitalsgeburtshilfe, um sich dann der Geburtshilfe in freier Praxis zuzuwenden. Sie haben mich auch später immer wieder zu Rate gezogen, nicht zuletzt dann, wenn sie in jene rechtliche Bedrängnis gerieten, die nur im österreichischen Rechtsstaat in so prekärer Weise möglich ist. Denn die Vorgangsweise, die hierzulande einer bestimmten Gruppe von Gutachtern – den „gerichtlich beeideten Sachverständigen" – fast unanfechtbar offensteht, gleicht vom Stil her durchaus der Prozedur mittelalterlicher Inquisitoren. Nichtsdestoweniger findet sich dieser Ungeist als Maxime im jüngst vom Österreichischen Parlament (1994) beschlossenen Hebammengesetz wieder. Die Herausgeberinnen waren nun der Ansicht, daß diesem gesetzlichen „Hexenhammer" ein „Gebären ohne Aberglauben" entgegenzusetzen sei. So drängten sie mich, eine Fibel der Geburtshilfe zu schreiben, und zwar so, wie ich die Geburtshilfe heute in der Schule anschaulich und begreiflich zu machen gedächte. So beginne ich denn damit, jene Hintergründe darzustellen, die unser Wissen und unsere geburtshilfliche Grundhaltung geprägt haben.

Bevor sich Anfang 1954 entschied, daß ich an der I. Universitäts-Frauenklinik in Wien bleiben sollte, galten meine Interessen in der Medizin viel mehr der Pathologie und Pharmakologie. Hier kam ich zu zwei Lehrern[1], die sich im besonderen mit endokrinologischen Fragen befaßten und deren Konzepte, nämlich das der diffusen endokrinen Zellen und der lokalen Hormone, Jahre später zum festen Bestandteil der modernen Endokrinologie und Neuroendokrinologie wurden. Als ich mich dann der Geburtshilfe zuwandte, blieb die Endokrinologie (der Schwangerschaft) mein wissenschaftliches Interessensgebiet.

Mein geburtshilflicher Lehrer, Prof. T. *Antoine*, galt international als einer der hervorragendsten gynäkologischen Chirurgen, maß aber dagegen dem geburtshilflichen Operieren sowie anderen medizinischen Interventionen in der Geburtshilfe nicht allzu viel Bedeutung bei. Er blieb bei der abwartenden Geburtshilfe der alten Wiener Schule und schickte mich im Austausch für längere Zeit nach Holland. Meine Einstellung zur geburtshilflichen Praxis wurde von seiner und der holländischen Geburtshilfe weitgehend beeinflußt und geprägt. – Sein wissenschaftliches Interesse galt der Regulation der Wehentätigkeit und deren Beeinflussung durch die Wirkstoffe des Mutterkorns. Diese erwiesen sich als Wehenmittel allerdings als zu schwierig, da sie ein sehr komplexes Wirkungsspektrum haben; und in gleicher Dosierung über ihre Effekte auf diverse neuroendokrine Steuerungsmechanismen die Wehen sowohl fördern als auch hemmen und dabei paradoxerweise umgekehrt die Geburt verlangsamen oder beschleunigen können.

Damit ergab sich nun ganz allgemein die Frage nach dem wahren Wert der Wehenmittel, seien diese wehenfördernd oder wehenhemmend. Diese Frage ist bis

---

[1] Feyrter F. 1938. Über diffuse endokrine epitheliale Organe. Barth. Leipzig
Gaddum JH. 1936. Gefäßerweiternde Stoffe der Gewebe. Thieme. Leipzig

heute nicht gelöst. Denn es gibt keine Substanz und keine Dosierung, die es den Medizinern opportun erscheinen ließen, sie etwa für die Hebammen freizugeben – außer „bei Gefahr im Verzug" – wie es im Hebammengesetz so schön heißt. Es gibt auch immer wieder Todesfälle nach einer ärztlichen Verordnung von Wehenmitteln, welche anscheinend auch ohne Gefahr im Verzug erfolgen darf. Wenn sich dann nachher die Experten streiten, ob die Dosis zu hoch oder eventuell auch zu gering war, etwa bei Absterben des Kindes wegen vermeintlich zu langer Wehenschwäche, ändert das nichts an der Tatsache, daß ihre Wirkung vorher nicht sicher berechenbar war.

Anfangs der 60er Jahre betrug an der I. Universitäts-Frauenklinik in Wien die Frequenz aller Entbindungsoperationen (Extraktionen[2] am Steiß oder mit der Zange und per Kaiserschnitt) nicht mehr als 5 %. In den USA wurde damals schon jedes zweite Kind mittels einer dieser Operationen entbunden, ohne daß die kindliche Mortalität[3] niedriger gewesen wäre als bei uns. Gleichzeitig war dort die elektronische Überwachung der Wehen und der fetalen[4] Herztöne und damit auch die „programmierte Geburt" schon weitgehend im Gange.

Als ich im Frühjahr 1965 zum Leiter der Semmelweis-Frauenklinik in Wien (SFKW) und Hebammenlehrer der dort befindlichen Hebammenschule bestellt wurde, stand ich vor einer völlig neuen Aufgabe. Hatte ich bisher Studenten der Medizin zu unterrichten, die das Studium der Medizin schon fast beendet hatten (Gynäkologie/Geburtshilfe ist eine der letzten Prüfungen), so hatte ich jetzt jungen Mädchen, die von Medizin keine Ahnung hatten, die Geburtshilfe und Hebammenkunst zu lehren. Damit betrat ich nicht nur in der Lehre völliges Neuland, sondern hatte mir nun – als Hebammenlehrer – auch den Stellenwert der Medizin für die Geburtshilfe kritischer als bisher zu überlegen.

In die ersten drei Jahre meiner Tätigkeit an der SFKW fielen zwei *Semmelweis* Gedenkjahre. Am 13.8.1965 jährte sich zum 100. Mal sein Todestag und am 1. 7. 1968 zum 150. Mal sein Geburtstag. Aus diesem Anlaß hatte ich als Chef der SFKW die Geschichte der Geburtshilfe in Wien genau zu studieren, welches Studium mir die Sache mit der „Ärzteklinik" und „Hebammenklinik" nachhaltig in Erinnerung rief (siehe nächstes Kapitel „Die Wiener Schule").

2.2. Die Wiener Schule

Wenn ich hier nun etwas näher auf die Wiener medizinische Schule eingehe, hat das zwei Gründe: Zum einen zeigt sich kaum wo noch der sonderbare Eigendünkel der medizinischen und damit männlichen Geburtshilfe so deutlich; nämlich einer Geburtshilfe, die der weiblichen Natur vielfach mehr mit theoretischem Starrsinn als biologischem Verständnis gegenübertritt. Zum anderen war es die Geschichte der Wiener Schule, die mich die Geburtshilfe vom Aspekt überraschender Zusammenhänge sehen lehrte.

Die Kinder überflüssigerweise unter Einsatz riskanter Operationen aus dem Mutterleib herauszuholen ist durchaus nicht neu, nahm aber erst überhand, als sich vor

---

2 lat. extrahere = herausziehen; Extraktion = das Herausziehen
3 lat. mortalitas = Sterblichkeit; Mortalität = Sterblichkeitsrate
4 lat. fetus = Zweig, Sproß, Kind (im Mutterleib); fetal = zum Fetus gehörig

rund 300 Jahren die Feldschere[5] mehr und mehr der Geburtshilfe bemächtigten. Zuerst faßte man die Kinder bei den Füßen und zog sie daran heraus. Das französische „prenez les pieds et tirez l'enfant" wurde zum Leitmotiv in der Geburtshilfe – auch bei vielen Hebammen. Jedes zweite bis dritte Kind wurde auf diese Weise entbunden. Mit der Einführung der Zange ging man dazu über, die Kinder statt an den Füßen am Kopf herauszuziehen, und bis zu 40 % der Geburten wurden nun mit einer Zangenoperation beendet. Da die Operation in der natürlichen Gebärstellung, der Hocke, kaum vollziehbar war, zwang man den Frauen zum Gebären die an sich unvorteilhafte Rückenlage im Gebärbett auf. Und alle diese Eingriffe fanden ohne Narkose und Antisepsis[6] statt!

Im Gegensatz dazu hielt es der Begründer der geburtshilflichen Schule in Wien, der weltberühmte Johann Lukas *Boer* (1751–1835), für vernünftiger, die Geburt möglichst den Kräften der Natur zu überlassen. Bezüglich eines der großen Zangenoperateure seiner Zeit räsonierte er, „daß er nicht den Namen eines Geburtshelfers, sondern eines Kopfziehers verdiene". Die abwartende Geburtshilfe *Boer*s prägte die Geburtshilfe in Wien und Österreich bis in die 60er Jahre unseres Jahrhunderts.

So beklagt Boer in „Abhandlungen und Versuche geburtshilflichen Inhaltes ...", daß die geburtshilflichen Schriften nichts von dem Einfachen und Wahren an sich tragen, welches gerade die Werke des Altertums uns Epigonen schätzenswert gemacht habe. Dann prangerte er die mißbräuchliche Anwendung der operativen Entbindungsmethoden an und meinte, „daß man hätte glauben sollen, die Natur habe das Geschäft der Gebärung aufgegeben und solches dem Werkzeuge des Geburtshelfers überlassen". Als ihn einer der später gesuchtesten Gynäkologen Wiens fragte, ob er der Vorlesung (über theoretische Geburtshilfe) beiwohnen dürfe, antwortete er: „Na ja, da lernen Sie nichts! In das Gebärhaus müssen Sie gehen – in das Gebärhaus; da werde ich mit der Hebamme reden, von der können Sie was profitieren". Nicht auf die Hebammenkunst, sondern den sinnlosen Einsatz der Wendungs- und Zangenoperation seitens seiner Kollegen war es gemünzt, wenn er sagte, er habe da begonnen, wo es noch keine Geburtshilfe gab.

Seit 1748 war den Hebammen gesetzlich vorgeschrieben, sich einer besonderen Ausbildung zu unterziehen; und seit 1754 gab es an der Wiener Universität eine Lehrkanzel für theoretische Geburtshilfe. Eine richtige Gebäranstalt wurde in Wien erst in dem unter Kaiser Joseph II erbauten und 1784 eröffneten Allgemeinen Krankenhaus eingerichtet. *Boer* hatte deren Leitung zwischen 1789–1822 inne. Die Vorlesungen für theoretische Geburtshilfe an der Universität wurden bis 1817 von anderen Professoren gehalten.

Die Mediziner brauchten sich nur am Anfang der geburtshilflichen Ausbildung im Gebärhaus umzusehen, hatten aber lehrplanmäßig nur die Vorlesungen über theoretische Geburtshilfe zu besuchen. *Boer* führte das Gebärhaus mit Hebammen und jeweils einem Assistenten. Er gab dem Wiener Gebärhaus insofern ein besonderes Gepräge, als er Maßnahmen setzte, die damals sonst nirgendwo üblich waren. Im besonderen war es die Sorge um gute hygienische Verhältnisse, die Einführung einer exakten Statistik der Müttersterblichkeit, die Vernachlässigung der Übungen an der Leiche und die Einschränkung der vaginalen Untersuchungen.

---

5 Wundärzte beim Militär, Feldchirurgen ohne ärztliche Ausbildung
6 griech. anti = gegen; sepsis = Fäulnis; Antisepsis = Infektionsbekämpfung

Ab 1817 übernahm *Boer* auch die Vorlesungen für theoretische Geburtshilfe und geriet mit seiner Einstellung zunehmend in einen Konflikt mit seinen medizinischen Kollegen. Dieser ging so weit, daß er auf Betreiben seiner Gegner eine Disziplinaruntersuchung über sich ergehen lassen mußte und 1822 in den Ruhestand versetzt wurde. Die für diese Untersuchung eigens eingesetzte Kommission hielt ihm eine Reihe von „Gebrechen" vor. So habe der weltweit anerkannte und berühmte *Boer* nach Meinung der Kommission als Lehrer „sich des vorgeschriebenen Lehrbuches bedienen sollen"; „alle Schülerinnen hätten ... an Kadavern geübt werden sollen, was er durchaus vernachlässigt hat". Als Prüfer habe er einen „Gegenstand ... nur oberflächlich einer zu Prüfenden vorgelegt, wobei er mit jeder Antwort zufrieden war". Als Vorsteher der Gebäranstalt lasse er „die Hebamme schalten und walten, wie sie will, ... Alle Assistenten, wenn sie Doktoren der Medizin sind, setzt er öffentlich ... herab und gibt den Hebammen recht, wodurch das Ansehen der Assistenten ... herabgewürdigt wird ...".

Nach Boer wurden praktische und theoretische Geburtshilfe wieder getrennt unterrichtet. „Ängstliche Mittelmäßigkeit, pedantisches Lehrertum ist fortan alles"[7], was an Geburtshilfe geboten wurde. Johann *Klein*, der Nachfolger *Boer*s an der Gebäranstalt, sollte nur als borniertér Gegner von Ignaz Philipp *Semmelweis* (1818–1865) zu Berühmtheit gelangen. Er nahm die Übungen an der Leiche, wie sie im Lehrplan der Universität für die Geburtshelfer vorgesehen, von *Boer* aber „vernachlässigt" worden waren, in Angriff. Der Effekt war ein Anstieg der Müttersterblichkeit von 1,6 % auf 4,3 %.

Es kam aber noch schlimmer. Die Gebäranstalt wurde erweitert und 1834 in zwei Kliniken geteilt. In der einen wurden die Ärzte und in der anderen die Hebammen unterrichtet und ausgebildet. Es gab also ab 1834 in Wien eine „Ärzteklinik", die an den ungeraden Tagen, und eine „Hebammenklinik", die an geraden Tagen die Gebärenden aufzunehmen hatte. Die Hebammen blieben im alten Trakt der Gebäranstalt, unter der Leitung eines Mannes, der 1828–1830 Assistent an der Klinik war. *Klein* wanderte mit den Medizinern in den neuen Trakt und übernahm ab 1840 auch die Lehrkanzel für theoretische Geburtshilfe.

Die Müttersterblichkeit blieb an der „Hebammenklinik" weiterhin bei 4 %. An der „Ärzteklinik" stieg sie weiter rasant an und hatte im März 1847, als *Semmelweis* zum ordentlichen Assistenten der Klinik bestellt wurde, mit durchschnittlich mehr als 10 % und im Vergleich zu *Boer*s Zeiten das mehr als Sechsfache erreicht. Es war zweifellos *Semmelweis*' Genialität, die ihn das Grundkonzept der Asepsis[8] und Antisepsis, das die Medizin so grundlegend verändern sollte, entwerfen ließ. Es waren aber die sozialen und medizinischen Verhältnisse in Wien, die ihm für seine Erkenntnisse die Handhaben und Unterlagen lieferten. „Die zweite Wiener medizinische Schule" gab ihm ihr neues wissenschaftliches Know-how, die Müttersterblichkeit unter der Ägide *Boer*s und deren dramatischer Anstieg in der danach folgenden Periode des Kleingeistes die statistische Grundlage.

Nachdem *Semmelweis* im Mai 1847 die antiseptische Händereinigung eingeführt hatte, ging die Müttersterblichkeit auf 1,9 %, also auf weniger als ein Fünftel zurück.

---

7 Lesky E. 1965. Die Wiener medizinische Schule im 19. Jahrhundert. H Böhlaus Nachf. Graz-Köln
8 griech. a = ohne; sepsis = Fäulnis; Asepsis = Infektionsverhütung

Obwohl *Semmelweis'* Lehre von den fortschrittlichen Professoren der Wiener Schule – von denen unter anderen der Pathologe Rokitansky und der Internist Skoda Weltruf hatten – mit Nachdruck vertreten wurde, lehnten sie die zünftigen Geburtshelfer ab; und diese setzten sich machtpolitisch durch. *Semmelweis* mußte die Klinik 1849 verlassen; 1850 verließ er Wien.

Zu den Gegnern der neuen Lehre zählten allen voran der Ordinarius für Geburtskunde in Wien und dessen mächtige politische Freunde im nach Joseph II reaktionär gewordenen Herrscherhaus. Auch die großen Zangentechniker der Zeit standen dem ganzen ablehnend bis feindlich gegenüber, da sie anderenfalls ihr höchst bedenkenloses Operieren als „mörderisches" Handwerk hätten drastisch reduzieren müssen. Es gab aber längst keinen Zweifel mehr, daß die Ärzte, die sich nicht an *Semmelweis'* Vorschläge hielten, die Mütter tödlich infizierten.

Ohne *Semmelweis* wirklich zu begreifen, wusch man sich daher in Wien nun doch die Hände. Die Müttersterblichkeit ging im Durchschnitt auf 1,6 % zurück, stieg aber laut Statistik der Gebäranstalt dann wieder 1871–1875 auf durchschnittlich 3 % an. Jetzt, ein halbes Jahrhundert nach dem Abgang *Boer*s und ein Vierteljahrhundert nach *Semmelweis'* Entdeckung wurde das Touchieren[9] der Gebärenden auf ein Mindestmaß eingeschränkt. Nun sank die Müttersterblichkeit denn auch auf 1 % und pendelte sich gegen die Jahrhundertwende auf durchschnittlich 0,5 % ein. Wie aus der Statistik der Wiener Gebäranstalt zu errechnen ist, verloren allein in dieser Gebäranstalt mindestens 7000 Frauen durch geburtsmedizinische Borniertheit das Leben. Weltweit waren es abertausende.

Nachdem sich nun das Wissen um die Notwendigkeit der Asepsis endlich durchgesetzt hatte, wurde den Frauen wieder eine solide Geburtshilfe zuteil. Da die nicht selten tödliche Infektionsgefahr bei operativen Eingriffen unvergleichlich größer war als beim Abwarten einer selbst mühsamen Geburt auf dem natürlichen Weg, trachtete man nun operative Eingriffe möglichst zu vermeiden. So war auch die Zahl der Eingriffe gering. (Ein Kaiserschnitt wurde nur bei „absolut verengtem Becken" und im Falle einer sonst unvermeidlichen Verblutung durchgeführt.) Die geduldige Überwachung der Gebärenden und damit der Geburt überließ man zwar nicht pro forma, aber de facto wieder der Hebamme, die bei „Gefahr im Verzug" den Arzt zu rufen hatte.

Mangels hinreichender Befriedigung handwerklichen Ungestüms in der Geburtshilfe hatten die einschlägigen Größen der Medizin begonnen, sich mit viel Eifer der gynäkologischen Chirurgie, allem voran den großen Krebsoperationen zuzuwenden. Das Dilemma, eher am Krebs als an der Infektion zu sterben, war leichter zu lösen als das Dilemma, eher an der Entbindungsoperation als an der Geburt zu sterben. Die Bezeichnungen der radikalen Operationen des Gebärmutterhalskrebses blieben bis heute mit den Namen der Wiener Gynäkologen *Schauta* und *Wertheim* verbunden. Im Überschwang gynäkologischen Operierens ließ man die Geburtshilfe weitgehend in Ruhe und so blieb es in Wien, wie schon erwähnt, bis in die 60er Jahre unseres Jahrhunderts im Prinzip bei der abwartenden Geburtshilfe des Johann Lukas *Boer*.

Im Laufe des 19. Jahrhunderts hatte die industrielle Revolution auch Wien voll erfaßt. Die Bevölkerung Wiens stieg bis zum Ende des Jahrhunderts auf das Vierfache und damit auch die Zahl der Frauen, die unter den desolatesten sozialen

---

9 fr. toucher = berühren; das Touchieren = vaginale Untersuchung

Umständen ihr Leben fristen mußten, Frauen aus den ärmsten sozialen Schichten, die praktisch rechtlos waren. Damit stieg auch die Zahl der Frauen, die für die Geburt keine andere Bleibe fanden als das Spital. Und so kamen denn auch immer mehr (rechtlose) Frauen zur Geburt ins Krankenhaus, wo sie einer männlich, nämlich von Ärzten, dominierten Geburtshilfe unterworfen waren. Seither hat sich für die Frauen gesellschaftlich viel geändert, während sich die ärztliche Spitalsgeburtsmentalität im Vergleich zu damals zwar etwas verfeinert, sonst aber weitgehend erhalten hat. (Daß sich am Tatort heute sowohl weibliche Ärzte als auch männliche Hebammen befinden, ändert nichts am Tatbestand.)

Wie wenig sich hier geändert hat, mag ein kurioses Beispiel zeigen: In der Sitzung der k.k. Gesellschaft der Ärzte in Wien vom 15. Juli 1850 wurde *Semmelweis* in der Diskussion um seine Lehre vorgehalten, die schlechte Belüftungsmöglichkeit der Ärzteklinik als Grund des Kindbettfiebers viel zu wenig ästimiert zu haben. Diesem Unsinn hing der Ordinarius für Geburtshilfe in Wien 1864 noch immer nach[10]. Zur Zeit, 130 Jahre später, ist man drauf und dran, die Kreißsäle im brandneuen Allgemeinen Krankenhaus in Wien für Abermillionen um 90 Grad zu drehen, da sie – man höre – ob ihres Fenstermangels „nicht sehr frauenfreundlich" seien[11]. Die Idee von den frauenfreundlichen Kreißsälen kommt aus derselben Lobby, die den „Intensiv-Kreißsaal" (siehe Kapitel „Neuordnung") erfunden hat. Es ist wohl eine höchst vielsagende und typische Semantik, die Kreißsäle, also starre Dinge als intensiv und frauenfreundlich offeriert; ein totes Surrogat für Eigenschaften, die nur im Rahmen lebendiger Tätigkeit zu erwarten, dort aber anscheinend nicht vorgesehen sind.

In Anbetracht der ständig steigenden Geburtenzahl wurde eine zweite Ärzteklinik errichtet. Damit gab es nunmehr ab 1873 in Wien zwei Geburtshilflich-Gynäkologische Kliniken und eine „Hebammenklinik". Diese wurde zwar immer mehr und mehr in den Hintergrund gedrängt, blieb aber als „Hebammenlehranstalt und Niederösterreichische Gebäranstalt in Wien" bis nach dem ersten Weltkrieg bestehen. Mitte der 30er Jahre verlieren sich die Spuren dieser Hebammenlehranstalt irgendwie und irgendwo. Erst an der 1944 neugegründeten „Ignaz Semmelweis Frauenklinik der Stadt Wien" fand sie wieder eine feste Bleibe. Und im Frühjahr 1965 übernahm ich nun für fast 21 Jahre die Leitung dieser Klinik.

2.3. Neuordnung

Mit dem Zitat *Boer*s, „daß man hätte glauben sollen, die Natur habe ihr Geschäft der Gebärung aufgegeben und solches dem Werkzeuge des Geburtshelfers überlassen", und dem Wink auf „die eingriffsfreudige amerikanische Geburtshilfe" wandte sich Gustav *Döderlein*, einer der Doyens der deutschen Geburtshilfe, am Deutschen Gynäkologenkongreß 1954 gegen die erweiterte Indikationsstellung zum Kaiserschnitt und wies auf die nur 1–2 % Kaiserschnitte und die keineswegs schlechten Resultate seiner Klinik hin. Aus Südafrika kam dann 1959 eine große Studie, die zeigte, daß die fetale Herztonüberwachung zwar zu mehr operativen Entbindungen, aber keinen besseren Ergebnissen führte; wofür der Autor einen sehr ungnädigen

---

10 Braun C. 1864. Ueber Luftwechsel, den neuen Ventilations-Bau ... der ärztlichen Universitätsklinik für Geburtskunde ... Med. Jb. 20/1:165–208
11 Schöffl St. 1993. Teures Allgemeines Krankenhaus. Die Presse 21. 10. 1993.

Kommentar aus den USA erntete. Hier setzte man bereits auf das elektronische Monitoring.

In Deutschland stellte man am Deutschen Gynäkologenkongreß 1966 in dem „Podiumsgespräch über Neuordnung der Geburtshilfe" die moderne Geburtsmedizin als eine neue Errungenschaft heraus und der alten Geburtshilfe gegenüber. Die entscheidende Weichenstellung bestand darin, daß man den bisher unumschränkten Maßstab der geburtshilflichen Leistung, nämlich die Müttersterblichkeit, für nichtig erklärte und zum neuen Maßstab die Kindersterblichkeit erhob. Wie sich aber alsbald zeigte, wurde der neue Maßstab auf die perinatale[12] Mortalität eingeengt. Es handelt sich dabei insofern um eine leicht manipulierbare Größe, als mit den modernen technischen Einrichtungen auch in todgeweihten Neugeborenen Lebenszeichen etwas länger als eine Woche in Gang zu halten sind.

Auch die Wiener Schule gab nun ihre abwartende Geburtshilfe auf und stellte 1967 das Modell eines mit allen technologischen Finessen ausgerüsteten Kreißsaals vor, den „Intensiv-Kreißsaal". Dieser steht für eine Entwicklung, die in Wien vehement vorangetrieben und mit vielen Millionen subventioniert wurde. Um nur ein Beispiel für die Größenordnung der modernen technischen Bestückung anzuführen: für 39 im täglichen Durchschnitt anfallende Geburten standen zur Kontrolle der fetalen Herztöne 61 hochmoderne Spezialgeräte zur Verfügung.

Inmitten des geburtsmedizinisch indoktrinierten Wien stellte ich nun nicht nur aus wissenschaftlichen, sondern auch didaktischen Gründen die scheinbar provokante Frage: Was kommt heraus, wenn wir an der SFKW eine Geburtshilfe betreiben, wie sie auch Hebammen zu leisten imstande wären?

Um auf diese Frage eine Antwort zu finden, konzentrierte sich die SFKW auf die abwartende Geburtshilfe der alten Wiener Schule und machte 20 Jahre lang (1966–1985) sozusagen als „Hebammenklinik" die Gegenprobe zur Geburtsmedizin in Wien. Das Reglement der Klinik war einfach: Es ging dahin, die Arbeitsweise so zu lenken, daß sich auch die Ärzte primär nur jener Methoden bedienten, die – gemäß des von mir in der Hebammenschule gehaltenen Unterrichts – einer Hebamme erlaubt waren. Für den Fall echten ärztlichen Handlungsbedarfes war das medizinische Handeln so zu lenken, als ob die ärztliche Beratung auf Wunsch einer Hebamme erfolgt wäre. Entbindungsoperationen wurden mit wenigen Ausnahmen nur auf Grund mütterlicher Indikationen als berechtigt angesehen. Sowohl die alten wie die modernen Zeichen der drohenden intrauterinen[13] Asphyxie[14] waren als fiktiv, bestenfalls als ambivalent zu bewerten, da sie bei kritischer Betrachtung schon theoretisch zu nichts anderem als Zufallstreffern und Fehlanzeigen führen können.

Die Folge waren mehr als 42.500 Geburten mit einer Frequenz von 1.3 % Kaiserschnitten und 3.1 % vaginaler Entbindungsoperationen. In der zweiten Dekade von 1976–1985 betrug bei gleichbleibender Rate der vaginalen Operationen die Kaiserschnittsfrequenz 1.03 %. In Wien war im Durchschnitt die Rate der Zangenoperationen mindestens 3mal, die der Kaiserschnitte 10mal so hoch wie an der SFKW

---

12 lat. peri = drum herum; natalis = zur Geburt gehörig. (Unter perinataler Mortalität versteht man die Zahl der Totgeborenen ab 500 g Geburtsgewicht plus der Zahl der in der ersten Lebenswoche verstorbenen Kinder auf je 1000 Neugeborene.)
13 lat. intra = drinnen; uterus = Gebärmutter; intrauterin = in der Gebärmutter
14 griech. a = ohne; sphyxis = Puls; Asphyxie = Pulslosigkeit

(p<0.0001). Dieser hochsignifikante Unterschied kam dadurch zustande, daß wir all die vagen fetalen Indikationen ignorierten und die diesen zugedachten Entbindungsoperationen als irrelevant unterließen. Trotzdem zeigte sich am Ende nicht nur, daß die perinatale Mortalität der SFKW durchwegs im Wiener Durchschnitt lag, sondern es stellte sich sogar heraus, daß nicht nur die Müttersterblichkeit, sondern auch die post-perinatale[15] Säuglingssterblichkeit signifikant geringer war als der Wiener Durchschnitt (p<0.01).

Die direkte Müttersterblichkeit der SFKW war halb so hoch wie der Wiener Durchschnitt: Die eine der 2 Mütter starb an einer massiven Lungenembolie[16]; die andere nach einem Narkosezwischenfall bei einem Kaiserschnitt, der nur wegen des drohenden Nachgebens einer alten Kaiserschnittsnarbe notwendig geworden war. (Der Kaiserschnitt war erst ein Jahr zuvor und überflüssigerweise durchgeführt worden.) Vier Mütter mit chronischen Erkrankungen starben nach der Geburt gesunder Kinder an akuten krankheitsbedingten Komplikationen, die sich ohne die Geburt ebensogut hätten ereignen können.

2.4. Ein überraschender Zusammenhang

Am Ende unserer Studie lag der Schluß nahe, daß der Einsatz der geburtsmedizinischen Methoden mehr schadet als nützt. Zur selben Zeit und unabhängig von der Studie der SFKW behandelte man dieses Thema am Demographischen Institut der Österreichischen Akademie der Wissenschaften von der Gegenseite her. Das heißt, man ging nicht von den geburtshilflichen Methoden aus und verglich deren Resultate, sondern man ging von den Resultaten – nämlich den Totgeburten und toten Säuglingen in Österreich 1984/85 – aus und verglich deren soziale Umstände. Bei dieser Studie[17] ergab sich nun insofern „Ein überraschender Zusammenhang", als sich auch für Österreich zeigte, „daß sich die Säuglingssterblichkeit proportional zur Ärztedichte eines Landes verhält ... Dort, wo es viele Ärzte gibt, ist auch die Säuglingssterblichkeit höher."

So betrug bei etwa gleich vielen Einwohnern und Geburten die Säuglingssterblichkeit im sozial privilegierten „Ärztebezirk" Wiens, von dem die geburtsmedizinische Entwicklung Wiens ihren Ausgang nahm, fast das Doppelte von Osttirol, einer mit Ärzten besonders dünnbesiedelten Bergbauernregion. In Wien insgesamt war es um die Säuglingssterblichkeit 1984/85 nicht so schlecht bestellt wie in seinem „Ärztebezirk", doch lag sie immerhin um ein Drittel höher als die der SFKW 1976–1985. Interessant ist auch die Tatsache, daß im sozialpolitisch als wegweisend geltenden „Roten Wien" der Zwischenkriegszeit die Säuglingssterblichkeit Wiens nur 75 % des österreichischen Durchschnittes betrug, während sie nach 1975 im geburtsmedizinisch indoktrinierten Wien bis auf 132 % (1992) anstieg.

In der Geburtshilfe der SFKW und Osttirols bestanden nun insofern methodische Ähnlichkeiten, als in der SFKW aus wissenschaftlichen und im auf Hebammen angewiesenen Osttirol aus organisatorischen Gründen der Einsatz geburtsmedizinischer Methoden weitestgehend ausgeschaltet war. Die signifikant besseren Sterblichkeits-

---

15 lat. post = nach; post-perinatal = nach der Perinatalperiode auftretend
16 griech. embolos = Pfropf; Lungen-embolie = Blutpfropfen in Blutgefäßen-Lunge
17 Köck Ch, J Kytir, R Münz. 1988. Risiko „Säuglingstod". Deuticke. Wien

ziffern der beiden, wenn auch unter ganz unterschiedlichen Bedingungen, methodisch gleichartigen Kollektive fügen sich geradezu nahtlos in die oben zitierten soziologisch-demographischen Studien.

Dieser überraschende Zusammenhang ist nun nach dem letzten Stand des Wissens über die diversen endokrinen[18] Regulationsmechanismen durchaus nicht überraschend. Denn heute wird eine beträchtliche Zahl von Kindern auf Grund äußerst fraglicher Indikationen vor der Zeit per Kaiserschnitt entbunden. Dadurch entgeht das Anpassungssystem des Kindes jenem sehr entscheidenden Reifungsprozeß, der durch das Wehen bei der Geburt vonstatten geht. Die diese Reifung entbehrenden Neugeborenen erscheinen, gemessen an der falschen Risikoprognose vor der Geburt, relativ munter, sind aber infolge ihrer unnatürlichen Entbindung nicht genug ausgereift, um sich auf Dauer der neuen Umwelt kraftvoll anpassen zu können.

Allerdings sterben diese Kinder meist erst nach jener Zeit, für die sich die Geburtsmediziner für verantwortlich erklären, d. h. post- perinatal. So „rettet" man mit den geburtsmedizinischen Methoden eventuell die eine oder andere Totgeburt, die möglicherweise hier und da erfolgt wäre, in die post-perinatale Mortalität hinüber. Durch die Methoden aber, die man einsetzt, um diese raren Fälle herauszufiltern, wird eine Reihe von lebensfähigen Kindern so stark geschädigt, daß sie daran im Säuglingsalter sterben. Das ist der Grund, warum jene, die eine abwartende Geburtshilfe betreiben, am Ende die niedrigere Säuglingssterblichkeit erzielen.

Hierzu ist noch hervorzuheben, daß all diese falschen kindlichen Indikationen den Vorwand für mindestens 90 % der heute üblichen Kaiserschnitte bilden. Was das für die Mütter bedeutet, geht aus einer Studie über die Müttersterblichkeit in Österreich 1975–1984 hervor[19]. Danach ist die Hälfte der direkten Müttertodesfälle mit einem Kaiserschnitt verbunden. (Direkte Müttertodesfälle sind solche, die nur auf Grund der Entbindung eintreten und nicht etwa durch Krankheiten bedingt sind, die mit der Geburt an sich nichts zu tun haben). Da die Kaiserschnittfrequenz in Österreich damals 8–10 % betrug, ist anhand dieser Studie eine Kaiserschnittentbindung als etwa 10mal gefährlicher einzuschätzen als eine Geburt.

Es wäre nun falsch, in dieser Entwicklung eine deutsche oder Wiener Besonderheit zu sehen. Die englische Spitalsstatistikerin Marjorie *Tew*[20] hat die Verhältnisse im angloamerikanischen Sprachraum analysiert und überschreibt das Kapitel ihres Epilogs, in dem sie sich mit der Herrschaft der Geburtsmediziner befaßt, mit „Triumph of bluff". Wenn nun eine Spitalsstatistikerin die Geburtsmedizin sozusagen als Paradebeispiel medizinischen Trugs bezeichnet, läßt es einigermaßen tief blicken. Inwieweit hat sie nun recht?

2.5. Medizin und Aberglaube

Aberglaube ist eine Glaubenspraxis, die der Vernunft entbehrt. Seiner Entstehung nach ist zwischen natürlichem und gelehrtem Aberglauben zu unterscheiden. Natürlicher Aberglaube steckt mehr oder weniger in jedem von uns, der gelehrte Aber-

---

18 griech. ando- = (nach) innen; krinein = absondern. Hormonbedingte Regulation
19 Beck A, Ch Vutuc. 1986. 10 Jahre Müttersterblichkeit in Österreich. Gynäk. Rdsch. 26: suppl. 2, pp.52–54
20 Tew M. 1990. Safer Childbirth? Chapman and Hall. London-New York

glaube kleidet den Wahn in ein scheinbar wissenschaftliches Gewand. Vor allem dieser ist es, der unduldsam und fanatisch und so oft allgemeingefährlich wird. Charakteristisches Beispiel ist der Hexenwahn, der damals seine schrecklichen Ausmaße erst annahm, als er durch die Gottes- und Rechtsgelehrten wissenschaftlich sanktioniert worden war.

Von altersher ist die Geburt von einer Sphäre des Geheimnisvollen und auch Unheimlichen umgeben, einer Sphäre, in die naturgemäß nur die Frau geraten kann. So geheimnisvoll die Sphäre der Geburt ist und auch bleiben wird, unheimlich ist sie heute keineswegs mehr. Denn in den letzten 100 Jahren hat sich hier vieles zum Besseren geändert. Geblieben ist aber immer noch eine gewisse Angst, eine Angst, die von den Medizinern und Medien geschürt wird. Der Prozeß der Arterhaltung ist immer schon mit abergläubischen Vorstellungen verknüpft gewesen. In unserer aufgeklärten Gesellschaft tut man nun so, als sei man hier über den Aberglauben bereits weit hinaus. Wer aber die Dinge kritisch sichtete, fände, daß sich nur die Orakel geändert haben, nicht der Aberglaube. Es wurden die exorzistischen Methoden nur durch geburtsmedizinische ersetzt.

Die moderne Geburtsmedizin kümmert sich um die Frau eher nur am Rande. In ihrer Wissenschaft geht es weit weniger um die Frau als um fetale Auspizien, eine Wissenschaft, die jene Geschichten vom Risiko und den Gefahren des Ungeborenen zusammenbraut, die die mütterlichen Ängste schüren; und das führt dann geradewegs in die Sphäre jenes Aberglaubens, wo der Mediziner Einfluß und Geschäft zu mehren weiß.

Typisch für diesen Aberglauben ist der Nimbus von Kaiserschnitt und Ultraschall (US): Der Kaiserschnitt hat den Ruf der alles zum Guten führenden und schmerzvermeidenden Operation. Wie schon gesagt, ist aber die Kaiserschnittentbindung für die Mutter zehnmal riskanter als eine Geburt und auch für das Kind eher schädlich als nützlich, wenn es nicht ernste Hindernisse im Geburtsweg zu umgehen gilt. Solche finden sich heute jedoch nur in einem Prozent der Geburten. Also sind, da die Kaiserschnittsraten heute im allgemeinen zwischen 10–20 % liegen, je nachdem 90–95 % der Kaiserschnitte überflüssig.

Der US hat den Ruf, alles hör- und/oder sichtbar werden zu lassen. Manche sind geradezu erpicht, mit US perlustriert zu werden. Was dabei außer Acht gelassen wird, ist, daß jede Schallwelle, auch die US-Welle, eine Druckwelle darstellt; und diese muß auf den zarten Embryo aufprallen und zurückgeworfen werden, um einen Ton oder ein Bild zu ergeben. Obwohl die Harmlosigkeit solcher Beschallungen bei weitem nicht erwiesen ist, werden unzählige US-Untersuchungen ohne Grund und Überlegung durchgeführt – unter dem Vorwand, daß solche Kontrollen auf Grund wissenschaftlicher Erfahrungen geboten wären.

Auch der „Hexenhammer" war ein wissenschaftliches Elaborat. Was die alten Inquisitoren als Teufelswerk verkündeten, nennen die modernen geburtsmedizinischen Experten fetale Asphyxie. Was man einst mit Auguren[21], Opfertieren und Weihwasser beschwor, macht man heute mit Ultraschall, Kaiserschnitt und Wehenmittel. Was sich inzwischen beim Gebären als segensreich erwiesen hat, ist allein das Werk sozialer und hygienischer Errungenschaften, während die geburtsmedizinischen Erfindungen eher riskant als heilsam waren. Ihr „Erfolg" beruht auf nichts

---

21 lat. augur = Zeichendeuter, Weissager

anderem, als daß die Einführung neuer medizinischer Methoden durchwegs mit dem großen sozialen Aufstieg und dem dadurch bewirkten Fortschritt der Geburtshilfe zeitlich zufällig zusammenfiel.

Gleichgeblieben ist die männliche Überwertung der Besamung und die Betrachtung der Zygote als genetisch unnachahmliche und von der Frau nicht anzutastende Kreation. Gleichgeblieben ist die männliche Indolenz gegenüber der Leistung der Gebärenden und die männliche Arroganz gegenüber den Hebammen. Diese kann man heute, wenn sie laut männlichem Ermessen nicht willfährig genug erscheinen, zwar nicht mehr als „Hexenammen" vierteilen, ertränken und verbrennen. An der Überheblichkeit der Ankläger, Sachverständigen und Richter hat sich jedoch seit der Zeit des „Hexenhammers" kaum etwas geändert.

Alle oder fast alle Menschen geraten mehr oder weniger in eine irrationale Glaubenssphäre, wenn es um den Aspekt von Methoden geht, denen man nachsagt, Unglück und Sorgen fernzuhalten oder Glück und Segen zu bringen oder Leiden und Krankheit zu heilen. Was den Hang zu Aberglauben und Leichtgläubigkeit im besonderen verstärkt, sind Furcht und Angst. Die Anpreisung von Allerweltsmitteln zur Behebung von abergläubisch angenommenen Gefahren nennt man Scharlatanerie. „Gebären ohne Aberglauben" heißt „Gebären ohne Scharlatane".

Unheil mittels Orakel aufzuspüren und durch Opfer abzuwenden ist ein alter Aberglaube. Die modernen Formen des Orakels ändern am Aberglauben nichts. So ist es durchaus offen, ob der Aussagewert von technologischen Monitoren über den alter Orakel hinausgeht und der apparativ „inaugurierte" Kaiserschnitt mehr nützt als die alten Opfer. Es ist nun keine Frau davor gefeit, von Vorwürfen anderer oder ihrer selbst geplagt zu werden, wenn ihr bei der Geburt ein Übel widerfährt. Das Problem liegt darin, daß der moderne Mensch sehr stark dem Glauben unterliegt, daß ein Unglück nur passiert, wenn irgendwer offensichtlich es versäumt, dem Übel vorzubeugen. So kommen Vorwürfe stets nur dann, wenn etwas als nicht oder zu spät getan beurteilt wird; sie kommen so gut wie nie, wenn etwas zu früh oder überflüssigerweise getan wurde. In der Geburtshilfe stellen aber jene vielen Eingriffe, die auf Grund von Fiktionen zu früh und überflüssigerweise unternommen werden, weit mehr Schaden an als jene, die eventuell einmal außer Acht gelassen werden. Wenn wir die moderne Geburtsmedizin vom gelehrten Aberglauben reinigen, kommen wir auf sonst nichts als die „Geheimnisse" der alten Hebammenkunst.

Die Wesenszüge der modernen Medizin hat Bernard *Shaw*[22] in seinem „The Doctor's Dilemma" treffend dargestellt, wenn er im Vorwort schreibt: ... Die Vivisektion[23] hilft dem Doktor, um auf uns Macht auszuüben ... Die Meinung, daß ein Mensch, der schreckliche Dinge tut, übermenschlich ist und daher auch Wunder vollbringen kann, sei es als Herrscher, Rächer, Heiler, und was nicht, ist keineswegs nur Barbaren eigen. Just wie die Bosheit und Albernheit unseres Strafgesetzbuches von dem Aberglauben getragen werden, daß jede Art von Unheil durch ein menschliches Opfer zu sühnen ist; so wurzeln die Bosheit und Albernheit unserer Mediziner in einem Aberglauben, der mit Wissenschaft nicht mehr zu tun hat als die Einweihung eines Schwertes mit seiner Rüstungsstärke. ... Das ist der Weg, über den sich die Vivisektion für den Doktor bezahlt macht. Sie beschwört die Furcht und Leicht-

---

22 Standard Edition 1932:31. Constable & Company. London. Erstausgabe 1911
23 lat. vivus = lebendig, am Lebenden; sectio = das Zerschneiden

gläubigkeit in uns; und ohne Furcht und Leichtgläubigkeit wäre die Hälfte des Geschäfts des Doktors und sieben Achtel seines Einflusses dahin.[24]

2.6. Vom Kulturkampf zur Qualitätskontrolle

Die Geburtsmedizin ist nun so etwas wie der Ausbund der sündteueren Gesundheitspolitik unserer modernen Industriegesellschaft, deren so formidables Organisationsprinzip sich nach dem Leitspruch richtet: Krankheitskult anstatt Gesundheitspflege! Man fragt nicht mehr, wie bleibe oder werde ich gesund, sondern nur, was macht mich krank und wer gesund. So schlitterte unsere Gesellschaft immer mehr in jenen modernen Krankheitskult, der denen, die ihn propagieren, „Gesunde Geschäfte"[25] vermittelt.

Laut *Hippokrates* ist Gesundheit die Harmonie der Lebensvorgänge. Die WHO reduzierte sie 2000 Jahre später auf Wohlbefinden aller Arten. Rudolf *Virchow*, eine der größten Persönlichkeiten in der medizinischen Forschung und Sozialpolitik der Neuzeit sowie der markanteste Gegenspieler *Bismarck*s im Deutschen Reichstag, sah in der Medizin eine soziale Wissenschaft. Aus einem Wahlaufruf von ihm stammt der Ausdruck „Kulturkampf". Rund 100 Jahre später ist davon nicht mehr viel übrig. So erklärt etwa der Planungsstadtrat Wiens: Medizin ist und bleibt Naturwissenschaft[26].

Früher bestand Gesundheitspolitik im Lösen sozialhygienischer Probleme. Forschung und Praxis gingen dahin, Gesundheit durch Verbesserung der Lebensumstände zu fördern. So kam es zu den großen Fortschritten in der Lebensqualität des 20. Jahrhunderts. Es sind die großen sozialen Errungenschaften der ersten Hälfte unseres Jahrhunderts, denen wir unsere Gesundheit zu verdanken haben. Denn ab Mitte des Jahrhunderts wurde die Medizin immer mehr auf Naturwissenschaft getrimmt und die Gesundheitspolitik auf Verbreitung von Wohlbefinden eingeengt. So wurden denn die Patienten zu Probanden[27] und das Wohlbefinden zum Pillenpoker[28].

Da diese Art der Gesundheitspolitik vielfach weder Wohlbefinden noch Gesundheit bringt, also ins Leere geht, ist das auf dieser Politik basierende System kaum mehr finanzierbar. Die Lösung des Dilemmas suchte man just im gigantischen Ausbau der kostspieligsten der medizinischen Tummelplätze, nämlich der Spitäler. Da sich hier logischerweise nachhaltiges Wohlbefinden nur selten findet, ruft man jetzt nach einer Qualitätskontrolle der Spitäler. Weil nun bei diesem Unternehmen meist

---

24 "... Vivisection helps the doctor to rule us ... The notion that a man who does dreadful things is superhuman, and therefore he can also do wonderful things either as ruler, avenger, healer or what not, is by no means confined to barbarians. Just as the wickednesses and stupidities of our criminal code are supported ... by the superstition that a calamity of any sort must be expiated by a human sacrifice; so wickednesses and stupidities of our medicine men are rooted in superstitions that have no more to do with science than the traditional ceremony of christening an ironclad has to do with the effectiveness of its armament ... It is in this way that vivisection pays the doctor. It appeals to the fear and credulity in us; and without fear and credulity half of the doctor's occupation and seveneighths of his influence would be gone."
25 Langbein K und Mitarb. 1981. Gesunde Geschäfte. Kiepenheuer und Witsch. Köln
26 Swoboda H. Gesundheit in Städten. Zukunft 1988/5, S. 24
27 lat. probandum = das zu untersuchende (Subjekt). Testperson
28 Langbein K und Mitarb. 1983. Bittere Pillen. Kiepenheuer und Witsch. Köln

jene das Sagen haben, die am derzeitigen System nicht allzu schlecht verdienen, wird sich auch durch diese Qualitätskontrollen nicht allzu viel verändern.

Erwartungsgemäß fängt man mit der Qualitätskontrolle dort an, wo im besonderen die Frau betroffen ist. Dieser reden schon seit eh und je die Mediziner und jetzt auch die Psychologinnen ein, daß sie krank ist, wenn die Regeln anfangen, krank ist, wenn sie die Regel hat, aber auch wenn nicht, und krank ist, wenn die Regeln aufhören. Diese aufgewärmte „Wissenschaft" ist wieder hoch im Kurs. Nichtsdestoweniger hat die Frau aber Beschwerden nach wie vor ob der ihr von der Gesellschaft rücksichtslos aufgebürdeten Belastung und nicht ob ihrer naturgegebenen Regeln. Anstatt sie jedoch wirksam zu entlasten, steckt man sie ob der ihr anhaftenden Regelwidrigkeiten ins Spital. So macht man auch Schwangerschaft, Geburt und Wochenbett zum teuren Spektakel geburtsmedizinischer Qualitätskontrollen[29].

2.7. Der zentrale Begriff

Kontrollen einer Qualität durch deren Verursacher, wie etwa der Krankenhäuser durch die Mediziner, sind irgendwie suspekt. So ist laut Gesundheitswesen in Österreich[30] „der Begriff der Krankheit von zentraler Bedeutung"; und läßt sich „ohne Übertreibung sagen, daß die stürmische Entwicklung der medizinischen Wissenschaft in den letzten Jahrzehnten den Krankheitsbegriff erheblich erweitert hat." Krankheit als zentraler Begriff der Gesundheitspolitik und dessen Erweiterung durch die moderne Medizin ist nicht nur für Österreich, sondern die ganze Westliche Welt charakteristisch.

Zweifellos hat die eine oder andere für die Gesundheitspolitik verantwortliche Persönlichkeit die beste Absicht, für Gesundheit zu sorgen. Sie vermag aber das System, in das sie hineingestellt ist, nicht in den Griff zu bekommen. Es geht ja um ein System, in dem die Inhaber jener Positionen, die als Schlüsselstellungen anzusehen sind, mit der Krankheit die besseren Geschäfte machen und um ein Gesundheitswesen im eigentlichen Sinn nicht unbedingt bemüht sind.

Da medizinisch mit der Gesundheit kein Geschäft zu machen ist, ließ man die Lehre von der Gesundheit und Gesundheitspflege, die Hygiene, untergehen und machte die Krankheit zum Grundbegriff medizinischer Gelehrsamkeit. So setzt das bestehende System auf Krankenhäuser mit seiner vielfach aufgefächerten und auf die Organe spezialisierten Medizin. Die Wahrung der Gesundheit bedürfte aber in erster Linie der ganzheitlichen Betreuung durch Hausärzte, Hebammen und ambulante Schwestern. Das Dilemma liegt darin, daß vom politischen Konzept her die Gesundheit zu wahren wäre, jedoch das System, das diese Politik zu vollziehen hätte, auf Krankheitsverwaltung ausgerichtet ist.

Die Österreichische Gesellschaft für Gesundheitsökonomie verlautete nach einem Expertengespräch folgendes[31]: „Wenn ... der Anteil der über 60 Jährigen ... deutlich ansteigen wird, so wird auch ... die medikamentöse Versorgung entsprechend zunehmen und zwar aus dem sehr einfachen Grund, daß der alte Mensch unter

---

29 vergl. Tagung „Kinderkriegen in Wien". 5. November 1993
30 Gesundheitswesen in Österreich. Ausgabe Frühjahr 1991, 1
31 „Expertengespräch ‚Gesundheit 2000'" Gesundheitsoeconomica 1991/1–2, 80

Multimorbidität[32] zu leiden hat und damit zwangsläufig ... Polypragmasie[33] angezeigt ist." Der alte Mensch, der an altersbedingten Leiden laboriert, ist also nicht ein Patient, der leidet, sondern eine Gestalt aus multi-morbiden und poly-pragmatisch zu wartenden Organen. Welche Beschwerden die Polypragmasie erzeugt, ließ man lieber offen.

Die gleiche Umstellung fand auf der anderen Seite des Lebens statt. Mit der Neuordnung am Deutschen Gynäkologenkongreß 1966 kam auch im medizinsoziologischen Verhalten zur Geburt eine radikale Wende, da man nun nicht mehr die mütterliche Gesundheit, sondern das fetale Risiko zum zentralen Anliegen erklärte. Man setzte einfach fest, daß dank der modernen Medizin die Müttersterblichkeit als Maßstab der geburtshilflichen Leistung obsolet geworden und als neuer Maßstab die Kindersterblichkeit anzusehen sei. Das Multimorbiditätskonzept der Geburtsmedizin besteht im Komplex von Risikoschwangerschaft und Risikogeburt. Seit der Neuordnung stieg die Diagnose Risikogeburt ständig an und brachte eine Entbindungs-Polypragmasie mit einem rapiden Anstieg der Kaiserschnitte. Damit begann jenes lukrative geburtsmedizinische Geschäft, mit dem man bis zu 50 % der Mütter zum kindlichen Risiko erklärt und anhand fiktiver Indikationen ein bis zwei von fünf Gebärenden per Zange oder Kaiserschnitt entbindet – obwohl höchstens ein Zehntel dieser Operationen angezeigt oder nötig ist.

Der zentrale Begriff des modernen Gesundheitswesens, die Krankheit, findet sein treffendstes Beispiel im geburtsmedizinischen Komplott. Mehr gesundheitsökonomische Polypragmasie den Multimorbiden der Gesellschaft, vom Kind im Mutterleib bis zum Greis im Sterbebett!

2.8. Geburtshilfe, die Probe aufs Exempel

Rudolf *Virchow* und Ignaz *Semmelweis*, die mit der Konzeption der Zellularpathologie bzw. von Asepsis und Antisepsis entscheidende Eckpfeiler für die Entwicklung der modernen Heilkunde geschaffen haben, betrachteten, wie schon erwähnt, die Medizin als soziale Wissenschaft. (Sie standen denn auch 1848, der eine in Berlin, der andere in Wien, auf den Barrikaden der Revolutionäre.) Der soziale Aspekt kam in der modernen Medizin mehr und mehr ins Hintertreffen. Die Medizin ist vielfach nur mehr eine Sache der Handhabung pharmazeutischer und technischer Erzeugnisse, die man oft in Umlauf bringt, ohne sie gewissenhaft erprobt zu haben.

Die sozialen Fortschritte, die ab der Mitte dieses Jahrhunderts mehr und mehr zum Tragen kamen, brachten im geburtshilflichen Bereich so gewaltige Verbesserungen, daß sie die keineswegs geringen Risiken der geburtsmedizinischen Interferenzen völlig überdeckten. Sie überdeckten diese so stark, daß die geburtsmedizinischen Adepten[34] wenig Mühe hatten, den Rückgang der Müttersterblichkeit wie der Säuglingssterblichkeit als den Erfolg ihrer weitgehend fiktiven Wissenschaft zu vermarkten. Die oben besprochenen, soziologisch-demographischen Daten zeigen aber mehr als deutlich, daß sowohl die mütterliche wie die Säuglingssterblichkeit mit größerer Ärztedichte nicht nur nicht sinkt, sondern sogar proportional zur Ärztedichte

---

32 lat. morbus = Krankheit; morbiditas = Krankheitsgrad, Erkrankungsrate
33 griech. poly = viel; pragma = Geschäft; Polypragmasie = Vielgeschäftigkeit
34 lat. adeptus = einer, der (geheime Wissenschaft) errungen hat

ansteigt. Umgekehrt zeigen die Sterblichkeitsraten seit Jahrzehnten überall einen, zum sozialen Fortschritt parallelen, linearen Abfall.

Damit kommen wir zur Geburtshilfe als eine Probe aufs Exempel der Gesundheitspolitik. Die Geburtshilfe ist insofern ein besonders geeignetes Beispiel, als Schwangerschaft, Geburt, Wochenbett und Stillen im Grunde der Medizin nur ganz am Rande bedürfen und sich daher deren Vernachlässigung als soziale Wissenschaft markanter widerspiegelt als sonstwo in der Medizin. So ist die Polypragmasie, die man in der Geburtsmedizin betreibt, denn auch nichts anderes als der Versuch, die Folgen der sozialen Indolenz zu übertünchen.

Auch für die englische Spitalsstatistikerin Marjorie *Tew* stellt die Geburtsmedizin das charakteristische Beispiel der allgemeinen Entwicklung dar. Sie schreibt 1990 in ihrem „Safer Childbirth?"[35]: ... der Stand der Mediziner wendet mehr Mühe auf, um für mehr Mittel zur medizinischen Behandlung zu plädieren und den Leuten beizubringen, auf diese zu vertrauen, als sie dazu zu erziehen, eine Lebensweise zu befolgen, die sie gesund erhält. Umgekehrt wird jeder drohenden Restriktion von medizinischen Einrichtungen wütend entgegengetreten, namentlich ‚im Interesse der Patienten'. ... Geburtsmedizin ist nur ein extremes Beispiel ...

2.9. Die Vollstrecker der Moral

Wer Geburtshilfe betreibt, begibt sich in ein Gebiet menschlichen Verhaltens, das in besonderem Maße von sozialen Wertungen geprägt wird und damit gesetzlichen Regelungen und/oder konfessionellen Sittenvorschriften unterliegt. Am besten beleuchten dies wohl die langen und heftigen Kontroversen um den Schwangerschaftsabbruch, wo immer sie aufflammen. Die Durchführung der Operation ist heute technisch einfach und weit weniger riskant als das Austragen der Schwangerschaft. Das Problem liegt also nicht im medizinischen Bereich, sondern in der Frage, ob nach den Vorstellungen diverser moralischer Instanzen Schwangerschaften abgebrochen werden dürfen oder nicht. Solche moralische Kriterien haben jedoch nichts zu tun mit der objektiven Indikation zur Operation an sich oder den medizinischen Konditionen für die Patientin.

Die konfessionellen Dogmen, die in früheren Zeiten den weltlichen Gesetzen moralische Kraft verliehen, haben zwar viel an Wirkung verloren, haben aber in den Debatten um die Fortpflanzungsmoral noch immer ein unverkennbares Gewicht. Der Schwangerschaftsabbruch ist aber nur das markanteste Beispiel des Einflusses kirchlicher und politischer Wertungen auf medizinische Entscheidungen. Die nämliche Moral ist auch umgekehrt im Spiel, etwa dort, wo man in der Retorte die „Ungeborenen" zusammenbraut und durch Tieffrieren deren Leben schützt; oder wo man einer hirntoten Frau vorenthält, in Würde mit ihrem Embryo zu sterben; oder wo man das eitle geburtsmedizinische Experiment zur therapeutischen Maxime macht.

---

35 "... the medical profession ... expends more effort in pleading for more resources for medical treatments and teaching people to rely on these, than in educating the public to follow a lifestyle that will keep them well. In contrast, any threatened restriction on medical services is opposed vociferously, nominally 'in the interests of patients'... Obstetrics is only an extreme example of the general case. ..."

Die riskantesten Eingriffe bei der Frau werden ohne viel Bedenken als ethisch einwandfrei betrachtet, wenn man nur erklärt, sie zur Rettung eines Fetus anzuwenden. Mehr als 90 % der Kaiserschnitte geschehen heute aus rein fiktiven fetalen Indikationen, obwohl der Kaiserschnitt rund zehnmal gefährlicher als die Geburt ist! Daß sich diese Art Ethik bezahlt macht, mag nicht unbedingt ein Zufall sein.

Bedeutet nun das Erlangen medizinischer Fertigkeiten oder einer beruflichen Position die Verpflichtung oder das Recht, moralische Entscheidungen zu treffen? Heißt etwa der geburtshilfliche Beruf Hüter oder Handlanger einer bestimmten gesellschaftlichen Sitte oder kirchlichen Moral und deren institutionellen oder machtpolitischen Interessen zu sein?

Diese Moral ist weit mehr, als man glauben sollte, der Ausdruck rassistischer Engramme[36]. Es geht um jene merkwürdige Moral, die das Verfügungsrecht der Frau über ihre eigene Person in Frage stellt, sobald sich in ihrer Gebärmutter ein ihr beseelungstechnisch oder gentechnisch nicht identes Zellprodukt befindet. Ob man dabei den Eintritt einer männlichen Erbmatrize oder eine mit ihr simultan in das Ei schlüpfenden Seele als rassisches Kriterium betrachtet, macht keinen grundsätzlichen Unterschied. Im übrigen sind die in ihrer religiösen Konfession verankerten Rassisten nicht weniger fanatisch und aggressiv als die ihres erbkundlichen Gegenstücks.

Die Entwicklung, die zur modernen Geburtsmedizin führte, begann vor rund 300 Jahren, und zwar im Vorfeld jener gesellschaftlichen und geistigen Entwicklung, die unter den Bezeichnungen Aufklärung, Nationalismus und Industrielle Revolution bekannt ist. Damit begann aus Gründen, auf die hier nicht näher eingegangen werden kann, ein drastisches Bevölkerungswachstum, gefolgt von einer Landflucht und der Bildung von Slums in den Städten. Dort rekrutierte man die für den neuen Deal notwendigen Proletarier und Soldaten, die von ihrem Sold allerdings kaum leben, geschweige eine Familie gründen konnten. Frauen und Kinder mußten sich daher mehr oder weniger selbst erhalten und unter den mißlichsten Bedingungen ihr Leben fristen.

Schwangerschaft war eine Katastrophe, da die Frau, sobald sie Schwächen zeigte, ihren Arbeitsplatz verlor und damit vor dem Nichts stand. Die Frauen verheimlichten ihre Schwangerschaft daher, so gut es ging; und Kindesweglegungen waren alltäglich. Um diesen Frauen wenigstens zur Geburt einen Unterschlupf zu bieten und das Aussetzen der Neugeborenen einzudämmen, schuf man die Gebär- und Findelhäuser. Diese waren zu einem gewissen Grad ein Fortschritt, wenngleich dort die Zustände so übel waren, daß *Semmelweis* die Gebärhäuser als „vom Staat unterhaltene Mörderhöhlen" und der weitgereiste deutsche Arzt *Kussmaul* die Findelhäuser „kaum besser als Mördergruben" bezeichnete (im Wiener Findelhaus starben mehr als 80 % der Kinder). Hier begann jene männliche Ordnung bei der Geburt, die in der Spitalgeburt auch heute noch immer deutlich spürbar ist; sowie sich viele Helfer, aber auch manche Helferin noch immer zum Vollstrecker der Geburt und der Moral berufen fühlen.

---

36 griech. en = hinein; gramma = Geschriebenes, Geprägtes. Engramm = Einprägung

2.10. Zeit und Geld

Eine besondere Note bekommt die Frage der Geburtsmedizin durch die Versicherungen und Medien. Die Medien messen Medizin je nach dem Spektakel, das ihnen diese bietet. Da sie hierbei meist nicht kapieren, was sie kolportieren, prämieren sie die verwegensten und gewagtesten Methoden als die gesundheitlich „optimalsten". Die Versicherungen honorieren dann, was die Medien prämieren. So machen sich denn überflüssige Operationen, wie etwa das Gros der Schnell- und Schnittentbindungen, bestens bezahlt. Der Operateur gewinnt durch die medizinische Verstümmelung Zeit und Geld, da er auf diese Weise nicht nur die Geburt zeitplangemäß zu Ende bringen, sondern auch ein wesentlich höheres Honorar verrechnen kann. Und dem Spital bringt die Operation an der kerngesunden Frau eine pflegeleichte und damit kostengünstige Patientin.

Ohne Frage stellt der Kaiserschnitt, aber auch der Dammschnitt eine mehr oder weniger grobe Körperverletzung dar. In Österreich wird von je zehn Frauen eine mit einem Kaiserschnitt, eine mit der Zange und dem dazugehörigen tiefen Dammschnitt und weitere vier mit einem Standarddammschnitt entbunden. Das heißt, drei von fünf Gebärenden wird eine mehr oder weniger große Wunde zugefügt. Wer nun hier die Dinge kritisch sichtet, kommt dahin, daß 9/10 der Kaiserschnitte und Zangenoperationen, sowie 3/4 der Dammschnitte vermeidbar wären. Sie stellen nicht nur ein Trauma[37] für die Mutter dar, sondern schaden eventuell sogar dem Kind.

Die Geburtsmedizin mit ihrer hohen Verletzungsquote ist typisch für die Gesundheitssysteme der Westlichen Welt, so divers diese sonst sein mögen. Diese Einhelligkeit ist klar, bringt doch, wie gesagt, die Methode Zeit und Geld. Man wird mit der Arbeit nicht nur früher fertig, sondern bekommt dafür auch noch ein höheres Honorar. Um dieses Geschäft zu wahren, wies man beständig darauf hin, daß auf das Kind im Mutterleib nichts als Gefahren lauerten, die mit den geburtsmedizinischen Methoden sicher zu verhindern sei. Dieser Trug hat nun zur Folge, daß mit dem Verweis auf die verkündigte Unfehlbarkeit der Methode immer öfter Klage bei Gericht erhoben wird, wenn die Schwangerschaft nicht den erwünschten Ausgang nimmt.

Das Pendel droht jetzt in die andere Richtung auszuschlagen. In manchen Gegenden der USA ist fast die Hälfte der Gynäkologen drauf und dran, ihre Betätigung als „obstetrician" aufzugeben[38]. Das Mißgeschick liegt darin, daß man in den USA mehr als sonstwo wissenschaftliche Erkenntnisse als perfektes Wissen deklariert hat. Es ist klar, daß damit die Geburtsmediziner in einem Rechtsstaat im Fall der Klage in Argumentationsnotstand geraten. Denn es ist schwer etwas gegenzubeweisen, was man nie bewiesen hat und nie beweisen konnte. Wer die Ergebnisse vager wissenschaftlicher Erfahrungen als fundiertes Wissen ausgibt, kann dann gegebenenfalls schwer glaubhaft machen, daß die ihm nun angelasteten Versager nach dem echten Stand des Wissens unvermeidlich waren.

In Österreich ist es anders. Hier gibt es „gerichtlich beeidete Sachverständige", eine Einrichtung, die sich vorwiegend aus der geburtsmedizinischen Lobby rekrutiert. Es handelt sich um amtlich privilegierte Spezialisten, deren Ansicht bei Gericht prinzipiell mehr gilt als Argumente von Experten, die keine gerichtskonforme Mei-

---

37 griech. trauma = Wunde, Verletzung
38 Kellner KR. 1992. Why ASPOG? And why not. J Psychosom Obstet Gynäcol 13:147–156

nung haben. Das neue Hebammengesetz schreibt den Hebammen sogar vor, „nach Maßgabe wissenschaftlicher Erfahrungen" zu handeln. Diese Einführungen sind angetan, um das geburtsmedizinische Experiment zu sanktionieren. Wenn nur eine Frau zu Schaden kommt, liegen Recht, Moral und Medizin im Gefüge unserer patriarchalischen Gesellschaft eben auf einer Linie.

2.11. Der Psychoboom

Das dürftige humanitäre Engagement und offensichtliche Versagen der geburtsmedizinischen Methodik weckten das Interesse für die psychologischen Probleme der Geburtshilfe. Zunächst war dies ein Gewinn, weil so die Diskussion um die weitgehend vernachlässigte Psychosomatik[39] starke Impulse bekam. Doch diese wurden alsbald schwach und schwächer. Die Psychologie entwickelte sich weniger zur Quelle neuer Einfälle, als mehr und mehr zu einer kongenialen Konkurrenz der Medizin. Von der Psyche vermittelt sie viel eher den Eindruck eines im Körper umherwandernden Organs als den einer emotionellen Kraft. Wer die Psychologie nicht vom wissenschaftlichen Aspekt, sondern als eines der heute modernen Metiers betrachtet, dem erscheint sie eher als so etwas wie ein Fach der Medizin, das trotz vager Vorstellungen über die Körperkräfte das Heilgeschäft betreibt, so wie es umgekehrt jedes der anderen Fächer der Medizin mit vagen Vorstellungen über die Seelenkräfte tut.

Eine der ersten Rügen, die den Hebammen psychologischerseits erteilt wurde, war die Bezeichnung Patientin[40] für die von ihnen betreuten Frauen. Die psychologischerseits übliche Bezeichnung ist Klientin[41]. Dieser Namenswechsel ist charakteristisch für die Schrittmacher des Psychobooms. Ob aber die Frau „in anderen Umständen" besser als eine Persönlichkeit, die ausdauernd und fähig etwas zu ertragen ist, oder als Hörige oder Vasallin zu betrachten ist, ist nun sehr die Frage. Wir ziehen es vor, unsere Frauen als Persönlichkeiten anzusehen, die sich „in anderen Umständen" als geduldig und ausdauernd erweisen. Wir bleiben daher bei Patientin, sehr wohl wissend, daß der moderne Mediziner korrekterweise seine Patientin auch Klientin nennen müßte.

Kraft ihrer Selbstgefälligkeit betrachten die Mediziner die Psyche, wie umgekehrt die Psychologen das Soma, als des anderen Lappalie. Grundsätzlich ist es auch ziemlich gleich, ob ich ein Lebewesen differential-diagnostisch[42] oder psychoanalytisch[43] deformiere. Kaum wo ist daher die Trennung von Leib und Seele so perfekt wie bei den Adepten in den beiden Lagern der akademischen Entbindungstechnik, der Geburtsmedizin und Geburtspsychologie.

So geriet denn die Frau als gebärendes Medium ins Spannungsfeld elektronischer und/oder empathischer[44] Traumdeuterei, wo sie nun vielfach als anatomisch oder analytisch zergliedertes Substrat, jetzt in der Tat irgendeiner Therapie bedürftig, auf der Strecke bleibt. Ob dabei die Behandlungsart der Psychologen weniger Angst

---

39 griech. psyche = Seele; soma = Körper; Psychosomatik = Körper und Seele gemäß
40 lat. patiens = aushaltend, ausdauernd, geduldig, fähig zu ertragen
41 lat. cliens = der/die Hörige, Vasall(in), Lehnsmann
42 lat. differre = auseinandertragen, zerreißen; differential = zerlegend
43 griech. ana = auf und auf, weiter und weiter, auf-, zer- lysis = Akt der Auflösung, Zerlegung (in Bestandteile)
44 griech. en = in, pathos = das Leiden, empathisch = einfühlsam

erzeugt als die der Mediziner, ist eine keineswegs geklärte Frage (siehe Kapitel „Momente der Angst"). Auf diesem Boden ist wenig Platz für eine harmonische Geburtshilfe. Es wäre daher wohl falsch zu glauben, daß die Geburtshilfe durch den modernen Psychoboom eine viel menschlichere Note bekommen könnte, als sie bisher hatte.

2.12. Der Mann bei der Geburt

Im Kapitel „Die geschichtliche Entwicklung der Geburtshilfe" gibt das bis 1953 führende deutsche Lehrbuch der Geburtshilfe[45] einige höchst typische Passagen wieder: „Alle diese Fortschritte wurden erreicht, weil die praktische Betätigung in der Geburtshilfe, die bisher der alleinigen Machtsphäre der Frau unterstellt war, mit in die Hände des Mannes überging. Es vollzog sich hier die wohl bedeutungsvollste Wandlung in der geschichtlichen Entwicklung unserer Wissenschaft. ... Erst hundert Jahre nach Frankreich wurden den deutschen Frauen die Segnungen männlicher Geburtshilfe zuteil."

Wer jedoch die Geschichte der Geburtshilfe kritisch sichtet, findet im Hinblick auf die männlichen Beiträge nicht viel mehr als einen gewissen Erfindergeist für Handgriffe und Instrumente, um die Kinder aus dem Mutterleib herauszuziehen, sei es an den Füßen, mit der Zange oder mittels Kaiserschnitt. Die großen „Segnungen männlicher Geburtshilfe" spiegeln sich in einem Arsenal von Instrumenten wider, die dazu dienten, den Frauen etwa das Schambein durchzusägen oder die Schamfuge zu spalten; Operationen, die zu schweren Dauerschäden führten und ohne Narkose unternommen wurden. Die simpelste Methode, den Frauen diese Foltern zu ersparen, nämlich die Schwangerschaften beizeiten abzubrechen, verbot den segensreichen Forschern ihre Ethik und Moral. Der soziale Fortschritt hat mit diesen Schrecken Schluß gemacht. Da die Hebammen den Frauen diese „Segnungen männlicher Geburtshilfe" nicht anzutun vermochten, verlautete man, daß Frauen für das Geschäft der Geburtshilfe nicht über die nötige (männliche) Entschlossenheit und Kraft verfügten.

Die Gynäkologen haben nun Konkurrenz erhalten – die Kindesväter. Es scheint allerdings fraglich, ob der moderne männliche Drang, bei der Geburt dabeizusein, stets von Liebe oder Hilfsbereitschaft geleitet ist. Das Gehaben läßt eher vermuten, daß es oft um so etwas wie um die patriarchalische Kontrolle zwecks „fehlerlosen" Verhaltens der Frau bei der Geburt dessen geht, was „man" gezeugt hat. Die Sorge um das Wohl der Frau hat durchaus nicht immer Vorrang. So ist es auffällig, wie wenig manchem (Ehe)mann die Gefahren eines Kaiserschnittes der Erwägung wert erscheinen, wenn sich irgendjemand oder er selbst sich einbildet, daß durch die natürliche Geburt für sein Kind ein Risiko entstehen könnte. Die Geburt wird zur männlichen Leistung, die Frau zum gebärenden Subjekt.

Nicht zu vergessen sind hier die Journalisten und Regisseure. Jüngst wurden zwei Fernsehfilme mit hohen Einschaltquoten ausgestrahlt, in denen Geburten dargestellt werden. Im einen Fall steht eine Menge Mediziner, vermummt wie im Ku-Klux-Klan, um die Gebärende herum; und im anderen ist eine Hebamme gleich einer Hexe tätig. Kein Wunder, wenn beide Frauen vor Angst schreien und in Schweiß gebadet sind. In

---

[45] Lehrbuch der Geburtshilfe. Hrsg. W Stoeckel. Verlag Gustav Fischer. Jena 1938

beiden Fällen ist die Geburtsszene belanglos. Warum wurden sie denn überhaupt dargestellt und warum in dieser verzerrten Art? Die größte Gefahr beim Gebären ist die Angst und damit jedermann, der es zum angsterregenden Ereignis macht, voran der eitle Wissenschafter, der perverse Publizist und der selbstgefällige Patron.

2.13. Momente der Angst

Das Moment, das Patienten zu hörigen Probanden macht, ist Angst, das Gefühl, mißgünstigen Umständen unentrinnbar ausgesetzt zu sein. Nichts ist nun leichter, als eine Frau mit der Behauptung, daß ihr Kind durch die Geburt gefährdet sei, zu ängstigen. Nicht weniger leicht ist es, sie – etwa unter der Vorspiegelung, daß das Kind nur mit Kaiserschnitt zu „retten" sei – dazu zu bringen, sich den Bauch aufschneiden zu lassen.

Die meisten Ängste und damit Komplikationen bei der Geburt entstehen durch die wilden Erzählungen von den Schrecken der Geburt, von jenen Schrecken, die früher weit verbreitet waren, aber heute kaum mehr eine Rolle spielen. So läßt man die alte Angst der Frauen, zu „eng gebaut" zu sein und „zu zerreißen", unwidersprochen, obwohl man sehr gut weiß, daß heute enge Becken und grobe Risse äußerst selten sind und sich gegebenenfalls ohne Schwierigkeit umgehen lassen.

Als die Müttersterblichkeit so niedrig geworden war, daß bei den Gebärenden die Angst um die eigene Sicherheit zunehmend geringer wurde, baute man zwecks Erhalt des geburtsmedizinischen Geschäfts ein neues Angstgebäude auf. Man erklärte, daß die Geburt für den Menschen der risikoreichste Lebensabschnitt wäre und kindliche Notlagen bewirke, die nur mit diagnostischen Finessen und Schnell- und Schnittentbindungen zu meistern wären. Daß es dafür nicht die leisesten Beweise gibt, haben wir oben bereits angedeutet. Jedoch in der skrupellos geschürten Angst, daß ihrem Kind widrigenfalls ein Schaden widerfahren könnte, lassen die Frauen die widersinnigsten Damm- und Kaiserschnitte über sich ergehen.

Was dem einen Monitor und Messer, ist dem anderen Seelenkult und Sanftgeburt. Die Wissenschaft, die hinter diesen Ritualen lauert, erscheint vielen Frauen nicht weniger geheimnisvoll und unheimlich als das Geschäft mit Monitor und Messer. Sie fühlen sich hier wie dort verunsichert und ausgeliefert. Denn ob man sie so oder so im ungewissen Dunkel läßt, macht im Hochkommen der Angst und der damit wachsenden Belastungen und Spannungen so gut wie keinen Unterschied. Eine Frau, der man einredet, daß ihr Kind durch ihr Verhalten in der perinatalen Periode in seiner seelischen Struktur unwiderruflich geprägt wird, hat zumindest ebenso viel Angst, etwas falsch zu machen, wie eine Frau, der man für eine eventuelle Schädigung des Kindes die Schuld zuweist, sofern sie sich nicht blindlings operieren läßt.

Eine besondere Methode Angst zu machen, liegt in der Weise, wie diese ausgetrieben wird. Man erklärt der Frau beflissen, daß sie gar keine Angst zu haben brauche, und schickt sie dann zwecks Minderung der Risken irgendeiner irgendwo ständig lauernden Gefahr von einem Beratungsteam zum anderen. Geflissentlich unterläßt man es, das Wie und Warum auf verständliche Weise zu erklären, weil das Verständnis für psychologische Probleme (bei den Ärzten) ebenso im Argen liegt wie die Kenntnis somatischer Prozesse (bei den Psychologen). Somit gerät die Frau garantiert in jene Angst, die dem medizinischen und psychotherapeutischen Tatendrang gleichauf entgegenkommt.

Ängstigender, als man schlechthin glaubt, ist die Handhabung der Schwangerschaftskontrollen und der Geburtsüberwachung. In diesen allgemein gängigen Bezeichnungen liegt schon der ganze Abstand zu den sozialen Aspekten der Schwangerenbetreuung und Geburtshilfe. Schon rein sprachlich wird damit den Frauen bewußt oder unbewußt spürbar, daß das Ziel nicht dahin geht, sie persönlich zu betreuen und zu unterstützen, sondern ihre Schwangerschaft zu überwachen und zu kontrollieren. Die Einführung von Pässen und Zentren besorgen den Rest. Diese Abkoppelung ihrer Person vom Geschehen der Geburt ist für viele Frauen absolut beängstigend.

Eine weitere Quelle der Angst bilden all die guten Ratschläge und Vorschriften, die einzuhalten von vornherein unmöglich sind. Doch dahinter steckt Methode, nämlich die Bestrebung, in der Frau ein Gefühl des Fehlverhaltens zu fixieren, um ihr für die eventuell zu erwartenden medizinischen und psychotherapeutischen Versager dann die Schuld zuweisen zu können. Klassischer Ausdruck dieser Methode ist der „Revers". Dieser ist eine schriftliche Erklärung rechtlichen Inhalts, die zur Dokumentation der Zustimmung für eine Operation und die sich dabei ergebenden Eventualitäten üblich ist. In der Geburtsmedizin urgiert man einen Revers auch dann, wenn eine Frau die Zustimmung für irgendeine beabsichtigte Maßnahme verweigert. Angeblich geht es darum, sich gegen Klagen wegen Kunstfehlers zu wehren, wenn es durch Mißachtung eines Ratschlags zu Komplikationen kommt. Komplikationen kommen aber oft nur insofern zustande, als man „widerspenstige" Patientinnen unbekümmert liegenläßt. Ähnlich ist es mit der Hausgeburt und dem nur schwer verdrängbaren Bewußtsein, daß sich bei einer der extrem selten unvorhersehbaren Komplikationen in der Regel kein kompetenter Arzt entdecken läßt.

2.14. Das ungeborene Leben

Eine ganz besondere Erfindung, um der Frau Angst zu machen, ist das ungeborene ..., welchen Lebensformen immer man dann diese Eigenschaft zuschreibt. Gebären heißt so viel wie hervorbringen. Ungeborenes ist also etwas Nicht-Hervorgebrachtes. Nun gehen die moralinschwangeren Gelehrten her und reden der Frau unverdrossen ein, daß sie just das ungeborene Leben in ihr gefährde oder vernichte, wenn sie sich nicht gemäß (männlicher) Ethik und Moral verhielte.

Ungeborenes Leben ist aber Leben, das nicht existiert und daher auch nicht gefährdet oder vernichtet und gemordet werden kann. So etwas ginge nur mit Lebensformen, die schon geboren sind, etwa mit einem embryonalen oder fetalen Sproß im Mutterleib oder eben einem Kind, das die Mutter aus dem Mutterleib hervorgebracht, zur Welt gebracht, kurzum jetzt einen Menschen geboren hat. Mit anderen Worten, der weibliche Organismus gebiert in der Schwangerschaft ständig neues Leben; in keinem Augenblick ist ungeborenes Leben in ihr, weil es ungeborenes Leben eben gar nicht gibt. Ab wann so ein menschliches Lebensgebilde als Mensch gewertet werden kann, soll und muß, ist die ewige Streitfrage. Ungeboren ist es aber keinesfalls.

Die Idee vom „ungeborenen Leben" ist eine zutiefst rassistische. Sie beruht auf der Indoktrination, daß ein zuvor nichtiges weibliches Ei unmittelbar nach der Befruchtung durch den männlichen Samenfaden als unantastbares Geschöpf zu werten ist. Ob nun bei dieser merkwürdigen Aufwertung der eine die Erbmasse oder der andere die Seele in die Eizelle schlüpfen läßt, ändert nichts am geistesverwandten Prinzip. Der eine teilt seine Rassen eben nach dem Religionsbekenntnis ein, der andere nach Hautfarbe und Körperbau. Auf dieser Basis entstehen dann die mehr oder weniger minderwertigen Ungläubigen und Bastarde als Ausdruck rassenfremder Konfessionen und Vererbungen.

Das „ungeborene Leben" wird zwar vorwiegend im Zusammenhang mit dem Schwangerschaftsabbruch in die Diskussion gebracht. Es wäre jedoch falsch, das Problem nur von dieser Seite zu betrachten. Die Wertung embryonalen und fetalen Lebens als Persönlichkeit wird nämlich auch dann ins Spiel gebracht, falls die Frau sonstwie ihre eigene Person in Betracht zu ziehen wagte. So wird etwa auch die Ablehnung eines Kaiserschnitts, den sich ein Mediziner als kindliche Lebensrettung ausdenkt, als moralisch unberechtigt und verwerflich dargestellt. Die Frau soll für den Fall, daß sie nicht befolgen wollte, was ihr bei der Geburt verordnet wird, verängstigt und entmündigt werden.

2.15. Das Verfügungsrecht der Frau

Die brutale Mentalität des geburtsmedizinischen Establishments geht aus einer Stellungnahme des Vorstandes der Deutschen Gesellschaft für Gynäkologie vom 27. 4. 1990 erschreckend klar hervor. Der Kernsatz dieser Stellungnahme, der den notorischen Hang zur Nötigung der Frau widerspiegelt, lautet: „Zu prüfen ist ferner, in welchem Umfang sich das Verfügungsrecht der Mutter über ihre eigene Person auch auf das Kind erstrecken darf". Man schlägt völlig unverschämt vor, der Frau das Recht auf Ablehnung einer Operation oder riskanten Medikation zu nehmen, wenn ein Geburtsmediziner wegen eines von ihm vorgegebenen kindlichen Risikos die Geburt voranzutreiben wünscht.

Hierzulande trat dieser notorische Hang zur Nötigung der Frau schon im Zusammenhang mit der sog. Fristenlösung hervor. Man gab der Frau zwar eine Frist, um sich Verbleib oder Abbruch ihrer Schwangerschaft zu überlegen. Trägt sie diese jedoch aus, dann zwingt man die jetzt anscheinend unmündig gewordene Person offiziös, sich medizinischen Kontrollen zu unterziehen. Wollte sie nämlich diese Zwangsmaßnahmen nicht befolgen, entzieht man ihr den Großteil vom „Geburtengeld". So unumstritten der Mutter-Kindpaß an sich auch sein mag, der damit verbundene Paßzwang stellt zweifellos eine grobe Diskriminierung der Frau dar. Auch wenn keine der politischen Parteien in Österreich daran Anstoß nimmt, es bleibt eine Diskriminierung.

Mit der auf dem Mutter-Kindpaß aufgebauten Zwangskontrolle hat bei uns die Einschränkung des Verfügungsrechts der Frau nun schon vor 20 Jahren angefangen und in der Schwangerenbetreuung, zwangsläufig, zur Entwicklung eines kleinkarierten Schematismus beigetragen. Das neue Österreichische Hebammengesetz schlägt insofern in die gleiche Kerbe, als es die Hebammentätigkeit auf die Maßgabe höchst schlampig definierter und oft geradezu absurder Begriffe der ausgefallensten „wissenschaftlichen Erkenntnisse und Erfahrungen" beschränkt.

So ist die Hebamme stets in Gefahr gemaßregelt zu werden, sollte sie sich gewissenhafterweise weigern, die sich ihr anvertrauenden Frauen als Probandinnen auf die Schemata der jeweils modernen medizinischen Experimente einzuschwören. Denn Hebammen, die versuchen, ihre Frauen vor solchen Experimenten zu bewahren, zieht man nach Möglichkeit mit den haarsträubendsten Beschuldigungen vor Gericht; wobei ein fairer Gerichtsprozeß die Ausnahme bedeutet.

2.16. Ein typischer Gerichtsprozeß

Um die geburtsmedizinische Hegemonie zu wahren, bringt man von Zeit zu Zeit eine Hebamme, die einen „ungebührlichen" Zuspruch hat, mit üblen Verleumdungen vor Gericht. Hier zieht man dann einen Prozeß ab, der nur im Strafausmaß, sonst aber schon durch nichts den einst gegen die „Hexenammen" durchgeführten Prozessen nachsteht. So wurde kürzlich in Österreich eine äußerst gewissenhafte und fähige Hebamme der fahrlässigen Tötung beschuldigt. Bei der ihr in der Anklage unterstellten Fahrlässigkeit handelte es sich um eine sogenannte Übernahmsfahrlässigkeit. Diese sah das löbliche Gericht darin, daß die Hebamme in einem Spital arbeitete, dessen angeblich mangelhafte Führung sie hätte erkennen, deswegen dort kündigen und anderswo Arbeit suchen sollen. Die Organisation des Krankenhauses deuchte dem Gericht zu wenig auf die Möglichkeit bedacht, kompetente Mediziner flink genug herbeizuholen.

Absurd wie die Übernahmsfahrlässigkeit war die Causa des Prozesses. Als solche diente ein Säugling, dessen Hirn und Kopf viel zu klein geblieben waren und der 14 Monate nach der Geburt starb. Bevor ich nun den Kernsatz des Urteils wiedergebe, seien kurz zwei, an sich allgemein bekannte Tatsachen hervorgehoben:
a) Zu Atembewegungen kommt es erst nach der Geburt; vorher wird das Kind via Mutterkuchen/Nabelschnur mit Sauerstoff versorgt.
b) Ein Wasserkopf ist dadurch gekennzeichnet, daß er deutlich größer, keinesfalls aber kleiner als normal ist.
Der Kernsatz des Urteils – bei dem Kind mit dem viel zu kleinen Kopf – verlautete in seiner endgültigen Fassung: „Atemstillstand *vor*[46] der Geburt und der dadurch bedingte Sauerstoffmangel führte zu einem Hirnschaden mit Wasserkopf ..., welcher zu weiteren Komplikationen und schließlich ... zum Tod des Kindes führte."

Bei Schädigungen und Mißbildungen des kindlichen Gehirns ist selten so klar wie im geschilderten Fall, daß die Anomalie schon vor der Geburt zustande gekommen und zu diagnostizieren war. Es war auch kein Zufall, daß die Geburt dieses Kindes mitten in Wien wohnender Eltern ausgerechnet in jenem Kreiskrankenhaus Niederösterreichs vonstatten ging, das eine nur von Hebammen geführte Gebärstation eingerichtet hatte. Der beachtlichen Zulauf, den diese hatte, war den Geburtsmedizinern lange schon ein Dorn im Auge.

Die Geburt dieses Kindes war nun angetan, den von den Medien erstaunlich viel beachteten Gerichtsprozeß gegen die der Geburt zugeteilten Hebamme zu inszenieren. Das Kind hatte ob seiner angeborenen Anomalie nach der Geburt erwartungsgemäß Schwierigkeiten, sich der neuen Umwelt anzupassen. Die Schwierigkeiten der Geburt waren der angeborenen Anomalie zuzuschreiben und nicht umgekehrt.

Nichtsdestoweniger fand das Gericht, daß alles nicht so gekommen wäre, wenn das Kind mit Kaiserschnitt entbunden worden wäre, ein Urteil, das weder an Dummheit noch Bosheit zu überbieten ist. Die Verurteilung der Hebamme wurde rechtskräftig. Die Causa ging jedoch aus anderen Gründen durch alle berufbaren

---

46 vom Autor hervorgehoben

Instanzen der Österreichischen Gerichtsbarkeit, sodaß an der „Wahrheitsfindung" alles in allem folgendes Konsortium beteiligt war: ein ordentlicher Professor der medizinischen Fakultät in Graz, ein außerordentlicher Professor der medizinischen Fakultät Wiens, zwei Staatsanwälte, zwei Rechtsanwälte, vier Richter und eine unbekannte Anzahl von Juristen der Generalprokuratur in Wien. Also waren Urteil wie Dummheit am Ende ohne jeden Zweifel als über alles erhaben zu betrachten.

Bei diesem Prozeß trafen exakt jene drei Komponenten zusammen, die der Entwicklung einer optimalen Geburtshilfe zuwiderlaufen. Da waren die Kläger, die für ihren „Versager" eine „Schuldige" suchten. Dazu kamen die Professoren, die als Hebammenjäger durch die Lande zogen. Und dazu fanden sich Juristen, deren Mentalität eine Vollstreckung (wie der Kaiserschnitt) wohl näher liegt als ein spontaner Vorgang (wie die natürliche Geburt). Juristen sehen, zumal es beim Wolf und den 7 Geißlein so klaglos funktionierte, im allgemeinen die beste Methode darin, die weiblichen Bäuche einfach aufzuschneiden. Zurück blieb eine verängstigte Hebamme, was denn wohl auch die Absicht war.

In den letzten Jahren hat sich eine Reihe von Hebammen aus Deutschland mit ihren Problemen an mich gewandt. Hier erfolgen Anzeigen und Maßregelungen geburtsmedizinisch unbotmäßiger Hebammen nicht selten von seiten sogenannter Medizinaldirektoren, oft nur deswegen, weil es deren Begriffsvermögen übersteigt, daß eine von ihnen als riskant taxierte Hausgeburt klaglos vonstatten gegangen ist. Die Argumente dieser behördlichen Denunzianten sind vielfach so, daß ich die Dinge hier besser nicht beim Namen nenne.

2.17. Das Scherbengericht

Nicht zuletzt geht es bei solchen Schauprozessen darum, sich die kritischen und daher erfolgreichen Hebammen vom Hals zu schaffen. Die Ärztekammern wissen nämlich nur zu gut, daß die Geburtsmedizin, wie sie zur Zeit betrieben wird, keineswegs so harmlos ist, wie man glauben machen möchte. Man weiß auch sehr gut, daß mit einem guten Hebammengesetz der Trug des geburtsmedizinischen Geschäfts bald ruchbar würde.

Also galt es auch, das Hebammengesetz so zu drehen, daß Vergleiche zwischen Geburtshilfe und Geburtsmedizin weitgehend außer Betracht und Reichweite verblieben. Um hier ihr Ziel zu erreichen, griff die Ärztekammer[47] zu einer ihr geläufigen Strategie: Sie verkündete, daß die Säuglingssterblichkeit steigen werde, falls im neuen Gesetz die Hebammen nicht einer angemessenen geburtsmedizinischen Aufsicht unterstellt werden sollten. In Anbetracht der Tatsache, daß es nicht die Hebammendichte, sondern die Ärztedichte ist, die mit dem Anstieg der Säuglingssterblichkeit parallel verläuft, erhebt sich die Frage, welche Kräfte denn die Säuglingssterblichkeit so unmittelbar hätten steigen lassen können? So dummdreist die Drohung war, bei den hohen Abgeordneten im Österreichischen Parlament fand sie Gehör und die gefährlichen Einsprüche der Ärztekammer fanden im Österreichischen Hebammengesetz einen kongenialen Niederschlag.

Um die Anwendung der keineswegs wohlerprobten geburtsmedizinischen Methoden bei den Ärzten breitbasig durchzusetzen, schuf man in Wien schon 1980 die

---

47 Haidl R. 1993. Geplantes Hebammengesetz: Ideologisches Spielfeld. Österr. ÄZ

Institution der Einzelfallanalyse. Dazu finden sich die führenden Gynäkologen und Intensiv-Neonatologen Wiens zusammen, um darüber zu richten, welche perinatalen Todesfälle ihrer Meinung nach vermeidbar waren oder nicht.

Die Institution ging auf eine Art perinatologisches Scherbengericht hinaus. Sie geht dahin, alle jene, die das geburtsmedizinische und perinatalmedizinische Geschäft abzulehnen wagen, einer peinlichen Vorverurteilung zu unterziehen – anhand der perinatalen Todesfälle, die vorzustellen sie verpflichtet waren. Die besondere Bedrohung liegt darin, daß diverse Mitglieder dieses Gremiums als gerichtlich beeidete, also als durch die Gerichte privilegierte Sachverständige tätig sind. Offiziell redet man scheinheilig von Qualitätskontrolle. In Wirklichkeit geht es aber darum, ein System zu bewahren, das ein Optimum von Honoraren mit einem Maximum an Bequemlichkeit verbindet.

Solche Ränkespiele sind nicht neu. Kein Geringerer als *Semmelweis* wurde von einer mißgünstigen Kollegenschaft ins Narrenhaus gesteckt, obwohl er – entgegen den bis heute eifrig verbreiteten Behauptungen – weder verrückt noch paralytisch war. (Sehr wahrscheinlich war er zuckerkrank.) Die Sepsis, an der er zugrunde ging, ging nicht von der Infektion durch eine Patientin aus, sondern von einer Verletzung, die merkwürdigerweise vor der Aufnahme ins Irrenhaus bei keiner der ärztlichen Untersuchungen zu verzeichnen war.

Alles in allem ist das Moment des geburtsmedizinischen Systems die Organisation der Angst bei den Frauen, bei den Hebammen und bei den Ärzten. So gelang es denn auch, die Gebäranstalten in Wien, wo die abwartende Geburtshilfe eine langjährige Tradition hatte, in wenigen Jahren zu einem einzigen geburtsmedizinischen Technikum zu machen. Nur die SFKW wagte es, 1965–1985 einen anderen Weg zu gehen.

2.18. Teure Gesundheit

Woran das Gesundheitswesen krankt, zeigt sich dort am deutlichsten, wo man mangels menschlichen Verständnisses und sozialer Einsicht mit maschinellen Unterpfändern wirbt. Es ist geradezu zynisch, wenn etwa anstatt der geburtshilflichen Betreuung die Kreißsäle als „intensiv" und „frauenfreundlich" angeboten werden. Welch ein Trug und was für eine grenzenlose Arroganz! Und die Gesundheitspolitiker machen für Truggebilde, die wohl dem geburtsmedizinischen Geschäft, kaum jedoch dem Wohl der Frauen dienen, enorme Gelder locker.

Denn es ist keine Frage, daß unqualifizierte Drohungen verquickt mit Hinweisen auf dunkle Wissenschaftlichkeiten die Gesundheitspolitiker mehr beeindrucken und bewegen als präzise Untersuchungen. Was heute etwa in Wien der geburtsmedizinische Aufwand ausmacht, ist mangels objektiver Qualitätskontrolle und Kosten-Nutzen-Rechnung nicht genau zu eruieren. Die Kenntnis der Umstände, wie sie den Gebärabteilungen der Gemeindespitäler Wiens eigen sind, und die Kenntnis der Bilanz der einen oder anderen privaten Krankenversicherung lassen aber doch gewisse Schlüsse zu.

So ergäbe sich unter der Voraussetzung einer Hebammen-Geburtshilfe, wie wir sie an der SFKW 1965–1985 in diversen Varianten überprüft haben, eine beträchtliche Abnahme der Entbindungsoperationen und Verkürzung der Spitalsaufenthalte. Wollte man eine solche Hebammen-Geburtshilfe organisieren und auf breiter Basis in die Praxis umsetzen, nähme die derzeit übliche und riskante Entbindungspolypragmasie ein Ende.

Die Ersparnis, ob man sich bei der Berechnung an die Bilanzen der Privatversicherungen oder die Zahl der überflüssig werdenden Ärzteposten hält, wäre für Wien bei je 10.000 Spitalsgeburten mit rund vier Millionen Euro anzugeben. Da die Art der Schwangerenbetreuung, die eine niedrige Operationsfrequenz zur Folge hat, auch die Frühgeburtlichkeit um gut ein Drittel sinken läßt, kann auf Grund der Erhebungen des U.S. Office of Technology Assessment noch einmal eine Kostensenkung von rund vier Millionen Euro in Betracht gezogen werden. Das heißt, in Wien fördern die öffentlichen Stellen eine Geburtsmedizin, die für die Mütter wie die Kinder alles andere als harmlos ist, Jahr für Jahr mit mehr als 100 Mio ATS. Nicht inbegriffen sind in dieser Berechnung die Kosten der Therapie der frühgeburtlichen Dauerschäden jener Kinder, deren Frühgeburt eventuell hintanzuhalten gewesen wäre.

Welche soziale Größenordnung die Finanzierung und Subventionierung dieses Systems der Angst hat, mag daraus zu erkennen sein, daß man in Wien mit den oben angedeuteten Einsparungen das Geburtengeld für jede Wienerin auf das vierfache erhöhen könnte. Doch die Politiker scheinen es offenbar vorzuziehen, das bestehende – für die Frauen mißliche – geburtsmedizinische System mit Abermillionen aufrechtzuerhalten.

2.19. Fakten und Fiktionen

Eines kann nicht oft und deutlich genug hervorgehoben werden: Die Geburtskunde ist eine soziale Wissenschaft und Geburtshilfe eine soziale Tätigkeit, Hebamme ein Sozialberuf. Daher ist es für die Persönlichkeitsentwicklung einer Hebamme wesentlich, den sozialen Hintergründen ihres Berufes immer wieder kritisch nachzugehen.

Im Vergleich zur guten alten Zeit hat das 20. Jahrhundert gewaltige soziale und gesundheitliche Fortschritte gebracht. Diese kamen in der zweiten Hälfte des Jahrhunderts voll zum Tragen und haben auch die alten Schrecken von Schwangerschaft, Geburt und Wochenbett, nämlich Mutterfraisen, Kindbettfieber und Verblutung zum Schwinden gebracht. Starben vor 100 Jahren noch 500 von 100.000 Gebärenden, so sind es heute 10, wobei die Hälfte davon auf Kaiserschnitte zurückzuführen ist. Die Kaiserschnittentbindung, die ja heute zum weitaus größten Teil des Kindes wegen getätigt wird, hat sich dabei, sofern man die dem sozialen Fortschritt zuzuordnenden Effekte subtrahiert, für die Kindern bisher keineswegs als vorteilhaft erwiesen.

Wie sehr der geburtshilfliche Erfolg auch in der industrialisierten Welt von heute von sozialen Faktoren abhängt, zeigt die Statistik der USA im Spiegel der wirtschaftlichen Hochkonjunktur der 70er und der Rezession der 90er Jahre. Die Arbeitslosigkeit stieg auf das Doppelte, der Preisindex auf das 3–4fache. Die Frühgeburtenrate, der empfindlichste Indikator geburtshilflicher Leistung war 1990 um gut 40 % höher als 1970; bei der farbigen Bevölkerung war sie doppelt so hoch wie bei der weißen; und mehr als die Hälfte der Frühgeborenen war für ihr Alter außerdem untergewichtig.

Bei dem sozialen Gefüge eines Landes wie Österreich sind, eine gute Schwangerenbetreuung vorausgesetzt, aus mütterlicher Indikation bei einer von hundert Gebärenden ein Kaiserschnitt und bei einer weiteren eine vaginale Entbindungsoperation notwendig. Die Notwendigkeit der Operationen läßt sich rechtzeitig erkennen, sodaß diese ohne Hast und Eile vorbereitet werden können.

Entbindungsoperationen (Extraktionen mit und ohne Kaiserschnitt) aus rein kindlicher Indikation werden heute je nach Entbindungsklinik in 20–30 % der

Geburten durchgeführt, obwohl es durchaus offen ist, ob sie in mehr als in einer von 200 Geburten wirklich nützlich sind und darüber hinaus nicht eher sogar Schaden stiften. Die kindliche Indikation subsumiert man unter dem Sammelbegriff der (drohenden) intra-uterinen Asphyxie, einem Begriff, der vor 100 Jahren eingeführt wurde. Heute läßt man das drohend meistens weg und spricht auch bei einer Symptomatik, die mit Pulslosigkeit so gut wie nichts zu tun hat, von einer Asphyxie.

Auch die verschiedenen Formen der kindlichen Hirnlähmung führt man auf eine geburtsbedingte Asphyxie zurück. Hirnschäden treten relativ oft bei Frühgeborenen auf, sind aber auch bei sonst reif scheinenden Kindern zu finden. Diese Schädigungen gehen oft mit Veränderungen in der Wehentätigkeit einher. In vielen Fällen kommt es damit zu einem verzögerten, in manchen aber auch überstürzten Ablauf der Geburt. Wenn eine Hirnschädigung bei einem Reifgeborenen auftritt, behauptet man nun, daß Schädigungen dieser Art auf die abnorme Wehentätigkeit zurückzuführen, die Bedrohung zu erkennen und per Schnellentbindung zu beheben sei.

Dagegen hat schon vor 100 Jahren kein geringerer als Sigmund *Freud*[48] die Ansicht vertreten, daß die Störungen im Geburtsverlauf und die kindliche Hirnschädigung eher gleichen Ursprungs sind, als daß eins das andere bedingte. In Ländern, wo geburtsmedizinische Methoden auf breitester Basis eingesetzt werden, haben neueste Studien[49] ergeben, daß zwischen 1966–1985 die Totgeburtenrate und neonatale Mortalität drastisch gesunken ist, die Frequenz der kindlichen Hirnschädigungen dagegen gleich geblieben ist. Diese Ergebnisse widersprächen nun der Ansicht der Geburtsmediziner, daß die Hirnlähmung der geringere, der Tod der schwerere Grad einer geburtsbedingten Schädigung wäre.

In der Studie der SFKW 1966–1985 zeigte sich nun, daß wie allgemein auch an der SFKW die feto-neonatale Mortalität[50] um gut drei Fünftel zurückging – trotz der provokanten Ausgrenzung geburtsmedizinischer Methoden. Zudem war die postneonatale Säuglingssterblichkeit[51] der SFKW signifikant geringer als der Gesamtdurchschnitt der anderen – auf Geburtsmedizin eingestellten – Entbindungsanstalten in Wien. An der SFKW ging auch die Zahl der hirngeschädigten Neugeborenen um die Hälfte zurück. Interessanterweise war die Rate der Hirnschädigungen bei den an der SFKW (aus rein mütterlichen Gründen!) mit einem Kaiserschnitt entbundenen Kindern fast 9mal so hoch wie bei den vaginal entbundenen (einschließlich der Steißgeburten und Zangenentbindungen). Daher ist es durchaus denkbar, daß die geburtsmedizinischen Methoden Schäden setzen können, die sich zwar im Hinblick auf den sozialmedizinisch bedingten Rückgang der perinatalen und feto-neonatalen Sterblichkeit nicht nachteilig bemerkbar machten, aber in einer erhöhten Frequenz der Hirnschädigungen bei Neugeborenen und in einer deutlich erhöhten post-neonatalen Sterblichkeit niederschlagen.

Wenn man Kinder, die gar nicht asphyktisch sind, als asphyktisch mit Zange oder Kaiserschnitt entbindet, sind sie selbstredend gerettet, weil es ja nichts zu retten gab.

---

48 Freud S. 1897. Die infantile Cerebrallähmung. A Holder. Wien
49 Chalmers I, M Enkin, M Keirse. 1990. Effective Care in Pregnancy and Childbirth. Vol. 2, Fig. 76.2; Oxford Univ.Press. Oxford
50 Sterblichkeit betreffs der Totgeborenen und der in den ersten 4 Wochen nach der Geburt verstorbenen Lebendgeborenen bezogen auf je 1000 Neugeborene
51 Sterblichkeit der Säuglinge vom Beginn der 5. Lebenswoche bis zum Ende des ersten Lebensjahres

Je öfter man das tut, desto größer wird die Zahl der Kinder, die man gerettet hat. Bei den Kindern, die tatsächlich asphyktisch sind, versagt die Methode kläglich. Diese Fälle sind aber sehr selten und erscheinen bei der Masse der fiktiv geretteten Kinder unvermeidbar, da eben nichts im Leben 100 % ist und man auf Grund der „großen wissenschaftlichen Erfahrung" ohnehin das Mögliche getan hat. Passiert dasselbe genauso oder weniger oft bei abwartender Geburtshilfe, führt man mit dieser verlogenen Statistik für den raren und unvermeidbaren Einzelfall den „wissenschaftlichen Beweis", daß die Asphyxie nicht oder zu spät erkannt und das übliche Rettungsmanöver versäumt worden sei.

Wie oben schon angedeutet, gingen im gleitenden 3-Jahresdurchschnitt Totgeburtenrate und Säuglingssterblichkeit seit Jahrzehnten linear zurück. Wer sich nun bestimmte Ergebnisse heraussucht und nur diese zum Vergleich nimmt, kann da oder dort statt der linearen Neigung einen Knick erhalten. Mit einem auf diese Weise konstruierten Knick läßt sich ein „signifikanter" Unterschied erzeugen und, solange der Schwindel nicht erkannt wird, für jedes Zufallsereignis des besagten Zeitraums irgendein Konnex mit der Kindersterblichkeit fingieren. Derartige Manipulationen sind in der Geburtsmedizin nicht unbedingt selten anzutreffen. So kommen Ängstigung und Angst ins Spiel. Denn welche Frau wagt es unter dem Druck solcher Fiktionen, die für sie als solche kaum erkennbar sind, entgegen der Anweisung der modernen Entbindungstechnologen das Kind auf natürliche Weise zu gebären?

Zöge irgendwer ein Kind aus welcher Indikation immer durch einen handtellergroßen Muttermund (Durchmesser etwa 8 cm), also bei nicht völlig erweitertem Muttermund heraus und wäre dieses Kind dann in irgendeiner Form geschädigt, würden ohne Zweifel alle schreien, daß diese Schädigung infolge der riskanten Operation entstanden sei. Wenn dasselbe bei einem Kaiserschnitt geschieht, reden dieselben Leute bedenkenlos von einem schonenden Eingriff für das Kind. Es ist jedoch keine Frage, daß selbst bei einem versierten Operateur der Kaiserschnitt eine Öffnung von nicht viel mehr als 8 cm Durchmesser ergeben kann und das in einem Gewebsbereich, der sicher viel weniger nachgiebig als das Gewebe des Muttermundes ist.

Eine Entbindung mittels Kaiserschnitt ist also auch für das Kind alles andere als schonend. Inzwischen hat es sich denn auch bereits herumgesprochen, daß Kaiserschnittkinder größere Schwierigkeiten mit ihrer Anpassung an ihre neue Umwelt haben als Kinder, die auf dem normalen Weg geborenen wurden. Was erzeugt denn nun, abgesehen von der Bequemlichkeit für die Mediziner, die merkwürdige Faszination des Kaiserschnittes? Vier Gründe sind hier vor allem anzuführen:
- Erstens ist es der alte Aberglaube, ein Unglück mit einem Opfer abwenden zu können; und das vom Medizinmann so sicher prophezeite Unheil läßt den Kaiserschnitt zum wirkungsvollen Opfer werden.
- Zweitens sind wir alle von Kindheit mit dem Engramm behaftet, daß ein Kaiserschnitt harmlos und lebensrettend ist, wo sich doch die Operation für die 6 Geißlein wie das Rotkäppchen und dessen alte Großmutter als so segensreich erwies; während er den Wolf nicht einmal im Verdauungsschläfchen störte und dieser das ganze bestens überstanden hätte, wären ihm nicht auch noch schwere Wackersteine in den Bauch gegeben worden.
- Drittens war noch vor 50 Jahren das enge Rachitisbecken relativ häufig und die Gefährlichkeit des Kaiserschnitts so groß, daß es bei mäßig verengtem Becken für die Mutter sicherer war, die Austreibung des Kindes den sich steigernden Wehen-

kräften zu überlassen; dadurch waren viele Geburten so qualvoll, daß Berichte über die damals oft wahrhaft schrecklichen Geburtserlebnisse heute noch in Umlauf sind.
- Viertens tut man heute so, als ob die Gefahren für die Mutter beim Kaiserschnitt ebenso gering wie bei der Geburt geworden wären, diese aber nicht nur mit mehr Schmerzen, sondern auch höheren Gefahren für das Kind verbunden wäre. So gibt es noch immer viele Frauen, die vor einer Geburt mehr Angst haben als vor einer Kaiserschnittentbindung, obwohl die Schmerzen – im Vergleich zu den Unannehmlichkeiten einer natürlichen Geburt – nach einem Kaiserschnitt viel unangenehmer und für die Versorgung des Säuglings hinderlich sind.

Nichtsdestoweniger gelingt es noch immer, die Spitalsgeburt als das einzig sichere Geburtsmodell zu vermarkten, und jene, die außerhalb eines Spitals Geburtshilfe betreiben, nach Möglichkeit einer groben Fahrlässigkeit zu bezichtigen. Solche Bezichtigungen entbehren jeder Grundlage, da sich seit der Einführung der modernen Geburtsmedizin weder am linearen Abwärtstrend der Säuglingssterblichkeit noch an der Rate der kindlichen Hirnschädigungen auch nur das Geringste geändert hat. Wäre die Geburtsmedizin nur einigermaßen von Nutzen, müßte mit ihrer Einführung in der Säuglingssterblichkeit ein deutlicher Knick nach unten eingetreten sein. Doch dieser kann und wird nicht kommen. Denn eine fetale Asphyxie, die tatsächlich bevorsteht und nicht nur durch eine vieldeutige elektronische Überwachungskurve fingiert ist, wird durch eine Kaiserschnittentbindung höchstwahrscheinlich nicht hintangehalten. Die hier getroffenen Abkommen über die Zeichen der fetalen Asphyxie und die daraus abzuleitenden Entbindungsoperationen sind rein geschäftlicher Natur.

Frühgeborene mit weniger als 1500 g Geburtsgewicht, für deren Aufzucht die modernen Neonatalmediziner ihre Methodik so trefflich finden, entsprechen in ihrem Reifegrad in etwa den Neugeborenen der Nesthocker. Während sich aber diese unter der elterlichen Fürsorge zu kräftigen Jungtieren entwickeln, erweisen sich die neonatalmedizinischen Methoden als etwas überbewertet. Interessant ist in diesem Zusammenhang, daß auch bei Nesthockern wie den Ratten empfindliche Fehlentwicklungen zustande kommen, wenn das eine oder andere Moment der elterlichen Pflege experimentell ausgeschaltet wird.

2.20. Spitalsgeburt und Hausgeburt

In Anbetracht all dieser Umstände ist anzunehmen, daß medizinische Eingriffe bei der Geburt nur dann einen nachweisbaren Vorteil haben, wenn sie aufgrund einer (mütterlichen) Dystokie[52] erfolgen. Dagegen ist ein Operationserfolg aufgrund der Annahme einer fetalen Asphyxie ein reiner Zufallstreffer und die Methode im ganzen wegen der vielen falschen Indikationen schädlich. Denn der gesunde Fetus ist durch jede Operation mehr gefährdet als durch eine natürliche Geburt.

Mit den heute zur Verfügung stehenden Möglichkeiten der Einmalwäsche und Einmalgeräte sowie der Prognosestellung und des Transports sind bei entsprechender Vorbereitung die Auspizien einer Hausgeburt nicht schlechter als die einer Spitalsgeburt. Wenn ein Arzt die modernen medizinischen Methoden, soweit sie für die

---

52 griech. dys = schwierig, abwegig, prekär; tokos = Geburt

Geburt wirklich hilfreich sind, beherrscht, kann er die eventuell auf ihn zukommenden Probleme im Grunde vor und bei einer Hausgeburt ebensogut lösen wie im Spital – einschließlich des zeitgerechten und sicheren Transports dorthin.

Wenn dem heute widersprochen wird, hat das zwei Gründe: Zum ersten ist es für den Arzt im Spital aus den verschiedensten Gründen viel bequemer als im Privathaus. Zum zweiten ist im Privathaus der auf Bluff basierende und dazu honorarträchtige Kaiserschnitt praktisch ausgeschaltet. Die Gefahr einer Geburt, auch die einer Hausgeburt, besteht nämlich nicht darin, daß Komplikationen ohne technologisches Rüstzeug nicht rechtzeitig zu erkennen und, wenn vorhanden, nicht zu beheben wären; sondern sie liegt vielmehr darin, daß gar manche der Spitalseinrichtungen bedürfen, um ihre fachlichen Unzulänglichkeiten technologisch zu überspielen. Verständlicherweise stellt man dabei nicht die eigene Unzulänglichkeit als Gefahrenquelle dar, sondern verlegt diese in die Geburt an sich, insbesondere in die Hausgeburt.

Die Bequemlichkeit des Spitals ist, medizinsoziologisch gesehen, ein nicht zu unterschätzender Faktor, der bei den Spitalshebammen ebenso ins Gewicht fällt wie bei den Medizinern. Es ist nämlich wesentlich bequemer, mehr oder weniger anonym in einem Spital zu sitzen und auf das zu warten, was hereinkommt oder auch nicht, als auf Abruf einer Frau beizustehen und sie persönlich zu betreuen. Es ist wesentlich bequemer, von den wissenschaftlichen Maßgaben eines Spitals gedeckt zu sein als Wissen und Können selbständig einsetzen zu müssen. Und es ist wesentlich bequemer, für Pannen das Spital verantwortlich zu wissen als selbst dafür einstehen zu müssen.

Da die Spitalsgeburt der Bequemlichkeit so vielfältig entgegenkommt, schildert man sie in hellen und die Hausgeburt in schwarzen Farben. Die Spitalsgeburt erweist sich aber keineswegs immer als rosig. Vor allem greift man im Spital, da alles so bequem zur Hand ist, viel öfter zur Entbindungsoperation, vor allem zum Kaiserschnitt, als es für die Mütter nötig ist und den Kindern gut tut. Die Nachteile und Tücken der Spitalsgeburt werden jetzt auch bei den Laien immer mehr ruchbar. Um das nun nicht mehr so makellose Image der Spitalsgeburt aufzuputzen, ist man um die merkwürdigsten Erklärungen bemüht.

Im „Frauenarzt", dem Verbandsblatt der Deutschen Gynäkologen, ist 1993/94 innerhalb eines Jahres dreimal ein Aufruf erschienen, in dem der 1. Vizepräsident der Deutschen Gesellschaft für Gynäkologie die Kollegenschaft „dringend und herzlich" bittet, ihm „anonymisierte Daten" über Hausgeburten zukommen zu lassen, ganz im besonderen über „Zwischenfälle aus vollzogener oder abgebrochener Hausgeburtshilfe, die zu schweren Komplikationen oder Schäden von Mutter und/oder Kind geführt haben." Obwohl der anscheinend eher mäßige Informationsfluß Wiederholungen des Aufrufs nötig machte, wußte der Autor alsbald ein Pamphlet über „Die erhöhte Mortalität in der Hausgeburtshilfe" zu verfassen. „Aus verschiedenen Gründen beobachten wir eine zunehmende Häufung von Hausgeburten", bemerkt der Autor mit einiger Besorgnis. Diese ist durchaus verständlich. Wer nämlich vom Fortschritt in der Geburtshilfe den vom sozialen Fortschritt bewirkten Beitrag abzieht, stellt fest, daß die geburtsmedizinische Wissenschaft ein Trug ist.

2.21. Zur Emanzipation der Hebamme

Wem der Fortschritt der Geburtshilfe ein Anliegen ist, wird sich auf die soziale Kraft der Hebamme besinnen und für diese eine Ausbildung und ein Berufsprogramm modernen Stils ins Auge fassen – um die Frau „in anderen Umständen" in erster Linie wieder in ihre Hand zu geben. Werden dafür die Hebammen zu einer entsprechenden Organisationsform finden können?

Die Ambivalenzen im Hebammenstand traten im besonderen hervor, als sich vor etwa 300 Jahren die Chirurgen[53] in das Hebammenmetier einzumischen begannen. Um diese Zeit traten auch jene Hebammen hervor, die in der Literatur[54] als „Die großen Meisterinnen" bezeichnet werden. Interessanterweise war so etwa jede zweite von ihnen mit einem Chirurgen verheiratet oder versippt. Eine der bekanntesten in Deutschland gehörte zu denen *von Siebold*, deren wohl berühmtestem Vertreter *Semmelweis* Jahre nach seiner Entdeckung folgendes schrieb: „Ihre Lehre führt zur Ermordung von Wöchnerinnen, und, nachdem ich den unerschütterlichen Entschluß gefaßt habe, dem Morden ein Ende zu machen, so trete ich diesen Ihren mörderischen Irrthümern entgegen."

Eine der berühmtesten dieser Hebammen war Justinen *Siegemundin*, die wegen des nach ihr benannten Handgriffes auch bei den Medizinern große Anerkennung fand. Der „Handgriff der Siegemundin" genießt noch immer einen legendären Ruf, obwohl er eigentlich nichts wert war. In ihrem Buch[55] kanzelt die Dame zunächst einmal ihre Kolleginnen ab. Sie hatte sich nämlich eingebildet schwanger zu sein und „kreissete ... biß in den dritten Tag, aber ohne erlöset zu werden." Da hätten dann die Hebammen nichts anderes gewußt, als daß sie „in die 14. Tage gequälet und auf die Marter=Banck gehalten werden" müßte. Was Wunder nun, wenn diese Hysterikerin dann als Hebamme „bey nahe zwey hundert ... viele unrechte Gebuhrten dabey gehabt" hat. (*Boer*[56] und seine Hebammen kamen dagegen mit einer Wendung in 200 Geburten zurecht.) Was Wunder, wenn sie „Von den unrechten Stellungen der Kinder" viele zu wenden hatte, um eine „scharffe Wendung ... zu verhüten".

Über ihre weniger handwerkssüchtigen Kolleginnen schrieb sie süffisant: „Es sind mir unterschiedene unwissende Wehen=Mütter vorkommen, die viel schwere Geburten erzehlet, ... und (die) ... ihnen ohn allen Verstand und Wissenschaft gerathen." – Und die Ärzte ästimierten ihre *Siegemundin*. Eine Ausnahme bildete Heinrich Johann Nepomuk *Crantz*, der erste Lektor an der 1754 errichteten Lehrkanzel für Geburtshilfe in Wien. In seinem 1756 herausgegebenen Lehrbuch rät er unter anderem, „... und man muß hierinnen der brandenburgischen Hebamme Sigismundin keinesweges folgen, als welche durch ihr frühzeitiges Wassersprengen vielen Weibern harte und schwere Geburten verursachet hat."

Hebammen mit entbindungschirurgischen Komplexen, die sich berufen fühlen, die Frauen handwerklich zu malträtieren, gibt es also nicht erst heute. Dazu ist hervorzuheben, daß es auch in der modernen Geburtsmedizin um die primitivste Form der Chirurgie geht und es viel leichter ist, mehr oder weniger nützliche Handgriffe zu lernen und anhand eines Schemas herunter zu spulen als darüber nachzudenken, wie solche Eingriffe mit ihren Risiken und Gefahren vermieden werden könnten. Dieser Hang zur primitiven Chirurgie, den nicht nur viele Mediziner, sondern auch Hebammen, vor allem Spitalshebammen haben, hat viel zum Niedergang der alten Hebammenkunst beigetragen.

---

53 griech. cheir = Hand; ergon = Werk, Arbeit; cheirourgia = Handwerk
54 Gubalka W. 1964. Die Hebamme im Wandel der Zeiten. Staude. Hannover
55 Siegemundin J. 1724. Die Chur-Brandenburgische Hof=Wehe=Mutter. Brauns Erben. Leipzig
56 Fischer I. 1909. Geschichte der Geburtshilfe in Wien. Deuticke. Leipzig-Wien

Die Handlungsvollmacht der Hebammen hinsichtlich der Durchführung von Operationen und des Gebrauchs von Wehenmitteln wurde praktisch schon längst mit der zwiespältigen Bedingung „bei Gefahr im Verzug" aufgehoben. Denn im Zweifelsfall muß die Hebamme damit rechnen, daß ihre Entscheidung im nachhinein der vorgefaßten Meinung eines meist mißgünstigen Gutachters unterliegt. Trotz solcher Diskriminierungen betrachtet es nun eine ganze Reihe von Hebammen als Prestigegewinn, das apparative Monitoring mitmachen und nichtssagende Herztonkurven auslegen zu dürfen. Manche Spitalshebamme hält sich, da anscheinend vertraut mit teuren Apparaten, für eine Hebamme gehobener Klasse. So ersetzt das Deuteln am Klischee elektronischer Kurven mehr und mehr das klinische Erkennen, die obskure DIP[57] die klare Diagnose. (So werden die Anzeichen einer Gebärmutterzerreißung heute vielfach nicht kunstgerecht erkannt und nur insofern als „stumm" bezeichnet, als die Katastrophe am Monitor erst kennbar wird, wenn sie bereits eingetreten ist.)

Die Neigung Empfindungen durch Apparate, Hebammen durch Monitoren zu ersetzen, stößt keineswegs bei allen Hebammen auf Widerstand. Jedoch das Wissen um die enorme Bedeutung sozialer Kräfte im Geschehen von Schwangerschaft, Geburt, Wochenbett und Stillen nimmt laufend zu. Und damit tritt die geburtshilfliche Kunst gegenüber dem medizinischen Entbindungshandwerk nun wieder mehr und mehr hervor. Die glückliche Geburt wird zunehmend weniger zur Frage technischer Finessen als zu der des Erkennens und Vorbeugens von sozialen Traumen.

2.22. Didaktik, Basis einer fortschrittlichen Geburtshilfe

Fortschrittliche Geburtshilfe hieße eine möglichst natürliche Geburt herbeizuführen. Sie ginge in erster Linie dahin, die Frau zu lehren, daß Schwangerschaft, Geburt und Stillen ihre ganz besondere Aufgabe und Leistung ist; was ihr dabei widerfahren wird und kann; und was sie selber tun soll und kann, um ihr Ziel zu erreichen. Sie hieße, die Frau so an die Geburt heranzuführen, daß ihr diese im wahrsten Sinn des Wortes selbst-verständlich wird.

Diese vordringliche Aufgabe bedarf in erster Linie der Didaktik[58]. Geburtshilfliche Didaktik besteht darin, anstehende Probleme mit der Schwangeren gemeinsam aufzugreifen und zu lösen; die aus der Lösung gewonnenen Erkenntnisse aufzubereiten und zu vertiefen; dort, wo es notwendig erscheint, das Erlernte zu wiederholen, bis es sitzt; das Erworbene in praktischen Beispielen anzuwenden und zu üben, um es im Fall des Falles selbst-verständlich einsetzen zu können.

Daher sollte jede Hebamme die wesentlichen Züge der Didaktik kennen. Der Hebammenunterricht, sei es bei der Ausbildung oder Fortbildung hat nun insofern große Mängel, als man die Hebammenschulen mehr auf Schwestern-Fachschulen einzuengen und weniger als akademischen Boden für die Lehre geburtshilflicher Bildung zu erweitern wünscht. Gemäß der neuen Ausbildungsverordnung soll den Schülerinnen mit desolaten Lehrbehelfen eine Menge wissenschaftlicher Erkenntnisse vermittelt werden. Das Erlernen der Fähigkeit, Wissenschaft in Wissen und/oder Können umzusetzen, ist in keiner Weise vorgesehen. Wissenschaft in Wissen umsetzen zu können, ist aber die Voraussetzung, um – statt nur nach der Maßgabe wissenschaftli-

---

57 DIP = bestimmte Schablonen in der elektronischen Herztonkurve des Fetus
58 griech. didaktikos = lehrerfahren. Didaktik = die Kunst des Lehrens

cher Erfahrungen – nach bestem Wissen und Gewissen handeln zu lernen. (Wissenschaft ist übrigens nur eine der Möglichkeiten, um Wissen zu erwerben, andere sind Kunst und Religion!).

In diesem Zusammenhang sei daran erinnert, daß im Österreichischen Hebammengesetz Wissen und Gewissen ohnehin mit keinem Wort gefragt sind. Die Forderung von solidem Wissen wurde völlig fallengelassen und durch den Passus „nach Maßgabe wissenschaftlicher Erfahrungen" mit dem Hinweis auf eine mehr oder weniger einschlägige Wissenskunde ersetzt. Es ist wohl kein Zufall, daß die maßgeblichen Fachberater und Beraterinnen zu diesem Gesetz auf der einen Seite jene Mediziner waren, die, wie erwähnt, statt der Betreuungsart die Kreißgemächer frauenfreundlich machen. Auf der anderen Seite waren Hebammen aktiv, denen die Persönlichkeitsstruktur der *Siegemundin* eigen ist. Ohne Zweifel bilden Gesetze dieser Art einen äußerst prekären sozialen Hintergrund für die Geburtshilfe und damit auch für das Wohl und die Sicherheit der Mütter wie der Kinder.

Die vom Gesetz gedeckten Verfahrensweisen lassen nur psychosomatisch zerlegte Wesen und ängstliche Patientinnen zurück. Wer den sozialen und humanitären Aspekten der Geburt die gebührliche Aufmerksamkeit schenken wollte, hätte die Geburtshilfe von Grund auf zu verändern. Denn der Vergleich zwischen dem geburtshilflichen Wissen (wie es im modernen Sozialgefüge wirksam werden könnte) und der medizinischen Wissenschaft (wie sie den Gebärkliniken eigen ist) läßt weniger die Hebammen- oder Hausgeburt als das geburtsmedizinische Experiment in den Spitälern als riskant erscheinen. Der Gedanke einer weitgehenden Emanzipation der Hebamme vom geburtsmedizinischen Kuratel ist eine ernste Überlegung wert.

Dank des großen sozialen Fortschritts der letzten Jahrzehnte haben Schwangerschaft, Geburt und Wochenbett bis auf ganz wenige Ausnahmen die Gefährlichkeit sowohl für die Mutter als auch das Kind verloren. Was sie kompliziert und mißlich macht, sind die industriestaatliche Gebärdoktrin, die geburtsmedizinischen Adepten und deren „sanfte" Konkurrenten. So gälte es denn dringlich die Geburtshilfe dahin zu verändern, daß die Betreuung der Frau „in anderen Umständen" wieder primär in die Hand einer Hebamme gelangt. Diese hätte unabhängig davon, ob die Frau ihr Kind je nach Wunsch und sozialer Ratsamkeit zuhause oder im Spital bekommen möchte, hier wie dort deren Beratung und Betreuung durchzuführen.

Der Fortschritt der Geburtshilfe ist heute dadurch gehemmt, daß sie viel zu eng an die Medizin gebunden ist. Die Ausrichtung des Lehrens und Lernens auf Zerlegung (Anatomie und Analyse)[59] ist ein Verharren bei medizinischen Relikten. Lehrplan und Didaktik hätten Gestaltung vor Zerlegung und Gesundheitspflege vor Krankheitskult zu stellen. Die Ausbildung der Hebammen wäre so zu ändern, daß die medizinische Indoktrination durch die Vermittlung eines zeitgemäßen Grundwissens ersetzt wird, eines Wissens und Könnens, das allen fortschrittlichen sozialhygienischen Erfordernissen standhält. Wenn dann die Hebamme die Akademie verläßt, soll sie in erster Linie wissen, daß es viel wesentlicher ist, der Gebärenden Wissen zu vermitteln, als dort oder da mit Handgriffen zu prahlen. Das sind auch die Leitlinien unserer Fibel.

---

59 griech. ana = auf und auf, völlig; tome = Zerstückelung; lyse = Zerlegung

3. Lernen – Wissen – Lehren

3.1. Einleitung

Alles in allem heben die wissenschaftlichen Publikationen medizinischer Provenienz hervor, daß sich die geburtshilflichen Ergebnisse dank der Segnungen der geburtsmedizinischen Wissenschaft drastisch verbessert hätten. Auf der anderen Seite zeigen einschlägige soziologische Studien klar und deutlich, daß die Säuglingssterblichkeit durch ein Mehr an Ärzten keineswegs geringer wird, vielmehr proportional zur Ärztedichte ansteigt und diesbezüglich sogar Schwankungen der Ärztedichte mitmacht. Darüber hinaus gibt es keinen Zweifel, daß mit der Ärztedichte auch die Kaiserschnittsfrequenzen auf das mindestens 5–10fache ansteigen und die Müttersterblichkeit nach Kaiserschnittentbindungen um das 5–10fache höher ist als nach Geburten auf dem natürlichen Weg, einschließlich der Zangenoperationen.

Der Widerspruch in den Ergebnissen der wissenschaftlichen Studien der Mediziner und denen der Demographen ist mit der modernen Chaostheorie der Mathematik ganz einfach zu erklären: Die Mediziner gehen an ihre Wissenschaft heran wie zu einer Wetterprognose, die Soziologen dagegen wie zur Berechnung von Ebbe und Flut. Demnach sind die modernen geburtsmedizinischen Experimente als vage und gefährlich zu betrachten. Da nun den Hebammen vielfach gesetzlich vorgeschrieben wird, nach Stand und Maßgabe der (geburts-)medizinischen Wissenschaft zu handeln, bekommt dieser Widerspruch eine besondere Note.

Die Hebamme sollte dieser Wissenschaft, auch wenn sie in der Politik und in den Medien bewundert wird, eingedenk ihrer geburtshilflichen Pflichten eher argwöhnisch begegnen. Denn Hebamme ist ein Sozialberuf und ihre Wissenschaft demnach eine soziale. Die Hebamme sollte lernen, sich vom medizinischen Krankheitskult loszulösen und ihr Handeln auf Geburtshilfe und Gesundheitspflege einzustellen, um nicht zuletzt dahin zu kommen, ihre Kunst – anstatt nach bestem Wissen und Gewissen ausüben zu können – nach den wissenschaftlichen Eskapaden medizinischer Adepten ausrichten zu müssen. So scheint es denn wichtig, daß sie sich mit den Grundsätzen von Lernen, Wissensbildung und Lehren, insbesondere der mathematischen Biologie auseinandersetzt.

3.2. Mathematik, die Kunst des Lernens[1]

Objektive wissenschaftliche Studien bringen es also immer mehr an den Tag, daß die moderne geburtsmedizinische Entbindungstechnik mit ihren Behinderungen der natürlichen Geburt für Frau und Kind eine ernstzunehmende Gefahr bedeutet. So gewinnt nun die Hebamme einerseits immer mehr Prestige, muß aber andererseits mehr und mehr mit dem Ränkespiel geburtsmedizinischer Kreise rechnen. Die Hebamme wird sich also in der Zukunft auf der einen Seite mit geburtsmedizinischen Methoden kritisch auseinandersetzen und noch kritischer ihre eigene Tätigkeit analysieren müssen.

---

[1] griech. mathema = das Lernen, das Wissen schaffen; techne = -tike = Technik, Kunst

Um dieser Anforderung gerecht werden zu können, sollte sie mit einigen mathematischen Prinzipien vertraut sein. Mathematik bedeutet nicht, die Dinge mit komplizierten Kurven und Rechnungen zu manipulieren, sondern die Kunst Fragen zu stellen, die zu korrekten Antworten führen. Denn wer die falsche Frage stellt, bekommt falsche Antworten, auch wenn die Rechnung stimmt. Mathematik fängt daher bei der kritischen Frage an. Sinn und Wesen der Mathematik zu erkennen, geht vielleicht am besten mit der Schilderung ihrer markantesten geschichtlichen Schnittpunkte. Wer diese genau betrachtet, kommt unter anderem auch hinsichtlich der Geburtshilfe und ihrer Geschichte zu Aspekten, die von der üblichen Betrachtungsweise wesentlich abweichen.

3.2.1. Moses und Hermes

Die Wurzeln der modernen westlichen Wissenschaft gehen in erster Linie auf die alten Ägypter zurück und haben zwei Protagonisten, MOSES und HERMES TRISMEGISTOS. MOSES und HERMES waren vermutlich Zeitgenossen, lebten um etwa 1400 v. Chr. und erhielten am ägyptischen Königshof eine vornehme Erziehung. Wie aus der Geschichte hervorgeht, wurde MOSES ein Nahverhältnis zum hebräischen Gott Yahweh, HERMES eines zu Djhuty, dem ägyptischen Gott des Mondes, der Wissenschaft und Schrift sowie des Lernens und Ordnens zugesprochen. Die Schriften des MOSES wurden später zu den Büchern Moses in der *Thora* und im Alten Testament der *Bibel*, die Schriften des HERMES zum *Corpus Hermeticum* erweitert und ergänzt. Beide Schriften sind erst lange Zeit nach deren Tod entstanden und daher nur teilweise authentisch.

MOSES fand zu jenem persönlichen Gott, der die Welt vom Jenseits her schuf und seither selbstherrlich darüber waltet, etwa dem Menschen das Ernten der Früchte vom „Baume der Erkenntnis" bei Todesstrafe verbot und, als der Mensch trotzdem davon zu essen wagte, ihm bis hin zum Tode Mühsal und Plagen auferlegte. Die Erde mit allem Drum und Dran ist nach der mosaischen Version eine einmalige göttliche Schöpfung, um die sich alles dreht.

HERMES dagegen sah im Menschen ein Wesen, das in einem immerwährenden Schöpfungsgang des Alls die Schöpfung mitzutragen und hiezu die Kräfte des Kosmos zu erforschen und erkennen hatte. Kraft der Erfüllung dieses Auftrages lag es letztlich an ihm, seine Freiheit von Not und Elend zu erlangen. Die Erde ist nicht das Zentrum, sondern nur ein Teil eines Universums, dessen Teile allesamt und gleichermaßen sich wechselseitig anziehen und abstoßen. „Was oben ist, gleicht dem darunter und was unten ist, gleicht dem darüber". Die Quelle aller Kraft ist die Sonne.

Mosaische oder hermetische Kultur? Göttliche Macht als Beweggrund menschlichen Wesens oder Humanismus als irdische Kraft im Kosmos? Fundamentalismus oder Aufklärung? (Aber)Glaube oder Wissen(schaft)? Absolutismus oder Relativität? Das ist die inständige Frage, das ständige Dilemma der westlichen Kultur.

Wer sich für den geburtshilflichen Beruf entscheidet, soll sich bewußt sein, daß die Häme, der Frau Mühsal zu bereiten, auf die mosaische Wurzel unserer Kultur zurückgeht. Sie ist verankert im ersten Buch des Moses, *Genesis (3/16)*, als ewige Rache eines eitlen Gottes: „Zur Frau hin sprach er, ich will sehr vielfach machen gar deine Mühsal und dein Schwangersein, in Mühsal sollst du deine Kinder hervorbringen; und dein Verlangen wird sein nach deinem Mann, und er soll herrschen über dich."

Immer wenn die Triebe unserer Kultur aus der hermetischen Wurzel kamen, war Hebammenkunst hochgeschätzt, wie etwa im klassischen Altertum und in der Renaissance. Umgekehrt war es im Mittelalter, da man die Hebamme zuvorderst als Hexe verdächtigte und sie als Hexenammen zu den übelsten aller Hexen machte. Jetzt mausern sich die Professoren der Gynäkologie und Geburts*medizin* immer mehr zu Schrittmachern einer Art medizinischen Fundamentalismus' und Hebammendiskriminierung.

3.2.2. Die alten Griechen

Die klassische griechische Philosophie war weithin hermetischer Natur. Die alten griechischen Philosophen, so uneins sie gewesen sein mögen, kamen im Grunde alle dahin, daß die Vielfalt der Erscheinungsformen in der Welt letztlich nur aus der unüberschaubaren Vielfalt der Anordnung und Zahl kleinster unteilbarer Teilchen kommt, die sich gleichen und unablässig in Raum und Zeit bewegen.

Das Unberechenbare nannten sie Chaos (Leere), faßbare Formen und Bahnen Kosmos (Ordnung). Um die Kräfte der Natur kennenzulernen, betrieb man Mathematik (Kunst des Lernens). Dazu bedurfte es der Arithmetik (Kunst des Zählens) und der Geometrie (erdbezogener Messungen)[2]. So wurde die Geometrie zur Kunst, das rechte Maß zu erkennen und zu erfassen. PLATO (427–347 v. Chr.) sagte es so: Die Götter geometrieren ständig; alle Dinge sind in ständiger Bewegung, unabhängig davon, wie sie unserer Sinneswelt erscheinen. Phänomene[3] waren demnach stets nur relativ zu werten.

Die Schriften des ARISTOTELES (384–348 v. Ch.) gaben den modernen Stand der klassischen griechischen Philosophie wieder, die Werke des EUKLID (um 300 v. Ch.) den Stand der Geometrie dieser Epoche. ARISTARCHUS von Samos (310–230 v. Ch.) konzipierte als erster ein heliozentrisches[4] System und ARCHIMEDES (287–212 v. Ch.) sprengte mit seiner Mathematik und Physik bereits den Rahmen der Euklidik. Beide blieben aber über ihre Zeit hinaus weitgehend unbeachtet.

Durch fast zwei Jahrtausende sollten der Aristotelanismus und die euklidische Geometrie die europäische Geistesgeschichte prägen. So hermetisch die griechische Philosophie sonst war, ihr Weltbild war geozentrisch: Die Erde stand im Zentrum und alles drehte sich um sie (im Kreise). Der römische Astronom, Geograph und Mathematiker Claudius PTOLOMAEUS konzipierte dann zwischen 127–145 n. CH. jenes geozentrische System, das als „Ptolemäisches System" bis in die Renaissance Bestand haben sollte. Vor allem die römische Kurie vertrat die Philosophie des ARISTOTELES und Mathematik des PTOLEMÄUS im wahrsten Sinne des Wortes mit Feuer und Schwert, schienen damit doch die mosaisch-christlichen Schöpfungsgeschichten wissenschaftlich belegbar.

---

2 griech. ge = Erde; -metria = Messung
3 griech. phainomenon = (Natur)erscheinung
4 griech. helios = Sonne

3.2.3. Renaissance und Aufklärung

Die Renaissance und Aufklärung brachte den großen Umschwung. Die ihn herbeiführten, waren alle Philosophen und Mathematiker sowie Astronomen und Physiker; und kannten das *Corpus Hermeticum*. Das heliozentrische System des Nikolaus COPERNICUS (1473–1543), das „Copernische System", stand am Anfang dieser wissenschaftlichen Revolution. Galileo GALILEI (1564–1642) erfand das Teleskop und erweiterte das „Copernische System" vor allem insofern, als er die Milchstraße als Sternensystem erkannte. Giordano BRUNO (1548–1600) betrachtete das Universum als endlos, aus unzähligen, unserem Sonnensystem ähnlichen Welten bestehend.

COPERNICUS gab erst am Sterbebett das „imprimatur" zu seinem Hauptwerk (1543); GALILEI wurde vom Inquisitionsgericht zu einer Gefängnisstrafe verurteilt (1633), die er von des Papstes Gnaden in den letzten acht Jahren seines Lebens als Hausarrest verbüßen durfte; BRUNO starb 1600 als Ketzer am Scheiterhaufen der Inquisition. Diese Urteile spiegeln die skrupellose Bösartigkeit wider, die hinter jeder Variante des mosaischen Fundamentalismus steckt. So hielt denn auch die katholische Kirche trotz all der einwandfrei gegebenen wissenschaftlichen Beweise ohne die geringsten Skrupel an ihrer Ansicht und diesen Urteilen fest.

Schon Johannes KEPLER (1571–1630), Isaak NEWTON (1642–1727) und Pierre LAPLACE (1749–1827) hatten die Gesetze der Dynamik und der Periodik des heliozentrischen Systems, mit der Sonne im Brennpunkt der elliptischen Bahnen ihrer Planeten, klar bewiesen. (Und alle diese Gesetze gelten grundsätzlich nicht nur für die der Schwerkraft unterliegende Dynamik, sondern – bei gebührender Einbeziehung relativistischer und quantum Effekte – auch für die elektromagnetischen Kräfte innerhalb der Atome.) Aber erst jetzt, 1992, das sind ganze 359 Jahre nach der Verurteilung des GALILEI, vermochte der heilige Geist der Kirche den Irrtum des gegen ihn verhängten Urteils zu begreifen. Bis zur Rehabilitierung BRUNOs wird sie wohl noch einmal so lange brauchen.

Die Revolution in den Wissenschaften hätte ohne Fortschritte in der Mathematik wahrscheinlich nicht stattgefunden. Es war jedoch die Zeit, da René DESCARTES (1596–1650) die analytische Geometrie und NEWTON die Infinitesimalrechnung (Calculus) entwickelten. Mit der einfachen Methode – „from the phenomena of motion to investigate forces of nature, and from the forces to demonstrate the other phenomena" (NEWTON) – und den neuen mathematischen Lösungsformeln kam es nun zu dem gewaltigen Fortschritt der Naturwissenschaft.

Zu der Zeit, als COPERNICUS sein Hauptwerk für den Druck freigab, kam auch die Abhandlung des Andreas VESALIUS (1514–1564) über den Bau des Menschen (De humanis corporis fabrica) heraus. Das brachte Fortschritte in der Chirurgie, namentlich durch Ambroise PARÉ (1510–1590); William HARVEY (1578–1657) beschrieb 1628 den Blutkreislauf; Antonie van LEEUWENHOEK (1632–1723) entdeckte 1674 mit den von ihm konstruierten Mikroskopen die Zelle, den Baustein der Organismen; 1802 publizierte Jean-Baptiste LAMARCK (1744–1829) seine Hypothese über die Evolution der Lebewesen; 1789 legte Antoine-Laurant LAVOISIER (1743–1794) den Grundstein zur modernen Chemie, im übrigen aber endete er am Schafott der Französischen Revolution.

3.2.4. Physik und Physiologie[5]

Alle großen Wissenschafter der Renaissance befaßten sich intensiv auch mit philosophischen Problemen. Die philosophische Schlüsselfigur der Neuzeit aber war René DESCARTES (1596–1650). Er gilt heute nicht nur als der entscheidende Schrittmacher der modernen Philosophie, sondern auch der Physiologie und Psychologie. Sein philosophisches Konzept wird als *Cartesianismus* bezeichnet. DESCARTES unterschied zwischen Geist und Materie und setzte sie in eine gewisse Relation. (Heute spricht man von Energie und Masse und deren Relativität.) In der weiteren Folge stellte er die unbelebte der belebten Natur gegenüber und hob den Menschen als einziges der Lebewesen als selbstbewußt hervor, während er die übrigen Lebewesen – wie den menschlichen Körper – als Automata[6] oder Machines[7] bezeichnete. So schuf er die logische Grundlage für das physikalische Experiment, die physiologische Vivisektion und nicht zuletzt auch die physiologische Psychologie mit all ihren Zerlegungen.

Auf Grund der Forschungsergebnisse der Naturwissenschaften mußte zuerst nolens volens das Ptolemäische System ad acta gelegt werden, dann aber auch der Dualismus von Masse und Energie, Materie und Kraft, kurzum von Bewegtem und Bewegendem. Der Wechsel vom einen zum anderen war ständig fließend und unendlich. Damit verlor auch die mosaische Version der irdischen Schöpfungsgeschichte ihre Kraft.

Im Gegensatz dazu blieb in den Humanwissenschaften der Dualismus von Leib und Seele nicht nur aufrecht, sondern erfuhr in zunehmendem Maße jene Polarisierung, die sich heute im Konflikt der Somatologen (Ärzte) und Psychologen so einfältig widerspiegelt. So stellte man denn der Lehre von Kräften der (unbelebten) Natur, der Physik, die Lehre von den Lebenskräften, die Physiologie, gegenüber. Im Schatten des Leib-Seele Dualismus kam es immer mehr und mehr zur Trennung in Somatologie[8], das heißt eigentlich in eine Physiologie ohne psychische Momente, und in Psychologie, in eine Physiologie ohne somatische Dimensionen. Soma und Psyche wurden der Anatomie und Analyse unterzogen und ihre Wissenschaft unterliegt hüben wie drüben verstümmelnden Technologien. Heute spricht man viel von Psychosomatik, doch Mediziner und Psychologen reden in der Regel aneinander vorbei, auch wenn sie zufällig nicht zerstritten sind. Zurück bleibt der moderne Mensch als ein psychosomatisches Mischmasch.

So sind die modernen Psychologen wie die ärztlichen Somatologen, bewußt oder unbewußt, die eifrigsten Vertreter eines verzopften Dualismus und damit, geisteswissenschaftlich gesehen, konfessionelle Banausen. Darum beschäftigten sich die modernen Philosophen viel mehr mit den Rätseln, die ihnen die Physik aufgab; und nahmen bisher relativ wenig Notiz von den biologischen Problemen. Jetzt nimmt jedoch ihr Interesse für diese insofern zu, als sich auf Grund der Umweltprobleme der Schwerpunkt des allgemeinen Interesses von den physikalischen immer mehr und mehr auf die sozialwissenschaftlichen Fragen verlagert. Mit anderen Worten,

---

5 griech. physis = die Natur; physike = die Natur betreffend; physiologia = Naturkunde
6 griech. automaton = selbsterinnernd, aus eigenem Antrieb, selbsttätig
7 franz. machine (animal) = Gesamtheit der Organe des tierischen Körpers
8 griech. soma = der Körper

die Biologie und damit die integrale Physiologie beginnen wissenschaftlich eine Stellung einzunehmen, wie sie die Physik vor 300 Jahren hatte.

Diese Schwerpunktverlagerung hat vor allem zwei Gründe: Der eine ist die zunehmende Erkenntnis der Kybernetik der Lebensprozesse und das zunehmende Bewußtsein der Verantwortung des Menschen für den Haushalt und damit für die Qualität des Lebens auf der Erde. Der andere liegt in der Computertechnik, mit deren Hilfe – wie damals die physikalischen Prozesse mit dem Calculus – jetzt die physiologischen und biologischen Prozesse exakter kalkulierbar wurden.

Der Platz des Menschen in der Natur muß nun neu definiert werden. Der Mensch wird lernen müssen, seine Zukunft auf seinem Planeten besser als bisher zu planen, viele Dinge anders zu bewerten und diverse Haftungen zu ändern. Umweltfragen verflechten sich mit den Fragen der sozialen Planung, von Transport- und Wohnproblemen, der Gentechnik und noch einer Menge anderer kritischer Agenden.

Mit den Rechen- und Zeichencomputern sind mathematische Probleme, die bisher rein von der Rechentechnik her nicht bewältigt werden konnten, berechenbar und darstellbar geworden. Das heißt, die Unzahl an sich einfacher Rechengänge, die nötig sind, um die komplexe Einordnung und Anordnung der im Grunde einfachen physiologischen Kräfte biologischer Systeme zu berechnen, war ohne Computer nicht zu bewältigen. Während physikalische Phänomene und Momente wie beispielsweise die Gezeiten kalkulierbar und so mit großer Sicherheit vorauszusagen waren, blieben die physiologischen Phänomene unberechenbar wie das Wetter.

3.2.5. Gewitter und Gezeiten

Die Wissenschafter vermögen den Eintritt und Wechsel der Gezeiten ganz exakt vorauszusagen. Warum haben sie dann so große Probleme bei der Wettervorhersage? Für Flut und Ebbe legen sie auf Monate und sogar Jahre genaue Tabellen an, die Wettervorhersage geht oft von einem Tag auf den anderen daneben. Wir sind an diese Tatsache gewöhnt und halten eben das Wetter für ein komplizierteres System als das der Gezeiten. Im Grunde ist jedoch das System, das sich in den Gezeiten äußert, nicht weniger kompliziert und enthält ebenso viele Variablen wie das System, das sich im Wetter kundtut. Der Unterschied liegt nur darin, daß uns bei den Gezeiten gewöhnlich nur deren grobe Züge interessieren, beim Wetter aber die örtlichen Details. Bezöge man Vorhersagen bezüglich der Gezeiten auf ähnlich eng umschriebene Details, gingen diese genau so oft daneben wie beim Wetter.

Es ist der Standpunkt der Betrachtung, die Auswahl anderer Größen und Variablen des Systems, die den Unterschied machen. Die für unsere Aspekte relevanten Variablen der Gezeiten greifen in einer für uns vorhersagbaren Weise ineinander. Also betrachten wir die Gezeiten als ein Phänomen der Ordnung. Anders ist es beim Wetter: Hier scheint uns das Spiel der relevanten Variablen in vieler Hinsicht regellos und unberechenbar. Mit einem Wort, das Wetter erscheint uns – chaotisch.

Wo liegt nun der schwierige Unterschied zwischen Ordnung und Chaos? Bis vor kurzem noch erschien die Antwort einfach: Das Wetter ist ein viel komplizierteres System als das der Gezeiten oder – wenn schon in beiden Fällen das System gleich komplex sein mag – beim Wetter sind eben die Turbulenzen größer als bei den Gezeiten. Kurzum: die Kompliziertheit macht das Chaos.

Diese Antwort ist zwar einfach, aber falsch. Denn Chaos kann sehr einfach sein. Was uns nämlich, wie etwa beim Wetter, als zufällig faßbar wird, ist nur anscheinend irregulärer Ausdruck eines sonst regelmäßigen Geschehens. Dieses besteht in einer schier endlosen Wiederholung eines höchst einfachen dynamischen Prozesses, der, so spezifisch und fundamental er ist, durch lange Zeit sozusagen nur unterschwellig abläuft und damit für uns nicht faßbar wird.

Mit anderen Worten, Ereignisse anscheinend chaotischer Natur sind durch einen berechenbaren dynamischen Prozeß determinisiert. Man bezeichnet daher Prozesse dieser Art als deterministisches Chaos. (Wie bei so vielen wissenschaftlichen Bezeichnungen handelt es sich auch hier um einen Fachausdruck, der zur Bedeutung des Wortes im allgemein üblichen Sprachgebrauch in keiner direkten Beziehung steht.)

Jedes deterministische Chaos ist mathematisch präzise vorgegeben, eine Vorgabe, die dem anstehenden Beobachter allerdings verborgen bleibt. Es geht um dynamische Systeme, die ganz präzisen Gesetzen folgen, deren Phänomene aber wie zufällig erscheinen. Es geht um Systeme, deren Verhalten darauf beruht, daß sich der Ablauf ihrer im Grunde sehr einfachen und unterschwelligen Bewegungen auf ganz bestimmte Weise endlos wiederholt.

Die Chaostheorie zeigt, daß in komplexen Systemen, so simplen und präzisen Regeln sie gehorchen mögen, die für uns jeweils faßbaren Effekte vielfach weit davon entfernt sind, unseren Prognosen auch nur annähernd etwa jene Sicherheit zu geben, wie man sie heute in der Medizin zum besten gibt. So kam unter anderem bereits heraus, daß selbst ein so sicher scheinendes Symptom wie die Pulsfrequenz des Herzens in der Regel falsch interpretiert wird.

Es geht um neue Aspekte der „Launen" der Natur, wo eventuell das Wetter umschlägt, wenn nur eine ihrer vielen unscheinbaren, aber fort und fort wirksamen Komponenten einer minimalen Verschiebung unterliegt. Um solche Effekte in ihrem Einfluß auf Wind und Wetter zu verdeutlichen, hat man sie mit der Größe der Luftbewegung durch den Flügelschlag eines Schmetterlings verglichen. Im diesem Sinn werden faßbare Effekte, die in komplexen Systemen auftreten und eventuell auf kleinste Änderungen kaum faßbarer Faktoren zurückzuführen sind, als butterfly effect bezeichnet.

Gewitter und Gezeiten stellen klassische Beispiele von zufälligen und geordneten Effekten, unberechenbaren und berechenbaren Symptomen und Prozessen, von Chaos und Antichaos im kritischen Komplex dynamischer Systeme dar. Gleichen Effekten können die verschiedensten Kombinationen unerheblicher oder unfaßbarer Ursachen zugrunde liegen und die gleichen ursächlichen Komplexe können umgekehrt die unterschiedlichsten Effekte haben. Zwischen relativ oft aufeinenderfolgenden Effekten ursächliche Zusammenhänge herzustellen, führt vielfach zu fehlerhaften Schlüssen. Dann kommt es eben zu falschen Prognosen und in der Folge zum Einsatz von Gegenmaßnahmen, deren Eigengefährlichkeit nur dann als akzeptabel angesehen werden kann, wenn die unheilverkündende Prognose richtig ist.

3.2.6. Chaos und Fraktale

Vieles, was bisher als unberechenbarer Zufall galt, hat sich nun als Potenzierung kleinster Einflüsse herausgestellt. Es geht um den steten Einfluß unscheinbarer Momente, die sich in periodischer Regelmäßigkeit solange wiederholen, bis eines der

Partikelchen „zufällig" die Lawine auslöst. Es geht um Prozesse, deren wesentliche Faktoren so unscheinbar sind, daß sie in der Regel gar nicht oder nur in Vergrößerungen faßbar werden. Letztlich erzeugen sie jedoch jene große Wirkung, die dann ob ihrer Rarität nur als Zufall imponiert. Solche Zufälle kommen jedoch keineswegs von ungefähr, sondern stellen durchaus berechenbare Effekte dar und entstehen als Wirkung sich endlos häufender Teilchen. Solche Bruchteile eines Wirkungskreises nennt man Fraktale.

Die Wissenschaft stand um die Mitte dieses Jahrhunderts mit den Kurven der Euklidik an. Sie bedurfte dringend neuer mathematischer Ansätze, in erster Linie solcher, die infolge ihrer besonderen Strukturen für den Vergleich natürlicher Phänomene interessante Eigenschaften aufzuweisen hatten. Der deutsche Mathematiker CANTOR (1845–1918), der französische Mathematiker POINCARÉ (1854–1912) und andere beschritten hier schon vor rund 100 Jahren einen an sich vielversprechenden Weg. Sie blieben aber dann im Ansatz stecken, weil die Rechengänge und Zeichnungen rein vom Arbeitspensum her nicht bewältigt werden konnten. Auf diese Ansätze kam man erst vor etwa 20 Jahren wieder zurück, da nun die Unzahl jener sich endlos wiederholenden Rechnungen und Zeichnungen, die für die Auflösung der Ansätze vonnöten sind, mittels diverser Computer technisch nun auch tatsächlich umzusetzen war.

Es kam zu jener Entwicklung, die von den Begriffen Fraktal, Chaos und Antichaos geprägt ist. Das ihnen zugrundeliegende Rechnen und Zeichnen ist ein schier endloser Prozeß, der eben nur mittels Spezialcomputer vollzogen werden kann. Die Grundbegriffe sind dagegen sehr einfach und stellen gerade deswegen eine ganze Reihe von Lehrgebäuden, die von den diversen wissenschaftlichen Disziplinen – vor allem der medizinischen Fakultät – als gesichert dargeboten und vermarktet werden, in Frage.

Der Italiener GALILEO GALILEI (1564–1642) war einer der ganz großen Universalwissenschafter. Er studierte zuerst Medizin in Pisa (1581–1585), wandte sich aber dann der Mathematik, Physik und Astronomie zu. Obwohl er ansatzweise schon die analytische Geometrie vorwegnahm, blieb er noch weitgehend auf den Wegen der klassischen Euklidik: „Das große Buch (der Natur) … ist in der Sprache der Mathematik geschrieben und die Buchstaben sind Dreiecke, Kreise und andere geometrische Figuren …, ohne die man in die Irre geht wie in einem dunklen Labyrinth." Die Sprache der Mathematik in der modernen Naturwissenschaft basiert auf Symbolen, die sich von den vertrauten Elementen der Euklidik, den Dreiecken und Kreisen, grundsätzlich unterscheiden.

Für die neuen geometrischen Symbole hat der USA Mathematiker Benoit MANDELBROT die Bezeichnung „fractal" geprägt. Sie sind am besten den alten chinesischen Schriftzeichen vergleichbar. Ein Fraktal wird aber primär nicht in einer geometrischen Form, sondern einer mathematischen Formel ausgedrückt. Ein solcher Rechensatz wird „fractal set" genannt und in einem entsprechend programmierten Computer, dem „fractal drawing computer", in geometrische Figuren umgesetzt.

Ist der „fractal set" in den Computer eingegeben, hat dieser nichts anderes zu tun, als den an sich verhältnismäßig simplen Auftrag endlos zu wiederholen. Im einzelnen geht der Prozeß so vor sich, daß der Computer eine in Auftrag gegebene Figur endlos weiterzeichnet und zwar so, daß die Figur immer wieder satzgemäß verkleinert und addiert wird. Und so geht es weiter, bis ein besonderes Signal den Ablauf unterbricht oder beendet. Am Ende besteht so eine Darstellung aus einer praktisch unüberschaubaren Fülle simpler Elemente, die in zahllosen Größen und Richtungen verkoppelt und vernetzt sind. Abgesehen von der Größe sind aber die größten und die kleinsten einander absolut gleich, sich selbst ähnlich („self-similar").

Je öfter der Vorgang im Computer wiederholt wird, desto klarer tritt die geplante Struktur hervor und – so paradox es scheint – desto klarer wird sie faßbar. Am Ende vermittelt der Computer ein einfaches Bild der im Inneren höchst kompliziert zusammengesetzten Einheit, wie etwa ein Architekt mit den einfachen Elementen der traditionellen Geometrie die Ansicht eines Hauses zeichnet. So ein Computer zeichnet nun anhand eines erstaunlich einfachen mathematischen Ansatzes die diffizilsten geometrischen Modelle, wie etwa einer Landschaft oder einer Lunge (bis ins Detail des Bronchialbaums), Modelle, die dem natürlichen Vorbild täuschend ähnlich sind.

3.2.7. Chaos – Antichaos – Komplexität

Die Strukturen der Natur bilden sich aus der Verbindung von Bausteinen wie ihr Computerbild aus den Fraktalen. Die Verbindung von Fraktalen wird als Aggregation bezeichnet, was sie bindet, als Attraktor. Die Fraktale, die den Lebensorganismen der Natur zugrunde liegen, befinden sich ständig in Bewegung, denn lebendige Strukturen befinden sich nie im Gleichgewicht, sondern bewegen sich stets nur auf ein solches zu. Es hat sich den unentwegten Reizen aus der inneren und äußeren Umgebung zu stellen und anzupassen und ist so in stetem Wandel. Ob dieser zum Wohl oder Wehe ausschlägt, hängt vom Spiel der Kräfte ab.

Im Umgang mit den Fraktalen stellte sich heraus, daß selbst bei nur minimalen Fehlern oder Veränderungen im „fractal set" – infolge der mannigfachen Wiederholung – eventuell eine Struktur entsteht, die von der erwarteten Ordnung drastisch abweicht. Es entsteht ein – Chaos. Dieses erscheint zwar vom faßbaren Effekt her unberechenbar, ist aber vom mathematischen Ansatz her je nachdem vor-bestimmbar oder nach-vollziehbar. Der faßbare Zufall scheint dann je nachdem ordnungsgemäß oder chaotisch zu sein, die Momente aber, die letztlich zum Chaos oder zur Ordnung führen, sind klar berechenbar. Sie sind zwar ebenso klein wie einfach, rufen aber insofern, als sie den Lauf der Dinge unentwegt und stereotyp variieren, zeitlich und/oder gestaltlich eventuell sehr diverse und zuweilen überraschende Wirkungen hervor. In Abgrenzung zum üblichen Begriff wird so ein vorherbestimmendes als „deterministisches" Chaos bezeichnet. Das deterministische Chaos kann bestens eingespielte Mechanismen primär wohlgeordneter Systeme in einer Weise, die durch lange Zeit verdeckt bleibt, so verschalten, daß dann ganz plötzlich ein beachtlicher Umschwung oder Zusammenbruch erfolgt.

Chaos ist aber nur die eine Seite im Entwicklungsgang komplex gebauter Organismen. Im Gegenzug können sich nämlich unter gleichen Umständen aus einem Chaos hochgradige Ordnungen heraus"kristallisieren". Diese Umkehr der Ereignisse wird als Antichaos bezeichnet und entspricht wohl weitgehend dem Kosmos in der Philosophie der alten Griechen.

Im Gegensatz zur Chaostheorie, die von einer komplexen Verhaltensweise in einfachen Systeme ausgeht, rechnet die Komplexitätstheorie mit einfachen Verhaltensweisen in komplexen Systeme. Laut Chaostheorie können einfache Regulationsmechanismen zu komplexen Verhaltensmustern führen, laut Komplexitätstheorie können in

den komplexesten Systemen sehr einfache Verhaltensmuster zum Vorschein kommen. Beiden Theorien liegen jedoch eine Reihe gemeinsamer Nenner zu Grunde und beide lehren uns für die Betrachtung und Behandlung biologischer Systeme folgendes:
- Ziehe keine voreiligen Schlüsse! Einfache und unerkennbare Ursachen können komplizierte Folgen, kleine Ursachen große Wirkungen haben.
- Auch wenn die Regeln und Gesetze natürlicher Prozesse genau erforscht erscheinen, ist ihr Ablauf nie exakt vorherzusagen.
- Ob etwas wirklich kompliziert ist, hängt nicht so sehr davon ab, wie es dargestellt wird, sondern wonach und wie die Fragen gestellt werden. Was kompliziert erscheint, kann sich auf anderen Wegen der Betrachtung als ganz einfach erweisen.

Das heißt auf die Geburtshilfe übertragen:
- Sei vorsichtig mit schnellen Diagnosen, Indikationen und Prognosen!
- Echte Komplikationen sowie deren Ursachen und Therapie sind vielfach einfacher als deren medizinische Deutung und symptomatische Behandlung.
- Gefahren treten ebenso oft unerwartet in Erscheinung, wie umgekehrt medizinisch angekündigte Gefahren vergeblich auf sich warten lassen.

3.2.8. Gekoppelte Oszillatoren[9]

Arbeit und Energie entsteht durch Bewegung. Eine Bewegung, die sich in gleichmäßiger Anordnung von Ort zu Ort weiterleitet, bezeichnet man als Wellenbewegung. Wellenbewegung bedeutet also ein Abweichen vom Zustand der Ruhe oder des Gleichgewichts und die Fortleitung dieses Moments der Störung. Wenn sich zwei Wellen begegnen und überlappen, entsteht eine Interferenz[10]. Das heißt: Treffen die Wellen in einem Punkt sozusagen im Gleichschritt aufeinander, kommt es zur gegenseitigen Steigerung und die Abweichung ist groß. Wo sie außer Tritt geraten, gleichen sich ihre nun gegenläufigen Bewegungen aus und die Abweichung ist gering oder gar nicht mehr vorhanden.

Laufen nun viele Wellen nebeneinander her und bewegen sich nur wenige im Gleichschritt, wird es zu einer geringen oder keiner Wirkung kommen. Bewegen sie sich im Gleichschritt, ist eine starke Wirkung zu erwarten. Jene Kräfte, die Wellenbewegungen in Gleichschritt bringen, werden als gekoppelte Oszillatoren bezeichnet. Ein Oszillator ist jedes System, das periodische Verhaltensweisen, also eine Wellenbewegung hervorruft. Soll nun mit einer Vielzahl von Wellen je nach Bedarf eine starke oder schwache Wirkung zustande kommen, müssen deren Oszillatoren so gekoppelt oder entkoppelt werden, daß gleiche Phasen möglichst gleichlaufend oder gegenläufig aufeinandertreffen. Es geht also um zahllose Interferenzen, die zu synchronisieren oder desynchronisieren sind, um alles in allem mehr oder weniger starke Erregungsmuster und Wirkungen hervorzurufen.

Biologische Systeme trachten nicht nur charakteristische Perioden[11], sondern auch charakteristische Amplituden[12] einzuhalten. Sie schwanken innerhalb gewisser Bah-

---

9 lat. oscillare = schwingen; Oszillation = Schwingung
10 lat. inter = dazwischen; ferio = schlagen; Interferenz = Beeinträchtigung
11 griech. periodos = Kreislauf; Wiederkehr desselben (Schwingungs)Abschnittes
12 lat. amplitudo = Größe, Breite, Weite; Amplitude = Schwingungsbreite

nen und kehren, wenn sie eine Störung davon abbringt, so bald wie möglich in die gewohnte Bahn zurück. Ausmaß und Dauer einer Schrittveränderung sowie die Rückkehr zum alten Schritt wird weithin von Schrittmachern (Oszillatoren) und deren Koppelung gesteuert. Die Oszillatoren sind dazu da, um zu starke Oszillationen abzuschwächen und zu schwache zu verstärken. Ihre Verkoppelung führt zur Synchronisation biologischer Prozesse, ihre Entkoppelung zu deren Desynchronisation.

Je mehr Oszillatoren sich verkoppeln, desto einheitlicher und klarer wird die Bewegung im System. Am besten ist die Systematik gekoppelter Oszillatoren in Systemen zu erkennen, deren Teile wegen ihrer Größe relativ einfach zu erfassen sind, wie etwa in den Schwärmen mancher Fisch- und Leuchtkäferarten. In den Fischschwärmen entstehen erst da und dort immer größere Turbulenzen, bis dann schlagartig der ganze Schwarm synchron die Richtung ändert. In einem Schwarm von tausenden Leuchtkäfermännchen fangen erst kleine Gruppen an zu flimmern, um die Weibchen anzulocken. Bald werden diese Gruppen mehr und größer und dann leuchtet plötzlich der ganze Schwarm synchron in rhythmischer Bewegung auf. Desgleichen ist am Leuchten von Algenteppichen zu beobachten. Wenn die Reize, die diese Prozesse auslösen, schwinden, kommt es zu einer Entkoppelung der Oszillatoren mit Desynchronisationen in der Bewegung der Schwärme.

Dasselbe spielt sich zwischen den Zellen eines in sich geschlossenen Organismus ab. Manche der gekoppelten Oszillatoren liegen knotenförmig (wie in einem Schwarm) beisammen, wie etwa im Reizleitungssystem des Herzens, andere sind diffus verteilt und schwer zu orten, wie in der Gebärmutter. Am deutlichsten machen sie sich dort bemerkbar, wo sich tausende Zellen zu einem pulsatorischen, rhythmischen, peristaltischen oder wehenartigen Bewegungsablauf zusammenfinden müssen (Herzschlag, Atmung, Darmtätigkeit, Geburtswehen). Nicht weniger wichtig ist aber die gekoppelte Oszillation der Bewegung und Gestaltänderung in jenen Zellen, die den Stoffwechsel steuern und das Grundgewebe modellieren (hormonbildende Zellen, Blutkörperchen, Eiweißstrukturen, Membranen).

In den stets komplexen biologischen Systemen sind nie alle Oszillatoren gekoppelt; es bleiben immer welche außer Tritt, um bei erforderlichen Anpassungen als Schrittmacher für zweckentsprechende Umkoppelungen und Schrittwechsel parat zu sein. So sind die mehr als 10.000 Zellen der Reizleitungsmuskulatur des Herzens in verschiedenen Knoten und Bündeln angeordnet und steuern den Herzpuls. Je nachdem, wie sie miteinander verkoppelt sind, machen sie die Arbeitsmuskulatur des Herzens schnell oder langsam schlagen.

Es wird nun allgemeinen behauptet, daß der normale Herzpuls regelmäßig wäre. Eine sorgfältigere Analyse zeigt jedoch, daß der Herzpuls selbst bei Ruhe beträchtlich schwankt. Bei jungen gesunden Menschen mit einem durchschnittlichen Herzpuls von 60 Schlägen in der Minute schwankt der Herzpuls – von Schlag zu Schlag auf eine Minute hochgerechnet – alle paar Schläge zwischen 40 und 180 in der Minute. Dazu kann der Ruhepuls eines Herzens, das gut auf eine Höchstleistung trainiert oder stark vom Vagusnerv beeinflußt ist, im Durchschnitt unter 40 Schläge pro Minute sinken, ohne die leisesten Beschwerden zu verursachen.

Die Beispiele ließen sich beliebig vermehren und wir werden später noch oft auf solche zurückkommen, denn alle biologischen Regulationen sind komplexer Natur und unterliegen sowohl dem deterministischen Chaos als auch fraktalen Gestaltungen und gekoppelten Oszillationen.

3.3. Wissenschaft und Wissen

Wissenschaft hat zwei Bedeutungen. Zum einen bedeutet Wissenschaft die Gesamtheit des Wissens, zum anderen stellt sie eine der Methoden dar, um Wissen zu erwerben. Andere Möglichkeiten der Wissensbildung bestehen in Kunst, Philosophie und Religion[13]. (Religion darf jedoch in diesem Zusammenhang nicht mit Konfession[14], das heißt mit dem Bekenntnis zu einer doktrinären religiösen Auslegung verwechselt oder gleichgesetzt werden.)

Wissenschaft ist also der Versuch, Wissen zu erweitern. Solche Versuche können zu richtigen, aber auch falschen Ergebnissen führen und sind daher gewissenhaft zu überprüfen, bevor sie als maßgeblich bezeichnet und als Wissen eingestuft werden dürfen. Denn Wissen bedeutet den Besitz wahrer Erkenntnis, also der Wahrheit gewisses Denken. Gerade in der Geburtshilfe wurde viel und wird noch immer einiges Unheil angerichtet, indem vage wissenschaftliche Versuche als Wissen vorgetäuscht werden.

Die marktschreierische Verbreitung zu wenig erprobter oder falscher wissenschaftlicher Erfahrungen bezeichnet man als Scharlatanerie. Diese ist heute weiter verbreitet als früher, da einst die Scharlatane die Marktschreierei selbst besorgen mußten, während es heute die Medien für sie tun. Die Wissenschaft der Hebamme besteht daher nicht im Nachahmen irgendwelcher medizinischer und psychologischer Versuchsmodelle; die Hebamme von heute sollte sich vielmehr dazu berufen fühlen, die sich ihr anvertrauenden Schützlinge nach bestem Wissen und Gewissen gegen die Maßgaben durch vage wissenschaftliche Erkenntnisse abzuschirmen. Die wahre Aufgabe der Hebamme bestände darin die Frau zu lehren, gerade „in anderen Umständen" sich ihrer selbst bewußt zu werden.

3.4. Didaktik, die Kunst des Lehrens[15]

Wenn die Hebammen als weise Frauen geehrt wurden, dann war es sicher nicht deswegen, weil sie sich wie ihre modernen Kolleginnen des Dammschutzes rühmten, der nichts nützt, oder nach Herztönen horchten, die nichts sagen, oder Apparate bedienten, die fiktives Zeug ergeben. Sie galten deswegen als weise, weil sie die Frauen lehrten, was auf sie zukam und wie sie damit zurechtkommen könnten. Pointiert gesagt, die Maia, die weise Frau des Altertums, sah das Wesen ihrer Aufgabe nicht im Dammschutz, sondern in geburtshilflicher Didaktik.

3.4.1. Maieutik

Die beste Charakterisierung erfuhr die Geburtshilfe seitens des wohl bekanntesten der Philosophen, SOKRATES, dessen Mutter eine Maia war. So nannte man die Hebamme im alten Griechenland. Ihre Geburtshilfe war das Vorbild für seine Art philosophischen Lehrens (Didaktik) und Lernens (Mathematik). Seine Art zu lehren, nämlich Didaktik und Mathematik zu verbinden, nannte er Maieutik, was soviel wie

---

13 lat. relegere = wieder durchgehen, überdenken; religio = das Bedenken
14 lat. confiteor = zugestehen, offenbaren; confessio = Bekenntnis, Geständnis
15 griech. didakticos = lehrerfahren

gute Hebammenkunst heißt. Sein Zeitgenosse HIPPOKRATES, dessen Mutter ebenfalls Maia war, hat die Maieutik in die Medizin eingeführt.

Maia war der Sage nach eine der Pleiaden und Gefährtin der Artemis, der Göttin der Natur. Diese bat ihren Vater Zeus, den obersten der Götter, sie mit allen geburtshilflichen Talenten auszustatten. Denn sie sei, so argumentierte die Göttin, von den Schicksalsgöttinnen zum Schutz aller Gebärenden berufen, da sie selbst ganz ohne Schmerz von ihrer Mutter geboren worden sei.

So wachte denn im alten Griechenland eine sympathische Göttin über die Gebärenden und schickte ihnen eine ihrer Gespielinnen zu Hilfe. Waren nun die Gebärenden von damals im Schoß einer naturverbundenen Göttin und in der Obhut einer verständnisvoll besorgten Maia ihrem Schicksal weniger gewachsen als die durch die medizinischen oder psychologischen Techniken im Perfektionismus verspannten Gebärenden von heute?

3.4.2. Nobilitas obstetricum

Auch im alten Rom schätzte man gelassene Weisheit mehr denn lautstarke Geschäftigkeit. Die Obstetrix , wie man die Hebamme in Rom nannte, war eine hochangesehene Persönlichkeit. Ihr Beruf war nur freien Frauen vorbehalten, während ärztliche Tätigkeit auch Sklaven und Sklavinnen erlaubt war. Geburtshilfe galt als eine edle Kunst. Der römische Konsul PLINIUS sprach von einer Nobilitas obstetricum.

3.4.3. Handwerk/Chirurgie[16]

Nach dem Verfall der Hebammenkunst im Mittelalter lebte zur Zeit der Aufklärung im 18. Jahrhunderts die Geburtshilfe des Altertums wieder auf, aber nur kurz. Es erfolgte dann insofern eine unselige Wende, als sich die Hebammen mit den Chirurgen und Feldscheren zusammentaten. Unter deren Einfluß wurde es zuerst einmal in Frankreich üblich, die Kinder ohne viel Federlesens im Mutterleib herumzudrehen und an den Füßen herauszuziehen. „Prenez les pieds et tirez l'enfant", zu deutsch nimm die Füße und zieh das Kind heraus, war jetzt die Parole. Bis zu 40 % der Kinder wurden mit diesem Slogan auf die Welt gebracht. Später wurde diese Methode von der Zangenoperation und dann vom Kaiserschnitt abgelöst. Brachten es einst manche Kliniken auf 40 % Zangenoperationen, bringen es heute manche auf 40 % Kaiserschnitte. Was man heutzutage Geburtsmedizin nennt, ist nichts anderes als das alte – durch Asepsis, Narkose und Monitoren raffinierte – Entbindungshandwerk. Mit Maieutik und Geburtshilfe hat dies alles nichts zu tun.

3.4.4. Handlungsorientierte Didaktik

Didaktik ist eine Kunst und bedarf besonderer Talente, apparatives und operatives Handwerk nur einer Fertigkeit, die von jedermann erlernbar ist. So ist denn der Drang, Apparate zu bedienen und operativ aktiv zu werden, sehr verbreitet, während man um die geburtshilfliche Didaktik meist einen weiten Bogen macht. Den meisten erscheint der handwerkliche Handgriff plausibel, vorbeugende Didaktik

---

16 griech. cheir = Hand; ergon = Werk; chirourgeia = Handwerk

illusorisch. Auch die meisten der vom Handstreich betroffenen Personen halten es für unbedenklich, den eventuellen Ernstfall herankommen und dann operativ ausbessern zu lassen. Hier trifft sich die für den uninformierten Laien plausiblere Lösungsart mit dem für den Operateur gewinnträchtigen Geschäft. Der Trugschluß liegt darin, daß die didaktischen und damit prophylaktischen Versager in der Geburtshilfe mit einem operativen Handstreich in der Regel nicht einmal notdürftig zu reparieren sind.

Jene Methode, die wir oben als Maieutik beschrieben haben, liegt auch der handlungsorientierten Didaktik moderner Prägung zugrunde. Unter der Voraussetzung, daß ein Säugling wenigstens drei Monate gestillt wird, dauert der Prozeß von Schwangerschaft, Geburt und Wochenbett ein Jahr. Die Geburt beansprucht etwa ein Tausendstel dieses Zeitraumes und ist – ein so zentrales Ereignis sie sozial gesehen ist – ein relativ kurzer und im Hinblick auf eine mögliche Hilfeleistung ein weit überwerteter Vorgang.

Unabdingbare Voraussetzung für eine verständnisvolle Betreuung ist es weiterhin zu begreifen, daß der ganze Prozeß von der Befruchtung bis zum Abstillen einzig und allein die Leistung der zu betreuenden Frau ist. Bei einer fortschrittlichen sozialhygienischen Betreuung und dem adäquaten Einsatz der altbewährten Manualhilfen sind 99 % der Frauen imstande, weitgehend klaglos zu gebären. Mit anderen Worten: Bei einer gewissenhaften Schwangerenbetreuung ergibt sich nur in einer von 100 Gebärenden für Mutter und/oder Kind eine Gefahr, die nicht anders als mit einer Kaiserschnittentbindung behoben werden kann, ein Umstand, der mit wenigen Ausnahmen schon vor Geburtsbeginn bekannt sein sollte.

Viele Kaiserschnitte bedeuten mangelhafte oder gewissenlose Therapie. Was in der Schwangerschaft versäumt wird, ist während der Geburt durch nichts nachzuholen, am wenigsten mit einem Kaiserschnitt. Es ist aber zweifellos bequemer, anstatt sich ein ganzes Jahr für eine sorgfältige Betreuung Zeit zu nehmen, alle Risken und Gefahren in einen (halben) Tag, nämlich den der Geburt, hineinzuprojizieren und den Laien glauben zu machen, daß die großen Übel nur während der Geburt entstehen und dann radikal behoben werden könnten.

Wahre Hebammenkunst, die Maieutik, besteht in erster Linie in der Kunst des Lehrens, der Didaktik. Ihre vornehmliche Aufgabe ist es, der Frau „in anderen Umständen" klar zu machen, was in ihr vor sich geht, was ihr widerfahren wird und kann, was sie tun und lassen soll und kann. Sie besteht darin, ihr begreiflich zu machen, was sie erlebt. Es geht darum, gemeinsam mit ihr die Dynamik des in ihr ablaufenden Prozesses zu erkennen, also treffende Diagnosen und Prognosen zu erstellen, sowie die Betreuung, die Therapie, sinnvoll abzustimmen. Wer außerstande ist, Angst und Distress abzufangen und es nicht vermag, der Schwangeren den Gang der Dinge so verständlich zu vermitteln, daß ihr diese vertraut und *selbst*verständlich werden, verfehlt sein Ziel.

Diese Didaktik, die diese Selbstverständlichkeit erreicht, besteht darin,
- die beunruhigenden Probleme aufzugreifen und gemeinsam mit der Schwangeren zu lösen;
- die aus der Lösung gewonnenen Erkenntnisse aufzubereiten und zu vertiefen;
- dort, wo es notwendig ist, das Erlernte mehrfach zu wiederholen und zu üben, bis es sitzt;

Didaktik, die Kunst des Lehrens

- alle erworbenen Fähigkeiten in praktischen Beispielen anzuwenden, um sie im Ernstfall *selbst*verständlich einzusetzen.

Didaktik, die Kunst des Lehrens, setzt voraus, daß die Lehrende das zu Lehrende beherrscht, um den Schülerinnen durch Erzählen, Vorzeigen, Veranschaulichen, Vorlesen und Schreiben den Stoff so begreiflich zu machen, daß sie letztlich alle diese Tätigkeiten nachvollziehen können. Eine gute Didaktik wie die Maieutik setzt voraus, daß der Lehrende das zu Lehrende zuerst selbst einwandfrei erlernt hat und kann. Er muß also selbst ständig Mathematik, die Kunst des Lernens, üben und erweitern.

B. Der Mensch und seine Umwelt

Zelle gezeichnet
nach einer Fotografie

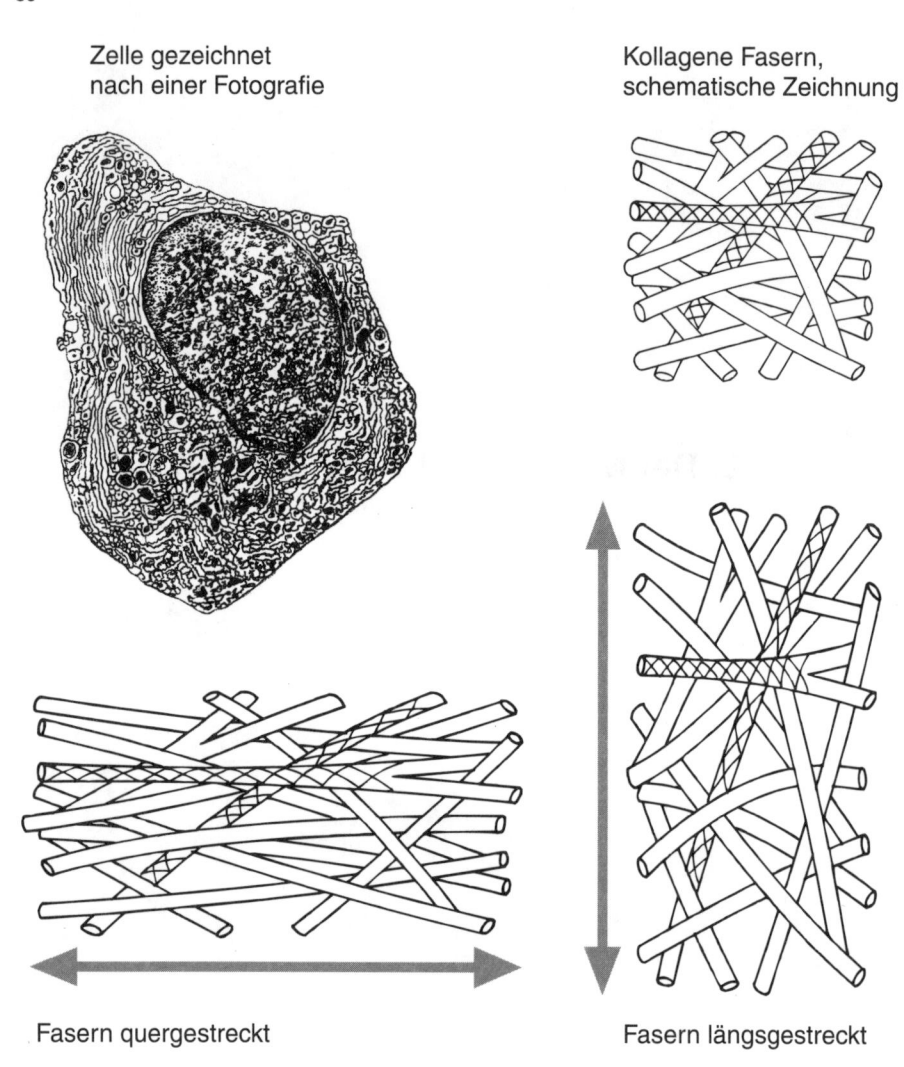

Kollagene Fasern,
schematische Zeichnung

Fasern quergestreckt

Fasern längsgestreckt

Abbildung 1: Die Zelle, der biotische Baustein der Lebewesen ist ein höchst komplexer Organismus. Er vermag eine Unzahl von Reizen auf einmal aufzunehmen und sie in einen adäquaten Lebensvorgang umzusetzen. Die Zellen vielzelliger Lebewesen werden durch ein Skelettsystem zusammengehalten und gestützt. Die Skelette bestehen aus einer Grundsubstanz (Matrix) mit Rinnsalen und Faserzügen. Je nach Beschaffenheit der Grundsubstanz unterscheidet man Knochenskelette, Knorpelskelette und Hydroskelette. Der Großteil der Fasern besteht aus Kollagen. Dieses macht die Hälfte der Eiweißsubstanz des menschlichen Körpers aus. Kollagene Fasern bilden auch den wesentlichen Bestandteil des Hydroskeletts der Gebärmutter und Scheide. Die Fasern sind gefaltet und vernetzt. Sie werden z. B. bei der Geburt entfaltet und gestrafft, von Natur aus aber nur ausnahmsweise gedehnt oder zerrissen.

1. Grundbegriffe

1.1. Einleitung

Wer einer optimalen Geburtshilfe nahekommen will, muß sich vor allem und immer wieder mit zwei Themen befassen: den sozialen Hintergründen und den biologischen Grundbegriffen. Zu den sozialen Hintergründen gehört indirekt auch das Wissen um die entscheidenden Wendepunkte in der Berufsgeschichte sowie um die Fertigkeiten des Lernens und des Lehrens. Zum biologischen Aspekt, also zur Sicht der Natur, gehört nicht nur das Wissen um die wissensmäßig faßbaren Faktoren, sondern auch das Wissen um die jeweils unfaßbaren Kräfte der Natur. Vieles in der Geburtshilfe ist eine Frage des sechsten Sinnes, ob man es nun wahrhaben möchte oder nicht. Es geht mit anderen Worten um die Synthese von Wissenschaft und Kunst. Wer Geburtshilfe nur als Fach der Wissenschaft betreibt, geht in die Irre.

Das Wohl einer Frau „in anderen Umständen" wird heute von allerhand Techniken und den Technologien einer medizinisch-psychologistischen Gilde überschattet. Wer daher heute gute Geburtshilfe betreiben will, muß sich sowohl von der geburtsmedizinischen als auch psychologistischen Indoktrination befreien können. Um dahin zu kommen, bedarf es eines gewissenhaften Studiums der Grundzüge der Biologie, eines Studiums, das nie aufhört, die Symbiose von Körper und Seele immer wieder aufs neue zu erkennen, das heißt, die psychosomatische Synthese der Natur zu hinterfragen.

Die Geburtshilfe befindet sich derzeit tief in der Sackgasse des vom Grundkonzept her aussichtslosen geburtsmedizinischen Experiments. Es ist nun nicht selten so, daß gerade an aussichtslosen Experimenten mit besonderer Skrupellosigkeit festgehalten wird, was für die davon betroffenen Probanden beachtliche Gefährdungen mit sich bringt. Das geburtsmedizinische Experiment enthält für die Patientinnen insofern noch einen besonderen Nachteil, als es gesetzlich approbiert ist und sich gut bezahlt macht. Eine Wende der Geburtshilfe zum Besseren ist also von medizinischer Seite nicht zu erwarten. Umso mehr liegt es an den Hebammen, die Geburtshilfe wieder in jene Bahn zu lenken, die der natürlichen Geburt den Vorzug gibt. Diese Tat bedarf der Wende – von der medizinischen Indoktrination zum biologischen Verständnis.

1.2. Lebenskreislauf

1.2.1. Das Prinzip

Alle Lebenskraft der Erde kommt aus der Strahlungsenergie der Sonne. Der Lebenskreislauf, in den wir eingebunden sind, fing vor rund drei Milliarden Jahren an, indem die Pflanzen begonnen haben, mittels des grünen Blätterfarbstoffes Chlorophyll[1] die Lichtenergie der Sonne einzufangen, in biochemische Bindungsenergie umzuwandeln und damit Lebenssubstanz herzustellen. Den Aufbau biotischer[2] Kraftstoffe mit Hilfe von Sonnenlicht bezeichnet man als *Photosynthese*[3].

---

1 griech. chloros = grün; phyllon = Blatt
2 griech. bios = Leben; biotisch = lebenden Organismen zugehörig
3 griech. phos = Licht; synthesis = Zusammenstellung

Das klassische Endprodukt der Photosynthese ist der Traubenzucker (Glukose[4]), der wesentliche Nahrungsstoff aller Lebewesen, von den Mikroben[5] bis zum Menschen. Traubenzucker stellt eine energiereiche Verbindung dar und entsteht dadurch, daß das von den Blättern aus der Luft aufgenommene Kohlendioxyd und das von den Wurzeln aus dem Boden aufgesaugte Wasser unter der Einschleusung von Sonnenenergie zu Kohlenwasserstoff (Kohle-hydrat[6]) verbunden wird. Dabei wird Sauerstoff (Oxygen[7]) freigesetzt. Glukose ist umgekehrt der Stoff, aus dem die Tiere unter Zuhilfenahme des Sauerstoffs ihre Kraft gewinnen, indem sie Glukose mit dem Sauerstoff zu Kohlendioxyd und Wasser „verbrennen" und die dabei aus der Kohlehydratverbindung frei werdende Bindungsenergie zur Deckung ihres Energiebedarfs verwenden. Kohlendioxyd und Wasser werden ausgeschieden und gehen wieder zurück zur Pflanze. Der Kreislauf beginnt von vorne.

Dieser Kreislauf scheint im Grunde einfach; das ist aber trügerisch.

Auf der einen Seite müssen nämlich die Pflanzen die Lichtenergie in chemische Energie umwandeln, um sie in die Glukose und die aus ihr zusammengesetzten Polymere[8] (Stärke, Cellulose, Chitin) einbringen zu können. Auf der anderen Seite können Lebewesen die Glukose, um an deren Bindungsenergie heranzukommen, nicht einfach auf eine Art und Weise oxydieren, wie man etwa ein Stück Holz (Cellulose) verbrennt, um aus ihm Energie in Form von Wärme zu gewinnen. So laden denn die Pflanzen mit der Strahlenenergie, die sie einfangen, zuerst einmal spezielle Wirkstoffe mit chemisch umsetzbarer Elektronenenergie auf. Dieses Energiepotential verwenden sie dann zum Aufbau der Glukose, wo es nun als Bindungsenergie verankert ist. Umgekehrt bedienen sich die Tiere derselben Wirkstoffe, wenn sie die Glukose abbauen, um die Bindungsenergie, die bei diesem Abbau frei wird, in eine umsetzbare Form zu bringen und damit anstehende Lebensprozesse zu unterhalten.

Die Stoffe, die den Energiestoffwechsel der Lebewesen so ausgewogen regulieren, sind biochemische Stoffe, die Nukleotide genannt werden. Diese waren auf der Erde schon vorhanden, bevor es Lebewesen gab. Sie spielen in fast allen biochemischen Regulationsvorgängen eine Schlüsselrolle und wirken in allen Lebewesen auf die gleiche Weise. Sie stellen die Buchstaben des genetischen Code, die wesentlichen Energieverteiler und Stoffwechselregler der Lebewesen dar.

Die Pflanzen investieren die Energie der Photonen als Elektronen in ein Nukleotid, das mit dem Kürzel NADPH bezeichnet wird. So entsteht ein Energiepotential, das in einer Elektronentransportkette Schritt für Schritt weitergereicht wird. Bei jedem Schritt wird Energie je nach Bedarf abgezweigt, um sie als Bindungsenergie anzulegen. Bei der Photosynthese erfolgt diese Energieanlage in die energiereichen Kohlehydrate und in ein Nukleotid, das Adenosin-Tri-Phosphat (ATP). Die Kohlehydrate stellen die wesentlichste Energiequelle, das ATP das energetische „Wechselgeld" der Lebewesen dar. Wo immer Energie gebraucht oder gehortet wird, ist sie als ATP abheb- oder anlegbar. Die bewegliche und einwechselbare Energie des ATP steckt in dessen energiereicher Phosphatverbindung. Der Mensch setzt bei angemessener Arbeit im Tag etwa das Äquivalent seines Körpergewichts an ATP um.

4 griech. glykys = süß
5 griech. mikros = klein, bios = Leben; Mikroben = Kleinlebewesen (Bakterien)
6 griech. hydor = Wasser; Kohlehydrat, auch Carbohydrat (lat. carbo = Kohle)
7 griech. oxys = sauer, scharf; -gen = hervorbringend; Oxygen = Säurebildner
8 griech. poly = viele; meros = Teil; Polymer = viele (gleiche) Teile enthaltend

Die Pflanzen stellen mittels der Lichtenergie energiereiche Stoffe her. Diese werden von den Tieren mittels des Sauerstoffs verbrannt, also oxydativ abgebaut. Die dabei freigesetzte Bindungsenergie wird als energiereiche Phosphatverbindung – ATP – veranlagt. Der Prozeß, in dem durch Oxydation von Nährstoffen Bindungsenergie freigesetzt und als ATP angelegt wird, heißt *oxydative Phosphorylierung*.

1.2.2. Biochemische Baustoffe

1.2.2.1. Chemische Vorbemerkung

Alle biochemischen Baustoffe haben ein Grundgerüst aus Kohlenstoff, Wasserstoff und Sauerstoff. In viele Stoffe ist aber auch noch eine Stickstoffgruppe in Form eines Ammoniumions eingebunden. Alle diese Stoffe führen in ihrer Bezeichnung entweder die Vor- oder Nachsilbe Amin oder Amino, wie in Aminbasen, Glukosamin, Aminosäuren, biogene Amine, Aminobuttersäure und andere mehr (Amin[9] heißt kein Mineral). Es gibt vier große Sparten von Biomolekülen: Kohlehydrate, Lipoide[10] (fetthaltige Stoffe), Eiweiße (Proteine[11]) und Nukleotide[12]. Alle diese Stoffe haben eine besondere Struktur, eine Gestalt, die jedem der Stoffe eine besondere Aktivität und Bewegungsfähigkeit verleiht.

1.2.2.2. Kohlehydrate

Die Kohlehydrate spielen in allen Lebewesen eine wesentliche Rolle, als Bauelemente, Energiereserven und Schaltstellen im Stoffwechsel.

Als Baustoffe werden sie in erster Linie von den Pflanzen eingesetzt. Die Cellulose stellt die größte Menge an organischen Verbindungen in der Biosphäre; sie enthält über die Hälfte des organisch gebundenen Kohlenstoffs. Mehr als zehn Billionen Tonnen Cellulose werden im Jahr auf der Erde gebildet und verbraucht. Kohlehydrate sind die strukturellen Elemente der Zellwände der Pflanzen, der Kapseln der Bakterien und des Außenskelettes der Gliederfüßler.

Bei den höheren Tieren treten die Kohlehydrate als Bauelement etwas in den Hintergrund. Im Vordergrund stehen hier die Proteine. In der Verbindung mit Proteinen und Lipoiden, in Form der Glykoproteine und Glykolipide, spielen sie in der Gestaltung der Zelloberflächen, aber auch im tierischen Organismus eine wesentliche Rolle. Die auf diese Weise in der Zelloberfläche verankerten Kohlehydratmoleküle nehmen Einfluß auf die Polarisation der Zellen und stellen jene Strukturen dar, an denen sich zusammengehörige Zellen gegenseitig erkennen und aneinander binden. Es handelt sich um Gestaltungselemente, die auf die diversen Botenstoffe, ob aus der unmittelbaren Umgebung und/oder fernen Teilen des Organismus, antworten und reagieren.

Die Kohlehydrate sind Polysaccharide[13]. Die Stärke der Pflanzen und das Glykogen der Tiere sind hochmolekulare Kohlehydrate, aus denen auf einfache Weise der wich-

---

9 griech. a = nicht, kein; min = Abkürzung für Mineral. Das Ammoniumion verhält sich chemisch wie ein Mineral, ohne eines zu sein.
10 griech. lipos = Fett, eidos = Erscheinung, Art; Lipoide = fettartige Stoffe
11 griech. proteios = erstrangig
12 lat. nucleus = Kern; Nucleotid = im Zellkern eingeordnet
13 griech. poly = viel, sakcharon = Zucker

tigste Zucker, die Glukose, abgespalten werden kann. Glukose ist der Nahrungsstoff, der in erster Linie zur Energiegewinnung eingesetzt wird, erst bei Zuckermangel werden Eiweiß und Fett herangezogen. ATP, das beim Abbau der Glukose entsteht, ist wie der wesentliche Bestandteil vieler Wirkstoffe eine Verbindung, die einen Zucker enthält, der aus Glukose entsteht. Dieser Zucker, die Ribose und ihre an Sauerstoff ärmere Schwester, die Deoxyribose, sind Grundbestandteil jener Nukleotide, die in der genetischen Information der Lebewesen eine ganz wesentliche Rolle spielen.

1.2.2.3. Lipoide

Manche Fettsubstanzen vermögen nur die Pflanzen zu synthetisieren und können von den Tieren nicht aufgebaut werden. Die bekanntesten dieser Fettstoffe sind die Carotinoide, eine Farbstoffgruppe, die praktisch in allen Photosynthesesystemen enthalten ist. β-Carotin ist die Vorstufe des Vitamin A (Retinol), aus dem der Sehfarbstoff (Retinal) entsteht. Mangel an Vitamin A führt zu Nachtblindheit, bei stärkeren Defiziten zur Schädigung der Hornhautzellen der Augen, der Oberflächenzellen der Haut und bei Jungtieren zu Wachstumsstörungen. Carotin ist in den Pflanzen reichlich vorhanden.

Die Lipoide haben in der Natur vor allem drei Aufgaben erhalten: Sie bilden die Grundsubstanz der äußeren und inneren Zellmembranen, die Ausgangssubstanz für diverse Botenstoffe außerhalb und innerhalb der Zellen und die Hauptmasse des Energiedepots. In den Zellmembranen kommen sie in Verkettung mit einer organischen Phosphorverbindung als Phospholipoide, in Verkettung mit Zuckern als Glycolipoide und als Cholesterin vor. Cholesterin ist die Ausgangssubstanz für die Bildung der sogenannten Steroidhormone. (Dazu gehören die Hormone des Eierstocks, des Hodens und der Nebennierenrinde.) Weiters leiten sich vom Cholesterin auch das für den Kalkstoffwechsel so wichtige Provitamin-D_3 (7-Dehydro-Cholesterin) und die Gallensäuren ab.

Die in den Fettzellen gespeicherten Fettmoleküle bezeichnet man als Triglyzeride. Es handelt sich nämlich um Stoffe aus Glyzerin, an das drei lange Fettsäuren gebunden sind. Fettsäuren sind energiereiche Verbindungen. Ein Gramm Fett ergibt sechsmal so viel Energie wie ein Gramm Glykogen. Fettdepots sind viel leichter als Glykogendepots, da Fett kein Wasser speichert. Müßte ein Mensch von 70 kg Körpergewicht mit einem normalen Fettdepot dieses als Glykogendepot anlegen, käme er auf 125 kg. Würden Zugvögel ihre Energiereserven für den Flug als Glykogen speichern, wären sie nicht einmal mehr fähig abzuheben.

1.2.2.4. Proteine

Die Proteine bestehen aus Aminosäuren. Diese werden gebildet, indem auf diverse organische Säuren Aminogruppen übertragen werden. Dies gelingt allerdings nur, wenn der Stickstoff in einer energiereichen Verbindung mit Wasserstoff, also als Ammoniumion vorhanden ist. Nur so kann er in ein Biomolekül eingeschleust und eine Aminoverbindung gebildet werden. Zur Bildung energiereicher Stickstoffverbindungen sind nun die höheren Lebewesen allesamt nicht fähig. Welche Kräfte dazu nötig sind, zeigt der Umstand, daß die industrielle Produktion von Stickstoffdünger 500° C Temperatur und 300 atm Druck erfordert.

Um die so lebenswichtigen Aminoverbindungen herzustellen, sind die Pflanzen wie die Tiere auf die dazu fähigen Mikroben angewiesen. So gehen diverse Pflanzen eine Symbiose mit „Stickstoff fixierenden" Bakterien ein. Die Bakterien setzen sich an den Wurzeln der Pflanzen fest und versorgen dann sich sowie die Wirtspflanze mit verwertbarem Stickstoff. Die Menge Luftstickstoff, die auf diese Weise umgesetzt wird, schätzt man auf 200 Millionen Tonnen jährlich.

Eine weitere Bereicherung an Aminosäuren und Proteinen erfolgt beim Verdauungsprozeß der Pflanzenfresser, vornehmlich der Wiederkäuer. Die Hauptnahrung stellt für diese die Cellulose dar, die sie jedoch ebenfalls nur zu verdauen imstande sind, indem sie eine Symbiose mit diversen Mikroben eingehen. (So finden sich im Pansen eines Rindes in jedem Milliliter Nährsaft an die 10 Milliarden Bakterien.) Die Mikroben bereiten nicht nur die Cellulose auf, sondern auch das pflanzliche Eiweiß. Im Nahrungsbrei der Wirtstiere vermehren sich die Mikroben in einem gigantischen Ausmaß. Eine Unmenge Bakterien gelangt mit dem Nahrungsbrei in den Darm und wird dort abgetötet und verdaut: eine unerschöpfliche Quelle von Proteinen und Aminosäuren. Die nicht mehr verwertbaren Endprodukte der Verdauung werden als Harnstoff in den Naturkreislauf zurückgebracht.

Steht über die pflanzenverdauenden Tiere einmal genügend tierisches Eiweiß zur Verfügung, sind die Probleme der Eiweißernährung gelöst. Mit dem tierischen Eiweiß erhalten wir alle jene Aminosäuren, die wir zur Deckung unseres Eiweißbedarfes brauchen, zumindest aber jene Aminoverbindungen, die wir brauchen, um Karbonsäuren in Aminosäuren umzuwandeln. Trotzdem vermögen wir nur elf der zwanzig Aminosäuren, die wir benötigen, herzustellen. Bei den anderen neun sind wir auf deren Zufuhr mit der Nahrung angewiesen, ihre Zufuhr ist essentiell. Ohne essentielle Aminosäuren sind wir nämlich nicht nur außerstande, unser Grundgewebe aufzubauen, sondern auch all die Strukturen, die den Stoffwechsel regulieren, die Bewegungssysteme koordinieren, die Abwehr und Anpassung regeln, Nervenimpulse übertragen, Wachstum und Differenzierung steuern u.a.m.

1.2.2.5. Nukleotide

Die Nukleotide sind organische Verbindungen, die aus einer von sechs Aminbasen, einem Zucker und Phosphorsäure zusammengesetzt sind. Die Aminbasen heißen Adenin (A), Cytosin (C), Guanin (G), Thymin (T) und Uracil (U) und Inosin (I). Je eine dieser Basen ist an Ribose oder Deoxyribose gekoppelt und diese auf der anderen Seite an ein Phosphorsäuremolekül. Dieses geht je nach den funktionellen Aufgaben des Nukleotids mit ein bis zwei weiteren Phosphorsäuremolekülen eine energiereiche Verbindung ein. Kraft dieser Verbindungen können die Nukleotide Energie übertragen wie das ATP und sich miteinander über Phosphorsäurebrücken verbinden wie etwa im NADP. Lange Ketten von Nukleotiden finden sich besonders reichlich im Zellkern (Nukleus). Sie werden daher als Nukleinsäuren bezeichnet. Je nachdem, ob der Zucker in den Nukleotiden in einer Ribose oder Deoxyribose besteht, spricht man von Ribo-Nuklein-Säuren (RNS) und Deoxyribo-Nuklein-Säuren (DNS).

Die Nukleotide spielen in fast allen biochemischen Prozessen eine Schlüsselrolle: Sie vermitteln in Form der DNS und RNS die genetische Information, aktivieren eine Reihe von Zwischenstufen in der Biosynthese, bilden in Form des ATP die allgemein und prompt verfügbare Energiequelle; und regulieren als sekundäre Botenstoffe die Stoffwechselbalance im innerzellulären Raum.

1.2.3. Der biochemische Kreislauf des Wassers

Mit Hilfe der Energie der Photonen wird Wasser (H_2O) gespalten und dadurch die Bindungsenergie des Wassers verfügbar. Der dabei frei werdende Wasserstoff (H) wird sofort wieder gebunden und zwar an das Nukleotid NADP, wodurch NADPH entsteht. Da so freie Energie gebunden und damit reduziert wird, bezeichnet man die Aufnahme von Elektronen und die Anbindung von H als Reduktion. Die Wirkungsweise der oben erwähnten Elektronentransportkette besteht nun darin, daß die jeweils reduzierten Wirkstoffe dieser Kette ihre Elektronen und den H an die weniger reduzierten weitergeben und damit diese mit Elektronenenergie aufladen. Am Ende der Kette steht ein Wirkstoff, der die Elektronen und den H an den Sauerstoff (O) abgibt und zu H_2O oxydiert. Entzug von H und Elektronen wird jedoch auch dann als Oxydation bezeichnet, wenn die Elektronen an andere Stoffe als Oxygen abgegeben werden. Die wechselweise Reduktion und Oxydation wird als Oxydoreduktion, die Wirkstoffe, die sie katalysieren, als Redox-System bezeichnet.

So steht am Anfang des Lebenskreislaufs die Spaltung des H_2O durch die Photonen und die Reduktion des CO_2 zu Kohlehydrat CH_2O unter der Ausscheidung von O_2 und am Ende die Oxydation der CH_2O zu H_2O unter der Ausscheidung von CO_2. Es gibt also nicht nur einen ökologischen, sondern auch biochemischen Kreislauf des Wassers. Dazwischen liegen all die Prozesse von Aufbau und Abbau, von Reduktion und Oxydation. Sie werden von besonderen Wirkstoffen, den Enzymen[14] gesteuert.

1.3. Morphologie[15] und Kybernetik[16]

1.3.1. Die Zelle[17]

Alle Lebewesen bestehen aus einer Zelle (einzellige Lebewesen) oder einem Verband von Zellen (vielzellige Lebewesen). Alle Lebewesen haben eine bestimmte äußere Gestalt, an der ihre Art zu erkennen ist. Aber auch eine solche einmal angenommene Gestalt befindet sich in stetem Wandel, wenn dieser vielfach auch nicht gleich erkennbar ist und oft erst im Laufe längerer Zeitabschnitte oder bestimmter Lebensphasen deutlich sichtbar wird. Manche Lebewesen ändern ihre äußere Gestalt im Laufe einer kurzen Lebensphase grundlegend, indem sie etwa wie Raupen oder Kaulquappen eine Metamorphose[18] (zum Frosch bzw. Schmetterling) vollziehen. Junge Organismen kann man blühen und wachsen, alte schrumpfen und verwelken sehen. Jedoch auch in Phasen, wenn Lebewesen ihre Gestalt scheinbar nicht verändern, machen sie in ihrem Inneren ständig unzählige Formveränderungen durch: Denn jede biochemische Reaktion geht mit einer Formveränderung einher und jede Phase in der Steuerung des Stoffwechsels mit unzähligen Reaktionen.

---

14 griech. en = in, zyme = Hefe, Sauerteig
15 griech. morphe = Form, Gestalt; logos = Wort, Lehre, Wissen
16 griech. kybernetes = Steuermann; Kybernetik = die Steuerung betreffend
17 lat. cellula; griech. zyte
18 griech. meta = dazwischen, danach; morphosis = Formung, Gestaltung

1.3.1.1. Zell-Plasma[19]

Die Zelle ist eine biochemische Struktur, deren Grundsubstanz – das Zellplasma – eine enorme Plastizität besitzt. Das Plasma bildet nach außen hin ein Häutchen, die Zell-Membran, und im Inneren eine Fülle von Membranen, die den Zellraum in eine Menge von Abschnitten und Fächern, die Zell-Kompartimente, unterteilt. In den diversen von den Membranen umgebenen Kompartimenten liegen die Zell-Organellen[20].

Die Zellmembran spielt eine zentrale Rolle in der Verständigung der Zelle mit der Außenwelt, die inneren Membranen in der Verständigung der Organellen untereinander. Alle Membranen sind infolge ständiger Änderungen der Zellaktivität ohne Unterlaß im Umbau. Das Zellplasma zwischen den Membranen und Organellen wird als Cytosol[21] bezeichnet.

1.3.1.2. Zell-Kern

Die biochemischen Rezepte für die Bildung der Zellstrukturen sind im Zell-Kern deponiert. Der Kern ist von einer der Innenmembranen der Zelle umgeben und besteht aus dem Kernplasma und den Kernkörperchen, den Nukleosomen[22]. Eine Anzahl solcher Nukleosomen ist jeweils perlenschnurartig aufgefädelt und bildet so ein Chromosom[23]. Die verbindenden Fäden bestehen aus DNS, dem chemischen Substrat unseres Erbmaterials. Die Gesamtheit der im Kern enthaltenen Chromosomen bezeichnet man als Chromatin.

Jede Art Lebewesen hat eine bestimmte Zahl von Chromosomen, in deren DNS die Pläne zur Bildung der arteigenen Lebensstruktur in einer Art Morsealphabet mit vier biochemischen Morsezeichen beschrieben sind. Da es um artspezifische Baupläne der jeweiligen Lebewesen geht, wird diese Planbeschreibung als genetischer[24] Code bezeichnet. Die darin enthaltenen biochemisch codierten Paragraphen, die den Plan für die Bildung eines spezifischen Eiweißkörpers beschreiben, bezeichnet man als *Gene*, die Gesamtheit der Gene eines Zellkerns als *Genom*. – Das menschliche Genom enthält mehr als 100.000 Gene auf 2x23 Chromosomen und daher die Pläne für mehr als 100.000 spezifische Eiweißketten.

1.3.1.3. Mitochondrien[25]

Die Kraftwerke der Zelle heißen Mitochondrien. Ihr Name ist darauf zurückzuführen, daß sie ihre Gestalt laufend ändern, von fadenförmig bis körnchenartig. Sie besitzen ihren eigenen genetischen Code und können sich unabhängig vom Genom teilen und vermehren. Ihre Aufgabe besteht in der Erzeugung und Regeneration von ATP. Dabei spielt es keine Rolle, ob die in das ATP zu investierende Energie wie bei

---

19 griech. plasma = etwas Formbares, Modulierbares
20 lat. organellum = kleines Organ; organum = Werkzeug, Wirkkraft
21 lat. solutum = frei, ungebunden, gelöst; -sol = freier, gelöster Anteil
22 lat. nucleus = Kern; griech. soma = Körper; Nucleosom = Kernkörperchen
23 griech. chroma = Farbe; Chromosomen = färbbare (gefärbte) Körper
24 griech. genos, lat. genus = Art, Rasse, Geschlecht
25 griech. mitos = Faden; chondros = Körnchen; Mitochondrion = Körnchenfaden

den Pflanzen aus der Photosynthese oder aus der Oxydation der Nahrung kommt. Die Gesamtheit der Mitochondrien heißt Chondriom.

1.3.1.4. Ribosomen

Die Ribosomen sind die Produktionsstätten der Zelle. Sie heißen so, weil es sich um an RNS reiche Eiweißpartikel handelt. Die Ribosomen tun sich je nach Bedarf zu einer Art Arbeitsteam, den Polyribosomen zusammen. Hier wird nun anhand einer RNS, die aus dem Zellkern kommt und dort den DNS-Plan für das angeforderte Protein kopiert hat, laut Plan das gewünschte Protein zusammengebaut. Die Synthese geht so vor sich, daß sich die Ribosomen fließbandartig an der aus dem Zellkern kommenden RNS entlangbewegen und planmäßig eine Aminosäure nach der anderen ankoppeln. Auf der RNS befindet sich außer dem Plan für die Reihung der Aminosäuren ein Start- und ein Stopsignal. Das Einordnen der Aminosäuren in die Ribosomen besorgt eine spezielle RNS.

1.3.1.5. Diktyosomen[26]

Sind die Produkte fertig, kommen sie in die Verpackungszentralen, die Diktyosomen. Dort werden sie in Membranen verpackt und als (bläschenförmige) Cytosomen weitertransportiert. So gelangen sie entweder in andere Kompartimente der Zelle und greifen dort unter Auflösung der Bläschenmembran in den Zellstoffwechsel ein (Enzyme) oder sie werden nach außen abgegeben und werden außerhalb der Zelle wirksam, indem sie sich zu Bindegewebsfasern vereinigen bzw. den Stoffwechsel in der Umgebung regulieren (Hormone).

1.3.1.6. Kinetosomen[27]

Alle diese Bewegungen werden von den Kinetosomen gesteuert. Diese verfügen über ein Faserwerk, das Verformbarkeit, Formveränderung der Zellen aufeinander abstimmt. Die Beweglichkeit der Zellen innerhalb eines Zellorganismus ist sehr unterschiedlich und besonders lebhaft während der embryonalen Entwicklung. Wie weit solche Bewegungen aber auch später gehen können, zeigen unsere weißen Blutkörperchen: Der Weg, den sie allesamt täglich zurücklegen, macht den Erdumfang aus.

1.3.1.7. Schalen und Kapseln

Manche Zellen (Blutkörperchen, Eizellen) sind von einer mehr oder weniger festen Kapsel oder Schale aus Kohlehydrat- oder Kohlehydrat-Eiweißverbindungen umgeben. Bei vielzelligen Lebewesen spielen diese eine wesentliche Rolle im Zusammenhalt der Zellen. Die Schale der Eizelle wird als Zona pellucida[28] bezeichnet. Die Zellen scheiden aber natürlich eine Reihe anderer Stoffe aus, die der Kommunikation mit der Außenwelt und damit auch den benachbarten Zellen dienen. Die Kommuni-

---

26 griech. diktyon = Netz
27 griech. kinein = bewegen, kinetos = bewegend, kinetikos = in Bewegung setzend
28 lat. pellis = Haut, Hülle; lucida = leuchtend; pellucida = leuchtende Hülle

kation ist vielfältigst und geht vom regen Stoffaustausch bis zur gegenseitigen Stützung und Verankerung durch Fasernbildung. Bei den Vielzellern werden diese Stoffe in den Raum zwischen den Zellen, den Zwischenzellraum oder interzellulären Raum, abgegeben. Die in den Zwischenzellraum abgesonderten Stoffe werden als Grundsubstanz oder Zwischenzellsubstanz bezeichnet. Die Gesamtheit der interzellulären Strukturen wird als Interstitium, das Interstitium eines Organs als Hydroskelett zusammengefaßt.

1.3.1.8. Besondere Organellen der pflanzlichen Zellen

Die Pflanzenzellen haben zwei zusätzliche Organellen, nämlich die Plastitiden und Glyxosomen. Beide vermögen in den Pflanzenzellen Stoffwechselprozesse zu unterhalten, zu denen die tierischen Zellen nicht befähigt sind. Die Plastitiden führen die Photosynthese durch, und die Glyxosomen fördern den Aufbau von Kohlehydraten aus Essigsäure, während in der tierischen Zelle nur der Abbau zu Kohlendioxyd und Wasser möglich ist.

1.3.2. Die morphologisch-physiologische[29] Korrelation

Die Bildung von Kompartimenten mit selektiven Membranen erlauben es der Zelle, alle möglichen, auch gegenläufige Stoffwechselprozesse nebeneinander ablaufen zu lassen. Während im einen Kompartiment etwa Glukose zu Kohlendioxyd und Wasser abgebaut wird, kann sie nebenan im anderen zu Glykogen aufgebaut werden. Während hier Kohlenhydrate in Aminosäuren umgewandelt werden, können dort umgekehrt Aminosäuren in Kohlenhydrate umgewandelt werden. Im Gegensatz zu Glykogen und Eiweiß können Fettsäuren nur zu Kohlendioxyd und Wasser verbrannt werden. Wenn wie im Hungerzustand mangels Glukose Fettsäuren in vermehrtem Maß abgebaut werden, ist das an der Zunahme von Abbauprodukten der Fettsäuren zu erkennen.

Die Vielfalt der Lebensorganismen und der Regulationsmechanismen in einer Zelle mögen überwältigend sein, jedoch die Muster, die ihnen zugrunde liegen, haben viele gemeinsame Züge. Die Zahl der Reaktionen im Stoffwechselgeschehen ist riesengroß, doch die Art der Reaktionen ist relativ klein. Die Vielfalt entsteht durch Multiplikationen und Modifikationen in der Verkoppelung einer im Vergleich zur gegebenen Vielfalt relativ geringen Zahl von Wirkstoffen. So enthält das Genom des Menschen keine andere DNS als ein Kolibakterium, aber 1.000 Mal so viel. In mathematischer Formulierung: Die Fraktale der Gestaltung sind einander gleich, die vom deterministischen Chaos geprägten Wege der Gestaltung ungeheuer artenreich (siehe „Chaos und Fraktale").

So hängt die ordnungsgemäße Funktion der Zellen und damit des ganzen Organismus davon ab, wie und wo und in welcher Form wie viele der Träger der energieerzeugenden Stoffwechselprozesse gerade vorhanden sind oder gebildet werden. Der Ablauf der Lebensvorgänge ist einfach gesehen so, daß überall im Organismus eine Unzahl von „Gestaltern" in Bewegung sind, um eine besondere Arbeit zu übernehmen: hier etwas zu fördern, dort etwas zu hemmen; die einen Faktoren zu verkop-

---

[29] griech. physis = Natur, physike/physio- = die Natur betreffend

peln, die anderen zu trennen; die einen Strukturen aufzubauen, die anderen abzubauen u.a.m.

So weist auch die biologische Lebenseinheit, die Zelle, im Prinzip in allen Lebewesen die gleichen strukturellen Elemente auf. Es ist die gleiche Kybernetik, die hinter den so unterschiedlichen Formen der Gestalt und Kräften der Gestaltung steckt. Welche Lebensform dann beim biologischen Baukastenspiel herauskommt, ist ein Problem der Kombination und Quantität. Es geht um das Wechselspiel zwischen Form und Energie, um die morphologisch-physiologische Korrelation.

1.4. Die molekularen[30] Gestaltungskräfte des Lebens

1.4.1. Struktur der Proteine

Die Proteine sind die „Lebensgeister" der Zellen, die deren Substanz und Energie in fließendem Gleichgewicht halten. Alle Lebewesen, von den Bakterien bis zum Menschen, verwenden zur Bildung ihrer Proteine dieselben 20 Aminosäuren. Jedes Protein hat seine präzis festgelegte Reihenfolge von Aminosäuren. Alle Aminosäuren sind auf dieselbe Art gekoppelt. Jedes Protein hat eine einmalige und in bestimmter Weise biochemisch modifizierbare Gestalt. Die Baubeschreibung der Proteine findet sich im Genom. Bisher wurde die Struktur von 2.000 biogenen Proteinen aufgeklärt. Viele Proteine bedürfen einer festen Bindung mit Nicht-Proteinen, um biologisch aktiv werden zu können. So ein Nicht-Protein nennt man prosthetische[31] Gruppe, das Protein selbst Apo[32]-Protein. Die meisten Vitamine stellen prosthetische Gruppen von (Apo)Enzymen dar.

1.4.2. Funktion der Proteine

Die Moleküle, die faktisch in allen Lebensprozessen die wesentliche Rolle spielen, sind die Proteine. Ihre Bedeutung und die Reichweite ihrer Aktivitäten veranschaulichen folgende Funktionen:

Enzymatische Katalyse[33]: Fast alle Reaktionen und Regulationen in biologischen Systemen werden von spezifischen Eiweißmolekülen, den Enzymen katalysiert. Die katalytische Wirkung der Enzyme ist enorm. Gewöhnlich steigern sie die Reaktionsgeschwindigkeit mindestens auf das Millionenfache. Bisher wurden einige tausend Enzyme entdeckt; alle erwiesen sich als Proteine.

Transport und Speicherung: Eine Menge kleiner Moleküle werden durch spezifische Proteine transportiert. So wird etwa der Sauerstoff im Farbstoff der roten Blutkörperchen, dem Hämoglobin, transportiert. Im Muskel erfolgt der Sauerstofftransport durch ein dem Hämoglobin chemisch verwandtes Protein, das Myoglobin. Eisenmoleküle werden von einem besonderen Protein im Blut transportiert und von einem besonderen Leberprotein gespeichert.

Geordnete Bewegung: Die Muskeln bestehen größtenteils aus Eiweiß. Ihre Bewegung beruht darauf, daß sich hintereinander liegende Eiweißfäden so aneinander

---

30 lat. molecula = kleine Masse
31 griech. prosthetikos = zusätzlich, ergänzend
32 griech. apo = weg von … (der zusätzlichen Einheit)
33 griech. katalysis = Auflösung; Auslösung einer chemischen Reaktion

vorbeischieben, daß sie nebeneinander zu liegen kommen, wodurch die Muskelfasern verkürzt werden. Auch die Bewegung der Samenfäden oder weißen Blutkörperchen oder anderer Zellen beruht, obgleich physisch in anderer Weise, auf der Wirkung kontraktiler Eiweißfäden.

Mechanische Stützen: Die Festigkeit der Knochen, die Spannung der Haut, der Halt der Organe im Körper beruhen auf der Anlage von straffen Fasern. Diese bestehen aus einem Protein, dem Kollagen[34].

Immunabwehr: Die Stoffe, die unsere weißen Blutkörperchen bilden, um Bakterien oder Viren oder andere fremde Stoffe in unserem Körper abzuwehren, die Antikörper, sind hoch spezifische Proteine.

Übertragung von Reizen: Physiologische Reize kommen nur dann zur Wirkung, wenn für die den Reiz auslösende Substanz entsprechende Rezeptoren vorhanden sind. Bei allen diesen Rezeptoren handelt es sich um Proteine, wie das Photorezeptorprotein in der Netzhaut der Augen oder die Rezeptoren für ein Hormon an diversen Erfolgszellen.

Regulierung von Wachstum und Differenzierung: Das Wachstum und die besondere Entwicklung der diversen Zellen, die ihnen in den vielzelligen Organismen ihre voneinander verschiedene Funktionsfähigkeit verleiht, wird durch Wachstumsfaktoren reguliert. Auch bei den Wachstumsfaktoren handelt es sich um Proteine. Die wechselseitige Abstimmung der Tätigkeit der Zellen erfolgt durch Hormone. Die meisten Hormone sind Proteine, Aminosäuren oder biogene Amine (Abbauprodukte von Aminosäuren).

1.4.3. Die genetische Information

Die Proteine sind die Elemente der Lebensgestaltung. Sie produzieren und bewegen die Organismen. Ihre Aktivität und Produktionskraft muß den durch ständigen Reizeinfluß bedingten Zellveränderungen angepaßt werden. So werden sie pausenlos abgenützt, umgestaltet und erneuert.

Die Rezepte für den Bau der Proteine sind in verschlüsselter Form im Genom verwahrt. Das Genom ist ein riesiges Archiv, in dem Enzyme als Archivare tätig sind. Kommt nun ein Bote, etwa ein Hormon[35], mit der Nachricht, daß ein bestimmter Stoff benötigt wird, in dieses Archiv, kopieren die Enzyme die Seiten jener Archivalien, die das Rezept der angeforderten Struktur enthalten. Nach genauer Überprüfung schicken sie die korrigierte Kopie an die Ribosomen. Dort sitzen Architekten, d. h. Enzyme, die anhand der Rezeptur frische Proteine fertigen und modellieren. Von da kommen dann die neu gebildeten Proteine zu den Diktyosomen, wo sie abgepackt und an den Einsatzort geleitet werden.

1.4.4. Gen – Genort – genetischer Code[36]

Das menschliche Genom besteht aus Zigtausenden von Genen. Ein großer Teil der Passagen des genetischen Materials ist mehrfach angelegt. So besteht das menschli-

---

34 griech. kolla = Leim, -gen = bildend
35 griech. hormon = anregend
36 Code = System von Signalen; codieren = an diesen Zeichen erkennbar machen

chen Genom zu einem Drittel aus genetischen Vorlagen, die in mehr als 20facher Ausführung vorhanden sind.

Gene, die nur in einfacher Ausführung vorhanden sind, können sich erweitern und dann wieder weitgehend verstummen. Man bezeichnet sie dann als Pseudogene. So sind mit der Zeit diverse Varianten des Gens der Proteine des roten Blutfarbstoffes Hämoglobin entstanden, sodaß auf diversen menschlichen Chromosomen jetzt acht Varianten vorhanden sind. Je nachdem, welches Mitglied dieser Genfamilie stumm bleibt oder aktiv wird, entsteht ein etwas anders gestaltetes und anders wirksames Hämoglobin (siehe im Kapitel „Trägereiweiß").

Jedes Gen im Genom ist an einer bestimmten Stelle eines Chromosoms, dem Genort verankert. Die Wirkung eines Gens ist nicht zuletzt davon abhängig, wo sich dieses an welchem Chromosom befindet. Es gibt aber auch Gene, die den Genort immer wieder ändern. Die Transposons oder jumping genes[37], wie sie genannt werden, spielen bei der Reparatur oder Umschichtung von Genmaterial eine wesentliche Rolle.

Die Proteinrezepte können kleinere und an sich unwirksame Moleküle betreffen, die sich dann je nach Bedarf mit anderen Kleinmolekülen zu einem effektiven Makromolekül vereinigen. Sie können aber auch unwirksame Großmoleküle betreffen, aus dem wirksame Kleinmoleküle abgespalten werden. Die dabei kooperierenden Gene können auf einem Chromosom, aber auch verschiedenen Chromosomen lokalisiert sein.

1.4.4.1. Die DNS

Das Genom besteht rund zur Hälfte aus Nukleinsäure, vornehmlich DNS, zur anderen Hälfte aus Proteinen, vorwiegend Enzymen. Die DNS ist ein sehr langes fadenartiges Molekül. Die menschliche DNS besteht aus einem doppelten Strang von Nukleotiden, der einen Durchmesser von 2 nm[38] hat und 900,000.000 nm lang ist. Der DNS-Doppelstrang eines halben Genoms besteht aus fast 4 Milliarden Basenpaaren. Diese kommen insofern zustande, als sich von den 4 Basen der DNS, nämlich Adenin (A), Cytosin (C), Guanin (G) und Thymin (T), jeweils A und T sowie G und C zu einem Basenpaar zusammentun. Das heißt, dem A im einen Strang steht immer ein T im anderen Strang gegenüber, dem C ein G, dem G ein C, dem T ein A. Wenn z. B. die Reihenfolge im einen Strang AACGCTTA lautet, steht ihr im anderen TTGCGAAT gegenüber.

Beim Doppelstrang der DNS handelt es sich um zwei parallellaufende Stränge, die aus Phosphorsäure und Deoxyribose in alternierender Reihenfolge gebildet werden. Die Deoxyribosemoleküle beider Seiten werden durch eines der Basenpaare verbunden, etwa so wie die Stricke einer Leiter durch die Sprossen. Die beiden Stränge der DNS sind mit den ihnen zugehörigen Proteinen so ineinander gewunden, daß der fast ein Meter lange Strang einen Knäuel von 0.0000001 mm^3 bildet.

---

37 deutsch = springende Gene
38 nm = Nanometer = ein milliardstel Meter

1.4.4.2. Das Codon

Die Basen der Nukleotide sind die Erkennungszeichen der genetischen Information, so etwas wie biochemische „Morsezeichen". In je drei von ihnen, einem Triplet[39], ist eine der 20 Aminosäuren kodiert. Daher wird so ein Triplet ein Codon genannt.

Die Proteine bestehen aus Aminosäuren. Form und Wirkung der Proteine hängen davon ab, wie welche Aminosäuren aneinandergereiht sind. Die Proteine sind vergleichbar mit einem Wort oder Satz, dessen Inhalt durch die sinnvolle Folge von Buchstaben entsteht. Die Aminosäuren bilden eine Art Alphabet und ergeben den Inhalt der Proteine.

Die Buchstaben dieses Alphabets sind in einer Art Morsezeichen in der DNS codiert. Der Code der DNS basiert auf 4 Morsezeichen, i.e. A-C-G-T, die 64 (4x4x4) Triplets (Codons) für 20 Aminosäuren offen lassen. Es ist nun so, daß nur zwei Aminosäuren durch ein einziges Triplet codiert sind, während für alle anderen zwei oder mehr Codons gegeben sind. Drei Triplets codieren das Ende einer Transkription, d. h. sie signalisieren, daß die Abschrift eines genetischen Rezepts beendet ist.

Der genetische Code wird von den Mikroben bis zum Menschen von fast allen Lebewesen stereotyp verwendet. Der ganze Code befindet sich im Zellkern. Nur die Mitochondrien und die Chloroplasten der Pflanzen haben ein eigenes Genom, eine eigene DNS und einen eigenen Code.

1.4.4.3. Die Transkription (Abschrift)

Die DNS besteht aus einem Doppelstrang. Auf einen Reiz, etwa durch die Aktivität eines Hormons, fangen sich die Basenpaare der DNS im Bereich der vom Reiz getroffen Strecke zu trennen an. Die Basen des einen DNS-Stranges geben die Richtung der Codierung an, während sich die Basen des anderen mit den ihnen entsprechenden Basen von Ribo-Nukleotiden paaren. Die Basenpaarung erfolgt wie bei der DNS, nur mit dem kleinen Unterschied, daß in der RNS das T durch das ihm sehr ähnliche U ersetzt ist.

Die auf diese Weise aneinandergereihten Ribo-Nukleotide werden zu einem RNS-Strang verknüpft. Die RNS löst sich in dem Maß, in dem sie sich auf der einen Seite weiterentwickelt, auf der anderen von ihrem DNS-Strang los, und die DNS-Stränge bilden wieder ihren Doppelstrang. Noch während seiner Zusammensetzung wird der RNS-Strang auf Fehler überprüft und zurechtgemacht. Erst dann verläßt die RNS den Kern und veranlaßt die Ribosomen zum Bau des von ihr codierten Proteins. Da diese RNS sozusagen als Bote zwischen Kern und Ribosomen tätig wird, nennt man sie mRNS (m für messenger[40]). Das Kopieren der DNS durch die RNS im Zellkern wird als Transkription (Abschrift) bezeichnet.

1.4.4.4. Die Translation (Übersetzung)

Die im genetischen Code verschlüsselte Botschaft der RNS muß nun in die Sprache der Aminosäuren übertragen werden. Diesen Vorgang nennt man Translation[41].

---

39 lat. triplex = dreifach
40 engl. messenger = Bote
41 lat. translatio = Übertragung

Diese wird wieder von besonderen RNS-Molekülen durchgeführt, die man als tRNS (t für transfer[42]) bezeichnet. Die Verbindung zwischen mRNS und tRNS wird über die RNS der Ribosomen, die rRNS (r für ribosomal) hergestellt.

Die Translation erfolgt so, daß jede tRNS auf der einen Seite sich mit einer Aminosäure verbindet und auf der anderen ein sogenanntes Anti-Codon besitzt. Das Anti-Codon besteht aus drei Basen, die mit dem Codon der jeweiligen Aminosäure Basenpaare bilden. Während nun ein Ribosom nach dem anderen die mRNS entlanggleitet, rastet die tRNS mit ihrem Anti-Codon an dem ihr zugehörigen mRNS-Codon ein. So wird an ihrem andern Ende Aminosäure um Aminosäure aneinandergereiht und zwischen ihnen enzymatisch eine Eiweißverbindung hergestellt.

Auch während der Translation erfolgen immer wieder Überprüfungen und Korrekturen.

Die Aminosäurekette, die nach und nach entsteht, nimmt spontan die ihrer Zusammensetzung entsprechende Gestalt an. Das so entstandene Protein wird nun in den diversen Organellen und Kompartimenten der Zelle weiterentwickelt und eingesetzt, je nachdem, wozu es gebraucht wird und gebildet wurde.

1.5. Die Zellteilung

1.5.1. Einleitung

Die Einheit des Lebens ist die Zelle, und jede Zelle einer homogenen Zellpopulation oder eines Zellverbandes geht auf eine einzige Zelle zurück: seien es verwandte Einzeller, die ungebunden in einem Biotop zusammenleben; sei es eine Zellkolonie, in der sich Einzelzellen zu einem lockeren Verband zusammentun; sei es ein Organismus, worin die Zellen relativ feste Verbände bilden. Jeder Zellverbund beginnt mit einer Zelle. Diese, die Mutterzelle, teilt sich unter Aufgabe ihrer selbst in zwei Tochterzellen. Diese teilen sich dann ihrerseits in gleicher Weise weiter, ein Teilungsvorgang, der so lange anhält, bis die von der Natur geplante Zellzahl hergestellt oder etwa nach einem Zellverlust wiederhergestellt ist. Zellpopulationen entstehen, indem sich Zellen solange teilen, bis aus den verschiedensten Gründen die natürliche Grenze des Teilungswachstums ihrer Art erreicht ist, um dann damit aufzuhören.

Bei den höheren vielzelligen Lebewesen unterscheiden wir zwei Arten der Zellteilung. Die eine Form der Teilung beginnt mit der Teilung der befruchteten Eizelle und setzt sich in mehr oder minder großem Umfang das ganze Leben eines Lebewesens hindurch fort. Die andere Form der Teilung dient der geschlechtlichen Fortpflanzung und geht nur in den Keimdrüsen vor sich, wo aus den Urgeschlechtszellen die reifen Eizellen und Samenfäden gebildet werden. Bei dieser Form der Teilung entstehen Zellen, in denen der Chromosomensatz um die Hälfte reduziert ist. Die erste Form der Zellteilung wird als Mitose[43], die zweite als Reduktionsteilung oder Meiose[44] bezeichnet.

Jede Zelle hat einen doppelten (diploiden[45]) Chromosomensatz, einen mütterlichen und einen väterlichen. Der diploide Chromosomensatz entsteht bei der

---

42 lat. transferre = übersetzen
43 griech. mitos = der Faden
44 griech. meiosis = Verminderung
45 griech. diplous = zweifach

Befruchtung, wenn sich der einfache (haploide[46]) Chromosomensatz der Eizelle mit dem des Samenfadens zu einem neuen Kern mit einem diploiden Chromosomensatz vereinigt. Da ab nun die zwei Chromosomensätze wie in einem Joch zusammengespannt bleiben, wird die befruchtete Eizelle Zygote[47] genannt. Um zu einem haploiden Chromosomensatz zu kommen, muß der diploide der Urgeschlechtszellen, die wie alle anderen von der diploiden Zygote abstammen, auf die Hälfte vermindert werden, daher Meiose. Der Unterschied von Meiose und Mitose besteht rein rechnerisch nur darin, daß sich die teilende Zelle nach der Verdoppelung des Erbmaterials bei der Mitose einmal und bei der Meiose zweimal hintereinander teilt.

Jede Art von Lebewesen hat ihre eigene Art von Genom und Anzahl von Chromosomen. Das menschliche Genom besteht aus 23 mütterlichen und 23 väterlichen Chromosomen. Das weibliche Genom enthält 23 gleiche Chromosomenpaare, da auch das Geschlechtschromosomenpaar XX gleich ist, das männliche Genom enthält 22 gleiche Chromosomenpaare und das ungleiche Geschlechtschromosomenpaar XY.

1.5.2. Die Teilungsphasen

Solange eine Zelle sich nicht teilt, liegen die Chromosomen in einem feingeordneten Knäuel im Kern beisammen. Die Zellteilung wird am eindruckvollsten in einer Bewegung der Chromosomen sichtbar, stellt aber einen sehr intensiven Bewegungsvorgang der ganzen Zelle dar. Im wesentlichen unterscheiden wir drei Phasen der Zellteilung, nämlich die Vorphase oder Prophase, die Mittelphase oder Metaphase und die Abschlußphase oder Anaphase.

1.5.2.1. Prophase

Wenn die Teilung einer Zelle ansteht, wird zuerst die DNS im Kern verdoppelt, d. h. die im Kern verankerten artspezifischen Baupläne werden kopiert und sind nun in doppelter Ausführung vorhanden. Dabei schwellen Kern und Zelle an. Die Chromosomen verdichten sich und werden als fadenförmige Gebilde sichtbar, daher Mitose. Es handelt sich dabei um Doppelfäden, von denen jeder der Erbmasse nach, nicht aber bezüglich Bau und Funktion einem Chromosom entspricht. Diese Doppelfäden heißen daher Chromatiden[48]. Während die Chromosomen in je zwei Chromatiden umgewandelt werden, baut die Zelle mittels der Kinetosomen einen Bewegungsapparat aus kontraktilen[49] Elementen auf, der den Bewegungsablauf in der Zelle reguliert.

1.5.2.2. Metaphase

Der grundlegende Unterschied zwischen Mitose und Meiose liegt nun in folgendem: Bei der Mitose ordnen sich die Chromatidenpaare getrennt, eines neben dem ande-

---

46 griech. haplous = einfach
47 griech. zygotos = (im Joch) zusammengespannt
48 griech. -ides = sinngemäß; Chromatide = dem Wesen nach ein Chromosom
49 lat. contactile = fähig, sich zusammenzuziehen

ren im Zelläquator an, d. h. beim Menschen also 46 Chromatidenpaare nebeneinander. Wenn sich die Chromatiden trennen, verfügt jede über genau denselben Gensatz wie das Chromosom, aus dem sie entstanden ist. Bei der Meiose ordnen sich die Chromatidenpaare im Zelläquator nicht einzeln ein, sondern die Chromatidenpaare der homologen Chromosomen bilden Vierergemeinschaften, sog. Tetraden[50]. Es liegen also vier homologe – je zwei mütterliche und väterliche – Chromatiden nebeneinander. So bilden sich beim Menschen 23 Tetraden.

Das Besondere der Meiose liegt nun darin, daß die vier Chromatiden untereinander eine Reihe von Genen austauschen. Damit entstehen aus den homologen mütterlichen und väterlichen Genen vier verschiedene Mischungen, d. h. vier unterschiedliche Chromatiden. Wenn sich diese nun trennen, hat jede einen anderen Gensatz als die andere und einen anderen als das Chromosom, aus dem sie hervorgegangen ist.

1.5.2.3. Anaphase

In der Anaphase werden mittels von den Kinetosomen ausgehenden Bewegungselementen die Chromatiden gegen die Zellpole gezogen und in der Äquatorialebene wird eine Zellmembran eingefügt. Bei der Mitose teilt sich die Zelle ein Mal. Die je 46 Chromatiden werden zu Chromosomen vervollständigt und zu einem Kern vereinigt. Es entstehen zwei zur Mutterzelle idente Tochterzellen.

Bei der Meiose teilt sich die Mutterzelle zwei Mal hintereinander und zwar so, daß zuerst zwei Zellen mit je 23 Chromatidenpaaren und aus diesen je zwei Zellen mit 23 Chromosomen werden. Damit entstehen vier Zellen mit einfachen (haploiden), aber genetisch unterschiedlichen Chromosomensätzen. Die Ursamenzellen mit den Geschlechtschromosomen XY ergeben bei der Meiose vier gleichwertige Samenfäden, von denen je zwei ein X-Chromosom und ein Y-Chromosom tragen (2 XY = X-Y-X-Y). Dagegen ergibt die Ureizelle mit dem Geschlechtschromosomenpaar XX insofern nur eine reife Eizelle mit einem X-Chromosom, als während der Meiose drei Chromatiden aus der Zelle ausgestoßen und aufgelöst werden (2 XX = X-x-x-x).

Wird die Eizelle von einem X-Spermium befruchtet, entsteht ein XX (weiblicher), im Fall eines Y-Spermiums ein XY (männlicher) Fetus. Das Y-Chromosom bestimmt das geschlechtliche Erscheinungsbild. So ergibt sich auch dann, wenn infolge eines Teilungsfehlers das X-Chromosom in der Überzahl auftritt, ein männliches Erscheinungsbild, wenn nur ein Y-Chromosom vorhanden ist, so etwa dann, wenn infolge eines Ausfalls der Trennung der relevanten Chromatiden ein Y mit zwei oder drei X Chromosomen verbunden bleibt (XXY oder XXXY).

1.6. Kongenitel – genetisch – hereditär – teratogen

Eigenschaften und Anomalien, die bei der Geburt vorhanden sind, werden *kongenital*[51] genannt. Sie können schon makroskopisch erkennbar sein, aber auch erst durch mikroskopische oder biochemische Untersuchungen nachweisbar werden.

---

50 griech. tetras = Vierfaches
51 lat. congenitalis = mit dem Geschlecht, mit der Geburt verbunden

Die bekanntesten Beispiele sind das Down-Syndrom (makroskopisch), die Sichelzellanämie (mikroskopisch) und die Phenyl-ketonurie (biochemisch).

Kongenitale Eigenschaften und Anomalien, die auf Besonderheiten im Genom zurückzuführen sind, bezeichnet man als *genetisch*[52]. Die meisten genetischen Veränderungen passieren im Verlauf der Meiose der Gameten und der Bildung der Zygote. Sie können bei jedem Befruchtungsvorgang entstehen und stellen ein Zufallsereignis dar; etwa 85 % der menschlichen Mißbildungen mit bekannter Ursache sind darauf zurückzuführen. Die bekanntesten Beispiele sind das Down-Syndrom und Turner-Syndrom.

Genetisch bedingte Anomalien können aber auch auf bleibenden (nicht-zufälligen) Veränderungen im Genom beruhen, Veränderungen, die dann von Generation zu Generation weitergegeben, sozusagen gesetzmäßig vererbt werden. Eigenschaften und Anomalien, die auf der Weitergabe genetischen Erbgutes beruhen, nennt man *hereditär*[53]. Bekannte hereditäre Anomalien sind beispielsweise die Sichelzellanämie, die Bluterkrankheit (Hämophilie A) und die zystische Fibrose (Zytomegalie).

Kongenitale Anomalien können auch und nicht zuletzt durch schädliche Umwelteinflüsse hervorgerufen werden, wie durch mikrobielle Infektionen (Röteln, Syphilis, Toxoplasmose), physikalische Noxen (Druck, Strahlen) und chemische Gifte (Drogen und Medikamente, Alkohol und Nikotin). Da solche Noxen nicht selten Mißbildungen zur Folge haben, bezeichnet man sie als *teratogen*[54].

1.7. Geburtshilfliche Aspekte

Mit den zum Teil imposanten, zum Teil aber auch höchst bedenklichen Methoden der Gentechnologie und Meßtechnik werden die biologischen Prozesse oft auf die skrupelloseste Weise auf einen Nenner gebracht, der die Behandlung von Anomalien durch primitive technische Methoden besser erscheinen läßt als mit der Mobilisierung natürlicher Kräfte. Die Scharlatanerie reicht von der apparativen Überwachung bis zur operativen Korrektur. Alles wird dabei weit über jede Möglichkeit hinaus als unfehlbar und korrigierbar dargestellt. Diese trügerische Darstellung wird offenbar, wenn wir nur ein paar Dinge überlegen.

Selbst kleinste Lebensvorgänge sind vielfach abgesichert und gehen mit einem präzise koordinierten Wechselspiel von mehreren hundert Makromolekülen, d. h. Enzymen einher. Ohne diese Enzyme funktioniert gar nichts, ohne sie ist z. B. der ganze Erbsatz nur totes Material. Das Gift des Knollenblätterpilzes ist deswegen tödlich, weil es ein für die mRNS-Synthese wichtiges Enzym irreversibel hemmt. Zellen ohne Kerne können sich nicht vermehren, aber essentielle Lebensfunktionen übernehmen, wie etwa die roten Blutkörperchen (Erythrozyten) oder die Blutblättchen (Thrombozyten). Kerne ohne zelluläre Enzyme sind tot, so wie Viren, die keine Gelegenheit finden, Zellen zu befallen und deren Enzyme zur Produktion von Virionen[55] einzuspannen.

---

52 griech. genesis = Zeugung; genetisch = mit der Zeugung einhergehend
53 lat. heredium = Erbgut
54 griech. teras = etwas Wundersames, Monströses; teratogen = mißbildend
55 Virionen = von einer virusinfizierten Zelle produzierte Viren

Umgekehrt genügt die Änderung eines einzigen Codons, um ein schweres Leiden hervorzurufen, wie etwa die Sichelzellanämie. Das Hämoglobin, der Farbstoff der roten Blutkörperchen, besteht aus je zwei gleichen Ketten von 141 und 146 Aminosäuren. Die sechste Aminosäure der 146er Ketten ist normalerweise Glutaminsäure mit dem Codon GAA oder GAG. Die Ursache des beschleunigten Zerfalls der roten Blutkörperchen bei der Sichelzellanämie liegt „nur" darin, daß die Glutaminsäure durch die Aminosäure Valin mit dem Codon GTA oder GTG ersetzt ist.

Niemand zweifelt, daß eine minimale Veränderung im genetischen Code bei der Sichelzellanämie und eine minimale Menge Knollenblätterpilz bei einem tadellosen Code die genetische Information auf das gröbste stören. Anders ist das in der Geburtsmedizin. In der Schwangerschaft gibt es zwar eine Menge subtiler Möglichkeiten, die eine Störung der genetischen Information zur Folge haben können, vor allem solche, die sich in einem in Entwicklung begriffenen Organismus exponentiell verbreiten können. Die Skala möglicher Störungen geht von diversen mechanischen bis infektiösen Traumen, vom verharmlosten Ultraschall bis zu den Virionen und anderen Mikroben, die man nicht findet oder erst gar nicht sucht.

Stereotyp führt man in der Geburtsmedizin möglichst jede Störung auf einen Sauerstoffmangel zurück, was ausnahmsweise einmal stimmen mag. Viel öfter aber stellen die Ursache von Störungen in der embryonalen und fetalen Entwicklung, für die man keine andere Erklärung als den Sauerstoffmangel zu finden trachtet, mütterliche Überlastungen und Leiden dar. Diese herauszufinden und zu beseitigen ist daher weit wichtiger, als sich der Doktrin vom Sauerstoffmangel zu befleißigen. Wer die geschädigten und toten Neugeborenen genau untersucht, neigt immer weniger zur Sauerstoffmangelhypothese und immer mehr dazu, daß die gewissenhafte Betreuung der Schwangeren und die Beachtung von deren Wohl und Wehe hier den Ausschlag geben.

2. Dynamik und Gestalt der Proteine

2.1. Einleitung

Pflanzen wahren ihre Lebenskraft, indem sie Sonnenlicht einfangen und mit dessen Hilfe aus anorganischen Verbindungen Kraftstoffe in Form energiereicher organischer Verbindungen erzeugen, nämlich der Kohlenhydrate durch Photosynthese und des energiereichen Phosphates ATP durch die sog. Photophosphorylierung. Tiere dagegen können nur überleben, wenn sie organische Verbindungen spalten und so deren Bindungsenergie in das eigene Energiepotential übernehmen können, um damit ATP und andere energiereiche Strukturen anzulegen. Der dazu nötige Energietransport erfolgt über ein Redoxsystem, deren letztes Glied vom Sauerstoff oxydiert wird. Im Laufe dieses Prozesses wird ATP gebildet; er wird als oxydative Phosphorylierung bezeichnet.

Pflanzen wie Tiere bedürfen für die Wahrung des Gleichgewichts der Lebenskräfte und den Ablauf der vielfältigen Stoffwechselprozesse in geordneten Bahnen einer diffizilen Steuerung durch die Enzyme und Membranen und ausgeklügelte Transportsysteme. Das für die Tierwelt charakteristische Transportsystem betrifft den Sauerstofftransport. Das charakteristische Merkmal vielzelliger Lebewesen besteht in dem Gewebe, das der Verbindung und dem Zusammenhalt der Zellen dient, nämlich das Bindegewebe oder Grundgewebe.

Wir werden uns nun hinsichtlich der Gestaltung und Funktionsdynamik von Zellstrukturen mit Beispielen befassen, deren Kenntnis für die Diskussion moderner geburtshilflicher Probleme angebracht sein mag. Es geht um die sauerstofftransportierenden Proteine (Myoglobin und Hämoglobin); Wirkungsmechanismus und Steuerung der Wirksamkeit von Enzymen, insbesondere jene der Blutgerinnung; Barrieren, Pumpen und Schleusen von biologischen Membranen; und die Interzellularsubstanz und Faserproteine des Grundgewebes.

Diese Beispiele wurden nicht nur ausgewählt, weil es sich bei diesen um die bisher dahin bestuntersuchten Komplexe handelt, sondern auch und gerade für die Geburtshilfe ein besonderes Interesse haben. Die hier gegebenen Probleme werden in der Geburtsmedizin auf die gröbste Weise vereinfacht, um bei den Gebärenden wie Hebammen jene Angst zu schüren, die es zuläßt, die vagen geburtsmedizinischen Experimente als bewährte Methoden zu verkaufen. Die gewählten Beispiele lassen eher erwarten, daß die moderne geburtsmedizinische Polypragmasie im Ernstfall der Kybernetik des Sauerstofftransports, der Blutgerinnung und der Uterusmotilität weniger nützen als schaden könnte.

2.2 Trägereiweiße: die den Sauerstoff transportierenden Proteine Myoglobin und Hämoglobin

2.2.1. Einführung

Der Übergang vom anaeroben zum aeroben[1] Leben war ein wesentlicher Schritt in der Evolution der Lebewesen, denn er brachte den Zugang zu einem reichen Ener-

---
[1] griech. aer = Luft, bios = Leben; aero-biotisch, aerob = Leben mit Sauerstoff (der Luft), anaerob = Leben ohne Sauerstoff

giereservoir. Achtzehn Mal so viel Energie kann aus der Glukose gewonnen werden, wenn deren Abbau mit anstatt ohne Zufuhr von Sauerstoff erfolgt, wenn die Glukose oxydiert anstatt vergärt wird.

Der Zugang zu dieser Energiequelle stand am Anfang der Entwicklung der höheren vielzelligen Lebewesen. Die Wirbeltiere haben, um ihre Zellen mit der entsprechenden Energie zu versorgen, zwei effektive Verfahren entwickelt: Das eine liegt im Kreislaufsystem, das Nahrung (Glukose) und Sauerstoff an die Zellen heranbringt; das andere liegt in der Verwendung eines Eiweißmoleküls als Sauerstoffträger, wodurch die Transportbehinderungen, die wegen der geringen Wasserlöslichkeit des Sauerstoffs bestünden, umgangen werden. Die Sauerstoffträger der Wirbeltiere sind die Proteine Myoglobin (Mbn) und Hämoglobin (Hb).

Hb, das in den roten Blutkörperchen (Erythrozyten[2]) enthalten ist, dient als Sauerstoffträger im Blut, spielt aber auch eine vitale Rolle beim Transport des Kohlendioxyds und der Wasserstoffionen. Mb, das sich in den Muskeln findet, dient da als Rückhalt in der Sauerstoffversorgung sowie der Förderung des Sauerstofftransports.

2.2.2. Myoglobin und Hämoglobin bestehen aus einem Eiweiß – dem Globin[3] – und einer prosthetischen[4] Gruppe – dem Häm[5]

Hb wie Mbn sind verwandte Proteine mit einer prosthetischen Gruppe, dem Häm. Dieses ist ein roter Farbstoff, der aus einer organischen Struktur, dem Protoporphyrin, und einem Eisenatom gebildet wird. An dieses wird der Sauerstoff angelagert. Das Mbn stellt ein kompaktes Gebilde aus 153 Aminosäuren dar, das einen besonderen Spalt besitzt, in dem das Häm verankert ist. Das Hb ist in etwa ein kugelförmiges Eiweiß, das aus vier dem Mbn sehr ähnlichen Aminosäureformationen zusammengesetzt ist und vier Spalten für je ein Häm hat.

Porphyrin ist eine weit verbreitete prosthetische Gruppe. Als Eisen-Porphyrin (Häm) kommt es nicht nur im Mbn und Hb vor, sondern auch in diversen Enzymen, z. B. einigen Enzymen der Elektronentransportkette in den Mitochondrien. In der Verbindung mit Magnesium, als Magnesium-Porphyrin (Chlorophyll) stellt es den entscheidenden Photorezeptor der grünen Pflanzen dar. Das primäre Abbauprodukt des Häm, der rote Gallenfarbstoff Bilirubin, ist wieder einem Farbstoff, den die Rotalgen zur Photosynthese verwenden, äußerst ähnlich. Das Vitamin B12 hat eine dem Häm sehr ähnliche Kernstruktur, an die ein Kobaltatom gebunden ist. Es kann aber weder von Pflanzen noch von Tieren, sondern nur von Mikroorganismen aufgebaut werden. Im allgemeinen erhalten wir über die Nahrungskette genug Vitamin B12. Ein Mangel hat eine schwere Anämie zur Folge.

2.2.3. Bei der Aufnahme und Abgabe von Sauerstoff verändert das Hämoglobin seine innere Gestalt beträchtlich

Wird Sauerstoff an das Häm angelagert, ändert sich die Gestalt des Hb so, daß der an das Häm nur leicht gebundene Sauerstoff erst dann frei wird, wenn die äußeren

---

2 griech. erythros = rot
3 lat. globus = Ball, Kugel, Klumpen; globulus = kleiner Ball
4 griech. prosthesis = Zugabe
5 griech. haima = Blut

Umstände es erfordern und erlauben. Eine entscheidende Rolle spielen dabei das Druckgefälle des Sauerstoffs, die Konzentrationsunterschiede der Kohlensäure und des Wasserstoffs zwischen Blut und Gewebe, sowie ein besonderes Stoffwechselprodukt aus der Glykolyse[6] in den Erythrozyten mit dem Kürzel BPG. Dieses hemmt die Bindung des Sauerstoffs an das Hb, jene fördern die Abgabe des Sauerstoffs aus dem Hb.

2.2.4. Das Hb des Fetus (HbF) zieht den Sauerstoff stärker an als das HbA[7] der Mutter

Das HbF und HbA unterscheiden sich voneinander dadurch, daß zwei der vier Aminosäureketten des Hb im HbF von denen des HbA geringfügig abweichen. Diese minimalen Unterschiede in der Struktur bringen es mit sich, daß das HbF das BPG schwächer und folglich den Sauerstoff stärker bindet als das HbA. Ohne diese verminderte Bindungsfähigkeit des HbF für das BPG wäre die Affinität[8] zum Sauerstoff im HbF sogar schwächer als im HbA. Infolge der geringeren Bindung des BPG im HbF kommt es jedoch dazu, daß das HbF den Sauerstoff stärker anzieht als das HbA. Damit ist die Passage des Sauerstoffs im Mutterkuchen vom mütterlichen in den fetalen Blutkreislauf bestens abgesichert.

Da nun die fetalen Erythrozyten den Sauerstoff relativ fest binden, geben sie pro Einheit auch weniger Sauerstoff an das fetale Gewebe ab. Diese Hemmung wird durch die hohe Erythrozytendichte und HbF-Konzentration sowie die beschleunigte Pulsation des fetalen Blutes ausgeglichen. Der Fetus hat also Sauerstoffträger, die zwar weniger Sauerstoff abgeben, aber dafür in größerer Zahl vorhanden sind und schneller zirkulieren. Dieser Mechanismus bedeutet eine beachtliche Sauerstoffreserve, da die Erythrozyten noch eine Menge Sauerstoff zurückbehalten, die bei einem Sauerstoffdefizit im Gewebe und dem damit erhöhten Sauerstoffgefälle zum Gewebe hin mobilisierbar wird.

2.2.5. Geburtshilfliche Aspekte

Auf Grund der Regulation des Sauerstofftransports im allgemeinen und der Regulation des fetalen Kreislaufs im besonderen ist es ziemlich unwahrscheinlich, daß ein Fetus so schnell und oft in eine kritische Hypoxie[9] geraten kann, wie es im modernen geburtsmedizinischen Etat aufscheint. Wir werden später bei der Besprechung des Blutkreislaufs auch noch andere Regulationsmechanismen kennenlernen, die Grad und Zahl der als kritisch bezeichneten Hypoxien beim Fetus als äußerst zweifelhaft erscheinen lassen. Die Angaben einer fetalen Hypoxie als Grund für eine operative Entbindung sind meistens falsch und nur das allgemein übliche Alibi für die Folgen chronisch ignorierter Fehler im Verlauf der Schwangerschaft. Das ist auch einer der Gründe, warum die Resultate derer, die sich um die Schwangeren mehr kümmern als um das moderne System des fetalen Monitoring, kaum einmal schlechter und meistens sogar besser sind.

---

6 Auflösung der Glukose durch Gärung
7 A vom lat. adultus = erwachsen
8 lat. affinitas = Verschwägerung, Verbundenheit
9 griech. Hypo = unter(halb), zu wenig, Hypoxie = zu wenig Sauerstoff (Oxygen)

2.3. Enzyme – die Blutgerinnung

2.3.1. Einführung

Enzyme sind Eiweiße, die in den Stoffwechselprozessen faktisch aller biologischer Prozesse die Schlüsselrolle spielen. Sie bestehen aus einer beträchtlichen Anzahl von Aminosäuren, gewöhnlich aus mehr als hundert. Sie stellen eine eigene Klasse von Makromolekülen dar, die fähig sind, feinste biochemische Strukturen an der Oberfläche ihrer Substrate[10] spezifisch zu erkennen und mit diesen eine wechselseitige Bindung einzugehen. Die Enzyme bilden Falten und Spalten, deren Form komplementär[11] zur Kennstruktur ihrer Substrate paßt. Auf diese Weise können sie ihre Substrate präzise orten und so verändern, daß hier die Bindung von freier Energie und dort die Freisetzung von Bindungsenergie enorm (mehr als millionenfach) beschleunigt wird. Enzyme haben eine enorme katalytische und hochspezifische Wirkung. Ihre Aktivität unterliegt einer ebenso vielfältigen wie aufs feinste ausgewogenen Regulation.

Die wesentliche Aufgabe der Enzyme besteht darin, je nach Bedarf die eine (vorhandene) Art von Energie in eine andere (nutzbare) Art von Energie umzuwandeln. So wird bei der Photosynthese Lichtenergie in die Bindungsenergie der Kohlehydrate und des ATP transformiert. In den Mitochondrien wird die Bindungsenergie der Kohlehydrate in die des ATP gesteckt. Aus diesem kann sie dann auf den verschiedensten Wegen umgesetzt werden, zum Beispiel in die sichtbare mechanische Arbeit der Muskeln oder die unsichtbare Arbeit der Natriumpumpen zur Sicherung des Aktionspotentials der Nervenzellen. Wo immer Energie benötigt wird, sie wird von Enzymen freigesetzt und transformiert.

Die Enzyme sind integrale Glieder eines hochorganisierten Ganzen.

Viele Enzyme bedürfen zur Entfaltung ihrer Wirkung wie das Hb einer prosthetischen Gruppe, die als Co-enzym bezeichnet wird. Eine Reihe dieser Coenzyme vermag unser Organismus nicht zu synthetisieren. Es handelt sich meistens um Abkömmlige aus Aminosäuren, um sogenannte Amine, die mit der Nahrung zugeführt werden müssen und lebenswichtig sind. Daher werden diese Amine als Vitamine[12] bezeichnet, wenngleich sich herausgestellt hat, daß auch Stoffe, die keine Amine sind, wie Vitamine wirken.

2.3.2. Die Regulation der Enzym-Aktivität

Die prinzipiellen Wirkungsweisen der Enzyme sind heute weitgehend bekannt. Der erste Schritt in der Katalyse besteht in der Bildung eines Enzym-Substrat-Komplexes, was mit einer Formveränderung von beiden einhergeht und damit zur *Aktivierung* der chemischen Prozesse führt. Diese erfolgt je nach Art der Enzyme auf viererlei Weise:
a) indem sie mit ihrem Substrat in Verbindung treten, etwa wie sich das Hb bei der Bindung an Sauerstoff oder Kohlendioxyd verhält;

---

10 lat. substratum = etwas Unterbreitetes
11 lat. complementum = Ergänzung
12 lat. vita = das Leben

b) indem sie mittels anderer Enzyme etwa an Phosphorsäure oder sonst eine kleinmolekulare Struktur gebunden werden;
c) indem sie mit in den Zellen stets präsenten Proteinen, nachdem diese ihrerseits aktiviert worden waren, eine Bindung eingehen.
d) indem sie aus einer inaktiven Vorstufe enzymatisch abgekoppelt werden bzw. von dieser Vorstufe der Hemmschuh weggenommen wird;
(So ein Vor-Enzym oder Enzym-Ursprungseiweiß wird als Proenzym oder Zymogen bezeichnet.)

Da Enzyme chemische Reaktionen in Sekundenbruchteilen umzusetzen vermögen, ist zu erwarten, daß die Enzymaktivitäten mehrfach und rigoros kontrolliert werden. Enzyme können auf verschiedenste Weise gehemmt werden. Eine *Enzymhemmung* kann reversibel und irreversibel sein. Im Falle der irreversiblen Hemmung wird die Hemmsubstanz fest an das Enzym gebunden, womit das Enzym völlig oder für lange Zeit ausfällt. Im Gegensatz dazu trennen sich im Fall der reversiblen Hemmung Enzym und Hemmsubstanz bald wieder, sodaß das Enzym bald wieder verfügbar wird.

Nervengase hemmen ein Enzym, das für die Reizübertragung der Nerven essentiell ist, irreversibel und sind daher tödlich. Umgekehrt ruft Digitalis durch die Hemmung eines Enzyms eine Heilwirkung hervor, indem es damit die Herzmuskelkraft hebt. Seine Enzymhemmung ist eine reversible. Penicillin wiederum hemmt ein Enzym, ohne das der Aufbau einer widerstandsfähigen Bakterienkapsel nicht möglich ist.

Die reversiblen Enzymhemmer werden in sogenannte kompetitive[13] und nicht-kompetitive unterteilt. Die kompetitiven Hemmsubstanzen sind dem enzymspezifischen Substrat täuschend ähnlich und besetzen dessen Bindungsort, ohne das Enzym zu aktivieren. So werden Enzyme vielfach durch das Produkt gehemmt, das sie erzeugen; das Produkt konkurriert mit dem Substrat. Ebenso können Immun-Antikörper Enzyme kompetitiv hemmen. Bei kompetitiver Hemmung bleibt das Enzym so lange inaktiv, bis das Substrat den Hemmer verdrängt hat. Nicht-kompetitive Hemmer stören zwar die Bildung des Enzym-Substrat-Komplexes nicht, greifen aber anderweitig so die Enzymstruktur ein, daß der Substratumsatz vermindert wird. Eine kompetitive Hemmung wird daher durch adäquate Mengen von Substrat beseitigt, eine nicht-kompetitive nicht.

2.3.3. Die Blutgerinnung

Die Bildung von Blutpfropfen (Thromben[14]) wird durch die Aktivierung einer Serie von Zymogenen (Proenzymen) reguliert. Es handelt sich um eine enzymatische Kaskade, in der die aktivierte Form des einen die Aktivierung das nächsten Faktors katalysiert. Die katalytische Natur dieser Aktivierungsprozesse bringt es mit sich, daß kleinste Mengen der am Anfang stehenden Faktoren genügen, um den Ablauf der Kaskade auszulösen. Infolge der Wirkungssteigerung von Stufe zu Stufe kommt es zu einer gewaltigen Verstärkung der Effekte und damit zur raschen Antwort am Ort der Verletzung.

---

13 lat. competere = gemeinsam auf ein Ziel losgehen; competitiv = wetteifernd
14 griech. thrombos = Klumpen

Die Blutgerinnung muß am Ort der Verletzung rasch erfolgen, aber auf diesen beschränkt bleiben. Damit wird es klar, daß die Blutgerinnung präzise reguliert werden muß. Wie entsteht also ein Thrombus am Ort der Verletzung und wie wird eine Thrombosierung sonstwo verhindert? Die aktivierten Gerinnungsfaktoren haben eine kurze Lebensdauer, da sie im Blut verdünnt und von der Leber schnell aus dem Blut entfernt und abgebaut werden. Diese unverzügliche Entfernung der aktivierten Gerinnungsfaktoren ist es, die in erster Linie ein Überschießen der Blutgerinnung verhindert. Dazu kommt ein im Blut kreisendes Protein, das ein Schlüsselenzym der Gerinnungskaskade irreversibel hemmt.

Die kennzeichnende Phase im Blutgerinnungsprozeß ist die Umwandlung des im Blut kreisenden Fibrinogen in Fibrin[15] durch Thrombin. Dieses ist ein, unseren Verdauungsenzymen nahe verwandtes, eiweißspaltendes Enzym und entsteht aus einer Vorstufe, dem Pro-Thrombin. Fibrinogen und Prothrombin werden in der Leber gebildet und kreisen im Blut. Thrombin wird aktiviert, indem durch ein dafür zuständiges Enzym vom Prothrombin Teile der Aminosäurekette abgespalten werden.

Das Thrombin wird nun enzymatisch wirksam und spaltet seinerseits vom Fibrinogen diverse Aminosäureketten ab. Damit entsteht aus jedem Molekül Fibrinogen ein Molekül Fibrin. Die molekularen Einzelteile des Fibrins, die Fibrinmonomere[16], verketten sich kraft ihrer Oberflächenspannung spontan zu einer faserigen Struktur – dem Fibrin. Das Thrombin aktiviert darüber hinaus ein Enzym, das zwischen den Fibrinmonomeren chemische Verbindungen herstellt und so das Blutgerinsel festigt.

Bevor es zur Aktivierung des Thrombins kommen kann, muß ein halbes Dutzend von Enzymen der Reihe nach kaskadenartig aktiviert werden. Es handelt sich um Enzyme, die zum einen Teil als Zymogene im Blut kreisen, zum anderen aus dem (verletzten) Gewebe kommen. Die Hälfte von ihnen kann – wie das Prothrombin – nur dann aktiv werden, wenn sie mit Kalzium eine Bindung eingeht; und das Bindungsvermögen für Kalzium ist abhängig von der Anwesenheit des Vitamin K. Besteht ein Mangel an Kalzium oder Vitamin K, ist die Blutgerinnung mangelhaft.

Dazu finden sich im Blut Enzyme, die von vornherein aktiviert sind. Sie werden enzymatisch oder durch irreversible Hemmung inaktiviert, wenn die Gerinnungskaskade bereits bis zum Thrombin abgelaufen ist. Die zwei klassischen Beispiele sind der anti-hämophile[17] Faktor und das Antithrombin. Der antihämophile Faktor fördert die Bildung von Thrombin, das seinerseits ein Enzym aktiviert, das ihn außer Kraft setzt. Antithrombin bildet mit dem Thrombin einen unauflöslichen Komplex und hemmt damit das Thrombin wie sich selbst irreversibel. Wenn der antihämophile Faktor fehlt, bleibt die Thrombinbildung und damit die Blutgerinnung aus; es kommt zur Bluterkrankheit. Bei einer verstärkten Antithrombinwirkung wird das bereits gebildete Thrombin ausgeschaltet, bevor es wirksam werden kann; die Folge ist ebenfalls eine Herabsetzung der Blutgerinnung.

Thromben sind keine bleibenden Gebilde. Im Gegenteil, sie sollten möglichst bald aufgelöst werden, wenn die strukturelle Integrität des zerstörten Gewebes wieder hergestellt ist. Fibrin wird von einem eiweißspaltenden Enzym, dem Plasmin, aufge-

---

15 lat. fibra = der Faden, die Faser; Fibrinogen = Ursprung des Fibrins
16 griech. monos = einzeln; meros = Teil; Monomer = Einzelteil
17 griech. haima = Blut, philia = Neigung zu; Hämophilie = Blutungsneigung

löst. Das Plasmin wird aus dem Proenzym Plasminogen durch enzymatische Spaltung freigesetzt.

2.3.4. Geburtshilfliche Aspekte

Schwangerschaft, Geburt und Wochenbett bringen eine gewisse Neigung zu Störungen der Blutgerinnung mit sich und zwar nach beiden Seiten hin, sowohl Thrombose als auch Hämorrhagie[18]. Das Gerinnungssystem ist darauf eingestellt, eine eventuelle Blutung schneller als sonst zu stillen und die Thromben dann schneller als sonst aufzulösen, was vom Aspekt der natürlichen Geburtsvorgänge eine durchaus rationelle Umstellung bedeutet. Es geht dabei um eine Art von multifaktoriellem Verstärkereffekt, dessen Einzelkomponenten kaum einmal faßbar sind. Demnach sind auch die Störungen der Gerinnung Folge einer komplexen Entgleisung, deren Komponenten im einzelnen kaum einmal eruierbar sind. So kann es eventuell auf der einen Seite in an sich intakten Organen geradezu zu einer Aussaat von Thromben kommen und infolge des dabei stattfindenden Verbrauchs von Fibrinogen auf der anderen Seite zu massivsten Blutungen, z. B. aus dem Uterus nach der Lösung der Plazenta. Alle medikamentösen Behandlungen sind ambivalent und zu grob, um im Ernstfall ausschließen zu können, daß sie eventuell geschadet hätten. Wirklich wirksam ist hier nur die Prophylaxe, das heißt, möglichste Vermeidung körperlicher, seelischer und operativer Traumen.

2.4. Bindegewebe – Stützgewebe – Grundgewebe

2.4.1. Einführung

Hier handelt es sich um die Gestaltungskraft von Proteinen, die das Grundgerüst für Form und Bewegung unseres Organismus bildet. Diese Proteine bilden jenes Gerüst aus Faserwerk und Grundsubstanz, in dem die Nerven, Muskel und Organe eingelagert sind. Sie bilden alle jene Strukturen, die als Knochenskelett, Hydroskelett und Grundsubstanz bezeichnet werden. Das Faserwerk besteht zum größten Teil aus Fasern von hoher Spannkraft (kollagene Fasern) sowie aus Fasern mit großer Dehnbarkeit (elastische Fasern) und aus besonderen zellverbindenden Fasern (Fibronektin). Die Grundsubstanz besteht aus Eiweißfäden, an die zahlreiche wasseranziehende Zuckermoleküle angekoppelt sind und daher eine große Pufferwirkung haben. Die fasernbildenden Zellen heißen Fibroblasten[19].

2.4.2. Kollagen[20]

Die kollagenen Fasern haben ihren Namen davon, daß sie beim Kochen eine Leimsubstanz ergeben. Kollagen ist eine Art von Faserproteinen, die in allen vielzelligen Organismen vorkommt. Bei den Säugetieren ist es das am reichlichsten vorhandene Eiweiß und macht ungefähr ein Viertel des Körpergewichts aus. Kollagen ist das hauptsächliche (fibröse) Element der Haut, der Faszien und Sehnen, der Blutgefäße,

---

18 griech. haimorrhagia = Blutsturz, starke Blutung
19 lat. fibra = Faser; griech. -blast = -bildner; Fibroblast = Fasernbildner
20 griech. kolla = der Leim, kollagen = leimbildend

sowie der Knorpel, Knochen und Zähne. Mehr oder weniger findet man es in allen Organen, wo es dazu dient, die Zellen auf bestimmte Art zu verbinden und zusammenzuhalten. Sein basales Gestaltungsmuster ist auf eine Art und Weise modifizierbar, daß es den besonderen Bedürfnissen so verschiedener Gewebe wie der Knochen und der Hornhaut gerecht zu werden vermag. Außer der strukturellen Aufgabe im ausgereiften Gewebe hat es eine richtunggebende Rolle im sich entwickelnden Gewebe. Das Kollagen stellt ein Thema mit vielen Variationen dar.

Die Bildung der kollagenen Fasern hat große Ähnlichkeiten mit der Bildung des Fibrins aus Fibrinogen durch das Thrombin. Analog den Leberzellen, die das Fibrinogen bilden und in das Blut abgeben, bilden die Fibroblastzellen das Pro-Kollagen und geben es in das Interstitium ab. Das Prokollagen, Vorläufer des Kollagens, trifft dort auf ein wirkungsmäßig dem Thrombin vergleichbares Enzym, das die Prokollagenmoleküle unter der Abspaltung von Aminosäureketten aus dem Prokollagen zu Kollagenfasern verknüpft und durch diverse Quervernetzungen verfestigt. Kollagen ist ein unlösliches Eiweiß.

Die Verfestigung der kollagenen Fasern hängt von einer ausreichenden Versorgung mit zwei Vitaminen ab, Vitamin B6 als Grundsubstanz der prosthetischen Gruppe eines Enzyms und Vitamin C als Antioxydans[21]. Mangel an Vitamin C führt zu Skorbut, einer Mangelerscheinung auf Grund eines abnormen Kollagens, das keine richtigen Fasern bildet. Die Folge sind brüchige Gefäße und allerart Gewebsblutungen in der Haut, in den Gelenken, im Zahnfleisch, in den Muskeln und diversen anderen Geweben.

So wie der Abbau des Fibrins durch das spezifische Plasmin erfolgt, wird auch das Kollagen durch ganz spezifische Enzyme abgebaut. Die Enzyme, die den Kollagenabbau bewirken, werden Kollagenasen genannt. Während Fibrin, wenn auch weniger prompt, aber auch noch von anderen Enzymen aufgelöst werden kann, bieten die Kollagenmoleküle Enzymen außer den Kollagenasen so gut wie keinen Angriffspunkt. Kollagenasen sind in Geweben, die in Wachstum oder Umformung begriffen sind, in vermehrtem Maße anzutreffen.

Ein sichtbares Beispiel der Wirkung von Gewebskollagenasen ist die Auflösung der Schwanzflosse der Kaulquappen. Hier wird eine Menge Kollagen innerhalb weniger Tage aufgesaugt. Eine krankmachende Form der Kollagenasewirkung wird durch die Infektion mit Gasbrandbazillen hervorgerufen. Sie führt zu einer massiven Bindegewebszerstörung im infizierten Organismus.

2.4.3. Elastin

Elastin wird in ähnlicher Weise zusammengesetzt wie das Kollagen, nur sind manche Aminosäuren in größerer und andere in geringerer Menge vorhanden. Im Gegensatz zu den kollagenen Fasern besitzen die elastischen Fasern statt einer hohen Spannkraft eine große Zugkraft. Sie lassen sich auf das Mehrfache ihrer Länge strecken, ziehen sich aber schnell auf ihre ursprüngliche Form zurück, wenn die Spannung aufhört. Ein hoher Anteil an elastischen Fasern ist in der Wand der Arterien, vor allem der großen Arterien zu finden. So vermögen diese den schlagartigen Blutausstoß des Herzens in eine Wellenbewegung überzuleiten. Sonst ist in den diversen

---

21 Sammelbegriff für oxydationsverhindernde Mittel

Bindegewebsformationen aber relativ wenig Elastin zu finden. Nur die Nackenbänder grasfressender Tiere enthalten reichlich Elastin.

2.4.4. Die Grundsubstanz

Die Grundstruktur der Grundsubstanz besteht aus Proteoglykanen, also aus einer Verbindung aus Eiweiß und Zucker. Es handelt sich um einen Eiweißfaden, an dem eine Menge verschiedener Zuckermoleküle hängen. Die Proteoglykane sind vielfach negativ geladen und ziehen Wasser und Kationen (positiv geladene Ionen) an. Sie bestimmen so das Maß der Flüssigkeitsverschiebungen im interstitiellen Raum und damit die Beschaffenheit und Form der Grundsubstanz. Diese Eigenschaften der Grundsubstanz machen das Interstitium zu einer großen Pufferzone und zum Stoßdämpfer im Stoffwechsel.

2.4.5. Fasern, die den Kontakt zwischen den Zellen und der Interstitiellen Matrix herstellen

Die Verbindung zwischen der Grundsubstanz, den Fasern und den Zellen wird von einem besonderen Eiweiß hergestellt, dem Fibronektin[22]. Das Fibronektin ist ein langgezogenes Protein, das Bindungsstellen für verschiedenste Substrate hat. So hakt es zum Beispiel auf der einen Seite am Fibrin, auf der anderen an der Zellmembran der Fibroblasten und sonstiger für die Wundheilung wichtiger Zellen ein, und hält sie damit an der verletzten Stelle fest. Im Embryo lenkt das Fibronektin die Wanderbewegungen der Zellen. Es spannt sich mit dem einen Ende an die Zelloberfläche an und tastet sich mit dem anderen kollagene Leitfasern entlang. So lenkt es die Zellen von ihrem ursprünglichen Bildungsort durch die embryonale Grundsubstanz zum Ort der weiteren Entwicklung.

Laminin[23] ist ein anderes Protein der Grundsubstanz, das besondere Zellverbindungen vermittelt. Es stellt die Verbindung zwischen den Oberflächenzellen (epithelialen Zellen) und dem darunterliegenden Grundgewebe her. Es hat daher eine hohe Affinität zu jenem Kollagen, das die wesentliche Komponente der Basalmembranen darstellt. Wie Fibronektin verfügt auch Laminin über eine ganze Reihe voneinander klar abgrenzbarer Bindungsfunktionen.

2.4.6. Geburtshilfliche Aspekte

Am Ende der Schwangerschaft machen in der Masse der Gebärmutter das Hydroskelett rund zwei Drittel und die Muskulatur ein Drittel aus. Der Anteil der Muskulatur beträgt dabei in den obersten Abschnitten etwa 50 % in den untersten 5 %. Die Frage der Kraft des Verschlusses und der Haltbarkeit der Schwangerschaft auf der einen Seite und die Eröffnung des Verschlusses während der Geburt auf der anderen Seite ist nicht so sehr die Frage der Muskeltätigkeit als vielmehr eine Frage der Plastizität des Grundgewebes.

---

22 lat. nectere = verknüpfen; Fibronektin = Verknüpfungsfaden
23 lat. lamina = Platte, Blatt, Membran; Laminin = membranbindendes Eiweiß

Das Wachstum der Gebärmutter in der Schwangerschaft beruht auf einer unablässigen Modifikation des Hydroskeletts, die Geburt auf dessen Umgestaltung durch die in ihm verankerte Muskulatur. Diese wird in den letzten Wochen der Schwangerschaft schrittweise vom ruhenden zum aktiven Muskel, der während der Geburt die Form des Uterus von einem sagital abgeflachten Ellipsoid in einen leicht gekrümmten Zylinder umgestaltet. Dabei geht der Muttermund auf und der Fetus wird mehr und mehr in eine diesem Zylinder konforme Streckstellung gebracht. Harmonie und Dysharmonie der Schwangerschaft wie der Wehentätigkeit haben ihren letzten Grund im Grad der Dynamik und Verformbarkeit des uterinen Grundgewebes. Hier sind aber weit mehr Faktoren maßgebend, als etwa mit Ultraschall und Wehenmitteln mehr schlecht als recht zu finden oder kompensieren sind.

3. Biogene Membranen

3.1. Einleitung

Membranen sind hochselektive[1] Trennwände, d. h. Trennwände, die nur unter ganz bestimmten Bedingungen ganz bestimmte Stoffe durch sich hindurchgehen lassen. Biogene Membranen sind Trennschichten, die aus Proteinen und Lipoiden[2] zusammengesetzt sind. Die Moleküle dieser Membranen werden nicht durch starke Atombindungen zusammengehalten, sondern durch physikalische Kräfte (wie etwa Öltropfen im Wasser). Diese Membranen bilden Hüllen, sei es um die ganze Zelle, sei es um deren Organellen. Sie verfügen über Schleusen und Pumpen, über die sie die physiko-chemische Zusammensetzung ihres Inhalts regulieren. Sie sind weiters eng in die Prozesse des Energieaustausches wie der Photosynthese und oxydativen Phosphorylierung eingebunden. Darüber hinaus spielen sie eine maßgebliche Rolle in der Verständigung der Zellen untereinander, indem sie gegebenenfalls Tausende von Empfängern (Rezeptoren) etwa für Hormone oder Antikörper ausfahren.

3.2. Zusammensetzung

Die biogenen Membranen bestehen in einer Doppelschicht aus Lipoiden. Von den vier Lipoidarten, die an der Membranbildung beteiligt sind, ist Cholesterin das am bekanntesten. In den meisten Membranmolekülen sind je drei der Lipoide an Glyzerin, ein Abbauprodukt der Glukose, gebunden. Diese Verbindungen von Glyzerin und drei Lipoiden werden als Triglyzeride bezeichnet. Verschiedene Membranen enthalten etwas komplizierter zusammengesetzte Moleküle, in die außer Lipoiden auch noch Zucker eingebunden sind. Diese membranösen Doppelschichten sind für Wasser und wasserlösliche Moleküle in hohem Maße undurchlässig.

Die membraneigenen Funktionen wie der Stofftransport, Kommunikation und Energiebeschaffung werden durch Proteine vermittelt, die tief in die lipoide Doppelschicht eingebettet sind. Die Proteine können sich zwar innerhalb der Doppelschicht parallel zur Membran einordnen und ausbreiten, jedoch nicht senkrecht zur Membran umdrehen. Daher sind die Membranen asymmetrisch, d. h. die von den Proteinen zu steuernden Prozesse gehen an einer Stelle nur in eine Richtung, von außen nach innen oder umgekehrt, aber nicht sowohl als auch.

---

1 lat. selectum = für etwas ausgewählt; selektiv = indem etwas ausgewählt wird
2 griech. lipos = Fett; -oeides = förmig

4. Stoffwechsel und Energie

4.1. Einleitung

Im Grunde besteht unser Stoffwechsel darin, daß wir pflanzliche und tierische Lebensmittel verzehren und deren Bestandteile für eigene Zwecke verwenden, indem wir sie verdauen und aus ihnen jene Energie gewinnen, die wir benötigen, um unsere Lebensformen und Lebenskräfte aufrechtzuerhalten. Was nicht verwendbar ist, scheiden wir aus. Den Stoffwechsel, der innerhalb eines Organismus zwischen der Aufnahme der Nahrung und der Ausscheidung der Endprodukte vor sich geht, wird als intermediärer[1] Stoffwechsel oder Metabolismus[2] bezeichnet. Im weitesten Sinn stellt der intermediäre Stoffwechsel die Summe aller chemischen Reaktionen dar, die in einem Organismus von der Aufnahme chemischer Nahrung und Sauerstoff bis zur Ausscheidung chemischer Endprodukte und Kohlendioxyd ablaufen.

Die Lebensmittel enthalten Kohlehydrate, Eiweiße und Fette, die wir in ihre Bestandteile, in Zucker, Aminosäuren und Fettsäuren zerlegen und weiteren Stoffwechselprozessen zuführen. Es kommt zum Austausch von Produkten aus abbauenden (katabolen) und aufbauenden (anabolen) Stoffwechselprozessen, die – durch die diversen Membranen separiert – unmittelbar nebeneinander einhergehen.

Im großen und ganzen sind wir imstande, aus den beim Abbau erhaltenen Produkten eigene Stoffe aufzubauen. Eine Reihe von Stoffen, die für unsere Lebensfunktionen wesentlich (essentiell) sind, vermögen wir jedoch nicht aus eigener Kraft zu erzeugen. Diese Stoffe müssen wir daher in ihrer ursprünglichen Form oder zumindest deren Vorstufen zu uns nehmen. Vor allem geht es da um die essentiellen Aminosäuren und essentiellen Fettsäuren sowie um die Vitamine und Pro-Vitamine. Die Besprechung der Probleme der Ernährung erfolgt im Kapitel Diätetik.

In großen Zügen ist die Zelle ein enzymreiches Eiweißgebilde, das von einer Lipoidmembran umgeben und von Lipoidmembranen unterteilt ist. Die Zelle erhält, gesteuert durch Transporter und Rezeptoren, die Nahrungsstoffe aus der Außenwelt oder Grundsubstanz und gibt ihre Stoffwechselprodukte an die Grundsubstanz oder Außenwelt ab.

Bei der Betrachtung des Stoffwechsels stellen sich zwei Grundfragen:
1. Wie gewinnen die Zellen ihre Energie und Aufbaukräfte, auf welche Weise entnehmen sie diese ihrer Umwelt?
2. Wie bilden die Zellen die Bausteine ihrer vielfältigen Strukturen und wie setzen sie diese zusammen?

Diese Prozesse werden durch ein hochperfektes Netzwerk biochemischer Reaktionen reguliert.

Selbst in einem so einfachen Organismus wie einem Bakterium laufen mehr als tausend chemische Reaktionen ab. Die Fülle der Reaktionen scheint auf den ersten Blick verwirrend, jedoch die Grundzüge sind erstaunlich einfach. Von der Zahl her ist die Menge der Reaktionen groß, von der Art her aber relativ klein. So spielt eine

---

[1] lat. inter = im Verlauf von; medium = dazwischenliegend
[2] griech. metabole = Wechsel

Gruppe von nur etwa hundert Molekülen in allen Lebewesen die zentrale Rolle. Der Stoffwechsel wird in allen auf die gleiche Weise reguliert.

4.2. Grundzüge des Stoffwechsels

Die anabolen und katabolen Stoffwechselprozesse gehen in Zyklen vor sich. Jeder Zyklus besteht aus einer Reihe von Enzymen. Die Zyklen greifen in diversen Schlüsselpositionen so ineinander, daß je nach gegebenem Bedarf die zyklisch auftretenden Zwischenprodukte sowohl weiter abgebaut als auch zum Aufbau neuer Stoffe herangezogen werden können. Der Abbau zu Kohlendioxyd und Wasser bringt auf der einen Seite jene Energie (ATP, NADPH), die auf der anderen zum Aufbau von abgenützten oder neuen Strukturen (Enzymen, Hormonen) benötigt wird.

Bei ausgeglichener Ernährung decken wir nicht nur den Gesamtbedarf unseres laufenden Energiestoffwechsels, sondern legen dazu auch noch gewisse Stoffwechselreserven an. Eine Frau mit 65 kg Gewicht besitzt eine Reserve von rund 6.500 kJ Glykogen, 90.000 kJ mobilisierbarer Proteine und 530.000 kJ Fett. (Im Laufe einer Schwangerschaft wird das Fettdepot um rund 150.000 kJ erweitert.) Darüber hinaus werden auch Depots von diversen Vitaminen und sog. Spurenelementen angelegt. Der tägliche Energiebedarf beträgt in Ruhe rund 6.500 kJ und kann bei entsprechender Aktivität auf 20.000 kJ steigen.

Normalerweise verfügen wir also über Energiereserven, die unseren Energiebedarf je nach Aktivität ein bis drei Monate decken würden. Allerdings, die Glykogenreserven wären ohne Nahrungszufuhr in einem Tag erschöpft. Damit würde der Blutzuckerspiegel, der normalerweise vor einer Mahlzeit 80 mg und nach einer Mahlzeit bis zu 120 mg pro dl Blut beträgt, in kürzester Zeit auf ganz tiefe Werte sinken. Eine Senkung auf weniger als 50 mg/dl würde aber zu schweren Schädigungen führen, da vor allem der Stoffwechsel des Gehirns, aber auch der roten Blutkörperchen und anderer Gewebe ohne genügende Glukosezufuhr nicht funktioniert. (Besonders empfindlich gegenüber Störungen des Glukosestoffwechsels sind auch wachsende Gewebe.)

Der Körper muß also stets trachten, Glukose in ausreichendem Maß zur Hand zu haben. Daher stellt er denn auch bei gesteigertem Verbrauch wie im Distress oder Hunger den Stoffwechsel beizeiten auf bestimmte Weise um und zwar auf zwei Wegen: Einerseits greift er sein eigenes Eiweiß an und wandelt verschiedene Aminosäuren in Glukose um, ein Vorgang, der als Glukoneogenese (Neubildung von Glukose) bezeichnet wird. Andererseits baut er in vermehrtem Maß Fett ab und führt die Abbauprodukte der Fettsäuren jenen Geweben zu, die ihre Funktion auch ohne Glukose weitestgehend in Ordnung halten können, wie der Herzmuskel, die Leber oder die Nieren.

So bauen wir Makromoleküle der Nahrung und des eigenen Organismus ständig zu Mikromolekülen ab und daraus wieder neue Makromoleküle auf. Diesem Aufbau und Umbau sind in einem gesunden Organismus nur dann Grenzen gesetzt, wenn dessen Belastung zu groß oder Ernährung unzureichend ist. Die Endprodukte des Stoffwechsels sind Harnstoff, Wasser und Kohlendioxyd; diese werden von Nieren, Haut und Lungen ausgeschieden. Harnstoff ist eine in Wasser lösliche Verbindung aus Ammoniak und Kohlensäure. (Ammoniak ist das Äquivalent der aus einer Aminosäure stammenden Aminogruppe und in ungebundener Form giftig.)

Unsere Glykogenreserven machen nur 1 % und das mobilisierbare Eiweiß nur 15 % unserer Energiereserven aus. Für die Glukoneogenese werden die Aminosäuren vorwiegend aus dem Muskeleiweiß mobilisiert, an sich eine nur für den begrenzten Notfall adäquate Lösung. Der Organismus muß also im drohenden Notfall, sei es bei den Zeichen mangelhafter Nahrungszufuhr, sei es bei Hinweisen auf konsumierende Belastungen, im Stoffwechsel Prioritäten setzen. Er muß auf der einen Seite die Glukoseversorgung für jene Organe, deren klaglose Funktion davon abhängt (Gehirn und rote Blutkörperchen, Mutterkuchen und Embryo), sicherstellen und auf der anderen den Eiweißabbau (Muskelschwund) möglichst eindämmen. Es geht im wesentlichen darum, den Schwerpunkt der Energieversorgung von der Glukose und den Aminosäuren auf die Fettsäuren und deren Spaltprodukte, die Ketonkörper, zu verlegen.

4.3. Leitorgane des Stoffwechsels

Die basale Strategie des Stoffwechsels besteht in der Beschaffung der für die Biosynthese notwendigen Bausteine und Energiequellen. Der Zellstoffwechsel wird von Enzymen reguliert. Die Wechselwirkung des Stoffwechsels der einzelnen Organe (Gehirn/Muskel/Fettgewebe/Leber), deren Stoffwechselbedürfnisse vergleichsweise sehr unterschiedlich sind, wird durch Botenstoffe gesteuert. Dabei spielen die Hormone, insbesondere die der Bauchspeicheldrüse und die der Nebenniere eine grundlegende Rolle.

4.3.1. Gehirn

Eigentlich ist die Glukose die einzige Energiequelle des Gehirns. Normalerweise verbraucht das Gehirn im Tag rund 120g Glukose, i.e. etwa 60 % der Glukose, die wir bei körperlicher Ruhe zu uns nehmen. Das Gehirn hat keine Glykogenreserven und bedarf daher der ständigen Zufuhr und des freien Eintritts von Glukose. (Nur bei langdauerndem Hungerzustand wird Glukose teilweise durch Ketonkörper ersetzt.)

Die Hirnzellen verfügen über eigene Glukosetransporter. Diese sind zum Großteil mit jenen ident, die auch bei den roten Blutkörperchen und den Zellen der Plazenta sowie den Zellen des fetalen Organismus für den Transport der Glukose die wesentliche Rolle spielen.

4.3.2. Muskeln

Im Gegensatz zum Gehirn sind die Muskeln nicht nur fähig, sich ihre Energie außer aus der Glukose auch aus Fettsäuren und Ketonkörpern zu beschaffen, sondern verfügen auch über namhafte Glykogenreserven. Drei Viertel unserer Glykogendepots finden sich in der Muskulatur. Das Glykogen kann in der Muskelzelle für den eigenen Gebrauch leicht zu Glukose abgebaut, diese aber nicht nach außen abgegeben werden. Die Glukose wird im Muskel vielmehr als Kraftreserve für den Anfall von forcierter Tätigkeit zurückgehalten.

Der ruhende Muskel holt sich die Energie aus den Fettsäuren. Sogar der Herzmuskel zieht manche Ketonkörper als Kraftquelle der Glukose vor. Nur bei plötzlich anfallender Aktivität greift der Muskel auf die Glukose als Energiequelle zurück, und zwar vorwiegend in Form der Glykolyse. Dabei wird die Glukose nicht zur Gänze abgebaut, sondern nur bis zu einem Zwischenprodukt gespalten, das dann in Milchsäure oder die Aminosäure Alanin umgewandelt wird. Diese werden über den Blutkreislauf in die Leber transportiert und dort der Glukoneogenese zugeführt.

4.3.3. Fettgewebe

Die Fettsäuren werden in der Leber gebildet und in den Fettzellen gespeichert, indem je drei Fettsäuren an Glyzerin, ein Spaltprodukt der Glukose, gebunden werden. Diese Verbindungen zwischen Glyzerin und Fettsäuren werden unentwegt aufgelöst und wiederhergestellt. Das Enzym, das die Auflösung katalysiert, heißt Lipase, ein für Hormone empfängliches Enzym, das beim Abbau des schwangerschaftsbedingten Fettansatzes durch die Stilltätigkeit eine wesentliche Rolle spielt.

Das Fettgewebe ist also ständig in Bewegung und wird ununterbrochen umgebaut. Das durch die Tätigkeit der Lipase frei gewordene Glyzerin ist nicht wiederverwendbar. Es geht in die Leber und dient dort zur Bildung von Glukose. Die Fettsäuren werden sofort wieder an Glyzerin gebunden, wenn frisches Glyzerin vorhanden ist, d. h. via Glykolyse nachgebildet worden ist. Ist das nicht der Fall, weil den Fettzellen dafür nicht genug Glukose zur Verfügung steht, verlassen die freien Fettsäuren die Fettzelle und werden damit für die Energiegewinnung freigesetzt. Ob die Fettzellen wenig oder viel Glukose zur Verfügung haben, ist also ausschlaggebend dafür, ob viel oder wenig Fettsäuren ins Blut gelangen.

4.3.4. Leber

Die Leber ist das zentrale Stoffwechselorgan. Ihre Aufgabe besteht darin, den Organismus, vor allem Hirn und Muskeln mit Energieträgern zu versorgen. Fast alle vom Magen und Darm aufgenommenen Substanzen gelangen zuerst in die Leber, sowie die meisten der von den Zellen in den Blutkreislauf abgegeben Zwischenprodukte des Stoffwechsels letztendlich in der Leber wiederaufbereitet werden. So reguliert die Leber denn auch den Blutspiegel vieler Stoffwechselprodukte.

Die Leber vermag große Mengen Glukose aufzunehmen und als Glykogen anzulegen. Bis an die 1.700 kJ können auf diese Weise gespeichert werden. Umgekehrt vermag sie aber auch schnell und reichlich Glukose ins Blut abzugeben, indem sie diese entweder aus ihrem Glykogendepot und/oder via Glukoneogenese herbeischafft. Die Vorläufer der Glukose in der Glukogenese sind hauptsächlich die Milchsäure und das Alanin aus den Muskeln, das Glyzerin aus dem Fettgewebe und die glykogenen Aminosäuren aus der Nahrung.

Auch im Fettstoffwechsel spielt die Leber eine entscheidende Rolle. Ist reichlich Nahrung gegeben, bildet die Leber Fettsäuren und gibt diese in Form von Lipoprotein in das Blut ab. Dieses Lipoprotein ist die Hauptquelle für die Bildung der Fettspeicher im Fettgewebe. Ist die Nahrung knapp, bildet die Leber aus den Fettsäuren Ketonkörper, eine im Hungerzustand wesentliche Energiequelle.

Die meisten Bluteiweißkörper werden in der Leber aufgebaut, sowie es die Hauptaufgabe der Leber ist, aus den ihr zugeführten Substraten Bausteine für die Biosynthese herzustellen. Den für diese Tätigkeit notwendigen Energiebedarf deckt die Leber bei reichlicher Nahrung aus der Glukose, sonst aber zuvorderst aus Aminosäuren, die für die Glukoneogenese nicht verwendbar sind, sowie aus den Fettsäuren. Im Notfall vermeidet die Leber Energiequellen zu benützen, die von den Muskeln und dem Gehirn dringend gebraucht werden.

4.4. Steuerung des Stoffwechsels

4.4.1. Einleitung

Im einzelnen werden wir auf die Regulation des Stoffwechsels immer wieder zurückkommen müssen, wenn wir die Probleme der Belastung im Fortpflanzungsprozeß verstehen lernen wollen. Hier beginnen wir nur mit den allergröbsten, aber grundsätzlich entscheidenden Mechanismen im Stoffwechselgeschehen anhand der Wechselwirkungen auf jene Gewebe und Organe, die wir gerade kennengelernt haben. Das Gehirn ist das Beispiel für Organe, die eine sehr subtile Regulation erfordern, die Muskeln für Organe, die kraftvoll agieren sollen, das Fettgewebe für Organe, die Energiereserven mobilisieren sollen, und die Leber als Umschlagplatz.

In allen diesen Organen und Geweben wird der Stoffwechselprozeß über Enzymkaskaden in die eine oder andere Richtung gesteuert, wobei die Schlüsselenzyme auf Einflüsse von außen, vornehmlich auf Hormone und andere Botenstoffe höchst empfindlich reagieren. Die Hormone, die im intermediären Stoffwechsel eine Schlüsselrolle spielen, stellen die Hormone des Inselorgans der Bauchspeicheldrüse und die Hormone der Nebenniere dar. Namentlich sind es die Hormone Insulin und Glukagon des Inselorgans, die Katecholamine Adrenalin und Noradrenalin des Nebennierenmarks und die Glukocorticoide Cortisol und Cortison der Nebennierenrinde. Das Insulin und Glukagon stellen die Schrittmacher im Grundstoffwechsel dar, die Nebennierenhormone die Schrittmacher im Anpassungsstoffwechsel (Adaptation).

4.4.2. Insulin

Insulin ist ein Eiweißhormon. Seine Bildung wird im wesentlichen durch Glukoseangebot und die parasympathischen Nerven angeregt. Im Kern signalisiert Insulin den Fütterungszustand: Es stimuliert auf verschiedene Weise die Nahrungsspeicherung und die Proteinsynthese. Insulin ist das basale Wachstumshormon. In der Leber kommt es zur Glykogensynthese und Hemmung der Glukoneogenese, zur Förderung der Glykolyse und Bildung von Fettsäuren. Insulin fördert den Eintritt von Glukose in die Muskeln und das Fettgewebe, wodurch die Synthese von Glykogen in den Muskeln und von Fett im Fettgewebe gesteigert wird. Insulin begünstigt auch den Eintritt von Aminosäuren in die Muskeln und fördert so die Bildung von Muskeleiweiß, wie es in den Zellen ganz allgemein die Eiweißsynthese fördert und den Eiweißabbau hemmt.

4.4.3. Glukagon

Glukagon ist ebenfalls ein Eiweißhormon. Seine Bildung wird durch einen Glukosemangel und die sympathischen Nerven angeregt. Es signalisiert den Hungerzustand. Sein Zielorgan ist die Leber, wo es das Gegenteil vom Insulin bewirkt. Es fördert die Glukoneogenese und den Abbau des Glykogens und hemmt die Glykolyse und die

Bildung von Fettsäuren. Im Endeffekt kommt es zu einer beachtlichen Ausschüttung von Glukose durch die Leber. Darüber hinaus aktiviert Glukagon im Fettgewebe die Lipase, was die Mobilisierung von Fettsäuren zur Folge hat.

4.4.4. Katecholamine

Die Katecholamine, namentlich das Adrenalin und Nor-Adrenalin, sind biogene Amine mit vehementer Wirksamkeit, die den Organstoffwechsel von zwei Seiten her beeinflussen. Auf der einen greifen sie ähnlich dem Glukagon, nur wesentlich radikaler, die Energiereserven an. Auf der anderen Seite nehmen sie eine Umverteilung in der Durchblutung der Organe vor, indem sie die Blutzufuhr zu den für die akute Abwehr unwichtigen Organen (Haut, Darm, Nieren) drosseln, um die verfügbare Energie den dafür wichtigen Organen (Hirn, Herz, Muskel) zuzuführen.

Noradrenalin ist moderater wirksam als das Adrenalin. Beide greifen wie das Glukagon die Glykogen- und Fettreserven an, wobei Adrenalin zusätzlich im Inselorgan der Bauchspeicheldrüse die Glukagonausschüttung stimuliert und die Insulinabgabe hemmt. Die Katecholamine unterscheiden sich in ihrer Wirkung vom Glukagon insofern, als sie die Glykogenolyse nicht nur in der Leber, sondern auch im Muskel fördern und darüber hinaus die Glukoseaufnahme durch die Muskeln hemmen. Diese decken indessen den Energiebedarf aus den vom Fettgewebe mobilisierten Fettsäuren. Also steigern im Endeffekt die Katecholamine den Blutzuckerspiegel, indem sie die Ausschüttung von Glukose durch die Leber steigern und deren Verbrauch durch die Muskulatur herabsetzen.

Der Anreiz für die Katecholausschüttung aus dem Nebennierenmark ist ein niedriger Blutzuckerspiegel. Ob mehr Adrenalin als Nor-Adrenalin gebildet wird, ob also mehr oder weniger intensive und konsumierende Wirkungen zustande kommen, hängt von zwei weiteren Faktoren ab: die Bildung von Adrenalin hängt nämlich davon ab, ob das Nebennierenmark außer Impulsen über den Blutchemismus auch Impulse vom sympathischen Nervensystem erhält, zum andern davon, ob es von der Rinde her mehr oder weniger stark von Cortisol durchflutet wird. Ohne sympathische Innervation und ohne Cortisol kein Adrenalin! (Der Fetus bildet nur Noradrenalin, kaum Adrenalin und Cortisol. Erst unter der Einwirkung der Wehen während der Geburt erfolgt die entscheidende Umstellung auf die Produktion dieser für die Abwehr so wesentlichen Hormone.)

4.4.5. Glukocorticoide

Im Grunde besteht die Stoffwechselwirksamkeit der Glukocorticoide darin, Energie in Form leicht erreichbarer Kohlehydrate (Glykogen) bereitzustellen – auf Kosten des anabolischen Bedarfs verschiedener Gewebe. Die Glukocorticoide steigern auf der einen Seite sowohl die Glukoneogenese als auch die Glykogensynthese und betreiben auf der anderen einen massiven Abbau der Fette und Proteine, vor allem im Muskel-, Lymph- und Grundgewebe. Sie hemmen mit Ausnahme des Gehirns den Glukosetransport in die Gewebe.

Eine chronisch erhöhte Glukocorticoidproduktion, wie sie bei groben Belastungen auftritt, kann daher zu relativ hohen Blutzuckerwerten und einem beachtlichen Proteinverschleiß führen. Dieser äußert sich auf die verschiedenste Weise, wie

Ermüdbarkeit und Muskelschwäche, Störungen in der zellulären Immunabwehr oder kollagenen Faserbildung mit all ihren Folgen, z. B. einer Osteoporose der Wirbelsäule.

Bemerkenswert ist eine im allgemeinen weitgehend unbeachtete Wirkung der Glukocorticoide, nämlich die sogenannte genetische De-Repression. Dabei geht es um die Enthemmung von Genen, deren Aktivität infolge der Differenzierung der Zelle nicht gebraucht und daher unterdrückt wird. Alle Zellen haben bekanntlich das gleiche Genom. Doch daraus bedient sich jede Zellart ihres besonderen Genmusters, sodaß etwa in Nierenzellen ein Reihe von Genen aktiv ist, deren Aktivität für die Leberzellen unbrauchbar wäre, und umgekehrt. Die unbenötigten Gene unterliegen einer Art von Repression. Durch Glukocorticoide können nun solche Gene, die der Repression unterliegen, eine De-Repression erfahren und die Bildung ganz neuer Produkte erlauben. Hier haben wir ein Beispiel vor uns, wie kaum faßbare Einflüsse und Spannungen ungeahnte Veränderungen in Bewegung setzen können.

4.5. Gleichgewicht des Stoffwechsels

4.5.1. Einleitung

Die Erhaltung der Lebensvorgänge erfordert Energie, denn es werden ununterbrochen Zellen oder Zellanteile, die abgenützt sind, abgebaut und durch neue ersetzt. So bilden wir pro Sekunde rund 4 Millionen unserer Blutzellen neu und erneuern so in einem halben Jahr unseren gesamten Blutzellbestand. Unsere Knochen sind ständig in Umbau und nach jeweils 48 Stunden befindet sich die Hälfte der Kalziumionen nicht mehr dort, wo sie vorher waren. Der tägliche Umsatz, d. h. Bildung und Verbrauch unseres energetischen Wechselgeldes, des ATP, entspricht mengenmäßig etwa unserem Körpergewicht.

Die Umgestaltung der Zellen bezeichnet man als Remodulierung, ihre Neubildung als Ersatzwachstum. Ein noch nicht erwachsener Organismus bedarf neben der Energie für sein Ersatzwachstum noch zusätzlicher Energie für das Größenwachstum und Reifungswachstum. Daher benötigen Kinder und Jugendliche bei sonst vergleichbaren Belastungen mehr Energie als der Erwachsene. Mehr Energie erfordert auch das Wachstum in der Schwangerschaft und die Milchbildung beim Stillen.

4.5.2. Homeostase und Anomalie[3]

Jeder Lebensorganismus ist einem Schiff vergleichbar, das durch das Meer segelt und dabei unablässig, oft auch heftigen, Wellenschlägen (Reizen) ausgesetzt ist, aber trotz allem nicht kentert und seine Richtung hält. Diese „Standhaftigkeit" wird in der Seemannssprache als „steady state" bezeichnet, eine Bezeichnung, die für den ständig um einen Mittelwert schwankenden Verlauf der Lebensvorgänge in einem sich dabei kaum verändernden Organismus übernommen wurde.

Kraft der Wellenschläge bleibt ein Schiff nie genau im Lot, sondern schlägt mehr oder weniger nach der einen oder anderen Seite aus. Es schwankt in einem gewissen

---

[3] griech. homos, homalos = ähnlich; stasis = Stand, Zustand; a, an = nicht, un-; Homeostase = ähnlicher Zustand; Anomalie = Unähnlichkeit, Ungewöhnlichkeit

Ausmaß ständig hin und her. Auch gleiche Schwankungen sind nun so gut wie nie derselben Größe, sondern sind sich nur sehr ähnlich. Diese Folge von Zuständen großer Ähnlichkeit wird als *Homeostase* bezeichnet. Auch der Zustand unseres Organismus ist von einem Augenblick zum anderen nie ganz gleich, sondern nur sehr ähnlich. Er ändert sich ununterbrochen, ohne je wieder in den alten Zustand zurückzukehren. In längeren Abständen wird die stete Änderung bemerkbar, namentlich am Wachstum und am Altern.

Kann die Homeostase nicht mehr aufrecht erhalten werden, entsteht eine *Anomalie*. Anomalien beruhen auf Fehlern im Energiestoffwechsel und haben erkennbare oder nicht erkennbare Strukturveränderungen zur Folge; das Wachstum gerät auf irgendeine Weise in Unordnung, sowohl das Größenwachstum als auch das Ersatzwachstum. So weisen Kinder, die an Stoffwechselstörungen leiden, Fehler in ihrem Wachstum oder ihrer Entwicklung auf und sind nicht selten sichtbar mißgebildet. Erwachsene, die an chronischen Infektionen oder bösartigen Tumoren leiden, vermögen oft nicht einmal mehr die für das Ersatzwachstum erforderliche Energie aufzubringen und unterliegen letztlich einer Kachexie (Auszehrung). Deutlich erkennbar werden Modifikationen im Energiestoffwechsel auch dann, wenn dieser auf ungewöhnliche Weise unterbunden oder beansprucht wird und in der Folge Anomalien, d. h. Abweichungen von der Homeostase auftreten, wie etwa bei Hunger und Erschöpfung.

Hunger und Erschöpfung enden in demselben Stoffwechselgeschehen. Der Unterschied liegt nur darin, daß beim Hunger der Nachschub zu klein, bei der Erschöpfung der Verbrauch zu groß ist. Der Erschöpfung geht eine kürzere oder längere Phase der Anpassung (Adaptation) voraus. Ob und wann es nach einer mehr oder weniger langen Adaptation zur Erschöpfung kommt, hängt oft weniger von der Höhe der Belastung und des Energieverbrauches ab als vom Mangel wirksamer Erholungspausen.

Die Adaptation folgt dem gleichen Stoffwechselprinzip wie Hunger und Erschöpfung. Hungerstoffwechsel wie Adaptationsstoffwechsel gehen in die gleiche Richtung. Zuerst steht im Vordergrund die Mobilisierung von Glukose auf dem Weg der Glykogenolyse und Glukoneogenese. Nach einem gewissen Eiweißschwund tritt die Bildung von Ketonkörpern und die Fettsäureverbrennung immer mehr in den Vordergrund. Hunger und Erschöpfung äußern sich auch im Immunsystem auf ähnliche Weise.

Ein Mensch von 65 kg, der so lange hungert, bis er an die 25 % seines Gewichts verloren hat, besitzt um 3 kg weniger Eiweiß, 6 kg weniger Wasser und 7 kg weniger Fett, aber nur um 0.2 kg weniger Glykogen und 0.5 kg weniger Mineralstoffe. Der Proteinverlust ist nicht in allen Organen gleich. Während Hirn und Herz nur 3 % ihrer Substanz einbüßen, verlieren die Muskeln 30 %, die Leber 55 % und die Milz 70 %. Auch der Fettabbau erfolgt auf streng differenzierte Art; es wird nur das neutrale Fett im Fettgewebe abgebaut, während die lipoiden Zellstrukturen (Membranen) unangetastet bleiben.

4.6. Schlüsselfunktionen des Stoffwechsels

Die grundlegenden Weichenstellungen im Metabolismus sind am besten anhand der Muskelbewegung und des Hungerstoffwechsels darzustellen. Diese Beispiele sind vom geburtshilflichen Aspekt insofern besonders interessant, als sie zum einen auf die Probleme der Wehentätigkeit der Uterusmuskulatur, zum anderen auf die Probleme des beschleunigt auftretenden Hungerstoffwechsels und vermehrten Fettansatzes in der Schwangerschaft nahtlos übertragbar sind.

4.6.1. Vom Sprint zum Marathon – Die Skala der Kraftstoffversorgung

Wenn ein Sprinter 100m läuft und dabei 10 m/s zurücklegt, bedarf er einer schnell mobilisierbaren Energie. Diese holt er sich aus zwei Quellen, aus dem gespeicherten ATP und jenem zusätzlichen ATP, das durch den prompten Umsatz einer anderen Phosphatverbindung und die Glykolyse des Muskelglykogens gewonnenen wird. Diese Kraftquellen sind jedoch sehr schnell erschöpft, der Sprinter könnte keine 100 m mehr im selben Tempo weiterlaufen. Denn das ATP in den Muskeln sinkt innerhalb weniger Sekunden um fast ein Drittel, während infolge der massiven Glykolyse der Milchsäurespiegel im Blut auf das 4–5fache ansteigt.

Will man nun einen Lauf länger durchhalten, etwa über 1000 m, muß das ATP auf andere Weise, nämlich via oxydative Phosphorylierung gewonnen werden. Damit wird zwar insgesamt weit mehr ATP verfügbar als über die Glykolyse, doch der Bildungsprozeß geht langsamer vor sich. Folglich muß jetzt eine langsamere Gangart eingelegt werden, etwa 7,5 m/s statt 10 m/s. Für einen solchen Lauf reichen für die Energieversorgung die leicht mobilisierbaren Glykogenreserven aus.

Für einen Marathonlauf genügen diese nicht. Jetzt müssen für den ATP Nachschub die Fettsäuren herangezogen werden. Die Fettsäureoxydation liefert zwar eine Menge ATP, geht aber wesentlich langsamer vor sich als bei der Oxydation von Glykogen. Die Gangart muß daher noch mehr als beim 1000 m Lauf vermindert werden, auf etwa 5 m/s, also die halbe Geschwindigkeit eines Sprinters. Spitzenläufer verbrauchen während eines Marathonlaufes etwa gleiche Mengen an Fettsäuren und Glykogen. Die gleichzeitige Verwendung beider Kraftquellen erlaubt dem Läufer ein höheres Durchschnittstempo durchzuhalten, als es möglich wäre, wenn der Organismus erst alle Glykogenreserven verbrauchte, bevor er die Fettsäureoxydation in Gang setzt.

Wie wird diese optimale Mischung nun erreicht? Aus dem Glukoseverbrauch (Arbeit) resultiert ein niederer Blutzuckerspiegel, der eine Ausschüttung von Glukagon hervorruft. Das Glukagon mobilisiert Fettsäuren aus dem Fettgewebe, die von den Muskeln aufgenommen und zur Energiegewinnung zu Kohlensäure und Wasser abgebaut werden. Bei der Fettsäureoxydation fallen Zwischenprodukte an, die Ketonkörper genannt werden. Einer von ihnen, das Azeton, wird bei starkem Fettsäureabbau im Harn und eventuell sogar als Azetongeruch im Atem nachweisbar. Die Vorstufe des Azetons, die Azetessigsäure, hemmt jenen Enzymkomplex, der ein kritisches Spaltprodukt der Glukose letztlich zu Kohlensäure und Wasser oxydiert. Da dieser Komplex nun nicht zur Wirkung kommt, werden die Zwischenprodukte nicht weiter abgebaut, sondern zu Glukose resynthetisiert. So führt der Verbrauch von Zucker zur Fetterbrennung und die Zwischenprodukte der Fettverbrennung zur Hemmung des Glukoseabbaues. Damit wird Glukose eingespart, sodaß bis zum Ende des Marathons genug Glukose erhalten bleibt.

4.6.1.1. Rote und weiße Muskelfasern

Jeder Muskel besteht aus zwei Arten von Muskelfasern, aus weißen und roten: die weißen speichern Glykogen und sind mehr auf Glykolyse und schnelle Leistung eingerichtet, die roten speichern Lipoide und sind für oxydative Phosphorylierung und Dauerleistung eingestellt. Rote Muskelfasern brauchen daher auch mehr Sauerstoff und Myoglobin, das ihnen ihre rote Farbe gibt. Je nach der Art der von ihm geforderten Aktivität kann sich das Mischungsverhältnis der Faserarten ändern, bei akuten Reizungen mehr zu weiß, bei Dauerreizung mehr zu rot hin. Muskeln mit natürlicher Dauerleistung wie die der Atemmuskulatur weisen fast nur rote Muskelfasern auf.

4.6.2. Fasten und Hungern

Beim Fasten beginnt es so wie beim Marathon. Der Blutzuckerspiegel sinkt. In der Folge geht die Produktion des Insulins zurück, während die des Glukagons steigt. Die wesentlichen Stoffwechselveränderungen bestehen in der Mobilisierung der Fettsäuren aus dem Fettgewebe und der Hemmung des Glukoseabbaus durch die im Fettsäureabbau anfallende Acetessigsäure. Fasten ist nicht anstrengend, dauert aber länger als ein Marathonlauf. Daher wird hier die dritte Kraftversorgungsquelle angezapft, das Eiweiß. Vorwiegend geht es dabei um Muskeleiweiß, das wie die Glykogenreserven nur in beschränktem Ausmaß abgebaut werden kann. Bei längerem Fasten, im Hunger, wird die Nutzung von Glykogen und Eiweiß wieder eingeschränkt und vorwiegend nur die Fettreserven angegriffen.

Der schwangere Organismus schaltet nun beschleunigt, etwa schon über Nacht, auf Hungerstoffwechsel um. Es kommt daher relativ schnell zum Blutzuckerabfall, zur Ketonkörperbildung und zum Muskeleiweißabbau. Dadurch wird Glukose eingespart und Aminosäuren aus dem Muskeleiweiß zur Erfüllung eventuell wichtigerer Funktionen mobilisiert, während der primitive Bedarf an Kalorien aus dem Fettabbau gedeckt wird. So werden die aus dem Muskeleiweiß gewonnenen Aminosäuren sowie das aus dem Fettabbau anfallende Glyzerin in die Leber transportiert und der Glukoneogenese zugeführt.

Wie über den Weg der Glukoneogenese aus Aminosäuren Glukose gewonnen und damit ein Glukosemangel ausgeglichen werden kann, kann umgekehrt in diverse Abbauprodukte der Glukose eine Aminogruppe eingeführt und so eine Reihe von Aminosäuren – ausgenommen essentielle – gebildet werden. Dagegen können Fettsäuren weder in Glukose noch Aminosäuren umgewandelt werden. Ihre Spaltprodukte, die Ketonkörper, können nur entweder zu Kohlendioxyd und Wasser ab- oder zu Fettsäuren aufgebaut werden.

Proteine bilden die funktionellen Strukturen des Organismus, bilden aber keine Speicherformen, wie die Kohlehydrate das Glykogen und die Lipoide das Körperfett. Das heißt, wenn Aminosäuren benötigt werden, ohne daß sie als Nahrungseiweiß zugeführt werden, muß der Organismus diesen Bedarf durch Veränderungen in seiner Struktur (Muskelschwund) decken. Umgekehrt können Proteine, die der Organismus für den Aufbau seiner Eiweißstruktur nicht benötigt, nicht gespeichert werden. Sie werden in Glukose oder Ketonkörper umgewandelt und als solche in das Stoffwechselgeschehen eingeschleust. (Man spricht von glukogenen und ketogenen Aminosäuren).

Dieser Regulationsmechanismus geht so weit, daß der Organismus, wenn ihm für den Aufbau eines Proteins nur eine besondere – essentielle – Aminosäure fehlt und er aus diesem Grund das fällige Protein nicht bilden kann, auch alle verfügbaren Aminosäuren für die Bildung von Glukose und Ketonkörpern verwendet. Der Mangel auch nur einer Art der 20 essentiellen Aminosäuren kann die Bildung wichtiger Proteine unmöglich machen und mehr oder weniger grobe Stoffwechselstörungen und in deren Folge mehr oder weniger faßbare Mißbildungen zur Folge haben.

4.6.3. Fett und Kraftreserven

Überall dort, wo ein natürlicher Organismus besondere Anstrengungen zu erwarten hat, legt er Kraftreserven an und zwar meistens in Form von Fett. So setzen manche Zugvögel kurz vor ihrem Langstreckenflug täglich so viel Fett an, wie sie beim Menschen einer Fettzunahme von 10 kg entsprechen würde. Dieses Fett verbrauchen sie dann bei ihrem 60 stündigen Nonstopflug mit einer Geschwindigkeit von 40 km in der Stunde, also bei einem Nonstopflug über 2.400 km. (Würden sie diese Energiereserven als Glykogen anlegen, wären sie so schwer, daß sie gar nicht vom Boden abheben könnten.)

Eine besondere Fettart stellt *das braune Fett* dar. Dieses wird immer dann angelegt, wenn zwecks Erhaltung der Körpertemperatur bei kalten Außentemperaturen eine besondere Wärmebildung erforderlich ist. Die Fettzellen sind hier besonders reich an Mitochondrien, wodurch deren braune Farbe bedingt ist. Die Mitochondrienmembran dieser Fettzellen enthält ein eigenartiges Protein, das Thermogenin[4]. Dieses Protein wird von den hormonal (Adrenalin, Glukagon) freigesetzten Fettsäuren aktiviert und entkoppelt die Phosphorylierung vom oxydativen Prozeß. Das heißt, die Energie, die bei der Fettverbrennung entsteht, wird nicht in energetisches Wechselgeld (ATP) umgewandelt, sondern als Wärme abgegeben. Durch diese besondere Art von Wärmebildung vermögen die Winterschläfer kräfteschonend ihre Körpertemperatur konstant zu halten, und sich Neugeborene an die neue, kalte, Umwelt anzupassen.

Auch manche Pflanzen machen sich diese Entkoppelung der oxydativen Phosphorylierung, also die Umwandlung der oxydativ freigesetzten Bindungsenergie in Wärme anstatt energiereiche Phosphatverbindungen zunutze. So erzeugen einige kohlartige Pflanzen, die auf nassen Wiesen und in Sumpfgebieten wachsen, auf diese Weise Wärme, um ihre (übelriechenden) Lockstoffe zum Verdampfen zu bringen.

4.7. Geburtshilfliche Aspekte

Umstellungen, wie sie Hunger (Fasten) und Belastungen hervorrufen, finden sich auch in der Schwangerschaft. Der schwangere Organismus schaltet deutlich schneller als der nichtschwangere Organismus auf den Hungerstoffwechsel bzw. Adaptationsstoffwechsel um. Es handelt sich um eine schwangerschaftsbedingte Veränderung der Homeostase.

Es ist interessant, daß die embryo-fetalen Gewebe im besonderen jene Glukosetransporter entwickeln, die auch für das Gehirn und die roten Blutkörperchen wesentlich sind. Sie gleichen also jenen Geweben, die ihren Energiebedarf durch

---

[4] griech. therme = Wärme, Hitze. Thermogenin = Wärmebildner

Glykolyse decken. (Glukosetransporter sind jene in die Zellmembran eingebauten Proteine, die den Glukoseeinstrom in die Zellen fördern und beschleunigen.)

In der Schwangerschaft nimmt also das Organgewebe, das seine Energie aus der Glykolyse schöpft und einer intensiven Glukosezufuhr bedarf, zu. Um für diesen Zweck Glukose einzusparen, schaltet der Organismus die anderen Organe beschleunigt auf Hungerstoffwechsel, also den Weg der Fettverbrennung um. Mit anderen Worten: Für Gehirn, Erythrozyten und die feto-plazentaren Funktionen ist Glukosemangel wahrscheinlich weit ernster zu beurteilen als die ständig beschworene Hypoxie. So ist denn auch, seit der Fetus bezüglich Sauerstoffmangel während der Geburt auf breiter Basis kontinuierlich überwacht wird, die Frequenz der fetalen Hirnschäden keineswegs zurückgegangen.

Im Vergleich zur Fettzunahme der Zugvögel nimmt sich der Fettansatz einer Schwangeren von rund 4 kg sehr bescheiden aus. Er stellt aber immerhin ein Energiedepot dar, das ungefähr der halben kalorischen Erfordernis einer ausgetragenen Schwangerschaft oder einer 70–80 Tage Milchmahlzeit eines reifgeborenen Säuglings entspricht. Dieser angeborene Fettspeicherungsmechanismus mag in unserem Sozialsystem überflüssig erscheinen. Er stellt aber eine wichtige Energiereserve dar, wenn es gilt, in Hungerzeiten den Bestand der Schwangerschaft und/oder die Entwicklung eines gesunden Neugeborenen ernährungsmäßig abzusichern.

Im übrigen sind diese Fettpolster beim Stillen leicht anzubringen, denn eine Frau, die sich adäquat ernährt und ihr Kind voll stillt, verbraucht ein Viertel ihrer Kalorien für die Milchbildung. Durch den Stillvorgang wird im Bereich der schwangerschaftsspezifischen Fettdepots das Enzym Lipoproteinlipase aktiviert, ein Enzym, das im besonderen an den „kritischen" Fettansatzstellen des Gesäßes und der Oberschenkel die Fettdepots zum Verschwinden bringt.

Die Bildung von fetalem braunem Fett beginnt schon in der Mitte der Schwangerschaft im Bereich des Halses und Schultergürtels, hinter dem Brustbein und im Nierenlager. Trotzdem ist der volle Kälteschutz erst beim reifen Neugeborenen vorhanden und eventuell erst nach dem wehenbedingten Reifungsschub des hormonalen Anpassungssystems.

5. Entzündung

5.1. Einführung

Entzündung ist wahrscheinlich die älteste medizinische Diagnose, für die eine mehr oder weniger stark und plötzlich eintretende Erhitzung und Rötung eines bestimmten Körperbezirks als merkmalhaft betrachtet wurde. Die Entzündungslehre ist also eines der ältesten Kapitel der Krankheitslehre. Was jedoch die Begriffsbestimmung und Wesensdeutung der Entzündung angeht, ist diese bislang eine der meist umstrittenen geblieben, sodaß manche vorgeschlagen haben, den Begriff Entzündung fallenzulassen. Wenn wir im weiteren von Entzündung reden, muß uns daher klar sein, daß wir hier einen grundlegenden biotischen Prozeß nur in großen Zügen wiedergeben.

Die Aufgabe der Entzündung ist es, eine Noxe abzuwehren und/oder ein bereits entstandenes Trauma gutzumachen. Die Entzündung besteht im Grunde darin, daß in einem Teil des Körpers oder im ganzen Körper der Stoffwechsel in besonderem Maß gesteigert wird, eben angefacht und entzündet wird. Daher finden wir die Entzündung im Zusammenhang mit allen möglichen krankhaften Veränderungen und vielfach auch in Fällen, die entzündliche Noxen anscheinend vermissen lassen. Diese morphologisch idente Ausdrucksform diverser Krankheitsursachen läßt denn auch bezüglich des entzündlichen Hintergrundes scharfe Grenzen vielfach vermissen und alle erdenklichen Übergänge offen.

Ergeben sich also pathologische Befunde wie bei einem entzündlichen Prozeß, ohne daß man eine entzündliche Noxe findet, sagt das noch lange nicht, daß keine Entzündungserreger beteiligt waren. Umgekehrt können Noxen, die im landläufigen Sinn nicht als entzündlich gelten, Regulationsmechanismen in Gang setzen, die pathologische Veränderungen wie bei einem entzündlichen Prozeß ergeben. Falsche Diagnosen sind hier für die moderne Perinatalmedizin geradezu charakteristisch.

5.2. Das Wesen und die Zeichen der Entzündung

Entzündung ist Antwort des Organismus auf Angriffe von außen, sei es durch infektiöse oder andere Noxen, die zu einem Trauma führen oder unter Umständen auch nur dazu führen könnten. Wenn ein Organ, etwa ein Muskel Arbeit leisten soll, muß ihm durch vermehrte Blutzufuhr entsprechend mehr Energie zugeführt werden. Ebenso müssen bei einer Infektion oder einem anderen Angriff die Elemente des Abwehrsystems zum Ort des Angriffs dirigiert werden.

Bei einer entzündlichen Reaktion kommt es im wesentlichen zu drei Ereignissen:
1. Der Blutzufluß zum Ort der Schädigung wird verstärkt.
2. Die Durchgängigkeit der kapillaren Blutgefäße wird erhöht. (Die Kapillaren stellen die kleinsten Blutgefäße dar, über die der Stoffaustausch zwischen Blut und Gewebe stattfindet.) Infolge der hohen Durchlässigkeit der Kapillarwand können größere Moleküle als sonst die Gefäßwand passieren und im Gewebe wirksam werden. Bei diesen Molekülen handelt es sich um Enzyme, die als Pro-Enzyme im Blut kreisen und jetzt am Ort der Entzündung aktiviert werden.
3. Die Leukozyten, unsere Abwehrzellen im Blut, wandern ins Gewebe aus und entfalten nun ebenfalls dort ihre Wirkung.

Diese Vorgänge führen die klassischen Zeichen der Entzündung herbei, nämlich Erwärmung, Rötung und Schwellung. Diese gehen in der Regel mehr oder weniger mit Schmerzen und einer Funktionsuntüchtigkeit der von der Entzündung betroffenen Organe einher. Die Erwärmung kann bei einer massiven Entzündung sich auf den ganzen Körper ausbreiten und Fieber erzeugen, Rötung und Schwellung müssen nicht offen sichtbar sein (z. B. bei Darmentzündung), während Funktionsuntüchtigkeit und Schmerz unter Umständen relativ gering sein können.

5.3. Die basale Regulation der Entzündung

Im wesentlichen sind es 4 Enzymkaskaden, die den Entzündungsvorgang steuern, nämlich das Gerinnungssystem, das fibrinolytische System (Plasmin), das Kininsystem[1] und das Komplementsystem[2]. Die Systeme und Kaskaden greifen auf komplexe Weise ineinander und führen zur Erweiterung und gesteigerten Durchlässigkeit der Gefäße.

Die Funktion dieser Enzymkaskaden wird erweitert und ergänzt durch die gerinnungsfördernde Wirkung der Blutblättchen und die Tätigkeit der Mastzellen. Diese säumen die Kapillaren und geben biogene Amine und Heparin ab, die eine Erweiterung der Gefäße und eine Hemmung der Blutgerinnung bewirken. Darüber hinaus bringen die Mastzellen die Bildung einer Reihe gefäßwirksamer Gewebshormone wie etwa die der Prostaglandine in Gang.

Die Gewebszellen im Entzündungsgebiet bilden besondere Botenstoffe, die Cytokine. Die Cytokine stellen die Verständigung zwischen den Enzymsystemen und den Zellen des Gewebes her. Weiters veranlassen sie die im Blut kreisenden Abwehrzellen, die weißen Blutkörperchen, ins entzündete Gewebe auszuwandern. Zuerst werden von den Cytokinen die unspezifisch wirksamen Abwehrzellen, die Phagozyten[3], dann die spezifisch ausgerichteten Abwehrzellen, die Lymphozyten angelockt. Die Phagozyten und die Lymphozyten werden als weiße Blutkörperchen, die Leukozyten, zusammengefaßt.

Im Anfangsstadium einer Entzündung kommt es vorwiegend zum Austritt und zur Wirkung von Enzymen und Kininen. Die zelluläre Infiltration ist relativ gering. Je länger es braucht, die anfallenden Noxen zu beseitigen, desto mehr Zellen werden zu Hilfe gerufen. Die anfangs exsudative[4] Entzündung geht mehr und mehr in eine proliferative[5] über. Eine Entzündung ist also am Anfang durch den Übertritt von Enzymen und Phagozyten in das geschädigte Gewebe gekennzeichnet. Ist damit die Abwehr der Noxe nicht zu erledigen, läuft die Abwehr durch die Lymphozyten an. Jetzt kommt es zur Infiltration von Lymphozyten und zur Neubildung von Zellen im entzündeten Gewebe.

Die Lymphozyten sind die Zellen der spezifischen Immunabwehr. Die Verbindung zwischen Entzündungssystem und Immunsystem, d. h. zwischen der generellen und adaptiven Abwehr, stellen die Phagozyten und das Komplementsystem her. Die Pha-

---

1 griech. kineein = bewegen
2 lat. complementum = Auffüllung, Ergänzung
3 griech. phagein = essen
4 exsudatio = Ausschwitzung
5 lat. proliferatio = Vermehrung

gozyten greifen das schädigende Agens an, zerlegen das Agens in diverse Bruchstücke und führen diese den Lymphozyten zu, die ihrerseits gegen jedes dieser Bruchstücke einen spezifischen, das Bruchstück „fesselnden" Eiweißkörper bilden. Dieser wird als Antikörper, sein Substrat als Antigen bezeichnet. Die Antikörper docken an den Antigenen des schädlichen Agens' an und bilden mit diesen einen Antigen-Antikörper-Komplex. Dadurch wird die Noxe für entzündliche Attacken aufbereitet und vernichtet.

Die Vermittlerrolle des Komplementsystems besteht darin, daß es im Fall einer Entzündung die Aktivierung des Immunsystems und umgekehrt im Fall einer Immunreaktion die Aktivierung des Entzündungssystems katalysiert, also die primäre Reaktion von beiden Seiten her ergänzt (komplementiert). Das Komplementsystem spielt bei Fehlleistungen im Immunsystem oft die ausschlaggebende Rolle. Eine Reihe von Allergien sind das Werk immunkomplexbedingter Komplementreaktionen. Umgekehrt führen Lücken im Komplementsystem zu hartnäckigen Infektionen.

5.4. Die Morphologie der Entzündung

Eine Entzündung kann einen akuten oder chronischen Verlauf nehmen. Während der akuten Phasen der Entzündung steht die Exsudation von Blutflüssigkeit, in den chronischen Phasen die Zellproliferation im Vordergrund. Jede exsudative Entzündung hat aber auch eine zelluläre und jede proliferative eine exsudative Komponente. Außerdem kann auf der einen Seite eine exsudative Entzündung relativ lange dauern, auf der anderen eine Entzündung von vornherein vorwiegend proliferative Züge haben. Entzündungen, die sich weder unter exsudativ noch unter proliferativ einordnen lassen, werden als subakut bezeichnet.

5.4.1. Die exsudative Entzündung

Die den Laien geläufigste Art der Entzündung ist die exsudative Entzündung. Je nachdem, welche der ins Gewebe ausgetretenen Anteile des Blutes vorherrschen (Blutflüssigkeit mit wenig oder viel Fibrinogen, weiße und rote Blutkörperchen), unterscheidet man eine seröse, fibrinöse, eitrige oder hämorrhagische Entzündung.

5.4.1.1. Die serös-fibrinöse Entzündung

Die serös-fibrinöse Entzündung besteht primär in der Ausschwitzung von Blutflüssigkeit ins Gewebe, d. h. in den interstitiellen Raum. Je nachdem, ob mit der Blutflüssigkeit viel oder wenig Fibrinogen ins Interstitium gelangt, kommt es dort mehr oder weniger zur Bildung von Fibrin. Dieses wird je nach dem Plasmingehalt des Exsudats mehr oder weniger schnell wieder abgebaut. Durch dieses Wechselspiel im Gerinnungssystem wird unter anderem die Bildung der Kinine und die Anziehung der Phagozyten aktiviert.

Im Gewebe bildet das Exsudat ein Ödem. Wenn so ein Ödem nahe einer Oberfläche entsteht, durchdringt es die oberflächliche Zellschicht und gelangt so in den von diesen Zellen ausgekleideten Hohlraum. In den offenen Körperhöhlen (Atmungstrakt, Verdauungstrakt) fließt das Exsudat nach außen ab. Es entsteht ein

Katarrh[6]. In der Nase äußert sich ein Katarrh als Schnupfen, im Darm als Diarrhoe, in der Scheide als Ausfluß. In den geschlossenen Körperhöhlen durchdringt es die seröse Haut der Höhlenwand und/oder der in den Höhlen befindlichen Organe und bildet einen entzündlichen Erguß (Bauchhöhle, Brusthöhle, Herzbeutel, Hirnkammern).

Wenn die entzündliche Reaktion und Ödembildung sehr stark ist, wird das oberflächliche Gewebe von seiner Basis abgehoben und zerstört. Es entsteht ein Geschwür (lat. Ulcus), entzündetes Gewebe, das seine Oberflächenzellen eingebüßt hat. So ein Geschwür kann zum Teil oder zur Gänze nässen, das heißt, aus ihm fließt Exsudat ab. Es kann sich aber auch über dem Geschwür eine Fibrinmembran bilden, das heißt von einem Schorf bedeckt sein.

Fibrinmembranen können aber auch entstehen, ohne daß ein Geschwür vorhanden ist, nämlich dann, wenn entzündete Oberflächenzellen für Fibrinogen durchlässig werden und dieses auf der Oberfläche in Fibrin umgewandelt wird. Solche Fibrinbeläge verlieren bald ihre Struktur und werden in fibrinoide und hyaline, also fibrinähnliche und durchscheinende Membranen umgewandelt.

5.4.1.2. Die eitrige Entzündung

Gegenüber der serösen und fibrinösen Entzündung mit ihren flüssigen und fibrinoiden Exsudaten ist das Bild der eitrigen Entzündung durch den massiven Einstrom von Phagozyten gekennzeichnet. Das Gros dieser Phagozyten bilden die kleinen Phagozyten. (Es gibt zwei Gruppen von Phagozyten: kleine, die granulären Leukozyten oder Granulozyten; und große, die Monozyten und Makrophagen.)

Exsudate mit einer dichtgedrängten Leukozytenmenge nennen wir Eiter. Zusätzlich kann dieser eingeschmolzene Gewebsbestandteile enthalten. Die Gewebseinschmelzung ist die Wirkungsfolge granulozytärer Enzyme. Die Form der eitrigen Entzündung hängt von Standort der Entzündung ab. Eine eitrige Entzündung im lockeren Bindegewebe schreitet in den Spalten des Gewebes rasch fort und erzeugt eine sog. Phlegmone. In straffem Gewebe wird der Eiter abgekapselt, es entsteht ein Abszeß. Eitrige Ergüsse bilden ein Empyem. In Schleimhäuten entwickelt sich ein eitrig-schleimiger Katarrh.

5.4.1.3. Die hämorrhagische Entzündung

Eine Entzündung bezeichnen wir dann als hämorrhagisch, wenn mit dem Exsudat rote Blutkörperchen in das Gewebe ausgetreten sind. Vielfach ist die Menge des Exsudats und der Leukozyten auffallend gering. Das Bild der Entzündung ist von Ansammlungen roter Blutkörperchen um die für sie durchlässig gewordenen Kapillargefäße geprägt. Im Vergleich zu den anderen Entzündungsformen tritt die hämorrhagische Entzündung relativ selten in Erscheinung.

Der Austritt der roten Blutkörperchen kann gelegentlich sehr massiv sein, auch dann, wenn andere Zeichen der Entzündung nur in geringem Maß vorhanden sind. Das entzündliche Exsudat ist zuweilen so stark hämorrhagisch, daß es von nicht entzündlich bedingten Blutaustritten kaum zu unterscheiden ist.

---

6 griech. kata = herab, rhein = fließen

5.4.2. Die proliferative Entzündung

Wenn die infektiösen Organismen oder anderweitig antigenes Material besonders resistent sind, sind die entzündlichen Abwehrkräfte nicht imstande, sie auf schnellem Wege zu beseitigen. In solchen Fällen kommt es zur Ansammlung von reichlich Lymphozyten und Makrophagen sowie zur Proliferation von Fibroblasten und zur Bildung kollagener Fasern. Das proliferierende Gewebe weist eine körnige Struktur auf.

Die charakteristischen morphologischen Merkmale einer proliferierenden bzw. granulierenden Entzündung sind entzündliche Granulome[7] und Tuberkel[8]. Die durch die Entzündungen bedingten Krankheiten werden als Granulomatose oder Tuberkulose bezeichnet. Manche Mikroben lösen vorwiegend granulomatöse oder tuberkulöse Formen der Entzündung aus, während die Exsudation ganz in den Hintergrund tritt. Infektionen, für die eine proliferierende Entzündung mit der Bildung von Körnchen oder Knötchen charakteristisch sind, stellen die Tuberkulose, Lepra, Lues, Listeriose und Lymphogranulomatose dar.

5.5. Art der Erreger und Ort und Entzündung

Welche Form der Entzündung zum Vorschein kommt, hängt von der Art des Reizes und damit zum Teil auch von den Erregern des Reizes ab sowie von den Geweben und Organen, die von diesen Reizen getroffen werden. Die einzelnen Formen der Entzündung sind aber, wie gesagt, nie in reiner Form gegeben und können ohne scharfe Grenzen unter Umständen sehr unvermittelt ineinander übergehen.

Vorwiegend seröse Entzündungen entstehen in der Haut und im Gehirn bei zu starker Sonnenbestrahlung (Sonnenbrand, Hitzschlag) oder bei bakteriellen Infektionen wie bei Cholera und Ruhr im Darm oder bei Diphtherie und Keuchhusten in den oberen Atemwegen. Bei Infektionen mit Diphtherie und Ruhr steht aber vielfach auch die fibrinöse Form der Entzündung im Vordergrund, sodaß es zur Bildung und Abstoßung von Membranen kommt[9]. Anderswo (Herz, Hirn, Leber, Niere) können seröse Entzündungen in die proliferative Form übergehen und die Bildung von schweren Narben und Funktionsstörungen zur Folge haben.

Andere Mikroben wie die Staphylokokken, Streptokokken und Gonokokken führen gewöhnlich zu vorwiegend eitrigen Entzündungen. So wie es Erreger gibt, die eine betont serös-fibrinöse oder eitrige Entzündung erzeugen, gibt es auch solche, die eine hämorrhagische veranlassen. So rufen die Milzbrandbazillen in der Regel hämorrhagisch-seröse Entzündungen hervor. Auch chemische Gifte und im Verlaufe einer Allergie auftretende Toxine lösen nicht selten hämorrhagische Entzündungen aus.

Abgesehen von der Art der Erreger hängt die Form der Entzündung auch vom Ort der Entstehung ab. So können die gleichen Tuberkelbazillen zur selben Zeit eine seröse Entzündung im Lungenfell (Erguß in der Brusthöhle), eine fibrinöse Entzündung an den Hirnhäuten und eine proliferierende Entzündung (Tuberkel) in der Leber hervorrufen. Es ist klar, daß eine Entzündung in gefäßlosen Geweben wie Herzklappen, Knorpeln, Hornhaut sich anders ausdrückt als in gefäßreichen Gewe-

---

7 lat. granulum = Körnchen
8 lat. tuberculum = Knötchen
9 griech. diphthera = Fell (im Sinne von abgezogener Tierhaut)

ben wie Knochen oder Muskeln, anders in serösen Häuten als in Schleimhäuten, anders in der äußeren Haut als in den inneren Organen.

Nichtsdestoweniger ist die Entzündung immer wieder nur sero-fibrinös und/oder eitrig-hämorrhagisch und/oder proliferativ-granulierend. Es ist auch interessant, daß Bakterien, die an den unterschiedlichsten Geweben wirksam werden, gleiche Angriffspunkte benutzen. So gelangen viele Bakterientoxine in die Zellen, indem sie an normale Strukturen der Zellmembran andocken. Das Choleratoxin wie das Diphtherietoxin und Keuchhustentoxin bestehen aus zweiteiligen Eiweißstrukturen, von denen die einen zum Andocken dienen, die anderen abgekoppelt und in die Zelle eingeschleust werden. Diese katalysieren in den Zellen einen Vorgang, der den Zellstoffwechsel völlig durcheinanderbringt und zu den bekannten Krankheitserscheinungen führt.

Alle drei Toxine katalysieren denselben biochemischen Prozeß, eine sog. ADP-Ribosylierung. Diese findet bei Keuchhusten und Cholera am gleichen Zellsubstrat, den sog. G-Proteinen statt. Der Unterschied liegt hier im Befall verschiedener Organe (obere Atemwege, Darm). Diphtherie und Keuchhusten haben die gleiche Eintrittspforte (obere Atemwege), die ADP-Ribosylierung geht beim Diphtherietoxin jedoch an einem anderen Zellsubstrat vor sich. Im einen Fall macht der Befall des Organs den Unterschied, im anderen der Befall des Substrates.

5.6. Dystonie, Kollaps und Entzündung

Die Entzündung ist im Prinzip ein relativ einfacher Prozeß. Komplex und kompliziert werden die Dinge erst durch das Wann und Wo und Wie. Ähnlich ist es mit dem Reiz, d. h. der Belastung, die eine Entzündung oder einen ähnlichen Prozeß bewirkt, den wir aus diversen Gründen nicht Entzündung nennen. Bei starken Belastungen und schockartigen Attacken treten vielfach die gleichen Symptome wie bei exsudativen Entzündungen auf. So sind die Folgen sero-fibrinöser Entzündungen von den Folgen eines Schocks und dem Erscheinungsbild des Kollapses vielfach nicht zu unterscheiden. Dasselbe gilt für die vorwiegend hämorrhagische Entzündung und Blutungen, die durch die aus anderen – offenbar oder anscheinend nichtentzündlichen – Ursachen überweiten Poren der Gefäßwände ins Gewebe hinein erfolgen. Leukozytenanstieg, Fieber und Proteinurie sind auch bei groben Belastungen und Schock zu finden und nicht nur bei Entzündungen. Die Diagnose Entzündung hängt daher weitgehend davon ab, ob eine als entzündlich anerkannte Noxe mit dem vorliegenden pathologischen Geschehen in Zusammenhang gebracht werden kann oder nicht.

Es ist daher verständlich, daß, wie eingangs erwähnt, die Entzündung als einheitlicher Begriff immer noch umstritten ist. Umgekehrt ist es aber mit den Begriffen Stress und Schock nicht besser bestellt.

Was wir an der Patientin feststellen können, sind die Folgen von Stress und Schock, nämlich die abnorme Gespanntheit bzw. Anspannung (Dystonie) und die Ohnmacht bzw. Erschöpfung (Kollaps). Der Druck (Stress) und der Schlag (Schock), die einen biologischen Organismus in die Dystonie oder in den Kollaps treiben, sind dehnbare Begriffe. Denn was die einen in die Dystonie und in den Kollaps treibt, kann für die anderen harmlos und entspannend sein. Deswegen hat man dem normalen Stress das abnorme Distress gegenübergestellt.

134 Geburtshilfliche Aspekte

Die bekanntesten entzündlichen Erscheinungen bei Stress und Schock sind Stressulcus und Schocklunge. Die Zeichen der Schocklunge sind von denen einer exsudativen Lungenentzündung nicht zu unterscheiden. Man spricht unter anderem auch von feuchter Lunge (vorwiegend seröse Entzündung) und hyalinen Membranen (vorwiegend fibrinöse Entzündung) und von Atemnotsyndrom. Die Lunge trat als Schockorgan erst mit den modernen Methoden der Schockbekämpfung in Erscheinung. Denn vorher sind stark schockierte Patienten gestorben, bevor die Schocklunge sich überhaupt entwickeln konnte. Die Patienten haben das Stadium der Schocklunge in der Regel nicht erlebt. Was die Pathologen als Manifestationszeit bezeichnen, nämlich das Intervall zwischen tödlichem Schockereignis und Tod war zu kurz, als daß sich dieses an der Lunge hätte manifestieren können.

Umgekehrt werden vielfach Entzündungen mit klassischen Erregern als unverbindliches Distress dargestellt, weil es sich um Infektionen handelt, deren Nachweis mühsam ist. Es ist nämlich viel bequemer, ein Distress auf einen akuten Sauerstoffmangel zurückzuführen und womöglich jemanden anzuschuldigen, dafür verantwortlich zu sein, als gewissenhaft okkulten, eventuell sogar spitalsbedingten, Infektionen nachzugehen. (Wenn einer großen Anzahl von Spitälern die bequemere Deutung konveniert, heißt das noch lange nicht, daß es sich nicht um spitalsbedingte Infektionen handelt.)

5.7. Geburtshilfliche Aspekte

Entzündung bedeutet im Grunde nichts anderes als eine Steigerung der Kraftanstrengung, um Infektionen oder andere Belastungen abzufangen. Sie spielt sich im Grundgewebe ab, also im Bereich der Infrastruktur des Organismus, sei es örtlich oder allgemein, akut oder chronisch, sichtbar oder unsichtbar, unauffällig oder fieberhaft.

Grenzen zwischen entzündlichen und nicht-entzündlichen Regulationen der Anpassung sind nur schwer, das heißt, nur willkürlich zu ziehen. Obwohl man sich über die diversen Definitionen der Entzündung ebenso wenig einig wurde wie über die der Belastungskrankheiten (Distress), hat man die pathologischen Prozesse der Entzündung von denen, die nach anderen Belastungen in Erscheinung traten, weitgehend getrennt. Jetzt stellen sich immer mehr die gemeinsamen Regulationsmechanismen heraus. Die Systeme und Botenstoffe, welche die Entzündung steuern, regulieren die Systeme, welche die Kräfte für Abwehr, Anpassung und Wachstum steuern, und umgekehrt. Im Mittelpunkt steht das Monozyten-Phagozyten-System (MPS). Es ist das Internet des Grundgewebes, seine Schlüsselreize sind die sog. Interleukine (IL).

Die IL beeinflussen die Produktion und Aktivität der verschiedensten Hormone und diese umgekehrt die Produktion und Aktivität der IL. Das MPS kann je nach Bedarf den Energiestoffwechsel in die anabole oder katabole Richtung lenken. Interessant ist in diesem Zusammenhang die Dystokie[10]. Dystokie ist ein dehnbarer Begriff und ist für fast alle bei der Geburt oder beim Fetus auftretenden Anomalien anwendbar. Nun zeigt sich aber, daß dieser dehnbare Begriff mehr Einheitlichkeit in sich birgt, als es etwa so diverse Diagnosen wie Frühgeburt, fetale Hirnschädigung

---

10 griech. tokos = Kind, Geburt; Dystokie = mißliche Lage für Kind und Geburt

und Wehenschwäche erwarten lassen. Hier ergeben sich viel engere Zusammenhänge, als bisher angenommen wurde. Das MPS ist für die Entwicklung des kindlichen Gehirns nicht weniger wichtig als für die Wehentätigkeit des Uterus. Anomalien können sich einerseits in einer Frühgeburt und andererseits in einer Wehenschwäche äußern. Beide Formen der Wehenanomalie fallen häufig mit fetalen Hirnschäden zusammen und werden darob fälschlich zu deren Ursache erklärt.

Wie jüngste Studien zeigen, fängt vor Geburtsbeginn das Epithel[11] der Uterusschleimhaut Oxytocin zu produzieren an. (Laut Schulmedizin ist Oxytocin das Wehenhormon aus der Hirnanhangsdrüse.) Letztlich ist in der Gebärmutter um ein Vielfaches mehr Oxytocin vorhanden als in der Hirnanhangsdrüse. Gleichzeitig entwickeln die Muskelzellen der Gebärmutter mehr und mehr Oxytocinrezeptoren. So sind Geburtsbeginn und Wehentätigkeit nicht so sehr eine Frage des im Blut kreisenden Oxytocins, sondern der lokalen hormonalen (parakrinen) Funktion des Uterus.

Die uterine Oxytocinbildung wird vorwiegend von den Steroidhormonen, die Bildung der Rezeptoren von IL beeinflußt. Die Bildung der IL erfolgt in den Deziduazellen und Bindegewebszellen der Schleimhaut, vor allem aber durch die am Ende der Schwangerschaft in großer Zahl in die Schleimhaut einwanderten Makrophagen. Die IL lösen am Ort ihrer Wirkung eine akute entzündliche Antwort aus. Im Tierversuch kommt es nach der Gabe von IL zur Fehl- oder Frühgeburt. Bei Amnioninfektionen, die mit Frühgeburten einhergehen, ist der Gehalt des Fruchtwassers an IL deutlich vermehrt.

Das entscheidende Steuerungszentrum der Wehenkräfte liegt im Uterus und nicht in der hypophysären Oxytocinausschüttung. Das Oxytocin im Blut spielt eine geringe Rolle. Die Oxytocinverabreichung, wie sie derzeit in Form der Dauertropfinfusion gehandhabt wird, ist vielfach illusorisch. Nicht selten führen solche Oxytocinüberschwemmungen zu einem übermäßigen Verbrauch an Oxytocinrezeptoren und damit eher zu einer Wehenschwäche als Wehenförderung. Wehen setzen eventuell dann ein, wenn einige Zeit nach Absetzen der Infusion genügend Rezeptoren nachgebildet worden sind.

Im Gehirn bildet das MPS die sogenannte Mikroglia und beeinflußt die Entwicklung des Gehirns und kann sowohl im Sinne der Integration als auch im Sinne der Zerstörung wirksam werden. Desgleichen gilt für das MPS der Lunge. Bei fetalen Hirnschäden und hyalinen Membranen in der fetalen Lunge fallen ganz andere Faktoren ins Gewicht als die abgedroschenen Befunde von Sauerstoffmangelzustand (Hypoxydose) und Pulslosigkeit (Asphyxie) des Fetus bei der Geburt. Am Geburtsbeginn sind die Würfel schon gefallen, Hypoxydose und Asphyxie die nicht mehr umkehrbare Folge eventuell weit zurückliegender Versäumnisse.

---

11 darunter versteht man die Gesamtheit der Oberflächenzellen

6. Wachstum

6.1. Wesen des Wachstums

Es gehört zum Wesen der Lebenssubstanz, mit dem von ihr betriebenen Stoffwechsel ihr Volumen in einem bestimmten Ausmaß, zu bestimmten Zeiten oder dauernd zu vermehren, d. h. zu wachsen. *Wachstum heißt also Größenzunahme durch Bildung lebender Substanz.* Diese einfachste Definition gilt für alle Arten des Wachstums, wenngleich sich Zelle, Gewebe, Organ und Organismus in der Art zu wachsen unterscheiden.

Wachstum beginnt mit einer Zelle, die sich teilt und unter Aufgabe ihrer selbst zwei Tochterzellen hinterläßt. Diese Art des Wachstums wird als *Teilungswachstum* bezeichnet. Die Tochterzellen nehmen dann an Größe zu, es erfolgt ein *Volumenwachstum*. Dabei geht es jedoch nicht nur um eine Vermehrung von Zahl und Größe, sondern auch um die Bildung einer Form, einer Struktur, die sich für die Erfüllung von funktionellen Aufgaben eignet. Es gilt strukturelle Unterschiede zu entwickeln, um spezielle Aufgaben übernehmen zu können. Diese Art des Wachstums nennt man *Differenzierung*.

Etwas genauer definiert, bedeutet Wachstum die Volumenzunahme durch Teilung und Differenzierung der lebenden Substanz zum Zweck der Gestaltung eines funktionstüchtigen und leistungsfähigen Organismus. Am Beginn des Wachstums steht stets das Teilungswachstum, das dann von Volumenwachstum und Differenzierung abgelöst wird. So kommt es auch in der Schwangerschaft zuerst zu einem Teilungswachstum, sowohl bei der Entwicklung des Embryos als auch der trächtigen Organe. Erst dann, wenn die den spezifischen Strukturen eigene Zellenzahl gegeben ist, fangen die Zellen sich schrittweise zu differenzieren an. Dabei erfolgt die Differenzierung eines beliebigen Zellverbandes nicht nur aus diesem selbst heraus, sondern wird weitgehend von dessen Umfeld her und mit Rücksicht auf das Ganze, dem er angehört, bestimmt.

So differenzieren sich beispielsweise die gleichförmigen Zellen der Keimblase in zwei Zellarten, von denen die eine die Gestaltung des Embryos und die andere die Bildung der Plazenta übernimmt. Die Brustdrüsen wachsen in der Schwangerschaft durch Teilungswachstum der Drüsenzellen, die sich erst nach der Geburt zu milchbildenden Organen differenzieren. Die Gebärmutterschleimhaut wird während der Menstruation bis auf die basalen Zellen abgebaut und muß Zyklus für Zyklus funktionell neu gestaltet werden; dies geschieht so, daß die basalen Zellen zuerst durch Teilungswachstum neue Drüsen bilden und dann die Drüsenzellen durch Volumenzunahme weiterwachsen, um für die Aufnahme des eventuell befruchteten Eies parat zu sein.

Im Grunde sind im Genom jeder einzelnen Zelle die Gestaltungspläne für sämtliche Strukturen des artspezifischen Organismus archiviert. Je mehr sich Zellen nun differenzieren, umso größer wird zwar ihre Leistungsfähigkeit in bezug auf besondere Aufgaben und Funktionen, umso geringer wird aber ihre Teilungsfähigkeit. Je weiter also die Differenzierung fortschreitet, in umso höherem Maß schwindet die Teilungsfähigkeit. Daher können Zellen hochdifferenzierter Gewebe und Organe, die zugrunde gehen, nicht oder in nur sehr beschränktem Umfang nachgebildet werden.

Bei der Betrachtung der Wachstumsprozesse und deren Störungen ist zu beachten, ob dabei der gesamte Organismus oder nur einzelne seiner Teile betroffen sind. Je nachdem ist ein *allgemeines* und *örtliches Wachstum* zu unterscheiden, das *normal* oder *gestört* verlaufen kann. Normal heißt, daß Beginn, Tempo, Ordnung und Beendigung des Wachsens so geartet sind, wie wir es nach der täglichen Erfahrung bezüglich Größe, Form und Gestalt des Organismus kennen, d. h. daß wir sie in ihren äußeren und inneren Maßen und Strukturen ebenmäßig finden. Die einzelne Zelle wird dabei nach einer bestimmten Zunahme an lebender Substanz je nach Bedarf aufhören zu wachsen und sich differenzieren oder wird sich teilen. Im Hinblick auf die vielfältigen Beziehungen wachsender Zellterritorien zueinander sprechen wir von korreliertem oder *harmonischem* Wachstum. Störungen führen zu *dysharmonischem* Wachstum.

Gewebe und Organe wachsen bis zu der dem Bauplan des Organismus jeweils entsprechenden Zellzahl durch Teilungswachstum, danach durch Volumenwachstum. Der Organismus hat, seinen biologischen Zeitläufen entsprechend, zwei verschiedene Phasen von korreliertem Wachstum: *das pränatale Wachstum* und *das postnatale Wachstum*. Pränatal sind am Größenwachstum Teilungswachstum und Volumenwachstum etwa gleichmäßig beteiligt, postnatal herrscht das Volumenwachstum vor. Pränatal steht im Vordergrund die Gestaltung, postnatal die Differenzierung.

Nach Abschluß des Größenwachstums machen sich in den Geweben und Organen noch zwei weitere Formen des Wachstums bemerkbar, nämlich das *Anpassungswachstum* und das *Ersatzwachstum*. Anpassungswachstum ist die Veränderung von Größe und Gestalt der Zellen, Gewebe und Organe auf geänderte Ansprüche in Bezug auf Funktion und Leistung. Ersatzwachstum besteht in der Neubildung von Zellen und Geweben zwecks Kompensation von Verlusten infolge natürlicher Abnützung oder Verletzungen und anderer krankmachender Einflüsse. Beim Ersatzwachstum, vor allem nach größeren Gewebsverlusten, wird das ursprüngliche Gewebe nicht immer völlig gleichwertig rekonstruiert. Ein Ersatzwachstum, das den Verlust von Zellen und Geweben hinsichtlich Menge, Art und Form in vollem Umfang gutmacht, wird als *Regeneration* bezeichnet.

Wenn die Korrelation im Wachstum von Zellen und Geweben aufgehoben ist, wenn das harmonische Zusammenwirken jener Kräfte, welche Zahl und Differenzierung und damit die Gestaltung und Funktion von neu entstehender lebender Substanz regulieren, außer Kontrolle gerät, entsteht ein *autonomes Wachstum*, d. h. es bilden sich Gewächse.

6.2. Stoffwechsel und Wachstum

Das einzelne Individuum, sei es ein einzelliges oder vielzelliges Wesen, ist bezüglich seines Wachstums offenbar von Beeinflussungen durch die Anwesenheit anderer ihm gleicher Individuen im gemeinsamen Biotop relativ unabhängig, es reguliert gewissermaßen sein Wachstum autonom. Das Wachstum im Zellverband, im Gewebe und Organ untersteht dagegen jeweils dem regelnden Einfluß strenger ordnender Prinzipien. Denn damit ein Gewebe und ein Organ eine Gestalt erhält, muß es an verschiedenen Stellen unterschiedlich stark wachsen; damit ein Organ die rechte Form und Leistung hat, muß es sich bis zu der im Bauplan festgelegten Größe heranbilden. Das normale Wachstum, die Ausformung eines Organismus bis zu dem uns aus der Erfahrung bekannten Bild in bezug auf Größe, Form und Leistung bedarf in fein abgestimmter Weise der Harmonie aller Wachstumsteilvorgänge. Kein Teil darf vorauseilen oder zurückbleiben, wenn die artgemäße Bauweise und Form im Großen und Kleinsten zustande kommen soll.

Es ist keine Frage, daß so fein ineinandergreifende Abläufe, wie sie das harmonische Wachstum erfordert, einer ebenso fein abgestimmten Steuerung bedürfen. Wir besitzen über die Kybernetik des Wachstums zwar eine Vielzahl von Einzelkenntnissen, etwa über Wirkstoffe, die das örtliche und/oder allgemeine Wachstum steuern, sind jedoch noch lange nicht zum Kern des Problems vorgedrungen oder in der Lage, im Fall von Wachstumsstörungen und Entwicklungsfehlern recht viel mehr als wissenschaftliche Vermutungen und therapeutische Zufallstreffer anzubieten.

Die Wirkstoffe, die Wachstum und Differenzierung der Zellen steuern, sind nur in vielen Einzelheiten, nicht aber als geschlossenes Ganzes bekannt. Hormone, Vitamine, Minerale, Nahrungsstoffe, physikalische Einflüsse und vieles andere mehr spielen oft eine ganz wesentliche Rolle. Der Mangel einer einzigen essentiellen Aminosäure für den Aufbau einer Zellstruktur oder der Einbau einer falschen Aminosäure an der kritischen Stelle eines Eiweißkörpers kann schwere, ja sogar tödliche Entwicklungsfehler nach sich ziehen.

Jede chemische Verbindung hat ihre besondere Struktur. Daher sind Gestaltung und Stoffwechsel miteinander untrennbar verbunden. Ohne geordneten Stoffwechsel entsteht keine passende Struktur, und ohne geordnete Gestalt kommt kein adäquater Stoffwechsel zustande. Die Ernährung und die aus ihr zu gewinnende Energie hat auf das Wachstum einen entscheidenden Einfluß.

Wie eng Wachstum und Ernährung gekoppelt sind, zeigt sich in der wissenschaftlichen Fachbezeichnung der einzelnen Wachstumsstörungen. Störungen des Teilungswachstums bezeichnet man je nach der Art der Störung in Verbindung mit dem Präfix a-, hypo-, hyper- und dys-[1] als -plasie[2], Störungen des Volumenwachstums als -trophie[3]. So spricht man bei angeborenen Mißbildungen von fetaler Dysplasie, bei Kindern, deren Gewicht bei sonst normal erscheinender Entwicklung die untere Grenze des für die Tragzeit angemessenen Gewichtes nicht erreicht, von fetaler Dystrophie.

6.3. Störungen des Wachstums

Das Wesen des Lebens besteht in dauerndem Wandel der Struktur. Das Leben spielt sich nicht in fest geprägten Strukturen ab. Vielmehr macht die sich in jedem Augenblick wandelnde, in Aufbau und Abbau dauernd bewegliche, in ihrer Gesamtheit aber doch durch Homeostase gleichbleibende Struktur das Leben aus. Aus dieser Sicht sind auch die wachstumsgestaltenden Kräfte zu begreifen: die Struktur ist das gestaltliche Äquivalent der Funktion; Änderung der Funktion muß das Substrat der Funktion verändern, und so ist es letzten Endes die Funktion, welche das Wachstum auslöst, fördert oder hemmt. Wie das Geschehen im einzelnen gesteuert wird, ist im Effekt gleichgültig.

---

[1] griech. a = nicht; hypo = zu wenig/gering; hyper = zu viel/stark; dys = fehl
[2] griech. plasis = Bildung, Gestaltung, Formung, Entwicklung
[3] griech. trophe = Nahrung, Ernährung

Grundsätzlich kann gestörtes Wachstum zu schwach oder zu stark oder nicht formgerecht sein. Letzteres ist häufig mit einem der beiden anderen Zustände verbunden. Es entstehen zu kleine oder zu große Formen, gegebenenfalls auch solche, welche mit normalen Formen keine Ähnlichkeit mehr haben. Diese nennen wir Mißbildungen.

Jede Art von Wachstumsstörung kann sich je nach auslösendem Moment und Bereich der Wirkung auf den ganzen Organismus oder nur einzelne Organe und Organsysteme erstrecken und hier wie dort zu einem mehr oder weniger gleichmäßigen (proportionierten) oder ungleichmäßigen (unproportionierten) Wachstum führen. So gibt es proportionierte und unproportionierte Zwerge und Riesen. Mißbildungen und Gewächse sind so gut wie immer unproportioniert. Nicht selten zieht die Anomalie eines Organs die anderer von ihm funktionell abhängiger Gewebe nach sich. So bleibt in der Folge einer mangelhaften Hirnentwicklung auch der Wuchs des Kopfes mangelhaft; es entsteht eine Mikrokephalie[4].

6.3.1. Unterwertiges Wachstum

Unterwertiges Wachstum bezeichnen wir als *Zwergwuchs*, wenn es den ganzen Organismus betrifft, als *Hypoplasie*, wenn es sich nur örtlich auf einzelne Organe erstreckt. Weitere Arten unterwertigen Wachstums stellen *Aplasie* und *Agenesie*[5] dar. Aplasie bedeutet, daß das fehlende Organ nachweislich angelegt worden war, sich jedoch von Anfang an nicht weiterentwickelt hat. Agenesie bedeutet, daß das fehlende Organ gar nicht angelegt wurde.

6.3.2. Überwertiges Wachstum

Überwertiges Wachstum bezeichnen wir, wenn es den ganzen Organismus betrifft, als *Riesenwuchs*; wenn sich die Vergrößerung auf einzelne Zellen, Gewebe, Organe und/Organsysteme erstreckt, als *Hyperplasie*.

Am deutlichsten zeigt sich der Riesenwuchs am Längenwachstum des Knochenskeletts. Wenn sich der Riesenwuchs allein auf das Skelett erstreckt, spricht man von *Hochwuchs*. Sind vom Riesenwuchs mehrere Organe betroffen oder geht die Größenzunahme eines Organs über das Maß der Hyperplasie hinaus, wird der Zustand (mit der Bezeichnung des Organes als Präfix) als *-megalie*[6] bezeichnet. Die durch eine Überfunktion der Hirnanhangsdrüse bedingte Vergrößerung der Finger, Zehen, Nase, Kinn und Zunge wird Akromegalie[7] genannt. Infolge der mit der hormonalen Umstellung, die mit der Schwangerschaft verbunden ist, können die Finger und Zehen einer Schwangeren so „wachsen", daß ihr vorübergehend die Handschuhe und Schuhe zu klein werden.

Eine Hyperplasie entsteht aus drei Gründen: entweder von der Anlage her, indem ohne ersichtlichen Grund von vorneherein eine Überzahl an Zellen gebildet wird; oder infolge einer meist auf hormonaler Basis beruhenden Regulationsstörung; oder

---

4 griech. mikros = klein; kephale = Kopf
5 griech. genesis = Schöpfung, Ursprung, Geburt
6 griech. megas, mega-, megalo- = riesengroß, riesen-; -megalie = von Riesengröße
7 griech. akron = Spitze, Ende

als Antwort auf eine vermehrte Leistungsforderung an Zellen und Organe, die deren volumenmäßige und numerische Vergrößerung bedingt. Im ersten Fall steht gewöhnlich das Teilungswachstum im Vordergrund, im zweiten halten sich Teilungs- und Volumenwachstum vielfach die Waage, im dritten ist die Zunahme des Zellvolumens, die Hypertrophie, das hervorstechende Merkmal.

Im Hinblick auf ihre funktionelle Wirkung wird eine Hyperplasie, die durch Anlagefehler und Regulationsstörungen zustande kommt, als *echte Hyperplasie* bezeichnet und der durch Erfordernisse des Stoffwechsels bedingten *Anpassungshyperplasie* (Hypertrophie) gegenübergestellt. Im Gegensatz zur Anpassungshyperplasie stellen die echten Hyperplasien Zellverbände dar, die funktionell auf den Organismus entweder keine oder eine störende Wirkung entfalten, Eigenschaften, die auch bei diversen Geschwülsten vorzufinden sind. Vielfach sind deshalb echte Hyperplasien von gutartigen Gewächsen aus gleichartigem Gewebe nur schwer abgrenzbar.

6.3.3. Mißbildungen

Mißbildungen sind ungestalte Formbildungen, Fehlgestaltungen eines Organismus, dessen Verunstaltung auf Fehler in der embryonalen und fetalen Entwicklung zurückzuführen ist. Im alten Volksglauben wurden Mißbildungen als Wunderdinge (Terata[8]) oder Ungeheuer (Monstren[9]) angesehen, als Äußerung der Götter und Vorzeichen guter oder böser Ereignisse. In Erinnerung daran nennt man in der wissenschaftlichen Fachsprache von heute eine Mißbildung, welche in ihrer Form von den normalen Vorbildern so weit abweicht, daß diese darin nicht mehr zu erkennen sind, ein *Teratom*; und Stoffe, die mit der Entstehung einer Mißbildung in Zusammenhang zu bringen sind, nennt man *Teratogene*.

Eine Mißbildung kann den Gesamtorganismus oder Teile des Organismus, einzelne seiner Organsysteme und Organe, aber auch die Struktur von Geweben und Zellen und sogar mikroskopische und submikroskopische Teilbereiche betreffen. So ist jede Chromosomenanomalie im Grunde genommen eine Mißbildung. Als Beispiel dafür sei eine Mißbildung der roten Blutkörperchen angeführt, die Sichelzellen. Diese beruht auf einer submikroskopischen Mißbildung im menschlichen Genom, welche eine submikroskopische Fehlstruktur des Hämoglobins zur Folge hat, die ihrerseits eine mikroskopische Fehlgestaltung der Erythrozyten nach sich zieht. Die funktionellen Störungen, die damit einhergehen, rufen eine Reihe organischer Schädigungen hervor, die Wachstum und Entwicklung schwerstens beeinträchtigen und in frühester Jugend zu tödlichen Krämpfen und Schlaganfällen führen.

Bei der Sichelzellenkrankheit kennen wir wie in diversen Fällen, die wir auch als Mißbildung bezeichnen, den Weg von der „Mißbildung" bis zur tödlichen Krankheit. Umgekehrt sind bei genauer Untersuchung der Neugeborenen oft minimale Mißbildungen zu finden, die lebenslänglich nicht beachtet werden. Untersuchte man mit den heute zur Verfügung stehenden Methoden die Neugeborenen, welche die Neugeborenenperiode überleben, mit entsprechender Sorgfalt, fände man in 7 % zumindest die Spur einer Mißbildung. Bekanntlich können solche minimale – und sicher

---

8 griech. teras = Wunder, Wunderding
9 lat. monstrum = Ungeheuer, schlimmes Vorzeichen

derzeit auch noch nicht bekannte – Mißbildungen isoliert in Erscheinung treten, aber auch mit den beträchtlichsten Schädigungen einhergehen.

So lückenhaft unser Wissen hier noch ist, so machen die laufenden wissenschaftlichen Erkenntnisse eines klar: es ist erschreckend, mit welchem Mangel an Interesse Totgeborene und Neugeborene pathologisch und gerichtsmedizinisch untersucht werden; mit welcher Sorglosigkeit und Arroganz in der perinatalen Medizin bei der Deutung angeborener Schädigungen – inklusive des plötzlichen unerklärbaren Kindestodes vor, während und nach der Geburt – gewöhnlich vorgegangen wird. Und es ist nichts anderes als skrupellose Scharlatanerie, mit Anwendung pseudowissenschaftlicher Finessen, totgeborene Kinder oder kindliche Hirnschädigungen stereotyp einem kreislaufbedingten Sauerstoffmangel zuzuschreiben und so zu tun, als ob dieser mit den modernen Methoden öfter als zufällig zu erkennen wäre. Wer sich für die Mißbildung in all ihren möglichen Facetten wissenschaftlich interessiert, kommt zu etwas kritischeren Überlegungen.

Wie wir im Kapitel Embryologie noch an diversen Beispielen genauer sehen werden, kommt es zu sichtbaren Mißbildungen dadurch, daß sich einfach angelegte Strukturen verdoppeln (Doppelmißbildung), doppelt und symmetrisch angelegte Strukturen asymmetrisch wachsen und nicht vereinigen (Spaltenbildung), manche Strukturen zu groß oder zu klein geraten (Dysplasie), strangartig angelegte Strukturen keine Lichtung bilden (Atresie[10]), durch das Ausbleiben der Drehungen von Organen falsche Lagerungen zustande kommen (Transposition[11]) und Strukturen, die nur vorübergehend hervortreten sollten, sich nicht zurückbilden, sondern tumorförmig weiterwachsen (Teratombildung).

Alle Mißbildungen sind letzthin Störungen des Wachstums und/oder der Differenzierungen im Entwicklungsprozeß eines Keimes, dessen Ursache in einer Fehlsteuerung der Stoffwechselprozesse zu sehen ist. Es ist nun so, daß das Wachstum hinsichtlich Intensität und Schnelligkeit in den einzelnen Keimbezirken stark wechselt. An rasch wachsenden Stellen werden sich Bedarf und Verbrauch von Energie und damit die Gefahr, die aus einer Stoffwechselstörung erwächst, in besonderem Maß bemerkbar machen. Es lassen sich aus dem morphologischen Bild einer Mißbildung auf die Zeit der Einwirkung und Wirksamkeit eines Teratogens meist jedoch nur vage Schlüsse ziehen. Viele Teratogene sind nicht faßbar, faßliche Teratogene oft ohne schädliche Wirkung.

Hier und jetzt wirkt eben ein scheinbar unfaßbares Agens teratogen, dort und dann bleiben offensichtlich teratogene Stoffe wirkungslos. Annahmen und Erklärungen, wie etwa die des Sauerstoffmangels, sind gleichermaßen Ausdruck und Verschleierung mangelhaften Wissens. Was als teratogenes Agens weithin bagatellisiert und unterschätzt wird, sind jene metabolischen Belastungen, die im schwangeren Organismus durch Überanstrengungen und Schockereignisse hervorgerufen werden.

Hirnschädigung, eine Mißbildung?

Die Gründe der fetalen Mortalität können in vier große Kategorien eingeordnet werden, nämlich unter die Anomalien der Schwangerschaft (Gestose) und der Geburt (Dystokie) sowie unter fetale Erkrankungen und Mißbildungen. Es ist nun merk-

---

10 lat. a, ab = weg, -los; tresia = Durchgang; atresia = Durchgangslosigkeit
11 lat. transpositio = Verlagerung

würdig, daß in der Westlichen Welt Länder mit gleichen medizinischen und geopolitischen Strukturen, aber einer unterschiedlichen Sozialstruktur deutliche Unterschiede in der fetalen Mortalität aufweisen können.

Wer vor 30–40 Jahren, als es bezüglich der sozialen Aufmerksamkeit für schwangere, gebärende und stillende Frauen auch in der Westlichen Welt noch beträchtliche Unterschiede gab, die fetale Mortalität der einzelnen Länder verglich, kam auf interessante Verhaltensmuster. So waren England und Schottland (GB) auf der einen Seite der Nordsee und Dänemark und die Niederlande (DK/NL) auf der anderen irgendwie als politisch homolog zu betrachten, während aus geburtshilflicher Sicht deutliche Unterschiede festzustellen waren.

Die fetale Mortalität, die man mit Dystokien und fetalen Erkrankungen in Zusammenhang gebracht hat, war hüben und drüben gleich, während sie im Zusammenhang mit Gestosen und fetalen Mißbildungen in DK/NL signifikant niedriger war als in GB. Bemerkenswert ist, daß man dort die Geburtshilfe viel mehr den Hebammen überließ als in GB, wobei Hoch und Tief der Gestosen und Mißbildungen eine auffallende Parallelität aufwiesen. Bei der weitaus überwiegenden Zahl der Mißbildungen (85–90 %) handelte es sich um Mißbildungen des Gehirns und Rückenmarks.

Diese Parallelität zwischen Gestose und Mißbildungen ist insofern bemerkenswert, als im Grunde beide als eine besondere Ausdrucksform von Anpassungsstörung aufzufassen sind, die gemeinsam oder jede für sich in Erscheinung treten können. Ähnliches könnte sich heute bei den hirngeschädigten Kindern herausstellen. Es gibt Verdachtsmomente, die es eventuell nicht unmöglich erscheinen lassen, daß die moderne Entbindungstechnologie zu Hirnschädigungen im Sinn mikroskopischer Mißbildungen führen. An der SFKW war, wie schon erwähnt, bei den aus rein mütterlicher Indikation und unter besten fetalen Kriterien per Kaiserschnitt entbundenen Neugeborenen 9mal öfter der dringende Verdacht auf eine Hirnschädigung gegeben als bei den auf dem natürlichen Weg aus Kopflage geborenen Kindern. Statistiken und Studien dieser Art scheint man jedoch zu vermeiden. So lange diese Frage nicht geklärt ist, wird man nicht nur bei der Mortalität, sondern auch Morbidität daran denken müssen, daß die perinatale Medizin Fehlentwicklungen im fetalen Gehirn eher fördert als verhindert.

Die Zellen, die sowohl den Auf- als auch den Abbau der Nervenzellen steuern, sind eine besondere Art der weißen Blutkörperchen, die sog. Makrophagen. Diese sind auch die Schrittmacher der Immunabwehr. Im wohlproportionierten Gehirn bilden sie im Gefüge von 10 Milliarden Nervenzellen und ebenso vielen Makro-gliazellen die sog. Mikro-glia[12]. Die Mikrogliazellen sind die Wachorgane des Gehirns und Rückenmarks. Sie spielen eine bemerkenswerte Rolle in der Reizleitung der Nerven und können einen sowohl günstigen wie schädigenden Einfluß auf die Hirnentwicklung haben.

6.4. Geschwulstwachstum

Geschwulst oder Tumor ist das Ergebnis eines Schwellungsvorganges an umschriebener Stelle, unabhängig von der Ursache der Schwellung. Der Grund der Schwellung kann unter anderem eine Flüssigkeitsansammlung (Ödem) oder eine örtliche Wachs-

---

12 griech. glia = der Kitt; verbindende Substanz der Nervenzellen (Neuro-glia)

tumsstörung im Sinne eines örtlichen Wachstumsexzesses im Gewebe sein. In letzterem Fall sprechen wir von Geschwulstwachstum und bezeichnen das Produkt dieser Wachstumsstörung als Gewächs oder Blastom. Unter Gewächs oder Blastom verstehen wir also eine zu örtlicher Gewebsvermehrung führende, durch autonomes[13] Wachstum entstandene Gewebsneubildung.

Jedem Geschwulstwachstum geht die Bildung einer Geschwulstanlage im Gewebe voraus. Das Wachstum wird dann durch einen chaotischen Prozeß ausgelöst. Dabei muß weder die vermeintliche Ursache mit einer der ihr zugeordneten Wirkungen in Einklang stehen, noch muß die Ursache über die Auslösungsphase hinaus wirksam bleiben. Geschwulstwachstum, ist es einmal ausgelöst, verläuft nach eigenen Gesetzen.

Wir kennen weder die Ursache bzw. Ursachen der Bildung der Anlagen noch die des Wachstumsantriebs der Gewächse. Aus der Tatsache, daß es erwiesenermaßen viele Faktoren gibt, die ein Geschwulstwachstum bewirken können, darf geschlossen werden, daß auch die Krebsursachen ebenso unbekannt wie unspezifisch sind. Außer der Beobachtung einer morphologischen Mutation der Zellen ist alles nichts als Hypothese.

Gewächse verhalten sich zum Organismus, in dem sie wachsen, wie Parasiten. Ihr Wachstumsverhalten kann dem Muttergewebe gegenüber verdrängend (expansiv), durchsetzend (infiltrierend) oder zerstörend (destruktiv) sein. Aus dem primären Gewächs können örtlich entfernte Tochterherde (Metastasen) entstehen. Die nur verdrängend wachsenden Geschwülste nennen wir gutartig (benigne), die infiltrierenden und destruktiven bösartig (maligne). Bösartige Gewächse bedrohen in der Regel das Leben des von ihnen befallenen Organismus, aber es können je nach Sitz und Größe auch gutartige Gewächse lebensbedrohend sein. Gutartige Gewächse bezeichnen wir, indem wir an die Bezeichnung der in den Gewächsen vorherrschenden Gewebe das Suffix -om anhängen, wie in Myom[14] oder Fibrom[15] oder Fibro-myom. Bösartige Gewächse werden als Karzinome[16] oder Sarkome[17] bezeichnet.

6.5. Ersatzwachstum

Ersatzwachstum bedeutet die Neubildung von Zellen und Geweben zwecks Ersatz für Zellen und Gewebe, die infolge Abnützung oder Verletzung zugrunde gegangen sind. Im Fall kontinuierlicher Abnützung sprechen wir von *Regeneration*, im Fall der Kontinuitätsverletzung des Gewebes von *Wundheilung*. Den innerhalb der Zellen und Gewebe stattfindenden Wechsel der Struktur, die durch die ständig und synchron ablaufenden Prozesse von Abbau/Umbau/Aufbau gekennzeichnete Homeostase bezeichnen wir vom Aspekt des Wachstums als *Erhaltung*. Von der Erhaltung zur Regeneration und von dieser zur Wundheilung gibt es verschiedenste Übergänge, vor allem in funktioneller Hinsicht.

---

13 griech. autos = selbst-; nomos = gesetzlich; autonom = nach eigenem Gesetz
14 griech. mys = Maus, Muskel
15 lat. fibra = Faden, Faser
16 griech. karkinos = Krebs
17 griech. sarx = Fleisch

6.5.1. Erhaltung des Gewebes

Die Erhaltung von Lebensenergie ist unausweichlich mit Verbrauch und Nachschub von Substanz verbunden. Bleiben die Stoffwechselprozesse, d. h. das örtliche und zeitliche Nebeneinander von Abbau/Umbau/Aufbau im Gleichgewicht, wird der Wandel der Struktur nicht sinnfällig, die Gestalt der Zellen und Gewebe erscheint konstant (vgl. Homeostase). Dem Wesen nach könnte man diesen Vorgang als eine ununterbrochene Regeneration im Kleinformat betrachten.

6.5.2. Regeneration

Regeneration ist ein alltäglicher Vorgang im Leben der Organismen; sie ist der form- und artgleiche Ersatz für verbrauchte oder durch Abstoßung und Abschürfung entfallene Zellen und Gewebsanteile. Sie geht über die Erhaltung der inneren Zellstruktur hinaus, wenngleich diese auch für die Regeneration von wesentlicher Bedeutung ist. Denn jedes Gewebe hat seine ihm eigene Regenerationsfähigkeit, und zwar nimmt diese umso mehr ab, je weiter die Differenzierung der Zellen fortgeschritten und damit deren Teilungsfähigkeit vermindert ist.

Das Vermögen, sich zu regenerieren, hängt von der Teilungsfähigkeit der Zellen in den betreffenden Geweben und Organen ab. Während etwa die Zellen der Haut und Schleimhäute sowie die Blutzellen sich stets neu zu bilden imstande sind, sind Muskulatur oder Leber und Niere wie eine Reihe anderer Organe nur noch unter besonderen Umständen, Nervenzellen überhaupt nicht mehr regenerationsfähig.

Gleiche Gewebe regenerieren unter denselben Bedingungen im Ablauf des Lebens verschieden, die Regenerationskraft nimmt mit zunehmendem Alter in nicht unbeträchtlichem Maße ab. Embryonale und jugendliche Organismen regenerieren im Vergleich zu älteren Individuen besser und schneller. So braucht ein Zehnjähriger zum Ersatz eines 20 qcm großen Hautdefektes 20, ein Sechzigjähriger 100 Tage. Zellkulturen wachsen im Plasma jugendlicher Personen um vieles schneller als in dem von Greisen; und manche Gewebskulturen wachsen nur dann, wenn dem Kulturplasma Embryonalextrakt zugesetzt wird.

Gewebsverluste können infolge natürlicher oder krankhafter Einflüsse entstehen. Klassische Beispiele von natürlicher Regeneration stellen jene der roten Blutkörperchen und der Gebärmutterschleimhaut dar. So wird die Schleimhaut der Gebärmutter in der geschlechtsreifen Frau in monatlichen Zyklen abgebaut und regeneriert, ein Vorgang, der an der Menstruation ersichtlich wird. Wie schon erwähnt wurde, werden in unserem Organismus pro Sekunde 4 Millionen roter Blutkörperchen abgebaut und regeneriert. Ebenso werden an den äußeren und inneren Oberflächen unseres Organismus ununterbrochen eine Unzahl von Zellen einzeln oder in kleineren Verbänden abgeschilfert und nachgebildet.

Nach tieferen, mehr oder weniger krankhaften Gewebsverlusten geht die Regeneration nicht mehr so glatt vor sich. Vor allem wenn sich der Gewebsverlust auch auf das Grundgewebe ausdehnt, also auch die Basisstrukturen der Oberflächenzellen und Hüllstrukturen der Muskeln verletzt werden, kommt es vielfach zu unvollkommenen oder atypischen Regenerationen, d. h. die Regenerate weisen verschiedene funktionelle und/oder strukturelle Mängel auf. Bei groben Mängeln kann eigentlich nicht mehr von Regeneration gesprochen werden, sondern nur mehr von einem defektfüllenden Ersatz, der einer Narbenbildung schon sehr nahekommt.

6.5.3. Wundheilung

Eine Wunde ist ein klaffendes Gewebe, das in der Folge körperfremder Einwirkung unter Substanzverlust durchtrennt wurde. Wir sprechen von offenen und geschlossenen Wunden, d. h. Wunden, deren Ränder klaffen bzw. sich unter Abdeckung des eigentlichen Defektes berühren. Stehen die Wunden mit der Außenwelt in Verbindung, reden wir von äußerer, tun sie es nicht, von innerer Verwundung. Eine häufige Komplikation der äußeren Verwundung ist die Verschmutzung und die Verunreinigung mit Keimen (infizierte Wunde).

Die natürliche Wiederherstellung der geweblichen Kontinuität wird als Wundheilung bezeichnet. Der Prozeß der Wundheilung erfolgt in zwei Schritten: zuerst geht es vornehmlich um die Beseitigung der demolierten Gewebsanteile, danach tritt die Wiederherstellung der Kontinuität des Gewebes in den Vordergrund. Kleine Wunden heilen primär, d. h. ohne wesentliche Gewebsneubildung; und es erfolgt eine weitgehende Wiederherstellung des ursprünglichen Gewebes. Größere Wunden heilen sekundär, d. h. der Heilungsprozeß kommt erst in Gang, nachdem die hier durch die Zerstörung des Gewebes entstandene Kluft von neuem Gewebe überbrückt ist. Das neugebildete Gewebe wird wegen seiner körnchenartigen Oberfläche Granulationsgewebe[18], der Vorgang der Gewebsneubildung Granulation genannt.

Der Endzustand der Wundheilung ist die Narbe. Das Ziel der Heilung ist die möglichst vollständige Wiederherstellung des Gewebsbildes, das vor der Verwundung bestanden hat. Die Ausdehnung der Narbe und ihre Unterschiedlichkeit gegenüber dem ehemaligen Gewebe hängt aber weitgehend von der Größe des Wunddefektes, von Ausdehnung und Art des Füllgewebes, diversen Begleitumständen wie Wundinfektion, sowie der Reaktionsfähigkeit des Organismus ab. Mehr oder weniger haben Verwundungen stets eine Auswirkung auf den gesamten Organismus, wie umgekehrt die Wundheilung von dessen Lebenskraft beeinflußt wird.

Je größer eine Wunde ist und je weiter eine Wunde klafft, desto mehr wird im Wundbereich das bodenständige Gewebe von Granulationsgewebe und von Narbengewebe untersetzt und desto größer ist der bleibende Defekt. Verwundungen sind nicht selten mit Thrombosebereitschaft und Fieber verbunden, auch dann, wenn keine Infektion vorliegt. So kann es auch nach sonst komplikationslosen Operationen, eventuell auch im Verlauf der Wundheilung im Wochenbett zu Fieber und Thromboembolien kommen. Wunden, die aus welchen Gründen immer nicht zu heilen sind, können im Laufe der Zeit an einem Organismus so zehren, daß er an einer Kachexie[19] zu Grunde geht. Umgekehrt kann die Wundheilung bei schlechter körperlicher Verfassung beträchtlich herabgesetzt sein. Ein besonderer Kunstgriff, um verlorene oder verwundete Gewebe und Organe wiederherzustellen, ist die Transplantation.

6.5.4. Kompensatorisches (reaktives) Wachstum

Zellen, Gewebe und Organe, von denen eine höhere Leistung verlangt wird, fangen an zu wachsen. Sie vergrößern infolge dieser von ihnen verlangten Arbeitsleistung

---

18 lat. granulum = Körnchen
19 griech. kachexia = Auszehrung, körperlicher Verfall

ihr Volumen. Es kommt zu einem Prozeß der Anpassung, der Leistungswachstum oder Arbeitshypertrophie genannt wird. (Das Gegenteil ist die Inaktivitätsatrophie, das Schwinden von Gewebe infolge Untätigkeit.) Eindrucksvolle Beispiele stellen die Arbeitshypertrophie und die Inaktivitätsatrophie der Muskulatur dar. Eine besondere Art von Arbeitshypertrophie ist die Hypertrophie des einen der paarigen Organe nach dem Verlust seines Paarlings (Niere, Nebenniere) oder die Hypertrophie gesund verbliebener Gewebsteile nach teilweiser Zerstörung eines Organs (Leber, Bauchspeicheldrüse).

Überdimensional große Zellen heißen Riesenzellen. Sie entstehen aus Zellen, denen eine besondere Stoffwechselleistung abverlangt wird. Es handelt sich um Zellen, die sich einschließlich der Kernsubstanz vergrößern, ohne sich anschließend zu teilen. Sie besitzen entweder einen großen Kern oder mehrere Kerne. Im einen Fall teilt sich der Kern gleich mehrmals und es entsteht eine mehrkernige Riesenzelle, im anderen Fall vermehren sich die Chromosomen, ohne daß sich der Kern teilt, sodaß ein einziger großer Kern zustande kommt. Ein Beispiel einkerniger Riesenzellen sind die Megakaryozyten, aus denen durch Zellzerfall die Blutplättchen entstehen. Das Beispiel mehrkerniger Riesenzellen ist das Synzytium der Plazenta.

Eine weitere Variante reaktiven Wachstums ist die sog. Metaplasie. Hier weichen die nachwachsenden Zellen, meist infolge entzündlicher oder hormonaler Störungen, vom ursprünglichen Differenzierungsmuster ab und weisen nicht die eigenen, sondern die Merkmale eines nahe verwandten Gewebes auf. Zuweilen wird ein Gewebe auf eine Art und Weise beansprucht, daß sich sein Wachstum weniger in die Richtung einer Hypertrophie als einer Strukturänderung entwickelt. Solche Umgestaltungen der Struktur treten z. B. am Oberschenkelknochen bei Belastungsänderungen oder am knöchernen Beckenring, im besonderen aber an der Gebärmutter während und nach der Schwangerschaft hervor.

Diverse Bakterien (z. B. Tuberkelbazillen), abgestorbenes Gewebe, Fremdkörper (z. B. Granatsplitter) und sonstige Substanzen, die vom Organismus aus den verschiedensten Gründen nur schwer abzubauen und aufzulösen sind, stellen eine chronische Bedrohung dar. Der Körper sucht die ihn chronisch schädigenden oder zumindest irritierenden Substanzen abzublocken, indem er sie umwächst. Dabei handelt es sich um Granulationsgewebe, das auf verschiedenste Weise die Organisation einer chronisch-entzündlichen Abwehr im Sinne einer proliferativen[20] Entzündung übernimmt.

Die Organisation des entzündlichen Wachstums obliegt vorwiegend den mannigfaltigen Zellarten und Zellverbänden des Grundgewebes. Daher wird das Granulationsgewebe, das hier die Organisation der Abwehr chronischer Insulte leitet, auch als Organisationsgewebe bezeichnet. Häufig geht die Proliferation der Zellen und Gewebe weit über den Ersatz des zugrundegegangenen Gewebes hinaus, indem sie Granulome, also Geschwülste aus Granulationsgewebe (Granulationstumore) bilden.

---

20 lat. proles = Sprößlinge; ferre = machen; hier gewebsbildende Entzündung

6.6. Morphogenese[21] und Metamorphose[22]

Das Wachstum eines Organismus geht mit der Bildung einer bestimmten Form, der Morphogenese, einher. Diese beginnt mit der befruchteten Eizelle, der Zygote, und bringt im Laufe der Entwicklung eine Reihe von Umgestaltungen und Formveränderungen, Metamorphosen, mit sich. Die bekanntesten Metamorphosen sind die Umwandlung von der Raupe zum Schmetterling und von der Kaulquappe zum Frosch. Metamorphose heißt unter Umständen Wegfallen ganzer Körperteile und damit Bildung und Rückbildung unzähliger Zellen. Dieses Kommen und Gehen von Zellen findet im Grunde bei jedem Wachstumsprozeß statt.

Beim Wachstum und bei der Morphogenese macht es die Natur ein wenig so wie wir, wenn wir einen Schneemann bauen. Wir nehmen einen Haufen Schnee, der groß genug ist, um daraus durch Abschaben von Schnee die gewünschte Form herauszumodellieren. Wollen wir den Schneemann etwas differenzierter gestalten, fügen wir da und dort ein Häufchen Schnee an, um dieses dann wieder durch Abschaben in die gewünschte Form zu bringen. Betrachten wir den Schnee nicht in Form von Haufen, sondern als eine Ansammlung unzähliger Flocken, kommen wir zu einem groben Vergleich mit den aus Zellen bestehenden Organen.

So ähnlich verhält es sich nämlich bei der Morphogenese der diversen Körperformen und Organe. Sie erfolgt einerseits durch Zellteilung und Zellwanderung (Vermehrung und Modellierung), andererseits durch einen programmierten Zelltod (präzisen und selektiven Abbau). Nach einem weitgehend unbekanntem Ausleseverfahren legt die Natur jede Zellart im Übermaß an, um jene Zellen, die sich für die Gestaltung am besten eignen, zu belassen und die anderen absterben zu lassen. Dieses Prinzip tritt am deutlichsten bei der Metamorphose hervor. Da lösen sich innerhalb kurzer Zeit ganze Körperteile auf, während andere ebenso schnell hervorsprießen. Die Kaulquappe wandelt sich zum Frosch, indem auf der einen Seite Kiemen und der Flossenschwanz zurückgebildet, auf der anderen Lungen und Beine ausgebildet werden.

Umgestaltungen finden in der Natur ständig statt. Besonders deutlich werden sie im embryonalen Organismus, der eine Metamorphose nach der anderen durchmacht, bis er seine endgültige Gestalt erreicht hat. Aber auch nachdem das Wachstum abgeschlossen ist, werden, allerdings je nach Zellart in verschiedener Intensität, ständig Zellen abgebaut und durch neue ersetzt. Abgenützte Nerven- und Muskelzellen werden nicht oder nur spärlich nachbesetzt, die Zellen anderer Organe wie etwa die der Leber ohne Unterlaß. Im großen und ganzen dient dieser Zellumsatz der Erhaltung der Form und Funktion der einzelnen Organe. Mit zunehmendem Alter läßt diese Zellerneuerung an Intensität nach.

Während Schwangerschaft, Geburt und Wochenbett gehen besondere Form- und Funktionsveränderungen vor sich. Sie äußern sich hier nicht nur im embryonalen, sondern auch im mütterlichen Organismus. Sie sind in der Gebärmutter und den Milchdrüsen so groß, daß man eventuell von Metamorphose sprechen könnte. Schwangerschaft, Geburt und Wochenbett stellen eine besondere Phase von Zellneubildung und Zellrückbildung dar.

---

21 griech. morphe = Form, genesis = Bildung; Morphogenese = Formbildung
22 griech. meta- = danach, dazwischen, morphosis = Gestaltung; Metamorphose = Umgestaltung

6.7. Nekrose[23] und Apoptose[24]

Wachstum und Leben ist stets mit Vergänglichkeit und Tod verbunden, im großen wie im kleinen. So gibt es denn auch kein Zellwachstum, ohne daß nicht gleichzeitig Zellen abstürben und zugrunde gingen. Zellen kommen und gehen ununterbrochen, sprossen hier und verwelken dort. Der Zelltod erfolgt entweder auf Grund einer Schädigung (Noxe) oder einer Verwundung (Trauma) oder auf Grund natürlicher Abnutzung. Der traumatisch bedingte Zelltod heißt Zell-Nekrose, der natürlich programmierte Tod Apoptose.

Die Nekrose ist die Folge gewaltsamer oder krankmachender Einflüsse, die Apoptose die Folge natürlicher Abnützung. Die Nekrose ruft eine so massive Schädigung hervor, daß es der Entzündung bedarf, um den Schaden – unter Zurücklassung mehr oder weniger sichtbarer Narben – zu reparieren. Die Apoptose geht fast unmerklich und unter Wahrung der angestammten Strukturen vor sich. Die Nekrose ist ein massiver, die Apoptose ein subtiler Zelltod. Die Nekrose ist ein krankhafter, die Apoptose ein lebensnotwendiger Prozeß. Nekrose ist der Ausdruck durch äußere Gewaltsamkeit zugrundegegangener Zellgewebe, Apoptose der Ausdruck des Erlöschens durch inneren Antrieb, das heißt durch die Aktivität der zugrunde gehenden Zelle.

So wie jede Zelle ständig nicht nur aus ihrer Umgebung, sondern auch aus sich selbst heraus dahin Signale erhält, sich zu bewahren und zu vermehren, erhält sie gleichzeitig auch Signale, sich aufzugeben und abzutöten. Für die Morphogenese und Lebensfähigkeit eines Organismus ist es ebenso prekär, wenn sich die einen Zellen nicht (zum Wohl des Ganzen) opfern, wie wenn sich die anderen als unfähig erweisen sich zu vermehren. Opfern sich die einen Zellen nicht, kann es zu ebenso üblen Leiden kommen, wie wenn sich ihre Gegenspieler nicht vermehren und entfalten. – Die Apoptose wird im Englischen auch als programmed cell death und cell suicide (programmierter Zelltod und zellulärer Selbstmord) bezeichnet. – Anomalien der Apoptose finden sich bei den diversesten Erkrankungen. Virus- und Krebserkrankungen gehen ebenso mit fehlerhaften Apoptosen einher wie Autoimmunität und Osteoporose, „Alzheimer" und „Parkinson", oder der Zellschwund im Randgebiet der Nekrosen nach überstandenen Herzinfarkten und Schlaganfällen. Auch eine Reihe fetaler Schädigungen, die als Folge von Geburtstraumen betrachtet werden, sind eher mißglückte Metamorphosen infolge eines Ungleichgewichts von embryonaler Proliferation und Apoptose.

6.8. Geburtshilfliche Aspekte

6.8.1. Froschperspektiven

Die Gestaltung und Gestalt lebender Organe bedarf des Gleichgewichts zwischen wachsenden und absterbenden Zellen. Das Halten der rechten Balance ist sowohl bezüglich des Wachstums (Proliferation) als auch des Absterbens (Apoptose) der Zellen ein energetischer Prozeß. Das heißt, auch die Apoptose erfordert eine zelluläre Aktivität, nämlich die Bildung jener Wirkstoffe, die den Zellverfall zuwege bringen.

---

23 griech. nekros = die Leiche
24 griech. apo- = von etwas weg, ptosis = Fall, das Fallen; Apoptose = Wegfall

Das bestuntersuchte Beispiel des synchronisierten Kommens und Gehens von Zellgeweben ist die Metamorphose von der Kaulquappe zum Frosch. Dieses biologische Phänomen ist schon seit langem Gegenstand größten wissenschaftlichen Interesses seitens aller erdenklichen Sparten der Biologie und Embryologie. Diese Metamorphose ist insofern eine Art Musterbeispiel, als sie unter entsprechenden Voraussetzungen mit der Sicherheit eines Experiments durch einen einzigen Wirkstoff, nämlich das Schilddrüsenhormon (SH) auszulösen ist.

Die Kaulquappe entwickelt zu gewisser Zeit die Fähigkeit, auf SH zu reagieren. Jede Zelle ist dann von SH ansprechbar und vermag autonom auf SH zu antworten. Jedes Gewebe hat aber bezüglich dieser Antwort sein eigenes, ihm im besonderen zugeordnetes Programm. So werden auf die Zufuhr von SH die Zellen sowohl in den Beinansätzen als auch im Schwanzbereich aktiv. Während sich aber die Beinwülste zu mächtigen Froschschenkeln entwickeln, löst sich der lange Schwanz sozusagen in nichts auf. Im gleichen Sinn sprossen die Lungenanlagen aus, während die Kiemen verschwinden.

Erfolgt die Zufuhr von SH zur rechten Zeit, entwickelt sich aus der Kaulquappe ein vollwertiger Frosch, erfolgt sie vorzeitig, gerät der Frosch zu klein. Wird zu viel oder zu wenig SH wirksam, verläuft die Metamorphose in ungeordneten Bahnen. Die Metamorphose findet nur zum Teil statt. Die Kaulquappen beziehungsweise Frösche sind eventuell übergroß, mißgebildet und vielfach nicht lebensfähig.

6.8.2. Menschliche Perspektiven

Proliferation und Apoptose stellen ein ausgewogenes System dar, dem auch die Gestaltänderungen der menschlichen Embryonen unterliegen. Ein gutes Beispiel stellt die Ausbildung der menschlichen Hand dar. Im Frühstadium der Entwicklung ist die Hand ein einfaches, kleines, relativ flaches, paddelförmiges Gebilde; die einzelnen Finger sind nicht augenscheinlich. Um die Finger zu gestalten, erklärt nun der Organismus jenen Zellen, die zu Fingern werden sollen, fortzufahren sich zu teilen, während jenen Zellen im Gewebe zwischen den Fingern angeordnet wird, den für sie programmierten Zelltod zu vollziehen. Ginge dieser Zelltod nicht vor sich, würde die menschliche Hand mit Schwimmhäuten versehen sein – wie etwa die Zwischenzehenräume der Wasservögel. So vermag eine verhältnismäßig unbedeutend scheinende Änderung im Auftreten apoptotischer Zellen sogar sehr wesentliche Veränderungen in der Form der betreffenden Organe herbeizuführen. Dies unterstreicht die Wichtigkeit der Apoptose in der Morphogenese – auch beim Menschen.

Die Neigung normaler Zellen sich abzutöten, wenn sie der notwendigen Wachstumsreize und/oder der Fühlungnahme seitens ihrer Nachbarzellen entbehren, ist mutmaßlich eine in die Zelle eingebaute Abwehr gegen falsche Ansiedlungen und Formbildungen. Unter bestimmten Umständen „beeilen" sich manche Zellen zu sterben (Immunschwäche, Entzündung), während andere wieder zu sterben „vergessen" (Autoimmunität, Krebs). All die diversen Faktoren, welche die Weichen zwischen Proliferation und Apoptose zu stellen und zu verstellen imstande sind, fallen im besonderen natürlich dort ins Gewicht, wo ein Organismus wesentliche Umgestaltungen erfährt, so vor allem im Verlauf der Schwangerschaft.

Auf den Fragenkomplex Abwehr/Anpassung/Entzündung/Wachstum werden wir in dem Bestreben, den Problemen und Dilemmas der Geburtshilfe näherzukommen, immer wieder zurückkommen müssen. Schwangerschaft heißt ein gewaltiges Wachstumspotential entwickeln, und zwar nicht nur für den embryonalen, sondern auch den mütterlichen Organismus. Ebenso muß das gesamte Abwehrsystem in zweierlei Hinsicht umgestaltet werden: einerseits so, daß der Embryo, der an sich ein Fremdgewebe darstellt, nicht abgestoßen wird; andererseits so, daß die Immunabwehr, etwa gegenüber Mikroben, eventuell sogar verstärkt wird. Und bei den Wachstumsvorgängen wie Anpassungsprozessen spielen gerade jene Zellen und Systeme, die auch das Entzündungsgeschehen steuern, eine gewichtige Rolle.

Es wäre etwas naiv zu glauben, Fehler in diesem komplexen Geschehen durch das aus der ziemlich einfältigen Asphyxiedoktrin abgeleitete Behandlungsschema wettmachen zu können. Ob dieses Behandlungsschema nicht weniger nützt als schadet, ist noch immer eine durchaus offene Frage. Mindestens die Hälfte der hirngeschädigten Säuglinge ist auf die soziale, biologische, aber auch ethische Insuffizienz dieser auf reiner Technologie basierenden Therapie zurückzuführen. Es ist klar, daß die Hebamme am geburts- und neonatalmedizinischen Getriebe wenig ändern kann. Sie kann aber die Eltern der Kinder über die Für und Wider der derzeit modernen Frühgeburtenbehandlung informieren und ihnen damit eine Entscheidungshilfe geben, ob sie eventuell nicht eher dem natürlichen Geschehen als dem apparativen Experiment trauen und die Zustimmung geben sollten.

7. Zellverbindungen (Gewebe und Organe)

7.1. Die Architektur biotischer Systeme

7.1.1. Tensegrität[1]

Ein Lebewesen, vom Bakterium bis zum Säugetier, geht aus unglaublich komplexen Anordnungen einer Unzahl verschiedener Komponenten hervor. Die einzelnen Komponenten oder Systeme fügen sich ihrerseits wieder aus immer kleineren Komponenten oder Systemen zusammen, bis hinunter zu den molekularen Einzelteilen. Für sich allein zeigen Biomoleküle ein selbständiges dynamisches Verhalten, wie etwa die Fähigkeit chemische Reaktionen zu katalysieren. Finden sie sich zu größeren Funktionseinheiten zusammen, etwa zu Zell- oder Gewebsformationen, tauchen völlig neuartige und unvorhersehbare Eigenschaften auf, wie etwa die Fähigkeit sich zu bewegen, zu verformen oder zu vermehren.

Bei den Versuchen, das Wissen um die Lebensfunktionen menschlicher Wesen zu erweitern, ging es während der letzten Jahrzehnte im allgemeinen um die Entdeckung der Eigenschaften der Moleküle der Lebensmaterie. Das klassische Beispiel ist die DNS, das Genmaterial. Das Genom vom Maiskorn bis zum Menschen wurde zum Heiligen Gral aller technologie-feindlichen Rassisten und konfessionellen Beseelungstechnikern. So ist man bestrebt, jedes Gen des menschlichen Genoms zu definieren. Nichtsdestoweniger trägt jedoch das Wissen um die Einzelteile einer Komplexität im allgemeinen nur wenig zur Erklärung der Funktion des Ganzen bei, ganz gleich, ob es um die Trümmer einer diffizilen Uhr oder die Bruchstücke des menschlichen Genmaterials geht. Molekulare Rätselspiele sagen nur wenig über die Eigenschaften und Fähigkeiten molekularer Sammelwerke.

Die Natur greift bei der Struktur all ihrer Kreaturen immer wieder auf die gleichen und relativ wenigen Bauelemente zurück. Die Vielfalt der Natur liegt in der Mannigfaltigkeit der Architektur der diversen Lebewesen. Die Gestaltungspläne sind in den Genomen archiviert. Der Unterschied besteht in nichts anderem als in der Zahl und räumlichen Anordnung der Bausteine. Die Art und Weise, wie sich die unzähligen Komponenten zu jeweils noch komplexeren Strukturen mit völlig neuen Eigenschaften, die anhand der Charakteristika der Einzelteile nicht vorauszusagen sind, zusammenfinden, nennt man Selbst-Ansammlung oder Selbst-Organisation.

Selbst-Ansammlung oder Selbst-Organisation ist in den Stufenleitern der Natur vielfach zu beobachten. Im menschlichen Körper beispielsweise verbinden sich große Biomoleküle zu Organellen, diese verbinden sich zu Zellen, die ihrerseits Gewebe bilden, die sich zu Organen formen, welche im Rahmen der verschiedensten Systeme ihre Funktion ausüben. Das Ergebnis ist ein hierarchisch organisierter Körperbau. Über die Leitstrukturen der biotischen Organisation, das heißt die Gestaltung und Bewegung der Lebewesen, ist noch nicht sehr viel bekannt. Eine erstaunlich große Vielfalt natürlicher Systeme lassen aber nun doch eine solche Leitstruktur erkennen. Von den Viren bis herauf zu Tier und Mensch machen sich die Lebewesen bei ihren Ausgestaltungen eine gemeinsame Form von Architektur zunutze, die sogenannte Tensegrität.

---

1 Tens(ions-int)egrität = Gesamtspannung

Tensegrität bedeutet die architektonische Grundspannung biologischer Systeme. Durch die Tensegrität sind diese in der Lage, sich weithin gestaltlich zu festigen. Das heißt, Biosysteme vermögen alle auf das ganze System oder auch nur auf eines ihrer Subsysteme Zug oder Druck ausübende Kräfte überallhin durchgehend zu verteilen und innerhalb ihrer Struktur abzufangen. Tensegrität ist die für jede Komplexität von Systemen integrale Gesamtspannung.

7.1.2. Arten und Formen des Grundgerüstes

Die Tensegrität wird durch ein den ganzen Organismus durchziehendes Grundgerüst getragen und bezieht sich von der Modellierung biotisch aktiver Eiweißkörper bis zur Modellierung der Knochenskelette. Das ursprüngliche Grundgerüst ist ein aus Fasern geformtes Skelett, dessen Turgor durch den Wassergehalt der faserbildenden Zellen und Fasern gewährleistet und reguliert wird. Dieses basale Skelett der Gewebe nennt man *Hydroskelett*. Knochenskelette sind nichts anderes als durch Einlagerungen von Kalk besonders gefestigte Hydroskelette, während das Hydroskelett der Knorpel durch seinen speziellen Wasserhaushalt eine besondere Druckelastizität entwickelt.

Das Hydroskelett der Gewebe steht mit dem *Cytoskelett* seiner Zellen in vielfältiger Verbindung. Das Cytoskelett stellt das Grundgerüst des Plasmas dar. Das Cytoskelett besteht aus biegsamen Streben und elastischen Faserzügeln zwischen Zellhülle, Zellkörper und Zellkern. Die Zellen, welche sich zum Hydroskelett verbinden, stehen mit den Streben und Fasern des Hydroskeletts in feinfühliger Verbindung. Die Integration des Hydroskeletts erfolgt über besondere Kontaktstellen zwischen den Zellen und ihrem Interstitium, die Integrine.

Die *Integrine* sind eine Art von Fühlern, die Spannungsänderungen im Hydroskelett an alle Zellen weitergeben und umgekehrt. Entsteht auf diese Art und Weise ein Zug an den und damit auch in den Zellen, so bedeutet das für diese strecken im Sinn von wachsen und vermehren. Entsteht infolge einer „Übervölkerung" der Zellen ein Druck auf sie, heißt das schrumpfen und vermindern (Apoptose!). Balance der Kräfte bedeutet differenzieren und produzieren. So werden die gewebe- und organbildenden Zellen und Moleküle unentwegt umgestaltet und ständig ausgetauscht. Leben ist die Erhaltung der Anlage und Architektur der Zellen und Organgewebe.

7.1.3. Mechanisch-chemische Wechselwirkungen

Den Integrinen werden wir bei der Besprechung der Hormone wiederum begegnen, und zwar als den Andockstellen von Hormonen. Die Integrine sind eines der klassischen Beispiele der Wechselwirkungen zwischen biomechanischen und biochemischen Mechanismen. So wie jeder Druck und jeder Zug auf eine Zelle in dieser biochemische Prozesse nach sich zieht, ruft der biochemische Prozeß des Andockens von Hormonen in der Zelle eine Änderung der Spannung und Gestalt hervor. Wie groß die Wirkung ist, hängt von der Anzahl der Hormone und der für diese aufnahmebereiten Integrine (Rezeptoren) an der Zelle ab; es können um die 10.000 Moleküle und mehr an einer einzigen Zelle sein.

Eines der bestuntersuchten Beispiele stellt das Signal-Pheromon[2] der Seidenspinnerweibchen dar. Dieser sexuelle Lockstoff wird von einer Drüse des Schmetterlingweibchens ausgesendet und von Rezeptoren der Fühler des Männchens aufgefangen. Ein Molekül des Lockstoffes genügt, um eine Rezeptorzelle zu erregen, und wenige erregte Rezeptorzellen genügen, um Flugbewegungen des Männchens auszulösen. Bereits 400 in der Sekunde eintreffende Molekülsignale auf jeweils eine der 35.000 Sinneszellen reichen aus, daß das Männchen in der Richtung gegen den Wind zum Weibchen findet.

7.1.4. Gestaltung von Geweben und Organen

Die Lebenseinheit ist die Zelle, die einfachsten Lebewesen sind die Einzeller. Diese leben in der Regel als Einzelwesen in einem Biotop, tun sich aber unter Umständen zu einer Zellkolonie zusammen, um auf diese Weise als Art besser überleben zu können. Die Zellen so einer Kolonie stellen Nachkommen ein und derselben Einzel-Mutterzelle dar. Den Zusammenhalt der Kolonie stellen sie entweder dadurch her, daß sie eine gallertartige Substanz ausscheiden und sich darin gemeinsam einhüllen oder daß sie untereinander Plasmabrücken bilden und sich solcherart verklumpen.

Die Vielzeller, also Lebewesen, deren Zellen auf Lebensdauer einen festen Verband bilden, gehen ebenfalls von einer Einzel-Mutterzelle, der befruchteten Eizelle, aus. Je nach seiner Art geht das Lebewesen stufenweise aus der Eizelle hervor. Die schrittweise hervortretenden Zellgenerationen nehmen die ihnen jeweils zugeordnete Zellstruktur an und scheiden eine Grundsubstanz aus. Die Vermehrung und Anordnung der Zellen erfolgt so, daß die Zellen der bestehenden Zellschichten entweder kontinuierlich weiterwachsen und sich dabei eventuell auch umgestalten oder daß sie ihren ursprünglichen Zellverband verlassen und auswandern, um sich anderswo anzusiedeln und zu einem neuartigen Gewebe zu formieren und im Rahmen der embryonalen Entwicklung neuen spezifischen Aufgaben gerecht zu werden. Alle diese Umgestaltungen bringen Änderungen in der Form und Funktion der diversen Zellen und Zellverbände mit sich. Es kommt zur Differenzierung[3] der Zellen.

Die Bildung und Differenzierung der diversen Zellen und Zellverbände sind insofern gewährleistet, als sowohl die ortsansässigen als auch die wandernden Zellen Leit- und Haftsubstanzen entwickeln. Auf diese Weise vermögen sich die Zellen orts- und zeitgerecht zu treffen und wechselweise zu verankern. Die „Haftel", welche gleichartige Zellen aneinander binden, werden Cell Adhaesion Moleculs (CAM)[4] genannt.

Zellverbände, denen eine weitgehend ähnliche Struktur und Funktion zugrunde liegt, bezeichnet man als Zellgewebe. Zellgewebe sind nun keine starren Strukturen, sondern biogene Gestaltungselemente, die ununterbrochen dem Prozeß von Abnutzung und Erneuerung unterliegen und allen möglichen Anpassungserfordernissen

---

2 griech. pherein = tragen; hormon = anregend. Signal-Pheromon = Signal übermittelndes Hormon
3 lat. differentia =Verschiedenheit; facere = machen. Differenzierung = Erzeugung von Verschiedenheit
4 engl. zu dtsch. = Zell-Aneinanderheftungs-Molekül

gerecht werden müssen. Die funktionelle Vernetzung von Geweben wird als Organ[5] bezeichnet, ein Trakt ineinandergeschalteter Organe als Organsystem.

7.2. Die Arten der Gewebe

In den höher entwickelten Lebewesen sind hauptsächlich vier Gruppen von Geweben zu unterscheiden:
1. Oberflächen- und Drüsengewebe (Epithelgewebe[6])
2. Stütz- und Bindegewebe (Grundgewebe)
3. Nervengewebe
4. Muskelgewebe

7.2.1. Epithelgewebe

Das Epithelgewebe ist ein flächenhaft geschlossener Zellverband aus plattenförmigen (Plattenepithel) oder kubischen bis zylindrischen Zellen (Zylinderepithel). Es überzieht die Oberfläche der Haut und kleidet die innere Oberfläche der Organe sowie die Oberfläche der in die Tiefe gehenden Drüsen aus. Drüsen sind einfache oder verzweigte, schlauch- und bläschenförmige Einstülpungen des Oberflächenepithels. Das Epithel bildet einerseits einen Schutzmantel durch Verdickungen (Speiseröhre) und oberflächliche Verhornungen (Haut) oder durch die Absonderung von Schleim (Darm) und Säuren (Magen, Schweißdrüsen); andererseits bildet es eine Reihe stoffwechselwirksamer Sekrete[7]. Die Sekrete werden von entsprechend differenzierten Zellen entweder nach außen an die Oberfläche oder nach innen in den Blutkreislauf abgegeben. Die Sekretion nach außen heißt exokrin[8], die nach innen endokrin[9].

Die Drüsen, also Epithelgewebe, die sich von der Oberfläche her in das darunterliegende Gewebe eingesenkt haben, stehen entweder über einen Ausführungsgang mit der Oberfläche in Verbindung oder sind von dieser getrennt. Analog den exokrinen und endokrinen Zellen werden Drüsen, die ihre Sekrete über Ausführungsgänge nach außen abgeben, exokrin, die ihr Sekret nach innen abgeben, endokrin genannt. Die endokrinen Drüsen bilden das klassische Hormondrüsensystem. Viele endokrine Zellen bilden allerdings keine Drüsen, sondern finden sich im exokrinen Epithel verstreut: sie werden als diffuses endokrines Organ zusammengefaßt. Die exokrinen Drüsen der Haut bilden Schweiß, Duftstoffe, Talg und Muttermilch, die des Verdauungstraktes den Mund- und Bauchspeichel.

7.2.2. Grundgewebe (Binde- und Stützgewebe)

Das Grundgewebe macht etwa die Hälfte unserer Körpersubstanz aus und diese wiederum besteht zur Hälfte aus kollagenen Fasern. Kollagene Fasern besitzen die Fähigkeit, sich untereinander zu verankern und zu verfestigen. Sie bilden in den

---

5 griech. organon = Werkzeug
6 griech. epi- = oben, außen; tele = Zitze. Epithelium = Oberflächenauskleidung
7 lat. secretio = Absonderung; secretum = das Abgesonderte
8 griech. ex, exo- = außerhalb von, nach außen; krinein = absondern
9 griech. endon, end-, endo- = innerhalb

höheren Lebewesen die Basis aller Skelettformationen und bestimmen so die Grundform dieser Lebewesen. In dieses Skelett sind alle anderen Gewebe und Organe eingelagert; ohne Skelett wären sie mehr oder weniger formlos.

Skelett kommt vom griechischen „skeletos" und bedeutet so viel wie ausgetrocknet. Unser Skelett ist aber alles eher als wasserarm. So enthält selbst das Knochenskelett noch an die 20 % Wasser. Wie schon erwähnt, beruht die Festigkeit der Knochen auf der Eigenschaft der Knochenfasern Kalksalze zu binden. Vom Knochen abgesehen, verdankt das Grundgewebe seine Form und Festigkeit dem Turgor, der wie beim Knorpel vornehmlich auf der Wassereinlagerung in die Zellen oder wie bei den übrigen Geweben im Wasserbindungsvermögen der Gewebefasern beruht (Hydroskelett).

Zum Hydroskelett der diversen Organe gehören auch die Blutgefäße und das Blut. Dort, wo die Blutgefäße den Grundstock des Hydroskeletts bilden, spricht man auch von Gefäßleitplatte. Grundgewebe, das sich in dünnen lockeren Strängen zwischen solide epitheliale Zellverbände hinein zu ergießen scheint, wird zuweilen als Mesenchym[10] bezeichnet.

In der Geburtshilfe ist vor allem das Hydroskelett der Gebärmutter von Interesse. Es handelt sich um ein plastisch formbares, straff elastisches, gefäßreiches Hydroskelett, in dem die Organmuskulatur vernetzt und verankert ist.

Zum Grundgewebe gehören die Knochen und Knorpel, Sehnen und Bänder, das Gitterfasergerüst und Fettgewebe, sowie Blut und Lymphe und die zwischen den diversen Zellen und Fasern eingelagerte Grundsubstanz.

Das Grundgewebe stellt die Infrastruktur des Organismus dar, den organisatorischen Unterbau eines gigantischen zellulären Haushalts. Ihm obliegt die Regulation von Anpassung und Abwehr in einem durch eine unablässige Flut von Einflüssen örtlich und/oder allgemein in Schwankung befindlichen Organismus. Um die Myriaden von Prozessen aufeinander abzustimmen, sind alle Systeme und Organe in einer Art „grundgeweblichen Internet", das sog. mononukleare Phagozytensystem (MPS), verbunden.

7.2.3. Muskelgewebe

Wenn man von der relativ langsamen Beweglichkeit, die in der einen oder anderen Art allen Zellen und deren Anhangsgebilden eigen ist, absieht, beruhen die Bewegungen des Körpers sowie die seiner inneren Organe auf der Zusammenziehung (Kontraktion) von Muskelzellen. Die Bewegung eines Fingers, die Erweiterung und Verengung der Pupillen, der Herzschlag, der Geburtsvorgang, sie lassen klar erkennen, wie divers die Aufgaben der Muskelbewegung sind und wie umfangreich das Muskelgewebe ist. Es macht zwei Fünftel unserer Körpermasse aus.

Muskelgewebe müssen daher zu Bewegungen fähig sein, die in bezug auf Geschwindigkeit, Kraft und Ausmaß anschmiegsam und variabel sind. Je nachdem steht dann da und dort das Muskelgewebe unter der Kontrolle nervöser, parakriner und/oder endokriner Botenstoffe. Die vorwiegend nervös gesteuerten Muskeln kontrahieren sich normalerweise nur, wenn sie dazu von ihren Nerven angeregt werden. Die vorwiegend endokrin gesteuerten Muskeln verfügen über muskeleigene

---

10 griech. mesos = in der Mitte, dazwischen; en = innen, hinein; chein = gießen, sich ergießen

Schrittmacher, die je nach Organ rhythmische (Herz), wellenförmig ablaufende (Magen-Darm) oder wehenartige (Uterus) Kontraktionen auslösen und unterhalten. Diese Unterschiede in der Kontraktilität sind in der Struktur der Muskeln vorgezeichnet: in Form, Größe und Gehalt der Muskelzellen.

Aufgrund des mikroskopischen Bildes sind zwei Arten von Muskelgewebe zu unterscheiden, nämlich die *gestreifte* und die *glatte* Muskulatur. Vom funktionellen Aspekt ist eine Dreiteilung gegeben, nämlich in

- *Skelettmuskulatur*, die gestreift und unserem Willen unterworfen ist und daher auch als willkürliche Muskulatur bezeichnet wird,
- *Herzmuskulatur*, die ebenfalls gestreift, aber von unserer Willkür unabhängig ist, und
- *Glatte Muskulatur*, die den Bewegungsablauf in den Blutgefäßen und inneren Organen (wie Magen-Darm, Harnblase, Eileiter, Gebärmutter) regelt und ebenfalls nicht unserer Willkür unterliegt.

Muskelgewebe kann sich in einem gewissen Maß anspannen, verkürzen und erschlaffen, aber einer Dehnung über dieses Maß hinaus keinen Widerstand entgegensetzen. Daher verfügt jeder Muskel über eine straff elastische Bindegewebshülle (Faszie), die ihn nicht nur vor Überdehnung schützt, sondern auch mittels Sehnen am Knochenskelett oder im Hydroskelett des betreffenden Organs verankert. Die Muskeln hängen in Form und Funktion weitgehend von der Verankerung in ihren Bindegewebshüllen (Faszien und Sehnen) ab. Ohne diese Hüllen sind sie ohne Wirkkraft und zerreißbar. Auch das Herz wäre ohne sein elastisches Hydroskelett ein unförmiger und wirkungsloser Muskel.

7.2.4. Nervengewebe

Reizbarkeit ist ein charakteristisches Merkmal aller lebenden Gewebe und sowohl bei den einzelligen wie vielzelligen Lebewesen gegeben. Ein Reiz wirkt unter Umständen nur an Ort und Stelle. Vielfach wird er aber weitergeleitet und löst an anderer Stelle eine Bewegung oder sonstige Aktivitäten aus. Ein Reiz kann auch zu einer Hemmung führen und dann die Aktivitäten und Bewegungen vermindern. Die Reizleitung erfolgt nicht nur von einem Zellabschnitt zum anderen, sondern auch von einer Nervenzelle zur anderen, von der Nerven- zur Muskelzelle, in manchen glatten Muskeln von Muskelzelle zu Muskelzelle und von der Nervenzelle zu den Drüsenzellen. Reizbarkeit, Reizleitung und Reizübertragung sind allen Zellen eigen, im besonderen aber in den Nerven- und Muskelzellen ausgeprägt.

Die Nervenzelle hat auf der einen Seite mehr oder weniger reichlich verzweigte, kurze Ausläufer, die Dendriten[11], auf der anderen einen mehr oder weniger spärlich verzweigten Ausläufer, das Axon[12]. Die Dendriten sind die Empfangsantennen der Nervenzelle, das Axon ihre Sendeantenne. Die Nervenfaser ist das Axon samt seinem Neurolemm[13].

Das Nervengewebe umfaßt drei Arten von Zellen, die alle auf ihre Art für die Nerventätigkeit entscheidend sind. Es handelt sich um die:

---

11 griech. dendron = Baum
12 griech. axon = Achse, Schaft
13 griech. eilema = Hülle, Umhüllung

- *Nervenzellen oder Neurone*: Sie sind die reizleitenden Elemente und vermögen alle ohne Unterschied, so unterschiedlich ihre Formen sind, Reize aufzunehmen und anderen Zellen auf schnelle Art zu vermitteln.
- *Makrogliazellen – Neurolemmzellen*: Es handelt sich um Zellen, die den Stoffwechsel der Neurone steuern und um die Axone eine für Ionen undurchlässige Myelinschicht[14] bilden; je nach Zahl der Windungen dieser Hüllschicht kann die Reizleitungsgeschwindigkeit bis auf das über 100fache gesteigert werden. Markreiches Nervengewebe erscheint weiß, markarmes Nervengewebe grau; sie werden en bloc einander kurz als *weiße Substanz* und *graue Substanz* gegenübergestellt.
- *Nervenbindegewebszellen*: Es handelt sich um das Bindegewebe um die Nervenfasern und Gliazellen; es weist auffallend viele Makrophagen auf, die in ihrer Gesamtheit als Mikroglia bezeichnet werden.

7.3. Die Grundstruktur der Organe

Alle Organe stellen Verbindungen von Geweben dar. Jedem Organ liegt ein Skelett (Knochen-, Knorpel- oder Hydroskelett) zugrunde, das ihm seinen Halt und seine Form verleiht. In diesem Skelett verlaufen die dem Organ zukommenden Nerven und Gefäße und sind die organkonformen Muskeln eingebettet und verankert. Die Oberfläche der Sinnesorgane, der Haut und der Schleimhäute sowie die von deren Oberflächen in das Organskelett einsprossenden Drüsen sind von Epithel überzogen und ausgekleidet. Organe, die sich in Körperhöhlen befinden, sind außen von einem besonderen Fell (Bauchfell, Lungen-Rippenfell, Herzbeutel) überzogen. Die Innenauskleidung der Wände und der Überzug der Organe in den Körperhöhlen wird Serosa[15], deren Oberflächenzellen Mesothel bzw. Mesothelzellen genannt. Die Innenauskleidung der Gefäße heißt Endothel und wird von Endothelzellen gebildet.

So verschieden die einzelnen Organe in ihrer Gestalt und Funktion sind, ihr Aufbau stellt stets nur eine besondere, nämlich die dem Organ eigene Variante in der Kombination der vier Gewebearten dar. Im menschlichen Organismus gibt es kein Organ ohne ein Grundskelett oder ohne Muskelgewebe oder ohne Nervengewebe. Epithelgewebe weisen dagegen nicht alle Organe auf. Das einzige menschliche Organ, in dem sich kein Nervengewebe findet, ist die Plazenta. Die mit Epithel ausgestatteten Organe heißen epitheliale oder auch parenchymatöse[16] Organe. Das Epithelgewebe im ganzen wird Parenchym genannt. Jedes Organ verfügt also über ein Mesenchym und Parenchym.

7.4. Geburtshilfliche Aspekte

Die Betrachtung der Architektur und Architektonik biotischer Gewebe hat für die Geburtshilfe eine besondere Bedeutung. Denn nirgendwo bei den Säugetieren sowie beim Menschen ist das Halten der Balance der Schwingungskräfte im Gefüge eines Lebewesens, ist die Wahrung der Tensegrität ein diffizileres Unterfangen und von wesentlicherer Bedeutung als im Verlauf von Schwangerschaft, Geburt, Wochenbett

---

14 griech. myelos = Mark
15 lat. serum = Molke; Serosa = dünnflüssiges Sekret absondernde Haut
16 griech. para = dazu, daneben; enchyma = Zufluß, Beimischung

und Stillen. Ob es um die Übereinstimmung des Wachstums der Gebärmutter und Frucht geht oder die Anpassung des fetalen Herzschlagrhythmus an die Herzschlagfrequenz des Muttertieres oder um den Aufbau des die Wehen regulierenden Systems in der Gebärmutter vor und während der Geburt oder um die Reifung des fetalen Anpassungssystems durch die Wehentätigkeit und den Körperkontakt mit dem Muttertier oder um das Einspielen der Lungenatmung beim Neugeborenen oder das Anlaufen der Milchproduktion oder um die synchrone Entspannung des Säuglings und der Mutter bei und nach dem Stillen und um vieles andere mehr, immer geht es um harmonische Modulationen in der physiko-chemischen Architektur, inneren Gestaltung und Haltung beider Organismen.

Wenn die biotische Tensegrität gestört wird, nimmt die Entwicklung einen ungewöhnlichen Verlauf, es kommt zur Anomalie. Wenn die Mutter einer spannungsgeladenen Zerreißprobe unterliegt, kommt es zu allen möglichen Störungen des Fortpflanzungsprozesses von der Fehlgeburt bis zum Versiegen der Milchproduktion. Die wahren Störungsfaktoren sind allerdings in Zahl und Größe meistens nicht einmal annähernd bekannt. Oft werden aber sehr naheliegende Gegebenheiten beharrlich ignoriert, nicht zuletzt nur deshalb, weil sie durch die apparative Überwachung nicht zu objektivieren sind. Umgekehrt entsprechen die apparativ erhobenen Befunde wie die von diesen abgeleiteten Regeln meist nur zufällig den Tatsachen.

Einer der gröbsten und, weil ins Auge stechend, auch bekanntesten Faktoren, welcher die Tensegrität der Schwangerschaft tiefgreifend verändert, ist das Springen oder Sprengen der Fruchtblase. Wird die Fruchtblase eröffnet, ist die Ausstoßung der Frucht gewiß, da sich der Spannungszustand in der Gebärmutter sowohl mechanisch als auch biochemisch ändert. Und wenn umgekehrt das Fruchtwasser durch eine Mikrobeninfektion oder das Injizieren irgendeiner hypertonen Lösung chemisch aus dem Gleichgewicht gebracht wird, kommt es früher oder später zum Sprung der Fruchtblase und zur Ausstoßung der Frucht.

Weniger bekannt ist, daß die Entwicklung des fetalen Schädels durch den Dehnungsdruck des wachsenden Gehirns gesteuert wird und es nicht die Formveränderung des Schädels ist, die dem Gehirn den Rahmen und die Grenzen der Entwicklung vorgibt. Die jeweilige Architektonik des Gehirns führt zur Ausweitung des Schädelraumes und nicht umgekehrt. Wenn etwa bei der Geburt die Schädelnähte weitgehend oder eventuell schon ganz geschlossen sind, heißt das, daß das Gehirn bereits seit einiger Zeit in seiner Entwicklung zurückgeblieben ist und daß die Fehlentwicklung nicht erst infolge eines Sauerstoffmangels während der Geburt entstanden ist, wie es manche Sachverständige bei Gericht immer wieder behaupten.

Noch weniger bekannt ist, daß das kindliche Anpassungssystem durch die Wehentätigkeit einen für die Anpassung an die neue Umwelt sehr wesentlichen Reifungsschub erhält. Die Kaiserschnittentbindung, die bekanntlich das Wehen weitgehend umgeht, kann das Anpassungsvermögen ein Leben lang beeinträchtigen, weil unter anderem auch die Bildung entscheidender hormonaler Rezeptoren (Integrine) dauernd vermindert bleibt. Diese Neigung wird durch den fehlenden mütterlichen Kontakt mit dem Neugeborenen, wie er insbesondere bei der modernen Aufzucht frühgeborener Kaiserschnittkinder zu bemerken ist, oft fortgesetzt.

Ein anderes und prekäres Beispiel von beeinträchtigter Tensegrität stellt das Ausbleiben der Steigerung des Muskeltonus und damit das Ausbleiben der Lungenatmung beim Neugeborenen dar. Die Kinder werden mit lebhaftem Herzschlag geboren, doch kommt dann durch mangelhafte Tätigkeit der Atemmuskulatur die Atmung nicht in Gang, während durch das Versagen der Muskelpumpen des sogenannten Niederdrucksystems in kürzester Zeit der Blutkreislauf zusammenbricht. Auch hierbei führen vielfach Sachverständige bei Gericht die Misere in Verwechslung von Ursache und Wirkung auf Sauerstoffmangel zurück.

Nicht unumstritten, wenn auch vom geburtsmedizinischen Establishment kurzweg verneint, ist die Frage der Schädlichkeit der Druckwellen durch Ultraschall auf die Entwicklung der Schwangerschaft, vor allem auf das in Entwicklung befindliche Hirngewebe. Grob faßbare Schäden bei der Anwendung von Ultraschall sind bisher nicht nachgewiesen worden. Durchaus offen ist aber die Frage eines Zusammenhangs mit geistig-seelischen Problemen, die man geflissentlich anderen Umweltfaktoren zuschreibt. Theoretisch ist aber – sowohl von der Schockmechanik wie der Ultraschallchemie her betrachtet – die Möglichkeit von Läsionen im Strukturierungsmuster der in Entwicklung befindlichen Zellen des Gehirns eher anzunehmen als auszuschließen.

Diese paar Beispiele mögen vorläufig genügen, um darauf hinzuweisen, daß viele Fragen, vom Aspekt der Normen und Anomalien der Natur und der Hebammengeburtshilfe betrachtet, anders zu stellen und zu lösen sind, als es die Regeln und Regelwidrigkeiten der Geburtsmedizin zu gestatten scheinen. Eine fortschrittliche Hebammengeburtshilfe und die moderne Geburtsmedizin weisen einige grundsätzliche Unterschiede auf. Die Hebammengeburtshilfe geht vom Aspekt der Assistenz für eine besondere weibliche Leistung aus, die Geburtsmedizin vom Aspekt der Korrektur von weiblicher Unzulänglichkeit. Die Geburtsmedizin mitsamt ihren geburtspsychologischen Helfershelfern geht von der Zerlegung aus (Anatomie, Analyse), die Hebammengeburtshilfe von der sozial zu integrierenden weiblichen Persönlichkeit (Tensegrität, Komplexität).

Die interessierte Hebamme wird daher nach wie vor all die Doktrinen und Technologien, die ihr vorgegaukelt und angepriesen werden, sehr kritisch sichten und lernen müssen, jedes System als Subsystem eines übergeordneten Organismus zu betrachten. Jedes System ist nur Gebälk einer komplexen Architektonik, welche als Ganzes die Tensegrität des Organismus sichert und damit dessen optimale Funktion gewährleistet. Jedes Gewebe, jedes Organ, jedes Organsystem ist stets nur als Teil einer übergeordneten und untrennbaren Lebenseinheit zu betrachten. Es gilt, anhand des Wissens um die Komplexität und Tensegrität der Lebewesen verstehen zu lernen, daß es die allgemein und von selbst verständlichen Dinge sind, die den wahren Nutzen bringen, während dort, wo sie mangels Wissen und Geschick durch moderne Technologien und riskante Operationsmethoden ersetzt werden (müssen), bestenfalls Scheinerfolge zu verzeichnen sind.

8. Organbildende Systeme

8.1. Einleitung

Die Funktion der Lebensorganismen ist höchst komplex, vielgestaltig und schon bei den niedrigsten Lebewesen kaum überschaubar, natürlich noch viel weniger bei den höheren Lebewesen. Um hier einen zumindest groben Überblick zu erhalten, werden die vielgestaltigen Organismen in diverse Organsysteme unterteilt und jedem der Systeme spezifische Funktionskomplexe zugeordnet. Alle diese Unterteilungen zeigen sich mit mannigfaltigen Unzulänglichkeiten behaftet, da Lebensgestalten eben nicht so ohne weiteres zerlegbar und ihre Funktionskreisläufe vielfach verkoppelt und verzahnt sind. Vom geburtshilflichen Aspekt erweist sich die Systematisierung insofern noch komplizierter, als ein zusätzlicher und diffiziler Kreislauf, nämlich der plazentare Funktionskreis dazugeschaltet wird.

Infolge der Schwierigkeiten einen Organismus in Systeme zu zerlegen, sind denn auch in den Lehrbüchern die Einteilungen unterschiedlich. Bei der Betrachtung der Systeme zwecks Verständnis geburtshilflicher Probleme geht es weniger um scheinbar aktuelle Einzelheiten, als um die Erkenntnis weitläufiger Verknüpfungen und Wechselbeziehungen. Im folgenden werden wir uns daher einer Betrachtungsweise zuwenden, die in den geburtshilflichen Lehrbüchern, aus welchen Gründen immer, wenig Beachtung findet.

Ausgangspunkt der Betrachtung soll nun sein, daß eine Flut mehr oder wenig starker Reize stetig auf uns einströmt und unseren Organismus ununterbrochen aus dem Gleichgewicht bringt. Diese ständige Störung der Balance muß der Organismus zwecks Wahrung der Homeostase ebenso unentwegt austarieren. Dazu bedarf es eines Kraftaufwandes, der aus dem Nahrungsstoffwechsel zu bestreiten ist. Dieser von Anpassung und Abwehr geprägte Lebensprozeß ist nicht nur auf die Selbsterhaltung, sondern auch Arterhaltung ausgerichtet. Und wenn unser Organismus als Ganzes ohne Beschwerden funktionieren soll, müssen alle Systeme in exakter Weise ineinandergreifen.

Wenn wir diese Betrachtungsweise zugrundelegen, gelangen wir zu zwei großen Funktionskreisen, nämlich
- Anpassung und Abwehr durch äußere und innere Bewegungsprozesse (Muskelbewegungen, Plasmabewegungen, Zellbewegungen),
- Äußere und innere Reizvermittlung durch anregende und hemmende Überträgerstoffe und Botenstoffe (Hormone).

8.2. Bewegungssysteme

8.2.1. Grundzüge

Leben ist Bewegung. Es gibt keinen auch noch so kleinen Teil eines lebenden Organismus, der nicht ständig in Bewegung wäre. Das Auf und Ab dieser Bewegungen ist rhythmisch. Die Rhythmen sind dort, wo sie faßbar werden, durch variable Ausschläge gekennzeichnet, das heißt, sie sind ungleichmäßig pulsatorisch. Die Intervalle der Pulsationen sind im Grundrhythmus von Organ zu Organ verschieden und treten in Intervallen von Sekunden bis Stunden in Erscheinung. (Die Pulsation des

Herzens erfolgt in Sekunden, die der Hormondrüsen in Minuten bis Stunden.) Die wellenartigen rhythmischen Bewegungen der Hohlorgane (Speiseröhre, Magen, Darm, Harnleiter, Harnblase, Eileiter) werden als Peristaltik bezeichnet; die Peristaltik der Gebärmutter nennt man Wehen.

Rhythmus und Stärke der Pulsation, Peristaltik oder Wehentätigkeit organischer Strukturen werden durch die Reize, die unablässig von außen und innen her Impulse setzen und damit die Lebenssubstanz im Großen wie im Kleinen in Bewegung halten, beeinflußt und reguliert. So vielgestaltig die Modifikationen und Modulationen der Bewegungen der Lebewesen sind, die Prinzipien sind erstaunlich einfach. Es geht stets um elastisch gestaltete und plastisch gestaltbare Strukturen, die von kontraktilen Elementen verformt werden, um bei deren Abbau oder Erschlaffung in die ursprüngliche Formation zurückzukehren.

Die elastischen Elemente bestehen aus einem Faserskelett. Zwischen den Fasern findet sich eine wasserbindende Grundsubstanz, die das Skelett in einem entsprechenden elastischen Spannungszustand hält. Dieses in seiner Elastizität vom Wasserbindungsvermögen weitgehend abhängige Skelett wird als Hydroskelett bezeichnet. Zu diesem sind im weiteren Sinne auch die Blut- und Lymphgefäße zu zählen. Bedarf die Elastizität infolge besonderer Beanspruchungen einer besonderen Stütze, werden in das Hydroskelett besondere Substanzen eingelagert und das Skelett danach benannt (Knorpelskelett, Knochenskelett). In jedem Fall ist aber das Hydroskelett die biotische Grundformation.

Das tragende Gerüst des Hydroskeletts bilden die kollagenen Fasern. Die Substanz dazwischen, die wasserbindende Grundsubstanz, wird auch Matrix[1] genannt. Die Matrix besteht hauptsächlich aus Gel bildenden Kohlehydratverbindungen und subtilen Proteinfasermolekülen, die den Kontakt und die Wechselbeziehungen zwischen der Matrix und den darin verankerten Zellen feinmaschig aufeinander abstimmen.

In diese Hydroskelettformationen, die dem Körper und den Organen die Form geben, sind nun Zellen mit speziellen Funktionen eingelagert. Diese im Fasergerüst eingeordneten Zellen, heißen Parenchym(zellen). Je nach Anordnung und Funktion der Zellen spricht man von Drüsen-, Leber-, Nieren, Muskelparenchym. Das Hydroskelett des Nervensystems wird als Neuroglia, das Pendant des Parenchyms als graue und weiße Substanz bezeichnet. Die graue Substanz wird von den Nervenzellen, die weiße Substanz von den Achsenzylindern (Axonen) der Nervenzellen und deren fetthaltiger Isolierschicht (Myelin) gebildet. Funktionell einheitliche Gruppen von Nervenzellen nennt man Nervenkern (Nucleus) oder Nervenknoten (Ganglion).

Jede Antwort auf einen Reiz, jede Art von Anpassung und Abwehr, ob des ganzen Organismus oder auch nur einer Zelle, jede biochemische Reaktion geht mit Bewegungen und Umgestaltungen einher. Wie groß oder klein das Ausmaß dieser Bewegungen sein mag, sie beruhen bei allen zellulären Organismen vom Hefepilz bis zum Menschen auf der Wirkung einiger weniger Grundstrukturen, die als molekulare Motoren bezeichnet werden. Um sich aber planmäßig und zielgerichtet bewegen zu können, bedarf es der Bewegung und Einreihung der Zellen in die vorgesehene gewebliche, organische und systemkonforme Ordnung. Die Moleküle, die als Ordnungshüter der Zellbewegungen fungieren, werden intercelluläre Adhäsionsmoleküle (ICAM) und Integrine genannt. Mit der Erforschung der Integrine trat und

---

1 lat. matris = der Mutter (entsprechen); Matrix = Mutterboden

tritt die bisher ignorierte Vorrangstellung des Grundgewebes – Hydroskelett und Matrix – immer mehr hervor. Hydroskelett und Matrix bilden den Mutterboden für die in sie einzubettenden und eingebetteten parenchymatösen Zellen, die Integrine das koordinierende Relaissystem.

8.2.2. Molekulare Motoren und Adhäsionsmoleküle[2]

8.2.2.1. Molekulare Motoren

Es gibt zwei Arten molekularer Motoren. Bei beiden handelt es sich um Eiweißstrukturen. Sie bilden die – bewegliche – Grundstruktur der Zelle, das Cytoskelett, und halten die Zelle in Bewegung, indem sie in ihr unentwegt einen Strukturwandel vollziehen. Als Energiequelle dienen ATP und GTP, deren chemische Bindungsenergie in mechanische Energie umgewandelt wird. Das Zellgerüst wird aus dünnen Eiweißfäden (Mikrofilamenten) und Eiweißröhrchen (Mikrotubuli) gebildet. Mikrotubuli und Mikrofilamente bestehen vorwiegend aus den Bauelementen molekularer Motoren, die Filamente hauptsächlich aus *Aktin*, die Tubuli aus *Tubulin*.

Aktin/Myosin sind zwei Eiweißfäden, die sich gegeneinander bewegen, indem das Myosin scharnierartig umschwenkbare Teile seines Moleküls enzymatisch von chemischen Bindungskräften loslöst und damit einen Schubeffekt erzeugt. Die „Schwenkarme" des Myosins klinken dabei in konforme Rillen des gleisartigen Aktinmoleküls ein und schieben die beiden Eiweißfäden parallel aneinander vorbei.

Das klassische Beispiel dieses molekularen Bewegungsmodus ist die Muskelkontraktion. Es ist aber schon längst bekannt, daß sich auch alle anderen Zellen bewegen und ihre Form verändern. Das Vorkommen dieses Bewegungsprinzips von den Algen und Hefepilzen herauf bis zum Menschen, die diversen Zellwanderungen während der Embryonalentwicklung, die Wanderung der Makrophagen zu verletzten Geweben und die durch die Blutblättchen erzeugte Schrumpfung der Gerinnsel sind lebhafte Beispiele für dessen universale Verbreitung.

Die diesem Prinzip entsprechende Bewegungsaktivität besteht in zwei Modellen der Bewegung. Beim Transport von Organellen innerhalb der Zelle docken die Myosinmoleküle an die Oberfläche des zu bewegenden Objekts an und rollen mit ihm zahnradartig die Aktinschiene entlang. Für Bewegungen der ganzen Zelle formieren sich Aktin und Myosin so, daß Myosinmoleküle mit entgegengesetzt polarisierten Hälften in die Lichtung gegenläufig und hexagonal angeordneter Aktinmoleküle ragen. Bei entsprechendem Reiz werden die Myosinmoleküle die Aktinmoleküle entlang zusammengerückt und damit ihre Abstände verkürzt. Da diese Form der Verkürzung vornehmlich den Muskelzellen eigen ist, nennt man einen solchen Aktin-Myosin-Komplex Sarkomer[3].

Die Muskelkontraktion beruht auf der synchronen Verkürzung zahlloser Sarkomere. Die charakteristische Struktur der Muskelzellen besteht in den Muskelfibrillen. Die funktionelle Einheit der Fibrillen ist das 2.3 µm lange Sarkomer. Die Sarkomeren bilden die Längsachse der 1 µm dicken Fibrillen. Ein Muskel verkürzt sich wie das Sarkomer bei voller Kontraktion um rund ein Drittel.

---

2 lat. adhaesio = Aneinanderhaften
3 griech. sarkos = Fleisch, meros = Teil; Sarkomere = (Muskel)Fleischteilchen

Tubulin/Dynein/Kinesin bilden eine andere Art molekularer Motoren. Sie tragen nicht nur zur Bewegung innerhalb und außerhalb der Zellen bei, sondern sind auch wesentlich für die Gestaltung der Zellformen. Die bekanntesten Beispiele sind die Bewegung der Chromatiden bei der Zellteilung und das aufeinander abgestimmte Schlagen der Wimpern und Geißeln, um an der Oberfläche bewimperter Flimmerepithelien zum Zweck der Ausschwemmung von Fremdpartikeln (etwa aus den Atemwegen) einen Flimmerstrom zu erzeugen oder Einzeller (wie Spermien und Protozoen) fortzubewegen. Die (kurzen) Wimpern und (langen) Geißeln sind gleich gebaut und unterscheiden sich nur durch ihre Länge.

Das Tubulin ist in diesem System das Analogon zum Aktin, Dynein und Kinesin sind Analoga zum Myosin. Laufschiene und Antriebsaggregat greifen hier nur so ineinander, daß anstatt einer Verkürzung oder Rotation eine Beugung oder Hebung erfolgt. Die Mikrotubuli stellen hauchdünne Röhrchen verschiedener Länge dar. Sie werden von diversen Zentren aus gebildet, indem die Röhrchen durch Anfügen oder Abtragen von Tubulinstutzen je nach Bedarf verlängert oder verkürzt werden.

Die bekanntesten Organisationszentren mikrotubulärer Zellstrukturen sind die Zentrosomen, von welchen im Verlauf der Mitose die Bildung der (mikrotubulären) Teilungsspindel ausgeht. Jene Mikrotubuli, die an konstruktiven Zellfunktionen beteiligt sind, werden stabilisiert. Die meisten Mikrotubuli zeigen aber eine „dynamische Instabilität", das heißt, sie werden rasch zusammengesetzt, aber auch rasch wieder auseinandergenommen, so sie nicht gebraucht werden. Auf diese Weise wird laufend ein umfangreicher Vorrat von Zellstrukturen produziert.

Die Mikrotubuli können in Zellausläufern, wie in Geißeln oder in den Axonen der (peripheren) Nervenzellen über erstaunlich weite Strecken reichen. Der Bewegungsapparat der Wimpern und Geißeln wird aus einem Satz von 20 Mikrotubuli gebildet, die mit Dynein so verkoppelt sind, daß mit der enzymatischen Freisetzung der chemischen Bindungsenergie aus ATP ein Wimpern/Geißelschlag entsteht. Im Neuroplasma der Axone werden die im Zelleib produzierten Wirkstoffbläschen auf dem Rücken des Kinesins entlang der Mikrotubuli zum Nervenende transportiert. Sie legen ungefähr 5µm in der Sekunde zurück, vermögen also Axone von einem Meter in ungefähr einem Tag zu passieren. Der Transport entlang der Mikrotubuli wird zentrum-peripheriewärts vom Kinesin und umgekehrt vom Dynein gesteuert.

Wie ubiquitär und essentiell diese Steuerungsmechanismen sind, zeigt eine Anomalie, die das Unbewegliche-Zilien (Wimpern)-Syndrom genannt wird. Die Patienten leiden an chronischen Lungenerkrankungen, da die reinigende Funktion des Flimmerepithels der Atemwege gestört ist, und sie sind nicht befruchtungsfähig, da ihre Spermien unbeweglich sind. Diese Unbeweglichkeit der Spermien und Zilien beruht auf einer Reihe von Strukturfehlern der molekularen Motoren. Viele dieser Patienten weisen nun auch eine Umkehr der Seitenverteilung der inneren Organe (Situs inversus) auf. Das heißt, normalerweise links liegende Organe wie das Herz liegen rechts und umgekehrt. Dieser erstaunliche Befund läßt vermuten, daß bereits in der frühen Embryogenese mikrotubuläre Ordnungsmuster eine kritische Rolle in der Anlage der Seitensymmetrie spielen.

8.2.2.2. Adhäsionsmoleküle

Die Zellbewegungen gehen dahin, sich für verschiedenste Zwecke zu strukturellen und funktionellen Zellverbindungen zusammenzufinden. Daher geht es zuerst einmal darum, daß sich gleichgeartete Zellen gegenseitig erkennen und ein Gewebe bilden. Dazu dienen zwei Arten von ICAM, die *Selektine*[4] und die *Cadherine*[5]. Die Selektine sind integrale Membranproteine von Zellen gleichen Typs, die durch eine spezifische Wechselwirkung mit Kohlehydraten der Zelloberfläche die Zellen miteinander in Verbindung bringen. (Auch die Spermien finden ihren Halt an der Zona pellucida der Eizelle auf diese Weise.) Die Selektine führen eine Zellaggregation (Zusammenlagerung der Zellen) herbei. Die Cadherine stellen danach feste Bindungen (Desmosomen[6]) zwischen benachbarten Zellen her, indem sie interzelluläre Brücken zwischen deren Zytoskeletten bilden.

Ein Zellaggregat bedeutet aber noch nicht einen funktionstüchtigen Zellverband. Für eine adäquate Funktion bedarf es der Einbettung in ein Hydroskelett und dessen Matrix. Ein Paradebeispiel der Bedeutung der Wechselwirkung zwischen einem Zellaggregat und deren Matrix für die Entwicklung spezifischer Zellfunktionen stellt das Verhalten von Milchdrüsenepithelien in Zellkulturversuchen dar. Die Epithelzellen der Milchdrüsen bilden eine einreihige Zellschicht an der Oberfläche der Milchdrüsen. Sie sitzen wie alle Epithelzellen einer speziellen Matrix, der Basallamelle, auf und bilden bei entsprechender Zufuhr von Hormonen Milch. Wird eine Zellkultur aus Milchdrüsenepithelien in gewöhnlichen Kulturmedien angelegt, verlieren die Epithelzellen sehr schnell ihre kubische Form und die Fähigkeit zur Milchbildung. Fügt man einem solchen Kulturmedium jedoch Laminin (das wesentliche Protein in den Basallamellen) bei, entwickelt das Zellaggregat eine Basalschicht, differenziert sich zu einer Drüsenformation und stellt Milchprodukte her.

Die Bindungsverhältnisse zwischen den Zellen und ihrer Matrix können sich auf die Zellen in verschiedenster Weise auswirken, je nach Art und momentaner Beschaffenheit der Zellen und deren Matrix. Das eine Mal reagieren die Zellen mit Veränderungen ihrer Form, ein anderes Mal, indem sie sich fortbewegen, vermehren, differenzieren oder ihre Verhaltensweise sonstwie ändern. Und die Bindungsverhältnisse ändern sich unentwegt.

Diese Bindungen zwischen Zellen und Matrix beruhen jedoch nicht auf direkten Kontakten, sondern werden über eine Großfamilie strukturell verwandter Eiweißmoleküle, die *Integrine*, vermittelt. Sie bilden die elementaren Regler der multiplen Schaltanlagen zwischen Hydroskelett und Cytoskeletten der ihnen zugeordneten Zellen und Zellformationen und errichten an der Zellperipherie zielgerichtet diverse Arten von Relais (focal adhesion). Über diese empfangen und sortieren sie auf der einen Seite die von außen einströmenden Reizstoffe, während sie auf der anderen Seite das Zellmilieu sondieren, um das für eine adäquate Tätigkeit der Zellen zweckmäßige Reizpotential zu schaffen.

Manche Integrine finden sich an allen Zellen im Tierreich und gehen mit den verschiedensten Molekularstrukturen eine Bindung ein, andere tun dies nur mit einer einzigen Zielstruktur und sind auf bestimmte Zellarten beschränkt. Daher kann even-

---
4 lat. selegere = auswählen, aussuchen; Selektin
5 engl. C = cell, adhere = (fest) anhaften, zusammenheften; C adherin = Zellenhaftel
6 griech. desmos = Band; Desmosom = Bindeglied

tuell durch den Ausfall eines einzigen Integrins Anpassung und Abwehr, wie Tierversuche und manche menschliche Leiden zeigen, auf das empfindlichste gestört sein.

So wurden gentechnologisch Tiere produziert, die das eine oder andere Integrin nicht bilden können. Infolge Fehlens des einen Integrins sterben die Embryonen solcher Säugetiere ab, weil sie nicht fähig sind, eine Plazenta zu entwickeln. Der Mangel eines anderen Integrins führt bei Insekten zum Zerfall der Muskeln, weil das Muskelgewebe bei der ersten Bewegung vom Hydroskelett abgetrennt wird. – Manche Menschen leiden dadurch an sich häufig wiederholenden und oft sogar an lebensbedrohlichen Infektionen, daß ihre Leukozyten infolge Fehlens des mit ß2 bezeichneten Integrins am Ort der infektiösen Schädigung sich nicht festheften und wirksam werden können. Der Mangel eines anderen Integrins verursacht eine Aggregationsschwäche der Blutblättchen (Thrombasthenie) und führt zu exzessiven Blutungen.

Mit jeder ihrer Bindungen nach außen hin aktivieren die Integrine diverse Signalleitungen im Zellinneren. Diese bestehen in Molekülen, die im Zytoplasma die Nachrichten durchgeben und Prozesse wie etwa Gentätigkeit, Zellteilung und Wachstum auslösen. So modulieren sie die den Zellen durch die Wachstumsfaktoren vermittelten Nachrichten. Wenn Wachstumsfaktoren, von einer Zelle zur anderen weiterwandernd, wirksam werden sollen, muß die Zelle (durch Integrine) an eine dafür aufbereitete Matrix gebunden sein. Schlägt einer von ihnen, Integrin oder Wachstumsfaktor, fehl, stellt die Zelle das Wachstum ein und geht zugrunde. Die Integrine helfen auch viele andere Reize, welche auf die Zelle treffen, zu integrieren; und legen so deren Schicksal fest. So führt nicht nur die Insuffizienz (mangelhafte Blutgerinnung und Entzündungsabwehr), sondern auch der Überhang diverser Integrine zu chronischen Leiden (Gelenksrheumatismus, Osteoporose).

8.3. Muskelbewegung

Jede Muskelbewegung ist gleichermaßen Anpassung und Abwehr. Es macht keinen prinzipiellen Unterschied, ob sie zum Angriff oder zur Flucht eingesetzt wird, ob zur Aufnahme der Nahrung oder Ausscheidung der Stoffwechselschlacken oder zum Empfang oder Entsenden von Signalen.

Jeder Muskel hat eine von einem elastisch-plastischen Hydroskelett und dessen Verankerungen vorgegebene und begrenzte Grundgestalt. In dieses Hydroskelett ist das Muskelgewebe so eingeordnet, daß es die Form des Hydroskeletts in spezifischer Weise und bestimmten Grenzen zu ändern vermag. Es geht dabei stets um Verkürzungen als Folge von Kontraktionen des Muskelgewebes, die je nach Bau und Verankerung des Hydroskeletts zu Beugungen, Streckungen, Drehungen, Verengungen oder Erweiterungen führen. Bei Erschlaffung des – sonst ohne Widerhalt leicht zerreißbaren – Muskelgewebes federt das Hydroskelett dessen Dehnung ab und hält es in seinem Zaum.

Unter dem Mikroskop erscheint das Muskelgewebe gestreift oder glatt. Der Unterschied besteht darin, daß die Fibrillen in den gestreiften Muskelzellen „in Reih und Glied" angeordnet sind, während sie in den glatten „ungezwungen" nebeneinander liegen. Funktionell wirkt sich die unterschiedliche Struktur so aus, daß sich die gestreifte Muskulatur mit großer, doch auch dosierter Schnelligkeit und Kraft kontrahieren kann, während sich die glatte Muskulatur langsam und durchgreifend zusammenzieht. Es ist so, wie wenn zehn Leute an zehn Stricken auf Befehl mit gleicher Kraft anziehen oder einer nach dem anderen auf Zuruf einen der zehn Stricke aufnimmt und eine Zeitlang mitzieht.

Die Betätigung der gestreiften, wie auf Befehl wirksamen Muskulatur unterliegt auch der Willkür des Lebewesens und wird daher auch als willkürliche Muskulatur bezeichnet. Es geht dabei vorwiegend um die Muskulatur des tierischen Bewegungssystems; daher nennt man sie auch die animalische Muskulatur. Die glatte Muskulatur unterliegt dagegen nicht der Willkür, vollzieht die unbewußten (vegetativen) Bewegungen der inneren Organe und heißt daher auch unwillkürlich und vegetativ. Ausnahmen bilden die Muskelzellen jener inneren Organe, welche sich kräftig, prompt und/oder rhythmisch kontrahieren müssen. Wie Herz und Zwerchfell verfügen sie über eine gestreifte Muskulatur, obwohl ihre Funktion rein vegetativ gesteuert wird.

8.4. Kreislaufsysteme

Kreisläufe dienen der Bewegung von Substanzen, die auf dem Weg der Diffusion, also dem Weg unmittelbarer Durchdringung und Zerstreuung, den Zielort mengenmäßig nicht rechtzeitig erreichen würden, um eine adäquate Wirkung zu entfalten. Die Hauptaufgabe der zirkulierenden Flüssigkeiten im Körper ist der Transport von Nährstoffen und Gasen, Stoffwechsel- und Ausscheidungsprodukten, Hormonen und Zellen, aber auch von Wärme und Druckkraft.

8.4.1. Hoch- und Niederdrucksystem des Blutkreislaufs

Die Hauptaufgaben des Blutkreislaufes bestehen in
- Beförderung der plasmalöslichen Substanzen und Blutkörperchen mit adäquater Stromstärke (zwecks Sicherung der Funktion jedes einzelnen Körperorgans).
- Austausch von Wärme (zwecks Sicherung der Körperkerntemperatur).
- Modulation der verschiedenen Blutdruckgrößen (zwecks Sicherung der Volumengröße und Pufferkapazität des Grundgewebes).

Der Blutkreislauf steuert außer der Blutbewegung in den Blutgefäßen auch die Flüssigkeitsbewegung im Grundgewebe und im Lymphsystem. Es geht um die Bewegung von 12000 ml Flüssigkeit, wovon 9000 ml auf das Grundgewebe und 3000 ml das Blutplasma entfallen. Die Blutkörperchen nehmen ein Volumen von rund 2000 ml ein. Der Blutkreislauf besteht zu 15 % aus einem Hochdrucksystem und 85 % aus einem Niederdrucksystem.

Das Hochdrucksystem macht 15 % des Kreislaufsystems aus und geht von der linken Herzkammer bis zu den Endzweigen der Körperschlagadern, den Arteriolen; der Blutdruck beträgt hier im Durchschnitt 100 mm/Hg. Das Niederdrucksystem geht von den Arteriolen bis zur linken Kammer und macht 85 % des Kreislaufsystems aus; hier beträgt der Blutdruck im Durchschnitt 15mm/Hg. Kapillarkreislauf und Lungenkreislauf haben als Mikrozirkulation und kleiner Kreislauf eine Sonderstellung, sind aber in bezug auf die Dynamik der Blutbewegung dem Niederdrucksystem zuzuordnen.

Mikrozirkulation heißt jener Partialkreislauf, der den Stoffwechsel zwischen Blut und Gewebe reguliert. Es geht um die Blutbewegung in den zwischen den Arteriolen und Venolen eingeschalteten Haargefäßen, den Präkapillaren, Kapillaren und Postkapillaren. Von und zu diesen finden über die Rinnsale des interstitiellen Raums der

Saftstrom und Stoffaustausch zwischen dem Blut und den Geweben statt. Ein Teil der Stoffwechselprodukte wird von den Lymphkapillaren abtransportiert. Der interstitielle Raum enthält 25–38 % des Körperwassers und bildet eine Pufferzone im Stoffwechsel zwischen Kreislauf und Geweben.

Um den Blutkreislauf in Fluß zu halten, bedarf es diverser Pumpen. Die bekannteste Muskelpumpe des Blutkreislaufes ist das Herz. Doch das beste Herz nützt nichts, wenn es nichts zu pumpen bekommt. Das Herz hat nun bei weitem nicht die Kraft, den Kreislauf durchgehend aufrecht zu erhalten. Das heißt, dem Herzen muß das Blut, das es dann in das Hochdrucksystem weiterpumpt, durch andere Muskelpumpen zugeführt werden. Ein Versagen dieser Pumpen führt genauso zum Tod, wie wenn das Herz stillsteht. Ein bekanntes Beispiel für das tödliche Versagen peripherer Muskelpumpen ist der Tod durch Kreuzigung. Der Kreuzestod tritt dadurch ein, daß infolge der senkrechten Fixierung am Kreuz (Kruzifix) und fortschreitender Ermüdung der Muskelpumpen das Blut in den unteren Körperabschnitten versackt. Das Herz erhält nicht mehr genug Blut und läuft leer.

Das Herz vermag also das Blut bei weitem nicht das ganze Gefäßsystem hindurchzupumpen, sondern nur das durch die peripheren Muskelpumpen ihm zugeführte Blut in das Hochdrucksystem hineinzupumpen: 1.5 % des Blutes und 0.5 % der extrazellulären Flüssigkeit pro Herzschlag. Die weitere Zirkulation wird durch die elastischen Kräfte der Arterien (Pulswellen) und den infolge Körperbewegung ausgeübten Druck auf die zwischen den Muskeln gelegenen Venen (Muskelpumpen) unterhalten. Als solche Muskelpumpen sind nicht nur die Atemmuskeln, Beinmuskeln und Bauchmuskeln, sondern auch die Muskeln der Hohlorgane zu betrachten. Eine Muskelpumpe besonderer Art ist der schwangere Uterus.

Wenn dieser Rücktransport des Blutes nicht funktioniert, bricht der Blutkreislauf auch bei bester Herztätigkeit zusammen. Wie dominant die Blutbewegung im Niederdrucksystem ist, geht schon daraus hervor, daß die entscheidenden Schrittmacher des Herzens im rechten Vorhof, dem Mündungsgebiet der zwei großen Körpervenen, liegen. Das heißt, der Rückfluß reguliert den Rhythmus. Zudem sind diese Schrittmacher intensiv mit dem vegetativen System, insbesondere mit dem Vagusnerv vernetzt, auf dessen Reize sie auch besonders empfindlich reagieren. Vagusreize beantworten sie prompt mit einer nachhaltigen Reduktion der Herzschlagfolge, bei der auch deren natürliche Unregelmäßigkeit deutlicher herauskommt. Diese Unregelmäßigkeit ist stets vorhanden, wird aber bei schnelleren Frequenzen gewöhnlich nicht wahrgenommen. Auf die Reize sympathischer Nerven reagieren die Herzschrittmacher träger und kürzer.

Die vagotone Schlagverlangsamung (Bradykardie[7]) tritt oft schon bei geringen Volumenänderungen im Niederdrucksystem hervor und bedeutet eine Art präventive Rationierung des Blutkreislaufs für mutmaßliche Arbeitsgänge. Ein typisches Beispiel ist der Tauchreflex. Durch das Untertauchen und Atemanhalten kommen massive Volumenverschiebungen im Niederdrucksystem und eine Bradykardie zustande. Interessanterweise zeigten nun exakte Studien bei Seehunden, daß die Bradykardie schon anfängt, wenn sich das Tier zu tauchen anschickt und aus dem Ausmaß der Bradykardie zu entnehmen ist, wie tief und lang es tauchen wird. Bei trächtigen Tieren tritt synchron mit der Bradykardie der Mütter auch bei den Feten eine Bradykardie auf.

---

7 griech. bradys = langsam, kardia = Herz; Bradykardie = langsames Herz

Wenn ein Mensch in ein Wasserbad steigt, verlagern sich auf Grund des Wasserdrucks, der jetzt auf den Körper einwirkt, etwa 700 ml Blut von der Peripherie in die herznahen Abschnitte des Kreislaufsystems. Solche Verlagerungen von Blutvolumen gehen in der Regel sehr schnell vonstatten, bei schnellem Eintauchen in ein Wasserbad innerhalb von 3–5 Sekunden. Umgekehrt können ebenso schnell große Blutvolumina den herznahen Abschnitten entzogen werden, wie etwa durch die Einwirkung starker zentrifugaler Kräfte bei einer plötzlichen Herabsetzung der Geschwindigkeit (Fahrstuhl, Autounfall).

Der wesentliche Faktor in der Regulation des Blutkreislaufes ist die Verlagerung und Verteilung der Blutvolumina im Niederdrucksystem. Es ist nicht die Schlagfrequenz des Herzens, sondern die Bewegung der Blutvolumina im Niederdrucksystem, die primär den Kreislauf steuert. Die cardiale Schlagfrequenz ist die Folge der herzwärts verlagerten Blutvolumina und nicht umgekehrt. Es ist daher nicht ohne weiteres möglich, von der Herzdynamik auf die Blutversorgung rückzuschließen. (In der Geburtsmedizin sind solche Rückschlüsse allerdings allgemein üblich und meistens – falsch.)

Neben den direkten Volumenverlagerungen im Niederdrucksystem finden auch Flüssigkeitsbewegungen zwischen den kapillaren Blutgefäßen und den interstitiellen Räumen statt. Der Kreislauf geht hier zwar viel langsamer vor sich, ist aber für die Wahrung des Füllvolumens der Blutgefäße von nicht geringem Einfluß. Zu starke Ansammlungen von Flüssigkeit im Interstitium heißen *Ödeme*[8].

8.4.2. Das offene und geschlossene System im Plazentarkreislauf

Der Plazentarkreislauf besteht von der Mutter her in einem offenen und vom Fetus her in einem geschlossenen Blutkreislauf. Ein offener Kreislauf ist dann gegeben, wenn zwischen den Arteriolen (kleinsten Arterien) und Venolen (kleinsten Venen) keine Gefäßverbindung (durch Kapillargefäße) besteht, sondern das Blut aus den offenen Arteriolen sich direkt ins Gewebe frei ergießt und von dort direkt über die zum Gewebe hin offenen Venolen abfließt. Das heißt, der Stoffaustausch geht nicht über eine geschlossene Mikrozirkulation, sondern erfolgt direkt zwischen dem Blut und den von ihm umspülten Zellen.

Diese besondere Form des offenen Kreislaufs ist bei Säugetieren nur im Zwischenzottenraum der Plazenta anzutreffen (siehe Kapitel C8.). Hier münden die Verzweigungen des aus Uterus- und Ovarialarterien gebildeten Arterienbögen und das aus ihnen kommende Blut direkt in den Zwischenzottenraum, sowie dieses direkt über die Verzweigungen des utero-ovariellen Venennetzes abfließt. Der Stoffaustausch findet hier also direkt zwischen dem mütterlichen Blut und dem Epithel der Plazentazotten – unter Ausschaltung der Mikrozirkulation – statt.

Der offene Kreislauf verfügt über einen Vorteil und einen Nachteil. Der Vorteil besteht darin, daß schon geringste Druckverschiebungen genügen, um die Blutströmung zu ändern. Im offenen Kreislauf wird daher das Blut viel intensiver durchgemischt als im geschlossenen. So bleibt die Gewinnung der Nährstoffe aus dem Blut auch dann noch weithin homogen, wenn das Depot fast schon bis zur Neige geht. Der Nachteil des offenen Kreislaufs besteht darin, daß die Blutbewegung mehr in

---

8 griech. oidema = Schwellung, Tumor

Form variabler Durchflutungen als in Form einer regelmäßigen Durchströmung vor sich geht. Organe mit offenem Kreislauf überdauern daher sowohl akute als auch chronische Kreislaufkrisen langhin symptomlos, brechen aber abrupt und irreversibel zusammen, wenn die Reserven tatsächlich erschöpft sind.

Im Gegensatz zum Zwischenzottenraum ist der Kreislauf in den Zotten über ein dichtes Netz von Kapillaren geschlossen. Das Hydroskelett der feineren Zottenzweige besteht fast nur aus Kapillaren, welche von einem filigranen Fasergerüst umgeben und einer dünnen Epithelschicht überzogen sind. Die Zellen dieses Epithels gehen nahtlos ineinander über; sie bilden eine Zellverschmelzung, ein Synzytium, in dem sich die Zellkerne je nach Bedarf weithin frei bewegen und häufchenförmig (zu Synzytialknoten) zusammenballen können. Diese feingesponnene und anschmiegsame Strukturierung erlaubt es den Zotten, etwa im offenen Kreislauf des Zwischenzottenraums (durch aktives Flottieren) oder in der enzymatischen Steuerung des Stoffwechsels (durch eine „geballte" Zellkernaktivität), Feinabstimmungen auf breiter Basis vorzunehmen.

8.4.3. Kreislauf der Hirnflüssigkeit und des Fruchtwassers

8.4.3.1. Liquorbewegung[9]

Die Bewegungen der Hirnflüssigkeit wird wie die des Fruchtwassers im allgemeinen als vornehmlich mechanisches Problem betrachtet, während der kreislaufmäßige Aspekt weniger Beachtung findet. Es ist aber nun keine Frage, daß von den in den Wandungen der Hirnkammern liegenden neurohormonalen Zellen des Zwischenhirns und der Epiphyse eine Reihe hochaktiver Hormone gebildet und in die Hirnflüssigkeit der Kammern abgegeben werden. Der Hormontransport durch die Hirnflüssigkeit ist im Hormonhaushalt von ausschlaggebender Bedeutung.

Besonderer Beachtung bedarf die Dynamik der Hirnflüssigkeit für den Hormonhaushalt und die Entwicklung des Fetus. Infolge der besonderen Verschiebbarkeit der fetalen Schädelknochen wird jede Druckänderung im Mutterleib prompt am Kopf des Kindes wirksam. Im Gehirn des Fetus ist daher die Flüssigkeitsbewegung und der Hormontransport besonders lebhaft. Von starkem Einfluß ist die Wehentätigkeit. So ist denn die Anpassungsfähigkeit von Neugeborenen an die neue Umwelt deutlich herabgesetzt, wenn die Entbindung bei wehenlosem Uterus erfolgt. Der von der Wehentätigkeit abhängige Reifungsschub bleibt aus, was unter anderem auch im Hormonstoffwechsel nachweisbar wird und eine lange Nachwirkung haben kann.

8.4.3.2. Fruchtwasserbewegung

Die Fruchtblase mit dem Fruchtwasser stellt eine besondere Form von flüssigkeitsgefüllter Körperhöhle dar. Das Fruchtwasser bildet mit den interstitiellen Räumen der Gebärmutterschleimhaut, Plazenta und Nabelschnur einen Kreislauf und eine äußerst effektive Pufferzone. Grobe Eingriffe in die Druckverhältnisse des Fruchtwasserkreislaufs, sei er mechanischer (Sprengung der Fruchtblase) oder chemischer Art (Installation hypertoner Lösungen), führt in einer absehbaren Zeit zum Abbruch

---

9 lat. liquor = Flüssigkeit, cerebrum = Gehirn; Liquor (cerebri) = Hirnflüssigkeit

des Schwangerschaftsprozesses – mit oder ohne erkennbare Schädigung des Fetus. Grobe Veränderungen im Fruchtwasservolumen, ob deutlich vermehrt oder vermindert, sind fast durchwegs mit Anomalien der Fetalentwicklung und/oder der Wehentätigkeit verbunden. Wie weit ähnliche Anomalien mit feiner dosierten Eingriffen wie der Punktion der Fruchtblase oder unmerklich verändertem Fruchtwasservolumen nur zufällig zusammentreffen oder in einem kausalen Zusammenhang stehen, ist eine durchaus noch offene Frage.

8.5. Immunsystem[10]

Immunität im biologischen Sinn heißt die Fähigkeit eines Lebewesens, sich von allen Materien, die von ihm nicht als zu ihm selbst gehörig (als Fremdkörper) empfunden werden, frei zu machen und zu halten. Im Grunde geht es dabei um jede Substanz, die der Immunabwehr als nicht selbstzugehörig erscheint, wenn sich zum Beispiel die Immunabwehr im Fall einer Autoimmunerkrankung gegen die ihr befremdlich gewordenen körpereigenen Substanzen richtet. Meistens aber handelt es sich bei den in Frage kommenden Fremdkörpern um infektiöse Mikroorganismen.

In unserer Umgebung findet sich eine verwirrende Fülle infektiöser Erreger; Erreger verschiedenster Form, Größe, Zusammensetzung und zerstörerischer Eigenschaft (Würmer, Urtierchen, Pilze, Bakterien und Viren). Ihr Befall erwiese sich durchwegs als fatal, hätten wir dagegen nicht eine Reihe raffinierter Abwehrmechanismen entwickelt, Abwehrmechanismen, durch die wir in die Lage kommen, gegen den Großteil der Infektionen[11] eine Immunität zu entwickeln.

Die Hauptaufgabe des Immunsystems besteht darin, uns vor Infekten[12] zu bewahren. Die morphologische Basis des Systems bilden die weißen Blutkörperchen (Leukozyten), das Knochenmark, die Thymusdrüse sowie die Endothelien der Blutgefäße und die histozytären Netze (Retikula) der Organ-Grundgewebe. Man sprach daher von reticulo-endothelialem System (RES). Später stellte sich heraus, daß das Internet in diesem System von den Monozyten, einer Gruppe der Leukozyten, gebildet wird. Die Monozyten entstehen im Knochenmark, befinden sich hier aber noch in einem Vorstadium ihrer Entwicklung. Erst wenn sie vom Knochenmark in die Blutbahn gelangen, reifen sie zu funktionsfähigen Monozyten heran. Im Blut kreisen ständig 2–3 Milliarden reife Monozyten. Die reifen Monozyten wandern aus der Blutbahn in das Grundgewebe der Organe ein und bis in die letzten Winkel unseres Organismus, um die Lenkung der Immunabwehr zu übernehmen. Eines der Kennzeichen der ins Gewebe ausgewanderten Monozyten ist das „Verschlingen" körperfremder Stoffe oder schädlicher Abbauprodukte, weshalb sie als mononukleare (einkernige) Phagozyten[13] bezeichnet werden. Auf Grund der Dominanz der Phagozyten im RES wird dieses auch das Mononukleare-Phagozyten-System (MPS) genannt.

Die Immunabwehr läßt sich in drei Linien staffeln: die erste besteht in Barrieren, die das Eindringen infektiöser Organismen unterbinden; die zweite im Ergreifen und Auflösen von Eindringlingen durch parat stehende Abwehrkräfte; die dritte in der

---

10 lat. immunis = frei von ..., unanfechtbar durch ..., unempfindlich gegen ...
11 lat. infectio = Einbringung, Ansteckung
12 lat. infectum = das Angestecktsein; med. = Infektionskrankheit
13 griech. phagein = essen; Phagozyten = Eßzellen

Mobilisierung von speziell ausgebildeten Abwehrzellen. Natürlich gibt es zwischen den einzelnen Etappen jede Menge Verbindungen und Überschneidungen.

8.5.1. Infektionsbarrieren

Die einfachste Methode Infektionen zu vermeiden, besteht darin, den Mikroorganismen den Eintritt in den Körper zu verwehren. In dieser Hinsicht ist die Hauptverteidigungslinie die Haut. Die intakte Haut ist für die meisten Infektionserreger undurchlässig. Außerdem sind die meisten Bakterien im sauren Milieu der Hautoberfläche nicht allzu lange überlebensfähig; Milchsäure und Fettsäuren im Schweiß- und Talgsekret üben eine direkte Hemmwirkung auf sie aus. Bei schweren Hautdefekten, beispielsweise nach Verbrennungen, wird die Infektion zu einem beträchtlichen Problem.

Am Epithel der inneren Körperoberflächen ist es der dort produzierte Schleim, der die Bakterien und andere Fremdpartikel hindert, sich am Epithel festzusetzen und auszubreiten. Die im Schleim festgehaltenen Mikroorganismen werden durch den Wimpernschlag des Flimmerepithels, Niesen oder Husten mechanisch eliminiert. Ähnliche Schutzeffekte für das Oberflächenepithel haben Tränenfluß und Speichelfluß. Außerdem enthalten Tränen, Speichel wie eine ganze Reihe anderer Körpersäfte bakterientötende Komponenten, wie etwa Salzsäure (im Magensaft) oder antibakterielle Enzyme (in der Muttermilch).

Ein völlig anderer Mechanismus ist der mikrobielle[14] Antagonismus, der Widerstreit der mit dem Körper in Symbiose lebenden Bakterien mit den gesundheitsschädlichen Parasiten. Die symbiotischen Mikroben unterdrücken das Wachstum der potentiell krankmachenden Konkurrenten insofern, als sie deren Entwicklungspotential durch den Wettstreit um essentielle Nährstoffe und die Ausscheidung von Säuren und Toxinen[15] in Schranken halten. So bilden zum Beispiel die Milchsäurebakterien der Scheide, indem sie aus dem Glykogen der Scheidenhaut Milchsäure erzeugen, einen natürlichen Schutz vor krankmachenden Mikroben, wie etwa einer Soorinfektion.

Diesen rein oberflächlichen Abwehrmechanismen kommen aber eventuell schon Truppen aus der dritten Staffel zu Hilfe, zum Beispiel in der Form des Immunglobulins A – IgA. (Globuline ist der Sammelname einer großen und vielfältigen Bluteiweißgruppe.) IgA wird in den Drüsen und Schleimhäuten gebildet und nach außen abgegeben. Es findet sich daher in den Sekreten der Speichel- und Tränendrüsen, im Schweiß und in der Muttermilch, in den Sekreten von Nase, Lunge, Magen und Darm, Harnwegen und Genitale. Die AgA-Moleküle heften sich an die Mikroben und blockieren sie so, daß diese an den Schleimhautoberflächen nicht Fuß zu fassen und damit nicht in den Körper einzudringen vermögen.

8.5.2. Elemente und Momente der Immunabwehr

So sehr die Elemente des Immunsystems in ihrer Wirkung verwoben und verzahnt sind, so bieten sie doch einige ausschlaggebende Merkmale. So entfaltet ein Teil des

---

14 griech. mikros = klein, bios = Leben; mikrobiell = zu den Mikroben (Kleinlebewesen) gehörig
15 griech. toxikon = (Pfeil)Gift; med. Toxine = Giftstoffe

Systems schon bei der Geburt seine volle Wirksamkeit, ist also angeboren, während der andere bei der Geburt wohl angelegt ist, dessen Wirksamkeit aber erst nach und nach seine Ausprägung erfährt. Wir sprechen von angeborener und von erworbener Immunität.

Beide Varianten der Immunität haben eine zelluläre und eine humorale Komponente: Die zelluläre Komponente besteht aus den Leukozyten, die Plasmakomponente in Enzymen, Cytokinen[16] und in Immunglobulinen oder Antikörpern. Substanzen, die in einem Organismus eine immunologische Gegenaktion hervorrufen, heißen Anti-gen[17], die spezifisch gegen sie gerichteten Immunglobuline werden Antikörper genannt.

8.5.2.1. Enzyme: Akutphasenproteine und Komplementkaskade

Der erste Schritt der Abwehr in einem infizierten oder verletzten Gewebe erfolgt zweifellos zuerst durch lösliche Faktoren, das heißt enzymatisch wirksame Plasmaproteine. Diese als *Akutphasenproteine* zusammengefaßten Enzymkomplexe steigen bei Infektionen oder anderen Gewebsverletzungen dramatisch an und aktivieren eine ganze Reihe von Enzymkaskaden, unter anderem die der Blutgerinnung und Zytolyse, um etwa die Ausbreitung eingedrungener Mikroben durch Gerinnselbildung zu begrenzen und die eingefangenen Mikroben anzudauen und eventuell aufzulösen.

Eines der effektivsten der in der Akutphase wirksamen Enzyme setzt eine Enzymkaskade in Gang, die in der Immunabwehr eine Standardrolle spielt und *Komplement* genannt wird. Das Komplement stellt eine Kette von etwa 20 Enzymen dar, die, wie beim Ablauf der Blutgerinnung und Fibrinolyse, stufenweise seine Wirkungen entfaltet. Ohne Ergänzung durch die Komplementkaskade verläuft die Immunabwehr mangelhaft. Die Wirkstoffe des Komplements greifen in die Immunabwehr vornehmlich in zweifacher Hinsicht ein: Einerseits heften sie sich an die Mikroben und dauen deren Kapsel an; andererseits locken sie die Leukozyten an und setzen damit die zelluläre Abwehr in Bewegung. Sie steigern also im Umfeld der Infektion direkt und indirekt die Mikrozirkulation und Gefäßdurchlässigkeit, das heißt, sie schaffen den Zustand der akuten Entzündung. Und so nimmt die Vernichtung der Mikroben ihren Lauf.

8.5.2.2. Cytokine: Interferon© und Interleukine

Im Gegensatz etwa zur Enzymkette des Komplements, die sich ständig in einer Art Leerlauf befindet, um bei gegebenem Anlaß höhere Gänge einzuschalten, werden Cytokine von den Zellen für besondere Zwecke abgegeben. In der Immunabwehr werden die verschiedensten Cytokine eingesetzt; die bekanntesten sind die Interferone, die Interleukine und die Lymphokine. Jede Gruppe besteht aus einer Vielfalt bekannter und noch unbekannter Proteine, die in diffizilster Weise miteinander verkoppelt sind. Ein Interferon und drei Interleukine mögen aber die ganz großen Züge dieses multiplen Systems deutlich machen.

---

16 griech. kineein = bewegen; cytokin = zellbewegende Substanz
17 griech. anti = gegen, Gegen...; genesis = Ursprung, Zeugung; Antigen = Gegen(aktion) erzeugendes ...

Interferon© (IFN©) wird von allen Zellen, die von Viren infiziert sind, produziert, in die extrazelluläre Flüssigkeit abgegeben und durch spezielle Rezeptoren an die nicht infizierten Nachbarzellen gebunden. Diese werden durch die Interferenz[18] des IFN© immunisiert und bilden um die virusinfizierten Zellen einen nicht infizierbaren Zellkordon, der eine weitere Ausbreitung der Infektion blockiert.

Es ist anzunehmen, daß dem IFN© eine größere Rolle beizumessen ist als nur die Eindämmung viraler Infektionen. Es spielt ohne Zweifel eine größere Rolle in der Aktivierung der Monozyten und Endothelien, fördert die Leukozytenreifung im Knochenmark, bringt die Zellen der Immunabwehr mit den infizierten Zellen, unter anderem aber auch mit den Zellen vieler Tumorarten in Kontakt und greift eventuell in die Zellteilungsprozesse ein, nicht nur bei der Teilung von Krebszellen, sondern auch bei der normalen Zellteilung.

Interleukine (IL) sind Cytokine, die, wie schon der Name sagt, der Verständigung zwischen den Leukozyten dienen, insbesondere zwischen den zellulären Elementen der angeborenen Immunität, namentlich des MPS, auf der einen und jenen der zu erwerbenden oder anzufachenden Immunität, namentlich der Lymphozyten, auf der anderen Seite. Die mononuklearen Phagozyten, auch Makrophagen genannt, bilden das IL-1, um die Lymphozyten zu aktivieren. Diese bilden das IL-2, um zwecks Steigerung der Aktivität ihresgleichen zu mobilisieren, und bilden IL-3, um die Produktion und Reifung der Blutzellen im Knochenmark zu fördern sowie die bereits ausgereiften Makrophagen und Mastzellen (siehe unter Leukozyten) zur Teilung anzuregen. Von dem zweifellos sehr groben Aspekt der Interleukine schließt sich so der Kreis oder dreht sich die Spirale der angeborenen und erworbenen Immunabwehr.

IL-1, aber auch andere noch nicht genau bekannte Cytokine, stellen auch Verbindungen zum Hormonsystem her. So vermag das IL-1 die für jede Anpassung wichtige Bildung von Nebennierenhormonen anzuregen, während umgekehrt diese die Aktivität der Immunzellen in Schranken halten. IL-1 entfaltet dabei seine Wirkung auf die Nebennieren über die Hirnanhangsdrüse. Mit dem Anstieg des Nebennierenhormonspiegels im Blut, zum Beispiel bei starken seelischen Belastungen (Distress), geht die Zahl der (lymphozytären) Leukozyten deutlich zurück. Wird IL-1 in die seitlichen Hirnkammern eingebracht, kommt es zu Fieber und einer besonderen Form von Schlaf. Dieses so vielseitig aktive IL-1 spielt, wie wir noch sehen werden, auch in der Entwicklung der automatischen Wehenmotorik der Gebärmutter eine wesentliche Rolle.

8.5.2.3. Immunglobuline = Antikörper

Bei den Immunglobulinen (Ig) alias Antikörpern (Ak) handelt es sich um Eiweißmoleküle, die von den als B-Lymphozyten bezeichneten Leukozyten gebildet werden. Im normalen menschlichen Blutserum, das heißt bei voll entwickelter erworbener Immunität, finden sich vielleicht über 100 Millionen verschiedener Ak für ebenso viele Arten von Antigenen (Ag). – Die Grundzüge der Entwicklung der erworbenen Immunität werden bei der Besprechung der Leukozyten dargestellt.

Jeder Fremdkörper, nehmen wir als Beispiel irgendwelche Bakterien, hat an seiner Oberfläche eine Menge unterschiedlichster Strukturen, von denen eine Reihe dem

---

18 lat. inter = zwischen, ferire = schlagen

von ihm infizierten Organismus fremd sind, also Ag darstellen. Zu jedem Ag gibt es Lymphozyten mit dem für dieses Ag zuständigen Ak. Die Ak-Moleküle sind so konstruiert, daß sie sich am einen Ende mit zwei ihrer Ag und am anderen Ende mit ihresgleichen, Komplement, Cytokinen oder diversen Leukozyten verbinden können. So verketten die Ig die von ihnen als körperfremd befundenen Ag an den Bakterien mit diversen anderen Elementen der Immunabwehr. Wie durch die IL wird auch durch die Ig die Kooperation von angeborener und erworbener Immunität verstärkt.

Beim Menschen kommen fünf Klassen von Ig vor, die als IgA, IgD, IgE, IgG und IgM bezeichnet werden:

IgG ist das am reichlichsten vorkommende Ig; insbesondere findet es sich in der extrazellulären Flüssigkeit, wo es Mikroorganismen und Toxine bekämpft, indem es die Komplementbindungen verstärkt und die Makrophagen aktiviert. IgG passieren die Plazenta und gehen von der Mutter auf den Fetus über.

IgA ist das für die an den Körperoberflächen ablaufende Immunabwehr wesentliche Ig. Von den Oberflächen- und Drüsenepithelzellen wird es als Doppelmolekül abgegeben, kommt allerdings hauptsächlich in Form wirkungsmäßig ungeklärter Einzelmoleküle im Blutplasma vor.

IgM ist ein aus fünf Ig-Molekülen zusammengesetztes Makroglobulin, wird vor allem im Frühstadium der Abwehr gebildet und kommt nur in der Blutbahn vor. Die IgM-Abwehr ist besonders notwendig und auch effektiv, wenn es Bakterien im Blut abzufangen und aufzulösen gilt; sie ist die vorderste Verteidigungslinie bei Bakteriämie.

IgD findet sich im großen und ganzen an Lymphozyten und dient diesen wahrscheinlich als Ag-Rezeptor.

IgE wirkt vor allem dadurch, daß es Ag und Mastzellen zusammenfügt, worauf diese ihre anti-mikrobiell und entzündlich wirksamen Granula entleeren. Die dem IgE eigene Wirksamkeit ist für die Abwehr mancher parasitärer Infekte geradezu essentiell. Manchmal kommt es zu einer ungewöhnlichen IgE-Aktivität und den Zeichen atopischer[19] Allergie, etwa einem Asthmaanfall (Lunge) nach der Verdauung von Eiern (Darm).

Die eben gegebene Einteilung der Ig ist insofern kursorisch, als es mehrere Ig-Unterklassen gibt, die unter Allotyp, Idiotyp und anti-Idiotyp zusammengefaßt werden. Diese Ig-Unterklassen werden auch in die Feinregulierung zwischen Hormonrezeptor, Hormon, anti-Hormon und anti-Idiotyp einbezogen. Das heißt, die Wirkung der Hormone kann vom Immunsystem insofern beeinflußt werden, als sich das anti-Hormon zum Hormon wie ein Hormonrezeptor verhält und der anti-Idiotyp des anti-Hormons eine Wirkung wie das Hormon entfaltet. Anomalien im Getriebe dieses Puffermechanismus sind an der Entstehung hormonaler Störungen oft in erheblichem Maß beteiligt, etwa durch gegen Hormonrezeptoren gerichtete Autoantikörper. (Als Autoantikörper werden jene abnormen Ig bezeichnet, die körpereigene Substanzen angreifen und schädigen.)

8.5.2.4. Leukozyten

Die Leukozyten stellen die zellulären Elemente des Immunsystems dar. An ihnen läßt sich ablesen, welche Bewegungsdynamik in diesem System besteht. Die Leukozyten

---

19 griech. topos = Ort, Platz; atopisch = ortsfremd, anderswo

werden im Knochenmark gebildet und alle ihre Formen gehen aus einer gemeinsamen Vorstufe hervor. Im Blut kreisen 20–50 Milliarden, im Durchschnitt 35 Milliarden, Leukozyten; 25–30mal so viele, rund eine Billion, finden sich im Knochenmark, wovon die Hälfte reif und für die Immunabwehr parat ist; im menschlichen Körper insgesamt sollen 10–25 Billionen (10–25 x 10^{12}) Leukozyten vorhanden sein.

Morphologisch sind drei große Gruppen von Leukozyten unterscheidbar: Rund 60 % bestehen aus polymorphkernigen[20] *Granulozyten*, 35 % aus den (rundkernigen) *Lymphozyten* und 5 % aus den oben bereits erwähnten *Monozyten*. Diese sind die „Dirigenten" des Systems. Die Granulozyten lassen sich sowohl bezüglich ihrer Färbbarkeit als auch Funktion in drei Gruppen teilen und werden gemäß ihrer spezifischen Färbbarkeit kurzweg als *Neutrophile* (neutrophile molymorphkernige Granulozyten), *Eosinophile* und *Basophile*[21] bezeichnet. Bei den Lymphozyten lassen sich ebenfalls drei Gruppen unterscheiden, nämlich *große granuläre Lymphozyten*, die auch Natural-Killer-Cells[22] genannt werden, und zwei Gruppen kleiner Rundzellen, die je nach dem Ort ihrer Reifung, dem Knochenmark (engl. Bone marrow) oder der Thymusdrüse, *B-Lymphozyten* und *T-Lymphozyten* heißen, wobei etwa eine B-Zelle auf drei T-Zellen kommt. – Die Monozyten, Granulozyten und die großen Lymphozyten sind die zellulären Elemente der angeborenen, die Rundzellen die Elemente der erworbenen Immunität.

Um die Präzision und Feinarbeit in der Immunabwehr hier nur flüchtig anzudeuten, diene als Beispiel ein B-Lymphozyt: Jeder B-Lymphozyt ist dafür vorgesehen, nur ein ganz bestimmtes und immer nur dieses eine, auf ein einziges Ag-Modell abgestimmte, Ig zu bilden. Er tut dies, ohne sein Ag je gesehen zu haben, und postiert 100.000 dieser Ig-Moleküle auf seiner Oberfläche – als spezifische Rezeptoren für die eventuelle Begegnung mit Molekülen seines Ag-Modells. Woher nun die Lymphozyten ihr Wissen um ihre Antigene haben, läßt sich bisher nur vermuten; wahrscheinlich ist es ein im Verlauf der Evolution des Immunsystems erworbener Erfahrungswert. Jedenfalls, wenn Ag-Moleküle die auf sie abgestimmten Ig-Rezeptoren auf den damit ausgestatteten B-Lymphozyten besetzen, intensivieren diese die Immunabwehr, indem sie sich mitotisch vermehren, also ihren Klon zunehmend vergrößern, sich in sogenannte Plasmazellen umwandeln und nunmehr die spezifisch gegen das Ag gerichteten Ak produzieren.

Wenn die Immunabwehr problemlos funktionieren soll, bedarf es einer ausgefeilten gegenseitigen Verständigung aller zellulären Elemente. Diese erfolgt durch Vermittlung der oben geschilderten Enzymsysteme, Cytokine und die Ig sowie zwei besondere Erkennungsmarken, die als Major Histocomatibility[23] Complex (MHC-I, MHC-II) bezeichnet werden.

MHC-I und MHC-II

Um Irrtümer in der Immunabwehr möglichst auszuschließen, nämlich um nach Möglichkeit sicherzugehen, daß die Zellen der Immunabwehr nicht auch körpereige-

---

20 griech. poly = viel, morphe = Gestalt; polymorphkernig = mit vielgestaltigen Kernen
21 griech. philein = lieben; acido-phil = einen sauren Farbstoff (Eosin), baso-phil = einen basischen Farbstoff, neutro-phil = keinen von beiden annehmend
22 engl. natural killer cells = natürliche Vernichtungszellen
23 dtsch. = Hauptsächlicher Gewebsverträglichkeits-Komplex; (lat. compati = einander dulden)

ne Substanzen angreifen, hat die Natur die zwei Codes MHC-I und MHC-II eingeführt. Anhand dieser Kodierung sind die Zellen der Immunabwehr imstande, körpereigene und körperfremde Zellen mit großer Verläßlichkeit als solche zu erkennen und zu unterscheiden.

So gut wie alle kernhaltigen Zellen eines Organismus tragen außen an ihrer Oberfläche die für diesen Organismus ganz spezifischen MHC-I Moleküle. Diese sind an den Zellen der diversen Organe zahlenmäßig verschieden stark, am zahlreichsten an den Zellen der lymphatischen Netzgewebe ausgeprägt. Abgesehen von eineiigen Zwillingen besitzt jeder Mensch ein für sich unbedingt kennzeichnendes MHC-I.

MHC-I sind die Kontrollpunkte der T-Lymphozyten an den Körperzellen. Die T-Lymphozyten prägen den Immunglobulinen der B-Lymphozyten analoge Rezeptoren aus, allerdings im Kontext[24] mit Rezeptoren für MHC-I. „Sieht" nun ein T-Lymphozyt auf einer Zelle MHC-I allein, geht er an ihr vorbei. Findet sich jedoch auf dieser neben dem MHC-I das ihm zugehörige Ag, eliminiert er die mit dem Ag und somit als fremd betrachtete Zelle. Die T-Lymphozyten vollziehen dies, indem sie entweder als Helfer-T-Zellen all den anderen Kräften der Immunabwehr intensiv helfen, die abtrünnigen Zellen unschädlich zu machen, oder indem sie diesen als cytotoxische T-Zellen den „Todesstoß" versetzen.

T-Lymphozyten richten, wie sie es bei Fremdgewebe tun, auch körpereigene Zellen zugrunde, wenn deren Oberflächenstruktur zum Beispiel durch infektionsbedingte virale Ag so verändert ist, daß sie den Eindruck körperfremder Zellen machen. So werden virusinfizierte Zellen schon vernichtet, bevor sich die Viren darin wesentlich vermehren können. Umgekehrt erfährt die Immunabwehr, z. B. wie bei AIDS[25], einen eventuell tödlichen Zusammenbruch, wenn die T-Lymphozyten selbst von den Viren befallen und ausgeschaltet werden. Bei AIDS sind es die von den HIV-I[26] infizierten Helfer-T-Lymphozyten.

Die Helfer-T-Zellen modifizieren und modulieren die Immunabwehr. Sie halten diese sozusagen im richtigen Maß und helfen auch, wenn es die Immunabwehr zu hemmen gilt. Sie sind dabei aber nicht bereit, ihr Ag blindlings anzunehmen, sondern tun es nur, wenn dieses von den dafür kompetenten Zellen in adäquater Aufbereitung angeboten wird. Die Ag-präsentierenden Zellen sind zu diesem Zweck mit einer besonderen MHC Erkennungsmarke ausgestattet, nämlich mit dem MHC-II.

MHC-II Moleküle dienen also vornehmlich der Verständigung der Zellen der Immunabwehr untereinander. Sie finden sich daher speziell an den B-Lymphozyten und sogenannten Ag präsentierenden Zellen, das heißt, den Monozyten und den Zellen der aus ihnen hervorgehenden Gruppe der gewebsgebundenen und wandernden Makrophagen. Allerdings, MHC-II kann auch an den Endothelzellen von Kapillaren und vielen Epithelzellen nachweisbar sein, wenn in diesen durch Wirkstoffe wie das IFN©, wie im Fall mancher Autoimmunerkrankungen, die MHC-II-Synthese aktiviert wird.

---

24 lat. texere = weben; im Kontext = verwoben mit, in Zusammenhang mit
25 engl. Acquired Immun Deficiency Syndrom (AIDS) = Erworbenes Immundefekt Syndrom
26 engl. Human Immundeficiency Virus Typ I (HIV- I) = Menschliches Immundefekt Virus Typ I

Vom Aspekt der wechselseitigen Verständigung wie auch vom Aspekt der Funktion lassen sich die Leukozyten in fünf Gruppen teilen, nämlich
Neutrophile-Mikrophagen,
Monozyten-Makrophagen,
Basophile-Mastzellen,
Eosinophile und große Lymphozyten,
B-Lymphozyten und T-Lymphozyten

Neutrophile/Mikrophagen

Im Blut kreisen durchschnittlich 20 Milliarden Granulozyten und über 100 Milliarden werden pro Tag verbraucht und neu gebildet, in jeder Sekunde gut eine Million. Die Neutrophilen sind kurzlebige Zellen, die selbst nicht mehr teilungsfähig sind, aber nötigenfalls aus den entsprechenden Vorstufen im Knochenmark in großen Mengen produziert werden können.

Wie ihr Zweitname Mikrophagen sagt, obliegt ihnen die Phagozytose, das heißt, fremdartiges Gewebe wie Mikroben oder auch körpereigene Zerfallsprodukte zu verschlingen und zu verdauen. Sie wandern dazu durch die Kapillarwand ins betreffende Gewebe aus. Dabei werden sie durch Substanzen der zerfallenden Gewebe der Mikroben oder Zellen angelockt. Der Zerfall wird gewöhnlich durch Komplement eingeleitet. Die Kontaktnahme der Phagozyten mit den zu vernichtenden Organismen erfolgt gewöhnlich über das Komplement, das meistens das vorderste Glied der Abwehrkette und die Vorhut der Phagozyten bildet, kann aber auch direkt erfolgen oder über Ag.

Bei Berührung stülpen sich (von einem Aktin-Myosin-System bewegte) Zellausläufer des Phagen über das Fremdpartikel, um es letztlich in eine Vakuole, das Phagosom, und damit in den Phagen einzuschließen. Dieser läßt nun auf den im Phagosom isolierten Mikroorganismus eine formidable Schar todbringender Zellorganellen los. Die Membranen der Organellen und die des Phagosoms verschmelzen, und der tödliche Inhalt entleert sich in das Phagosom.

Monozyten/Makrophagen

Im Blut kommen nur 1–3 Milliarden Monozyten vor, ihre Abkömmlinge, die diversen Formen der Makrophagen, sind unzählig und überall im Gewebe des Organismus bis in den letzten Winkel präsent. Die Monozyten werden ständig im Knochenmark nachgebildet und reifen schnell. Sie halten sich im Blut höchstens einen Tag auf, wandern von da ins Gewebe aus und entwickeln sich hier zu Makrophagen. Monozyten und Makrophagen werden als mononukleares Phagozytensystem (MPS) zusammengefaßt. Die Zellen des MPS sind langlebig und teilungsfähig, tragen die verschiedensten Bezeichnungen, haben aber die gleiche Funktion.

Die Zellen des MPS finden sich als Monozyten im Blut, als Adventitiazellen an der Basalmembran der kleinen Blutgefäße, umhüllen die Blutgefäße der Milz und säumen die Lymphgefäße der Lymphknoten, bilden die Histiozyten und Makrophagen im Grundgewebe, wirken als Osteoklasten und Chondroklasten in den Knochen und Gelenken, in den Lungen als alvolare Makrophagen, in der Leber als Kupffersche Sternzellen, in den Nieren als Mesangiumzellen, im Gehirn als Mikroglia, in der Haut als Langhans'sche Zellen und in der Plazenta als Hofbauer-Zellen.

Die Zellen des MPS sind überall im Organismus strategisch verteilt, um Fremdmaterial abzufangen, aufzubereiten und den T-Lymphozyten zu präsentieren (antigen presenting cells). Ruhende Makrophagen werden aktiv, wenn Komplement und/oder Ig das infektiöse Substrat besetzen und einen entzündlichen Prozeß entfachen. Die Makrophagen ergreifen nun das Substrat, bereiten es auf und präsentieren die essentiellen Ag den T-Lymphozyten, die durch die Ausschüttung von Cytokinen den Makrophagen helfen, sich zu vermehren und mit der Infektion fertig zu werden.

Wo der infizierte Organismus Schwierigkeiten hat, der Infektion den Garaus zu machen, kommt es zu dichten Ansammlungen von Makrophagen. Diese regen dort die Faserbildung an und blocken den Infektionsherd durch granulierendes und letztlich narbiges Gewebe ab. Es gilt, damit einen chronischen Infektionsherd zu isolieren. Makrophagen besitzen also nicht nur die Fähigkeit Gewebe abzubauen, sondern auch Gewebe zu re-organisieren.

Ein Abbau von Gewebe und dessen Re-organisation geht im Körper aber nicht nur im Verlauf entzündlicher Prozesse, sondern unentwegt und überall vor sich. Besonders deutlich treten diese Umbauprozesse beim Wachstum und der Rückbildung der Gebärmutter vor und nach der Geburt hervor. Die Organisation und Regulation des uterinen Oxytocinsystems als selbstregelndes Wehenzentrum durch das MPS (Makrophagen und IL) ist zweifelsfrei nachgewiesen (siehe Kapitel D 1.3.2.).

Eosinophile

Im Blut finden sich rund eine Milliarde Eosinophile, weit mehr aber im Gewebe, insbesondere in den Lymphknoten sowie im Lymphgewebe der Schleimhäute des Darmes, der Luftwege, der Geschlechtsorgane und der Harnwege. Die Eosinophilen sind Phagozyten und haben insofern eine Sonderaufgabe, als sie auf Infektionserreger spezialisiert sind, die für das übrige Immunsystem relativ schwer verdaulich sind. Sie sind mit besonderen Granula aus lytischen Wirkstoffen armiert, welche sie auf ihren Widerpart entladen, ohne diesen phagozytiert zu haben. Die dadurch geschwächten Organismen sind nun ein leichtes Opfer für die weitere Immunabwehr.

Zum Beispiel bei Wurminfektionen geht es um Parasiten, die für eine zelluläre Phagozytose zu groß sind. Der Angriff auf die Parasiten geht primär vom Komplement aus, das dann die Eosinophilen gegen die Parasiten mobilisiert. Die Eosinophilenzahl im Blut kann dabei auf das 100fache steigen. Die Parasiten werden aufgelöst, die abgelösten Substanzen von den herbeigeeilten Mikro- und Makrophagen abgeräumt, eventuell den Lymphozyten als Ag präsentiert.

Basophile und Mastzellen

Die Basophilen, auch Blutmastzellen genannt, sind die am seltensten vorkommende Form der Leukozyten und sind mit den im Grundgewebe weit verbreiteten, vor allem längs der Mikrozirkulationsgefäße angelegten Mastzellen funktionell eng verwandt. Beide Mastzellarten werden vom Komplement, vor allem aber IgE mobilisiert und aktiviert. Sie setzen dann gefäßerweiternde und gerinnungshemmende Substanzen frei, welche die Durchlässigkeit der Gefäße enorm steigern und damit einen akuten Entzündungsprozeß in die Wege leiten. Die Immunabwehr wird auf diese Weise intensiviert, denn infolge der vermehrten Gefäßdurchlässigkeit kommt es nicht nur zum massiven Austritt von Serumeiweiß und damit Komplement und Ig, sondern auch von reichlich Leukozyten ins Gewebe. Werden die Wirkstoffe der Mastzellen in zu großen Mengen und/oder am falschen Ort (atopisch) freigesetzt, können sie zu akut bedrohlichen Zuständen wie Kreislaufkollaps oder Asthma führen.

Große Lymphozyten

Die großen Lymphozyten verfügen über besondere Rezeptoren, die sie normale von virusinfizierten Zellen unterscheiden und diese an sich binden lassen. Sie enthalten Körnchen mit Wirkstoffen, die für die infizierten Zellen und damit auch für die auf den Zellstoffwechsel angewiesenen Viren tödlich sind. Die großen Lymphozyten werden wegen der direkt tödlichen Wirkung auf frisch mit Viren infizierte Zellen auch „Natural Killer Cells" genannt. Sie vermehren im Beisein von IFN ihre Wirkung, und alle virusinfizierten Zellen produzieren IFN, eines der vielen raffinierten Feedbacks der Immunabwehr.

B-Lymphozyten und T-Lymphozyten (Kleine Rundzellen)

Im Blut kreisen an die 12 Milliarden Rundzellen; ein Viertel ist den B-Lymphozyten, drei Viertel sind den T-Lymphozyten zuzuordnen. Die im Blut kreisenden Lymphozyten machen etwa 2 Promille der im Körper vorhandenen Lymphozyten aus und werden täglich einmal ausgewechselt. Das Gros der Lymphozyten findet sich in den lymphatischen Organen: Milz, Lymphknoten, Lymphfollikeln der Schleimhäute und Thymusdrüse.

Während die Monozyten und Granulozyten generell gegen infektiöse und andere Ag vorgehen, sind die Lymphozyten spezifisch auf eine einzige von mehr als hundert Millionen Arten von Ag eingestellt. Primär geht es, wenn auch um Myriaden von Zellen, um relativ kleine Gruppen von Lymphozyten pro Ag, die mit einer relativ geringen Menge Rezeptoren für ihr Ag, den Ig oder Ak, bestückt sind. Besetzen nun aber Ag die ihnen Ig-konformen Lymphozyten, vermehren sich diese durch Mitose zu einem gewaltigen Klon und steigern die Produktion der spezifischen anti-Ag-Ak.

Flaut dann auf Grund einer erfolgreichen Immunabwehr der Ag-Reiz ab, nehmen auch die dem Ag entsprechenden Lymphozyten wieder ab. Zurück bleibt eine Art Nachhut von Lymphozyten, welche das Debut mit ihrem Ag wohl in Erinnerung behalten und bei neuerlicher Reizung auf diese viel schneller und heftiger als in der Erstbegegnung reagieren. Die sich an das Ag erinnernden Zellen heißen „memory cells"[27] und bilden das Grundkonzept der Impfung.

Jede Mikrobe weist an ihrer Oberfläche eine Reihe von Strukturen auf, die vom Immunsystem des infizierten Organismus als Ag gesehen werden. Das heißt, seine Immunabwehr produziert gegen die Mikrobe nicht nur einen, sondern mehrere Ak. Je mehr er bildet, umso besser, denn umso wirksamer gestaltet sich die Abwehr!

Das Prinzip der Impfung besteht darin, dem zu schützenden Organismus möglichst harmlose oder unschädlich gemachte Ag der infektiösen Mikrobe zuzuführen und auf diese Weise „memory cells" zu erzeugen. Diese setzen dann bei einer echten Infektion die Immunabwehr so akut in Gang, daß die Mikroben vernichtet werden, bevor sie ihre schädlichen Wirkungen entfalten können. Der Impfstoff wird aus Ag

---

27 engl. memory = Gedächtnis, Erinnerung

hergestellt, die jenen der infekterzeugenden Mikrobe möglichst analog sind. Ein Immunserum ist eine mit Ak angereicherte Eiweißlösung, welche gegen die Ag der Mikrobe gerichtet sind.

B-Lymphozyten, die von den ihnen zugehörigen Ag-Molekülen besetzt werden, vermehren sich, wandeln sich in sogenannte Plasmazellen um und produzieren nun die zum Ag konformen Ak. Die Ak gelangen über den Lymph- und Blutkreislauf zu den Ag, wo immer sie im Organismus zu finden sein mögen. Sie halten sich mit einem Ende an den Ag der Mikroorganismen fest und bieten am anderen Ende einen Halt für die zellulären Elemente der Immunabwehr, die den Mikroben nun zu Leibe rücken.

T-Lymphozyten, die mit ihrem Ag in Berührung kommen, vermehren sich und die Anzahl ihrer Ag-Rezeptoren. Diese stellen ein Analogon zum Ig der B-Lymphozyten dar, werden von den T-Lymphozyten jedoch nicht nach außen abgegeben, sondern als eine Art von Such- und Heftsonden eingesetzt. Sie reagieren auf das Ag nur dann, wenn ihnen ein MHC-I anzeigt, daß die von Ag befallene Zelle eine körpereigene Zelle ist, oder ein MHC-II signalisiert, daß es sich um eine Ag präsentierende Zelle handelt. Ohne MHC wird das Ag von den T-Lymphozyten kaum oder nur flüchtig beachtet, es sei denn, daß sich eine Ag präsentierende Zelle zwischenschaltet.

8.5.2.5. Immuntoleranz und Autoimmunität

Das Immunsystem vermag zur Vernichtung infektiöser Organismen höchst effektive Waffen einzusetzen, ohne dabei körpereigenes Zellgewebe zu verletzen. Diese Selbst-Toleranz wird sichergestellt, indem die B-Lymphozyten, die einen Bruch dieser *Immuntoleranz* bewirken könnten, beizeiten ausgeschaltet werden. – Zeigt sich das Immunsystem gegen infektiöse Organismen und Infekte als zu tolerant, also zu schwach, spricht man von angeborener oder erworbener (AIDS) *Immunschwäche*.

Manchmal richtet sich die Immunabwehr gegen den eigenen Organismus. So kann es bei zu heftiger Immunabwehr oder hartnäckigen antigenen Reizungen zu Gewebszerstörungen oder Überempfindlichkeitsreaktionen kommen; die *Allergie*[28] äußert sich je nachdem in Form akuter Anfälle (Pollen, Arzneien) oder chronischer Erkrankungen (Nierenentzündung, Tuberkulose). – Oder es kann zu einem Bruch der Toleranz gegenüber körpereigenen Geweben und damit zu diversen *Autoimmun-Erkrankungen* (chronisch aktive Leberentzündung, Gelenksrheumatismus) kommen.

8.5.3. Geburtshilfliche Aspekte

Die enorme Motilität im Immunsystem ist für die Umstellungsprozesse in der Schwangeren, Gebärenden, Stillenden und Wöchnerin sicher von wesentlich größerer Bedeutung als ihr gegenwärtig beigemessen wird. Nichtsdestoweniger könnte eine kurze Zusammenfassung interessanter Beobachtungen manches geburtshilfliche Problem besser lösen lassen. Es geht dabei vorwiegend um die Frage der Wechselwirkungen zwischen Belastung und Immunabwehr, mit anderen Worten, zwischen Toleranz und Abstoßung.

Jede fetale Zelle hat auch väterliche Strukturen, also Strukturen, die dem mütterlichen Immunsystem als fremd erscheinen müssen; der schwangere Organismus ist

---

28 griech. allos = anders, ergon = Arbeit, Wirkung; Allergie = andere Wirkungsart

sozusagen mit väterlichen Ag „infiziert". Wenn eine Schwangerschaft trotzdem von der mütterlichen Immunabwehr nicht angegriffen wird, liegt es an einer besonderen Immuntoleranz, einer Immuntoleranz, der sich anzunähern die moderne Wissenschaft der Organtransplantation vorläufig nicht einmal träumen kann.

Der in dieser Hinsicht vielleicht wichtigste Faktor ist das Fehlen sowohl von MHC-I als auch MHC-II am Trophoblasten, dem Epithel der Plazentarzotten. Dieser Umstand schützt den Fetus vor Attacken der Immunabwehr, die mütterlichen T-Lymphozyten gehen dank Fehlens der MHC am Oberflächenepithel des Mutterkuchens sozusagen an ihm vorbei.

Ein zweiter auffallender Faktor ist das in gewissen Übergangsphasen zu beobachtende Verhalten der Makrophagen. Sie besiedeln gegen Ende der Schwangerschaft die Gebärmutter in großer Zahl und bauen dort das uterine Oxytocinsystem auf, das heißt jenes System, welches für den Verlauf der Wehentätigkeit essentiell und tonangebend ist. Ähnlich verhält es sich mit den Makrophagen am Übergang der Brustdrüsen zur Milchbildung. Die in der Vormilch reichlich vorhandenen und für das Neugeborene so wichtigen Kolostrumkörperchen stellen nichts anderes als Makrophagen dar. In beiden Fällen spielen unter anderem auch das IL-1 und manche Cytokine eine zwar noch weitgehend ungeklärte Rolle.

Ein weiterer Faktor, der den Fetus vor den Attacken der mütterlichen Immunabwehr abschirmen hilft, ist im Hormonhaushalt der Schwangeren zu sehen. Sämtliche Steroidhormone[29] mäßigen die Immunabwehr. Ihre Blutspiegel sind in der Schwangerschaft wesentlich erhöht und fallen knapp vor der Geburt zum Teil beträchtlich ab, ein Beitrag zum Bruch der Immuntoleranz. Nun sind die Blutspiegel diverser Eiweißhormone, welche die Immunabwehr verstärken, zwar auch vielfach erhöht, deren Rezeptoren jedoch nur vermindert ansprechbar, sodaß sich am Ort der Wirkung eine Abschwächung ergibt.

Eines der Eiweißhormone fördert die Milchbildung in den Brustdrüsen und heißt deshalb Prolaktin[30]. Prolaktin hat aber noch viele andere Wirkungen, weshalb sich Rezeptoren für Prolaktin auch auf anderen Zellen finden, so auch auf den T-Lymphozyten. Cyklosporin A, eine aus Pilzsporen gewonnene Substanz, wird in der Organtransplantation eingesetzt, um die Abstoßung transplantierter Organe hintanzuhalten. Cyklosporin A ruft nun insofern eine Immunsuppression hervor, als sie die Prolaktinrezeptoren der T-Lymphozyten besetzt und deren Wirkung so modifiziert, daß die Immunabwehr gegen das Transplantat nicht in Gang kommt. Die Hemmung kommt also zustande, weil Cyklosporin A den Kontakt zwischen Prolaktin und seinen Rezeptoren entscheidend beeinträchtigt. Während der Schwangerschaft wird die Milchbildung hintangehalten, weil das Prolaktin an den milchbildenden Zellen der Brustdrüsen erst zur Wirkung kommt, wenn diverse Hemmfaktoren an den Prolaktinrezeptoren der Brustdrüsen mit dem Abgang der Plazenta wegfallen. Was diese Hemmfaktoren sonstwo, etwa an den T-Lymphozyten machen, wissen wir nicht. Wirken sie etwa wie Cyklosporin A?

Vom hormonalen Aspekt ist weiters interessant, daß MHC-I Bestandteil des Rezeptors mancher Eiweißhormone ist, zum Beispiel des Insulins. Insulin und andere

---

29 Sammelbegriff für die von der Nebenniere, den Keimdrüsen und der Plazenta gebildeten, fettlöslichen Hormone
30 lat. pro = für, lac = Milch, pro lacte = für die Milch

Eiweißhormone werden in der Schwangerschaft auf der einen Seite in stark erhöhtem Maß gebildet, kommen aber auf der anderen Seite an ihren Rezeptoren nur in einer abgeschwächten Form zur Wirkung. Konkurrieren T-Lymphozyten und Hormone um den MHC-I? Helfen sie so die Immuntoleranz im Gleichgewicht zu halten?

Im ersten Schwangerschaftsdrittel wird der mütterliche Organismus von dem als Schwangerschaftshormon bekannten, vom Chorionepithel der Plazenta produzierten und als humanes Chorion-Gonadotropin (hCG) bezeichneten Eiweißhormon geradezu überschwemmt. Die Natur dürfte nun dieses Hormon kaum nur deswegen so verschwenderisch produzieren, daß die Hebammen und Ärzte mit der Schwangerschaftsdiagnose keine Schwierigkeiten haben; oder um die Funktion der Gelbkörperdrüse in Gang zu halten, schafft sie dies doch außerhalb der Schwangerschaft bekanntlich mit einem Bruchteil der hormonalen Dosis. Verständlicher erscheint die hCG-Massenproduktion als einer der Regulationsfaktoren der Immuntoleranz des mütterlichen Organismus, nämlich gegenüber den Zellen des Grenzgewebes (Chorionepithel) des fetalen Implantats.

Der wesentliche Unterschied zwischen Immunschwäche und Immuntoleranz besteht darin, daß das Immunsystem bei Immunschwäche nicht kann, was es im Fall der Toleranz nicht soll. Mit anderen Worten, bei Schwäche fehlt die normale Kraft, die Toleranz setzt besondere Kraft voraus. Das heißt, wenn sich die Abwehrkräfte ihrer Leistungsgrenze nähern, kommt es primär nicht zu Schwächen in der Abwehr, sondern zum Bruch der Toleranz.

Und spätestens hier haben wir zu lernen, daß das unser körperliches Selbst wahrende Immunsystem in engster Beziehung steht zum System der Überträgerstoffe, zur seelischen Energie und darüber hinaus zu den Kräften und Rhythmen der Natur in und um uns. Seelische und/oder körperliche Erschöpfung beeinträchtigen die Immunabwehr und spiegeln sich am Verhalten der Leukozyten wie der Hormonausschüttung wider. Manche allergene Überempfindlichkeitsproben verlaufen unter Hypnose milder, bedingte Reflexe erhöhen den Effekt der großen Lymphozyten, mit IL-1 ist Schlaf und Fieber auslösbar: Fanale der psychologischen und endokrinologischen Immunologie.

Zweifellos dürfte es sowohl den Gynäkologen als auch den Chirurgen, die mit der Organtransplantation befaßt sind, zu unergiebig sein, die Immunologie der Schwangerschaft zu studieren. Diese wissenschaftliche Indolenz ändert aber nichts an der Tatsache, daß das implantierte Ei ein Allo-Transplantat darstellt. Daher sollten Hebammen zur Kenntnis nehmen, daß normalerweise Abermilliarden hochspezialisierter Zellen darüber wachen, daß diesem Transplantat nichts zustößt. Lange bevor aber der mütterliche Organismus dadurch in Gefahr geriete, wird die Immuntoleranz aufgehoben und die Schwangerschaft geschädigt und/oder abgestoßen. Der Glaube, den Folgen eines solchen Bruchs der Toleranz im letzten Abdruck mit Schnellentbindungen noch beikommen zu können, ist zwar weit verbreitet, zeugt aber nicht von allzu viel Verstand.

8.6. Boten- und Überträgerstoffe (Hormone)

8.6.1. Bezeichnungen und Definitionen

Die Botenstoffe bilden das diffizile und weitverzweigte Internet des Organismus, einen Funktionskreis, ohne den die Funktion der anderen Organe und damit der ganze Organismus völlig entgleisen würden. Die ersten Botenstoffe, die als solche erkannt wurden, nannte man Hormone[31]. Mit der Zunahme des Wissens stellte sich heraus, daß der ursprüngliche Hormonbegriff als Sammelbegriff für alle Botenstoffe völlig unzureichend war. So versah man denn die Botenstoffe, die dem klassischen Hormonbegriff nicht entsprachen, mit eigenen Namen, von denen es jetzt schon eine verwirrende Fülle gibt.

Die Hormonforschung nahm ihren Ausgang von den Hormonen der drüsig angeordneten hormonbildenden Zellen, den Drüsenhormonen. Später kam heraus, daß die Drüsenhormone auch von einer Menge, in den Organen diffus eingestreuter Zellen ausgeschüttet werden. Man sprach nun von endokrinen Drüsen und diffusen endokrinen Organen. Dann stellte sich heraus, daß auch die Nervenzellen Hormone bilden und ins Gewebe und die Blutbahn abgeben. Nun kam der Begriff der neuroendokrinen Organe dazu. Der Hormonbegriff ist also zu erweitern und neu zu definieren.

Ich halte mich im wesentlichen an die Bezeichnung Hormon und zwar in der Definition Roger *Guillemin*s, der für seine Forschungen über das Hypophysen-Zwischenhirn-System mit dem Nobelpreispreis ausgezeichnet wurde. Demnach ist ein Hormon jede Substanz, die von einer Zelle abgegeben und an einer anderen, nahen oder fernen, Zelle wirksam wird – ungeachtet der Art der Hormonquelle (diffus verteilte oder drüsig angeordnete Zellen) und des Transportweges (Blut, Nerven oder Interstitium). Hormone, die das Verhalten einzelner Organismen zueinander regulieren, heißen Pheromone[32].

Nahe des Bildungsortes wirksame Hormone faßt man als Gewebshormone, abseits vom Bildungsort wirkende Hormone als Plasmahormone zusammen. Eine Reihe hormonell wirksamer Substanzen werden als Cytokine[33] (im Zellgewebe wirksame) und Plasmakinine (über das Blutplasma wirksame) bezeichnet. Die Hormone des Zwischenhirns, die den Hormonumsatz der Hirnanhangsdrüse steuern, heißen „releasing factor"[34].

8.6.2. Rhythmen und Wechselbeziehungen

Alle Hormone werden – einem ihnen bestimmten Tagesrhythmus folgend – pulsatorisch – in Abständen von Minuten bis Stunden – ausgeschüttet. Dieser Tagesrhythmus wird basal von einem Nervenkern im Zwischenhirn gesteuert. Die durch Tag und Nacht bedingten Rhythmusänderungen der Pulsation unterliegen weitgehend der Wirkung der Epiphysenhormone. Bei entsprechenden Reizeinwirkungen wird die Frequenz und Amplitude der Pulsation je nachdem beschleunigt oder auch herabgesetzt. Außer dem Tagesrhythmus und dessen Variablen gibt es eine Reihe über den Tag hinausgehender Rhythmen, wie die durch die Gezeiten (Mondphasen) und Jahreszeiten bedingten Rhythmen. Der (mond)monatliche Zyklus der Frau hängt weitgehend vom Funktionszustand der Eierstöcke ab (pelvic clock[35]).

---

31 griech. hormon = in Bewegung setzend; Hormon = anregende Substanz
32 griech. pherein = tragen; Pheromon = (hinüber)getragene Substanz
33 griech. kinein = bewegen; -kinin = bewegende Substanz
34 engl. release = losgehen lassen, freisetzen
35 engl. pelvic = zum Becken gehörig, clock = Uhr

Die Hormone werden schon bei ihrer Bildung oder unmittelbar danach an Träger- oder Transportstoffe gebunden. Von diesen müssen sie bei Bedarf abgekoppelt werden, da sie sonst ihre Wirkung nicht entfalten können. Die Umwandlung aus der inaktiven in die aktive Form erfolgt durch spezifische Enzyme, die ihrerseits wieder erst wirksam werden, nachdem sie aus ihren Vorstufen, den Proenzymen, freigesetzt worden sind. Sobald es vom Trägerstoff entkoppelt ist, wird das aktivierte Hormon von einem der auf das Hormon zugeschnittenen Rezeptoren[36] der Erfolgszelle übernommen. Die Rezeptoren finden sich entweder an der Zelloberfläche (für die Eiweißhormone) oder im Zellinneren (für die Steroidhormone). Hormon und Rezeptor gehen eine biochemische Bindung ein, welche die hormonspezifischen Regulationsvorgänge in der Zelle in Bewegung setzt.

Eine Hormonwirkung ist jedoch nur insofern als spezifisch anzusehen, als seine Struktur und sein Wirkungsmechanismus an den Erfolgszellen anscheinend stets die gleichen sind. Durchaus unterschiedlich kann es aber sein, zu welchen Zwecken die einzelnen Hormone von den diversen Zellarten verwendet werden, welcher Effekt am Erfolgsorgan entsteht. Zum Beispiel wird das als Wehenmittel vielbenützte Oxytocin auf der einen Seite von Nervenzellen im Zwischenhirn gebildet, in besonderen Zellen des Hinterlappens der Hirnanhangsdrüse gespeichert und zwecks Milchentleerung der Brustdrüsen in die Blutbahn abgegeben. Auf der anderen Seite wird es im motorischen Vaguskern als Übertragerstoff von Nerv zu Nerv benützt. Der Uterus wiederum setzt das Oxytocin als Gewebshormon ein, um mit ihm via Interstitium vor Geburtsbeginn das uterine Oxytocinsystem aufzubauen und so die Geburtswehen in Gang zu bringen und zu halten; dagegen ist im Blut kreisendes Oxytocin nur wenig oder eventuell gar nicht wehenwirksam. Auch im Gelbkörper wird Oxytocin als Gewebshormon eingesetzt und reguliert dort die Balance zwischen den großen und den kleinen Gelbkörperzellen.

Jedes Hormon hat sein hormonales Pendant. Beide Hormone treten stets gemeinsam auf. Je nach Bedarf hat das eine oder andere die Oberhand. Sehr oft entpuppt sich das vom einen Hormon aktivierte andere Hormon zum Gegenpol. Finden sich beide in geringen Mengen, unterstützen und potenzieren sie einander, mit zunehmender Aktivität moderieren und hemmen sie einander. Dazu agiert ein Hormon selten allein, sondern meistens zusammen mit mehr oder weniger stark wirksamen Verwandten, also im Rahmen einer Hormonfamilie. Darüber hinaus sind die Familien wieder in das Wirkungsspektrum einer Großfamilie eingebunden. Dieses wieder steht den Familien und Großfamilien der Rezeptoren gegenüber.

8.6.3. Hormon- und Rezeptorfamilien

Mit der zunehmenden Kenntnis der molekularen Gestalt der einzelnen Hormone und deren Rezeptoren hat sich herausgestellt, daß vom Aspekt der Molekularstruktur und des Wirkungsspektrums gewisse Gruppen von Hormonen als Hormonfamilien und Rezeptorfamilien beziehungsweise als Großfamilien zu betrachten sind. Wer einen systematischen Überblick gewinnen will, geht am besten von solchen Familien und Großfamilien aus.

---

36 lat. reciperer = zurücknehmen, übernehmen; receptor = einer, der etwas übernimmt

Im Prinzip gibt es zwei große Gruppen von Hormonen. Die eine Gruppe leitet sich von den Aminosäuren und anderen Aminverbindungen ab und bildet das sogenannte APUD-System[37], welches alle Eiweißhormone und biogenen Amine umfaßt. Die zweite Gruppe umfaßt die dem Cholesterin verwandten Steroidhormone sowie die von den fettlöslichen Vitaminen ausgehenden Vitamin-Hormone.

Ähnlicherweise gibt es zwei große Gruppen von Rezeptoren. Die eine Gruppe ist in der Zellmembran verankert, tritt dort mit den Hormonen in Verbindung und überträgt deren Impulse auf im Zellinneren bereits vorhandene Strukturen. Die Membranrezeptoren werden vornehmlich von den Hormonen des APUD-Systems beansprucht und bringen dank der schon paraten biochemischen Strukturen die hormonalen Regulationsvorgänge prompt in Gang. Die andere Gruppe der Rezeptoren ist Bestandteil des Zellinneren. Diese Rezeptoren können nur mit Hormonen in Verbindung treten, für die die Zellmembran passierbar ist. Die Eigenschaft, die Zellmembran zu durchdringen, besitzen außer den Steroidhormonen die oben erwähnten Vitaminhormone und das Schilddrüsenhormon. Das in die Zelle eingedrungene Hormon und sein Rezeptor bilden eine Verbindung, die in den Zellkern einwandert, um dort genetisch wirksam zu werden. Aufgabe ist die Neubildung jener Zellstrukturen, die den hormonalen Auftrag durchzuführen imstande sind. Die Kernrezeptoren bringen die hormonale Wirkung insofern erst mit einiger Verzögerung (10 Minuten) hervor, als die Regulationsfaktoren zuerst gestaltet werden müssen und dann erst aktiv werden können.

Die Hormon- und Rezeptorfamilien sind groß und weitverzweigt. Jede Zelle verfügt über Tausende von Membran- und Kernrezeptoren, die von Tausenden von Hormonmolekülen des APUD- und Steroidhormonsystems in Anspruch genommen werden. Welche der diversen Hormone den besseren Empfang erhalten, hängt weitgehend davon ab, wie viele von ihnen im gegebenen Moment an die Zelle herangeführt werden und wie fest die verwandtschaftliche Beziehung zu den Rezeptoren ist. An einer Zelle laufen ständig Myriaden von Reaktionen ab, deren eventuell faßbares Ergebnis einerseits vom Spektrum der Rezeptoren an und in der Zelle, andererseits vom Spektrum der im Organismus wirksamen Hormone abhängt.

8.6.4. Schwangerschaftsbedingte Modifikationen

Die zahllosen verwandtschaftlichen Querverbindungen in und zwischen den Hormon- und Rezeptorfamilien nützt der schwangere Organismus für die verschiedensten Modifikationen und Modulationen, um sich optimal auf seine besonderen Aufgaben einzustellen. Er bedient sich dazu des Mutterkuchens in Form einer multifunktionellen Hormonquelle, die in jede der Hormonfamilien einen plazentaren Verwandten entsendet. Mit diesen Veränderungen der Größe und/oder Struktur der Hormonfamilien wird die Pufferkapazität des Hormonsystems vergrößert und verstärkt.

Eine der wesentlichen Modifikationen geht dahin, auf der einen Seite die Hormonbildung zu verstärken, auf der anderen die Ansprechbarkeit von einschlägigen Rezeptoren zu vermindern, um so die Effektivität beider Komponenten zu erhöhen.

---

37 APUD = Abkürzung für die biochemische Reaktion: Amin Precurser Uptake and Decarboxylation

Eine andere Modifikation geht dahin, Hormone mit geringem Rezeptorbindungsvermögen in großen Mengen zu produzieren und auf diese Weise hormonale Impulse von kurzer Dauer, aber dichter Folge hervorzubringen.

8.6.5. Bruchstücke des Hormonsystems

Wo immer nun im weiteren von der Wirkung eines Hormons die Rede sein wird, ist daran zu denken, daß es sich um eine extreme Vereinfachung handelt. Denn der dem Hormon zugeschriebene Effekt setzt die Wirkung einer Menge anderer hormonaler Wirkstoffe, deren Einfluß vielfach nicht erkennbar ist, voraus. Ebensowenig wie auf diese Hormone, die zum sichtbaren Effekt ihren unsichtbaren Beistand leisten, wird auch auf die anderen der oben erwähnten Begleitumstände nur ausnahmsweise hingewiesen werden.

8.6.5.1. Hormone und Hormondrüsen des Stoffwechselsystems

Wenn wir das im Verdauungssystem enthaltene diffus-endokrine System zu einer Drüse vereinheitlichten, wäre es die größte endokrine Drüse in unserem Organismus. Außer diesem diffus-endokrinen System finden sich im Verdauungssystem Hormondrüsen, die aus dem Schlunddarm und dem Vorderdarm hervorgehen und im Stoffwechsel eine Schlüsselrolle spielen. Aus dem Schlunddarm entsteht die Schilddrüse (Thyreoidea), die zwischen den Follikeln der Schilddrüse eingelagerten C-Zellen, die parathyreoidalen Epithelkörperchen, sowie die Thymusdrüse, aus dem Vorderdarm die *Langerhans*'schen Inseln der Bauchspeicheldrüse.

Die Hormone des diffus-endokrinen Systems stimmen die Tätigkeit der einzelnen Faktoren des Verdauungssystems aufeinander ab, das heißt, die Sekretion der Verdauungssäfte und die Bewegung des Speisebreies, die Regeneration (Proliferation und Apoptose) der Schleimhäute und über die relevanten Zentren des Gehirns das Hunger-Sättigungsgefühl.

Die aus dem Verdauungssystem hervorgegangenen Hormondrüsen haben vor allem die Aufgabe, die Ausschläge im Kraft- und Energiestoffwechsel wahrzunehmen und einzudämmen. Der hormonale Regulator im Wechsel von Grundumsatz und Arbeitsumsatz ist die Schilddrüse mit ihren auf den Stoffwechsel vielfältig einwirkenden Hormonen. Die Glukose ist die kritische Grundsubstanz des Energiestoffwechsels, das Calciumion ein ubiquitäres – nicht nur für die Knochenzellen wesentliches – Element des Zellstoffwechsels. Daher werden sowohl der Glukosespiegel als auch der Calciumspiegel im Blut sehr genau gesteuert. Die Regulation des Glukosespiegels obliegt den Hormonen der *Langerhans*'schen Inseln, die des Calciumspiegels den Hormonen der Epithelkörperchen und C-Zellen. Die Regulation der Tätigkeit der Drüsen erfolgt daher auch in erster Linie über den Glukose- beziehungsweise Calciumspiegel im Blut.

Darüber hinaus bestehen zwischen den Hormonen des diffus-endokrinen Systems und den Hormondrüsen des Verdauungstraktes eine Reihe enger Wechselbeziehungen. So regt ein von der Magenschleimhaut gebildetes Hormon die Produktion der den Blutcalciumspiegel senkenden Hormone der C-Zellen in der Schilddrüse an, während die dazu wechselseitig den Blutcalciumspiegel erhöhenden Hormone der Epithelkörperchen die Produktion obigen Hormons der Magenschleimhaut senken.

Im Dünndarm wiederum hängt die Bildung eines Hormons, das die Dünndarmaktivität steigert und die Magenentleerung hemmt, unter anderem auch davon ab, wieviel Calcium (und Magnesium) im Darm vorhanden ist.

Ein anderes Beispiel ist die Wechselwirkung des Schilddrüsenhormons und der Magen-Darmhormone. Sie modulieren sich gegenseitig insofern, als sie sich in ihrer Wirksamkeit teils ergänzen, teils beschränken. So kann, wird zu viel oder zu wenig Schilddrüsenhormon wirksam, der Blutglukosespiegel nach oben beziehungsweise unten hin entgleisen, unter Umständen sogar beträchtlich, etwa beim thyroidalen Diabetes. Die Hormone der Schilddrüse erzeugen ein Gefühl von Hunger, Unruhe und Angst, die Darmhormone dagegen von Sättigung, Ruhe, Entspannung.

Die Schilddrüse ist die einzige Hormonquelle im hormonalen Spektrum des Verdauungssystems, die durch das thyreotrope Hormon über direkte hormonale Signale zum Hypophysen-Zwischenhirn-System verfügt. Ihre Hormone gehören wie die Hormone des Nebennierenmarks in die Gruppe der Amine und sind mit diesen funktionsmäßig vielfältig verkoppelt, während die Rezeptoren der Schilddrüsenhormone der Rezeptorenfamilie der Steroidhormone zuzuordnen sind. Die Schilddrüse bildet somit ein unumgängliches Relais im Spannungsfeld von Anpassungserfordernis und Kraftstoffwechsel.

Der Thymus entwickelt sich zwar aus dem Schlunddarm, hat jedoch mit dem Verdauungssystem nur am Rande etwas zu tun. Er stellt vielmehr die zentrale Hormondrüse des Immunsystems dar. Eines seiner Hormone bewirkt eine Erhöhung des Calciumspiegels und spielt bei Bildung der Immunglobuline, auch Antikörper genannt, eine noch unbekannte Rolle. Vom Aspekt der Mikrobenflora des Darmes ist das Immunglobulin-A von besonderem Interesse. Denn die A-Antikörper werden mit Hilfe eigens dafür gebildeter Rezeptoren durch die Darmepithelzellen und so durch die Darmwand in das Darmlumen geschleust, wo sie die Vernichtung der mit der Nahrung aufgenommenen (körperfremden) Mikroben in die Wege leiten –, noch bevor diese sich ausbreiten und festsetzen können.

8.6.5.2. Hormone und Hormondrüsen des Anpassungssystems

Urogenitalsystem

Die Erfordernisse und Probleme der Anpassung erstrecken sich auf die Selbsterhaltung als auch Arterhaltung. Selbst- und Arterhaltung sind im Grunde eine untrennbare Einheit. Nichtsdestoweniger ist es in der Natur für den Fall eines Interessenskonfliktes so eingerichtet, daß die Aufrechterhaltung der Lebenskraft eines reproduktionsfähigen und damit arterhaltenden Individuums gegenüber der Lebensfähigkeit nicht reproduktionsfähiger und prompt reproduzierbarer Entwicklungsformen bevorzugt wird. Mit anderen Worten: Die Natur setzt einen gesunden mütterlichen Organismus aus Rücksicht auf embryonale Elemente keiner gefährlichen Belastung aus, sondern behandelt im gegebenen Fall den Embryo als zu belastendes und daher zu eliminierendes Element. Der Mensch vermeint dieses Prinzip aus den verschiedensten kulturellen Überlegungen durchbrechen zu können und findet für seine Experimente eine Reihe moralischer Erklärungen. Der Haken und die Gefahr besteht nur darin, daß er seinen Ehrgeiz mit sehr prekären Mitteln stillt.

Auch die Hormone des Anpassungssystems kommen aus diffus-endokrinen Zellen und endokrinen Drüsen. Die diffus-endokrinen Zellen sind auf die Organe des Urogenitalsystems verteilt, die Hormondrüsen finden sich in Form der Nebennieren und Gonaden. Die Nebennieren bestehen aus Nebennierenmark (NNM) und Nebennierenrinde (NNR). Die Drüsen der NNR und die Gonaden bilden die Steroidhormone, das NNM vornehmlich Adrenalin und Nor-Adrenalin. Diese sind wie das mit ihnen verwandte Dopamin auch neurale Überträgerstoffe und werden als Katecholamine zusammengefaßt. Das NNM ist neuralen Ursprungs und stellt das größte Paraganglion[38] des sympathischen Nervensystems dar.

Die Hormone der diffus-endokrinen Zellen in den Urogenitalorganen stehen mit den Drüsenhormonen funktionell in engem Kontakt. In den Nieren, den zweifellos wichtigsten Organen des Systems, werden aus entsprechenden Vorstufen zwei Hormone gebildet, das Renin und das Erythrogenin. Beide werden im Blut an den Vorstufen zweier Hormone wirksam, indem sie aus diesen das Angiotensin und das Erythropoetin freisetzen. Angiotensin steigert den Blutdruck, Erythropoetin stellt den primären Faktor für die Produktion der roten Blutkörperchen dar. Ähnlich wie Hormone des Verdauungstrakts und der Blutglucosespiegel das Hunger- und Sättigungsgefühl beeinflussen, wird das Durstgefühl via Renin-Angiotensinsystem und dem von diesem über die NNR indirekt gesteuerten Kochsalzspiegel reguliert.

Renin beziehungsweise ein dem Renin eng verwandtes Hormon (Isorenin) findet sich als Gewebshormon in der schwangeren Gebärmutter und der Plazenta. Hormone, die im Urogenitalsystem weit verbreitet sind und zuerst in der Prostata gefunden wurden, sind die Prostaglandine. Sie stellen eine vielfältig wirksame Hormonfamilie dar und führen unter anderem zu Blutgefäßerweiterung und damit Blutdrucksenkung, Hemmung der Blutgerinnung und zu Kontraktionen der schwangeren Gebärmutter. Ein schon lange bekanntes Hormon, dessen zellulärer Bildungsort aber noch immer nicht sicher feststeht, ist das Relaxin. Es gehört zur Familie der insulinähnlichen Wachstumsfaktoren und konnte bisher in der Schwangerschaft nicht nur als Gewebshormon in den Genitalorganen und im Mutterkuchen, sondern auch im mütterlichen Blut nachgewiesen werden. Seine Wirksamkeit ist auf die Auflockerung und auf Wachstum der kollagenen Grundgerüste ausgerichtet, insbesondere auch Wachstum und Dehnbarkeit des Uterus und Lockerung der Knochenverbindungen des Beckens.

Die diffus-endokrinen Strukturen der Urogenitalorgane sind mit den Steroidhormondrüsen funktionell vielfältig verknüpft. Diese stehen ihrerseits über ihre Hormone mit dem Hypophysen-Zwischenhirn-System und umgekehrt über die speziell auf sie ausgerichteten Hormone der Hypophyse in engen Wechselbeziehungen.

NNR und Gonaden sind paarig angelegt, ihre wesentlichen Wirkstoffe sind die Steroidhormone. Die Hormone der NNR setzen in erster Linie die Anpassungskräfte zur Selbsterhaltung, die Hormone der Gonaden die zur Arterhaltung in Bewegung. NNR und Gonaden ergänzen sich in ihren Funktionen gegenseitig, sowohl bezüglich der Selbsterhaltung als auch Arterhaltung. Unzulänglichkeiten in der Funktion des einen oder anderen Drüsenpaares lassen mehr oder weniger faßbare Lücken in Schwächen der Anpassung nach beiden Richtungen hin offen. Wenn aber die Anpassungserfordernisse im Hinblick auf die Selbsterhaltung ein gewisses Höchstmaß überschreiten, werden die Belange der Arterhaltung hintangestellt und laufende Prozesse eventuell unterbrochen.

---

38 Paraganglion ist die Bezeichnung für die neuroendokrinen Zellen im vegetativen Nervensystem

Das elementare Relais in diesem Regulationsmechanismus ist aber das NNM mit dem Adrenalin und Nor-Adrenalin. Sie drosseln im Notfall die Energiezufuhr zu den für die Notfallfunktion entbehrlichen Organen (Haut, Verdauungstrakt, Urogenitaltrakt), um die Energieversorgung der für die akute Anpassung wichtigen Organe (Herz, Hirn, Muskel) abzusichern. Erst wenn diese Alarmreaktion zu Ende geht, treten die von der NNR gesteuerten Adaptationsprozesse in den Vordergrund.

Alarm und Adaptation stellen keine zwangsläufigen und unumkehrbaren Prozesse dar. Bei schweren Belastungen kann das Geschehen mit Schock und Kollaps enden, ohne daß je ein Anpassungsstadium zustande kommt, und in einem bereits eingefahrenen Stadium der Adaptation können bei Spitzenbelastungen jederzeit Alarmstufen zwischengeschaltet werden. Gerade solche Zwischenalarmzustände sind meist die Folge psychischer Attacken, von relativ kurzer Dauer und Intensität. Sie werden daher gewöhnlich nicht wahrgenommen, obgleich bei aufmerksamer Beobachtung manche Zeichen, etwa die der Nierenischämie, kaum zu verkennen sind.

Mononukleares Phagozyten System (MPS)

Die mononuclearen Phagozyten sind die primären Schrittmacher in der Adaptation des Immunsystems. Sie gehen aus den Pro-Monozyten des Knochenmarks hervor und gelangen von hier ins Blut, wo sie sich zu den Monozyten differenzieren. Im Blut zirkulieren ständig mindestens zwei Milliarden Monozyten. Bildeten diese ein einheitliches Organ, ergäben sie eine Hormondrüse von der Größe der Nebennieren. Vom Blut wandern die Monozyten in alle möglichen Organe aus und siedeln sich in deren Grundgewebe, vornehmlich entlang der Basalmembran kleiner Blutgefäße an. Sie bilden das retikuläre Gewebe der Lymphknoten und der Milz sowie überall im Bindegewebe die aktiven (Makrophagen) und ruhenden Wanderzellen (Histiozyten). Im besonderen treten sie als alveolare Makrophagen in der Lunge, als *Kupffer*sche Sternzellen in der Leber, als mesangiale Zellen in der Niere, als Osteoklasten im Knochen und als Mikroglia im Gehirn hervor.

Die Makrophagen sind je nach Umständen sowohl bei der Auflockerung und Auflösung als auch der Reorganisation und den Remodellierungen fast aller Gewebe maßgeblich beteiligt. Ihre Wirkstoffe vermögen je nach den örtlichen Gegebenheiten sowohl den Abbau wie den Aufbau von Geweben in die Wege zu leiten. Das bekannteste und bestuntersuchte Beispiel ist die Remodellierung der Knochen (engl. bone remodeling); alle unsere Knochen sind ständig in lebhaftem Umbau begriffen. Eine ähnlich lebhafte, aber wenig beachtete Remodellierung spielt sich in der Gebärmutter ab – im Zug der Umgestaltung in der Schwangerschaft, der Entwicklung des uterinen Oxytocinsystems um die Zeit der Geburt und der Involution im Wochenbett.

8.6.5.3. Hormone und Hormondrüsen der Reizübertragung

Jeder Reiz und jede Reizantwort erzeugt und hinterläßt gewissermaßen eine mehr oder weniger deutliche Spur im Zentralnervensystem (ZNS). Die Reizvermittlung im ZNS erfolgt auf zwei Wegen: Der erste führt direkt von einer Nervenzelle zur anderen, indem über eine besondere Art Zellzwischenräume, die Synapsen[39], hormonale

---

[39] griech. synaptein = miteinander verbinden; Synapse = Berührungspunkt, Verbindungsstelle

Überträgerstoffe, die Neurotransmitter, zur Wirkung gebracht werden. Da hierbei nicht nur die Nervenzellen, sondern indirekt auch die Gliazellen beteiligt sind, ist dieser Überträgermodus dem der Gewebshormone vergleichbar. Die den Kammern und Zisternen naheliegenden Zellen des Zwischenhirns geben die von ihnen produzierten Hormone auch in die Hirnflüssigkeit ab und entfalten über deren Dynamik eine zusätzliche Wirkung. Dieser Weg der Hormonübertragung ist, wenn auch einwandfrei nachgewiesen, allerdings noch wenig untersucht.

Der zweite Weg geht dahin, daß die von den Nervenzellen gebildeten Hormone direkt in die Blutbahn abgegeben werden. Es handelt sich um neuro-endokrine Zellen im Bereich des Zwischenhirntrichters und des Zwischenhirndaches. Hier formieren sich die neuro-endokrinen Zellen zur Zirbeldrüse (Epiphyse[40]), dort zum Hirnteil der Hirnanhangsdrüse (Neuro-Hypophyse[9]). Die Epiphyse ist einer inneren Uhr vergleichbar, die auf Hell-Dunkel-Signale mit Hormonausschüttungen reagiert und so verschiedenartige biologische Rhythmen unterhält. Das Zwischenhirn nimmt über die Neuro-Hypophyse mit dem Drüsenteil der Hypophyse, der Adeno-Hypophyse, engste funktionelle Verbindungen auf. Zwischenhirn und Hypophyse bilden das Hypophysen-Zwischenhirn-System, das Zentrum des Hormonsystems.

8.6.5.4. Das Zwischenhirn-Hypophysen-System

Aufbau und neuro-endokrine Hormone des Zwischenhirns

Der Zwischenhirnbereich, dem die Adenohypophyse unmittelbar anliegt, ist eine von Nervenfasern gebildete Struktur, die mit einem Wulst im Zwischenhirntrichter beginnt, sich im Hypophysenstiel fortsetzt und mit einer Verdickung, dem Hypophysenhinterlappen (HHL), endet. Die Zellen, aus denen diese Nervenfasern kommen, liegen im Zwischenhirn. Diese Nervenbahnen werden von einem Netzwerk venöser und sinusoider Blutgefäße, in welche die hormonalen Wirkstoffe der Nerven abgegeben werden, begleitet und durchzogen. Das Blut aus dem Trichterbereich wird in die Blutzirkulation der Drüsen des Hypophysenvorderlappens (HVL) eingeschleust, während es aus dem HHL ohne Zwischenschaltung in den großen Blutkreislauf gelangt.

Im Übergangsbereich zwischen Hirnteil und Drüsenteil der Hypophyse findet sich eine relativ dünne Zwischenschicht von Zellen, die zum Teil diffus verteilt, zum Teil drüsen- oder strangförmig angeordnet sind. Die dem Zwischenhirntrichter anliegende Zwischenschicht nennt man die Trichterzone (pars infundibularis), die dem HHL anliegende die Zwischenzone (pars intermedia). Die im Bereich der Trichterzone freigesetzten neuro-endokrinen Hormone entfalten ihre Wirkung an den hormonproduzierenden Zellen des HVL. Sie veranlassen die Drüsen des HVL zur Hormonbildung und heißen daher „releasing hormone" (RH)[41]. Für jedes im HVL zu bildende Hormon gibt es zumindest ein RH, denen Hemmfaktoren gegenüberstehen. Die Hormonproduktion im Bereich der Zwischenzone wird nicht durch RH ausgelöst, sondern durch direkte Nervenreizung der Hormonzellen. Die Hormone der Hypophyse bestehen in vier Hormonfamilien.

---

40 griech. physa = (Blase)Balg, Blase; hypo = unten dran, epi = oben drauf
41 engl. release = losgehen, losgehen lassen, freisetzen, auslösen

Wachstumshormon (GH[42]) und Prolaktin (PRL[43])

Diese beiden Eiweißhormone sind so nahe verwandt, daß es einige Zeit wissenschaftliche Diskussionen gegeben hat, ob es sich überhaupt um zwei Hormone handelt. Heute stehen vom biochemischen Aspekt und für den Fall massiver Unterfunktionen oder Überfunktionen zwei Hormone fest. Für die Wirksamkeit im Normalbereich sind auch heute noch die Grenzen bei weitem nicht immer einwandfrei zu ziehen. Beide Hormone bedürfen, um ihre Wirkung entfalten zu können, der Unterstützung diverser anderer Hormone und lokaler Wachstumsfaktoren. Eine Reihe dieser Wachstumsfaktoren weist eine Verwandtschaft zum Insulin auf. Vom PRL sind an die 100 verschiedenen Effekte, an deren Auslösung es beteiligt ist, bekannt; und auch das GH wirkt bei einer Reihe von Stoffwechseleffekten mit, die nicht unbedingt als Wachstumseffekte anzusehen sind. Beide Hormone sind bei starken Belastungen im Blut erhöht, obwohl solche Belastungen sowohl das Wachstum als auch die Milchbildung empfindlich stören können. – In der Schwangerschaft ist der HVL deutlich vergrößert, hauptsächlich durch die Zunahme der PRL bildenden Zellen; diese sind für die Schwangerschaft so typisch, daß man sie als „hypophysäre Schwangerschaftszellen" bezeichnet hat. Die menschliche Plazenta produziert ein Hormon, das mit beiden, GH und PRL, so eng verwandt ist, daß es wegen seiner nach beiden Seiten hin gleich starken Wirksamkeit zwei Bezeichnungen trägt, nämlich humanes plazentares Lactogen (hPL) und humanes choriales Somatotropin (hCS).

Thyreo-tropes Hormon (TTH) und gonado-trope Hormone (GTH)

Bei dieser Hormonfamilie handelt es sich um zuckerhaltige Eiweiße, sogenannte Glykoproteine. Alle Hormone dieser Familie sind aus zwei Aminosäureketten, einer alpha-Kette und einer beta-Kette, aufgebaut. Die alpha-Ketten aller Hormone sind ident, die beta-Ketten sind von Hormon zu Hormon etwas verschieden. Nichtsdestoweniger sind sowohl die beta-Ketten zueinander als auch diese zur alpha-Kette chemisch eng verwandt, das heißt, alle sind aus einer gemeinsamen Vorstufe hervorgegangen. Demnach haben diese Hormone eine ähnliche Wirkungsweise, so verschieden der Effekt von einem Erfolgsorgan zum anderen sein mag. So kann die Schilddrüse bei Fischen und Reptilien zwischen dem TTH und GTH der Säugetiere nicht unterscheiden und reagiert auf beide in gleicher Weise. Bei den Säugetieren regt wie beim Menschen TTH die Hormonproduktion der Schilddrüse, GTH die der Gonaden an. Umgekehrt hängt die Wirkung der Hormone der Schilddrüse wie die der Gonaden, so unterschiedlich die Struktur beider Hormone ist, von den für sie einnehmbaren Haftstellen in ein und derselben Rezeptorfamilie ab.

Die menschliche Plazenta produziert ein Glykoprotein, das vorwiegend gonadotrop, aber auch (schwach) thyreotrop wirksam ist, das humane Choriongonadotropin (hCG). Die beta-Kette des hCG ruft im Kaninchen die Bildung von Immunantikörpern hervor; mit Hilfe dieser Antikörper ist das im Harn ausgeschiedene hCG immunologisch nachweisbar. Die beta-hCG-Antigen-Antikörper-Reaktion im Harn

---

42 engl. growth = Wachstum, hormone = Hormon; Growth Hormone = GH = Wachstumshormon
43 lat. lac = Milch, lactans = Milch gebend, saugend; Prolactin = Milchbildung förderndes Hormon

ist leicht und einfach durchführbar; und stellt ab der zweiten Woche nach dem Ausbleiben der Regel mit ihren 99 % Sicherheit die derzeit verläßlichste Methode der Schwangerschaftsdiagnose dar.

Pro-Opio-Melano-Cortin (POMC)

POMC ist ein Eiweiß, dessen Aminosäurekette die Vorstufen von vier Eiweißhormonen enthält, die aus ihr abgespalten werden: Die erste Spaltung ergibt eine „kryptische" Region, das die NNR stimulierende adreno-cortico-trope[44] Hormon (ACTH) und das β-lipotrope[45] Hormon (β-LPH). Ob dieses eine eigene hormonale Wirkung hat, ist fraglich; es spaltet sich aber in drei effektiv nachweisbare Hormone, nämlich in ein opium(morphin)ähnlich wirksames Endorphin[46] und Enkephalin[47] sowie ein Hormon, dessen hervorstechende Wirkung in der Ausbreitung der Melanophoren[48], der melaninhaltigen Hautzellen der Kaltblüter, besteht und β-melanophoren-stimulierendes Hormon (β-MSH) heißt. Ein anderes, das ∂-MSH, entsteht durch Abspaltung aus dem ACTH, während der verbleibende Anteil des ACTH, das sogenannte CLIP, wirkungslos zu sein scheint. Ein drittes MSH, das &-MSH, ist ein Bestandteil und Spaltungsprodukt der „kryptischen" Region. Das MSH ist auch bei den Warmblütern ein sowohl für die Selbsterhaltung als auch Arterhaltung wesentliches Hormon. Hinsichtlich der eventuellen Wirkungen des MSH im menschlichen Organismus ist allerdings äußerst wenig bekannt.

Gleich den POMC-Zellen des HVL bilden die Zellen in der Zwischenzone POMC, jedoch entsteht hier im weiteren weniger ACTH und mehr MSH. Die Zwischenzone ist beim Fetus noch deutlich vorhanden, schwindet aber nach der Geburt weitgehend. In der Schwangerschaft infiltrieren Zellen der rudimentären Randzone der Pars intermedia in den HHL. Die menschliche Plazenta bildet sowohl POMC als auch alle seine hormonal wirksamen Spaltprodukte. Das Fruchtwasser enthält reichlich MSH. Im Nabelschnurblut ist der MSH-Spiegel höher als im mütterlichen Blut.

Oxytocin und Vasopressin

Vasopressin und Oxytocin sind chemisch eng verwandte Eiweißhormone, die sich im Laufe der Phylogenese durch geringe Veränderungen der Molekularstruktur aus dem ambivalenten Vasotocin entwickelt haben. Beide Hormone werden von besonderen Nervenganglien im Zwischenhirn gebildet, werden in den Nervenfasern zum HHH transportiert und an deren Ende gestapelt, um von dort in den extrazellulären Raum oder direkt in die Blutbahn zu gelangen. Beide Hormone sind an einen als Hypophysin bezeichneten Eiweißkörper gebunden. Beide Hormone werden stets gemeinsam produziert und ausgeschüttet. Ihre hauptsächliche Rolle besteht in der Regulation jener osmotischen und kontraktilen Kräfte, die zur Feineinstellung von Blutvolumen

---

44 lat. ad = zu, renis = Niere, cortex = Rinde; adreno-cortico-trop = die Nebennierenrindenfunktion fördernd
45 griech. lipos = Fett; lipo-trop = auf das Fett gerichtet
46 Abkürzung für Endo-morphin; soviel wie innerlich gebildetes Morphin (Morpheos = Gott der Träume)
47 griech. kephale = Kopf; das opiumähnlich wirksame Enkephalin wurde zuerst im Hirn nachgewiesen
48 griech. melas = schwarz, pherein = tragen; Melanophoren = Träger des schwarzen Farbstoffes

und Blutdruck nötig ist. Oxytocin und Vasopressin haben enge Wechselbeziehungen zu den Hormonen fast aller Organsysteme, insbesondere zum Zwischenhirn und vegetativen Nervensystem (Vasopressin den Sympathicotonus, Oxytocin den Vagotonus fördernd), zum Renin-Angiotensin-System, zur glatten Muskulatur und anderen kontraktilen Zellen (myoepithelialen Zellen). Interessanterweise kann die Bildung von MSH aus POMC durch diverse Spaltprodukte des Oxytocins sowohl angeregt als auch gehemmt werden. – Oxytocin wird auch außerhalb der Hypophyse gebildet, im besonderen in der Decidua des sich zur Geburt anschickenden Uterus, der vor dem Beginn der Geburtswehen ein organspezifisches Oxytocinsystem in Gang setzt. Außerdem findet sich im Nabelschnurblut sowie im Fruchtwasser und Zottenzwischenraum eine hohe Vasopressin-Oxytocin Konzentration. Das uterine Oxytocinsystem erhält somit seine lokalen Schrittmacher nicht nur von der mütterlichen Dezidua, sondern auch von der fetalen Seite her. Im Nabelschnurblut ist der Vasopressinspiegel gut zehnmal höher als der Oxytocinspiegel, das Oxytocin hingegen hat eine gut zehnmal stärkere uteruskontrahierende Wirkung.

8.6.6. Wechselbeziehungen und geburtshilfliche Aspekte

Wer sich nun, eingedenk der Rhythmen und Korrelationen der Rezeptor- und Hormonfamilien, nur die allergröbsten Bruchstücke zusammenreimt, wird zweierlei gewahr: Das gigantische hormonale Regulationsvermögen und die Ohnmächtigkeit mit einem einzigen Hormon etwas ausrichten zu können, abgesehen vom Ersatz eines infolge Ausfalls einer endokrinen Drüse fehlenden Hormons. – Das ubiquitäre Hormonrelais zwischen dem mütterlichen und kindlichen Organismus in Form des diffus-endokrinen Systems des Mutterkuchens, das nur über den Saftstrom und ohne jede Zwischenschaltung nervöser Elemente seine Wirksamkeit entfaltet.

Wenn der mütterliche und kindliche Organismus über ihre diffizilen Hormonsysteme zu einer Art Verständigung gelangen, ist es geradezu kindisch zu glauben, mit der Injektion oder Infusion eines einzigen, systemlos agierenden Hormons dazwischenfahren zu können. Daher haben sich bisher auch alle Hormonbehandlungen als zweifelhaft oder sogar schädlich herausgestellt. In der modernen Geburtsmedizin war und ist manche Hormonanwendung zwecks Provokation oder Hemmung von angeblich überfälligen oder sich vorzeitig ankündigenden Ereignissen populär. In der Wahl der Hormone und deren Dosierung war man nie übertrieben zimperlich, ging es doch meist darum, mit dubiosen Mitteln sichtbare Effekte zu erzeugen.

Heute finden sich im geburtsmedizinischen Rüstzeug fünf Hormone, von denen man behauptet, das Schicksal des Fetus günstig beeinflussen zu können. Jedoch, im Grunde ist keines von ihnen gewissenhaft erprobt.

Der Trug besteht darin, daß man vage Zeichen als Hinweise auf einen drohenden Vorgang hochspielt, auf ein *mögliches* Vorkommnis, das genauso gut erfolgen wie nicht erfolgen kann. Was immer dann getätigt wird, es kommt auf einen Erfolg von 50 % heraus und verschleiert eventuell für lange Zeit die Spätschäden, die dem Behandlungsschema zuzueignen sind.

So behandelt man ohne wissenschaftlich exakt nachweisbaren Erfolg die drohende Fehlgeburt mit Schwangerschaftshormonen (Gestagenen), die drohende Frühgeburt mit Wehenhemmern (β-Sympathocomimetica), die drohende Asphyxie mit Wehenhemmern und/oder Schnittentbindung, das drohende Atemnotsyndrom mit Wehenhemmern und Glukocorticoiden, die drohende „Übertragung" mit der Verabreichung von Wehenmitteln (Oxytocin, Prostaglandin) und der Sprengung der Fruchtblase.

8.6.6.1. Steroidhormone

In den Jahren 1950–1970 hat man zwecks einer angeblich vorteilhaften Schwangerschaftsentwicklung auf breiter Basis Östrogene appliziert. Auf Grund der Diagnose eines – sonst erst nach dem 50. Lebensjahr auftretenden – Scheidenkrebses bei sieben adoleszenten Frauen begann man den Dingen wissenschaftlich genauer nachzugehen. Nun kam heraus, daß sowohl die weiblichen als auch männlichen Feten, die dem Pfusch mit den Östrogenen unterlagen, in dramatischem Maße unter mehr oder weniger bösartigen Gewächsen des Genitale über Fertilitätsstörungen und Geburtsanomalien bis zu gravierenden psychiatrischen Problemen zu leiden hatten. – Und für die Mütter dieser Kinder ergab sich ein erhöhtes Risiko an Brustkrebs zu erkranken.

Auch Gestagene werden ebenfalls schon seit Jahrzehnten verabreicht. Der schlüssige Nachweis, eine Fehlgeburt oder Frühgeburt verhindert zu haben, wurde aber bisher ebenso wenig erbracht, wie Berichte über nachteilige Folgen (Mißbildungen, psychische Probleme) ausreichend überprüft oder bestätigt wurden. Allerdings mußte ein Mischpräparat, das ein Gestagen und Östrogen im Verhältnis von 10:1 enthielt, vor Jahren aus dem Handel gezogen werden.

Es wäre geradezu ein Wunder, wenn die als Allheilmittel angesehenen Glucocorticoide nicht auch in die Perinatalmedizin Eingang gefunden hätten. Aufgrund der bisher einigermaßen verwertbaren Publikationen scheint es, daß eine im Vergleich größere Zahl von Frühgeborenen die erste Lebenswoche überlebt, wenn vor der Geburt Glucocorticoide gemäß der modernen Prophylaxe des drohenden fetalen Atemnotsyndroms verabreicht werden; ob diese Neugeborenen jedoch die erste Woche so lange überleben, daß es auch in der Säuglingssterblichkeit manifest wird, lassen die eben angesprochenen Publikationen offen.

Für die Mutter kann die Corticoidbehandlung dann gefährlich werden, wenn ihr gleichzeitig β-Sympathicomimetica verabreicht werden. Diese Kombination beruht auf der Überlegung, mit dem β-Sympathicomimeticum die Frühgeburt hintanzuhalten, um inzwischen mit dem Glucocorticoid dem Atemnotsyndrom vorzubeugen. Müttertodesfälle nach Verabreichung β-sympathocomimetischer Drogen wurden dieser Kombination angelastet.

8.6.6.2. β-Sympathicomimetica

Es wäre aber falsch, β-Sympathcomimetica für sich allein als harmlos anzusehen. Denn sie stellen unausgewogene Abkömmlinge des Adrenalins und daher wie dieses insofern eine in vieler Hinsicht unberechenbare Art von Drogen dar, als sie an den Kraftreserven Raubbau treiben und an essentiellen Zielorganen eventuell exzessive Wirkungen entfalten. So stellen sie den Kreislauf bereits in Ruhelage auf ein Niveau ein, dessen Höhe den Belastungen einer durchschnittlichen Arbeitsleistung gleichkommt. Das ab der Schwangerschaftsmitte schon normalerweise um gut ein Drittel erhöhte Herzminutenvolumen wird damit zusätzlich um ein beträchtliches, die Herzfrequenz um 30 % bis 50 % gesteigert. Die Mehrzahl der Patientinnen zeigt im Elektro-Kardio-Gramm Anomalien, die eine Minderdurchblutung des Herzmuskels zu erkennen geben. Die Mehrbelastung des Stoffwechsels äußert sich unter anderem darin, daß im Blut die Zuckerwerte um etwa 40 % und die Ketonkörper mäßig erhöht nachzuweisen sind. (Bei diabetischen Schwangeren kann es dadurch zu einer schweren Ketoacidose kommen.)

Der durch die β-Sympathicomimetica bedingte Kräfteverschleiß ruft eine Reihe von Beschwerden, vages Unbehagen, Herzklopfen, Zittern, Kopfschmerz, Übelkeit, Erbrechen, Durst, Ruhelosigkeit, Nervosität und vor allem Angst hervor. Im Falle des Zusammentreffens einiger ungünstiger Komponenten kann jedes β-Sympathicomimeticum zu einem schweren – eventuell sogar tödlichen – Erschöpfungszustand führen. Denn die routinemäßige Durchuntersuchung der Schwangeren erfolgt im allgemeinen viel zu oberflächlich, als daß die meist bedenkenlos auf Wehenhemmung abgestimmte Anwendung einer so diffizil zu dosierenden Droge wie eines β-Sympathicomimeticums ungefährlich wäre.

Wenn durch ein β-Sympathicomimeticum eine Geburtsverzögerung oder ein Geburtsstillstand überhaupt zustande kommen sollte, ist es weit eher das von den Nebenwirkungen der β-Sympathicomimetica entfachte Angsterlebnis mit dem damit verbundenem Distress als deren direkte Wirkung am Uterus, das die Wehen hemmen kann. Aus einer solchen, oft schockähnlichen Situation heraus kann es statt zu einer Hemmung auch zur Auslösung von Wehen kommen, so wie im kritischen Augenblick des „fight-flight-response" (siehe unter „Steady State und Homeostase") Flucht in Angriff und vice versa prompt und unvermittelt übergehen kann.

Höchstwahrscheinlich erreicht man mit den β-Sympathicomimetica nicht viel mehr, als die so oft fälschlich für Frühgeburtswehen erklärten Schwangerschaftskontraktionen auszuschalten. Wenn diese nämlich, was gar nicht so selten vorkommt, mit einem relativ weiten „Gähnen des Muttermundes" einhergehen, heißt das noch lange nicht, daß es sich um eine spontan unumkehrbare Eröffnung handelt. Die Fehldiagnose in diesen Fällen stellt jenen Anteil der drohenden Frühgeburten, bei denen die Behandlung mittels β-Sympaticomimetica so erfolgreich zu sein scheint.

Um Frühgeburten zu verhindern oder das Schicksal der Frühgeborenen zu verbessern, sind Anwendung und Wirkung der β-Sympathicomimetica illusorisch, und für die mütterliche Probandin können sie mißliche Folgen haben.

8.6.6.3. Oxytocin

Es besteht kein Zweifel, daß Oxytocin vom HHL pulsatorisch abgegeben wird, der wehenbereite Uterus ein lokales Oxytocinsystem aufbaut und die Wehen dann bestens vonstatten gehen, auch dann, wenn das im Blut zirkulierende Oxytocin durch anti-Oxytocin-Globuline blockiert wird. In den modernen Lehrbüchern der Geburtsmedizin schwört man dagegen noch immer auf möglichst kontinuierliche Infusionen und rechnet mit der entsprechenden uterinen Anpassungsfähigkeit und Flexibilität. So vernimmt man im deutschsprachigen Standardwerk der Gynäkologie und Geburtshilfe: „Im Hinblick auf die Differenziertheit der Medikation und der Reaktionsbereitschaft des Uterus unter der Geburt sollte die Oxytocindauertropfinfusion heute über eine elektronisch gesteuerte Infusionspumpe oder einen Tropfenzähler dosiert werden." Der Uterus scheint hier sein geburtsmedizinisches Pensum noch immer nicht ganz gelernt zu haben.

8.6.6.4. Beschleunigter Hungerzustand

Die deutlichste Änderung im Hormonsystem des Nahrungsstoffwechsels besteht in der Massenzunahme der Langerhans'schen Inseln und in der Herabsetzung der Ansprechbarkeit der Insulin-Rezeptoren durch die laktotropen Hormone. Diese Änderung führt dazu, daß der schwangere Organismus bei drohendem Mangel an Zucker- und Glykogenreserven den Stoffwechsel früher als der nichtschwangere auf Glukoneogenese und Fettverwertung umschaltet, also in jene Stoffwechselrichtung lenkt, die im Hunger oder bei erhöhtem Energieverbrauch eingeschlagen wird.

Normalerweise reichen unsere auf der Glukose und den Glykogendepots beruhenden Kraftreserven, von denen neun Zehntel unbedingt benötigt werden, um die Funktionen des Gehirns und der roten Blutkörperchen optimal zu sichern, nur für einen Tag. In der Schwangerschaft kommt zu diesen beiden in ihrer Funktion von der Zuckerenergie unabdingbar abhängigen Organen ein weiteres Organ hinzu, nämlich die Plazenta. Die Plazenta verfügt auch über die gleichen Glukosetransporter wie das Gehirn und die roten Blutkörperchen.

Die Glukosetransporter von Gehirn, roten Blutkörperchen und Plazenta sind vom Insulin unabhängig und transportieren bei einem Blutzucker von 50 mg/L noch genügend Glukose in die Zellen. Dagegen vermögen die Glukosetransporter der anderen Organe ihre Funktion erst mit Hilfe des Insulins zu entfalten, das heißt, ihre Funktion kommt nur dann in Gang, wenn im Blut reichlich Glucose vorhanden ist.

Um die Glukoseversorgung dieser drei Organe gewährleisten zu können, trachtet der Organismus die Glykogenreserven in Leber und Muskulatur möglichst zu bewahren und umgehend aufzufüllen. Er tut dies wie bei jeder anderen Überbeanspruchung der Energiereserven, sei es infolge mangelnder Nahrungszufuhr (Hunger) oder zu hohen Energieverbrauchs (Distress). So kommt es in der Schwangerschaft nach relativ kurzem Fasten zu einer deutlichen Herabsetzung des Blutzuckerspiegels und zur Ausscheidung von Acetonkörpern im Harn. Diese ist die Folge der vermehrten Lipolyse, jene der Ausdruck zurückhaltender Erschließung der Glykogenreserven.

Die Hauptquelle der Glukoneogenese bildet das Nahrungseiweiß und das Muskelglykogen. Aus diesem gewinnt der aktive Muskel durch Glykolyse Energie, die dabei entstehende Milchsäure gelangt auf dem Blutweg in die Leber und wird dort zu allgemein verfügbarem Glykogen aufgebaut.

Die beschleunigte Umverteilung der Glukose entspricht dem Anlauf für eventuell zu erwartende Spitzenbelastungen im Energiestoffwechsel der Schwangerschaft. Sie kann für die Entwicklung und den Bestand der Schwangerschaft insofern bedeutsam werden, als bei Entgleisungen des glukoseabhängigen Energiehaushalts vornehmlich die Funktion der roten Blutkörperchen und der Plazenta beeinträchtigt wird, was sich in der fetalen Energieversorgung bis zu deren irreversiblem Versagen potenzieren kann.

Die konventionellen Zeichen der Plazentainsuffizienz und der fetalen Notsituation, wenn sie je in Erscheinung treten, stellen bestenfalls Spätsymptome dar, die meistens nichts als unzweckmäßige Operationen zur Folge haben. Aktive Kontraktionen der glykogenreichen Muskulatur des Uterus und schonende Körperbewegung führen eher zu einer Umkehr des Geschehens als „absolute Bettruhe" und „Wehenhemmung".

8.6.6.5. Hirnflüssigkeit (Liquor cerebri) und Fruchtwasser (Liquor amnii)

Im Grunde genommen wissen wir über diese beiden Körperflüssigkeiten nicht recht viel mehr, als daß sie eine Reihe von Hormonen in einer für unser Wissen erstaunlich hohen Konzentration enthalten, etwa MSH oder Vasopressin und manche andere. Was für das Fruchtwasser und den Liquor cerebri des Fetus nicht zu übersehen ist, sind die mehr oder weniger rhythmischen (Atem- und Körperbewegungen) und wehenartigen (Uterusbewegungen) Druckveränderungen, denen sie unterliegen. Denn jede Druckveränderung im Abdomen überträgt sich auf den Uterusinhalt und jede Druckveränderung im Uterus auf den Inhalt des bekanntlich ohne Schwierigkeit verformbaren Kopfes des Fetus.

Infolge dieser Druckveränderungen werden sowohl das Fruchtwasser als auch die fetale Hirnflüssigkeit und damit die in ihnen enthaltenen Hormone unablässig in Wellenbewegungen versetzt. Was diese bewirken, wissen wir nicht. Doch zwei Entwicklungen sind deutlich zu erkennen, nämlich die wehenabhängige Umstellung des fetalen Anpassungssystems und die Reifung der Zellen im fetalen Verdauungssystem.

Das fetale Anpassungssystem fängt schon mit dem Aufbau des uterinen Oxytocinsystems an, sich auf die nach der Geburt seitens der neuen Umwelt herankommenden Anforderungen umzustellen, erfährt durch die Geburtswehen einen intensiven Reifungsschub und macht während des Stillens eine weitere Reifungsphase durch. Was dabei im einzelnen passiert, wissen wir nicht. Es besteht aber kein Zweifel, daß normal geborene und gestillte Kinder weit besser gedeihen als Neugeborene, die per Kaiserschnitt entbunden und mit Milchpräparaten ernährt werden. Zum hormonalen Verständnis sind hier vielleicht zwei Beispiele von Mißbildung zu erwähnen, die Oesophagusatresie und der Anencephalus.

Bei angeborenem Blindverschluß der Speiseröhre (Oesophagusatresie) beim menschlichen Fetus und bei der Imitation dieser Mißbildung im Kaninchenversuch hat sich gezeigt, daß die Darmentwicklung schwer gestört ist. Nach dem Einbringen von Fruchtwasser wurde die normale Darmentwicklung nachgeholt und die Bildung von Darmhormonen ist nach dem Verschlucken von Fruchtwasser gesteigert.

Eine ähnliche Übereinstimmung ergibt sich bei angeborenem Fehlen des Gehirns samt HHL und Zwischenzone (Anencephalus) und dementsprechend angestellten Tierversuchen. Die hirnlosen Feten bleiben im Wachstum zurück. Ihr Wachstum kann interessanterweise durch MSH, nicht aber durch GH, PRL, ACTH, TTH, GTH, hCG, Oxytocin oder Insulin stimuliert werden. Das MSH ist aber, so aktuell es in den Forschungsprogrammen bezüglich des Anpassungssystems der Frösche ist, in der Betrachtung der menschlichen Adaptation ein wenig, im Hinblick auf seine Rolle im Schwangerschaftsprozeß ein vielleicht zu wenig beachtetes Hormon.

8.6.6.6. Schwangerschaftspigmentierungen und Schwangerschaftsstreifen

Als man die Diagnose geburtshilflicher Probleme noch nicht diversen Monitoren überließ, sondern durch eine persönliche Untersuchung zu stellen suchte, war aus den Standardlehrbüchern der Geburtshilfe[49] vor gut 60 Jahren unter anderem folgendes zu lernen: „… War es in der Schwangerschaft nicht zur Ausbildung von Striae

---

[49] Lehrbuch der Geburtshilfe, Hrsg.: W. Stöckel, Gustav Fischer Verlag, Jena 1938

gekommen, handelt es sich um muskelkräftige Frauen, die sich während der Schwangerschaft und im Wochenbett hygienisch einwandfrei pflegen konnten, so deutet außer einer fast stets vorhandenen stärkeren Pigmentierung der Linea alba oft nichts auf eine überstandene Geburt hin. ..."[50]

Damals war über Zusammenhänge wie POMC-ACTH-MSH kaum etwas bekannt. Heute kann man sagen, daß die Pigmentierung einen Schutzmechanismus und die Striae eine Überbeanspruchung der Haut bedeuten. Sie werden vorwiegend hormonell gesteuert. Zur Pigmentierung kommt es via POMC-MSH-Melanozyten, zu den Striae via POMC-ACTH-NNR, wobei ein Übermaß an Glucocorticoiden wirksam wird.

Während die Schwangerschaftspigmentierungen durchwegs vorhanden sind und deren Fehlen als (ungemein seltene) Anomalie zu betrachten ist, kommen die Striae zwar ziemlich häufig vor, sprechen aber doch für eine gewisse Überbelastung und/oder Anpassungsschwäche, jedenfalls nicht für einen konstitutionellen und konditionellen Idealzustand. Die Striae sind nicht nur vom Standpunkt der Kosmetik zu betrachten, sondern auch vom Aspekt der verstärkten oder zu starken Wirkung der NNR-Hormone. Frauen ohne Striae entwickeln so gut wie nie Gestosen.

In der Schwangerschaft werden vor allem jene Hautareale pigmentiert, die eine besondere Beanspruchung zu erwarten haben, die Mittellinie der Bauchhaut (Linea alba[51]), das äußere Genitale, die Brustwarzen und deren Warzenhöfe. Die Linea alba verfärbt sich zur Linea fusca, wobei die Verfärbung der Zunahme von Größe und Höhenstand des Uterus entsprechend von unten nach oben fortschreitet.

So lückenhaft unsere Kenntnisse über mögliche Zusammenhänge von MSH und Pigmentierungen sowie ACTH und Striae sind, so besteht doch kein Zweifel, daß in der Schwangerschaft sowohl vom mütterlichen als auch fetalen Organismus MSH in beachtlicher Menge ausgeschüttet wird. Die menschliche Hypophyse entwickelt eine der Zwischenzone vergleichbare Struktur und im mütterlichen Blut treten meßbare Mengen von MSH auf. Der MSH-Spiegel des fetalen Blutes liegt über dem des mütterlichen. Der ACTH-MSH-Gehalt des Fruchtwassers entspricht dem Blutspiegel des Fetus. Die fetale Hypophyse weist eine klar ausgeprägte Zwischenzone auf. Auch die Plazenta produziert POMC-ACTH-MSH nach dem Modus der hypophysären Zwischenzone.

Frösche haben deutlich separierte Zwischenlappen. Werden diese exakt entfernt, ziehen sich die Melanophoren zusammen und der Frosch bleibt auf einer dunklen Unterlage ganz hell. Nach der Injektion von Schwangerenharn entfalten sich die Melanophoren wie durch MSH und der Frosch wird in kurzer Zeit ganz dunkel. Der Test war technisch diffizil, sonst aber zum biologischen Schwangerschaftstest gut geeignet.

POMC wird auch im Hypothalamus gebildet. Seine Aktivierung geht dort deutlich mehr in Richtung MSH und β-Endorphin als ACTH und β-LPH. MSH hat ein ungemein breites Wirkungsspektrum. Sein Einfluß erstreckt sich von der Förderung des fetalen Wachstums über die Intensivierung der Lern- und Denkvorgänge bis zur Anregung der Herzaktionen und Erythropoese. Hypoxie hemmt das MSH. Die Schwangerschaftspigmentierungen und die Striae sind hormonale Rätsel, die zeigen, wie karg unser Wissen ist.

---

50 lat. stria = Furche, Streifen, gravida = Schwangere; striae (gravidarum) = die Schwangerschaftsstreifen
51 lat. alba = weiß, fusca = dunkelbraun, schwärzlich

8.7. Weibliche Fortpflanzungsorgane

8.7.1. Einleitung

Das Fortpflanzungssystem wird auch Geschlechts- oder Genitalsystem oder kurz Genitale[52] genannt. Demnach werden die Geschlechtsorgane auch als Genitalorgane bezeichnet. Man unterscheidet ein männliches und weibliches Genitale, sowie ein äußeres und ein inneres Genitale.

8.7.2. Das äußere weibliche Genitale

Die äußeren Geschlechtsorgane der Frau bestehen aus den großen und kleinen Schamlippen, die als Vulva[53] den Vorhof der Scheide (Vagina) bedecken. In den Scheidenvorhof münden die Harnröhre und Scheide, oberhalb der Harnröhre findet sich die Klitoris (Kitzler). Zwischen Vorhof und Scheide liegt das Jungfernhäutchen (Hymen[54]). Der Hymen bildet die Grenze zwischen äußerem und innerem Genitale.

Die großen Schamlippen sind Hautwülste, die an der Außenfläche alle Kennzeichen der behaarten Haut tragen. Die Behaarung stellt zusammen mit der Drüsensekretion einen besonderen Schutz gegen Verschmutzung und Infektionen dar. Zudem sind Haare wesentlich leichter hygienisch rein zu halten als die Haut. Bei gesunder Haut etwa zur Geburt die Schamhaare zu rasieren, ist nicht nur unangenehm und lästig, sondern auch überflüssig und eventuell schädlich. Die Innenfläche der großen Schamlippen ist drüsenreich, unbehaart und geschmeidig. Vorne über der Schambeinfuge vereinigen sie sich zum Schamhügel, hinten gehen sie in die Haut des Dammes zwischen Scheide und Mastdarm über.

Die kleinen Schamlippen sind dünne drüsenreiche Hautfalten mit einer feingerunzelten Oberfläche. Sie enthalten kein Fettgewebe und keine Haarfollikel, dagegen ein dichtverzweigtes Venennetz und eine große Anzahl Nerven. Vorne umfassen sie von oben und unten her zügelartig die Klitoris; hinten vereinen sie sich mit der Innenwand der großen Schamlippen und bilden eine kleine quere Hautfalte. Bei sexueller Erregung werden die Venenkonvolute in den über dem Scheidenvorhof liegenden Schamlippen prall gefüllt. Diese stellen sich nach außen auf und machen damit den Weg zum Scheideneingang frei.

8.7.3. Das innere weibliche Genitale

8.7.3.1. Die Scheide (Vagina)

Die Scheide ist ein etwa 7cm langer Gewebsspalt, der am Hymen des äußeren Genitale beginnt, entlang der Beckenachse nach oben verläuft und den Gebärmutterhals umgreift. Sie ist von einer in Längswülsten und Querfalten angelegten Haut mit mehrschichtigem plattem Epithel ausgekleidet. Im Bindegewebe der Scheidenhaut finden sich reichlich Venenkonvolute, die sich bei sexueller Erregung füllen und dabei die Scheide verlängern und erweitern. Im unteren Bereich der Scheide ist eine

---

52 lat. genitale = zur Zeugung gehörig
53 lat. volva oder vulva = Bedeckung
54 griech. hymen = Häutchen, Membran; Hymen = Gott der Vermählung, daher der Hymen

dünne Muskelschicht vorhanden. Der untere Abschnitt der Scheide kann daher verengt werden. Die Muskelkontraktionen erfolgen entweder willkürlich oder (im Orgasmus) reflektorisch.

Die Scheide ist ein leicht und weitgehend dehnbares Organ. Da sich in der Schwangerschaft nicht nur die Muskelfasern, sondern auch die Bindegewebsfasern auf das 3–4fache verlängern, kann die Scheide bei der Geburt ohne die geringsten Schwierigkeiten bis auf einen Umfang von gut 30 cm und einen Durchmesser von gut 10 cm entfaltet werden. Scheidenrisse kommen meistens nur infolge einer groben oder falschen Anwendung von Operationen und Handgriffen zustande. Auch der zumeist immer noch im alten Stil geübte „Dammschutz" führt manchen Damm- und Scheidenriß herbei.

8.7.3.2. Gebärmutterhals (Cervix[55] uteri, Collum[56] uteri)

Die *Cervix* (uteri) besteht aus einem zylinderförmigen Hydroskelett, das vorwiegend aus kollagenen Fasern und zu 5–10 % aus Muskelfasern zusammengesetzt ist. Sie ist etwa 3 cm lang, 2–3 cm dick und zentral von dem 2–3 mm haltenden Cervikalkanal durchzogen. Die Cervix liegt in der Mitte des kleinen Beckens. Sie wird dort durch ein federndes Hängegerüst aus straff-elastischen Faszien und Bändern, die an der Beckenwand pfeilerartig verankert sind, in Position gehalten. Die seitlichen Hauptpfeiler werden als *Parametrien*[57] bezeichnet. Die zur vorderen Beckenwand verlaufenden Züge nennt man Blasenpfeiler, die hinten am Kreuzbein verankerten Rektumpfeiler.

Die Cervix wird vom oberen Ende der Scheide eingehüllt, wobei sich der Scheidenansatz vorne etwa in Mitte der Cervix, hinten an deren oberem Ende findet. Die Scheide bildet so rund um die Cervix ein Gewölbe, das *Scheidengewölbe*, das man in ein vorderes und hinteres, linkes und rechtes unterteilt. Jener Teil der Cervix, der unterhalb des Scheidenansatzes in die Scheide ragt, wird Portio vaginalis der Cervix uteri, kurz *Portio*, genannt. Die Portio ist etwa 2–3 cm lang.

Die Öffnung des Cervikalkanals an der Portio wird als äußerer, die zur Gebärmutterhöhle hin als innerer *Muttermund* bezeichnet. An der Portio unterscheidet man analog zum äußeren Muttermund eine vordere und hintere *Muttermundslippe*. Der Muttermund stellt sich bei einer Frau, die noch nie geboren hat, als 3 mm runde Öffnung, nachdem eine Frau geboren hat, als ein 5 mm querer Spalt dar.

Die Oberfläche der Portio hat einen glatten Überzug mehrschichtigen Plattenepithels, das im Scheidengewölbe in das Plattenepithel der Scheide übergeht. Die Oberfläche und Schleimdrüsen im Cervikalkanal sind von einem einschichtigen Zylinderepithel ausgekleidet. Der von diesem Epithel abgesonderte Schleim macht während des menstruellen Zyklus eine Veränderung durch. Während nämlich sonst nur spärlich dickflüssiger und trüb opaker Schleim gebildet wird, kommt es einige Tage vor dem Eibläschensprung zu einer reichlichen Absonderung von dünnflüssigem, fadenziehendem (spinnbarem) und klar durchsichtigem Schleim. Für die sich gut beobachtende Frau wird diese Sekretion als leichter Ausfluß (Fluor) bemerkbar.

---

55 lat. cervix = Nacken, Genick, Hals
56 lat. collum = Hals
57 griech. meter = Mutter; parametrium = neben der Gebärmutter

Da der Eibläschensprung und so auch dieser Fluor gegen Mitte des Monatszyklus auftritt, spricht man von *Mittelfluor*. Bei genauer Beobachtung ist dieser Mittelfluor ein relativ verläßliches Zeichen dafür, daß jetzt ein Geschlechtsverkehr am ehesten zu einer Schwangerschaft führen kann.

Am Übergang vom Plattenepithel der Portio zum Zylinderepithel des Cervikalkanals kommt es insofern häufig zu Grenzverschiebungen, als unter bestimmten Umständen das Zylinderepithel immer wieder nach außen und das Plattenepithel nach innen vordringt. Wenn in dieser „Kampfzone" das Plattenepithel der Portio verdrängt oder beschädigt wird, entsteht am Ort des Geschehens an der graurötlichen Portio ein roter Fleck, eine *Erythroplakie*. Je nach dem histologischen Bild einer solchen Veränderung redet man auch von *Ektopie* oder *Erosion*.

Wer den ewigen wissenschaftlichen Streit um die richtige Bezeichnung umgehen will, spricht am besten von *E portionis*.

Vom geburtshilflichen Aspekt der Gebärmuttertätigkeit ist die Cervix eine ebenso kritische wie wissensmäßig rätselhafte Struktur. Sie ist jener Verschlußmechanismus, der im Idealfall die Schwangerschaft bis zu deren rechtzeitigem Ende in der Gebärmutter zurückhält, um dann bei einem Optimum von Wehen aufzugehen. Die Gewebemasse einer Cervix mit einer 11 mm dicken Wand und einem Kanal von 3 mm Durchmesser macht rund 1500 cmm aus. Nach einer Erweiterung des Muttermundes und des Cervikalkanals bis auf 95 mm und einer Verdünnung der Cervixwand auf 2 mm, was den Verhältnissen am Ende der Eröffnungsphase der Geburt entspricht, ergibt sich wieder eine Gewebemasse von rund 1500 cmm. Das heißt, daß es für eine adäquate Erweiterung von Muttermund und Cervix bei der Geburt nicht viel mehr als adäquater Auflockerungen der Zwischenzellsubstanz und einfacher Faserverschiebungen bedarf.

Was letztlich die Cervix dazu bringt, Verschluß und Eröffnung des Muttermundes ideal zu regulieren oder fehlzusteuern, ist weitgehend unbekannt. Im Grunde weiß niemand, warum das eine Mal der Muttermund vorzeitig und überstürzt ohne wahrnehmbares Wehen auseinander weicht und das andere Mal die Eröffnung trotz heftiger Wehentätigkeit nicht weitergeht. Jedenfalls sind alle bisher angegebenen Erklärungen und Behandlungsvorschläge des zu schwachen oder zu festen Verschlusses der Gebärmutter nichts anderes als Scharlatanerie. Die einfältigste und nutzloseste Behandlungsmethode im Fall des scheinbar schwachen Verschlusses besteht zweifellos darin, den Gebärmutterhals mit einem Faden oder Band aus Kunststoff zuzuschnüren wie einen Kartoffelsack.

8.7.3.3. Gebärmutterkörper (Corpus uteri)

Die Fortsetzung der Cervix uteri bildet das *Corpus uteri*. Dieses ist von unten nach oben etwa 4–5 cm lang, oben mit 4–5 cm doppelt so breit wie am Übergang zur Cervix und sagital 2–3 cm dick. Innen befindet sich die Gebärmutterhöhle, das *Cavum uteri*[58], ein cervixwärts auf die Spitze gestellter, dreieckiger Spaltraum von 1–2 mm und einer Höhe und Basis von je 3–4 cm. Die Oberfläche des Cavums beläuft sich also auf etwa 10–15 qcm, der Rauminhalt 2–3 ml.

---

58 lat. cavum = Höhle, Loch

Am unteren Ende des Cavums besteht eine etwa 5 mm hohe Engstelle, der *Isthmus uteri*[59]. Der an der Basis des Dreieckes gelegene Plafond des Cavums heißt *Fundus uteri*[60]. Links und rechts unterhalb des Fundus münden die Eileiter in das Cavum uteri. Die Eier, die im Eileiter befruchtet werden, kommen auf diesem Weg ins Cavum uteri und nisten sich normalerweise in Fundusnähe an der Vorder- oder Hinterwand ein.

Das Cavum ist von einer Schleimhaut, dem *Endometrium* ausgekleidet, das sich insofern zyklisch verändert, als es Monat für Monat zwecks Aufnahme eines eventuell befruchteten Eies vorbereitet und im Fall des Ausbleibens der Befruchtung wieder rückgebildet wird. Gegen Ende der Rückbildung kommt es in der Regel zu einer Blutung aus den sich auflösenden Schichten des Endometriums, zur *Menstruation*[61]. Im Laufe des menstruellen Zyklus nimmt die Dicke des Endometriums ums 6fache zu (1 mm > 7 mm) und wieder ab. Am Höhepunkt der Entwicklung bildet es einen idealen Nährboden für das sich einnistende Ei. Diese Vorgänge werden im wesentlichen hormonell gesteuert, wobei die vom Eierstock gebildeten Hormone eine führende Rolle spielen.

Das *Hydroskelett* des Uterus stellt eine 1 cm dicke, flüssigkeits- und gefäßreiche Hülle vorwiegend kollagener Fasern dar, in der von oben nach unten abnehmend glatte Muskulatur verankert ist. Im Bereich des Fundus macht die Muskulatur fast ein Drittel der Uteruswand aus, im Bereich der Cervix höchstens ein Zwölftel. Das Gewicht der nicht-schwangeren Gebärmutter beträgt um die 70 g.

8.7.3.4. Eileiter (Tuba[62] uterina) und Eierstock (Ovarium[63])

Von der Stelle, wo die Eileiter die Uteruswand durchdringen, gehen links und rechts zwei lockere Bindegewebsbänder an die Beckenwand. Das eine verläuft schräg nach vorne, ist etwa 4–5 mm dick, derb und rund (*Ligamentum rotundum*[64]). Das andere geht schräg nach hinten, enthält die Blutgefäße, die den Eileiter, Eierstock und Fundus uteri versorgen, sowie zarte Muskelzüge.

Am hinteren Band (*Ligamentum ovarii*) ist längsseitig der 3 cm/2 cm/1 cm große Eierstock aufgehängt und kommt seitlich hinter dem Uterus in eine flache Mulde an der Beckenwand zu liegen. Das Aufhängeband des Eierstocks und der 10–18 cm lange Eileiter sind durch eine 2 cm breite Bauchfellfalte verbunden. Eileiter und Falte hängen wie ein Vorhang über dem Eierstock herab und bilden so, zusammen mit dem Bauchfell der seitlichen Beckenwand, für den Eileiter eine schützende Nische. Der Eileiter legt sich dabei dort, wo sich ein sprungreifer Follikel vorwölbt, mit seinem trichterartigen abdominalen[65] Ende haubenartig auf den Eierstock.

In den beiden Eierstöcken befinden sich rund 400.000 *Eifollikel*. Als Follikel wird die *Eizelle* (Ovum) mit den sie eng umgebenden *Follikelepithelzellen* bezeichnet. Im

---

59 griech. isthmos = Enge, enger Durchgang
60 lat. fundus = Grund, Boden, Tiefe
61 lat. mensis = Monat; struere = aufschichten, errichten. Menstruation = monatliches Vorkommnis
62 lat. tuba = Tuba, gerade Trompete
63 lat. ovum = ei; ovarium = Eierstock
64 lat. ligamentum = Band; rotundum = (kugel)rund
65 lat. abdomen = Bauch(höhle); abdominal = bauchhöhlenwärts

fortpflanzungsfähigen Alter der Frau gelangen nur an die 400 Follikel und Eier zur Reife, je ein Ei in monatlichem Abstand durch 35 Jahre. Alle anderen Follikel dienen nur als Begleitfollikel und gehen früher oder später zugrunde. Die Eierstöcke sind die zeitlichen Schrittmacher des monatlichen Zyklus im weiblichen Organismus, sind aber ihrerseits vom Einfluß zahlloser Faktoren abhängig, die wir aber allesamt nur in groben Zügen kennen. Im wesentlichen geht es dabei um hormonale Regulationsmechanismen. So wachsen in monatlichen Perioden in den Eierstöcken eine Reihe von Follikeln heran, von denen gewöhnlich nur einer springt und ein Ei freigibt. Der gesprungene Follikel wandelt sich zum Gelbkörper, dem *Corpus luteum*[66], die anderen Follikel schrumpfen. Ein Follikelsprung mit der Freisetzung eines Eies wird als *Ovulation* bezeichnet.

Die Eileiter sind tubenförmige Hohlorgane mit einem Durchmesser von 2 mm am uterinen und 9 mm am abdominalen Ende. Ihre Wand besteht aus lockerem, feinfaserigem Bindegewebe, enthält zahlreiche Muskelfasern und ist von einer reichgefälteten Schleimhaut ausgekleidet. Die Schleimhautoberfläche besteht aus einschichtigem Zylinderepithel. Es handelt sich zum einen Teil um sekretorische Zellen, welche vielfach drüsig angeordnet sind, zum anderen um Zellen mit einem Besatz von Flimmerhärchen, die einen Flimmerstrom in Richtung Uterus erzeugen. Das abdominale Ende bildet eine flaschenartige Erweiterung, die in einen darauf aufgesetzten Trichter mit fransenartigen Armen mündet. Wölbt sich in einem der Eierstöcke ein sprungreifer Follikel vor, tastet sich einer der Eileiter (meistens der seitengleiche) an ihn heran und stülpt sich über ihn, um das Ei aufzufangen. Das Ei wird nun entweder befruchtet und per Flimmerstrom und Tubenperistaltik in die Gebärmutter befördert oder bei Ausbleiben der Befruchtung aufgelöst.

8.7.4. Der menstruelle Zyklus

8.7.4.1. Grundzüge des normalen Zyklus

Beim menstruellen Zyklus geht es um den lunaren Zyklus im vegetativ-endokrinen System der Frau, der auf Grund des relativ unwichtigen, doch am leichtesten faßbaren Ereignisses, nämlich der Menstruation oder Menorrhoe[67], eben menstrueller oder Menstruationszyklus genannt wird. Das wichtige Ereignis in diesem Zyklus ist aber die Ovulation: Sie ist das zentrale Ereignis des Zyklus, die Menstruation nur Folge der versäumten Befruchtung des bei der Ovulation freigegebenen Eies.

Die Menstruationszyklen beruhen auf einer multihormonalen Steuerung und verlaufen normalerweise in einem lunaren Grundrhythmus, der von den monatlich kurz auftretenden, die Ovulation auslösenden LH-Wogen angegeben wird. Die lunare Rhythmik funktioniert aber nur dann, wenn die zentrale monatliche Steuerung adäquate Rückkopplungen von seiten der diversen circadianen und ultradianen Rhythmen der vielen anderen Hormone des Systems erfährt.

Im normalen Menstruationszyklus lassen sich zwei semilunare Phasen unterscheiden. Die eine beginnt mit der Menstruation und geht bis zum Follikelsprung, die zweite vom Follikelsprung bis zur nächsten Menstruation. In der ersten Phase steht

---

66 lat. luteum = goldgelb, rötlichgelb
67 griech. mene, lat. mensis = (Mond)Monat; griech. rhein = fließen, lat. struere = bilden

Zellvermehrung und Wachstum (lat. Proliferation) im Vordergrund, in der zweiten Steigerungen der Sekretion, vor allem in der Uterusschleimhaut. Die Vorgänge in der ersten Phase sind vorwiegend an die Hormonproduktion der Eifollikel, in der zweiten an die des Gelbkörpers gebunden. Die erste Phase wird daher *Proliferationsphase* oder *Follikelphase* genannt, die zweite als *Sekretionsphase oder Gelbkörperphase* bezeichnet.

Der voll funktionstüchtige Eierstock produziert eine ganze Reihe von Hormonen, deren Bildung vor allem in den reifenden Follikeln und im Gelbkörper erfolgt. Im Vordergrund stehen zwei Gruppen von Hormonen, die *Östrogene*[68] und die *Gestagene*[69]. Diese Hormone gehören, wie die Hormone der Nebennierenrinde und des Hodens, zur Hormonfamilie der (fettlöslichen) Steroidhormone[70]. Die Ovarien bilden darüber hinaus eine Reihe wasserlöslicher Eiweißhormone. Das für die Geburtshilfe Interessanteste dieser Eiweißhormone ist das *Relaxin*, ein diversen Wachstumsfaktoren und dem Insulin verwandtes Hormon. Auch *Oxytocin*, das als Wehenmittel standardisierte Hormon aus dem Zwischenhirn und Hypophysenhinterlappen, wird im Eierstock gebildet, und zwar von den großen Gelbkörperzellen zwecks Modulation der Gelbkörperbildung.

Der Eierstock ist in seiner Funktion von vielen hormonalen Faktoren abhängig. Wenn aber diese harmonisch aufeinander abgestimmt sind und damit die Funktion des Eierstocks gesichert ist, wird dieser zu einem der entscheidenden Schrittmacher der menstruellen Rhythmik, nämlich zur „pelvic clock". Ob die Beckenuhr richtig geht, ist für jede sich einigermaßen beobachtende Frau nicht nur an der Menorrhoe, sondern auch einigen anderen Pendelausschlägen überprüfbar. Vor allem geht es um Signale, die indirekt mit der Ovulation zusammenhängen, somit im normalen Zyklus um die Zyklusmitte erkennbar werden: Mittelfluor, Mittelschmerz, eventuell Mittelblutung, Anstieg der Basaltemperatur.

Nicht alle, jedoch viele der sich gut beobachtenden und pflegenden Frauen bemerken gegen die Zyklusmitte hin einen deutlich spürbaren Ausfluß (Fluor) aus der Scheide. Dieser dauert gewöhnlich 2–3 Tage und hört dann wieder auf. Wer ihn genauer untersucht, merkt, daß es sich um ein dünnflüssiges, klares und fadenziehendes Sekret aus der Cervikalkanalschleimhaut handelt. Diese besondere Beschaffenheit des Cervikalsekrets ist eine Voraussetzung für die Befruchtung. Denn die Samenfäden sind nur dann adäquat überlebens- und befruchtungsfähig, wenn sie den Cervixschleim durchwandert und dadurch das „Finish" für die nötige (Befruchtungs)Kapazität erhalten haben.

Wie früher schon einmal erwähnt, sind die Vorgänge am sprungreifen Follikel von einem Entzündungsprozeß nicht zu unterscheiden. Es ist daher keineswegs überraschend, daß Follikelsprünge des öfteren einen Schmerz auslösen. Dieser tritt normalerweise in der Zyklusmitte auf, wird allerdings mit dem Eierstockzyklus vielfach nicht in Verbindung gebracht. Manchmal, wenn auch selten, kann der *Mittelschmerz* so arg sein, daß er zu schockähnlichen Zuständen führt. Vielfach, wenn die Ovulation dann im rechten Eierstock erfolgt und der damit verbundene Mittelschmerz rechts (im unteren Abdomen) lokalisiert ist, wird er als Blinddarmschmerz gedeutet.

---

68 lat. oestrus = Pferdebremse, Rossigkeit; östrogen = weiblich-sexuelle Stimulation erzeugend
69 lat. gestamen = Bürde, Last; gestagen = Trächtigkeit erhaltend
70 Steroide sind aus 4 Kohlenstoffringen bestehende organisch-chemische Verbindungen

Ich wage zu behaupten, daß Myriaden von Blinddarmoperationen in der Form einer überflüssigen Entfernung des Wurmfortsatzes (Appenektomie), insbesondere bei jungen Mädchen, nur einem falsch gedeuteten Mittelschmerz zuzuschreiben sind. Ohne Zweifel ist der Mittelschmerz, wenn er als solcher erkannt wird, ein gar nicht so seltenes Ereignis.

Ein eher seltenes Ereignis ist die *Mittelblutung*. Sie kommt insofern zustande, als bei der Umwandlung des Reiffollikels in den Gelbkörper die hormonale Funktion so weit beeinträchtigt werden kann, daß eine übermäßige Absenkung des Hormonspiegels und dadurch eine Blutung aus der Gebärmutterschleimhaut erfolgt. Die Blutabgänge sind gewöhnlich leichter Natur und äußern sich meistens nur in einem rötlichbraunen Ausfluß.

Die *Basaltemperatur* (BT), das heißt ihr Anstieg nach der Ovulation ist ein nicht nur vom praktischen, sondern auch wissenschaftlichen Aspekt höchst interessantes Phänomen. Die Schwierigkeit liegt dabei nur in der vielfach mangelhaften Exaktheit der Messung. Das Prinzip beruht darin, daß die exakt gemessene BT nach der Ovulation um einige Zehntelgrade ansteigt. Die BT steht zu der die Ovulation auslösende LH-Woge insofern in enger Beziehung, als diese höchstwahrscheinlich in den Morgenstunden erfolgt und auch die BT in den Morgenstunden zu messen ist. Das heißt, der zeitliche Abstand zwischen LH-Woge und BT ist anscheinend konstant. Was bei der Messung und Beurteilung der BT meistens viel zu wenig beachtet wird, ist der Schlaf-Wach-Rhythmus.

Wer sich auf die BT verlassen können will, muß darauf achten, daß a) nach sechs Stunden ungestörten Schlafes, b) sofort nach dem Aufwachen, c) das bereits auf 36 °C eingestellte Thermometer, d) im Liegen in die Scheide oder in den Mastdarm eingeführt, e) 5 Minuten lang gemessen, und f) die Temperatur exakt abgelesen wird.

Hormonbestimmungen, welcher Art immer, sind nur dann von Wert, wenn die infradianen und circadianen Rhythmen in Betracht gezogen werden. Die Hormonbestimmungen, wie sie derzeit üblich sind, stellen nichts anderes als das Aufzeichnen endokriner Zufallsereignisse dar.

8.7.4.2. Zyklusanomalien

Wenn die Eierstöcke, aus welchen Gründen und auf welche Weise immer, mangel- oder fehlerhaft funktionieren, gerät der menstruelle Zyklus und in mancher Hinsicht auch das vegetativ-endokrine System aus dem Rhythmus und dem Gleichgewicht. Umgekehrt führen Rhythmusstörungen, die sonstwo im Hormonsystem entstehen, zu Anomalien im menstruellen Zyklus, vielfach schon frühzeitig und wenn die für die ursächliche Störung spezifischen Symptome kaum noch faßbar sind.

Die Sensibilität des menstruellen Zyklus für sonst latente und kaum nachweisbare Rhythmusstörungen von irgendwoher im Hormonsystem führt immer wieder zu falschen Annahmen und Täuschungen. Vor allem ist es Distress, das Stadium unerträglicher Spannung und Belastung, das zu allen möglichen latenten Rhythmusstörungen führt, die sich sekundär in den verschiedensten Zyklusanomalien äußern. Der Trugschluß liegt nun darin, daß viele glauben, Distress mit Ovarialhormonen behandeln zu können.

Die Zyklusanomalien teilt man gewöhnlich nach den Abweichungen vom normalen Blutungsintervall oder von der normalen Blutungsstärke ein. So werden im Vergleich zu einer (normalen) Menorrhoe zu häufige Blutungen als *Polymenorrhoe*[71], zu seltene als *Oligomenorrhoe*[72], eine starke als *Hypermenorrhoe* und zu schwache als *Hypomenorrhoe* bezeichnet. Bei längerem Ausbleiben der Blutungen spricht man von *Amenorrhoe*, bei völlig unregelmäßigen Blutungen von *Metrorrhagie*[73].

Oligomenorrhoe geht oft, muß es aber nicht, mit dem Ausbleiben der Ovulation einher. Im Gegensatz zu den normalen *ovulatorischen* Zyklen bezeichnet man solche Zyklen als *anovulatorisch*. Zyklen mit relativ langen Blutungsintervallen (Oligomenorrhoe) können ovulatorisch und anovulatorisch sein. Es ist nun so, daß es bei verlängerten Zyklen länger braucht, bis ein Follikel zur Ovulation heranreift. Ist aber die Ovulation einmal erfolgt, läuft der Zyklus im normalen Rhythmus weiter. Mit anderen Worten: wie lange immer ein Zyklusintervall sein mag, hat eine Ovulation stattgefunden, läuft ab da alles weitere wie in einem normalen Zyklus ab. Das heißt, die Ovulation und damit auch eine eventuelle Schwangerschaft tritt bei verlängerten Zyklen um so viele Tage später ein, als die Blutungsintervalle verlängert sind.

Die wesentlichen Gründe der Rhythmusstörungen und damit verbundenen Zyklusanomalien sind Distress und Altern. Vielfach tut man nun so, als ob der weibliche Organismus alterte, weil die Eierstöcke ihre Funktion einstellten. Es bedarf wohl keiner besonderen Weisheit, um zu begreifen, daß es gerade umgekehrt ist; und daß für den Mann das Klimakterium[74], das bei ihm mid-life-crisis heißt, genauso gilt. Wer das Problem Klimakterium/mid-life-crisis unvoreingenommen studiert, stellt fest, daß – mit der zwangsläufigen Ausnahme der Menopause[75] – die suspekten Symptome und Beschwerden bei Mann und Frau in gleicher Frequenz und Intensität zu finden sind, Wallungen inbegriffen.

8.7.4.3. Methoden der Hormonbehandlung

Wer die Methoden der gynäkologischen Hormonbehandlung ohne Eitelkeit analysiert, kommt zu dem ernüchternden Ergebnis, daß man dabei schon seit Jahrzehnten eine ziemlich primitive Therapie in zwei Richtungen betreibt. Auf der einen Seite sucht man mit chemischen Derivaten der Steroidhormone des Ovars Menstruationsblutungen zu imitieren und in Form der Antibabypille den menstruellen Zyklus auszuschalten. Auf der anderen Seite versucht man mit der Gabe von Gonadotropinen die Reifung von Eifollikeln und eine Ovulation herbeizuführen.

Das klassische Beispiel der Zyklushemmung mit Steroidhormonderivaten ist die Antibabypille. Damit versetzt man das Ovar in einen Zustand, wie er dem des natürlichen Klimakteriums entspricht, und wählt die hormonale Dosis so, daß es in Monatsintervallen aus der Gebärmutter blutet. Im übrigen sind diese Blutungen in der Art nicht anders als klimakterische Blutungen, die wegen ihrer Unregelmäßigkeit hormonell behandelt wurden. Auch die Allgemeinbeschwerden, die Frauen öfter am Anfang der Pilleneinnahme haben, gleichen weitgehend klimakterischen Beschwer-

---

71 griech. poly- = viel, häufig
72 griech oligo- = wenig, selten
73 griech. metra = Gebärmutter, -rhagia = Bruch; Metrorrhagie = (Blutungen durch) Bruch der Gebärmutter
74 griech. klimakter = Leitersprosse; Klimakterium = Wechsel einer Sprosse in der Lebensleiter
75 griech. men = Monat, pausein = weglassen

den. Diese mit Schwangerschaftsbeschwerden zu vergleichen, ist wie das Angebot der sogenannten Minipille purer Schwindel. Denn in der Schwangerschaft sind die Eierstöcke hoch aktiv und Minipille heißt nur, daß es sich um eine „härtere Droge" handelt.

Während man zwecks Empfängnisverhütung die Eierstockstätigkeit ohne Bedenken auf ein klimakterisches Niveau herabsetzt, empfiehlt man die gleichen Präparate zur Therapie klimakterischer Beschwerden. Eines der derzeit modernen Beispiele ist die abstruse Idee, mit Östrogenen eine Prophylaxe der Osteoporose zu betreiben. Nicht weniger kurios ist der Glaube, mit Östrogenen eine Verjugendlichung herbeiführen zu können. Nichtsdestoweniger fühlen sich manche Frauen nur bestätigt, wenn sie im Menopausealter die Antibabypille nehmen und es demnach monatlich aus dem Genitale blutet, ungeachtet des eventuell höheren Krebsrisikos.

Um bei jungen Frauen mit anovulatorischen Zyklen eine Ovulation zu erreichen, gibt man Gonadotropine, ohne je eine Dosierung gefunden zu haben, die eine der natürlichen Follikelentwicklung vergleichbare Ovulation herbeiführte. Eine natürlichen Verhältnissen entsprechende Ovulation ist ein purer Zufallstreffer und dem Umstand zu verdanken, daß die Therapie zufällig zu einer Zeit erfolgte, da ein spontaner Zyklus so weit gediehen war, daß die Hormonbehandlung an ihm nichts mehr verderben konnte. Sonst ist diese Art der Therapie entweder von zahllosen Versagern oder durch multiple Ovulationen mit ihren unaustragbaren Mehrlingsschwangerschaften im Gefolge gezeichnet.

Im übrigen ist es derzeit auch nicht möglich, die Uterusschleimhaut so vorzubereiten, daß sich eine durch eine Besamung in der Retorte entstandene Zygote mit der Sicherheit eines Experiments einnisten würde. Auch hier installiert man mehrere Zygoten und überläßt es dem Zufall, wie viele sich von ihnen einnisten. Die Folge ist meistens eine Kaiserschnittentbindung unreifer und lebensschwacher Mehrlinge. Die diversen Weltausstellungen der Kollektion der Glücksfälle ändern nichts an der enttäuschenden Primitivität dieser Wissenschaft.

Die Hormonforschung hat im letzten halben Jahrhundert bezüglich des biologischen Basiswissens enorme Fortschritte gebracht. Die Therapie gut faßbarer endokriner Erkrankungen ist dadurch beträchtlich besser geworden. Dort aber, wo Rhythmusstörungen im System Wohlbefinden und Gesundheit chronisch stören, ohne einzeln faßbar zu werden, ist das Wissen noch sehr lückenhaft. Diese Lücken treten im gynäkologischen Bereich insofern im besonderen hervor, als man hier skrupelloser als in anderen Sparten der Medizin mit unsicheren Methoden routinemäßig experimentiert.

9. Rückkopplung (Feedback) und Rhythmen

9.1. Einleitung

Der unablässige Einfluß von Reizen und die ebenso stete Antwort auf diese bilden den Wesenszug jener Bewegung, die wir Leben nennen. Die Reize strömen von außen auf uns ein oder kommen aus unserem Inneren.

Die äußere Reizvermittlung erfolgt durch die Sinnesorgane, unsere 5 Sinne (Fühlen, Riechen, Schmecken, Hören, Sehen), wobei die richtige Witterung aus den bewußten und unbewußten Wahrnehmungen aller Sinne als 6. Sinn bezeichnet wird. Die innere Reizvermittlung erfolgt über das Nervensystem und Kreislaufsystem, gleichgültig ob die Reize von Sinneswahrnehmungen, Emotionen oder mentalen Impulsen ausgehen. Auf den Nervenbahnen werden Reize bis zu 100mal schneller weitergeleitet als auf der Blutbahn. Die Kreislaufregulation verfügt dafür über ein breiteres und modulationsfähigeres Wirkungsspektrum. Beide Systeme müssen geschmeidig die Balance halten, wenn der Organismus klaglos funktionieren soll. Um diese Aufgabe durchführen zu können, bedürfen sie unzähliger Rückkoppelungen und Rhythmusänderungen.

Die großen Rückkoppelungen wie zwischen Raubtieren und Beutetieren oder Pflanzenwuchs und Tierbestand sind schon seit langem bekannt. Die Rhythmik dieser Rückkoppelungen dagegen ist, von Ausnahmen wie etwa der 9-Jahresperiode im Verlauf der Populationsdichte der Luchse abgesehen, noch kaum näher erforscht. Umgekehrt ist der Rhythmus von Tätigkeit und Ruhe, Wachsein und Schlaf allgemein bekannt, kaum aber die relevanten Rückkoppelungsmechanismen. Die Chronobiologie, die Wissenschaft über die Zeitläufe des Lebens, fand aber seit der Mitte unseres Jahrhunderts immer mehr Interesse und hat zu Erkenntnissen geführt, die das biologische Verständnis vertiefen helfen.

9.2. Grundzüge der Rückkopplung

Die T-Lymphozyten bedürfen, um eine wirksame Immunabwehr leisten zu können, außer der Verbindung zwischen ihren Antikörpern und den für sie rezeptiven Antigenen der infizierten Zellen noch eines weiteren Rezeptors, nämlich des MHC (Major Histocompatibility Complex). Der MHC spielt nun auch bei einer Reihe nicht-immunologischer Phänomene eine Rolle, etwa als Teilstruktur von Hormonrezeptoren, wie in dem für Insulin, eventuell auch Glukagon, Endorphin und anderen Hormonen.

Auch die Rezeptoren für die diversen Hormonfamilien sind so gebaut, daß für die Hormone der Familie an ihren Rezeptoren eine allgemeine und eine spezielle Anlegestelle vorhanden ist. Vermag ein Hormon nur an einer von ihnen anzudocken, bleibt es nur flüchtig am Rezeptor haften und damit relativ wirkungslos. Es entfaltet nur insofern eine gewisse Wirkung, als es, solange es am Rezeptor hängt, das eine oder andere Hormon aus seiner Familie hemmt, indem es das für dieses adäquate Rezeptorareal verdeckt. Gelingt es einem Hormon beide Anlegstellen zu besetzen, wird es unter Verbrauch des Rezeptors wirksam. Wenn mehr Rezeptoren verbraucht als von der Zelle nachgebildet werden, erfolgt eine sogenannte Down-Regulation, das heißt, die Hormone finden zunehmend weniger Rezeptoren vor und gehen an den angepeilten Zellen wirkungslos vorbei.

Wer aus der Hormonfamilie an Ort und Stelle früher oder später bei seinen probaten Rezeptoren landet, hängt nicht nur von der Zahl der im Familienverband zirkulierenden Moleküle der individuellen Hormone ab, sondern auch von einer Menge anderer Faktoren. So spielen zum Beispiel die Integrine eine nicht unwesentliche Rolle, ob ein Hormon an seinen Rezeptor herandarf oder nicht. Eine weitere interessante Wirkstoffgruppe sind die *Aktivine* und *Inhibine*[1], fünf Moleküle aus je zweien von drei analogen Aminosäureketten, von denen sich je zwei verbinden oder lösen, um je nachdem als Aktivin oder Inhibin wirksam zu werden. Dabei können Aktivine und Inhibine auch Hemmungsprozesse fördern oder hemmen. Ihre Untereinheiten sind im übrigen mit einer Großfamilie lokal wirksamer Wachstumsfaktoren strukturell verwandt.

Es gibt natürlich noch eine Reihe anderer Wirkstoffe, die in diese Rückkoppelungsmechanismen eingreifen. Inwieweit in bestimmter Form gegen die Hormone eventuell Immunglobuline gebildet und hemmend oder fördernd wirksam werden können, ist eine noch offene Frage. Sie sei aber erwähnt, um anzudeuten, daß die hier angeführten und vielleicht jetzt schon verwirrend scheinenden Rückkopplungsmechanismen nur ein winziger Bruchteil jenes enormen Puffersystems sind, das in der Natur entwickelt wurde, um die Lebenselemente in Balance zu halten.

Hormone, die an den Orten ihrer peripheren Wirkung nicht verbraucht werden, wirken hemmend zurück auf alle jene Drüsen, die ihre Bildung fördern. Ebenso können Stoffwechselprodukte, die auf Grund hormonell stimulierter Prozesse entstehen, die daran beteiligten Hormondrüsen hemmen oder die Bildung von Hormonen, die das Gegenteil bewirken, in die Wege leiten.

9.3. Biotische Rhythmen und Pulsationen

Alle diese Rückkopplungsmechanismen müßten und würden in einem exakt regulierten Organismus scheitern, wie eben eine Überschwemmung durch Inundationsgebiete besser rückzukoppeln und zu normalisieren ist als durch reguläre Flußbettsanierungen. Alle Lebensvorgänge laufen nun nicht nach Regeln und Regelwidrigkeiten ab (cave[2] Österreichisches Hebammengesetz!), sondern nach Normen und Anomalien, das heißt nach Richtlinien mit Regelmäßigkeiten und Unregelmäßigkeiten.

Der Aufbau und die Funktion der Lebewesen vollziehen sich in einem Raster periodisch sich wiederholender Vorgänge, in Oszillationen[3]. Solche Schwingungen und Schwankungen sind allen Organisationsstufen des Lebens eigen, eine grundlegende Eigenschaft allen Lebens. Leben heißt in mehr oder weniger schwankenden Rhythmen zu pulsieren.

Der vorherrschende Rhythmus in und um uns ist der Tagesrhythmus oder 24h-Rhythmus oder circa-diane[4] Rhythmus. Schnellere Rhythmen werden als ultra-dian[5] bezeichnet; ultradiane Rhythmen weisen Pulsationen in Abständen von Sekunden bis

---

1 lat. inhibere = dagegenhalten, hindern
2 lat. cave = hüte dich vor ...
3 lat. oscillare = hin und her schwanken, auf und ab schwingen
4 lat. circum = drumherum, dies = Tag; circadian = rund einen Tag
5 lat. ultra = darüber hinaus; ultradian = schneller als im Tagesrhythmus

zu Stunden auf, wie die Herzpulsation beziehungsweise diverse Hormonimpulse. Rhythmen von mehr als einem Tag bis zu einem Jahr heißen infra-diane[6]; infradiane Rhythmen sind die Monatsrhythmen oder Menses[7]. Jahresrhythmen, wie wir sie von den Jahreszeiten, diversen Fortpflanzungsaktivitäten, Winterschläfern, Tierwanderungen und Vogelzügen her kennen, nennt man circumannual[8].

9.3.1. Circadiane Rhythmen

9.3.1.1. Der zentrale Schrittmacher

Eines der augenscheinlichsten Charakteristika im Anpassungsverhalten der Lebewesen auf der Erde ist die Fähigkeit fast aller Pflanzen und Tiere, ihre Verhaltenweise auf einen Tagesrhythmus einzustellen. Das Tagesgeschehen im Lebensstil ist natürlich vom dramatischen Wechsel der physikalischen Umwelt in der Folge der Rotation der Erde um ihre Achse nicht trennbar. Wenngleich nicht so leicht ersichtlich wie am äußerlichen Verhalten, gehen auch im inneren Milieu jedes Organismus in fast jeder Hinsicht deutliche, dem Tageslauf gemäße, Schwankungen vor sich. Die auf die Tagesrhythmik abgestimmten Verhaltensweisen stellen die den meisten Lebewesen geläufigste Art der Anpassung an ihre Umwelt dar. Der circadiane Rhythmus betrifft die Pflanzen wie die Tiere und den Menschen.

Die Chronobiologie, das heißt die Wissenschaft über die zeitlichen Strukturierungen der Lebewesen, wird erst seit einigen Jahrzehnten systematisch betrieben. Das bisher wohl bemerkenswerteste Ergebnis bildet die Erkenntnis, daß die angefangen von den Algen bis herauf zum Menschen beobachteten Tagesrhythmen nicht einfach eine Antwort auf die von Himmelskörpern bedingten Umstellungen in der physischen Umwelt sind, sondern aus einem innerlichen Zeitnehmersystem, einer biologischen Uhr, kommen.

Diese biologische Uhr nimmt den Wechsel von Tag und Nacht vorweg und erlaubt dem Organismus sich im voraus auf diese Umschaltungen seiner physischen Umgebung einzustellen. So entwickelten die Organismen ein sowohl verhaltensmäßig wie physiologisch effizientes Zeitgefühl, um den Herausforderungen, die mit den tageszeitlichen Veränderungen in ihrem äußeren Umfeld unerläßlich sind, gewachsen zu sein. Es kam zur Synchronisation zwischen den Organismen und ihrer äußeren Umgebung. Typisches Beispiel solcher Anpassungen an die natürliche Umwelt ist die Tatsache, daß viele Tiere nur bei Tageslicht und andere nur bei Dunkelheit aktiv sind, wogegen sie während der übrigen Zeit ein völlig inaktives Verhalten zeigen. Eine solche Synchronisation mit der Außenwelt, „äußere" Synchronisation, ist zweifellos wichtig für das Überleben der Tierart und sorgt dafür, daß der Organismus eben zur rechten Zeit die rechten Dinge tut.

Die biologischen Uhren der Organismen regulieren aber nicht nur die „äußere" Synchronisation, sondern auch die „innere" Synchronisation, die Synchronisation der unzähligen biochemischen und physiologischen Systeme im Körper. Die „innere" Synchronisation wird mit besonderer Deutlichkeit im Hormonsystem nachweisbar. Vor allem für verschiedene funktionell verwandte Hormone sind hier die aufeinan-

---

6 lat. infra = darunter; infradian = langsamer als im Tagesrhythmus
7 griech. mene = Mond, lat. menses = die Mondmonate
8 lat. annum = Jahr

der abgestimmten Phasenbeziehungen kennzeichnend. Mangelhafte Synchronisationen führen zu ernsten gesundheitlichen Schäden.

Obwohl die circadianen Rhythmen auf inneren Zeitgebern beruhen, läßt die Natur diese nicht frei nach deren Zeitplan laufen. Die Tagesuhr, die den Zeitablauf der circadianen Rhythmen reguliert, ist mit der äußeren Umgebung synchronisiert, sodaß sich die Periodik der inneren Uhr mit der Periodik der äußeren Umgebung deckt. Die primär wirksame Kraft der Umwelt, welche das innere Uhrwerk synchronisiert, und die durch dieses Uhrwerk regulierte Tagesrhythmik ist der Zyklus von Tag und Nacht.

Der Tagesrhythmus ist, wenn auch durch äußere Einflüsse und Umstände verdeckbar, den Lebewesen angeboren. Es sind zwei Nervenkerne, vorne seitlich an der Wand der dritten Hirnkammer im Zwischenhirn, die den Hauptschrittmacher und das Kontrollzentrum des Tagesrhythmus bilden. Der Tagesrhythmus ist in den Zellen dieser Nervenkerne so verankert, daß sie ihn auch in Zellkulturen beibehalten. Von solchen Kulturen wird Vasopressin in einem Tag-Nacht-Rhythmus gebildet, sowie dieser am Spiegel des von diesen Zellen in die Hirnflüssigkeit abgegebenen Vasopressins nachweisbar ist. Einen wechselseitig analogen Rhythmus zeigen Glukoseverbrauch, Nerventätigkeit und Energiestoffwechsel. Tierversuche zeigten, daß, wenn dieses Zentrum vernichtet wird, die Rhythmik vielfach nicht mehr stimmt und nach der Wiederherstellung (durch Einpflanzung zuständiger fetaler Nervenzellen) die Rhythmik wieder ordnungsgemäß funktioniert. – Der Rhythmus des Schrittmachers wird durch Lichteinfallsmomente überwacht, bestimmt und unterhalten, wobei die lichtempfindlichen Zellen in der Augennetzhaut andere sind als jene, die uns die alltäglichen Sinneseindrücke vermitteln.

9.3.1.2. Periphere Einflußsphären

Der biologische Schrittmacher im Zwischenhirn besteht nun nicht aus einer einzigen Uhr mit einem Pendel, sondern aus einem Uhrwerk, das aus einer Reihe gleicher Uhren zusammengefügt ist, deren Pendel den gleichen Schlagrhythmus haben. Die Pendelschläge erfolgen im Sinne gekoppelter Oszillatoren (siehe Kapitel A.3.10.). Durch diverse Reize können nun einer oder mehrere der Oszillatoren entkoppelt werden und einen Eigenrhythmus entfalten, um früher oder später wieder in den alten Rhythmus einzuschwenken. Eventuell erfolgt diese Rückkehr mit einer Phasenverschiebung von 12 Stunden. Die Oszillatoren schlagen dann, wenn auch zueinander um einen halben Tag versetzt, wieder im gleichen Rhythmus. Die Schwingungen (Oszillationen) der Zellen des zentralen Schrittmachers können sich bei gleichem Rhythmus sozusagen spalten.

Dem zentralen Schrittmacher unterstehen eine Reihe von Oszillatoren, die den Rhythmus weitergeben. Diese peripheren Oszillatoren können nun infolge äußerer Einwirkungen zu Rhythmusanomalien Anlaß geben. Allerdings sind solche Anomalien, wenn sie zu stark vom circadianen Rhythmus abweichen oder der zentrale Schrittmacher zerstört ist, nur von kurzer Dauer. Das heißt Rhythmusanomalien, die vom circadianen Rhythmus zu weit abweichen, sind weitgehend unbeständig. Umgekehrt können sich (experimentell) erzwungene Verhaltensweisen, die trotz ihrer Abweichungen von der Norm einen 24h-Rhythmus haben, eventuell insofern behaupten, als sich der circadiane Rhythmus „spaltet". Ob dies in der Natur dem Überleben oder der Gesundheit dient, gehört in ein anderes Kapitel.

9.3.1.3. Circadiane Rhythmen im Hormonsystem

Um die Bedeutung der normalen zeitlichen Organisation zur Erhaltung von Gesundheit und Wohlbefinden des Organismus ermessen zu können, wäre es wesentlich, die Regulation der circadianen Rhythmen gut zu kennen. Ein besseres Verständnis der Natur der circadianen Signale des zentralen Schrittmachers sowie der Modifikation dieser Signale auf ihren Wegen zum Erfolgsorgan wäre von großer Wichtigkeit. Obwohl circadiane Anomalien mit einer Reihe von seelischen und körperlichen Krankheiten in Zusammenhang gebracht werden, liegt die Ätiologie der circadianen Störungen noch immer weitgehend im dunkeln. Die Ursache all jener Krankheiten, die einer Störung biologischer Rhythmen zugeschrieben werden, kann aber sehr wohl auf Problemen der Signalübertragung von der circadianen Uhr zu ihren Erfolgsorganen beruhen.

Unser geringes Wissen darüber, wie circadiane Signale vom Zentrum auf die Erfolgsorgane übertragen werden, macht es uns schwer, die Rolle der circadianen Rhythmusanomalien in verschiedenen Krankheitsstadien zu präzisieren. Nichtsdestoweniger können wir heute sagen, daß alle Hormonfamilien in irgendeiner Art und Weise vom Steuerungssystem des circadianen Uhrwerks betroffen sind. So ist nicht nur die Tätigkeit der Hypophyse und der von der Hypophyse abhängigen Drüsen bestimmten täglichen Schwankungen unterworfen, sondern auch Hormone, die von der Hypophyse unabhängig sind, wie das Insulin, das aktivierte Vitamin-D oder Renin. Auch die Zirbeldrüse unterliegt dem circadianen Rhythmus und ist nicht der primäre circadiane Schrittmacher, wie des öfteren behauptet wird. Ihr wichtigstes Hormon, das Melatonin, vermeldet im Rahmen des circadianen Rhythmus die Dauer unterbrochener Dunkelheit und damit die der nächtlichen Phase im Wechsel von Tag und Nacht.

So wie die Zirbeldrüse dem circadianen Rhythmus folgt und diesen auf ihre Weise zum Ausdruck bringt, sind auch die endokrinen Rhythmen insofern indirekter Art, als sie den Zyklus von Schlaf und Wachsein in das circadiane Muster einbeziehen. Das heißt, der Ausdruck vieler Rhythmen hängt auch davon ab, wie weit sich der natürliche Wechsel vom Schlaf und Wachsein mit dem circadianen Rhythmus gleichschaltet oder überschneidet.

In der Natur ist diese Integration kein Problem, weil jeder gröbere Verstoß zur Überlebensfrage wird. Ausnahmen von dieser natürlichen Ordnung macht gewöhnlich nur der Mensch, der sich nur allzu oft aus welchen Gründen immer über die circadiane Steuerung des Schlaf-Wach-Zyklus hinwegsetzt. So kommt es zu hochgradigen Dystonien, die sich vor allem im Hormonsystem niederschlagen. So wenig wir derzeit über alle diese Zusammenhänge wissen, so gibt es handfeste Beweise dafür: Zerschlagene Rhythmen sind ein Stempel des Altwerdens.

9.3.2. Ultradiane, infradiane und circumannuale Rhythmen

Die circadianen Schrittmacher spielen auch in der Entfaltung anderer biologischer Rhythmen eine grundlegende Rolle, ob deren Perioden nun kürzer (ultradian) oder länger (infradian) als 24 Stunden sind oder jährlich (circumannual) wiederkehren.

Die ultradianen Rhythmen in der Produktion und Abgabe der diversen Hormone sind sowohl in der Frequenz als auch Amplitude deutlichen circadianen Schwankungen unterworfen. Die circadianen Schwankungen der Amplituden sind dabei mehr an die Oszillatoren des circadianen Schrittmachers, die der Frequenzen mehr an die rhythmusrelevanten Schlafphasen gekoppelt. Es sei daran erinnert, daß hier die Dauer der ungestörten Schlafphase den ausschlaggebenden Faktor darstellt.

Ebenso werden die Jahresrhythmen der Tierarten der gemäßigten Zonen entscheidend von der circadianen Uhr gesteuert, denn diese Rhythmen werden nicht zuletzt durch die jahreszeitlich bedingten Tageslängen reguliert; und in der Messung der Tageslänge wie in der Übertragung der zeitlichen Information auf den Organismus spielt das circadiane System eine zentrale Rolle.

Die bekannteste infradiane Rhythmik ist die der Mondbewegung und der davon beeinflußten Rhythmen auf die Erde. Der synodische Mondmonat oder Lunarmonat[9], das heißt die Periode, die vergeht, bis dieselbe Phase des Mondes auf demselben Punkt der Erde wieder sichtbar wird, beträgt 29,53 Tage. Der Mond setzt nicht nur die Ozeane in Form von Flut und Ebbe in Bewegung, sondern macht sich vielfach auch in der circadianen Rhythmik bemerkbar: Die lundiane Periode, also die vom Mond modulierte Tagesperiode beträgt 24.8 Stunden.

Die Zyklen vieler Lebewesen in der Natur verlaufen in Lunarmonaten. Vor allem gilt dies für die im oder am Meer lebenden Organismen, die sich in ihrer Lebensweise weitestgehend den durch die Mondbewegungen bewirkten Rhythmus der Gezeiten angeeignet haben. Diverse Braunalgen vermehren sich am Sommerende in exakt halb-lunarmonatlichen Schüben. In den jungen Lachsen wird eine von Neumond zu Neumond höhere Woge von Schilddrüsenhormon ausgeschüttet. Wenn letztlich eine solche Woge hoch genug ist, beginnen die Lachse bei Neumond seewärts zu wandern. Die Information über das Ereignis der Neumondphasen erfolgt offenbar über die circadian gesteuerte Ausschüttung von Melatonin durch die Zirbeldrüse. Nach einer experimentellen Entfernung der Schilddrüse bleibt die Wanderung der Lachse aus.

9.4. Geburtshilfliche Aspekte

9.4.1. Allgemeine Aspekte

So wie die Seewärtswanderung der Lachse in monatlichem Rhythmus (bei Neumond) auftretende Wogen von Schilddrüsenhormon zur Bedingung hat, bedarf der normale Reproduktionszyklus der Frau der monatlichen Woge luteinisierenden Hormons (LH). Diese die Ovulation auslösende Woge dauert wenige Stunden und erfolgt in lunaren Perioden. Darüber hinaus gibt es gute Gründe für die Annahme, daß diese Wogen in die frühen Morgenstunden fallen. Sie unterliegen also auch wie die ganze multiple Hormonkaskade, die das genau auf die Ovulation abgestimmte Fundament der auslösenden LH-Woge bildet, circadianen oder lundianen Rhythmen.

Gemessen an der LH-Woge oder der exakt erhobenen Basaltemperatur und unter möglichst gleichbleibenden Lebensbedingungen sind die lunearen Zyklen der Frau erstaunlich regelmäßig. Der Beginn der Menstruation kann dagegen innerhalb des lunaren Zyklus um eine halbe Woche schwanken. Da die dafür entscheidenden integrativen Rückkopplungsmechanismen im Ovar liegen, hat man das Ovar „pelvic clock", die Beckenuhr genannt. Wie bei den Oszillatoren der circadianen können

---

9 lat. luna = Mond

auch die der Beckenuhr gespalten und auf einen anderen Rhythmus umgeschaltet werden. Jedes Glied in der multiplen zyklusregulierenden Hormonkaskade kann einer solchen Spaltung unterliegen und dadurch den gesamten Rhythmus aus der Ordnung bringen.

Natürlich wirken sich solche Spaltungen der circadianen Oszillatoren vor der LH-Woge stärker aus als danach. So unterliegt denn auch die Rhythmik der Phasen vor der Ovulation stärkeren Schwankungen als die der Phasen nach der Ovulation. So verändern sich selbst bei geringen oder unterschwelligen Anomalien vornehmlich die Phasenlängen vor der Ovulation, während bei ausgeprägten Störungen die LH-Woge überhaupt verebbt und der Follikelsprung entfällt. Ich erinnere hier vor allem an jene Zyklusanomalien, die gewöhnlich nutzlosen Hormonbehandlungen unterzogen werden, wie die Verabreichung von Östrogenen bei diversen Zyklusstörungen infolge von (mäßiger) Unter- oder Übergewichtigkeit, Distress, Osteoporose oder der vielfach nicht erkannten Störungen im Schilddrüsenhormon- oder MSH-Haushalt.

Es ist interessant, daß diese circadiane oder auch lundiane Rhythmik innerhalb eines lunearen Zyklus mit zwei semilunearen Phasen an dem entwicklungsmäßig am weitesten fortgeschrittenen Eifollikel einen Prozeß in Gang setzt, der von einem entzündlichen Prozeß weder morphologisch noch biochemisch unterscheidbar ist. Unter den kennzeichnenden biochemischen Substanzen finden sich allen voran die Prostaglandinfamilie und zwei Interleukine (IL-1ß und IL-6). Eine ganz ähnliche Entwicklung findet sich wieder beim Aufbau des uterinen Oxytocinsystems am Ende der Schwangerschaft. Der Rhythmus dieses Systems wird im wesentlichen durch die Prostaglandine, die Aktivierung der oxytocinbildenden Gene in diversen Zellen der Gebärmutter und durch die von den einwandernden Makrophagen gebildeten Interleukine IL-1ß und IL-6 unterhalten.

Auch die Entwicklung der menschlichen Schwangerschaft enthält manche Hinweise auf eine lunare Rhythmik. Immerhin ist eine der spärlichen probaten Zeitangaben die durchschnittliche Dauer der Schwangerschaft mit 266 ± 14 Tagen zwischen Befruchtung und Geburt. Dieses Intervall entspricht fast genau neun synodischen Lunarmonaten von 265,8 Tagen und einer semilunearen Schwankungsbreite nach unten und nach oben. Bei normalen Menses vom ersten Tag der letzten Regel weg gerechnet, erfolgt die Geburt im zehnten Lunarmonat, also 265,8 bis 295,3 Tage nach Regelbeginn, im Durchschnitt nach 280,5 Tagen beziehungsweise neuneinhalb Lunarmonaten.

Wenn nun die Professionellen anhand dieser 280 Tage ohne Bezug auf die Rhythmik der Natur der durchschnittlichen Dauer der Schwangerschaft zehn „Lunar"-monate bescheiden, sind sie mit ihrer Wissenschaft nicht allzu weit weg von der jener sanften Alternativen, die das Um und Auf der Geburt im Spiegel astrologischer oder ethnologischer Aspekte sehen.

Zweifellos unterliegt auch die menschliche Schwangerschaft wie alle natürlichen Prozesse einer variablen Rhythmik, wenngleich diese vom wissenschaftlichen Aspekt noch weitgehend im dunkeln liegt. Hinweise auf diese Rhythmik gibt die Entwicklung des uterinen Oxyticinsystems und die Rhythmik des Stillens.

Es gibt heute keinen Zweifel mehr, daß der Saugakt einen Rhythmus steuert, der die circadiane oder lundiane Rhythmik von Mutter und Säugling synchronisiert – von der Bildung der Verdauungssäfte bis zum Schlafbedürfnis. Daß die führenden Neonatologen stur auf die Automatik ihres maschinellen Rüstzeugs setzen, ändert nichts an dessen Gefährlichkeit. Ähnlich verhält es sich mit der Wehenrhythmik, der Oxytocinpulsation im Uterus und der Tatsache, daß die Wehentätigkeit auch dann klaglos funktioniert, wenn infolge spontanen oder experimentell erzeugten Hormonmangels im Blut kein Oxytocin vorhanden ist. Jedoch die Geburtsmediziner werden noch lange daran festhalten, daß sie es mit den intravenösen Infusionen per Einspritzpumpe und Tropfenzähler wären, welche den Gang der Wehen förderten oder hemmten, obwohl es für die über den Zufall hinausgehenden Therapieerfolge viel plausiblere Erklärungen gibt. (Trotz all des schönfärberischen Getues ist es kaum zu übersehen, daß viele die alte Aufzuchts-Mentalität noch bei weitem nicht bewältigt haben und daher die *Chronobiologie* wie die *Chronopharmakologie* in der Geburtsmedizin noch lange ein suspektes Wissensgebiet bleiben wird.)

Während über die circadianen und lundianen Rhythmen sowie über die ultradianen Pulsationen im Hormonsystem einigermaßen ein Basiswissen besteht, sind die Auswirkungen der über die Plazenta eingeschleusten Hormone auf diese Rhythmik noch weitgehend unbekannt. Keinen Zweifel gibt es allerdings darüber, daß sie die Rhythmik im Immunsystem und die der Wachstumspotentiale entscheidend ändern. Das Nicht-Wissen um diese Änderungen in der Wachstumsrhythmik erklärt die meist falschen Prognosen hinsichtlich einer fetalen Dystrophie.

Die hormonalen Einflüsse der Plazenta sind sicherlich vielfältig und weitgehend, die Einzelkenntnisse darüber aber dürftig. Dasselbe gilt auch für die Anomalien. Doch welch anscheinend geringfügige Kräfte spürbar wirksam werden können, mag ein seltenes Beispiel zeigen: Das Ei bildet ein paar Tage nach der Befruchtung einen Eiweißstoff, den Early Pregnancy Factor[10]. Dieser ist auf Schwangerschaft so hochspezifisch, daß darauf eine immunologische Schwangerschaftsdiagnose aufgebaut werden könnte. Es gibt aber auch Frauen, die zum gleichen Zeitpunkt spontan und richtig spüren, daß sie schwanger sind.

9.4.2. Glossen zur ultradianen Herzrhythmik des Fetus

Tierversuche haben deutlich gezeigt, daß schon die Einstellung und Vorbereitung auf ein anstrengendes Unternehmen nicht nur beim Muttertier, sondern auch beim Fetus mit einer Änderung der Herzschlagfrequenz einhergeht. Eigene Experimente lassen mich Ähnliches für manche Situationen bei der schwangeren Frau annehmen. Ich habe diese Untersuchungen nie publiziert, weil es keinen Sinn hat, sich die Mühe einer Publikation zu machen, wenn die Ergebnisse gegen die fixen Konzepte der Geburtsmedizin verstoßen. Anhand dieser Ergebnisse fühlte ich mich allerdings in der Lage, das Cardiotokogramm (CTG) stets nur als Geschäftstrick, nämlich als Alibi-Indikation zum Kaiserschnitt, zu betrachten und die Frequenz der Kaiserschnitte an der SFKW auf ein Prozent zu senken. Die einzige Anomalie, die das CTG verläßlich anzeigt, sind die „silenten Herztöne" der CTG-Experten. Diese stellen entgegen allen anderen Behauptungen das Spätsymptom einer fatalen Schädigung des Fetus dar, die zweckdienlicher als tachycardiale Automatik zu bezeichnen wäre und auch durch eine Schnellentbindung kaum zu korrigieren ist. Im Grunde ist die CTG-Symptomatik entweder fiktiv oder frustran. Dies besonders zu betonen scheint mir insofern wesentlich, als jetzt immer mehr Hebammen, allen voran Spitalshebam-

---

10 zu dtsch. früher Schwangerschaftsfaktor

men, einer CTG-Renommisterei verfallen und sich als CTG beflissene Gutachterinnen verdingen.

9.4.3. Chronobiologie: ein Wissenschaftsbereich für die Hebamme?

Der eben angeführte Fall ist charakteristisch für den zwiespältigen Zustand der Geburtshilfe in den industrialisierten Ländern. Auf der einen Seite steht der immer stärker werdende Wunsch der Frauen nach einer humanen Hausgeburt, auf der anderen die eklatante Unfähigkeit der Mediziner, dafür eine verläßliche Prognose zu erstellen. Es wäre daher an der Zeit Hebammen heranzubilden, die in der Lage sind, eine verläßliche Prognose und eine klaglose Hausgeburt zu vereinigen. Im Hinblick darauf sind die neuerrichteten Hebammenakademien sowie die EU-Richtlinien höchst progressiv, die Gesetze und Verordnungen dagegen hinderlich und hinterhältig, die wissenschaftliche Prahlerei und Pflege von geburtsmedizinischem Flair in den Gremialvorständen der Hebammen durchwegs kontraproduktiv.

Ein neuer Zugang zu echten Fortschritten in der Geburtshilfe und ein Weg für die Hebamme, sich nicht nur aus den Fängen des medizinischen Entbindungshandwerks, sondern auch denen der sanften Quacksalbereien zu befreien, liegt im Studium der Chronobiologie, dem Wissen um die Biorhythmen der menschlichen Schwangerschaft. Ihr Studium erfordert Genauigkeit sowie Interesse und Geduld für eine intensive Therapie, Voraussetzungen, die dem Geschäft der modernen Meister und Adepten der Geburtsmedizin zuwiderlaufen.

Die praktische Konsequenz des Studiums der biologischen Rhythmik in der Schwangerschaft liegt im Aufbau einer prophylaktischen Diätetik, einer Diätetik, die dafür sorgt, daß die Geburt zu einem unbeschwert freudigen Ereignis und weniger zum Geschäft der Kaiserschnitte wird. Diätetik ist die Kunst, eine richtige Diät zu finden, das heißt die richtigen Lebensweisen und den richtigen Lebensrhythmus einzuhalten oder herzustellen. Diese Diätetik soll nicht den vagen Analysen und Therapieversuchen fern der Geburtshilfe spezialisierter, aber eben geburtshilflicher Dilettanten überlassen werden. Was sie betreiben, ist zwar das Geschäft von heute, aber Wissenschaft von gestern. Die Diätetik, die unter den heute gegebenen sozialen Verhältnissen das Gebären größtenteils natürlich und ohne Komplikation verlaufen ließe und daher das Gebot der Forschung ist, bedarf des profunden Wissens um die rhythmische Synthese von Schwangerschaft, Geburt, Wochenbett und Stillen.

10. Steady State und Adaptation

10.1. Lebenseigenschaften

Die Lebenseigenschaften sind Stoffwechsel, Reizbarkeit, Wachstum und Bewegung. Jedes Lebewesen (Organismus) ist mit diesen Eigenschaften ausgestattet. Jedes Lebewesen hat eine Grenzschicht nach außen und eine innere Gestaltung, die den Ablauf der Lebensprozesse im Inneren möglichst harmonisch aufeinander abstimmt.

So verschieden die unzähligen Organismen, die es in der Natur gibt, hinsichtlich Gestalt und Funktion auch sein und scheinen mögen, sie gestalten und bewegen sich nach den gleichen einfachen Prinzipien. Die chemische Struktur ihrer Bausteine ist erstaunlich einfach und übersichtlich. Die verwirrende Vielfalt ihrer Arten liegt in der unendlichen Zahl der Variablen und Varianten in bezug auf Menge und Verkoppelung der verwendeten Bausteine. Mathematisch ausgedrückt: Der Gehalt an Fraktalen und das deterministische Chaos bestimmen Gestalt und Kräftespiel der lebensgebenden Prozesse.

Leben ist das Wechselspiel von Chaos und Antichaos in der Natur. Aus dieser Bewegung kommen jene Reize, die das unerschöpfliche Potential für die Erhaltung der Lebensenergie erzeugen und so Leben überhaupt erst möglich machen. Ohne Reiz-Einfluß wird Lebendiges apathisch[1] und atrophisch[2].

Jeder Lebensvorgang ist das Produkt einer Unzahl pendelnder Momente, das Produkt von Pendelschlägen, die je nachdem einander abschwächen oder verstärken. Jeder der Pendelschläge ist eine Reaktion auf einen Reiz. Die Koordination der diversen Reaktionen wird als Regulation[3] bezeichnet. Regulation heißt also, daß eine reizbedingte Reaktion durch eine Reihe von Ausgleichsmechanismen soweit abgepuffert wird, daß das Innenleben gleichmäßig weitergeht. Regulative Steuerung ist die unabdingbare Voraussetzung für den geordneten Lauf von Wachstum und Bewegung sowie Regeneration und Energiegewinnung. Harmonie der Lebensvorgänge bedeutet Gesundheit, Disharmonie verursacht Leiden.

Besondere Regulationsmechanismen erfordert der Organismus einer Frau „in anderen Umständen". Die Umstellungen sind aber entgegen diversen anderslautenden Lehren nicht prinzipieller Natur, sondern betreffen nur Regulationen, die sonst nicht so prompt herangezogen werden.

10.2. Steady State

Jeder lebende Organismus ist ein in sich geschlossenes Ganzes, aber ein offenes System, das heißt, ein Lebensorganismus bedarf in seinem Inneren der ihm eigenen (harmonischen) Gestaltung, ist aber ständig Reizen ausgesetzt, die diese Gestaltung auf die verschiedenste Weise modulieren, eventuell aber auch sogar beträchtlich verändern. Reize sind von außen wirkende Kräfte, die sein inneres Milieu in Bewegung bringen und in Bewegung halten. Jede Lebenseinheit, jeder Organismus befindet

---

1 griech. a = ohne, pathos = Leiden, apathisch = teilnahmslos
2 griech. trophe = Nahrung, atrophisch = kraftlos, schlaff
3 lat. regula = Richtschnur, Maßstab, Regel

sich in einer sich unablässig verändernden Umwelt, aus der eine Flut von Reizen kommt, die ebenso unablässig das innere Gefüge der Lebewesen in Schwingungen versetzt und damit beleben.

Wir leben also in einer Umwelt, die sich ständig ändert. So sind wir sich ständig ändernden Einflüssen von außen ausgesetzt, die uns mehr oder weniger deutlich wahrnehmbar reizen. Dieser Einfluß von Reizen bringt unseren Organismus immer und immer wieder, mehr oder weniger, aus dem Gleichgewicht. Diese Gleichgewichtsstörungen werden zwar sofort wieder ausbalanciert, jedoch im nämlichen Augenblick schon wieder durch neue Reizeinflüsse gestört. Wir finden uns also nie im Gleichgewicht, sondern balancieren ohne Unterlaß.

Durch dieses Pendeln und Balancieren erhält sich der Organismus in einer weitgehend gleichförmiger Gestalt. Diese die Ähnlichkeit und Form erhaltende Balance wird Homeostase[4], Fließgleichgewicht oder Steady State[5] genannt. (In der Schiffahrt wird das Einhalten der Richtung bei bewegter See und schwankendem Schiff als Steady State bezeichnet, ein Ausdruck, der durchaus sinngemäß auf biologische Prozesse und „Lebensschiffe" übertragen werden kann. So steuern auch wir ständig schwankend unseren Kurs.)

Dank des permanenten Einflusses von Reizen aus der Umwelt befinden sich Lebewesen dauernd in Bewegung und ihre gestaltliche Verfassung ständig in Fluß; sie ändern ihren Zustand pausenlos. Ihr Zustand, so ähnlich er nun vom einen zum anderen Augenblick erscheinen mag, ist nie derselbe und kein Zustandsbild ist mit einem anderen vollkommen ident. Es geht um gleiche Pendelschläge, deren Kurven im großen und ganzen einander ähnlich sind, aber auch „normalerweise" mit der Zeit doch eine erkennbare Veränderung ergeben. So sehr wir uns auch vom einen zum anderen Tag gleichen, wachsen und altern wir mit der Zeit.

10.3. Alarm – Anpassung – Erschöpfung

Eine Belastung unseres Organismus, gleichgültig welcher Art, kann gering oder stark, kurz oder lang sein. Je nach Grad und Dauer der Einwirkung (Reiz) der Belastung und der Verfassung (Kondition), in der wir uns befinden, sind wir imstande, uns mehr oder weniger auf diese Belastung einzustellen. So werden wir durch eine plötzliche und als bedrohlich empfundene Belastung in einen Spannungszustand versetzt, der in uns größte Wachsamkeit, einen *Alarm*, auslöst. Die Schwankungen im Steady State werden heftig.

Sind wir kraft unserer Kondition mit dem Stadium des Alarms fertig geworden und der Reiz hört auf, kommt die Homeostase wieder ins Lot. Bleibt aber die Belastung bestehen, verändert sich der Pendelschlag durch längere Zeit. Die Erhaltung des Steady State erfordert mehr Energie, um die Richtung des Lebensschiffes einhalten zu können. Wir passen uns mehr oder weniger den anderen Umständen, das heißt, den uns chronisch belastenden Tatsachen an. Wir befinden uns im Stadium der *Anpassung* (lat. *Adaptation*).

Zu starke und/oder langdauernde Anpassungsprozesse zehren an unseren Kräften und können diese letztlich erschöpfen. Die *Erschöpfung* geht, wenn jetzt die Bela-

---

4 griech. homeo- = -ähnlich, stasis = Zustand; Homeostase = ähnlicher Zustand
5 engl. steady state = gleichmäßiger Stand

stung noch immer andauert, über in den völligen Zusammenbruch, also zu Bewußtlosigkeit (Coma[6]) und Tod (Exitus[7]).

Vergleichbare Belastungen werden, auch wenn sie einem Organismus gewohnheitsmäßig widerfahren, von diesem nie gleichmäßig spürbar, sondern je nach Kondition als abwechselnd stärker oder schwächer empfunden. Entscheidend ist nicht nur der Belastungsgrad, sondern auch die Belastbarkeit des von der Belastung betroffenen Organismus. Kriterium ist nicht das objektive Gewicht der Belastung, sondern die subjektive Empfindlichkeit des Lebewesens.

10.4 Fight–Flight-Response[8]

Wenn ein Tier angegriffen wird, reagiert es auf dreierlei Art. Es kämpft oder flieht (fight-flight response) oder es stellt sich tot (playing opossum). Diese Reaktionen (Angriff/Verteidigung, Flucht, Totstellen) können je nach Lage und Reaktionsvermögen unmittelbar einander ablösen. Im Tierversuch sind alle drei Formen der Abwehr durch punktuelle Reizungen an einer bestimmten Stelle im Hirnstamm auszulösen. Die Punkte, deren Reizung eine der drei Verhaltensweisen auslöst, liegen allerdings so eng beisammen, daß eventuell hier nur ein einziges Zentrum anzunehmen ist, das je nach Zweckmäßigkeit eine der drei Reaktionen mehr oder weniger unwillkürlich auslöst.

Der Mensch reagiert im Grunde auf die gleiche Weise. Er wehrt sich oder läuft davon oder wird ohnmächtig (vor Angst, Furcht, Schreck, Schmerz u.a.m.). Ob er tatsächlich ohnmächtig wird oder sich nur so stellt, macht am Zweck der Reaktion, nämlich am Versuch, sich aus der Affäre zu ziehen, keinen Unterschied. So stellt sich der Ritter FALSTAFF in SHAKESPEARE's Königsdrama „Heinrich der Vierte" in der Schlacht bei Shrewsbury tot, sodaß ihn der Gegner nicht mehr weiter beachtet.

Der Organismus greift bei allen eben erwähnten Abwehrreaktionen auf ein und dieselbe Stoffwechselumstellung zurück. Er steigert die Blutzufuhr zu jenen Organen, die zum unmittelbaren Überleben wichtig sind (Herz, Hirn, Muskulatur) und drosselt sie zu den diesbezüglich weniger wichtigen (Haut, Darm, Niere). Herz, Hirn und Muskel werden stark durchblutet, auch bei Ohnmacht, obgleich hier im Gegensatz zum Fight-Flight-Response die Herzschlagfolge langsam, der Blutdruck niedrig und der Muskeltonus schlaff sind. Immerhin geht es darum, so sich der Feind durch Totstellen schon täuschen läßt, plötzlich und unerwartet die Kräfte aufzubringen, um jetzt erfolgreich angreifen und/oder entfliehen zu können.

---

6 lat. coma = Bewußtlosigkeit
7 lat. exitus = Ausgang, Weggang
8 engl. fight = Kampf, flight = Flucht, response = Antwort

11. Regulation der Anpassung (Adaptation)

11.1. Grundzüge und basale Funktionen des Systems

Um alle diese Ereignisse besser zu verstehen, müssen wir uns nun mit den Grundzügen der Anpassungsvorgänge beschäftigen. Es geht um eine Kybernetik[1], die für die ganze Tierwelt gilt. Es geht weder um die vielen medizinischen oder psychologischen Deutungen noch darum, was die Gesellschaft als normal und/oder erträglich findet oder nicht. Die Regulation der Adaptation ist ein ungemein komplexes Geschehen. Im Detail erscheint sie oft geradezu chaotisch, in ihren Grundzügen ist sie aber einfach. Es wäre nur ein Fehler, aus dieser Einfachheit zu schließen, daß infolgedessen diese Regulation ebenso einfach mit einem Pharmakon[2] zu korrigieren wäre.

Die Steuerung der Anpassung erfolgt in erster Linie durch das System der Botenstoffe. Dieses ist das am frühesten entwickelte und ausgereifte Integrationssystem unseres Organismus. Auch die neuro-endokrine Achse, also die Vernetzung von Nerven- und Hormonsystem entsteht früh in der Embryonalentwicklung und funktioniert im Prinzip wie die eines ausgereiften Organismus. Die im Fetus von der klassischen Wirkung abweichenden Effekte liegen nicht an Änderungen der Wirkungsweise der einzelnen Hormone, sondern den diversen Verhaltensmustern der fetalen Zielorgane. Diese antworten – je nach dem Grad der fetalen Entwicklung – auf die hormonalen Impulse auf ihre besondere Art und Weise, eben ganz anders als fertige Erfolgsorgane. Durch dieses zum Erwachsenen so ungleichartige Verhalten der peripheren Erfolgsorgane des Fetus, insbesondere gegenüber den Hormonen der Hirnanhangsdrüse, erhalten manche Hormone eine einmalige und einzigartige Aufgabe und Rolle im Verlaufe der Fetalentwicklung. Ähnliches gilt für die – durch Botenstoffe und Hormone vermittelte – Verständigung zwischen fetalem und mütterlichem Organismus.

Da die Regulation der Anpassung und deren Anomalien in erster Linie dem Einfluß der Botenstoffe unterliegen, ist es zum Studium der Anpassungsprozesse eventuell von Vorteil, sich die in Kapitel 8.6. (Hormone) besprochenen Grundbegriffe in Erinnerung zu bringen. Die basalen Steuerungszentren bilden zwei hormonbildende Organsysteme, in denen Nerven- und Hormonsystem in besonderer Weise vernetzt sind, nämlich im Hypophysen-Zwischenhirn-System und im Rinden-Mark-System der Nebennieren. Dieses bildet in der Abwehr und Adaptation die Stoßkraft, jenes das strategische Hauptfeld.

11.2. Die Nebennieren

Zunächst wollen wir die Regulation der Anpassung vom Aspekt der Funktion der Nebennieren betrachten. Das Nebennierenmark (NNM) bildet die Hormone Adrenalin und Noradrenalin. Die zwei wichtigsten Hormone der Nebennierenrinde (NNR) stellen das Cortisol und Aldosteron dar. Die Hormone des NNM regulieren den Verlauf des Fight-Flight-Response, jene der NNR den der Adaptation. Beide Regelkreise

---

1 griech. kybernetes = Steuermann, Kybernetik = Steuerungstechnik
2 griech. pharmakon = Droge, Gift, Zaubertrank

greifen insofern ineinander, als es einerseits von der Stimulierung des NNM durch die sympathischen Nerven, andererseits von der Durchflutung des NNM mit Cortisol abhängt, ob mehr Adrenalin oder Noradrenalin im NNM gebildet wird.

Wenn das Zentralnervensystem (ZNS) einen bedrohlichen Angriff auf den Organismus registriert, sendet es zwecks akuter Abwehr über die sympathischen Nerven Impulse aus. Die sympathischen Nerven setzen an ihren Endigungen ein Hormon frei, das Noradrenalin. Dieses gelangt in das vom Angriff direkt betroffene Gewebe und bringt dort diverse Abwehrreaktionen in Gang. Außerdem versetzt es den ganzen Organismus in jenen Spannungszustand, aus dem heraus er sich der Bedrohung am besten entgegenzustellen vermag, sei es durch Kampf oder Flucht, Drohung oder Ohnmacht (Drohgebärden, Totstellen). Das eine wie das andere bedarf besonderer Anstrengungen. Die Entwicklung des nötigen Kraftpotentials haben wir als Fight-Flight-Response kennengelernt.

Über den sympathischen Eingeweidenerv wird das NNM dazu angeregt, das dem Noradrenalin chemisch sehr nahe verwandte Adrenalin zu bilden, zum Teil auch Noradrenalin. Beide Hormone gelangen vom NNM direkt ins Blut und stellen den ganzen Organismus auf Abwehr ein und zwar viel intensiver, als es auf rein nervöser Basis möglich wäre. Diese Reaktion haben wir oben als Alarmreaktion bezeichnet.

Adrenalin und Noradrenalin beschleunigen und verstärken erst einmal beide den Herzschlag und drosseln die Blutzufuhr zu den Organen, die für die Abwehr nicht entscheidend sind (Haut, Magen-Darm, Nieren, Genitale), um die Durchblutung der für die Abwehr wichtigen Organe (Herz, Lunge, Hirn, Muskel) abzusichern. Noradrenalin entfaltet am Ort des Angriffs eine sehr aktive Wirkung, setzt sonst aber eine für den Gesamtorganismus kräftesparende Gegenregulation in Gang. Adrenalin dagegen mobilisiert schonungslos alle Reserven des Energiestoffwechsels.

Während Noradrenalin zuerst das Herz zwar schneller schlagen läßt, dann aber sogar eine Verlangsamung des Herzschlages zur Folge hat, treibt Adrenalin Stoffwechsel und Herzschlag extrem an. Und während das Noradrenalin vorwiegend die Blutzufuhr für Herz, Lunge und Hirn beschleunigt, steigert das Adrenalin darüber hinaus im besonderen auch die Durchblutung der Skelettmuskulatur.

Was es heißt, wenn die Blutgefäße der Muskulatur plötzlich den Kreislauf extrem beanspruchen, zeigen folgende Zahlen: Die Skelettmuskulatur macht rund 40 % des Körpergewichtes aus. Die Durchblutung der ruhenden Muskeln beträgt ungefähr 800 ml/min und steigt bei Arbeit bis auf 20.000 ml/min, also um gut das 20fache an. Interessant ist, daß die Umstellung der Muskeldurchblutung auch dann eintritt, wenn sich ein Tier bei drohender Gefahr totstellt oder ein Mensch in Ohnmacht fällt. Diese Durchblutungsänderung tritt hier ein, obwohl die Muskeln schlaff, der Blutdruck niedrig und der Herzschlag langsam ist. Dieser scheinbar kuriose Zustand macht es möglich, abrupt und überraschend in ein Fight-Flight-Response umzuschlagen – mit gespannten Muskeln, hohem Blutdruck und rasantem Herzschlag.

Die Wechselbeziehungen dieser zwei Hormone stellen ein klassisches Beispiel dar, wie die Vermittlersysteme des Organismus, Nervensystem und Hormonsystem, ineinandergreifen. Das NNM bildet sowohl Adrenalin als auch Noradrenalin. Erhalten seine Zellen die Reize aus dem Blut, produzieren diese das moderate Noradrenalin, kommen die Impulse über das Nervensystem, bilden sie das ungestüme Adrenalin.

Adrenalin wieder kann nur dann in vollem Umfang gebildet werden, wenn gleichzeitig über den Blutweg das NNR-Hormon Cortisol auf die Zellen des NNM einwirkt. Cortisol ist jenes Hormon der NNR, das die Regulation der Adaptation organisiert. Die Bildung des Cortisols in der NNR wiederum hängt von Botenstoffen ab, deren Bildung zentral nervös gesteuert wird. So kann das vehement wirksame Adrenalin in größeren Mengen nur dann gebildet werden, wenn gleichzeitig jene Regulationsmechanismen angelaufen sind, deren Aufgabe es ist, eine vom Adrenalin (schonungslos) betriebene Notfallsfunktion abzupuffern und in eine schonendere Regulation der Adaptation überzuleiten.

11.3. Zwischenhirn und Hypophyse (Hirnanhangsdrüse)

Die Bildung und Ausschüttung des Cortisols sowie all der anderen Steroidhormone der NNR werden ebenfalls zentral gesteuert. Die Steuerung erfolgt über ein komplexes Bündel von Hormonen und Botenstoffen, die vornehmlich aus Zwischenhirn und Hypophyse stammen. Die einzelnen Wirkstoffe entfalten ihre Wirkung direkt und/oder indirekt. Das Schlüsselhormon bei der Regulierung der NNR Funktion ist das ACTH des HVL.

Das ACTH wird durch die Spaltung des im HVL primär gebildeten POMC freigesetzt. Zudem spalten sich aus diesem noch eine Reihe anderer Hormone ab, die für die Anpassung eine wesentliche Rolle spielen. Dazu gehören vor allem das MSH und Endorphin. Darüber hinaus stellt der HVL nicht, wie es im allgemeinen gelehrt wird, ein Organ aus sechs separierten neuroendokrinen Achsen, sondern, insbesondere im Fetus, ein dicht verwobenes Netzwerk endokriner Einflußsphären dar.

Fast alle Reize, die von außen und/oder innen kommen und vom ZNS aufgenommen werden, passieren in irgendeiner Modifikation das Zwischenhirn. Aus dessen neuroendokrinen Nervenknoten erhält die Hypophyse ihre wesentlichen Impulse. Die Hormone, die vom Zwischenhirn an die Hypophyse abgegeben werden und diese zur Hormonausschüttung anregen, haben wir als „releasing hormones" bereits kennengelernt. Die drei hormonalen Schrittmacher, die vom Zwischenhirn aus die Anpassungsvorgänge regulieren, sind das die Hypophyse zur Bildung von POMC und damit ACTH anregende *C*orticotropin *R*eleasing *H*ormon (das CRH), das Vasopressin (AVP) und das Oxytocin (OXY).

Alle drei Hormone werden in den Zellen derselben Nervenknoten des Zwischenhirns synchron produziert, in der einzelnen Zelle jedoch nur eines der Hormone. Umgekehrt erfolgt die Abgabe der Hormone alles in allem in zueinander wechselnden Mengen. Aus den Nervenzellen gelangen die Hormone in ein spezielles, zum HVL führendes Blutgefäßsystem. Das Gros der AVP und OXY bildenden Nervenzellen erstreckt sich mit ihren Endigungen in den HHL und speichert dort zuerst einmal die von ihnen gebildeten Hormone. Von dort werden diese bei Bedarf dann in den allgemeinen Blutkreislauf abgegeben. Über kleine Gefäßverbindungen gelangen sie aber auch von hier aus in das Blutgefäßsystem des HVL.

Beim menschlichen Fetus findet sich in der Hypophyse zwischen HVL und HHL eine Zone von Zellen, die z. B. bei den Reptilien einen richtigen Zwischenlappen bilden. Die Zellen dieser Zwischenzone sind denen des HVL sehr ähnlich. Sie produzieren auch POMC, doch wird dieses anders – mehr in Richtung MSH – aufgespalten als im HVL. In der Schwangerschaft treten auch in der mütterlichen Hypophyse zwischen HVL und HHL vermehrt Zellen auf, die denen einer Zwischenzone entsprechen. Während die Funktion des HVL zentral vorwiegend über das System der „releasing hormones" gesteuert wird, erhalten die Zwischenzonenzellen die relevanten Impulse über ihre Nerven.

In Zwischenhirn und Hypophyse finden sich noch zwei weitere für die Anpassung und Abwehr wesentliche Botenstoffe, die überall im Organismus die Wirkung der Hormone modulieren, vor allem aber die Schmerzempfindung regulieren. Besonders reichlich finden sich diese Botenstoffe auch im NNM.

11.4. Anomalien der Adaptation

11.4.1. Stress[3] und Distress[4]

Reize und Belastungen, die unsere Lebensvorgänge in Bewegung halten, werden als Stress bezeichnet, Belastungen, die uns überfordern, als Distress. Stress wie Distress beeinflussen das homeostatische System, Distress aber wesentlich stärker als Stress. Daher ist bei Distress viel schwerer die Balance zu halten als bei Stress. (Im alltäglichen Sprachgebrauch wird diese Unterscheidung nicht gemacht; Stress steht hier mehr oder weniger für eine Art Überspanntheit.)

Stress bringt jedes Lebewesen in Spannung, in eine (Normo)-Tension[5] oder (Normo)-Tonie[6]. Gerät es in einen Distress, entsteht eine Verspannung, die sich darin äußert, daß gewisse Spannungsgrößen über oder unter der Norm liegen (Hypertonie[7], Hypotonie[8]) oder sonstwie verzerrt sind (Dystonie[9]). Führen diese Verspannungen zu Störungen in der Energieversorgung, spricht man von Hyperergie, Hypergie oder Allergie[10]; damit einhergehende Störungen in Wachstum und Ernährung werden als Hyperplasie[11], Hypoplasie und Dysplasie bzw. Hypertrophie, Hypotrophie und Dystrophie bezeichnet. Alle diese Fehlsteuerungen sind der Ausdruck von mehr oder weniger ausgeprägtem Distress.

11.4.2. Schock[12] und Kollaps[13]

Wenn ein Organismus unter einem für ihn ungewöhnlich starken Reiz schlagartig zusammenbricht, wird dieser Reiz als Schock und der ihm unmittelbar folgende Zusammenbruch als Kollaps bezeichnet. Da Schock und Kollaps sehr eng verbunden und nicht zu trennen sind, werden beide Bezeichnungen durchwegs gleichsinnig gebraucht, obwohl streng genommen der Schock die Ursache und der Kollaps dessen Folge ist.

---

3 abgeleitet von lat. stringere = streifen, leicht berühren
4 abgeleitet von lat. distringere = ziehen, zerren
5 lat. tensio = Spannung
6 griech. tonos = Spannung (einer Saite), musikalischer Ton
7 griech. hyper = über-, zu stark
8 griech. hypo = unter-, zu gering
9 griech. dys = schlecht, fehlgesteuert, abwegig, ungünstig, unangenehm, Fehl-
10 griech. allos = anders, ergon = Wirkung
11 griech. plasis = Formung, Bildung
12 engl. shock = Schlag
13 lat. collapsum = zusammengefallen, umgefallen

Je nachdem, ob ein Organismus das Schock-Kollaps Geschehen übersteht oder nicht, bezeichnet man es als reversibel[14] oder irreversibel[14]. Die Unterscheidung ist jedoch erst dann mit Sicherheit zu treffen, wenn entweder die Adaptation bereits in Gang gekommen (reversibel) oder der Zusammenbruch (irreversibel) eingetreten ist. Je nachdem, ob von einem Schock das eine oder andere Organsystem besonders stark in Mitleidenschaft gezogen wird, unterscheidet man diverse Arten von Schock. Am Prinzip ändert sich dadurch aber nichts.

11.4.3. Ohnmacht – Erschöpfung – Kollaps

Sowohl bei Ohnmacht als auch Erschöpfung bricht der Organismus wie nach einem Kollaps zusammen. Äußerlich schaut der Zusammenbruch in allen drei Fällen zuerst einmal sehr ähnlich aus. Es besteht aber doch ein ganz wesentlicher Unterschied. Während die Ohnmacht dem „Sich-tot-Stellen" des Fight-Flight-Response gleicht und eine Form des Abwehrmechanismus darstellt, bedeutet ein Kollaps nach Schock oder Erschöpfung den Zusammenbruch infolge endgültigen Versagens der Adaptation.

Mit anderen Worten: Der Kollaps bei Ohnmacht stellt eine Form der Adaptation dar. Bei Schock kommt eine adäquate Adaptation fürs erste gar nicht zustande, der Schlag ist zu groß. Die Erschöpfung beruht auf einer länger dauernden Belastung, bei der zuerst eine eventuell sogar gute Adaptation in Gang kommt, aber auf die Dauer nicht aufrecht erhalten werden kann, sodaß letztlich der Organismus wie nach einem massiven Schock zusammenbricht.

11.4.4. Noxe und Trauma

Reize, die das Steady State so empfindlich stören, daß das Lebewesen eine körperliche und/oder seelische Schädigung erfährt, werden als Noxe[15] bezeichnet, die Schädigung als Trauma[16]. Noxen erfordern, sofern Traumatisierungen vermieden werden sollen, einen besonderen Abwehrmechanismus, der in allgemeiner und spezifischer Art erfolgt. Die bekannteste allgemeine Abwehr ist die Entzündung. Noxen führen je nach Art, Intensität und Dauer der Wirkung zu den verschiedensten Traumen. Schwere akute Noxen erzeugen Schock und Kollaps, chronische Noxen führen zum Zusammenbruch der Adaptation und zur Erschöpfung.

11.5. Zeichen der Überlastung

11.5.1. Einleitung

Überbelastung und Distress sind keine meßbaren Werte, sondern das Resultat des Verhältnisses von Reizeinfluß und Kondition des davon betroffenen Organismus. Es ist müßig zu streiten, ob dem einen die Belastung zu grob oder dem anderen die davon betroffene Person zu zimperlich erscheint und umgekehrt. Entscheidend bleibt die aus der Konfrontation von Reiz und Organismus resultierende Fehllei-

---

14 lat. reversibile = umkehrbar, irreversibile = unumkehrbar
15 lat. noxa = geschädigt, verletzt habend
16 gr. trauma = Wunde, Verletzung

stung. Vom Aspekt der Therapie aus ist dann eben je nach Möglichkeit die Belastung zu mindern und/oder die Belastungsfähigkeit zu steigern.

Fight-Flight bedeutet gesteigerte Wachsamkeit, Herzschlagfolge und Muskelspannung, verbunden mit einer Durchblutungssteigerung in Hirn und Herz und Muskeln. Niere, Darm und Haut dagegen werden jetzt nur minimal versorgt, was sich letztlich an ihrer Funktion bemerkbar macht. Dauert die Abwehrreaktion mit dem dadurch bedingten Distress über einige Zeit an, treten an diesen Organen Symptome auf, die uns die Notlage erkennen lassen.

11.5.2. Ödeme und Temperatur

Wenn Gewebe schlecht durchblutet werden, kommt es zu Ödemen[17], also zu einer Flüssigkeitsansammlung in den Geweben. Diese äußert sich vor allem in einer plötzlichen Gewichtszunahme und in Hautödemen. Ödeme sind an sich Stoßdämpfer und Puffer, die schädliche Konzentrationen von Stoffwechselprodukten im Gewebe abfangen, binden und verdünnen. Ernst wird die Lage allerdings, wenn die Körpertemperatur ansteigt. Denn Fieber kann bedeuten, daß die Drosselung der Hautdurchblutung so stark ist, daß die Wärmeregulation so weit gestört ist, daß die Abgabe der Kerntemperatur des Körpers nicht mehr gewährleistet ist.

11.5.3. Durchfall und Erbrechen

Ein schlecht durchbluteter Darm kann keine große Verdauungsarbeit leisten. Daher wird im Notfall der Magen-Darminhalt entleert. Zuerst kommt es zu unklaren Oberbauchbeschwerden und Übelkeit, dann folgen Durchfall und Erbrechen. In extremen Fällen können Entzündungen und Geschwüre im Magen-Darmbereich entstehen (Stressulcus[18]).

11.5.4. Proteinurie und Hochdruck

Drosselungen der Nierendurchblutung führen nicht nur zur Steigerung des Blutdrucks, sondern auch zu deren Durchlässigkeit für Eiweiß. Um die Nierenkörperchen für Eiweiß durchgängig zu machen, genügt eine Durchblutungsstörung von nur wenigen Minuten. Wenn Proteinurie[19] und Hochdruck bei primär gesunden Patientinnen, insbesondere während der Schwangerschaft festzustellen sind, geht es so gut wie immer um die Zeichen einer gestörten Nierendurchblutung und damit von Distress.

11.5.5. Drohender Zusammenbruch

Wenn die Kräfte des Organismus, wann und aus welchen Gründen immer, nicht mehr ausreichen, den zentralen Kreislauf aufrechtzuerhalten, kündigt sich die Kata-

---

17 griech. oidema = Schwellung
18 lat. ulcus = Geschwür
19 griech. proteios = Ur-(Bestandteil der Lebenssubstanz), ouron = Harn; Proteinurie Eiweißausscheidung im Harn

strophe durch die Zeichen des Zusammenbruchs der Energieversorgung von Hirn und Herz an. Es treten Kopfschmerzen, Vertiefung der Atmung, Verschlechterung der Sinneswahrnehmungen und emotionale Labilität auf. Die Patientin ist auffallend erregt, dann wieder apathisch, manchmal aber auch geradezu euphorisch. Es kommt nun zu Augenflimmern, Nebeligsehen, Verlust der Farbwahrnehmung, passagerer Blindheit, Geruchshalluzinationen, Empfindsamkeit gegen tiefe Töne und zur Herabsetzung der Schmerzempfindung. Jetzt tritt auch vielfach Fieber auf. In diesem Stadium ist der Herzpuls stark beschleunigt; plötzlich treten tonisch-klonische[20] Krämpfe auf; ein mehr oder weniger langanhaltendes Koma folgt. Wenn es vornehmlich zu Schädigungen des Gehirns kommt, bleiben die Krampfanfälle aus. Diese setzen nämlich den Bestand funktionsfähiger Nervenzellen voraus. Koma ohne Krämpfe bedeutet irreversiblen Zusammenbruch. Meist führt dann das Kreislaufversagen zu einem Lungenödem und dieses letztlich zum Erstickungstod.

11.6. Geburtshilfliche Aspekte

Dieser Ablauf der Ereignisse spielt sich im Grunde bei jeder Form von akuter Überlastung oder massivem Distress ab, gleichgültig welche Umstände und Noxen dabei im Spiel gewesen sein mögen. Die Symptome und Phasen können in der Folge ihres Auftretens wechseln oder auch übersprungen werden, wie die eben erwähnten Krämpfe. Sie können aber selbst bei so weit auseinanderliegenden Geschehnissen wie dem Tod durch Doping oder Mutterfraisen gleichermaßen in Erscheinung treten.

Im Grunde bedient sich ein Organismus auch in der Zeit zusätzlicher Beanspruchung infolge Schwangerschaft, Geburt und Milchbildung, also auch die Frau „in anderen Umständen" bei Distress und Schock keiner anderen oder neuartiger Anpassungsprozesse. Der Unterschied besteht nur darin, daß gewisse Stoffwechselvorgänge schneller eingeschaltet oder ausgeschaltet werden und daß mit dem schwangeren Uterus oder der milchbildenden Brustdrüse ein zusätzliches Organ vorhanden ist, das für den mütterlichen Organismus an sich nicht lebenswichtig ist. Im Notfall wird daher auch zum Uterus wie zu allen nicht unmittelbar lebenswichtigen Organen, die Blutzufuhr gedrosselt – trotz all der Risken für den Fetus.

Die Zeichen der Überbelastung bei einer Frau „in anderen Umständen" sind dieselben wie wir sie oben kennengelernt haben. Die mit einer Schwangerschaft einhergehende Notlage wird als „maternal distress", die Zeichen mütterlicher Fehlanpassung als Gestose bezeichnet. Gestose ist Kurzbezeichnung für Gestationstoxikose und heißt zu deutsch so viel wie Schwangerschaftsvergiftung[21]. Die kindliche Notlage nennt man „fetal distress". Während die Warnzeichen eines „maternal distress" leicht und deutlich zu erkennen sind, können die als auf „fetal distress" verdächtig angesehenen Symptome nur als fiktiv bezeichnet werden.

Im Hinblick auf die Arterhaltung geht das Prinzip der Natur dahin, dem reproduzierfähigen Geschöpf gegenüber dem fetalen Zufallsprodukt den Vorrang zu geben. Dieses Prinzip der Natur ausschalten zu können oder ausgeschaltet zu haben ist eine der überheblichen Behauptungen der modernen Medizin.

---

20 griech. klonos = Bewegung; tonisch-klonisch = wechselweise starr und zuckend
21 lat. gestatio = das Tragen (in der Gebärmutter); toxicum = (Pfeil)Gift

C. Der Fetus und seine Umwelt

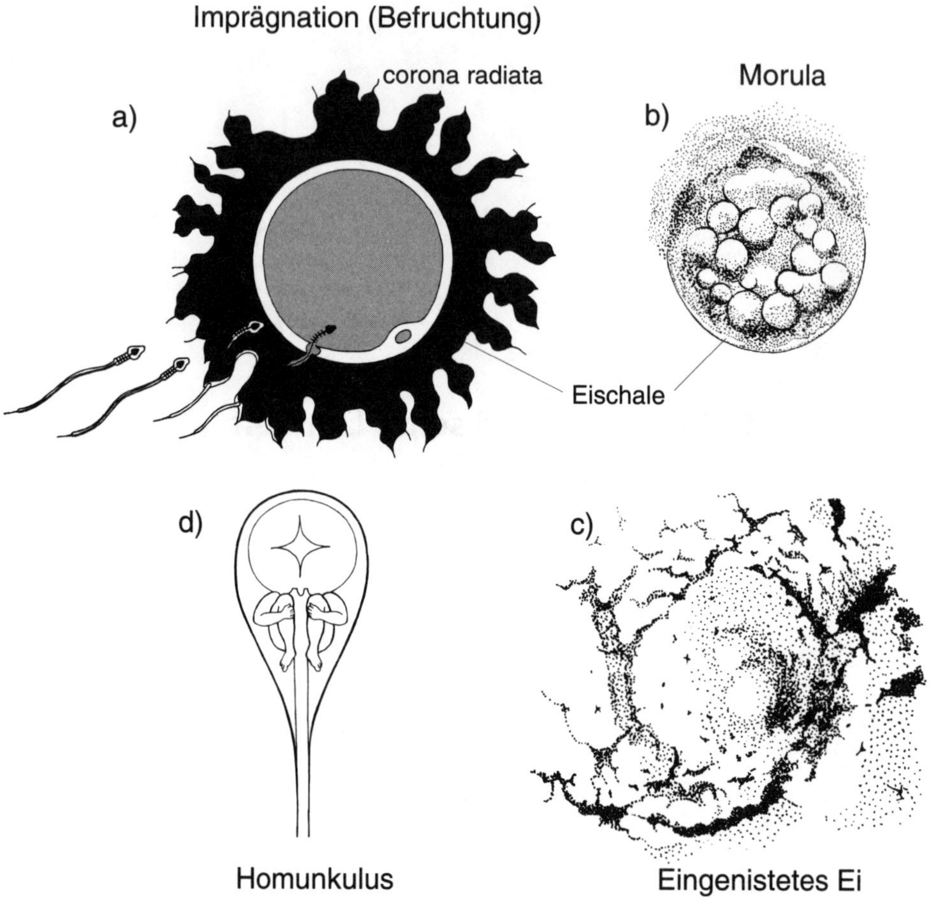

Imprägnation (Befruchtung)

a) corona radiata

b) Morula

Eischale

d) Homunkulus

c) Eingenistetes Ei

Abbildung 2: Die menschliche Eizelle ist um über 250.000mal größer als der Samenfaden (a). Zunächst verbleibt die befruchtete Eizelle (Zygote) in der Eischale und bildet sich in ein maulbeerförmiges Zellkonvolut (Morula) um (b). Etwa eine Woche nach der Besamung wird die Eischale aufgelöst. Die Zygote nistet sich jetzt in die Gebärmutterschleimhaut ein (c) und wird zum Embryo. Früher hat man sich vorgestellt, daß im Samenfaden schon ein Minimensch (Homunkulus) vorgebildet ist (d), der sich in der Gebärmutter lediglich zu vergrößern brauchte. Auch heute halten manche noch, z.B. der katholische Klerus insofern am Homunkulus fest, als er die Eizelle, sobald der Samenfaden (samt Homunkulus) in sie eingedrungen ist, zum Menschen erklärt. Gleiches gilt für jene neuzeitlichen Rassisten, die eine Frau, die anhand des Genmaterials eines fortpflanzungsunfähigen Paares ein Lebewesen hervorgebracht hat, als Leihmutter diskriminieren.

1. Grundzüge der embryo-fetalen Entwicklung

1.1. Einleitung

Bewegung und Gestalt der Lebewesen, d. h. deren Gestaltung, ist am besten anhand der Entwicklungsgeschichte der Lebewesen darzustellen und zu begreifen: Wie sich Zellen zu Zellgeweben, Gewebe zu Organen, Organe zu Organsystemen und alle zu einem lebenskräftigen Organismus formen. Alle Lebewesen entwickeln sich aus einer Zelle, alle höheren Lebewesen aus der befruchteten Eizelle, der Zygote. Im Laufe der Entwicklung zum lebensfähigen Lebewesen seiner Art, der Ontogenese[1], durchläuft der Embryo[2] und Fetus[3] sprunghaft, wie im Zeitraffer, die Phylogenese[4] der Lebewesen. Mit anderen Worten, frühe Stufen in der Ontogenese höherer Tierarten gleichen weitestgehend späteren Stufen oder reifen Entwicklungsstadien niederer Tierstämme.

Wie weit die Natur immer wieder auf alte Entwicklungsmodalitäten zurückgreift, zeigt der Umstand, daß das menschliche Genom zwar 1.000 Mal größer ist als das eines Kolibakteriums, die Anzahl voneinander unterschiedlicher Gene jedoch nur etwa 50 Mal. Das heißt, das menschliche Genom ist nur deswegen um so vieles größer, weil hier viele Gene gleicher Art viel öfter wiederkehren als im Genom der Bakterien, in einem Drittel der Gene bis zu 20 Mal und mehr, in manchen bis zu 100.000 Mal und mehr.

1.2. Gameten[5] und Zygote

Die Gameten entstehen in den Keimdrüsen (Gonaden[6]) durch die Meiose der Urgeschlechtszellen. Die Kerne der Gameten haben daher nur einen einfachen (haploiden) Chromosomensatz. Eine Zygote entsteht dadurch, daß eine weibliche Gamete (Eizelle) vom Halbkern einer männlichen Gamete (Samenfaden) ergänzt wird. Die beiden haploiden Gametenkerne vereinigen sich zu einem diploiden Zellkern. Die Eizelle wird zur Zygote. Mit der Zygote entsteht eine genetisch neue Stammzelle, beim Menschen eine Zelle mit 46 Chromosomen, aus der im weiteren durch mitotische Teilungen ein menschlicher Organismus hervorgeht. Alle Zellgenerationen, die auf diese Zygote zurückgehen, verfügen über dasselbe Erbmaterial, d. h. dieselben Baupläne.

Die Lebenssubstanz, die bei der Umsetzung der zellulären Baupläne am Anfang steht, das Zellplasma der Zygote, stammt ausschließlich von der Eizelle. (Das menschliche Ei ist auffällig groß; sein Volumen ist mehr als 250.000mal größer als das des menschlichen Spermiums.) Mit dem Zellplasma entstammen auch die Mitochondrien der Zygote – mit ihrem eigenständigen genetischen Code – allesamt der Eizelle. (Die Mitochondrien des eingedrungenen Spermiums werden aufgelöst.)

---

1 griech. on, ont- = seiend, das Seiende, Wesen; genesis = Schöpfung, Bildung, Geburt
2 griech. en, em = innen; bryein = anschwellen, wachsen; embryon = das innen Wachsende
3 lat. fetus = trächtig; Wachstum, Leibesfrucht, Sproß
4 griech. phylon = Stamm; Phylogenese = Stammesbildung, (Stammesgeschichte)
5 griech. gamete, gametes = Gattin, Gatte; Gamete = Geschlechtszelle
6 griech. gonos = Nachkommen, Zeugung

1.2.1. Eizellen (Oocyten)

Im fetalen Eierstock werden einige Millionen Oogonien[7] angelegt, die aber zum größten Teil wieder zugrunde gehen. Die Eierstöcke der geschlechtsreifen Frau enthalten höchstens noch 400.000 Eizellen, die von Follikelzellen[8] umgeben sind. Aus diesen Zellen gehen die Eibläschen (Eifollikel) hervor. In der Regel enthält ein Eibläschen nur ein Ei, ausnahmsweise einmal zwei. (Gegebenenfalls können so zwei Eier gleichzeitig befruchtet werden und zweieiige Zwillinge entstehen.) Die Eizellen verharren bis zum Follikelsprung in der Prophase der Meiose und vollenden erst dann die erste Teilung.

Während der Geschlechtsreife wächst nun in monatlichen Zyklen eine Gruppe von Eibläschen heran, von welchen in der Regel eines springt und ein reifes Ei freigibt. (Die Freigabe des Eies heißt Ovulation.) Das Ei hat bis dahin die erste meiotische Teilung (I. Reifeteilung) vollendet und die zweite (II. Reifeteilung) begonnen. Es wird diese erst während der Befruchtung zu Ende führen. Bleibt die Befruchtung aus, stirbt das Ei innerhalb von 12 Stunden ab und wird aufgelöst.

Der Eierstock wendet die Stelle, wo sich der Reiffollikel vorwölbt, einem der Eileiter zu, der sich seinerseits mit seiner Öffnung über den Reiffollikel stülpt und den Follikelinhalt mit dem Ei aufnimmt. Die Eizelle ist von einer Schale, der sog. Zona pellucida[9] umgeben, und um diese liegt ein Kranz von Follikelzellen. Die Eizelle wird im erweiterten Anfangsteil des Eileiters befruchtet.

1.2.2. Samenfäden (Spermien)

Die Stammzellen der Samenfäden im Hoden heißen Spermatogonien[10], von welchen im menschliche Hoden in etwa eine Milliarde vorhanden sein dürfte. Aus jeder Spermatogonie gehen vier Samenfäden hervor. Bei der Samenfadenbildung verbrauchte Spermatogonien werden fortlaufend ergänzt. Im Hoden werden allerdings nur Vorstufen der Samenfäden erzeugt. Diese werden vom Hoden in den Nebenhoden transportiert und reifen erst dort zu Samenfäden aus.

Der Nebenhoden dient als Samenspeicher, der beim Menschen durch 3–5 Samenergüsse binnen 12 Stunden entleert werden kann. Die Auffüllung des Speichers erfolgt in etwa zwei Tagen. Die Entwicklung von den Spermatogonien bis zu den reifen Spermien, die wellenartig vor sich geht, nimmt allerdings 9 Wochen in Anspruch.

Ein reifer bewegungsfähiger Samenfaden kann aber noch lange nicht ein Ei befruchten. Es bedarf noch weiterer Aktivierungsprozesse, die unter dem Begriff Kapazitation[11] zusammengefaßt werden. Diese dauert etwa 7 Stunden und wird durch eine Reihe von Sekreten der männlichen (Prostata, Bläschendrüse) und weiblichen Genitalorgane (Gebärmutter, Eileiter, Follikelflüssigkeit) bewirkt.

Im Samenerguß gesunder Männern finden sich in der Regel mehr als 300 Millionen Samenfäden. Ein paar hunderttausend bleiben im weiblichen Genitale in der

---

7 griech. oion = das Ei; o-, oo- = Ei-; Oogonien = Eizeuger, Ureier
8 lat. folliculus = Bläschen
9 lat. pellis = Hülle, Fell; lucida = hell, leuchtend
10 griech. sperma = Samen
11 lat. capax = fassungsfähig, tauglich; Kapazitation = das Tauglichmachen

Regel 1–2 Tage befruchtungsfähig, manche dürften es aber unter Umständen auch 3–4 Tage bleiben. Ein reifer Samenfaden besteht aus einem Kopf, einem Hals und einer Geißel. Der ganze Faden ist von einer Zellmembran wie von einem Trikot überzogen und etwa 60µ lang. Der Kopf ist ein abgeflachtes Ellipsoid von 5µ : 3,5µ : 2µ. Er enthält einen haploiden Kern und eine Kopfkappe, ohne die der Kranz der Follikelzellen und die Zona pellucida vom Samenfaden nicht zu durchdringen wäre. Hals und Geißel vermitteln die Antriebskräfte der Bewegung.

1.2.3. Besamung und Befruchtung

Es ist heute sehr viel von künstlicher Befruchtung die Rede, jedoch in allen diesen Fällen handelt es sich nur um die eine oder andere Form einer künstlichen Besamung. Es werden immer nur unter Umgehung eines normalen Geschlechtsverkehrs weibliche und männliche Gameten zusammengebracht, die dann die Befruchtung vollziehen – auf dieselbe Weise, wie es von Natur aus vorgegeben ist. Ebensowenig gelingt es, eine Zygote künstlich einzunisten. Bei solchen Handgriffen geht es immer nur um Installationen einer Zygote in die Gebärmutter.

Normalerweise wird die Kapazitation der Samenfäden erst auf deren Wanderweg von der Scheide hinauf in die Eileiter vollendet und auch nur dann, wenn der Geschlechtsverkehr zur Zeit des Follikelsprungs erfolgt. Die voll kapazitierten Samenfäden gelangen in den Eileiter, treffen dort auf die Eizelle und schicken sich nun an, den Kranz der Follikelzellen und die Zona pellucida zu durchdringen. Sobald einer von ihnen die Zona pellucida passiert hat, macht die Eizelle diese für die anderen Samenfäden unpassierbar. Der selektierte Samenfaden dockt an die Eizelle an. An der Andockstelle verschmelzen die Zellen mit ihren Membranen und bilden einen Spalt, durch den der Samenfaden aus seinem Membrangehäuse in den Dotter der Eizelle hineingleitet. Der Kranz der Follikelzellen löst sich auf, die Zygote ist nur mehr von der Zona pellucida umgeben.

Die Eizelle vollendet unter Ausstoßung eines weiteren Polkörperchens jetzt ihre II. Reifeteilung, ihr Kern wird zum weiblichen Vorkern der Zygote. Die Geißel des Samenfadens löst sich auf, sein Kern schwillt zum männlichen Vorkern an. Die beiden Vorkerne gehen ineinander über und treten in die Metaphase der ersten Mitose der Zygote ein.

24 Stunden nach der Ovulation ist die Befruchtung abgeschlossen. Und kurz danach wird im mütterlichen Blut ein immunsuppressives[12] Eiweiß, der Early Pregnancy Factor[13] (EPF), nachweisbar. Der EPF wird unter dem Einfluß der Zygote, also unter dem Einfluß einer einzigen Zelle, in so großen Mengen produziert, daß er eine brauchbare Grundlage für den Nachweis einer Schwangerschaft während der ersten Woche bildet. Es gibt Frauen, die schon vor dem Ausbleiben der Regel erstaunlich sicher sagen können, ob sie schwanger sind oder nicht. Die Entdeckung des EPF gibt dafür die wissenschaftliche Erklärung.

---

12 ein Bluteiweiß, daß gewisse Immunvorgänge hemmt
13 zu dtsch. = früher Schwangerschaftsfaktor

1.3. Embryonalentwicklung

1.3.1. Die erste Woche: Tubenwanderung[14]

Die Zygote wandert nun im Eileiter weiter bis in die Gebärmutter, wo sie nach drei Tagen anlangt und sich einen Nistplatz sucht. Während dieser Wanderung wird sie von den Sekreten der Schleimhäute ernährt und macht eine Reihe Zellteilungen durch. Dieser Teilungsprozeß wird als *Furchung* bezeichnet, denn es kommt dabei nur zu einer Vermehrung der Zellzahl, während die Zytoplasmamasse insgesamt gleich bleibt, also nur zerfurcht wird. Nach drei Tagen hat sich die Zygote in eine Zellkugel verwandelt, die wie eine Maulbeere aussieht und daher als *Morula*[15] bezeichnet wird.

Die Morula gelangt am 4. Tag in die Gebärmutter, und etwas Flüssigkeit dringt in sie ein. Dadurch werden die Zellen auseinandergedrängt. In der Folge wird die Eischale (Zona pellucida) rückgebildet, und in der Morula entsteht ein von Flüssigkeit gefüllter Raum. Die Morula wird zu einer kleinen Zyste[16], sie wird zur Keimblase oder *Blastozyste*[17].

In der Blastozyste sind bereits zwei Zellgruppierungen erkennbar, eine äußere Zellschale und eine innere Zellmasse. Aus dieser geht der Embryo hervor, aus jener die den Embryo ernährende Plazenta[18]. Daher wird die innere Zellmasse auch als *Embryoblast* und die äußere Zellschale als *Trophoblast*[19] bezeichnet. Die Blastozyste nimmt nun schnell an Größe zu und lagert sich am 6. Tag der Uterusschleimhaut an. Von dieser Stelle aus beginnen nun die Trophoblastzellen in die Gebärmutterschleimhaut hineinzuwachsen.

1.3.2. Die zweite Woche: Einnistung

Wo die Zellen des Trophoblasten mit der Gebärmutterschleimhaut in Kontakt kommen, sammeln sich reichlich Nahrungsstoffe an. Das Gewebe wird besonders saftreich, die Blutfülle in den sich erweiternden Gefäßen nimmt zu. Die Zellen des Trophoblasten dringen in die Tiefe vor und lösen das mütterliche Schleimhautgewebe auf. Auf diese Weise entwickelt sich im Bereich der vordringenden Trophoblastzellen ein Labyrinth flüssigkeitsgefüllter Lakunen[20]. Letztlich werden auch die Blutgefäße angenagt, so daß sich in die Lakunen mütterliches Blut ergießt. Dieses strömt aus den eröffneten Arterien ein und über die eröffneten Venen aus. Die Durchströmung der Lakunen ist der Beginn des utero-plazentaren Kreislaufs.

Gegen Ende der zweiten Woche ist die Blastozyste voll eingenistet und die Gebärmutterschleimhaut über der Einnistungsstelle mit einem Koagulum verschlossen. In der Schleimhaut ist eine kleine Erhebung, der Implantationskegel, erkennbar. Bei der Eröffnung der Blutgefäße kann es zu einer so starken Blutung nach außen kom-

---

14 lat. tubus = Röhre; Tuba uterina = Eileiter
15 lat. morula = Maulbeere
16 lat. cystis, griech. kystis = Blase, Beutel
17 griech. blastos = Keim
18 lat. placenta, griech. plakoeis = flacher Kuchen; Plazenta = Mutterkuchen
19 griech. trophe = Nahrung, Ernährung
20 lat. lacuna = Loch, Vertiefung, Lache, Sumpf

men, daß diese von einer Regelblutung nicht zu unterscheiden ist und zu einer falschen Berechnung des Geburtstermins führen kann.

Während die Blastozyste jetzt ein kugelförmiges Gebilde von ungefähr 3mm Durchmesser und 15qmm Rauminhalt darstellt, bildet der Embryo selbst ein winziges, kaum 1mm großes Scheibchen aus zwei hauchdünnen Zellhäutchen. Sie werden als Außenhaut (*Ektoderm*[21]) und Innenhaut (*Entoderm*) bezeichnet. Beide bilden kleine Bläschen, das Entoderm unterhalb der Embryoscheibe den *Dottersack*, das Ektoderm oberhalb derselben den *Amnionsack*.

Der Embryo mit Amnion- und Dottersack wird von einem Gewebe umgeben, das aus Zellen besteht, die vom Tophoblasten her eingewandert sind. Dieses Zwischengewebe, das sich sozusagen zwischen Embryoblast und Trophoblast hinein ergießt, heißt *extra-embryonales Mesoderm*[22] oder *extra-embryonales Mesenchym*[23].

Die Zellen des extraembryonalen Mesoderms formieren sich dann so, daß im Mesenchym eine flüssigkeitsgefüllte Höhle entsteht, umgeben von einer dünnen Zellschicht, die innen den Embryo umhüllt und außen sich dem Trophoblasten anlegt. Die embryonale Hülle ist im hinteren Bereich der Keimscheibe mit einem mesenchymalen *Haftstiel* an der äußeren Hülle aufgehängt. Diese wird als *Chorion*[24] bezeichnet, der Raum zwischen der embryonalen und chorialen Lamelle des Mesenchyms als *Chorionhöhle*, und die vom Chorion aus in die Gebärmutterschleimhaut vordringenden Trophoblasten heißen *Chorionzotten*.

1.3.3. Die dritte Woche: Gastrulation

In dieser Phase erfolgt die schnellste Entwicklung des Embryos. Sie ist dadurch gekennzeichnet, daß sich zwischen Ektoderm und Entoderm ein drittes Keimblatt bildet, das *intra-embryonale Mesoderm* bzw. *Mesenchym*. Die Umbildung der zweiblättrigen Keimscheibe in die dreiblättrige heißt *Gastrulation*[25]. Das Mesoderm entsteht dadurch, daß Zellen von den zwei bestehenden Keimblättern auswandern und ein neuartiges Gewebe formen. Das intra-embryonale Mesenchym drängt Ektoderm und Entoderm an den seitlichen Rändern der Keimscheibe auseinander und trifft dort auf das extra-embryonale Mesoderm.

Im extra-embryonalen Mesoderm von Dottersack, Haftstiel und Chorion bilden sich Zellstränge und Zellhaufen (sog. Blutinseln), in denen Spalträume entstehen. Diese bilden durch Sprossung und Verschmelzung im extra-embryonalen Mesoderm ein kapillares[26] Gefäßnetz, das an den Flanken der Keimscheibe in der Art einer Ringleitung entlang läuft. Diese nimmt Verbindung auf mit Gefäßen vom und zum Dottersack und Haftstiel. Die Haftstieladern vereinigen sich auf der anderen Seite mit den Gefäßen des Chorions, dessen Zotten inzwischen ebenfalls ein Mesenchym mit Gefäßsträngen entwickelt haben. Die vorderen Pole der Ringleitung nehmen kontraktile Eigenschaften an und verschmelzen zum primitiven Herzrohr. So kommt es

---

21 griech. derma = Haut; ekto- = außen, nach außen hin, endo- oder ento- = innen, nach innen zu
22 griech. mesos, meso-, mes- = in der Mitte, dazwischen, Zwischen-
23 griech. mesos = in der Mitte, dazwischen; en = innen, hinein; chein = gießen, sich ergießen
24 griech. chorion = Haut, Fell
25 lat. gastrula = kleiner Magen; die Bezeichnung kommt aus der vergleichenden Embryologie
26 lat. capillus = Haupthaar; kapillar = haarfein

schon am Ende der dritten Woche der Embryonalentwicklung zu einer, wenn auch primitiven Zirkulation. Es kommt in diesem primitiven Zirkulationssystem nämlich nur zu einem Säftestrom, da die Blutbildung erst in der fünften Woche anfängt.

Inzwischen haben sich vom Ektoderm und Entoderm zwei Leitstrukturen achsenförmig ins Innere der Keimscheibe eingesenkt und abgespalten: das Neuralrohr von Ektoderm und die Chorda dorsalis[27] vom Entoderm. Neben dieser haben sich beiderseits im intra-embryonalen Mesenchym die Urwirbelkörper gebildet. Aus diesen gehen Skelett und Muskulatur hervor. Ende der 3. Woche sind somit alle Gewebearten vorhanden: Im Ektoderm und Entoderm haben sich die Stammzellen des äußeren und inneren Oberflächenepithels und des Nervengewebes, im Mesoderm die des Grundgewebes (Stützgewebes) und des Muskelgewebes differenziert.

Ende der dritten Woche ist der Embryo höchstens 3 mm lang, während der Durchmesser der ganzen Keimanlage 15 mm beträgt. Im Vergleich der Volumenzunahme des Trophoblasten, der um das 1000fache zugenommen hat, ist der Embryo relativ klein geblieben. Das ist insofern nicht überraschend, als ein adäquates Ernährungssystem vorhanden sein muß, wenn die intensiven Phasen des embryonalen Wachstums nicht mißlingen sollen. So bildet nun Ende der dritten Woche das Chorion schon so viel von einem seiner Hormone, daß die im Schwangerenharn vorhandenen Mengen genügen, um eine verläßliche Schwangerschaftsdiagnose stellen zu können. Dieses Hormon heißt Choriongonadotropin (HCG) und liegt allen modernen Methoden der immunologischen Schwangerschaftsdiagnose zugrunde.

1.3.4. Die vierte Woche: Abfaltung

Die Abfaltung des Embryo macht aus der spatelförmigen Keimscheibe einen der Länge nach C-förmig gekrümmten und etwas bizarren Körper.

Der Embryo liegt am Ende der dritten Woche auf dem Dottersack und sozusagen auf seinem Rücken der Amnionsack. Vorne hängt er an einem Vorsprung des extraembryonalen Mesoderms, das Dotter- und Amnionsack umhüllt. In diesem Vorsprung liegt die Herzanlage. Hinten hängt die Keimscheibe am Haftstiel. Die Abfaltung geschieht nun so, daß sich der Embryo vom Amnion her wie in einer Decke über dem Dottersack zusammenkauert.

Nach der Abfaltung liegt daher das Herz nicht mehr vor dem vorderen und der Haftstiel nicht mehr hinter dem hinteren Ende des Embryos, sondern beide unter ihm. Gleichzeitig hat sich von den Flanken her die Keimscheibe nach unten eingebogen. Im Mesoderm der Einfaltungen hat sich ein U-förmiger, nach hinten offener Hohlraum gebildet, der Vorläufer der Körperhöhlen.

Im Zuge dieser Faltungsprozesse wird der obere Teil des Dottersackes vorne von der Herzanlage, hinten vom Haftstiel und in der Mitte von den Flanken eingedrückt und abgeschnürt. So wird der obere Teil des Dottersackes zum Darmrohr umgeformt, an welchem wir drei Abschnitte unterscheiden: Vorderdarm, Mitteldarm und Hinterdarm. Zwischen dem Darmrohr und dem verbleibenden Dottersack besteht jetzt nur mehr eine schmale Verbindung im Bereich des Mitteldarms, der Dottergang. Er bildet mit dem bauchwärts verlagerten Haftstiel den Nabelstrang.

---

27 lat. chorda = Darm, (Darm)Saite; dorsum = Rücken. Chorda dorsalis = Rückenseite

Inzwischen ist das Neuralrohr zusammen mit dem Oberflächenektoderm über die sich einfaltende Keimscheibe hinausgewachsen, vorne in Form der Hirnbläschen und hinten in Form der Schwanzanlage. Beide machen die Längsfaltung mit, sodaß letztlich der Embryonalkörper so gekrümmt ist, daß die Kopffalte den Herzbuckel überlagernd von vorne her und die Schwanzspitze von hinten her bis an den Haftstiel heranreichen. Die Keimscheibe ist nun zum Embryonalkörper geworden.

Gleichzeitig hat sich vorne am Neuralrohr ein Wulst (Vorhirnwulst) gebildet und sind Zellen des Neuralrohres seitwärts ausgewandert, um die Neuralleisten zu bilden. Durch die Abfaltung des Neuralrohres ist zwischen Vorhirnwulst und Vorderdarm eine Bucht, die ektodermale Mundbucht, entstanden. Der Vorderdarm war bisher durch eine Membran verschlossen. Diese reißt jetzt ein, sodaß die Mundbucht nun in den Vorderdarm mündet. Da aus dem an die Mundbucht angrenzenden Darm bei den Fischen der Kiemenapparat entsteht, wird dieser Darmanteil als Kiemendarm bezeichnet. Die Kiemen bestehen aus Bögen, Furchen und Taschen und entstehen, indem zwischen das Entoderm und Ektoderm im Bereich des Vorderdarms Zellen aus der Neuralleiste einwandern und dort 4–6 bogenartige Mesenchymstrukturen bilden. Aus Kiemenanlage und Mundbucht gehen Rachen, Schlund und Gesichtsschädel hervor.

Der Durchmesser der Chorionhöhle beträgt 15 mm, die Zottenlänge etwa 5 mm, der Gesamtdurchmesser des rundum mit Zotten besetzten Chorions also 25 mm. In der Chorionhöhle liegen Amnionsack und Dottersack mit je 5 mm Durchmesser. Der Embryo ist etwa 3–5 mm lang und 1–2 mm dick.

1.3.5. Fünfte bis achte Woche: Organogenese

Im zweiten Monat der Embryonalentwicklung werden alle Organsysteme rudimentär[28] angelegt, bleiben aber bis auf das Kreislaufsystem und dem damit verbundenen Transport der Nährstoffe und Botenstoffe noch weitestgehend ohne Funktion. Die elementaren Lebensfunktionen werden vorwiegend über den utero-chorioembryonalen Kreislauf wahrgenommen. Der Saftstrom geht nunmehr vom Chorion über die Nabelstielarterien direkt in die Ringleitung zur embryonalen Herzanlage und von dort zurück in die Nabelvene und die Choriongefäße, wo der Stoffaustausch mit dem mütterlichen Blut erfolgt.

Dieser primitive Kreislauf genügt vollkommen, um den winzigen Embryo bestens zu ernähren. Mit der weiteren Entwicklung wächst natürlich das Kreislaufsystem mit. Vorläufig ist aber der Embryo ein C-förmiger Organismus von 5 mm Länge, der von einem einschichtigen Oberflächenektoderm bedeckt und von Amnionflüssigkeit umgeben ist. Unter dem Oberflächenektoderm – umgeben von Mesenchym (Mesoderm) – liegen rückenwärts das ektodermale Neuralrohr mit der Neuralleiste und bauchwärts das entodermale Darmrohr mit dem Dottergang.

1.3.6. Embryo und Gebärmutter am Ende der Organogenese

Acht Wochen nach der Ovulation ist der Embryo etwa 3 cm lang und hat menschliche Formen angenommen. Der Kopfdurchmesser beträgt ca. 1.5 cm, der Körper ist

---

28 lat. rudis = roh, unbearbeitet; rudimentum = erster Versuch, Probestück

schmächtig und mißt auch nur 1.5 cm, die Leibeshöhle wird größtenteils von Herz und Leber ausgefüllt. Die Extremitäten sind angelegt, stehen aber noch seitlich ab. Der Amnionsack hat sich bis auf einen dünnen Spalt an die Chorionhülle angelagert; zusammen haben sie einen Durchmesser von 6–7 cm. Der 5mm messende Dottersack liegt in einer kleinen Nische zwischen Chorion und Amnion.

Aus dem Oberflächenektoderm und den neuro-ektodermalen Strukturen haben sich die Anlagen der Haut, der Sinnesorgane, des Nervensystems und die Mundbucht entwickelt. Am Darmrohr lassen sich die Anlagen der Organe des Stoffwechselsystems erkennen. Dazu gehören auch die Atmungsorgane, die sich vom Darmrohr drüsenartig abgespalten haben. Die vom Entoderm des Dottersacks ausgewanderten Urgeschlechtszellen finden sich bereits in den mesodermalen Anlagen der Gonaden. Außer den Nebennieren und Gonaden, den Stellwerken im Anpassungssystem, sind im Mesoderm das Kreislaufsystem und zumindest die Vorläufer des Immunsystems, des Bewegungssystems sowie des Ausscheidungssystems vorhanden. Das Zwerchfell ist bereits gebildet und die Körperhöhlen in Herzbeutel, Brusthöhlen und Bauchhöhle getrennt.

Die vom Chorion gebildeten Hormone bringen auch die Gebärmutter zum Wachsen und zwar so, daß deren Wachstum mit dem der Chorionblase in Einklang steht. Die Gebärmutterhöhle wird dabei in einem solchen Maß erweitert, daß die Chorionblase nicht eingeengt wird und unter Druck gerät. Der Gebärmutterkörper – zuvor hühnereigroß, derb und queroval – ist nach vier Wochen Schwangerschaft kugelig rund und weich, nach acht Wochen gut faustgroß.

1.4. Aspekte der Morphogenese

1.4.1. Allgemeine Aspekte

Obwohl das Entwicklungsmuster jedes Organs und Organsystems die ihm eigene Komplexität aufweist, beruht die Morphogenese auf wenigen und relativ simplen Vorgängen. Es geht zum einen um eine Zellvermehrung, die eine Sprossung oder Wanderung der vermehrten Zellen in die oder aus der Umgebung zur Folge hat, zum anderen um die Größenzunahme von Zellen. Einen wesentlichen Beitrag zur Gestaltung leistet ferner die Produktion der Zwischenzellsubstanz. Diese Prozesse für sich allein sind natürlich unzureichend, um die charakteristischen Veränderungen in der Form des sich entwickelnden Embryos herbeizuführen. Vielmehr sind diese Umgestaltungen auf die unterschiedlichen Wachstumsraten der verschiedenen Teile des Embryos zurückzuführen.

Die Bildung von Zellschichten und Zellagen ist einer der Grundzüge der Embryonalentwicklung, die mit der Bildung der drei Keimblätter anfängt. Die Bildung der strang- und/oder röhrenförmigen Strukturen kommt dadurch zustande, daß sich das Gewebe einfaltet und sich dann schließt oder Stränge und Ballen bildet, die im Inneren zerfallen. Nicht selten dienen Zellen und Gewebe nur als Leitschienen, die sich früher oder später wieder zurückbilden. Der wesentliche Schritt in diesem Prozeß ist aber zweifellos die Zelldifferenzierung.

1.4.2. Zelldifferenzierung

Aus der anscheinend so einfachen Zygote geht der um so viel größere und komplexere Mensch hervor, ein Organismus mit differenten Organen und Organsystemen, differenten Zellen und Geweben. Um nun alle diese voneinander so verschiedenen Formationen herzustellen, bedarf es der Differenzierung. Je weiter sich eine Zelle von anderen differenziert und damit in ihrer Funktion spezialisiert hat, desto weniger vermag sie die Aufgaben einer anderen Zellart zu übernehmen. Umgekehrt sind Zellen und Gewebe um so mannigfaltiger differenzierbar, je jünger sie in ihrer Entwicklung sind.

In der frühen Embryonalentwicklung können sich die Zellen in ganz unterschiedliche Richtungen entwickeln, d. h. sie sind pluripotent[29]. Die Entwicklungspotenz wird umso stärker eingeschränkt, je mehr sich die Gewebe spezialisieren. Einengung der Entwicklungspotenz bedeutet daher, daß am Beginn der Differenzierung eine Entscheidung getroffen werden muß, in welche Richtung die weitere Entwicklung gehen soll. Der wesentliche Faktor für die Richtungsgebung hängt davon ab, auf welche Art und Weise sich die Umgebung der betreffenden Zellen und Gewebe im Verlauf des Wachstums verändert. Die Verständigung dahin, in welche Richtung die Entwicklung gehen soll, erfolgt zwischen dem sich zu differierenden Gewebe und dessen Umwelt über verschiedenste Botenstoffe und Faserzüge. Je nach Form und Mischung legen diese die Entwicklung fest, indem sie die Entwicklung der Zellen und Gewebe in die eine Richtung fördern und in die andere Richtung hemmen. Beide, Förderung und Hemmung liegen dabei eng beisammen, schlagen je nach Bedarf von einem ins andere um und/oder heben sich gegenseitig auf. Die parakrinen[30] Botenstoffe bilden das erste und elementare System im Steuerungsmechanismus eines jeden Organismus.

1.4.3. Gewebe

Ganz gleich, welches Organ oder Organsystem unseres Organismus wir betrachten, jedes besteht aus einem oder mehreren von vier Geweben. Aus dem *Ektoderm und Entoderm* gehen das Oberflächengewebe der Haut und deren Anhangsgebilde sowie die Oberflächenauskleidung des Darms und dessen Drüsen hervor. Diese Bedeckungen der inneren und äußeren Oberflächen werden als Epithel bezeichnet, das analoge Gewebe als *Epithel- und Drüsengewebe*. Drüsen sind röhren- oder bläschenartige Einsprossungen des Epithels ins Mesenchym. Das *Nervengewebe*, aus dem das ganze Nervensystem hervorgeht, entwickelt sich ebenfalls aus dem Ektoderm. Die Sinnesorgane sind Kombinationen aus epithelialen und nervösen Elementen des Ektoderms.

Das Epithelgewebe vermittelt die Kontakte mit unserer Umwelt, sei es durch die Bildung spezieller Schutzschichten, sei es durch besondere Fähigkeiten bezüglich der Wahrnehmung von Reizen und der Abgabe von Warnsignalen vermittels des Nerven- und/oder Botenstoffsystems.

Aus dem *Mesoderm* kommt die gesamte Infrastruktur unseres Organismus. Am deutlichsten sichtbar sind alle jene Gewebe, die unserem Körper die Gestalt verleihen und am besten als *Grundgewebe* zu bezeichnen sind. Die gebräuchlichste Bezeichnung ist Stütz- und Bindegewebe.

Eine besondere Differenzierung des Mesoderms stellt das *Muskelgewebe* dar. Aus ihm geht die gesamte Muskulatur hervor, ganz gleich welche Aufgaben die Muskeln

---

29 lat. plus, plura = mehr, mehreres; potens = fähig, mächtig
30 griech. para- = nahe, neben, entlang; krinein = absondern

letztlich im einzelnen zu erfüllen haben. Wir unterscheiden drei Arten von Muskeln, nämlich die glatten Muskeln, die quergestreiften Muskeln und die Herzmuskulatur.

Grundgewebe und Muskeln mit allen ihren Gestaltungsformen bilden die Infrastruktur des Organismus. Sie organisieren die Abwehr im Sinne des Fight-Flight-Response, regeln im Sinne von Stress und Distress die Anpassung an die sich ständig ändernde Umwelt und steuern die Immunabwehr.

1.5. Die Fetalperiode

In der Fetalperiode findet das Wachstum und die Reifung derjenigen Gewebe und Organe statt, die in der Embryonalzeit angelegt wurden, aber mehr oder weniger rudimentär geblieben sind. Zuerst, etwa bis zur Mitte der Schwangerschaft ist die Rate des Längenwachstums besonders groß. Dann, in den letzten Monaten der Schwangerschaft tritt die Gewichtszunahme stärker hervor. Im Durchschnitt ist die Länge eines Fetus am Ende der Schwangerschaft rund doppelt so groß, das Gewicht dagegen zehnmal so groß wie zur Schwangerschaftsmitte.

Die bisherige Erfahrung hat gezeigt, daß ein Fetus mit weniger als 500 g Gewicht außerhalb des Mutterleibs nicht lebensfähig ist. Feten mit einem Gewicht von 500–1500 g (very low birthweight) können heute in mindestens 50 % der Fälle am Leben erhalten werden. Eine andere Frage ist es dagegen, ob sie auch einigermaßen gesund zu erhalten sind. Neugeborene mit 1500–2500 g (low birthweight) haben relativ gute Aussichten gesund zu überleben. Reife Neugeborene haben im Durchschnitt 3400 g, mindestens aber 2500 g, obgleich auch Neugeborene mit weniger als 2000 g, deren Untergewicht durch Unterernährung zustande kam, gelegentlich reif sein können.

Wichtiger als das Geburtsgewicht ist die Reife der Organe, die nach der Geburt unvermittelt in Funktion treten müssen. Hier geht es in erster Linie um die Lungenfunktion und, was meistens nicht oder kaum beachtet wird, um die Funktionsfähigkeit der Atemmuskulatur, bei der es sich vorwiegend um rote Muskelfasern handelt. Was ebenfalls weit unterschätzt wird, ist die Notwendigkeit der Anpassung an die kalte Außentemperatur nach der Geburt und damit die Funktion des braunen Fettes. Vorläufig wollen wir uns aber nur mit den groben Zügen der fetalen Entwicklung und Zunahme der Größenmaße von Fetus, Uterus und Schwangerschaft beschäftigen.

In der ersten Hälfte der Schwangerschaft wird die Länge des Fetus gewöhnlich in der Scheitel-Steiß-Länge (SSL) angegeben, da die Beine erst gegen die Mitte der Schwangerschaft ihre endgültigen Proportionen erhalten. Erst dann hat es Sinn, die Längenangaben in Scheitel-Fuß-Länge (SFL) zu machen. Alle Maßangaben werden in cm gemacht. Es ist es besser, sie auf die Zahl der Schwangerschaftswochen (SSW) als auf Monate zu beziehen. Dasselbe gilt für das Gewicht, dessen Angabe in g erfolgt.

Um die 16. SSW entspricht die SFL der Zahl der SSW. Von der 20. SSW an erhält man die SFL, indem man zur Zahl der SSW ein Viertel hinzugibt (20 + 5, 22 + 5.5, 24 + 6). Die SSL entspricht überschlagsmäßig den SSW minus 4 (16–4, 32–4, 40–4). Am Ende der 8. SSW beträgt die SSL 3–5 cm, am Ende der 12. SSW etwa 7–10 cm. Das Fetalgewicht beträgt in etwa um die 9. SSW 5 g, die 23. SSW 500 g, die 28. SSW 1000 g, die 31. SSW 1500 g, die 33. SSW 2000 g und 40. SSW 3400 g.

Die Gebärmutter ist am Ende des 3. Schwangerschaftsmonats so groß, daß sie aus dem kleinen Becken herausschlüpft und oberhalb der Schamfuge tastbar wird. Am Ende des 4. Monats steht die Kuppe der Gebärmutter zwischen Schamfuge und Nabel, Ende des 5. Monats in Nabelhöhe, Ende des 7. Monats zwischen Nabel und Rippenbogen und im 9. Monat steigt sie bis zum Rippenbogen, um vor Geburtsbeginn wieder tiefer zu treten.

Ende des 4. Monats werden die fetalen Herztöne stethoskopisch hörbar.

Im 5. Monat bildet sich das braune Fett und die Muskeln haben sich so weit entwickelt, daß die Kindesbewegungen spürbar, hör- und sichtbar werden. Im 7. Monat sind die Lungen möglicherweise soweit ausgereift, daß ein frühgeborener Fetus eventuell überleben kann.

2. Die Entwicklung der Plazenta und Eihäute

2.1. Die Fruchtblase

Die Gebärmutter ist innen von einer Schleimhaut, dem Endometrium[1], ausgekleidet. Zur Zeit der Einnistung der Blastozyste ist die Höhle der Gebärmutter ein dünner kapillarer Spalt mit einer etwa 10 qcm großen Oberfläche und 1 ccm Rauminhalt, das Endometrium 5–7 mm dick. Die Blastozyste nistet sich fundusnahe in der Mitte der Vorderwand oder Hinterwand des Uterus ein und bildet den „Implantationskegel". Nach der Geburt werden Endometrium wie Plazenta und Eihäute (Chorion und Amnion) hinfällig. Das hinfällige Endometrium wird *Dezidua*[2] genannt. (Es wird mit der Nachgeburt bis auf einen 1mm dünnen Rest abgestoßen.) Plazenta und Eihäute werden mit einem Sammelnamen als *Secundinae*[3] bezeichnet.

Die Dezidua kleidet die Wand der Gebärmutter aus und wird daher als *Decidua parietalis*[4] bezeichnet. Dort, wo sich der Embryo einnistet, bildet die Decidua parietalis um ihn eine Kapsel, weshalb dieser Teil der Decidua *Decidua capsularis* genannt wird. Ende der vierten Schwangerschaftswoche hat die Kapsel etwa einen Durchmesser von 3 cm. Der inneren Wand der Kapsel liegt die Chorionblase mit ihrer überall zottigen Oberfläche an, in der Chorionblase liegen der Dottersack und der Amnionsack und in diesem der Embryo.

Mit dem weiteren Wachstum des Embryos und damit des Amnionsackes legt sich zuerst das Amnion an die Wand der Chorionhöhle an, wobei diese verschwindet und den Dottersack an ihre Wand drückt. Nun dehnen sich Amnion und das von der Decidua capsularis bedeckte Chorion zusammen weiter aus. Während sich die Zotten des Chorions im parietalen Teil der Dezidua weiterentwickeln, gehen sie im Kapselbereich zugrunde. Das *Chorion frondosum*[5] wird hier zum *Chorion leve*[6]. Bis zum Ende des dritten Monats nehmen Uterus und Uterushöhle etwas mehr an Größe zu als der Embryo. Dann aber erreicht die Kapsel überall die Gebärmutterwand, und die Decidua capsularis verschmilzt allseits mit der Decidua parietalis. Damit liegt nun der Gebärmutterwand eine dreischichtige *Fruchtblase* an; sie wird von drei Eihäuten gebildet, nämlich – von innen nach außen – aus *Amnion*, *Chorion* und *Dezidua*. Das Amnion enthält das *Fruchtwasser*; ein mit Fruchtwasser gefülltes Amnion wird als *Hydramnion* bezeichnet; es beherbergt den Fetus, der durch die Nabelschnur mit dem Mutterkuchen verbunden ist.

2.2. Der Mutterkuchen (Placenta)

Die Plazenta entwickelt sich aus dem Chorion frondosum. Die Zotten des Chorion frondosum wachsen von der dünnen chorialen Grundmembran, der *Chorionplatte* aus, sich baumartig verzweigend, zentrifugal nach oben und außen, gegen die Dezi-

---

1 griech. metra = Mutter, Gebärmutter; Endometrium = Inneres der Gebärmutter
2 lat. decidua = die Hinfällige
3 lat. secundae = nachfolgende (Sachen)
4 lat. paries = die Wand
5 lat. frons = Blatt, Franse, Zotte
6 lat. leve = leicht, glatt

dua vor. Der Zwischenraum zwischen den Zotten oder Villi[7] wird *Zwischenzottenraum* oder *intervillöser Raum* genannt. Chorionplatte und Chorionzotten, sowie die den Zottenkronen gegenüberliegende Dezidua ist von Trophoblastenepithel überzogen. Der ganze Zwischenzottenraum ist also mit einer dünnen Schicht aus Trophoblastenepithel verschalt. Das Deckenrelief des intervillösen Raums wird von der Dezidua gebildet. Die von der Decke (Basalplatte) in den Zwischenzottenraum hängenden „Riffe" heißen *Plazentarsepten*. Die der Dezidua anliegende Trophoblastenschicht bezeichnet man als *Trophoblastenschale*. Die Verfugung zwischen Trophoblastenschale und Dezidua bilden die *Fibrinstreifen*, eine Art fibrinoides Klebemittel. Die Trophoblastenschale der Deziduadecke geht am Rande der Plazenta in den trophoblastischen Bodenbelag der Chorionplatte über.

Die Trophoblastenschale ist zu den Lumina der dezidualen Endarterien hin hülsig ausgestülpt, und diese Ausstülpungen sind muffenartig in die Arterienlumina hineingeschoben. So gelangt das mütterliche Blut direkt von den dezidualen Endarterien durch die hülsigen Anschlüsse der Trophoblastenschale in den Zwischenzottenraum und an das fetale Zottenepithel. Die Venen der Dezidua münden ebenfalls direkt in den Zwischenzottenraum, doch besteht hier zwischen Gefäßendothelzellen und Trophoblastzellen ein unmittelbarer Übergang. Die zuführenden Endarterien weisen also, im Vergleich zu den ableitenden Venen, ein engeres Verhältnis zur Trophoblastenschale auf.

Die *Chorionzotten* bestehen aus gefäß- und saftreichem Mesenchym, das von einem hauchdünnen Zellgewebe überzogen ist, dessen Zellen ihre Zwischenwände aufgelöst haben und nahtlos ineinander übergehen, d. h. eine Zellverschmelzung, ein *Synzytium*, bilden. Die Zottengefäße sind die Endverzweigungen der Nabelschnurgefäße und führen fetales Blut. Das mütterliche Blut im intervillösen Raum und das fetale Blut in den Zottenkapillaren sind also voneinander streng getrennt.

Das Synzytium bildet sich aus jenen Zellen, die vom Trophoblasten in die Dezidua ausschwärmen. Die Zellen verlieren beim Kontakt mit den mütterlichen Geweben ihre Grenzen und verschmelzen miteinander zum Synzytium. Im Anfangsstadium besteht der Trophoblast daher aus zwei Zellschichten: einer inneren Schicht von klar abgegrenzten Zellen, dem *Zytotrophoblast*en, und einer äußeren Schicht ineinanderfließender Zellen, dem *Synzytiotrophoblast*en. Die zum Synzytium verschmolzenen Zellen sind nicht mehr teilungsfähig. Die Zotten der reifen Plazenta sind nur von Synzytium überzogen, Zytotrophoblastenzellen aber noch stellenweise vorhanden, um nötigenfalls das Synzytium zu reparieren.

Die synzytialen Zellkerne wandern je nachdem, ob hier oder dort mehr oder weniger Kernaktivität von Nöten ist, im Synzytium umher und sind daher ungleichmäßig verteilt. Ansammlungen synzytialer Kerne werden als *Synzytialknoten* bezeichnet, bestehendes Zytotrophoblastengewebe als *Trophoblasteninseln*. Das Innere der Chorionzotten wird von einem Mesenchym gebildet, das reichlich kapillare und sinusoide Blutgefäße enthält. Neben spärlich Fibroblasten fallen große Zellen auf, die Hofbauer-Zellen. Die Hofbauer-Zellen stellen Makrophagen dar, deren Funktion in der Plazenta noch völlig offen ist. Es ist jedoch kaum anzunehmen, daß die Schrittmacher des Immunsystems in der Plazenta eine weniger wichtige Funktion einnehmen, als es für andere Gewebe bereits feststeht.

---

7 lat. villus = (Haar)Büschel, villosus = zottig, rauh

Die einzelne Plazentarzotte hebt sich mit einem kurzen Stamm von der Chorionplatte ab und verästelt sich baumkronenartig. Die Zottenbäume sind etwa 15mm hoch. Manche von ihnen, die *Haftzotten*, verkleben mit der Trophoblastenschale und stellen Verstrebungen des intervillösen Raumes dar. Das Areal eines Zottenbaumes heißt *Kotyledon*. Mehrere Kotyledonen bilden einen Plazentalappen, ein *Plazentom*. Die Lappung ist auf der mütterlichen Seite der Plazenta relativ gut ausgeprägt. Die menschliche Plazenta besteht aus etwa 20 Plazentomen.

3. Der utero-placentare Kreislauf

3.1. Größenordnungen

In der Schwangerschaft wächst die Gebärmutter gewaltig, am stärksten in ihrem oberen Abschnitt, dem Fundus uteri. Vor der Schwangerschaft bildet der Fundus des Cavum uteri einen etwa 1–2 mm breiten und 40 mm langen Spalt oberhalb der Eintrittstellen der Eileiter. Dieser Spalt entwickelt sich bis zum Ende der Schwangerschaft zu einer mächtigen Kuppel von circa 20 cm Durchmesser und einer lichten Höhe von 9 cm. Die Blutversorgung dieser Kuppel erfolgt über die Eierstockgefäße.

Der an die Funduskuppel anschließende mittlere Abschnitt des Corpus uteri, im nichtschwangeren Zustand ein triangulärer Spalt mit einer Basis und Höhe von 3–4 cm, stellt am Ende der Schwangerschaft einem etwa 8 cm langen tonnenförmigen Stutzen dar, dessen Durchmesser oben an die 20 cm und unten 12 cm beträgt. Seine Blutversorgung geht über die Gefäßverbindungen zwischen den Eileiter- und Uteringefäßen.

Am unteren Corpusende entwickelt sich aus dem Isthmus uteri, dem 5 mm langen und 2–3 mm im Durchmesser haltenden Verbindungsstück zwischen Gebärmutterkörper und Gebärmutterhals, das untere Uterinsegment. Am Ende der Schwangerschaft bildet es eine napfförmige Ausbuchtung der Gebärmutter nach unten und weist einen Durchmesser von 10–12 cm und eine Tiefe von 8–9 cm auf. Am Boden der Ausbuchtung findet sich der innere Muttermund, die obere Öffnung des Gebärmutterhalskanals. Die Blutversorgung des unteren Uterinsegments erfolgt vor allem über die Uteringefäße und oberen Harnblasengefäße.

Am Ende der Schwangerschaft wiegt die Gebärmutter mit rund 1000 g im Vergleich zum nichtschwangeren Zustand das 150fache. Die Längsachse von der Tiefe des unteren Uterinsegments bis zum Scheitel des Fundus beträgt nun mit gut 25 cm das 8fache, die Innenfläche mit 1300 qcm das 100fache, der Rauminhalt mit 5000 ml das 2000fache. Von diesem nehmen der Fetus mit an die 3400 g zwei Drittel, das Fruchtwasser mit 1000 ml ein Fünftel, Plazenta und Eihäute mit 600 g ein Zwölftel in Anspruch. Die reife Plazenta entspricht mit mehr als 300 qcm flächenmäßig etwa einem Viertel der inneren Oberfläche des Uterus. Gewöhnlich reicht sie vom obersten Abschnitt der Vorder- oder Hinterwand weit in die Funduskuppel hinauf, sodaß sie den oberen Pol der Fruchtblase meist weithin überdacht.

Gebärmutterwand und Fruchtwassermantel bilden im Gegensatz zu den allgemein üblichen Vorstellungen verhältnismäßig dünne Hüllen. Der Fetus verfügt über wenig Raum, jedoch über große Gleitfähigkeit und dementsprechende Bewegungsfähigkeit. Keine Rede kann davon sein, daß der Fetus im Fruchtwasser schwimmt. Die 1000 ml Fruchtwasser, auf die Uteruswand gleichmäßig verteilt, ergeben einen Fruchtwassermantel von bestenfalls 8 mm.

Die Wanddicke der Gebärmutter beträgt rund 5 mm und verfügt über eine Mittelschicht mit reichlich stark erweiterten Gefäßen. Diese findet ob ihrer Dicke von nur etwa 3 mm wenig Beachtung, kann allerdings infolge der Größe des Uterus am Ende der Schwangerschaft durch Erschlaffung und Kontraktion der Gebärmutter leicht 300 ml Blut aufnehmen, speichern und entleeren. Die Gebärmutter bildet damit eine der entscheidenden Muskelpumpen im Niederdrucksystem der Schwangeren.

Ein weiterer Punkt, der größenordnungsmäßig immer unterschätzt wird, ist der Einfluß des Fruchtwassers. Die Eihäute bieten eine 1000 qcm und die Nabelschnur eine 250 qcm große Austauschfläche. Pro Stunde wird ein Drittel des Fruchtwassers ausgetauscht; und im Fruchtwasser sind hochwirksame Substanzen angereichert. Der Stoffwechsel zwischen Fruchtwasser und Nabelschnur ist für den Fetus essentiell. Immerhin können die Nabelschnurgefäße gegebenenfalls ein Achtel des fetalen Blutvolumens fassen. Die Wirkstoffe des von den Feten eingesogenen und geschluckten Fruchtwassers sind für deren optimale Entwicklung unerläßlich. Wenn die Fruchtblase eröffnet wird, ist die Ausstoßung des Fetus in absehbarer Zeit gewiß. Der Eintritt der Wehentätigkeit ist hier jedoch nicht ein mechanisch bedingtes und daher auch nicht ein mechanisch beeinflußbares Ereignis. Es handelt sich vielmehr um einen unbeeinflußbaren, durch Destruktion der Fruchtwasserdynamik in Gang gesetzten, biochemischen Effekt.

3.2. Lage- und Druckverhältnisse

Der Stoffwechsel des Fetus erfolgt auf zwei voneinander untrennbaren Wegen, auf dem des utero-feto-plazentaren Blutkreislaufs und dem der Fruchtwasserdynamik. Um die Zusammenhänge verstehen zu lernen, ist es vielleicht zweckmäßig, sich zuerst der einfachen Lageverhältnisse gewahr zu werden.

Gegen Ende der Schwangerschaft besteht eine Fruchtblase mit 5000 ml verformbaren, aber kaum kompressiblen Inhalts. Die Fruchtblase ist umgeben von einem etwa 5 mm starken Hydroskelett, das ein gut 300 ml fassendes Niederdrucksystem und ein System aus glatter Muskulatur enthält. Das Volumen des Niederdrucksystems entspricht ungefähr der Blutmenge des reifen Fetus und zweimal der des Zwischenzottenraums. Jede Druckänderung im mütterlichen Abdomen bewirkt natürlich auch eine Blutbewegung im uterinen Niederdrucksystem. Damit findet hier eine ständig dahinfließende Blutbewegung statt, die nötigenfalls durch (Schwangerschafts-)Wehen einen kräftigeren Schub erhält.

Das uterine Niederdrucksystem kommuniziert auf der einen Seite über sein offenes System im Zwischenzottenraum mit dem fetalen Kreislauf – in Form einer Mikrozirkulation, wo die Blutbahn statt von Endothel von Epithel (fetalem Synzytium) ausgekleidet ist. Auf der anderen Seite kommuniziert es im Bereich der Eihäute über die geschlossene deciduale Mikrozirkulation mit dem Fruchtwasser – als so etwas wie dem Erguß in einer besonderen Art von Körperhöhle. Da die Plazenta normalerweise nahe dem oder am oberen Fruchtblasenpol liegt, fällt das mütterliche Blut meistens auch von oben her gußartig herab auf die Zottenbäume des intervillösen Raumes und muß nicht, wie es in den Lehrbüchern immer wieder dargestellt wird, strahlartig (engl. in spurts) von unten nach oben gespritzt werden. Das Blut strömt dort und da abwechselnd aus den Endarterien in den Zwischenzottenraum und fließt über die offen Venen (nach oben) ab.

In gleicher Weise liegt der Abgang der Nabelschnur von der Plazenta stets höher als ihr Ansatz am kindlichen Nabel. Da die Nabelschnur im Fruchtwasser schwebt und dem auf das Fruchtwasser wirkenden Druck gleichmäßig ausgesetzt ist, besteht auch von der Plazenta zum Nabel ein zumindest sanftes Gefälle. Eine Ausnahme könnten hier eventuell jene seltenen Fälle machen, in denen sich die Plazenta abnormerweise zu weit unten entwickelte.

Da der Fetus normalerweise mit dem Kopf nach unten liegt, fließt das Blut vom Nabel nach unten hin zum Herz und von dort in den Kopf. Nur in den Bauch, die Beine und die Nabelschnurarterien muß es nach oben gepumpt werden. Also besteht auch hier zu den wichtigen Zentren ein Gefälle.

Blutdruckmessungen wo immer im utero-feto-plazentaren Kreislauf sind technisch schwierig und die Angaben absoluter Zahlen problematisch. Doch dort, wo diese in einem eindeutigen Verhältnis stehen, lassen sie Schlüsse auf diverse Druckpotentiale zu.

Die Gebärmutter wird von drei Gefäßabschnitten, deren Gefäße sich in der Schwangerschaft enorm erweitert haben, mit Blut versorgt, nämlich von den Eierstockgefäßen, den Uteringefäßen und den uterinen Ästen der Blasengefäße. Die Ovarialgefäße setzen am Uterus an der Basis der Funduskuppel an, die Uteringefäße am Übergang vom Corpus uteri zum unteren Uterinsegment und die uterinen Äste der Blasengefäße am oberen Bereich der Cervix uteri. Die Gefäße stellen eine Menge von Querverbindungen her und vernetzen sich längsseits des Uterus zu mächtigen Gefäßbündeln. Von diesen aus laufen eine Reihe von Gefäßästen in der Art von Ringleitungen, die Bogenarterien und die sie begleitenden Venen, quer über den Uterus und gehen untereinander wieder reichlich Querverbindungen ein. Von den Ringleitungen sprossen Gefäße radial in die Tiefe. Die Radialgefäße haben offene Enden und münden in den plazentaren Zwischenzottenraum.

Der ungefähre Blutdruck beträgt in den Bogenarterien 45 mm Hg, in den Radialarterien 12 mm Hg und im Zwischenzottenraum 7 mm Hg; der Druck in den Zottenkapillaren liegt bei 30 mm Hg, in der Nabelvene bei 20 mm Hg und im Fetus und den Nabelarterien bei 44 mm Hg. Zwischen den uterinen Bogenarterien und dem fetalen Hochdrucksystem (Nabelschnurarterien) liegt ein kompliziertes Niederdrucksystem, dessen Blutzufuhr von leicht bis völlig gedrosselt wird, wenn der Druck in der Gebärmutter 20 mm Hg beziehungsweise 35 mm Hg überschreitet. Drosselung der Zufuhr heißt aber noch lange nicht, daß nicht eventuell sogar sehr massive Blutbewegungen in Form von Volumenverlagerungen stattfinden.

4. Der fetale und feto-placentare Blutkreislauf

4.1. Grundzüge des Blutkreislaufs beim Erwachsenen

Das Kreislaufsystem umfaßt jene Organe, die den Umlauf des Blutes, der Lymphe und der Zwischenzellflüssigkeit unterhalten: Herz, Gefäße und Interstitium. Der Blutkreislauf des Menschen erfolgt in einem in sich geschlossen Gefäßsystem, und das Blut bleibt durchwegs innerhalb dieses Systems, wenn dieses nicht verletzt oder auf eine andere Weise eröffnet wird.

Das einfachste Konzept des Kreislaufs fängt damit an, daß die linke Herzkammer aus ihrem Vorhof eine bestimmte Menge Blut (60 ml) übernimmt und in schlagenden (pulsierenden) Bewegungen mit einem Druck von 100 mm Hg in die Hauptschlagader (Aorta) befördert. Die Aorta steigt ab der linken Kammer kurz in die Höhe, macht dann einen Bogen und geht nach unten. Vom Aortenbogen gehen die Arterien ab, die Kopf und Hals versorgen. Die absteigende Aorta versorgt mit ihren Ästen die übrigen Körperregionen.

Die Herzpulsation wird von der elastischen Aorta übernommen und setzt sich von dieser aus wellenförmig in den Schlagadern (Arterien) fort. Diese verästeln und verzweigen sich in immer kleinere Arterien, deren kleinste Äste als Arteriolen bezeichnet werden. Die Blutbahn von der linken Herzkammer bis zu den Arteriolen bildet das Hochdrucksystem des Blutkreislaufs und enthält 15 % des Blutes. (Puls und Pulsation zeigen nur Druckunterschiede in einer Flüssigkeitssäule an, sind aber keineswegs ein verläßliches Maß für die Fortbewegung der Flüssigkeit.)

Im Bereich der Arteriolen fällt der Blutdruck steil ab und damit beginnt das Niederdrucksystem des Blutkreislaufs mit 85 % des Blutes. Die Arteriolen gehen in ein weitverzweigtes Netz dünnster Gefäße, die Kapillaren über. Diese münden in kleinste Blutadern (Venolen). Zwischen dem Blut der Kapillaren und Venolen und der Flüssigkeit der Zwischenzellsubstanz (Interstitium), dem unmittelbaren Lebensraum der Zellen, geht der Stoffaustausch vor sich. Das ganze Stromgebiet (Kapillaren-Venolen-Interstitium) faßt man als Mikrozirkulation zusammen. Die Venolen gehen in die Venen über; diese vereinigen sich zu immer größeren Venen, und letztlich gelangt das Blut von oben und unten her über zwei große Hohlvenen in den rechten Vorhof und die rechte Kammer. Von hier geht das Blut über das Niederdrucksystem der Lungen in den linken Vorhof. Damit ist der Blutkreislauf geschlossen und beginnt wieder von vorne.

Mit dem Blutkreislauf werden den Zellen, Geweben und Organen die Nahrungsstoffe zugeführt, die sie brauchen, um ihre Arbeit tun zu können. Man nennt ihn daher den nutritiven[1] Kreislauf. Zwei Organe haben nun die Aufgabe, die Nahrungsstoffe so aufzubereiten, daß sie von den anderen Organen in entsprechende Kraftstoffe umgewandelt werden können. Die energiereichen Substanzen werden von der Leber, der Sauerstoff von der Lunge präpariert und beigestellt. Hiezu verfügen beide Organe über einen Sonderkreislauf, nämlich den Leber- oder Pfortaderkreislauf und den Lungen- oder kleinen Kreislauf. Beide Organe bekommen außer nutritivem Blut aus der linken Herzkammer auch noch Blut durch einen zweiten

---

[1] lat. nutrire = ernähren

Zufluß: die Leber aus der Pfortader, der Sammelvene von Magen, Darm, Pankreas und Milz, und die Lunge über die Lungenadern aus der rechten Herzkammer.

Normalerweise schlägt das Herz unregelmäßig. Wenn seine Schlagfolge von Schlag zu Schlag auf eine Minute hochgerechnet wird, ist bei gesunden Jugendlichen in Ruhe eine hochflexible Rhythmik zu verzeichnen, nämlich von 40–140/min. Und nur diese hochflexible Rhythmik macht es denn auch dem Herzen möglich, sich mit der Pulsation so prompt den wechselhaften Erfordernissen des Alltags anzupassen.

Die wesentlichen Schrittmacher des Herzens liegen im rechten Vorhof. Es handelt sich um knotenförmige Geflechte und verzweigte Bündel aus Fasern reizleitender Muskelelemente mit zwei zentralen Knoten. Der eine, der Sinusknoten, liegt an der Mündungsstelle der oberen Hohlvene, der andere, der Atrioventrikularknoten (AV Knoten), zwischen den Mündungsorten der unteren Hohlvene und der Herzvene. Die Schrittmacher sind eng mit dem vegetativen Nervensystem verknüpft. Darüber hinaus hat der rechte Vorhof insofern einen sehr entscheidenden Einfluß auf die Blutdruckregulierung, als er ein mehrfach wirksames, blutdrucksenkendes Hormon produziert. So werden Herzschlagfolge und Blutdruckhöhe vom rechten Vorhof, der zentralen Rückflußschleuse des Blutkreislaufs, in weit größerem Maß beeinflußt als von den tongebenden Herzbewegungen. Zuweilen schlägt das Herz einmal auch völlig regelmäßig, gewöhnlich dann, wenn es nicht mehr viel zu retten gibt, zum Beispiel vor einem tödlichen Herzinfarkt.

4.2. Der fetale Kreislauf

Die Besonderheit des fetalen Kreislaufs liegt im wesentlichen darin, daß die Aufgaben des funktionellen Kreislaufs sowohl der Lunge wie der Leber der feto-placentare Kreislauf übernimmt, wobei die Leber in diesen einbezogen ist. Die fetale Leber ist dabei im Vergleich zum Körpergewicht doppelt so groß wie beim Erwachsenen. Der reife Fetus verfügt über gut einen Viertelliter Blut, das zur einen Hälfte im Fetus, zur anderen in Nabelschnur und Plazenta zirkuliert.

Da der Fetus den funktionellen Lungenkreislauf nicht benötigt, wird das Blut im fetalen Herz über zwei Kurzschlüsse umgeleitet: Der eine Kurzschluß besteht in einer direkten Verbindung zwischen dem rechten und linken Vorhof, in Form des Foramen ovale[2] der Vorhofscheidewand, der andere in Form des Ductus arteriosus zwischen Lungenarterie und Aorta. Damit gelangt Blut einerseits direkt (ohne Zwischenschaltung des Lungenkreislaufs) vom rechten in den linken Vorhof, andererseits wird es aus der rechten Kammer direkt in die Aorta gepumpt.

Im Fetus bestehen sozusagen zwei Aortenbögen: Der obere geht von der linken Kammer aus und stellt den eigentlichen Aortenbogen dar, der untere geht von der rechten Kammer aus und führt via Lungenader und Ductus arteriosus zur Aorta. Über beide Aortenbogen wird etwa gleich viel Blut transportiert, das im oberen Bogen transportierte Blut ist aber sauerstoffreicher. Infolge der äquivalenten Beanspruchung ist die Wand der rechten Kammer des fetalen Herzens genau so stark wie die der linken Kammer.

---

2 lat. foramen = Loch

Vom oberen Aortenbogen zweigen die Blutgefäße zu Kopf und Armen ab, der untere Aortenbogen führt in die absteigende Aorta und damit dem Rumpf und der Plazenta das Blut zu. Wenn die Aorta zwischen oberem und unterem Aortenbogen unterbunden wird, ist weder die arterielle Blutzufuhr zum Kopf noch die der von den Beckenarterien abgehenden Nabelschnurarterien wesentlich verändert. Das heißt, die Blutbahnen des oberen und unteren Aortenbogens sind weitgehend getrennt.

Die Zufuhr von Kraftstoffen und Sauerstoff erfolgt beim Fetus über die Nabelvene, welche am Nabel in den Fetus eintritt und unterhalb der Leber in einen Blutsinus mündet, der auch einen geringen Zufluß aus der fetalen Pfortader erhält. Von diesem Sinus führt ein venöser Kurzschluß, der Ductus venosus, in die untere Hohlvene. Am Abgang des Ductus venosus vom Blutsinus befindet sich ein Verschlußmechanismus, der den Blutstrom durch den Ductus venosus zu drosseln und das Blut aus der Nabelvene ins Pfortadergebiet der Leber umzuleiten vermag; das heißt, in der (übergroßen) fetalen Leber wird gemäß Bedarf und Angebot energie- und sauerstoffreiches Nabelvenenblut gespeichert, um nötigenfalls darauf zurückgreifen zu können. Der Fetus verfügt also über eine beachtliche Kraft- und Sauerstoffreserve.

Zusammenfassend ergibt sich beim Fetus folgende Kreislaufsituation: Das energie- und sauerstoffreiche Blut fließt aus der Nabelvene über den Ductus venosus, die untere Hohlvene und den rechten Vorhof in den linken Vorhof und die linke Kammer, um von dort über den oberen Aortenbogen in den Kopf geschleust zu werden. Das vom Kopf kommende Blut geht via obere Hohlvene und rechten Vorhof zur rechten Kammer, um von dort über den unteren Aortenbogen und die absteigende Aorta zum Rumpf, in die Beine und schließlich in die Nabelschnurarterien zu gelangen. Im rechten Vorhof überkreuzen sich das von der unteren Hohlvene via Foramen ovale zum linken Vorhof und das von der oberen Hohlvene zur rechten Kammer fließende Blut; die Strömungen berühren sich kaum und gehen reibungslos aneinander vorbei.

4.3. Der feto-placentare Kreislauf

Eine normale Nabelschnur ist etwa 50 cm lang. Sie entspricht also der Körperlänge des Fetus. Ihre Oberfläche beträgt rund 200–300 qcm, ihr Inhalt 60–90 ml. Länge und Dicke der Nabelschnur können beträchtlich schwanken. Über die Zirkulationsbedingungen in der Nabelschnur ist so gut wie nichts bekannt, wenn wir von der erstaunlichen Tatsache absehen, daß bei der Kontraktion der Nabelschnurgefäße deren Wände sowie das flüssigkeitsreiche Grundgewebe der Nabelschnur sechsfach dicker und ein Sechstel kürzer als im erschlafften Zustand sind. Was diese enorme Beweglichkeit zu bedeuten hat, ist unbekannt, spricht aber für eine ungewöhnliche elastische Funktion der Nabelschnur.

Wenn die Pulsation des fetalen Herzens auch bis in die Arterien der Nabelschnur durchschlägt, so hat diese Pulsation kaum einen Einfluß auf die Fortbewegung des Blutes in den Nabelschnurgefäßen, wohl aber auf die Zirkulation im Zwischenzottenraum. Das pulsatorische An- und Abschwellen der Zotten, auch wenn deren Blutzirkulation nachgerade stillsteht, leistet einen eventuell sogar sehr wesentlichen Beitrag zur Blutumwälzung und damit zum Stoffwechsel im Zwischenzottenraum.

Die Blutzirkulation, die Fortbewegung des Blutes, der Blutstrom ist auch im feto-placentaren Kreislauf der dynamische Effekt regionaler Muskelpumpen, die in ihrem Teilabschnitt des Zirkulationssystems die notwendige Druckrichtung und Blutbewegung sicherstellen. Schlägt die Dynamik dieser Pumpanlagen fehl, nützt der beste Herzschlagrhythmus wenig, wie umgekehrt Anomalien in der Herzschlagfolge meistens noch lange keine Störung im Blutkreislauf bedeuten. Jede körperliche oder emotionale Bewegung der Mutter, jede noch so leichte Kontraktion der Gebärmutter, die Kindesbewegungen und Nabelschnurperistaltik bewegen das Blut im feto-placentaren Kreislauf viel intensiver als die paar Milliliter Blut, die das fetale Herz, wenn auch unermüdlich, aus dem Niederdrucksystem in die Hauptschlagader nachfüllt.

Der feto-placentare Kreislauf geht also, getrieben durch diverseste Pumpsysteme, via Nabelschnurarterien in die Zottenkapillaren. Hier geht, mit dem Endothel der Kapillaren und dem Synzytium als Filter der Stoffaustausch zwischen dem fetalen Blut der Kapillaren und dem mütterlichen Blut im Zwischenzottenraum vor sich. Das entschlackte und mit Energieträgern und Sauerstoff aufgefüllte Blut sammelt sich in der Nabelvene und fließt zurück in den fetalen Kreislauf.

4.4. Die Umstellung des Kreislaufs nach der Geburt

Die entscheidende Umstellung nach der Geburt stellt die Einschaltung der Lungenatmung und des kleinen Kreislaufs in die Blutzirkulation dar. Mit dem In-Gang-Kommen der Atmung werden die Lungen entfaltet und damit das Gefäßgebiet des zentralen Niederdrucksystems eröffnet. Auf der anderen Seite fallen nach der Geburt die Muskelpumpen des feto-placentaren Kreislaufs aus. Dadurch entsteht im Kreislaufsystem des Neugeborenen eine Druckverschiebung mit einem mächtigen Druckgefälle zum zentralen Niederdrucksystem hin.

So fließt das Blut aus der rechten Kammer nicht mehr in den unteren Aortenbogen, sondern in die Lungenarterien; der Ductus arteriosus klappt zusammen. Dadurch sinkt der Druck in der rechten Kammer und in der Folge strömt alles Blut des rechten Vorhofs in die rechte Kammer und nicht mehr durch das Foramen ovale. Letztlich setzt sich der Sog auf den Ductus venosus fort, sodaß auch dieser kollabiert und das eventuelle Restblut aus der Nabelvene über die Pfortader der Leber abgeleitet wird.

Für ein adäquates In-Gang-Kommen der Lungenatmung sind drei Faktoren wesentlich: die Entfaltung der Lungenbläschen, die Erweiterung der Lungenkapillaren und die Energie der Atmungsmuskulatur. Wenn einer dieser drei Faktoren fehlschlägt, funktioniert die Atmung nicht und in direkter Folge bricht der Blutkreislauf zusammen. Auch die beste Entfaltbarkeit der Lungenbläschen ist wertlos, wenn die Muskulatur zu schwach ist oder die funktionelle Anbindung der Kapillaren an die Lungenbläschen unterbleibt. (Die Schwäche der Atemmuskulatur wird als Grund schwerwiegender Atemstörungen oft nicht erkannt und durch die maschinelle Beatmung heute vielfach erst erzeugt.)

5. Die perinatale Prägung des fetalen Anpassungssystems

5.1. Tauchmanöver und Hungertage

Hat eine (Weddel-)Robbe vor auf Nahrungssuche zu gehen, senkt sie bereits vor Beginn des Tauchvorgangs die Herzschlagrate. Herzpulsretardierung und Tauchtiefe sind so eng verflochten, daß einschlägige Forscher anhand der Senkungsrate sagen können, wie tief die Robbe tauchen wird. Ist die Robbe trächtig, wird die Verlangsamung der Schlagfrequenz analog vom Herz des Fetus nachvollzogen. Die Biologen schließen daraus: The fetus „knows" when its parent dives, although exactly what informs it is not clear.

Aus biologischer Sicht wird also der Fetus über die Hirnströme der Mutter relativ gut informiert und stellt sich darauf ein. Vom geburtsmedizinischen Aspekt bedeutet dagegen der Umstand, daß sich ein tiefgreifendes mütterliches Vorgefühl, etwa Angst, am Fetus in einem unorthodoxen Herzschlagrhythmus niederschlägt: Heraus mit ihm und ab ins neonatalmedizinische Gelaß! Der klinischen Entbindungstechnik mit alternativen Attrappen Seele einzuhauchen ist eher ein verdächtiger als glaubhafter Versuch.

Die Gebärhäuser wurden einst gegründet, um Frauen, die sonst obdachlos gewesen wären, zur Zeit der Niederkunft aufzunehmen. Dafür mußten sich diese „Hausschwangeren" für den Ärzteunterricht und leichte Hausarbeiten zur Verfügung stellen. Ihr Verhalten wurde genau beobachtet. Dabei stellte sich unter anderem heraus, daß die meisten ein bis zwei Tage vor Beginn der Geburtswehen Speise und Trank stehen ließen. In der Folge versuchte man durch Fastenkuren Wehen auszulösen, doch ging deren Wirksamkeit über Zufallstreffer nie hinaus. Die Umkehr von Wirkung und Effekt konnte insofern nicht gelingen, als die Einstellung auf Durst und Hunger vielmehr ein Signal des Fetus an die Mutter ist als umgekehrt. Zumindest entspricht diese Annahme dem derzeitigen Stand des Wissens über die hormonalen Steuerungsmechanismen in der Schwangerschaft.

5.2. Seitensprünge der Botenstoffe aus dem Zwischenhirn

So karg das Wissen darüber, wie sich mütterlicher und fetaler Organismus verständigen, auch ist, so darf von der Annahme, daß den Austausch ihrer Botschaften die Botenstoffe übernehmen, ausgegangen werden. Der Weg der Verständigung führt dabei nicht über einzelne Hormone, sondern über Hormonfamilien und ganze Abordnungen von Botenstoffen. Im natürlichen Verbund entfalten sie oft ganz andere Wirkungen als bei der Anwendung medizinischer Dosierungen. Ihre Wirkungen sind vielgestaltig und nur in groben Zügen darstellbar.

Die Blutwerte der Botenstoffe und Hormone setzen sich aus einem konstant niedrigen Basisspiegel und pulsatorischen Ausschlägen zusammen. Diese Ausschläge sind je nach Umständen mehr oder weniger hoch, rhythmisch und frequent. Da sich die vielfältigen Wirkstoffe in vielfältiger Art und Weise wechselseitig beeinflussen – fördern, hemmen, modifizieren, modulieren –, erzeugen sie am Erfolgsorgan eher ein Wehen und Wogen mit eventuellen Böen und Turbulenzen als exakte Reaktionen und präzise Fehlerquellen. Ihre Natur rechnet nicht in starren Regeln und Regelwidrigkeiten, sondern nur in flexiblen Homologien und Anomalien. Eingeengte und eng begrenzte Regulations- und Schwankungsbreiten machen krank.

Zum besseren Verständnis dafür, wie komplex das Geschehen im Abwehr- und Anpassungssystem ist und jede größere Umstellung sozusagen eines Trainings und Lernvorgangs bedarf, seien jetzt, über Kapitel B. 8.6. hinaus, ein paar der unzähligen Schaltkreise und Wechselschaltungen kursorisch angeführt.

Oxytocin (OXT) gilt seit mehr als 40 Jahren als das Wehenmittel, obwohl es, wenn es nicht in der wehenbereiten Gebärmutter lokal produziert und wirksam wird, keine nennenswerte wehenerregende Wirksamkeit besitzt. Dagegen werden andere, wesentlich wichtigere Wirkungen des Hormons vielfach ignoriert. OXT wird vornehmlich in zwei Nervenzellkernen des Zwischenhirns, aber auch anderen Organen, gebildet. Die Produktion im Zwischenhirn erfolgt synchron, wenn auch in jeweils variablen Relationen, mit Argininvasopressin (AVP) und Corticotropin-Releasing-Hormon (CRH).

Diese drei Zwischenhirnhormone – alle Reize von außen oder innen gehen irgendwann einmal in irgendeiner Form durch das Zwischenhirn – steuern zentral die Anpassung und Abwehr. AVP arbeitet mit dem sympathischen Nervensystem zusammen, OXT mit dem Vagus. CRH verlagert die Balance bei der Aufspaltung des POMC in ACTH und MSH in Richtung ACTH. Eines der zwei primären Spaltprodukte des OXT fördert, das andere hemmt die Bildung von MSH. OXT führt fakultativ zur Gefäßerweiterung, eine Wirkung, die in der Schwangerschaft besonders ausgeprägt erscheint. Dort, wo OXT eine Durchblutungssteigerung bewirkt, wird diese wiederum umso stärker von AVP gedrosselt. Abgesehen von allerlei anderen hormonalen Effekten sei nur noch erwähnt, daß das Thyreotropin-Releasing Hormon (TRH), das zentrale Stoffwechselhormon, die Ausschüttung von OXT und AVP steigert, AVP die Glykogenolyse und OXT die Glukoseoxydation verstärkt.

Es findet sich signifikant mehr OXT in den Nabelschnurarterien als in der Nabelschnurvene, mehr im fetalen als im mütterlichen Harn, ebenso eine hohe Konzentration im Mekonium. Da OXT in der Plazenta nicht abgebaut wird, muß also OXT vom Fetus auf die Mutter übergehen. Außerdem wird, wie schon erwähnt, gegen Ende der Schwangerschaft OXT auch im Uterus gebildet. Das fetal-mütterliche OXT Gefälle nimmt mit den Wehen deutlich zu. Der geringe Anstieg des OXT im mütterlichen Serum am Geburtstermin beruht auf einer OXT Infusion vom Fetus und dem Uterus auf die Mutter. Der AVP Spiegel im fetalen Blutserum ist 5–15mal höher als der des OXT. Das AVP ist einer der wesentlichen Regulatoren der Flüssigkeitsbewegung von der mütterlichen zur fetalen Seite, vom Uterus ins Hydramnion. Außer dem AVP und OXT ist im fetalen Serum auch noch Vasotocin enthalten, ein Hormon, das chemisch mit beiden nahe verwandt und wirkungsmäßig teils dem AVP teils mit dem OXT vergleichbar ist.

5.3. Natürliche Anpassungsmomente und geburtsmedizinische Insulte

Eines der hervorstechendsten Signale ist im mütterlichen Hormonkomplex das in den Schwangerschaftszellen des Hypophysenvorderlappens und im Endometrium gebildete Prolaktin, im placentaren Hormonkomplex das vom Zottenepithel produzierte Choriongonadotropin, im fetalen Hormonkomplex die Vorstufe des Estriols aus den fetalen Zonen der Nebennierenrinden.

Um 1960 hat man in der falschen Annahme, damit die Schwangerschaft zu festigen, den Schwangeren vielfach östrogene Wirkstoffe verabreicht. Erst Jahrzehnte später kam man darauf, daß sich ungewöhnlich viele der unter diesen Umständen Geborenen als krebsanfällig und fortpflanzungsunfähig erwiesen. Mit der Handhabung von Hormonen, die eine östrogene Wirkung direkt oder indirekt entfalten könnten, ist man nunmehr sehr zurückhaltend. Da diese Hormone im geburtsmedizinischen Behandlungsschema zur Zeit nicht vorgesehen sind, soll hier auf sie im Zusammenhang mit der Frage der Prägung des fetalen Anpassungssystems, so interessant es wäre, nicht eingegangen werden.

Anders verhält es sich mit OXT. Dieses ist auf der einen Seite eine genuine Komponente in einem Hormonkomplex, der in den Anpassungsprozessen die Führungsrolle innehat, auf der anderen Seite ein Hauptbestandteil der geburtsmedizinischen Geschäftigkeit. In den Dosen, in denen es gegeben wird, erfolgt in der fetalen Blutbahn eine OXT Umkehr. Das heißt, bei der Applikation von Syntocinon geht das ateriell-venöse OXT Gefälle in den Nabelschnurgefäßen in ein venös-arterielles über. So ist beim Syntocinon-Belastungstest viel eher anzunehmen, daß die Umkehr des OXT Gefälles jene Funktionsanomalie erzeugt, die als Risikosyndrom eines (angeblich durch die Uteruskontraktion) gefährdeten Fetus ausgelegt wird. In jenen Fällen, in denen man die Geburt mit Syntocinon-Infusionen zu erzwingen sucht, ist es nicht anders. Die falsch eingeschätzte Situation führt dann zur Schnittentbindung, wodurch der Aufbau des natürlichen Gefälles weiterhin unterbunden wird. Zumindest im Fall der elektiven Kaiserschnittentbindung bleibt der wehenabhängige Anstieg des natürlichen OXT Gefälles aus.

5.4. Einsamkeit und Lernvermögen

Man kann nun wehenförmige Bewegungen im fetalen Anpassungssystem sowie die wechselseitigen Botschaften zwischen mütterlichem und fetalem Organismus für unbedeutend halten, wenn man sie nicht als plausibel zu betrachten wünscht. Es kann sich aber auch um essentielle Lernprozesse handeln. Tatsache ist, daß die Totgeburtenrate und Säuglingssterblichkeit dank des sozialen Fortschritts drastisch zurückgegangen ist. Tatsache ist, daß die Zivilisationskrankheiten von den Allergien über die Fettsucht und die Krebsanfälligkeit bis zur Zuckerkrankheit zunehmend in frühem Alter in Erscheinung treten. Tatsache ist, daß die Umweltbelastungen zugenommen haben. Tatsache ist aber auch die moderne medizinische Entstellung der natürlichen Geburtsprozesse.

Ob die moderne geburtsmedizinische Überwachung nicht als trügerisch zu werten ist, steht keineswegs außer Frage. Es ist eher so, daß man anhand einer fiktiven Symptomatik zu schädlichen Methoden greift. Die Gefahr ist nicht das besagte Risiko, sondern die Kontroll- und Entbindungsstrategie. Der Druck der Mikrowellen des zur Diagnose eingesetzten Ultraschalls, die Umkehr des OXT Gefälles bei den Versuchen der Geburtseinleitung sowie die Passage durch den rigiden Ring des Kaiserschnittes werden zwar als heilbringend und harmlos dargestellt, doch als hinderliche Momente in der Prägung des fetalen Anpassungssystems offensichtlich unterschätzt. Denn hierbei spielen, zumindest aus evolutionsbiologischer Sicht, manche kaum angesprochene Faktoren eine beachtenswerte Rolle.

Das Anpassungssystem wird durch die Senkungswehen, vor allem aber die Geburtswehen eventuell grundlegend geprägt. Wehen, das Anschwellen und Abflauen von Energie, das Kommen und Gehen von Bewegungen, das Anspannen und Nachlassen von Kräften schaffen das Fundament für jenes Steady State, das im Fall von Alarm und Adaptation, im Konflikt von Fight und Flight den Kraftverschleiß in Grenzen hält. Nach der Geburt wird das Stillen im Sinne von symbiotischer Hege zum Schrittmacher der Prägung. Wie sich von den Ratten über die Paviane und Schimpansen bis zu den verlumpten rumänischen Waisenkindern verfolgen läßt, geraten natürlich geborene und bedacht umhegte Babys auch im späteren Leben weniger in Angst und Distress als isoliert und schutzlos aufwachsende Neugeborene.

Die operative und apparative Isolierung vom natürlichen Geschehen vor, während und nach der Geburt führt zu Anomalien im Wirkungsspektrum der Schlüsselhormone des Anpassungssystems. In Tierversuchen wiesen die Nervenzellen des Gehirns der vom natürlichen Geschehen abgekoppelten Versuchstiere im Vergleich zum Gehirn natürlich gehaltener Tiere einen Mangel an Rezeptoren für die Schrittmacher des Anpassungssystems auf. In manchen Hirnabschnitten war ein bis zu doppelt so hoher Verlust an Nervenzellen durch Apoptose nachweisbar. Von den Veränderungen war vor allem der Hippokampus, ein für Lernfähigkeit und Gedächtnisleistung wesentlicher Hirnabschnitt, betroffen.

Je schlechter es um die Dynamik im Hormonsystem der Anpassung bestellt ist, desto mehr Glukokortikoide werden von der NNR ausgeschüttet. Jüngst kam heraus, daß das Ausmaß der lebenslang einwirkenden Glukokortikoide weitgehend den Verlust an Hippokampuszellen und damit die Leistung des Gedächtnisses im Alter festlegt. Zusätzlich macht die chronisch gesteigerte Glukokortikoidwirkung die Hippokampuszellen gegenüber anderen Noxen so verletzlich, daß sie etwa in der Folge von Krampfanfällen oder Schocks vermehrt zugrunde gehen. Im Hinblick auf den Einfluß der feto-neonatalen Prägung des Anpassungssystems auf die geistige Entwicklung sagte einer der besten Kenner des Problems, Robert M. SAPOLSKY von der Stanford Universität: „The worst thing for an animal is to remain isolated."

Allein in Österreich sind in den letzten zehn Jahren die etwas verschämt als „sonderpädagogisch förderungsbedürftig" bezeichneten Schulanfänger von 18700 auf 25000 angestiegen. Äußern sich die Behinderungen vieler vom natürlichen Geschehen der Geburt isolierter Neugeborener eventuell, wenn auch nicht unmittelbar erkennbar, in Lern- und Gedächtnisschwäche?

Man braucht all die anderen Folgen von chronischem Distress nicht mehr zu bedenken, um nicht die mangelhafte Prägung des Anpassungssystems bei der Unzahl jener Kinder, die leichtfertig Ultraschallattacken oder einer OXT-Umkehr ausgesetzt, per Kaiserschnitt entbunden und/oder in der Isolation neonatalmedizinischer Couveusen aufgezüchtet wurden, zu hinterfragen.

5.5. Beispiel Bulimie[1] und Altersdiabetes im Kindesalter

Eine Behinderung ganz anderer Art ist die Fettsucht im Kindesalter, deren Zunahme in den wohlhabenden Ländern fast schon epidemische Ausmaße erreicht. Sie ist in den U.S.A. in den letzten 20 Jahren insgesamt um 54 %, die „superobesity" der Kin-

---

1 griech. buos = Rind, bulimos = Hunger, im übertragenen Sinn = Freßgier

Beispiel Bulimie und Altersdiabetes im Kindesalter

der von 6–11 Jahren auf das doppelte gestiegen. Umgekehrt hat auch die Magersucht sowie die beide Anomalien (Freß- und Magersucht) verkörpernde Bulimie in einem besorgniserregenden Ausmaß zugenommen. Und „Altersdiabetes im Kindesalter" macht Schlagzeilen in den Medien. Ähnliche Überlegungen wären unter anderem bei der Frage der Allergien und Krebsanfälligkeit im Kindesalter anzustellen. In Europa hinkt diese Entwicklung etwas nach, ist aber voll im Gang.

Alle diese Anomalien gehen auf eine abnorme Irritabilität der Schalt- und Funktionskreise der sich aus der Endhirn- Zwischenhirn- Rautenhirnbasis entwickelnden Strukturen zurück. Es geht um Regulationsmechanismen, die Flucht und Angriff, Zurückhaltung und Wildheit, Lust und Unlust, Gier und Ablehnung sowie das Gefühl von Belohnung und Bestrafung zügeln. Synchron stellt sich das Hormonsystem des Zwischenhirns auf den dazu erforderlichen Energiestoffwechsel ein, insbesondere den der Lipoide und Kohlehydrate. Defekte in diesen Schaltkreisen können sich erst nach und nach bemerkbar machen, letztlich aber ernste Störungen zur Folge haben.

Die Entstehung solcher Anomalien läßt sich nun mit den viel strapazierten Umwelteinflüssen erklären. Keine Veränderungen der Umwelt sind jedoch so diffizil wie jene im Laufe der Geburt und keine Einflußnahme so prekär wie die durch die moderne Entbindungstechnik. Denn allzu oft widerfährt dem Fetus, angeschlagen durch die Druckwellen der Ultraschallattacken in der Schwangerschaft, die Oxytocinumkehr unzeitiger Geburteinleitungen und die Beschneidung seines Anpassungssystems durch eine leichtfertig herbeigeführte Kaiserschnittentbindung.

Es wäre nicht das erste Mal, wenn geburtsmedizinisch bedingte Miseren erst nach Jahren offenkundig werden, wie beispielsweise die DES Misere. Einem kritischen Beobachter entgeht nun kaum, daß der Anstieg der Rate der oben angeführten kindlichen Fährnisse just mit dem Aufschwung der modernen Geburtsmedizin und dem Anstieg der Kaiserschnittsfrequenz um das 3–5fache zusammenfällt. Die Frage der Störung der fetoneonatalen Prägung des Anpassungssystems durch die geburtsmedizinische Methodik und deren Unterschätzung als traumatisches Moment liegt durchaus nahe. Da sich die üblen Folgen dieser Unbekümmertheit jedoch erst nach Jahren offenbaren und so auch dem Einfluß anderer Noxen zugeschrieben werden können, werden sie kaum einmal mit dem modernen geburtsmedizinischen Mißmanagement in Verbindung gebracht.

Anhand des derzeitigen Wissensstandes ist es aber sehr die Frage, ob die Risiken der Methodik zu jenen fetalen Risiken, die man damit abzufangen vorgibt, in einem einigermaßen vertretbaren Verhältnis stehen. Denn es geht nicht nur um die Risiken, die mit den keineswegs harmlosen Methoden selbst verbunden sind, sondern insbesondere um jene Risiken, die infolge Vermeidung der Wehentätigkeit und der damit mangelhaften Umschaltung in der Basisregulation des kindlichen Anpassungssystems entstehen. Mag man sich geschickt auf die vielen anderen Umweltbelastungen ausreden, ihren Anfang nimmt die Misere mit der geburtsmedizinischen Ignoranz und Indolenz gegenüber der feto-infantilen Prägung des Anpassungssystems, also spätestens mit dem Einsatz der geburtsmedizinischen Risikomethodik am Übergang vom intrauterinen zum extrauterinen Leben.

6. Zwillinge und Anomalien

6.1. Zwillinge

Zwillinge kommen in 10 von 1000 Geburten vor, 7 davon sind zweieiig, 3 eineiig. Zweieiige Zwillinge entstehen dann, wenn bei der Ovulation zwei Eier frei und befruchtet werden, eineiige Zwillinge dadurch, daß sich die Zygote oder der Embryoblast während ihrer Frühentwicklung teilen.

Zweieiige Zwillinge nisten sich auch getrennt im Uterus ein. Jeder bildet sein eigenes Amnion, seine eigene Chorionhülle und Plazenta. Die Plazenten können allerdings miteinander verschmelzen; manchmal können dabei auch Choriongefäße fusionieren und Blutzellen zwischen den Zwillingen ausgetauscht werden. In solchen Fällen tolerieren die Zwillinge gegenseitig ihre Erythrozyten auch dann, wenn sie an sich unverträgliche Blutgruppen haben. Im übrigen aber unterscheiden sich zweieiige und somit genetisch verschiedene Zwillinge nicht von ganz gewöhnlichen Geschwistern.

Eineiige Zwillinge stammen aus einer gemeinsamen Keimanlage und sind daher genetisch ident; sie besitzen unter anderem daher zum Beispiel auch dieselbe Blutgruppe. Erfolgt die Trennung der Zellen, aus denen die Zwillinge hervorgehen, im Stadium der Morula, entstehen zwei zur Gänze getrennte Embryonen, deren Eihäute sich wie die von zweieiigen Zwillingen verhalten. Bei einer Teilung des Embryoblasten im Stadium der Blastocyste entstehen Zwillinge mit gemeinsamer Chorionhöhle und Plazenta, jedoch mit getrennten Amnionhöhlen. Erfolgt die Trennung im Keimblattstadium nach der Bildung der Amnionhöhle, haben sie auch die Amnionhöhle gemeinsam.

Die Blutversorgung der Zwillinge aus verschmolzenen Plazenten oder aus einer gemeinsamen Plazenta kann eine sehr unterschiedliche und ungleiche sein. So kommt es oft neben eines normal großen Zwillings zur Entwicklung eines sehr kleinen.

Wenn die Trennung der Embryoblastenanlage nicht vollständig erfolgt, können Zwillinge an den verschiedensten Körperregionen miteinander verwachsen sein (siamesische Zwillinge) oder auch unpaare gemeinsame Körperabschnitte besitzen.

6.2. Mehrlinge

Die spontane Entwicklung von Mehrlingen ist ungemein selten. Häufig dagegen kommen sie heute im Rahmen der modernen Hormonbehandlungen und der künstlichen Besamung vor. Die Betreiber dieser Methoden sind nämlich auf der einen Seite unfähig, die Hormone so zu dosieren, daß es zu einer geordneten Ovulation kommt, und auf der anderen unfähig, die Gebärmutterschleimhaut hormonell so vorzubereiten, daß sich das im Labor besamte und in den Uterus installierte Ei klaglos einnisten würde. Also verabreichen die einen Hormondosen, die unkontrolliert viele Follikelsprünge hervorrufen, während die anderen eine Mehrzahl von Zygoten installieren, ohne zu wissen, wie viele Embryonen sich daraus entwickeln werden. Die Folge dieser Methoden sind Mehrlinge und Frühgeburten, die von Fehlbildungen kaum mehr sehr weit entfernt sind.

6.3. Angeborene Fehlbildungen

Angeborene Fehlbildungen sind auffallende morphologische Defekte am Neugeborenen. Sie sind irreversibel und beruhen auf einer genetisch bedingten Störung im Laufe der Embryonalentwicklung. Die Störungen liegen entweder im Genom selbst (endogene Ursachen) oder sie werden durch äußere Einwirkungen im Genom hervorgerufen (exogene Ursachen). Die endogenen Ursachen beruhen auf Fehlern in der Erbstruktur. Die bekanntesten der exogenen Ursachen sind eine Reihe von Infektionen, Medikamente, Hormone, Vitaminmangel, radioaktive Strahlungen, Drogen und Nikotin und Alkohol.

Eine Schwangerschaft ist gegen äußere Einflüsse gut geschützt. Daher ist ein Kausalzusammenhang zwischen einer Mißbildung und der Störung der Schwangerschaft durch äußere Einflüsse oft nur schwer und höchst mühsam nachweisbar. Darin liegt der Grund, warum Methoden, bei denen schädliche Effekte (wie etwa sonochemische Effekte des Ultraschalls) theoretisch keineswegs auszuschließen sind, oft für sehr lange Zeit als harmlos hingestellt und routinemäßig angewendet werden können.

7. Geburtshilfliche Aspekte

Das einfachste Konzept der Schwangerschaft ist die Annahme, daß der mütterliche und fetale Organismus ein Paar voneinander unabhängiger Organismen ist, das über komplexe Filter, Plazenta und Eihäute, in Verbindung steht. Vermag der Fetus wie ein Parasit dem mütterlichen Organismus bis zu dessen Erschöpfung zu entnehmen, was er braucht? Vermag der mütterliche Organismus fetale „Übergriffe" einzudämmen?
Weder im Mutterkuchen noch in der Nabelschnur und den Eihäuten sind nervliche Strukturen nachweisbar. Die Kommunikation zwischen Mutter und Fetus kann nur durch Überträgerstoffe und Stoffwechselprodukte stattfinden. Vom anatomischen Aspekt sind der utero-placentare und feto-placentare Kreislauf streng getrennt, vom biochemischen Aspekt jedoch sind sie ein eng verwobenes Gespann. Im placentaren Kreislauf begegnen sich die summarischen Effekte der mütterlichen und fetalen Lebenskraft. Jede Bewegung von hüben und drüben, auch jede seelisch bedingte Bewegung schlägt sich im Placentarkreislauf nieder und tut auf diesem Wege seine Wirkung, was bei manchen Tierarten nachweisbar bis zur Änderung des Herzschlagrhythmus geht.
Der mütterliche Organismus drosselt im Falle grober Überlastung die Blutzufuhr zur Gebärmutter. Es ist also keineswegs so, wie vielfach behauptet wird, daß sich der Fetus ohne Rücksicht auf die Mutter nehmen kann und darf, was er will. Bei Drosselung der Blutzufuhr zum intervillösen Raum versucht der Uterus diesen Mangel durch vermehrte Muskelbewegung zu kompensieren. Je nach dem Verlauf der mütterlichen Belastung wird die Muskelpumpe an- und abgestellt oder eventuell bis zu einer Wehentätigkeit angetrieben, welche die Schwangerschaft zu beenden und so die dringliche Entlastung des mütterlichen Organismus herbeizuführen vermag, wobei es gleichzeitig zu fetaler Dystrophie mit oder ohne tödliche Folgen kommen kann.
Der Umstand, daß wir diese Wirkungen beim Menschen wissenschaftlich nachzuweisen nicht imstande sind, ändert nichts am Grundprinzip. So hat denn auch jeder Rückschluß von der fetalen Herztonfolge auf die Verteilung des Blutvolumens oder die Effizienz der Energieversorgung keinen größeren Wert als den eines Zufallstreffers.
Obige Form der Darstellung des utero-placentaren, feto-placentaren und fetalen Blutkreislaufs habe ich deswegen so gewählt, weil es mir für Hebammen wichtig scheint, über den modernen geburtsmedizinischen CTG-Trick nachzudenken und diesen nicht blindlings nachzuahmen. Denn es ist sehr zweifelhaft, ob ein so vielfach abgesichertes Geschehen, wie es die Verständigung zwischen Mutter und Kind im Mutterleib nun einmal darstellt, an den fetalen Herztönen (HT) auch nur mit einiger Verläßlichkeit abzulesen ist. Die sehr gezielte Standardisierung des CTG dient vornehmlich nur dazu, die ungeheure Zahl der überflüssig durchgeführten, für die Ärzte jedoch ebenso bequemen wie lukrativen Kaiserschnitte zu rechtfertigen. Offen gesagt geht es darum, schwere Körperverletzungen als medizinische Notwendigkeit zu interpretieren. Die „wissenschaftliche" Basis der Standardisierung schafft man durch die Schürung von Ängsten vor der Geburt und die Rezepturen über den Gebrauch von Wehenmitteln.
Dieses System geriete nun mit jedem von der Zahl her ausreichenden Versuch, ohne CTG auszukommen, in die Gefahr aufgedeckt zu werden. Daher wird jeder diesbezügliche Versuch im Keim erstickt. Anzeigen bei Gericht, zum Beispiel gegen

Hebammen, erfolgen gewöhnlich nicht durch die Eltern, sondern durch geburtsmedizinische Geschäftsträger, die ihrerseits scheinheilig erklären, daß die Kaiserschnitte ob des Risikos gerichtlicher Verfolgung unumgänglich wären. Und wer hat die bei Gericht angeblich so verfängliche Meinungsbildung angefacht?

Mag es nun sein wie immer, die auf sich allein gestellte Hebamme muß sich klar sein, daß auf die HT nicht der geringste Verlaß ist. Die den verschiedenen HT-Frequenzen zugeschriebenen Notsituationen sind nämlich entweder gar nicht vorhanden oder in einem irreversiblen Stadium. Denn was aus welchen Gründen immer vor der Geburt unerkannt oder unvermeidbar blieb, läßt sich während der Geburt nicht mehr korrigieren. Trotzdem ist es wichtig, immer wieder nach den HT und den Kindesbewegungen zu horchen und darüber mit der Gebärenden zu reden. Denn für Laien sind nun einmal das Herz und die HT als die von ihm kommenden Signale das höchst einleuchtende Kriterium der Lebensfähigkeit, ein Umstand, der nicht zuletzt dafür ausschlaggebend ist, daß die Deutung des CTG als eine Art von Kult betrieben wird und werden kann.

Einen unerklärlich plötzlichen Tod gibt es nicht nur bei Säuglingen, sondern auch, wenn auch viel seltener, bei Erwachsenen auf der einen und während der Schwangerschaft und Geburt auf der anderen Seite. Es fehlt nicht an Erklärungen für dieses Phänomen, niemand weiß jedoch etwas darüber und die Therapievorschläge sind von rührender Einfalt. Glücklicherweise ist die Hebamme mit einer Totgeburt selten konfrontiert. Häufiger sind jene Todesfälle, wo die Neugeborenen insofern leblos erscheinen, als sie weder zu atmen beginnen noch sich anderweitig deutlich rührten. Es handelt sich um jene Fälle, wo die Lungenatmung nicht in Gang kommt, eine Apnoe[1] besteht. Kann diese nicht behoben werden, führt sie in kurzer Zeit eine Asphyxie[2], also einen Herzstillstand und den Tod herbei.

Kommt so ein Fall vor Gericht, wird dann der Gang der Dinge umgedreht – von den zu „Sachverständigen" gemauserten Hebammen nicht weniger als den geburtsmedizinischen Experten. Man behauptet einfach, die Asphyxie hätte schon während der Geburt bestanden und die Apnoe und sonstige Muskelschwäche wären nichts anderes als deren Folgen. Der Hebamme wird unterstellt, sie hätte die HT zu selten abgehorcht und damit versäumt, den „rettenden" Eingriff beizeiten zu veranlassen. Und dann folgt stereotyp die Lobeshymne auf das CTG.

Daher kann nicht oft genug betont und wiederholt werden, daß gleich nach der Geburt der Herzpuls des Neugeborenen, am besten am Puls der Nabelschnurarterie, festzustellen und nach APGAR zu beurteilen ist. Ist der Puls einwandfrei zu tasten und mit APGAR-2 beurteilbar, war auch keine intra-uterine Asphyxie gegeben!

Um die Apnoe zu beheben, gilt es, ohne sich lange mit Absaugungen aufzuhalten, Luft in die Lungen zu bringen. Geht Luft in die Lungen hinein, geht das Fruchtwasser heraus – wie das Wasser beim Beatmen von Ertrunkenen oder der Auswurf im Lösungsstadium einer Bronchitis. Bei jeder Beatmung kommt natürlich Luft in die Lungen, was vielfach so ausgelegt wird, daß das (asphyktische!) Neugeborene doch geatmet hätte. Es ist daher wichtig, die Apnoe (mit APGAR-0) festzuhalten.

Zwillinge, wenn sie einigermaßen ausgetragen sind, haben nicht viel schlechtere Aussichten gut zu überleben als Einlinge. Gut gedeihende Zwillinge werden stolz

---

2 griech. pnoie oder pnoe = Atmung; Apnoe = keine Atmung
3 griech. sphygmos = Puls; Asphyxia = Pulslosigkeit

hergezeigt, geschädigte eher nicht. Zwillinge werden nun aber sehr oft nicht ausgetragen und wenn, kommt vielfach einer von ihnen zu kurz, das heißt, er entwickelt sich mangelhaft. Verfolgt man Zwillinge genau, stellt sich sehr bald heraus, daß bei ihnen verhältnismäßig oft mit Entwicklungsanomalien zu rechnen ist.

Abzüglich der lebensunfähigen Mißbildungen betrug die Sterblichkeit der Neugeborenen (neonatale Mortalität) der SFKW bei den letzten 10.000 Geburten mit 1 % Kaiserschnittentbindungen 4.6/1000. Von den gestorbenen Neugeborenen hatten 70 % weniger als 1500 g, 19 % zwischen 1500 g–2500 g, und 11 % mehr als 2500 g Geburtsgewicht. In der ersten Gruppe war jedes zweite, in der zweiten jedes fünfte Neugeborene ein Zwilling. Alles in allem war die neonatale Mortalität der Zwillinge rund 50mal so hoch wie die der Einlinge.

Zwillinge sind demnach gewissermaßen eine Anomalie. Das Problem ist aber nicht die Geburt, sondern die vorgeburtliche Entwicklung. Die Diagnose ist, was heute ohne Schwierigkeit möglich ist, frühzeitig zu stellen und die pränatale Therapie darauf einzustellen. Es ist allerdings üblich, die Versager der vorgeburtlichen Betreuung auf – meist sehr fragliche – Geburtsanomalien abzuschieben. Deshalb ist es für die Hebamme nicht ratsam, eine Zwillingsgeburt auf ihre eigene Verantwortung zu übernehmen, obgleich für den gesunden Zwilling die Geburt keineswegs ein besonderes Risiko bedeutet, sei er der erste oder zweite.

Angeborene Fehlbildungen sind nur ausnahmsweise ein Geburtshindernis und wenn, dann beizeiten als solches zu erkennen. Im übrigen ist die Diagnose und Behandlung von Fehlbildungen eine medizinische Aufgabe und kaum eine der Hebamme. Nichtsdestoweniger ist diese gut beraten, wenn sie bei eventuellen Schuldzuweisungen auf eine exakte Obduktion besteht. Zum Beispiel sind auch geringfügigere Hirnschädigungen als Mikrozephalie oder Hydrozephalus größtenteils auf eine angeborene Fehlbildung zurückzuführen und kaum einmal auf eine geburtsbedingte Hypoxie, auch wenn diese in der Geburtmedizin und von leichtfertigen Obduzenten als probates wissenschaftliches Item angepriesen wird.

D. Die Frau „in anderen Umständen"

Grundprinzip des feto-plazentaren Blutkreislaufs und Sauerstofftransports

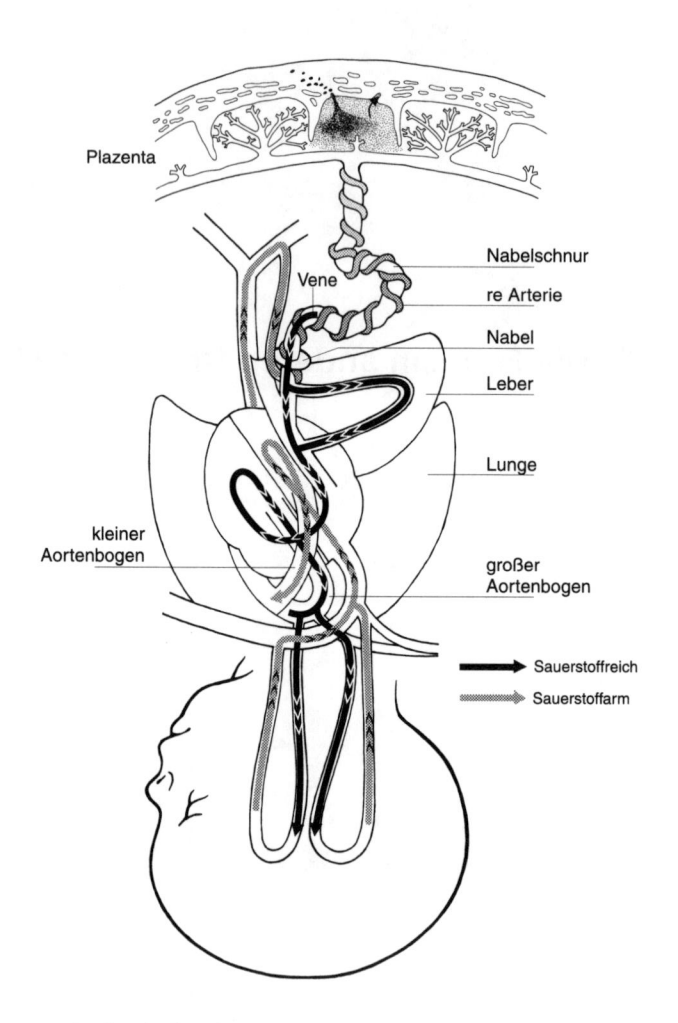

Abbildung 3: Der fetale Blutkreislauf wird im allgemeinen so dargestellt, als ob die ganze Blutbewegung vom fetalen Herz ausginge und ein Sauerstoffmangel des Fetus an dessen Herzpuls zu erkennen wäre. In Wirklichkeit aber wird der fetale Blutkreislauf von einer ganzen Reihe von Muskelpumpen in Gang gehalten. Das fetale Herz stellt in diesem System nur eine Art Umwälzpumpe dar.

Das Blut fließt ohne viel Umwege von der Plazenta oben ins fetale Herz und über den großen Aortenbogen in den fetalen Kopf nach unten, um im Rücklauf über den kleinen Aortenbogen nach oben in den kindlichen Rumpf und von da zurück in die Plazenta zu gelangen. Dabei fließt das Blut der Nabelvene nur zur einen Hälfte zum Herz, zur anderen in die Sinusoide der Leber und bildet dort ein Sauerstoffdepot. Außerdem deckt der Fetus den Energiebedarf weitgehend durch Glykolyse und kommt daher relativ lange mit geringen Mengen von Sauerstoff aus. Die in der Geburtsmedizin zu Zeichen des fetalen Sauerstoffmangels deklarierten Befunde gehen im Fall des Falles über Zufallstreffer nicht hinaus.

1. Diagnose und Zeitbegriffe

Wenn sich eine Frau schwanger fühlt, möchte sie zuerst drei Fragen pauschal beantwortet haben:
- Bin ich schwanger?
- Wann wird die Geburt sein?
- Was muß ich tun, daß alles gutgeht?

Die erste Frage ist heute einfach zu beantworten. Die zweite Frage bedarf einer gewissenhaften Berechnung. Die dritte Frage erfordert vor allem das Wissen um eine effektive Diätetik und Didaktik, beide im Sinn ihrer ursprünglichen Bedeutung. Wer nicht imstande war, der Frau ihre anderen Umstände (selbst-)verständlich zu machen, hat sein Ziel verfehlt. Die Versager spiegeln sich in den Risikofällen wider.

1.1. Feststellung der Schwangerschaft durch immunologischen Nachweis von humanem Chorion-Gonadotropin (hCG) im Harn

So unglaublich es klingt, bei den Beratungen zur „Novellierung" des Hebammengesetzes in Österreich apostrophierten die Gynäkologen den Entwurf, daß auch Hebammen eine Schwangerschaft feststellen dürften, als unverantwortlich. Sie taten so, als ob sie mit der Feststellung der Schwangerschaft auch schon deren Anomalien erkennen könnten und die Hebammen nicht. Ich erwähne diese Tatsache nur, weil sie für die Protagonisten der Geburtsmedizin in Wien charakteristisch ist.

Zur Feststellung einer Schwangerschaft bedarf es heute nicht einmal mehr einer Hebamme. Denn in der nächste Apotheke gibt es das hierfür nötige Testmaterial mit einer gut verständlichen Gebrauchsanweisung anstandslos zu kaufen und der Test ist problemlos durchführbar. Jede Frau kann sich eine Woche nach dem Ausbleiben der Regel selbst über ihre Schwangerschaft Gewißheit verschaffen. Noch bevor mit diversen anderen Methoden die Schwangerschaftsdiagnose auch nur mit einiger Wahrscheinlichkeit möglich ist, kann sie mit diesem Harntest mit 99 % Sicherheit gestellt werden.

Der Test beruht auf einer Immunreaktion mit dem hCG als Antigen und einem pharmazeutisch hergestellten anti-hCG-Antikörper. Menschliche Eiweißmoleküle wie das hCG wirken bei Tieren als Antigene. Wird nun ein Tier (Kaninchen) mit hCG geimpft, bildet es verschiedene gegen das hCG gerichtete Antikörper. Das hCG besteht bekanntlich aus zwei Eiweißketten, einer alpha-Kette und der beta-Kette. Die alpha-Kette des hCG ist jener des TTH und der GTHs des HVL ident. Kennzeichnend für jedes der Hormone und damit auch für das hCG ist nur deren beta-Kette. Um nun nur antibeta-hCG-Antikörper zu erhalten und immunogene Kreuzreaktionen mit antialpha-hCG/TTH/GTH-Antikörpern auszuschalten, müssen antibeta-hCG-Antikörper in Reinkultur hergestellt werden.

Solche monoklonale Antikörper werden aus „langlebigen" Zellkulturen gewonnen, die aus Milzzellen entsprechend geimpfter Tiere angelegt werden. Die antibeta-hCG-Antikörper kommen aus einer Milzzellkultur hCG-geimpfter Kaninchen. Monoklonale Antikörper können insofern die Wirkung eines Enzyms nachahmen, als sie biochemische Reaktionen in Bewegung setzen können, zum Beispiel ein farbloses Substrat in einen Farbstoff überführen. Auf dieser Kombination des hochspezifischen antibeta-hCG-Antikörpers mit der ihm eigenen enzymähnlichen Wirkung, ein farbloses Substrat prompt in ein farbiges Substrat umzuwandeln, beruht die hohe Sicherheit des modernen Schwangerschaftsnachweises.

HCG wird zwischen der dritten und zehnten Woche nach Einnistung des Eies im Harn besonders reichlich ausgeschieden. Alle Testpräparate sind darauf geeicht. Bei einem normalen Menstruationszyklus gibt der Test also ab der fünften Woche nach der letzten Regel verläßliche Resultate. Davor und nach dem ersten Schwangerschaftsdrittel kann sich dann und wann ein falsch negativer Test ergeben, da in diesen Phasen der Schwangerschaft die hCG-Ausscheidung im Harn eventuell noch nicht oder nicht mehr hoch genug ist.

1.2. Feststellung des Geburtstermins (GT)

Schwieriger als die Feststellung der Schwangerschaft ist des öfteren die Feststellung des GTs. Den GT möglichst verläßlich festzustellen, ist insofern wichtig, als mit dem GT das Problem der Frühgeburt auf der einen Seite und der Übertragung auf der anderen in Zusammenhang steht oder zumindest gebracht wird. Schwierigkeiten liegen zuweilen darin, daß verschiedene Zeitbegriffe und Zeiteinteilungen nicht nur Verwirrung schaffen, sondern wissenschaftlich unangebracht sind. Wer sich die Dinge genau überlegt, stößt bei der Feststellung des GTs im allgemeinen auf keine größeren Probleme.

1.2.1. Zeitbegriffe und Zeiteinteilungen

Eine normale Schwangerschaft, das heißt die menschliche Tragzeit von der Befruchtung bis zur Geburt beträgt beim Menschen neun Mondmonate (Lunarmonate[1]). Ein Lunarmonat ist jene Periode, die vergeht, bis dieselbe Mondphase (Neumond, Halbmond, Vollmond) von der Erde aus wieder sichtbar wird; er umfaßt 29.53 Tage. Neun Lunarmonate umfassen demnach 265.77 Tage, also 266 Tage oder 38 Wochen.

Zweifellos wäre es am einfachsten, könnten alle Daten hinsichtlich Dauer und Alter der Schwangerschaft auf den Zeitpunkt der Empfängnis (Imprägnation) bezogen und so das direkte Schwangerschaftsalter, das *Imprägnationsalter*, angegeben werden. Der Zeitpunkt der Befruchtung ist aber nur ausnahmsweise feststellbar. Das am besten faßbare und von den Frauen meistens auch einigermaßen verläßlich vermerkte Datum ist der Beginn der letzten Menstruation. Die meisten Routinebefunde betreffen daher das *Menstruationsalter* der Schwangerschaft.

Bei normalen Menses erfolgt die Ovulation in der Mitte zwischen dem Beginn zweier Menstruationen. Das Ei ist nur wenige Stunden nach der Ovulation befruchtbar. Die Befruchtung findet somit zwei Wochen nach dem Beginn der letzten Regel statt. Also ist das Menstruationsalter einer Schwangerschaft, wenn eine Frau normale Menses hat, rund zwei Wochen höher als das Imprägnationsalter.

Jedes Wachstum, auch das einer Schwangerschaft erfolgt nicht einfach linear, sondern in Schüben. Diese verlaufen in einem gewissen Rahmen, beim einen Schub etwas früher oder später und sind etwas größer oder kleiner, um schon beim nächsten Schub das Plus oder Minus weitgehend auszugleichen und die Entwicklung alles

---

[1] lat. luna = Mond

in allem gleichzuziehen. Die Schwankungsbreite der einigermaßen definierbaren Entwicklungsschübe in der Schwangerschaft beträgt gut zwei Wochen nach oben und unten. Für jeden die Schwangerschaftsdauer bemessenden Zeitpunkt gilt daher eine Schwankungsbreite von gut ±2 Wochen.

Wenn für die sogenannte Ultraschallbiometrie geringere Schwankungsbreiten ins Treffen geführt werden, dann gilt dies nur für relativ enge Phasen der frühen Schwangerschaft. In den späteren Stadien ist die Ultraschallbiometrie nämlich keineswegs geeignet, die unteren Grenzen der normalen Wachstumsentwicklung von dystrophischen Wachstumsstörungen besser abzugrenzen als es die gekonnte und gewissenhafte klinische Untersuchung vermag. Man hat sich daher auch angewöhnt, nicht von Anomalien, sondern von Regelwidrigkeiten zu reden. Die den Regeln der Ultraschallbiometrie entsprechenden Regelwidrigkeiten haben denn auch vielfach mit Schwangerschaftsanomalien nichts zu tun – und umgekehrt.

Da unsere Zeitangaben auch den von uns betreuten Frauen verständlich sein sollten, ist es zweckmäßig, die Angaben in Kalendermonaten und Wochen zu machen. Im weiteren erfolgen daher auch die Zeitangaben in Kalendermonaten und Wochen. Die bürgerlichen Monate (Kalendermonate) beruhen aber nicht auf der Berechnung nach Mondmonaten, sondern nach Sonnenmonaten und den danach auf- und abgerundeten Kalendermonaten. Ein Sonnenmonat umfaßt 30.44 Tage, neun Sonnenmonate 274 Tage. Neun Kalendermonate ergeben 273 bis 375 Tage oder 39 Wochen also um eine Woche mehr als neun Mondmonate.

Weshalb man in der Geburtsmedizin die Schwangerschaftsdauer in zehn Monate mit 28 Tagen unterteilt und diese als „Lunarmonate" bezeichnet, ist unergründlich. Denn, wie eben erwähnt, umfaßt gemäß allgemeiner Zeitmessung der (synodische) Mondmonat 29.53 Tage, ein Sonnenmonat 30.44 Tage, ein Kalendermonat 30–31 Tage. Die geburtsmedizinischen „Lunarmonate" ist nichts anderes als die Vortäuschung illusorischer Zeitbegriffe, um eventuell auch aus dieser Sicht die Winkelzüge der Geburtsmedizin als exakte Wissenschaft erscheinen zu lassen.

1.2.2. Berechnungsmodalitäten

Aus den bisherigen Darstellungen geht klar hervor, daß es sich bei allen Ermittlungen des GT nicht um eine Berechnung, sondern nur ein Kalkül, eine realistische, wirklichkeitsnahe Schätzung handeln kann. Die Basis solcher Schätzungen bildet der Zeitpunkt der Befruchtung oder der erste Tag der letzten Regelblutung (Tab. 1).

Tab. 1: *Durchschnittliche Dauer einer ausgetragenen Schwangerschaft*

Dauer ab	Tage	Wochen	Mondmonate	Kalendermonate
Befruchtung	266	38	9	9 − 7 Tage
Letzte Regel	280	40	9 1/2	9 + 7 Tage

9 Kalendermonate umfassen 39 Wochen bzw. 273–275,
9 (synodische) Mondmonate 38 Wochen bzw. 266 Tage

Der am häufigsten verfügbare Ausgangspunkt für die Schätzung des GTs ist der erste Tag der letzten Menstruation. Unter der Voraussetzung normaler Menses ergibt sich der mittlere Zeitpunkt des Endes einer voll ausgetragenen Schwangerschaft, indem zum ersten Tag der letzten Menstruation 9 (Kalender)Monate und 1 Woche dazugezählt werden. Der errechnete Tag stellt unter Berücksichtigung der Schwankungsbreite von ±2 Wochen den Mittelpunkt jenes monatlichen Zeitraums dar, in dem die Geburt erfolgen soll. Jeder auf den Tag anscheinend „exakt" berechnete GT bildet nur den mittleren Zeitpunkt eines monatlichen Zeitraums, in dem die Geburt normalerweise fällig wäre.

In wenigen Fällen steht für die Berechnung des GT der Zeitpunkt der Befruchtung zur Verfügung, sei es, daß exakte Aufzeichnungen der BT vorhanden sind oder daß der relevante Sexualverkehr gezielt oder vereinzelt stattgefunden hat oder daß infolge anderer Anhaltspunkte (Ovulationsblutung, Mittelschmerz) der Befruchtungstag zu eruieren ist. Dann ergibt sich der GT, indem zum Tag der Befruchtung 9 Monate dazugerechnet werden und eine Woche abgezogen wird. Aber auch hier ist der errechnete Tag nur der mittlere Zeitpunkt jenes monatlichen Zeitraums, in dem die Geburt fällig wäre.

Der Tag der Befruchtung wird entweder objektiv festgestellt oder von Frauen angegeben, die sich genau beobachten. Er unterliegt als Ausgangspunkt der Berechnung nur geringen Schwankungen und Fehlern. Die Berechnung anhand des ersten Tages der letzten Menstruation ist dagegen des öfteren mit einigen Fehlerquellen behaftet, insbesondere bei wesentlichen Abweichungen der Blutungsintervalle vom monatlichen Rhythmus. Das Problem besteht in folgendem: Das Intervall zwischen der Ovulation und dem Beginn der darauf folgenden Menstruation, die post-ovulatorische Zyklusphase, beträgt zwar konstant zwei Wochen, die Menstruation fällt aber mit dem Eintritt einer Schwangerschaft naturgemäß aus und damit auch für die Berechnung des GT. Daher sind wir in der Berechnung des GT auf die Daten der vor der Ovulation abgelaufenen Menstruation angewiesen. Das Intervall zwischen deren erstem Tag und der ihm folgenden Ovulation, die präovulatorische Zyklusphase, kann aber bei Zyklusanomalien so stark verändert sein, daß sich beim üblichen Kalkül des GT erhebliche Fehleinschätzungen ergeben können.

Bei normalen Menses bleibt auch das Intervall zwischen der Ovulation und der vor dieser stattfindenden Menstruation konstant. Erfahren aber die Zyklusintervalle eine Verschiebung, ändert sich die Dauer der präovulatorischen Zyklusphase. Solange solche Abweichungen unter einer Woche liegen, sind sie für die Berechnung des GT unwesentlich. Zyklusintervalle, die ständig zwischen 3–4 oder 4–5 Wochen betragen, können vernachlässigt werden.

Manchmal betragen die Zyklusintervalle aber sechs Wochen und mehr. In solchen Fällen ist die präovulatorische Zyklusphase wesentlich verlängert. Im Vergleich zu normalen Menses und bezogen auf ersten Tag der letzten Regelblutung kommt es verspätet zur Empfängnis und zwar um so viel später, als die Intervalle der Zyklen einen Monat überschreiten. Um den gleichen zeitlichen Überhang wird auch der GT hinausgeschoben. Somit ist bei der Berechnung des GT dem im Hinblick auf das Menstruationsalter errechneten GT der zeitliche Überhang des Durchschnittes der Zyklusintervalle hinzuzufügen (vergl. Tab. 2).

Tab. 2: *Berechnung des Geburtstermins bei verlängerten Zyklen*

Zyklusintervall	Durchschnitt Zeitüberhang	Ab 1. Tag Regelblutung Monate	Wochen
.. 4 Wochen	0	+ 9	+ 1 = + 1
.. 6 Wochen	2 Wochen	+ 9	+ 1 + 2 = + 3
6–8 Wochen	3 Wochen	+ 9	+ 1 + 3 = + 4

Im Falle stark schwankender Zyklusintervalle ist es ratsam, für die Berechnung des GT die längeren Intervalle heranzuziehen, das heißt, den GT möglichst spät anzusetzen. Denn zu früh angesetzte GTe führen nicht selten dazu, daß unter der falschen Annahme der „Übertragung" die Geburt eingeleitet wird. Solche Geburteinleitungen bedeuten aber in der Regel nicht nur für die Mütter, sondern auch für die Kinder ein größeres Risiko als das Abwarten der Spontangeburt.

Um solche Risken zu vermeiden, ist es ratsam, den GT möglichst früh festzustellen und die Frage sowohl der zu frühen und als auch der zu späten Geburt, Frühgeburt und Übertragung, offen zu diskutieren. Als normale Grenzwerte einer ausgetragenen Schwangerschaft gelten 38–42 Wochen Menstruationsalter. Bei einer Geburt vor der 38. Woche spricht man von verkürzter, nach der 42. Woche von verlängerter Tragzeit.

1.2.3. Überprüfung und Korrektur des GT

Wenn die Berechnung des GT Schwierigkeiten macht, bietet sich früher oder später die eine oder andere Möglichkeit, um die Verläßlichkeit der ersten Schätzung zu überprüfen.

1.2.3.1. Basaltemperatur (BT)

Wenn eine lückenlose Serie exakt gemessener BT und deren konstanter Anstieg einwandfrei gegeben ist, stellt die BT-Kurve sowohl für die Feststellung der Schwangerschaft (97 %) als auch für die Angabe des wahrscheinlichen Geburtstermins eine sehr verläßliche Basis dar. Die Kurven sind objektiv allerdings schwer überprüfbar und können dann und wann, um den Geburtstermin „ein bißchen zurechtzurücken", sogar einmal in passender Weise vorgetäuscht sein. Sonst ist aber auch die Schwangerschaftsdiagnose anhand der BT sicherer als jeder klinische Befund.

1.2.3.2. Zeitpunkt des positiven ß-hCG Befundes

β-hCG wird 3–4 Wochen nach der Befruchtung nachweisbar. Wenn nun bei zwei Harnuntersuchungen im Abstand von einigen Tagen der erste Test negativ und der zweite Test positiv ausfällt, spricht dies für ein Imprägnationsalter von 3–4 Wochen. Frauen mit unregelmäßigen Zyklen sind, aus welchen Gründen immer, ob einer möglichen Schwängerung oft sehr besorgt und verfügen gar nicht so selten über solche zweifache β-hCG-Tests.

1.2.3.3. Unterschallmessungen

Mit Spezialtechniken läßt sich mit Unterschallmessungen am Embryo die Dauer einer Schwangerschaft und damit der GT mit beachtlicher Genauigkeit bestimmen. Je früher die Messungen gemacht werden, desto geringer ist die Schwankungsbreite der Meßdaten. Noch am Anfang des zweiten Trimenons sind die Befunde noch immer sehr verläßlich. Zudem besteht jetzt auch noch die Möglichkeit, zusätzliche Hinweise wie etwa auf eventuelle Mißbildungen zu erhalten. Die Indikation zu solchen Beschallungen ist aber insofern mit Bedacht zu stellen, als diese nicht nur mit einem großen technischen und personellen Aufwand verbunden sind, sondern auch in ungeübten Händen für den Fetus nicht unbedingt als harmlos zu betrachten sind.

1.2.3.4. Klinische Anhaltspunkte

Vaginale Untersuchung

Die Diagnose des Alters früher Schwangerschaften durch die vaginale Untersuchung ist ein vages Unterfangen. Wer aus der spitzfindigen Symptomatologie früherer Zeiten die ebenso nutzlosen wie berühmten Schwangerschaftszeichen streicht, kommt über den Befund einer mehr oder weniger vergrößerten Gebärmutter mit mehr oder weniger Neigung zum Konsistenzwechsel nicht hinaus. Die Diagnose erschöpft sich im Grunde darin, die Größe der Gebärmutter mit der vermuteten Dauer der Schwangerschaft für kompatibel zu halten oder nicht. Dank der heute gegebenen Möglichkeit der Feststellung der Schwangerschaft durch den ß-hCG Nachweis im Harn fällt heute wenigstens die früher oft prekäre Verwechslung mit einem myomatös vergrößerten Uterus weg. (Schwangere Uteri wurden öfter für ein Uterusmyom gehalten und herausoperiert.)

Fundusstand

Der einmalig erhobene Fundusstand erlaubt eine nur vage Zuordnung zum Schwangerschaftsmonat, doch gewinnen später erhobene Befunde, wenn sie mit dem vorhergehenden Befund in Einklang zu bringen sind, an Wert.

Am Ende des 3. Monats wird der Fundus insofern „plötzlich" zwischen Schamfuge und Nabel tastbar, als der über kindskopfgroß gewordene Uterus nun im kleinen Becken nicht mehr genug Platz findet und nach oben herausschlüpft.

Ende des 5. Monats findet sich der Fundus in Nabelhöhe; knapp vorher sind die Kindesbewegungen spürbar und die kindlichen Herztöne mit dem Stethoskop hörbar geworden; um diese Zeit zeigt der Fetus eine charakteristische Beweglichkeit, das Ballottement (siehe Kapitel 2. Trimenon).

Ende des 7. Monats steht der Fundus zwischen Nabel und Rippenbogen; Kindesbewegungen sind deutlich nachweisbar, die kindlichen Herztöne gut hörbar; das Ballottement ist verschwunden, dafür die einzelnen Kindesteile gut tastbar.

Im 9. Monat reicht der Fundus bis in die Höhe des Rippenbogens, dann wieder senkt er sich; der Bauchumfang beträgt zu dieser Zeit rund 100 cm; während der Untersuchung treten Wehen auf.

Die Einschaltung von Zwischenstufen täuscht nur Genauigkeit vor und führt insofern zu Täuschungen, als das Wachstum schubweise erfolgt. Dabei kann es phasenweise hinter der wissenschaftlich festgesetzten Norm zurückbleiben, um dann das Versäumte wieder aufholen. Hier in kürzeren Abständen als 6–8 Wochen gleich von Dystrophie zu sprechen, hat wenig Sinn, umso weniger, als die derzeit üblichen Methoden der Behandlung alles andere als hilfreich sind. – Auch mit der modernen Ultraschallbiometrie hat man bisher nur die Zunahme von (fraglichen) Dystrophien, aber keine besseren Ergebnisse hervorgebracht.

1.3. Verkürzte und verlängerte Tragzeit

Ob ein Kind zu früh oder zu spät geboren ist, wird im allgemeinen an zwei Maßstäben gemessen, am zeitlichen Abstand der Geburt vom GT und am Gewicht des Neugeborenen. Stimmen Zeit der Geburt und Gewicht des Kindes nicht überein, werden für den Befund diverse andere Parameter beigezogen, über deren Aussagekraft man allerdings geteilter Meinung sein kann. Bei verkürzter Tragzeit und einem weniger als 2500 Gramm wiegenden Neugeborenen spricht man von Frühgeburt; bei anscheinend normaler Tragzeit und Untergewicht von Dystrophie, bei verlängerter Tragzeit und Dystrophie von Übertragung.

1.3.1. Verkürzte Tragzeit – Frühgeburt

In den offiziellen Statistiken werden die Neugeborenen nach Gewicht registriert und in Gewichtsgruppen von 500 zu 500 Gramm eingeteilt. Wiegt der ausgestoßene Fetus weniger als 500 Gramm, spricht man von Fehlgeburt oder Abortus, wiegt er mehr, von Frühgeburt oder Partus praematurus. (Gibt ein Abortus irgendwelche Lebenszeichen von sich, wird er als Frühgeburt behandelt.) Wiegt ein Neugeborenes weniger als 2.500 Gramm, gilt es als frühgeboren, wiegt es 2.500 Gramm und mehr gilt es als reifgeboren.

Bisher erwiesen sich alle Methoden, eine Frühgeburt aufzuhalten, als wirkungslos. Alle bisher angepriesenen und derzeit üblichen Methoden der Behandlung sind reine Scharlatanerie. Bei manchen von ihnen hat sich ihre Schädlichkeit – etwa durch kindliche Krebsanfälligkeit und mütterliche Todesfälle – erst nach Jahren herausgestellt.

Wer Frühgeburten nach Möglichkeit verhindern will, wird sich bemühen müssen, die Kräfte des mütterlichen Organismus, die eine Ausstoßung der Frucht hintanhalten, zu bewahren und zu stärken. Nur auf diese Weise ist bei den drohenden Zeichen einer Frühgeburt eventuell noch eine Umkehr zu erreichen, nicht aber damit, einer zur Ausstoßung der Frucht aufbereiteten Gebärmutter mit Cerclagen oder Wehenhemmern zu begegnen.

Besondere Frühgeburten stellen jene dar, bei denen die Geburt unter der Vorgabe oder dem Verdacht einer fetalen Gefährdung eingeleitet wird. Hier geraten die meist gut entwickelten Kinder nur deswegen in Gefahr, als man sie dem normalen Reifungsprozeß entzieht und mit den Entzugserscheinungen nur unzulänglich fertig wird. Die Schädigungen, die daraus entstehen, führt man selbstverständlich nicht auf die zu früh eingeleitete Geburt zurück, sondern auf jene fiktiven Risiken, die man zum Anlaß für die Geburtseinleitung genommen hat, und behauptet, das Kind, das man geschädigt hat, vor Ärgerem beschützt zu haben.

1.3.2. Verlängerte Tragzeit – Übertragung (ÜT)

Die ÜT ist ein seltenes Ereignis und wissenschaftlich ein noch immer offenes Problem. Wird der GT spät oder sogar zu spät angesetzt, gibt es gewöhnlich keine großen geburtshilflichen Probleme. Es kommt dann nur zu einer zeitlich etwas überraschenden Geburt des reifen Kindes. Ein fälschlich zu früh angesetzter GT schafft dagegen oft insofern Probleme, als dann die Frage der ÜT auftaucht, noch bevor das Kind ausgetragen ist. In diesen Fällen wird dann vielfach die Einleitung der Geburt forciert, um vermuteten Gefahren der ÜT vorzubeugen. Die Einleitung solcher Frühgeburten stiftet in weit mehr Fällen Schaden als sie in anderen Nutzen bringt. Denn nicht wenige Kinder werden auf diese Weise zu früh zur Welt gebracht, zu früh, um eine für die neue Umwelt optimale Anpassungsfähigkeit mitbringen und aufbauen zu können. Ob sie nach der Geburt wirklich alles nachzuholen imstande sind, ist eine durchaus offene Frage.

Infolge der bezüglich der fetalen Notlage unverläßlichen Diagnostik, gepaart mit zweifelhaften GT-Berechnungen, gibt es gerade vom Aspekt der ÜT zahllose Irrtümer in den Indikationen zur Geburtsbeendigung. Frauen, bei denen der GT schwer zu berechnen ist und daher sehr oft nicht stimmt, sind vielfach Frauen, deren menstruelle Zyklen äußerst unregelmäßige und große Intervalle haben. Solche Zyklen gehen meist mit einer hypoplastischen Gebärmutter einher. Diese führt oft, wenn nicht zu Abortus oder Frühgeburt, zu Entwicklungsstörungen im Sinne einer placentaren und/oder fetalen Dystrophie. Kommt es dabei zur Überschreitung des (falsch angesetzten) GTs, wird die Dystrophie einer Überalterung und dadurch bedingten Insuffizienz der Plazenta zugeschrieben. Diese Diagnose ist auf Grund der vagen diagnostischen Methoden vielfach falsch und wird oft nur deswegen gestellt, weil ob des fehlgehenden GTs eine ÜT, was immer die Diagnostiker(innen) dann darunter verstehen mögen, angenommen wird.

Eine Geburtseinleitung wegen Dystrophie durch Überschreiten des GTs, sprich ÜT, ist zwar ungereimt, doch in der Geburtsmedizin gang und gäbe. Hier geht man in der Betrachtung des Problems der ÜT vom einem chronischen, durch Placentarinsuffizienz bedingten, Sauerstoffmangel aus und meint im Kontext: „Vorzeitiger Mekoniumabgang, pathologische fetale Herzfrequenzmuster und die Entwicklung einer Azidose lassen keinen anderen Schluß zu als den, daß die betroffenen Kinder an einem Sauerstoffmangel leiden." Obwohl diese Auffassung der gängigen geburtsmedizinischen Lehrmeinung entspricht, mag es selbst manchem Laien etwas eigenartig erscheinen, daß Feten sozusagen durch sonst nichts als Sauerstoffmangel in einen Hungerzustand, eine Dystrophie, geraten sollten.

Wer nun nicht nur auf Zufallsereignisse setzt, wie Sauerstoffmangel und GT, sondern sich auch Mutter und Schwangerschaft näher ansieht, kommt auf ganz andere Zusammenhänge. Dann finden sich immer wieder beträchtliche Anomalien des menstruellen Zyklus, falsch datierte GTe und eine deutliche Neigung zum Rezidiv. Immer wieder geht es auch um Frauen, die einem chronischen Distress unterliegen, im Fall der ÜT manchmal wegen eines GT, der die Frau in eine prekäre Lage bringen könnte.

1.3.3. Das Clifford Syndrom

Im übrigen finden sich in allen Fällen von Dystrophie ganz ähnliche Symptome. Der Unterschied bei Reifgeborenen und Frühgeborenen liegt nur darin, daß die Dystrophie bei den einen vor und den anderen erst am oder nach dem angesetzten GT entdeckt wird. Die fetale Dystrophie hat auch nicht die Züge des Sauerstoffmangels, sondern die einer Art Lipodystrophie, auf die hier nur kurz eingegangen werden kann.

Über die Ursachen der Lipodystrophie ist so gut wie nichts bekannt, weder über deren vorgeburtlichen noch nachgeburtlichen Formenkreis. Vom geburtshilflichen Aspekt, nämlich in Form der fetalen Dystrophie wird die Lipodystrophie am deutlichsten bei Reifgeborenen erkennbar, da die kindlichen Fettdepots erst in den letzten Wochen der Schwangerschaft angelegt werden. Trotz reduziertem Fettdepot beträgt das Gewicht dieser Reifgeborenen aber oft mehr als 2500 Gramm. Daher spricht man bei diesen mageren Reifgeborenen nicht von Dystrophie, sondern vom Clifford Syndrom. Hierbei handelt es sich um eine Form der Dystrophie die sich vor allem an der Haut und am Gehirn äußert. Die Dystrophie des Gehirns äußert sich in einer fortgeschrittenen Verknöcherung des Schädels mit vorzeitigem Verschluß der Nähte und Fontanellen. Die Haut ist dünn und pergamentartig, ohne Wollhaare und Fruchtschmiere.

Wenn die das Clifford Syndrom auslösende (unbekannte) Noxe auftritt und infolge falscher Terminberechnungen zur angeblichen Rettung des Kindes eine Frühgeburt provoziert wird, mischt sich das Syndrom der Dystrophie mit dem der Frühgeburt. Einer eventuellen Noxe, die der Lipodystrophie zugrunde liegen könnte, wird dann insofern nicht lange nachgegangen, als sich deren hervorstechende Folgen noch gar nicht ausgeprägt haben (können). Man entbindet lieber, bevor der mangelnde Fettansatz faßbar wird, als das Problem wissenschaftlich zu klären. Anstatt diese mühsame Aufgabe auf sich zu nehmen, begnügt man sich mit der geburtsmedizinischen und neonatologischen Allerweltserklärung vom Sauerstoffmangel während der Geburt.

Da in solchen Fällen die fetale Hirnentwicklung oft eine Behinderung erfährt, ist es ratsam, die Maße des kindlichen Kopfes, insbesondere die der großen Fontanelle genau festzustellen und festzuhalten. Denn bei Verschluß oder einer wesentlichen Verkleinerung der Schädelnähte müssen andere Noxen als Sauerstoffmangel wirksam gewesen sein.

Diese Vorsichtsmaßnahme hervorzuheben scheint mir auf Grund meiner Erfahrungen angebracht. Und diese stützt sich auf Gerichtsprozesse, in denen Hebammen anhand geradezu dummdreister Gutachten verurteilt wurden, Gutachten, welche von geburtsmedizinischen Sachverständigen ausgebrütet wurden.

2. Verlauf der Schwangerschaft

2.1. Einleitung

Ohne Zweifel ist die Geburt *das* Ereignis im Fortpflanzungsprozeß. Ob der oft tödlichen Gefahren für die Mütter löste sie einst große Ängste aus. Dank der sozialen Fortschritte unseres Jahrhunderts sind die großen Gefahren von einst beseitigt. Das mütterliche Risiko ist relativ gering geworden. Nun stilisiert man die Geburt zur großen kindlichen Gefahr. Das ganze moderne geburtsmedizinische Geschäft ist auf die Angst um das Kind abgestimmt.

Daher ist es vielleicht interessant, einen einfachen Zeitvergleich anzustellen. In dem Prozeß, der nötig ist (Schwangerschaft, Geburt und Stillen), um ein gesundes Kind zu erhalten, nimmt die Geburt etwa ein Tausendstel der Zeit in Anspruch. In dieser so kurzen Phase der kindlichen Entwicklung eine große Wende herbeiführen zu können, ist eine Täuschung. Chronische Fehler in der Schwangerenbetreuung sind durch geburtsmedizinische Kraftakte während der Geburt nicht gutzumachen. Bei Geburtsbeginn sind die Würfel schon gefallen.

Die menschliche Schwangerschaft ist ein Prozeß, der sich auf rund neun Kalendermonate erstreckt. Im Hinblick auf eventuell anstehende Probleme wird dieser Prozeß am besten in drei Abschnitte unterteilt. Jedes Schwangerschaftsdrittel umfaßt einen Zeitraum von drei Monaten (griech. Trimenon, lat. Trimester). Jedes Trimenon weist eine Reihe von Besonderheiten in der Entwicklung der Schwangerschaft und für die geburtshilfliche Betreuung auf.

2.2. Erstes Trimenon

2.2.1. Symptome und Beschwerden

Die Frauen vermuten ihre Schwangerschaft gewöhnlich wegen folgender Symptome:
- Ausbleiben der Menstruation (Amenorrhoe)
- Spannen in den Brüsten
- Häufiger Harndrang
- Müdigkeit
- Übelkeit mit gelegentlichem Erbrechen
- Obstipation

2.2.1.1. Amenorrhoe

Bei regelmäßig menstruierten Frauen spricht das Ausbleiben der Regel in erster Linie für eine Schwangerschaft. Gelegentlich können aber auch emotionelle Belastungen (z. B. Angst vor einer Schwangerschaft wie umgekehrt starker Kinderwunsch), Belastungen seitens der Umwelt (z. B. psychische Traumen, Ortsveränderungen) oder Systemerkrankungen (z. B. endokrine Störungen, Allergien) zu einer Amenorrhoe führen. Im Fall einer Amenorrhoe infolge einer anscheinend zu starken Belastung kommt es stets nur darauf an, wie die betroffene Frau die Belastung empfindet. Uninteressant ist es, wie die untersuchende Person den Grad der Belastung sieht. Diese hat nicht zu urteilen, sondern zu verstehen und zu helfen.

2.2.1.2. Übelkeit und Erbrechen

Rund die Hälfte aller Schwangeren leidet mehr oder weniger stark an Übelkeit und Erbrechen. Diese Unpäßlichkeit fängt etwa zwei Wochen nach Ausbleiben der Regel an und hört – mit oder ohne Therapie – gewöhnlich am Ende des ersten Schwangerschaftsdrittels wieder auf. In der Regel treten diese Beschwerden nur während des Morgens auf und verschwinden im Laufe des Vormittags. Sie können sich aber auch zu jeder anderen Tageszeit bemerkbar machen.

Warnzeichen und Abwehrmechanismen?

Vielfach sehen wir uns diversen Beschwerden gegenüber, die im Grunde weder eine Krankheit noch eine Fehlentwicklung darstellen, sondern nur Zeichen dafür sind, daß eine gesundheitliche Gefahr gegeben ist. Diese Warnzeichen haben sich im Lauf der Evolution herausgebildet und melden sich oft so vehement, daß sie unser Wohlbefinden stören. Solche Warnsymptome sind im Grunde die Frühsymptome einer Anpassungs- und Abwehrregulation und integraler Bestandteil der Schutz- und Abwehrsysteme aller Lebewesen. Bleiben sie aus, werden der reflektorische Fight-Flight-Response und die willkürliche Gegenwehr verspätet ausgelöst.

Es geht um ein hoch empfindliches System, das unangenehme und daher alarmierende Sensationen hervorruft. Auf Grund dieser Empfindlichkeit wird des öfteren ein falscher Alarm ausgelöst. Zumindest hat die Wissenschaft derzeit keine Erklärung für solche, scheinbar fehlgeleitete Signale. Geht es aber wirklich um eine Überempfindlichkeit, die zuweilen zu sogar krankmachenden Unpäßlichkeiten führt, dann ist dies eben als der Preis, den wir für die Sicherheit des Systems zu zahlen haben, anzusehen. Denn fiele im Ernstfall der Alarm aus, könnte dies im gegebenen Fall die Gesundheit und eventuell sogar das Leben kosten. So können uns völlig harmlose Brandgerüche manchmal bis zum Speien reizen; dafür wecken sie uns gegebenenfalls früh genug, um beizeiten vor einem gefährlichen Feuer die Flucht zu ergreifen und die Feuerwehr zu rufen.

Warnzeichen und Abwehrmechanismen dieser Art kommen natürlich auch während der Schwangerschaft, Geburt und Stillperiode zum Einsatz. Sie aus evolutionsbiologischer Sicht zu betrachten, ist zum Verständnis einer dem Fortschritt dienenden Entwicklung der Hebammenkunst von einigem Interesse. Es geht um Fragestellungen und damit um Antworten, die in der Geburtsmedizin kaum Anklang und Beachtung finden. Es geht um unpäßliche Syndrome, die nicht als medizinisch zu behandelnde Mißlichkeiten, sondern als obligate Warnsymptome und Abwehrmechanismen zu begreifen sind, deren Ursache es herauszufinden und zu eliminieren gilt.

Übelkeit und Erbrechen treten in der Frühschwangerschaft relativ häufig auf. Das Übel beginnt etwa 4–6 Wochen nach der Befruchtung und hört 6–8 Wochen später wieder auf. Die Geburtsmediziner und ihre Psychologen behandeln sie mit allen möglichen Finessen und, man staune, vermelden regelmäßig nach 6 Wochen einen vollkommenen Erfolg. Wer den Frauen das Problem vom evolutionsbiologischen Aspekt aus nahebringt und sie nicht sinnlos malträtiert, läßt sie oft in viel kürzerer Zeit mit dem Übel fertigwerden.

Wer sich mit dem Problem intensiv beschäftigt, stellt erst einmal nicht ohne Erstaunen fest, daß Schwangere, die an Übelkeit und Erbrechen leiden, im weiteren Verlauf der Schwangerschaft durchschnittlich weniger Komplikationen zu verzeichnen haben als Schwangere, die im erstes Drittel beschwerdefrei waren. Evolutionsbiologisch erhebt sich die Frage, ob Übelkeit und Erbrechen nicht eine genuine Abwehrreaktion bedeuten, die zwar mit Unannehmlichkeiten verbunden ist, eventuell aber später zu erwartende Fehlentwicklungen unterbindet.

Interessanterweise kommt es bei Übelkeit und Erbrechen zu einem signifikanten Anstieg der Vasopressinproduktion auch dann, wenn Flüssigkeitsdruck und Salzkonzentration im Blut normal sind, das heißt, wenn physiologischerweise die Vasopressinproduktion nicht ansteigen würde. Diese anscheinend ungewöhnliche Vasopressinausschüttung ist insofern nicht überraschend, als im Vasopressin nicht nur das Schlüsselhormon der Flüssigkeitsbalance, sondern auch ein Schlüsselhormon in der Basisregulation der Anpassung zu sehen ist.

2.2.1.3. Häufiger Harndrang

Nicht selten klagen schwangere Frauen schon im ersten Drittel der Schwangerschaft über häufigen Harndrang. Dieser kann eventuell die ganze Schwangerschaft hindurch bestehen bleiben und wird dann mit der Verlagerung der Harnblase durch die Gebärmutter erklärt. Er ist aber, besonders wenn er nachts in Erscheinung tritt, als ein Zeichen der Schlaflosigkeit infolge sonst noch nicht manifester psychischer Belastungen zu sehen.

2.2.1.4. Obstipation

Die Darmträgheit hängt mit der Umstellung des Stoffwechsels in der Schwangerschaft zusammen. Sie ist daher meistens schon von Anfang an gegeben und bleibt die ganze Schwangerschaft hindurch bestehen. Bei gesunder Ernährung macht sie keinerlei Beschwerden.

2.2.2. Befunde

Die subjektiven Symptome können einerseits trotz einer bestehenden Schwangerschaft fehlen, andererseits vorhanden sein, ohne daß eine Schwangerschaft besteht. Auch die klinische Untersuchung unterliegt einer Reihe von Unsicherheitsfaktoren.

2.2.2.1. Veränderungen an den Brüsten

Die meisten Patientinnen stellen schon bald eine Größenzunahme und ein Spannen der Brüste sowie ein Prickeln oder Brennen in den Brustwarzen fest. Die Warzenhöfe und die ihnen angrenzende Haut zeigen eine verstärkte Pigmentierung, wodurch die hellen Öffnungen der Talgdrüsen am Rand der Warzenhöfe besonders klar hervortreten.

Gegen Ende des ersten Trimenons kann mittels leichter Massage etwas Vormilch (Kolostrum) aus den Milchgängen herausgedrückt werden. Bei Erstschwangeren und dunkelhäutigen Frauen bilden diese Zeichen für die Diagnose brauchbare Hinweise, sind aber bei Mehrgebärenden und blonden Frauen mit etwas Vorsicht zu verwerten.

2.2.2.2. Veränderungen der Beckenorgane

Die Organe im kleinen Becken werden vom Beginn der Schwangerschaft an vermehrt durchblutet. Diese Mehrdurchblutung läßt die Schleimhaut am Scheideneingang blaurötlich (livide) verfärbt erscheinen. Diese Verfärbung wird zwar in allen Lehrbüchern erwähnt, sagt aber nicht sehr viel aus.

2.2.2.3. Uterine Schwangerschaftszeichen

Gegen Ende des zweiten Monats der Schwangerschaft findet sich eine deutlich vergrößerte und weiche Gebärmutter, die sich gelegentlich, besonders auf einen Reiz hin (Untersuchung) zusammenzieht und dann wieder erschlafft, sich somit abwechselnd hart und weich anfühlt, also einen Konsistenzwechsel zeigt. Das Gebärmuttergewebe kann am Übergang von der Cervix zum Corpus so stark aufgelockert sein, daß Hals und Körper voneinander völlig getrennt erscheinen, manchmal ist im Bereich des Eisitzes am Corpus eine Ausladung zu tasten.

Mit diesen Befunden läßt sich zwar eine Schwangerschaftsdiagnose in einem gewissen Maß bekräftigen, eine sichere Diagnose ist aber damit nicht zu stellen. Früher, als die Feststellung einer Schwangerschaft mangels biologischer und immunologischer Methoden noch allein in den Händen der Mediziner lag, waren in den prekären Fällen Fehldiagnosen nicht nur häufig, sondern auch folgenschwer. Gar manche Laparatomie wurde überflüssigerweise durchgeführt, weil man den Gebärmutterhals für eine hypoplastische Gebärmutter und die schwangere Gebärmutter für eine Eierstockszyste hielt. Manch schwangerer Uterus wurde als Myom entfernt. Umgekehrt wurde eine Bauchhöhlenschwangerschaft oft nur deswegen zum Verhängnis, weil man ob der zu kleinen Gebärmutter eine Schwangerschaft ausschloß.

Diese einst oft nicht vermeidlichen Fehldiagnosen seien nur erwähnt, da es noch immer Gynäkologen gibt, die meinen, daß die Feststellung der Schwangerschaft einer Hebamme nicht überantwortet werden dürfte.

Gynäkologische Befunde im ersten Trimenon sind mit größter Vorsicht zu verwerten, sowohl hinsichtlich einer normalen wie einer gestörten Schwangerschaft. Ohne den auch von jeder Hebamme leicht und sicher durchführbaren Nachweis des ß-hCG im Harn sind die gynäkologischen Diagnosen nicht selten falsch und irreführend.

2.2.3. Zur Schätzung des GT

In den allermeisten Fällen ist der erste Tag der letzten Regel der entscheidende Fixpunkt für die Schätzung des GT. Um am GT möglichst wenig korrigieren zu müssen, ist eine genaue Menstruationsanamnese zu erheben. Bei Zyklusanomalien sind grobe Fehleinschätzungen oft nur anhand einer exakten Basaltemperaturkurve oder Ultraschallbiometrie vermeidbar. Wenn Unklarheiten nicht beseitigt werden können und eine Korrektur notwendig wird, ist es günstiger, den GT vorzuverlegen als hinausschieben zu müssen. Im Zweifelsfall ist der späteste der möglichen Termine zu wählen. Unbedachte Terminbestimmungen können eine Reihe mißlicher Folgen haben. In der Annahme einer Übertragung führen sie zur Provokation von Frühgeburten. Gelegentlich werden sie bei Vaterschaftsprozessen in unangenehmer Weise ins Spiel gebracht.

2.2.4. Anomalien der Früh-Schwangerschaft

Die Frage, ob eine Schwangerschaft besteht, ist durch den Nachweis von ß-hCG im Harn mit großer Sicherheit (99 %) und damit besser als mit jeder anderen Methode zu klären. Offen bleibt aber, ob es sich um eine normale Schwangerschaft oder eine Molenschwangerschaft oder Bauchhöhlenschwangerschaft handelt.

Den ersten Hinweis auf Schwangerschaftsanomalien geben Blutungen, Krämpfe im Unterbauch, gegebenenfalls Abgänge von Gewebsstückchen. Diese Beschwerden zeigen an, daß mit der Schwangerschaft eventuell etwas nicht in Ordnung ist, erlauben aber keine Entscheidung über Art oder den Grad der Störung. Abgänge sind genau zu untersuchen. Sie können unter Umständen schon bei makroskopischer Betrachtung einen entscheidenden Hinweis geben, etwa dahin, ob es sich um eine Fehlgeburt oder Bauchhöhlenschwangerschaft handelt.

Die Abgrenzung von normalen und abnormalen Frühschwangerschaften ist noch immer problematisch, sodaß vielfach Spezialmethoden in Anspruch genommen werden müssen, im wesentlichen sind es die Sonographie und Laparoskopie. Die sonographischen Befunde sind nicht immer unbedingt verläßlich. Dagegen ist mit der Laparoskopie der Verdacht auf eine Bauchhöhlenschwangerschaft mit großer Sicherheit zu klären. Jedoch sind weder die Sonographie noch die Laparoskopie so harmlos, um sie bei jeder kleinsten Beschwerde in der Schwangerschaft routinemäßig einsetzen zu dürfen. Man ist daher nach wie vor darauf angewiesen, Hinweise durch Blutungen und Krämpfe abzuwarten.

2.2.5. Resümee

Denken wir den höchst einfach durchführbaren und so sicheren Immuno-Schwangerschaftstest weg, dann hat sich am klinischen Dilemma nicht allzu viel geändert. Denn der Unterschied besteht heute nur darin, daß der sichere Schwangerschaftstest die falsche Annahme eines Myoms statt einer Schwangerschaft und die einer Nichtschwangerschaft statt einer Bauchhöhlenschwangerschaft ausschließt. Der ß-hCG-Test ist es, der uns heute im Zweifelsfall bei der Diagnose so sicher macht. Den Fall zu lösen ist dann keine Kunst mehr. Und – abgesehen vom Einsatz mehr oder weniger bemerkenswerter Spezialmethoden – geschieht dies im Prinzip nicht anders als vor hundert Jahren. Denn alles, was man heute durch eine kleine Eröffnung der Bauchhöhle vom Nabel her und mit Hilfe des Laparoskops untersucht und operiert, führte man früher genau so gut durch eine nicht viel größere Eröffnung der Bauchhöhle vom hinteren Scheidengewölbe her durch. Letzteres bedurfte lediglich nur geschickterer Operateure.

2.3. Zweites Trimenon

2.3.1. Symptome und Beschwerden

Dem 2. Trimenon wird eine gewisse Beschwerdefreiheit nachgesagt. Die oben beschriebenen Unannehmlichkeiten des 1. Trimenon verschwinden, oft geradezu schlagartig. Beschwerden, die das Wohlbefinden stören, stellen sich im 2. Trimenon relativ selten ein. So erscheint dieses 2. Trimenon vielen ziemlich unproblematisch. Nichtsdestoweniger sind gerade im 2. Trimenon subtile Hinweise auf zu erwartende

Anomalien, die im allgemeinen nur für das 3. Trimenon als typisch gelten, nicht nur zu finden, sondern auch häufig in einfacher Weise abzufangen.

Die Frage der Belastungen und Beschwerden in der Spätschwangerschaft wird daher hier zwischen dem 2. und 3. Trimenon apostrophiert und in den Kapiteln D.6.–11. ausführlich besprochen.

2.3.2. Befunde

2.3.2.1. Größe der Gebärmutter

Die Schwangerschaft wächst jetzt schnell. Am Beginn des 2. Trimenons (14. Woche) ist die Gebärmutter so groß, daß sie im kleinen Becken nicht mehr Platz hat. Sie schlüpft daher aus diesem heraus, sodaß der Fundus plötzlich zwischen Nabel und Symphyse tastbar wird. Damit ist der Uterus jetzt nicht nur für äußere klinische Untersuchungen, sondern eventuell auch für spezielle Untersuchungsmethoden wie etwa Ultraschallverfahren und Fruchtwasserpunktionen leichter zugänglich.

Ende des 5. Monats (22 Wochen) steht der Fundus bereits in Nabelhöhe. Im Laufe des 5. Monats treten je nach Grad der Aufmerksamkeit früher oder später neuartige klinische Zeichen auf: das Ballottement, die kindlichen Herztöne (HT), die Kindesbewegungen (KB) und zeitweise kurzdauernde Wehen.

2.3.2.2. Ballottement

Das Ballottement ist ab dem 5. Monat bis zum 7. Monat feststellbar. Es bezeichnet einen Zustand, der darin besteht, daß sich der kindliche Kopf wie eine in Wasser schwebende Kugel hin und her beziehungsweise auf und ab bewegen läßt, von außen her nach links und rechts, von der Scheide aus von unten nach oben. Vor dem 5. Monat ist der Kopf zu klein, um deutlich genug tastbar zu sein, im 7. Monat wird der Fetus schon zu groß, um im Sinne des Ballottements noch genug beweglich zu sein. Ballottement am Ende des 7. Monats spricht dafür, daß zu viel Fruchtwasser vorhanden ist.

2.3.2.3. Herztöne (HT) und Kindesbewegungen (KB)

Auch heute kommt es noch immer wieder einmal vor, daß Frauen erst dann an die Möglichkeit einer Schwangerschaft denken, wenn sie in ihrem Bauch ein „merkwürdiges Klopfen" oder „ungewöhnliches Rühren" spüren. Gerade in diesen Fällen sind die Angaben über den Beginn der Schwangerschaft sehr unverläßlich, die Kindesbewegungen ein erster Hinweis. Im allgemeinen werden diese im Laufe des 5. Monats spürbar, für die sich aufmerksam beobachtende Frau schon am Anfang, also in der 17. Woche, für andere erst gegen Ende, also in der 21. Woche der Schwangerschaft. Je nachdem wären also, um zum GT zu kommen, zum Tag der ersten Kindesbewegungen 4–5 Monate dazuzugeben. Für sich allein stellt die Angabe der ersten Kindesbewegungen für die Schätzung des GTs eine unverläßliche Basis und keine große Hilfe dar, ist aber zusammen mit anderen groben Anhaltspunkten, wie etwa dem Höhenstand des Fundus uteri, von gewissem Wert.

HT werden, je nach Aufmerksamkeit früher oder später, ab Beginn des 5. Monats mit dem Stethoskop oder mit dem freien Ohr hörbar. Die KB werden während des

5. Monats hörbar, spürbar und auch sichtbar. Seit eh und je wurde die Aussagekraft der HT überbewertet und die der KB unterbewertet. Der Grund hiefür liegt darin, daß die Beobachtung der KB weit mehr Geduld erfordert als das Horchen oder Ablesen der HT.

Bei kritischer Betrachtung liegt es auch unter den heute gegebenen Bedingungen der HT Registrierung durchaus nahe, daß für die adäquate Diagnose fetaler Notsituationen die KB instruktiver sind als die HT. Denn jeder müde und kranke Organismus schränkt seine Muskeltätigkeit unverkennbar ein, während die Herzaktion selbst bei Ruhebedingungen erstaunlichen Schwankungsbreiten unterliegt. Heilsame und tödliche Wirkungen äußern sich in den gleichen Herzrhythmusänderungen. Diese bedeuten nicht den Hinweis auf eine Anomalie, sondern nur auf eine Regelwidrigkeit zufolge eines geburtsmedizinischen Arrangements.

2.3.2.4. Puls und Blutdruck

Im 2. Trimenon ist die Senkung des Muskeltonus besonders ausgeprägt, was unter anderem auch zu einer Weiterstellung der Blutgefäße führt. Umgekehrt bewirkt sie aber auch eine Neigung des Kreislaufsystems, schon auf relativ geringe Belastungen im Sinne einer Alarmreaktion zu reagieren. Die Folge von allem ist ein niedriger Mittelwert des Blutdrucks bei unregelmäßig beschleunigtem Puls und eine Neigung zur Kreislaufmodalität der Notfallsfunktion. Ein ständiger Blutdruck von mehr als 115/75, auch Werte (120/80), die sonst noch als „normaler" Blutdruck gelten, ist im 2. Trimenon bereits dahin auszulegen, daß die Anpassungskräfte des mütterlichen Organismus überfordert sind.

2.3.2.5. Eiweiß und Zucker im Harn

Proteinurie weist darauf hin, daß der mütterliche Organismus einer besonderen Belastung ausgesetzt war. Denn selbst eine nur passagere Spitze einer latenten (psychischen) Belastung kann im Rahmen einer Notfallsfunktion von nur wenigen Minuten eine derartige Drosselung der Nierendurchblutung bewirken, daß die Nierenkörperchen für Eiweiß durchlässig werden und dieses im Harn nachweisbar wird.

Bei Überbelastung können die Nierenkörperchen aber auch für Zucker durchlässig werden. Dann kommt es zu einer passageren Glukosurie. Diese als normal anzusehen und kurzum als Schwangerschaftsglukosurie abzutun, bedeutet die Verkennung episodischer Belastungsspitzen. Die Glukosurie kommt nämlich dadurch zustande, daß sich die Regulation des Stoffwechsels sowohl auf Anpassungserfordernisse wie umgekehrt auf Pausen in der Nahrungszufuhr beschleunigt ein- und umstellt. So führen Belastungen relativ früh zur Glukosurie und sinkt umgekehrt der Blutzucker über Nacht, also schon nach kurzem Fasten, auf Werte wie bei Hunger ab. Beides ist nicht alarmierend, sollte aber daran denken lassen, daß sich der mütterliche Organismus im Grenzbereich seines Anpassungsoptimums bewegt.

2.3.2.6. Körpergewicht

Das Körpergewicht wird in der Schwangerschaft in der Regel ob einer eventuell zu starken Gewichtszunahme durch Ödeme kontrolliert. Eine zu geringe Gewichtszunahme kommt meistens nur am Rande in Betracht.

Des öfteren wird sogar eine substanzielle Gewichtsabnahme angestrebt und angeordnet, ein für die Energieversorgung in der Schwangerschaft nicht unbedingt sehr förderliches Ansinnen.

In der Schwangerschaft bleiben die Nahrungsstoffe in verschiedenster Weise vermehrt an das Blutplasma gebunden. Von hier weg sind sie via hormonal modifizierte Transportsysteme auch bei tiefen Blutspiegeln für die Plazenta und den Fetus noch immer prompt verfügbar, ohne daß sie nämlich ad hoc aus den mütterlichen Energiedepots mobilisiert zu werden brauchen. Diese Regulation erstreckt sich in erster Linie auf den Stoffwechsel der Glukose, aber auch auf den der Aminosäuren.

Der mütterliche Organismus ist im 2. Trimenon weit mehr belastet als es den Anschein hat. Während im 1. Trimenon der Gewichtszuwachs einer Schwangeren rund 1.3 kg beträgt, ist dieser im 2. Trimenon mit rund 5 kg ebenso groß wie im 3. Trimenon. Davon wird im 2. Trimenon etwa ein Fünftel in die Gebärmutter, Fruchtanlage und Brustdrüsen investiert, vier Fünftel werden als Energiedepot angelegt. Im 3. Trimenon ist es gerade umgekehrt.

Bei adäquater Diät legt denn auch der mütterliche Organismus im Lauf des 2. Trimenons für mögliche Energiebedürfnisse des 3. Trimenons eine Fettreserve von etwa 4 kg an, was einem Energiedepot von 150.000 KJ entspricht. Die Bildung dieses Energiedepots setzt eine wöchentliche Gewichtszunahme von rund 400 Gramm voraus. Unter Umständen kann die Anlage dieses Depot später wichtig sein, um einer fetalen Dystrophie vorzubeugen. Eine mangelhafte Gewichtszunahme im 2. Trimenon ist das Zeichen einer allgemeinen Disposition zur Dystrophie zu werten, die sich letztlich auch an der fetoplacentare Einheit manifestieren kann.

In Energie ausgedrückt, investiert der mütterliche Organismus im 2. Trimenon alles in allem an die 50.000 KJ in die Entwicklung der Frucht, Gebärmutter und Brustdrüsen, und ungefähr 150.000 KJ in die Energiedepots. Diese werden in leicht mobilisierbaren Fettreserven angelegt und zur Kompensation eines eventuellen Mangelzustandes in der Energieversorgung herangezogen. Dieser Puffermechanismus ist ein wichtiges Relais für mögliche Energiekrisen, sei es wenn der Fetus sein Gewicht im 3. Trimenon vervierfacht, sei es für den Kraftakt der Geburt, sei es als Zusatzspeicher für die Laktation, aber auch als Hilfskraft für den aktiven Rückbildungsprozeß im Wochenbett.

2.4. Drittes Trimenon

2.4.1. Symptome und Beschwerden

Zusammenziehungen der Gebärmutter machen sich bereits im 2. Trimenon bemerkbar, im Laufe des 3. Trimenons werden sie häufiger und stärker. Gegen Ende des 3. Trimenons kommt es oft auf die geringsten Reize zu deutlich spürbaren, wenn auch keine unangenehmen Wehen. Sie können jedoch auch schon so heftig sein, daß sie für Geburtswehen gehalten werden und oft die Nachtruhe der Mutter empfindlich stören.

Anfangs des 9. Monats nimmt die Gebärmutter so viel Raum ein, daß es den Magen und das Zwerchfell stark nach oben drängt. So entsteht ein Druckgefühl im Oberbauch und zuweilen sogar eine Kurzatmigkeit, die beschwerlich ist. Wenn sich dann die Gebärmutter gegen die Mitte des 9. Monats wieder senkt, tritt diesbezüglich eine Erleichterung ein.

Auf der anderen Seite tritt durch diese Senkung der unten liegende Kindesteil – meistens ist es der kindliche Kopf – tiefer und erzeugt ein oft unangenehmes Druckgefühl im kleinen Becken. Das Kind tritt manchmal, insbesondere bei Erstschwangeren, so tief ins Becken, daß die Mutter ein Gefühl hat, als ob sie das Kind verlieren könnte. Beruhigend ist dabei, daß es in solchen Fällen bei der Geburt kaum Schwierigkeiten gibt.

Bleibt die Senkung aus, ist bei Erstgebärenden in erster Linie an ein enges Becken zu denken, so selten auch es heute noch vorkommt. Bei Mehrgebärenden können die Senkungswehen auf sich warten lassen und dann nahtlos in die Geburtswehen übergehen. Hier sind aber die Beckenverhältnisse bezüglich eines engen Beckens anhand der vorher klaglos abgelaufenen Geburten bereits geklärt. Andere nicht das Becken betreffende Hindernisse machen sich meist schon vor Geburtsbeginn, wie zum Beispiel eine vorliegende Plazenta, durch Blutungen, bemerkbar.

Vaginale Blutungen sind solange als eine Anomalie zu betrachten, als pathologische Prozesse nicht sicher ausgeschlossen sind. Im übrigen sind leichte Blutungen ein Zeichen des Geburtsbeginns. Übelkeit und Erbrechen weisen auf eine pathologische Belastung hin (siehe Kapitel D. 6.–11.).

2.4.2. Befunde

2.4.2.1. Größe der Gebärmutter

Im 3. Trimenon steigt der Fundus uteri pro Monat um 2–3 Querfinger höher. Am Ende des 7. Monats befindet er sich zwischen Nabel und Rippenbogen, Anfang des 9. Monats erreicht er diesen und senkt sich dann wieder. Steht der Fundus unterhalb des Rippenbogens und ist man im Zweifel, ob der Fundus noch steigen wird oder sich schon gesenkt hat, geben Bauchumfang und Form des Nabels einen Hinweis. Der Bauchumfang beträgt knapp vor der Geburt, also nach der Senkung, nicht viel weniger als 100 cm und der Nabel ist „verstrichen".

Um das Fortschreiten der Schwangerschaft zu „messen", wurden die verschiedensten Meßmethoden eingeführt. Hielt man sich zuerst nur an den Bauchumfang, versuchte man später mit einem eigenen Zirkel oder dem Beckenzirkel die Fruchtachse zu messen. Dann hielt man es für besser, den Symphysen-Fundus-Abstand zu messen und durch 3.5 zu dividieren, um zum Schwangerschaftsmonat zu kommen. Jetzt ist, wie nicht anders zu erwarten, die sonographische Messung (Sonobiometrie) modern. Alle diese Methoden sind illusorisch und ergeben gegenüber dem Fundusstand als Maßstab keinerlei größere Genauigkeit.

2.4.2.2. Lage des Kindes

Die verschiedenen Kindesteile sind im 3. Trimenon im allgemeinen gut zu tasten. Die Lage des Kindes (längs-schräg-quer) ist daher meist ziemlich sicher festzustellen. Bei persistierenden Schräglagen und Querlagen ist daran zu denken, daß bisher lageverändernde Anomalien (Passagehindernisse oder Strukturfehler im Hydroskelett des Uterus) eventuell nicht erfaßt wurden. Im Fall solcher Anomalien ist mit Komplikationen wie Wehenschwäche, vorzeitigem Blasensprung, Vorfall der Nabelschnur und/oder kleiner Kindesteile zu rechnen.

Welcher große Kindesteil (Kopf oder Steiß) bei Längslage vorliegt, ist manchmal etwas schwierig festzustellen, aber erst im Rahmen der Geburt wesentlich. Im übrigen bedeutet Steißlage, daß die zentralen Stellreflexe noch nicht ausgereift sind, eine harmlose Verzögerung, mit der eventuell aber auch noch andere einhergehen können.

2.4.2.3. Herztöne (HT) und Kindesbewegungen (KB)

Im 3. Trimenon werden die HT immer besser hörbar, die KB kräftiger. Diese sind jetzt auch mit dem Stethoskop als Klopfen hörbar und bei schlanken Frauen sogar sichtbar. Außerdem treten im 3. Trimenon auch noch Geräusche auf, die am ehesten mit Zischlauten vergleichbar sind und als Uterusgefäßgeräusche und Nabelschnurgefäßgeräusche gedeutet werden. Sie haben keine besondere Bedeutung.

2.5. Grundzüge der wesentlichen Schwangerschaftsanomalien

Anpassungspotential und Pufferkapazität biotischer Systeme liegen in deren Schwankungsbreite. Um diese zu erhöhen, werden zum Beispiel in der Schwangerschaft die Schwankungsgrößen der Pulsfrequenzen und der Stoffwechselprozesse auf „abnormal" hohe Bandbreiten eingestellt. So vermag der mütterliche Organismus seine Energiereserven zu bewahren, ohne den „verschwenderischen" Fetalhaushalt einschränken zu müssen. Fällt dieser Mechanismus aus, steht die fetale Versorgung in Frage. Bereits eine Rückkoppelung auf „normale" Schwankungsbreiten bedeutet eine Einengung der Regulationskapazität mit mehr oder weniger hohen Defiziten in der fetalen Energieversorgung. Dieser Engpaß tritt bei mütterlicher Überlastung auf und führt zur Dystrophie von Fetus und Plazenta, so verschieden dann deren Ausdrucksform auch sein mag.

Die hohen somatischen Belastungen, die im 2. und 3. Trimenon an den Organismus der Schwangeren gestellt werden, setzen eine beachtliche Stoffwechselleistung voraus, die viel Kraft erfordern. Bereits diese Kraftanforderung wird meistens beträchtlich unterschätzt. Dazu kommt eine seelische Hürde. Je näher der Geburtstermin heranrückt, desto labiler wird die Seele. Jetzt ist sie „guter Hoffnung", im nächsten Augenblick plagt sie die Erwartungsangst, eine Ambivalenz, die oft schwerlich zu verdrängen ist. Die Bange um die Gesundheit des Kindes tritt immer mehr hervor. Das Gefühl, ob im letzten Moment nicht doch noch etwas schiefgehen könnte, befällt im Vorfeld kritischer Phasen und Perioden jeden von uns, die Schwangere umso mehr.

Untragbare Belastungen der Frau im Reproduktionsprozeß äußern sich in „Distress". Die Merkmale des Distress sind in der Schwangerschaft dieselben wie auch sonst. Sie erscheinen nur oft etwas pointiert und weisen eine zusätzliche Komponente auf, die fetoplacentare Einheit.

Diese gibt einen interessanten Indikator der mütterlichen Belastung ab, ändert aber nichts am biologischen Prinzip. Die Gebärmutter mit der feto-placentaren Einheit wird im mütterlichen Notfall genauso kurzgeschlossen wie alle anderen für die akute Anpassung und Abwehr unwichtigen Organe. Das heißt, mütterliche Überlastungen können sich in isolierten oder kombinierten Funktionsstörungen der Nieren, des Magen-Darmtraktes, der Haut, aber eben auch des schwangeren Uterus in allen seinen Varianten von Fehlentwicklungen und Wehenanomalien manifestieren. Zustände, die als EPH-Gestose und HELLP-Syndrom oder sonstwie noch bezeichnet werden, sind nicht anderes als auch sonst bei Distress immer wieder anzutreffende, pathologische Syndrome, die infolge Wissensmangel zu geburtsmedizinischen Differentialdiagnosen gestempelt wurden.

Die Geburt, das heißt die Wehentätigkeit, ist für die Umstellung der Regulation des kindlichen Anpassungssystems von den vorgeburtlichen auf die nachgeburtlichen Verhältnisse ganz wichtig. Das Ausbleiben oder eine Verzögerung infolge einer Umgehung der Geburt ist hier im Endeffekt gefährlicher als jene kindlichen Risken, die als Grund für eine operative Entbindung angeführt werden. Entbindungsoperationen sind nur dann vorteilhaft, wenn ein mechanisches Passagehindernis vorliegt. So ein Hindernis kommt aber nur in rund einem Prozent der Geburten vor. Alles was darüber hinausgeht und heute unter „fetal distress" (kindliche Notlage) die weitaus häufigste Indikation zum Kaiserschnitt darstellt, ist über die mütterliche Betreuung weit besser korrigierbar als durch Eingriffe in den spontanen Beginn und Ablauf der Geburt. Den natürlichen Geburtsvorgang zu unterstützen bietet auch für den Fetus weit mehr Sicherheit, als jenen zu umgehen und das Neugeborene neonatologischen Experimenten auszusetzen.

3. Schwangerschafts-Symbiose[1]

3.1. Einleitung

Die Einheit des Lebens ist die Zelle. Im Zellgewebe ist jede Zelle die Umwelt einer anderen, im Organismus jedes Organ die Umwelt eines anderen, und letztlich steht auch der Organismus in einem Verband, wo er wieder die Umwelt anderer Organismen bildet. Die schwangere Frau ist zugleich ein Organismus ihrer Umwelt und die Umwelt des neuen Organismus in ihr. Ihr Steady State muß sich daher nach zwei Seiten richten, auf die äußere Umwelt und den innen wachsenden Organismus, den Embryo[2]. Diese doppelte Belastung durch all die Reize von außen und von innen her macht die Schwangerschaft zu einem ambivalenten[3] Unternehmen.

Dieses Unternehmen fängt mit der Befruchtung an und endet mit dem Abstillen. Der ganze Prozeß nimmt ungefähr ein Jahr in Anspruch. Das simpelste Konzept der Schwangerschaft besteht in der Annahme, daß Mutter und Fetus zwei voneinander getrennte Organismen sind, die durch ein besonderes Organ, die Plazenta[4], verbunden sind. Über die Plazenta führt die Mutter dem fetalen Organismus die Nahrungsstoffe zu und Stoffwechselschlacken ab. Die Verständigung zwischen den beiden Organismen erfolgt über Botenstoffe.

Verhält sich der Fetus wie ein Parasit, indem er dem mütterlichen Organismus wegnimmt, was er braucht? Oder drosselt im Notfall die Mutter den Nachschub für den Fetus? Die Schwangerschaft ist in der Regel dahin angelegt, daß beide Organismen eine Symbiose bilden und beide gut gedeihen können.

3.2. Der Stoffwechsel

3.2.1. Umstellungen im mütterlichen Organismus

Eine Schwangerschaft geht mit beträchtlichen Veränderungen einher. Am besten sind diese an den Größenverhältnissen der Gebärmutter vor und am Ende einer ausgetragenen Schwangerschaft zu veranschaulichen: Das Gewicht nimmt von 60 g auf 1.000 g zu, die innere Oberfläche von 16 qcm auf 1.500 qcm, der Inhalt von 2 ml auf 5.000 ml. Am Ende der Schwangerschaft findet sich mit Fetus, Mutterkuchen und Fruchtwasser in der Gebärmutter ein Inhalt von rund 5.000 g. Darüber hinaus setzt die Schwangere gut 4.000 g an leicht mobilisierbarem Fett an, was einer Energiereserve von 3.600 kcal oder 150.000 kJ entspricht.

Die extrazelluläre Körperflüssigkeit (die Flüssigkeitsmenge im Blut und Zwischenzellraum) nimmt während der Schwangerschaft um rund ein Drittel, insgesamt um gut 4 Liter zu. Im Hochdrucksystem (von der linken Herzkammer bis zu den Arteriolen) wird davon nur ein geringer Anteil (3 %) wirksam. Das Stromgebiet des Niederdrucksystems (von den Arteriolen bis zur linken Kammer) nimmt um gut ein Drittel zu. Diese Zunahme dient zur Füllung in das Niederdrucksystem des Uterus

---

1 griech. syn = zusammen, miteinander; bios = Leben
2 griech. embryo = was drinnen wächst
3 lat. ambi- = zweifach, ringsum; valens = stark, kräftig, wirksam
4 lat. plazenta = flacher Kuchen, Brotfladen

und der Erweiterung des Interstitiums. Mit dem Aufbau des uterinen Niederdrucksystems bildet sich ein ergiebiges Nährstoffreservoir für die fetale Energieversorgung, mit der Erweiterung des Interstitiums eine Verbreiterung der Pufferzone im mütterlichen Stoffwechsel.

So befindet sich jetzt auch die Homeostase „in anderen Umständen".

Es kommt zu einer Umstellung des Stoffwechsels. Diese wird durch diverse Botenstoffe reguliert, in erster Linie über die neurokrine und neuroendokrine Steuerung des Zwischenhirns und Nebennierenmarks, sowie über die Hormone der Plazenta. Die Regulationsveränderungen äußern sich am markantesten in einer vagotonen Grundeinstellung, in einer Stoffwechseländerung im Sinne einer besonderen Neigung zum Hungerstoffwechsel (Accelerated Starvation[5]) und in einer größeren Pufferzone im Adaptationsstoffwechsel.

Bei Hunger stellt sich der Organismus auf eine Sparschaltung ein, die dahin geht, leicht erschöpfende Kraftreserven (Glykogendepots) möglichst zu schonen, um diesbezüglich nicht in einen Mangelzustand zu geraten. Accelerated Starvation heißt, die dem Hungerstoffwechsel analoge Regulation früher als sonst einschalten und später als sonst ausschalten. Damit ist im Vergleich zum nichtschwangeren Organismus die Voraussetzung dafür gegeben, daß sowohl größere Kraftreserven schneller zu mobilisieren sind, als auch das Stoffwechselgeschehen nach Abweichungen von der Norm schneller wieder in den Normbereich zurückzubringen ist.

Es ist interessant, daß die Hormone, die in der Geburtsmedizin nur als förderndes (Oxytocin) und hemmendes (Adrenalin) Wehenmittel zu Ansehen gelangten, im Grunde als direkte Wehenmittel eher in Frage zu stellen sind. Fest steht dagegen, daß Oxytocin und Adrenalin den Stoffwechsel in der Schwangerschaft, bei der Geburt und beim Stillen direkt oder indirekt ganz wesentlich beeinflussen. So wirkt Oxytocin nicht nur als Hormon des Zwischenhirns und als solches in besonderer Verflechtung mit Prolaktin und Insulin, sondern auch als neurokriner Botenstoff und als solcher anregend auf den motorischen Vaguskern im Stammhirn, der seinerseits den Vagotonus erzeugt und unterhält. Das Adrenalin ist das klassische Hormon der Notfallfunktion, das auch dort, wo ihm scheinbar kein Effekt zuzuschreiben ist, vielfach seine Wirkung tut.

Eine Schwangere vermag dank dieser Umstellung alle ihre Aufgaben und das heißt ein zusätzliches Arbeitspensum von 300 MJ ohne Steigerung der Nahrungszufuhr zu erfüllen. Die modifizierte Regulation ist u. a. daran zu erkennen, daß nach einer Zuckerzufuhr bei Schwangeren der Blutzucker höher ansteigt und länger oben bleibt als bei den Nicht-schwangeren und umgekehrt über Nacht (beim Fasten) stärker abfällt. (Im übrigen wird der Stoffwechsel bei Neugeborenen und Kleinkindern – ob ihres starken Wachstums – auf gleiche Art und Weise reguliert.) Auch die Notfallfunktion wird in der Schwangerschaft früher ausgelöst und kompensiert als außerhalb der Schwangerschaft.

3.2.2. Besonderheiten des fetalen Organismus

Der Fetus ist mit drei Komponenten, die bei der Auslösung oder dem Vollzug des Fight-Flight-Response eine wesentliche Rolle spielen, noch nicht konfrontiert, näm-

---

[5] engl. accelerated = beschleunigt, starvation = Hunger, accelerated starvation = beschleunigt eintretender Hungerstoffwechsel

lich mit Hitze und Kälte, Muskelarbeit und Lungenatmung. Er befindet sich in einem Milieu mit konstanter Temperatur, er kann weder angreifen noch fliehen, und er wird über den Plazentakreislauf mit Sauerstoff versorgt. Im Notfall ist daher der Kreislauf nur in bezug auf die Durchblutung von Herz und Hirn gefordert, während Muskulatur und Atmung noch belanglos bleiben.

Daher bildet der Fetus auch so gut wie kein Adrenalin, jenes Hormon, das die Atemwege und Muskelgefäße aufmacht und erweitert. Er bildet nur Noradrenalin, das moderate Schwesterhormon des Adrenalins. Wenn dem Adaptationssystems nur Noradrenalin allein zur Verfügung steht, nimmt die Regulation einen ganz anderen Verlauf (siehe unter „Stress und Distress"). Im Gegensatz zu Adrenalin kommt es bei Noradrenalin nach der anfänglichen Beschleunigung der Herzschlagfolge zu einer nachhaltigen Verlangsamung. Denn Noradrenalin regt die Bildung des Hormons Azetylcholin an, eines vom Vagusnerv gebildeten Botenstoffes, der seinerseits den Herzpuls verlangsamt. So kommt es im Fetus bei Belastungen nach einer anfänglichen Beschleunigung des Herzpulses (durch Noradrenalin) letztlich zu einer vagotonen Gegensteuerung und damit zu einer Verlangsamung der Herzfrequenz (durch Azetylcholin).

Die Bildung von Noradrenalin erfolgt beim Fetus vorwiegend im NNM und den sogenannten para-aortalen Ganglien. Sie wird nicht wie nach der Geburt nervös gesteuert, sondern durch chemische Substanzen im Blut hervorgerufen, sowie auch das Noradrenalin ins Blut abgegeben wird. (Von den sympathischen Nerven, deren eigentlicher Botenstoff es ist, wird es in größerem Maße erst nach der Geburt freigesetzt.) Adrenalin wiederum wird vom Nebennierenmark nur dann gebildet, wenn dieses die dafür nötigen nervösen Impulse erhält und auf ein Signal vom Zwischenhirn-Hypophysen-System hin von der Nebennierenrinde her mit Cortisol durchflutet wird.

Die fetale Nebenniere ist aber für die Bildung von Adrenalin weder ausreichend innerviert, noch bildet sie dazu genügend Cortisol. Also kommt es bei den geringsten Belastungen zu einer Verlangsamung des Herzpulses. Wie wir heute wissen, schwankt die Herzschlagfolge schon bei Erwachsenen in Ruhe – ohne die extreme vagotone Gegenregulation des fetalen Herzens und ohne Belastung – sehr stark, normalerweise zwischen 40 und 180 in der Minute. Was daher das Syndrom, das in der Geburtsmedizin als drohende intra-uterine Asphyxie bezeichnet wird, bedeuten soll, bleibt rätselhaft.

3.3. Bruch der Toleranz

Die natürliche Regulation hat in der Schwangerschaft im Notfall die Tendenz, den mütterlichen Organismus zu entlasten und den kindlichen gegebenenfalls zu opfern. Es kommt zum Bruch der Toleranz zwischen dem mütterlichen und fetalen Organismus. Im Falle einer zu großen mütterlichen Belastung wird die Blutzufuhr zum fetalen Organismus kurzgeschlossen und die Schwangerschaft je nachdem, wie kritisch die Belastung ist, mehr oder weniger mangelhaft ernährt und früher oder später ausgestoßen.

Ob das Früh- oder Fehlgeborene nach menschlichem oder ärztlichem Ermessen künstlich-apparativ am Leben zu erhalten ist, stellt das natürliche Prinzip keineswegs in Frage. Die Natur stellt zwecks bestmöglicher Sicherung der Reproduktion das

Reproduzierbare dem Reproduzierfähigen hintan. Sie hält an dieser Regelung auch noch beim Säugling fest. Bei kritischen Belastungen des mütterlichen Organismus wird die Milchproduktion gedrosselt oder eingestellt.

Wenn nämlich ein Säugling voll gestillt wird, wird gut ein Viertel des Energiebedarfes der Mutter in die Milchproduktion gepumpt. Bei einer übermäßigen mütterlichen Belastung kann daher die Drosselung der Milchproduktion eventuell jene entscheidende Entlastung für die Mutter bringen, die sie den kritischen Engpass überwinden läßt. So wird das reproduktionsfähige Potential bewahrt. Um diese Potenz zu erhalten, opfert die Natur den (wieder reproduzierbaren) Säugling. Die Natur hält sich nämlich mit ihren Regulationsmechanismen weder an die Gesetze des genetischen noch des konfessionellen Rassismus.

Die Drosselung der Blutzufuhr zum fetalen Organismus führt natürlich nicht immer zur Vernichtung und/oder Ausstoßung der Frucht, sondern zuweilen auch zu Bedingungen, die weder für den Fetus tödlich sind, noch den Uterus dazu bringen, den Fetus auszustoßen. Vielfach kommt es aber dann zu passageren oder chronischen Engpässen der Versorgung, und zwar nicht nur für den Fetus, sondern auch für die Gebärmutter.

So bestehen denn zwischen fetaler Dystrophie und uteriner Dystokie[6] relativ enge Zusammenhänge hinsichtlich einer analogen Ätiologie[7], wenn auch oft in sehr versteckter Form. Der Umstand, daß man in der Geburtsmedizin die Dystokie zum kausalen Faktor der Folge diverser kryptischer Dystrophien macht, ändert daran nichts. Das klassische Beispiel ist die kindliche Hirnlähmung. Diese wird aufgrund der mit ihr oft einhergehenden Zeichen einer Dystokie als Geburtschädigung (Folge der Dystokie) dargestellt, obwohl Hirnlähmung und Dystokie vielmehr als die Variablen eines Syndroms infolge einer gemeinsamen vorgeburtlichen Noxe anzusehen sind.

---

6 griech. tokos = das Hervorbringen, Gebären; Dystokie = mißliche Geburt
7 griech. aitia = Grund, logos = Wort, Ätiologie = Studium der Ursache

4. Gestose (Gestationstoxikose) – Toxikose – Toxämie[1]

4.1. Definitionen

Toxikosis (durch Vergiftung bedingt), Toxämie (vergiftetes Blut) und Gestosis (durch Schwangerschaft – lat. gestatio – bedingt) sind die Bezeichnungen für einen Zustand, der bei Schwangerschaft öfter und deutlicher hervortritt als sonst. Ganz ähnliche Zustände sind bei zu starken Belastungen (Distress) auch im nicht-schwangeren Organismus zu beobachten. Umgekehrt konnte bei Schwangeren, die eine „Gestose" aufwiesen, nie ein für Schwangerschaft spezifisches Gift ermittelt werden. Daher halten wir uns im weiteren an die Bezeichnung Toxikose als Ausdruck der Wirkung von Stoffwechselprodukten, mit denen sowohl innerhalb als auch außerhalb einer Schwangerschaft bei entsprechend angemessenen Dosierungen eine Toxikose weitgehend zu imitieren ist. Die Zeichen einer Toxikose treten immer dann hervor, wenn sich ein Organismus besonders belastet fühlt, einem Distress unterliegt. Bei einer Schwangeren spricht man von Maternal Distress.

4.2. Maternal Distress

Maternal Distress ruft also die Toxikose hervor. Diese unterscheidet sich von dem Syndrom[2], das bei mangelhafter Anpassung auch außerhalb der Schwangerschaft entsteht, nur insofern, als die der Schwangeren eigene Homeostase eine erweiterte Schwankungsbreite hat. So treten in der Schwangerschaft die Zeichen der Überlastung oft relativ spät, dafür aber umso deutlicher hervor. Soweit kommt es jedoch so gut wie nie, wenn die frühen und oft nur vorübergehend auftretenden Symptome der Toxikose ernst genommen werden.

4.2.1. Formen der Toxikose

Zeichen der Toxikose werden vielfach nur im ersten und im letzten Drittel der Schwangerschaft erwartet. Man spricht von Frühtoxikose und Spättoxikose. Das mittlere Drittel wird in dieser Hinsicht meist als mehr oder weniger harmlose Phase angesehen, zu unrecht, wie wir noch sehen werden.

Vom Standpunkt der Ätiologie ist die Unterteilung in Frühtoxikosen und Spättoxikosen insofern nicht sehr sinnvoll, als der Unterschied nur darin liegt, daß
- bei der Frühtoxikose die Symptomatik von Magen-Darm-(Leber) und bei der Spättoxikose die Nierensymptomatik im Vordergrund stehen;
- in der Frühschwangerschaft die Belastungsspitzen geringer sind und leichter abzufangen sind als in der Spätschwangerschaft.

Infolge der tristen sozialen Verhältnisse waren früher auch die schweren Grade der Frühtoxikose – sie wurden als „zweites Stadium" bezeichnet – häufig anzutreffen.

---

1 lat. gestatio = Trächtigkeit; Gestose = schwangerschaftsbedingte Toxikose; lat. toxicum = Gift, Toxikose = Zustand von Vergiftung; griech. toxikon = Gift, haima = Blut, Toxämie = Blutvergiftung
2 griech. syndrome = zusammenlaufen (von Symptomen), Symptomenkomplex

Als alarmierende Zeichen galten Fieber, Pulsanstieg, Proteinurie, Sehstörungen und Hirnsymptome wie Delirien[3], Somnolenz[4] und Koma[5]; besonders gefürchtet waren die Zeichen einer Leberschädigung. Diese Symptome kommen heute im Rahmen einer Frühtoxikose nicht mehr vor.

In den alten Lehrbüchern der Geburtshilfe ist jedoch immer wieder der eindringliche Hinweis auf dieses zweite Stadium der Frühtoxikose (Hyperemesis[6]) zu finden. Umgekehrt steht zu lesen: „Auftreten von Emesis gegen Ende der Gravidität ist ein Symptom des Eklampsismus[7]." Mit anderen Worten: Als die ganz schweren Formen der Frühgestose wie die der Spätgestose noch zustande kamen, gab es in der Symptomatik beider keine grundlegenden Unterschiede.

Als Symptome der Spättoxikose, Prä-Eklampsie[8] und Eklampsie, sind sie aber auch heute noch aktuell. Sie tragen zum Teil nur andere, etwas bombastischere Namen als früher, die aber nur besagen, daß man seit hundert Jahren nichts dazugelernt hat. Was etwa früher als Leber-Eklampsie bezeichnet wurde, nennt man heute geschwollen HELLP-Syndrom; es geht um genau dieselben Symptome, nämlich Störungen der Leberfunktion, Zerfall der roten Blutkörperchen (Hämolyse) und wenig Blutplättchen. Im übrigen steht man dem nunmehrigen HELLP-Syndrom genauso rat- hilflos gegenüber wie vordem der Leber-Eklampsie.

Auch bei den Mutterfraisen, der puerperalen[9] Eklampsie, geht es nicht um einen für die Schwangerschaft spezifischen Prozeß, sondern wie bei allen klonisch-tonischen Krämpfen um Krampfanfälle infolge einer schwer gestörten Energieversorgung des Gehirns. Hier seien nur die Krampfanfälle bei Höhenkrankheit, episodischem Herzstillstand und Hypoglykämie[10] als Beispiele ein- und desselben Krampfgeschehens auf Grund höchst unterschiedlicher Bedingungen erwähnt. Die Symptome der Toxikose sind in ihrer Beschaffenheit den Symptomen, die infolge von Überbelastungen (Distress) auch außerhalb der Schwangerschaft entstehen, völlig gleich. Sie gehen nur, wenn man nicht aufpaßt, im Puffersystem des Steady State der Schwangerschaft oft relativ lange Zeit unbemerkt unter, treten dann aber sozusagen wie aus heiteren Himmel in Form der Eklampsie, des „Aufblitzens" von Krämpfen, nur allzu drastisch in Erscheinung.

4.2.2. Symptome der Toxikose

4.2.2.1. Ödeme

Zwischen den Blutgefäßen des Niederdrucksystems und den Zellen, die es versorgt, liegen die Zwischenzellräume, die in ihrer Gesamtheit als Interstitium bezeichnet werden. Das Interstitium[11] besteht aus raumgitterartigen Strukturen, die eine

---

3 lat. delirium = wilde Erregung, Verrücktheit
4 lat. somnolens = schlafend, abnorme Schläfrigkeit mit kurzfristiger Weckbarkeit
5 griech. koma = tiefer Schlaf
6 griech. emesis = das Erbrechen
7 griech. eklampsis = das Aufleuchten; das plötzliche Auftreten von Krämpfen
8 lat. prae- = vor-, voraus-; Prä-Eklampsie = Vorzeichen des Krampfstadiums
9 lat. puer = Knabe, parere = hervorbringen, puerperium = Geburt und Wochenbett
10 griech. glykys = süß, Hypoglykämie = zu wenig Blutzucker
11 lat. interstitum = dazwischengestellt

Grundsubstanz mit zahlreichen Rinnsalen und über ein Drittel des Körperwassers enthalten. Dieses Drainagenetz mit der in ihm stattfindenden Flüssigkeitsbewegung wird unentwegt den Stoffwechselbedürfnissen angepaßt. Der interstitielle Raum bildet damit die basale Pufferzone des Stoffwechselsystems. Wo und wann immer Stoffwechselbelastungen entstehen, schwillt diese Pufferzone an: Sie bildet ein Ödem.

Es ist daher falsch, Ödeme auszuschwemmen, ohne den Organismus zuvor entsprechend zu entlasten. Bei einer Schwangeren mit Ödemen nichts zu tun, als sie medikamentös zu entwässern, ist ein schwerer Fehler, der unter Umständen sogar zu einem eklamptischen Anfall führen kann. Umgekehrt geht das Ödem ganz von selbst und rasch zurück, wenn die Schwangere ausreichend entlastet wird.

4.2.2.2. Hochdruck und Proteinurie

Distress führt in der zweiten Schwangerschaftshälfte relativ schnell zur Drosselung des Nierenkreislaufs. Die Folgen sind Proteinurie und Blutdruckanstieg. Proteinurie ohne Hochdruck bedeutet nur, daß die Durchblutungskrisen der Nieren bisher nur passager und relativ kurz aufgetreten sind. Treten solche Krisen eher selten auf oder werden sie übersehen, erscheint die Proteinurie wie zufällig. Sie ist aber stets ein Zeichen dafür, daß die Belastbarkeit der Frau zeitweise überschritten wurde. Hinter einer Proteinurie steckt immer ein die Frau über Gebühr belastendes Moment. Eine passagere Proteinurie zu bagatellisieren und ganz einfach als „Schwangerschaftsproteinurie" abzutun stellt eine grobe Nachlässigkeit dar. Bei einer Häufung der Belastungskrisen kommt es zu einer andauernden Proteinurie, die in der Stärke allerdings sehr wechselhaft sein kann.

Neben einer anhaltenden oder auch nur vorübergehenden Proteinurie geht oft ein beständiger, aber oft auch nur zeitweise auftretender Bluthochdruck einher. Werden die Messungen oft genug durchgeführt, sind erhöhte Werte immer wieder anzutreffen. Zudem ist in Betracht zu ziehen, daß im zweiten Schwangerschaftsdrittel die Standardwerte niedriger als „normal" anzusetzen sind. Passagere Proteinurien und ein „normaler" Blutdruck sind hier schon als ernste Zeichen einer Toxikose und als dringender Hinweis auf eine bisher nicht erkannte Überlastung anzusehen.

Belastungen, die im dritten Schwangerschaftsdrittel so urplötzlich zur Spätgestose führen, sind bei gewissenhafter Betreuung schon im zweiten Drittel auszumachen. Es geht dabei um Grade der Belastung, bei denen das Anpassungsvermögen gerade noch ausreicht, um einen Abbruch der Schwangerschaft (Spätabortus/Frühgeburt als Entlastung) hintanzuhalten. Wer die Neigung zur Gestose früh erfaßt, hat weniger Totgeburten, Frühgeburten und/oder dystrophe Neugeborene.

Bei der Beurteilung des Blutdruckes geht es bei der Schwangeren in erster Linie um den diastolischen[12] Wert. Dieser ist die maßgebende Größe. Nur in ihr spiegelt sich die Drosselung der Durchblutung der peripheren Organe (Niere, Magen-Darm, Haut) wider. Erhöhte Werte des systolischen[13] Blutdrucks ohne Anstieg der diastolischen sind meist nur das Ergebnis einer beunruhigenden und/oder groben Behandlung.

---

12 griech. diastole = Erweiterung (des Herzens beim Herzschlag)
13 griech. systole = Zusammenziehung (des Herzens beim Herzschlag)

4.2.2.3. Übelkeit und Erbrechen

Der Nierenkreislauf bleibt bei Distress in der Frühschwangerschaft weitgehend unbehelligt und wird nur bei schweren Belastungen in Mitleidenschaft gezogen. Zu einer Proteinurie kommt es selten und noch seltener zu einem Hochdruck. In der Frühschwangerschaft stehen Magenbeschwerden, vornehmlich Übelkeit und Erbrechen im Vordergrund. Die Sparschaltung des Organismus geht hier eher auf die Vermeidung der Verdauungsarbeit hinaus. Schwere Frühtoxikosen sind heute selten zu beobachten. Sie zeigen neben dem üblichen Erbrechen Proteinurie und/oder Gelbsucht, Hochdruck, Kopfschmerz, Somnolenz und Fieber. Diese Symptome bedeuten eine sehr ernstzunehmende Belastung, die eventuell sogar einmal zum Tode führen kann.

Während die Frühtoxikose mit den Magenbeschwerden beginnen und die Nierensymptome nur für das „zweite Stadium" stehen, ist es bei der Spättoxikose umgekehrt. Hier machen die Nierensymptome den Anfang, und die Magensymptome kündigen das zweite Stadium an. Mit oder ohne vorhergehende Hypertonie und/ oder Proteinurie ist das Auftreten von Magendrücken und Erbrechen ein sehr ernstzunehmender Hinweis auf einen drohenden Zusammenbruch der Kräfte. Diese Zeichen werden vor allem dann, wenn ihnen nicht Proteinurie und Hochdruck vorangehen, oft beträchtlich unterschätzt.

4.2.2.4. Speichelfluß-Ptyalismus

Manchmal steht im Vordergrund des Geschehens ein an sich anscheinend bedeutungsloses, wenn auch höchst unangenehmes Symptom, das auf eine merkwürdige Schluckhemmung zurückzuführen ist. Die Patientin vermag nicht einmal den Speichel hinunterzuschlucken, sodaß dieser ständig aus dem Mund herausfließt. Durch diesen Speichelfluß (Ptyalismus[14]) wird die Mundschleimhaut so stark angedaut, daß es zu Geschwüren der Mundschleimhaut und Rissen (Rhagaden[15]) in den Mundwinkeln kommt. Ptyalismus ist meistens im Zusammenhang Frühtoxikosen zu beobachten, tritt manchmal jedoch auch isoliert und bei Spättoxikosen auf. Ob diese unangenehme Funktionsstörung nur psychischer Natur ist, bleibt abzuwarten. Zumindest scheinen die Psychologen bei Ptyalismus mit der Psychotherapie nicht allzu viel Erfolg zu haben.

4.2.2.5. Krämpfe

Wenn die Energieversorgung des Gehirns nicht mehr aufrecht erhalten werden kann, kommt es zu tonisch-klonischen Krämpfen. Krämpfe haben bekanntlich funktionsfähige Nervenzellen zur Voraussetzung. Kurze Krampfanfälle ohne tiefes Koma stellen den verzweifelten Versuch des Organismus dar, die Energiereserven der Muskulatur zur Leber und von dort zum Hirn hin zu verschieben. Daher lassen häufige Krampfanfälle mit nur kurzem Koma eine günstigere Prognose zu als Krampfanfälle, die weniger oft auftreten, aber von einem langen Koma gefolgt sind. Am schlechte-

---

14 griech. ptyalon = Speichel
15 griech. rhagas = Riß, Spalte

sten ist die Prognose[16], wenn das Koma so tief ist, daß dadurch der Ausbruch von Krämpfen unterbunden wird. Man bezeichnete diese Art der schweren Toxikose als „eclampsia sine eclampsia", also als einen Prozeß, bei dem hypothetisch Krämpfe zu erwarten wären, aber ausbleiben.

Unter den Stoffwechselbedingungen, wie sie bei Krampfanfällen gegeben sind, wird das Muskelglykogen massiv zu Milchsäure abgebaut. Die Milchsäure wird in der Leber zu Glukose aufgebaut und diese ins Blut abgegeben. So wird in einem letzten Aufbäumen auf Kosten der Energiedepots der Muskulatur Blutzucker, die wesentliche Energiequelle des Gehirns gewonnen. Im Gegensatz zur Muskulatur, im besonderem zur Herzmuskulatur, verfügt das Gehirn weder über Glykogenreserven noch die Fähigkeit, aus dem Fettabbau Energie zu gewinnen. Es ist zur Gänze auf die Energiezufuhr über die Blutbahn angewiesen.

Die Mehrzahl der eklamptischen Krampfanfälle tritt während der Geburt auf, rund ein Viertel gegen Ende der Schwangerschaft, eine relativ geringe Zahl erst zum Stillbeginn. Das häufige Zusammentreffen von eklamptischen Krämpfen mit der Geburt beruht nicht darauf, daß die Geburtswehen die Eklampsie hervorgerufen haben, sondern darauf, daß sich der mütterliche Organismus zwar schon angeschickt hat, die belastende Schwangerschaft abzustoßen, aber damit sozusagen zu spät dran ist. Der Schutzmechanismus der Schwangerschaftsbeendigung war zwar schon in Gang gekommen, aber die Eklampsie damit nicht mehr aufzuhalten.

4.2.2.6. Koma

Tiefe Bewußtlosigkeit ohne erkennbare Reaktion auf Weckreize ist der höchste Grad der Störung des Energiestoffwechsels im Gehirn. Ein Koma kann zwar manchmal noch reversibel sein, bedeutet aber fast immer eine tödliche Gefahr. Ein Anstieg der Körpertemperatur ist jetzt der Hinweis auf ein Versagen der zentralen Wärmeregulation.

Das Koma wird zwar vielfach von eklamptischen Krämpfen begleitet, es kann aber auch eintreten, ohne daß es dabei zu Krampfanfällen kommt. Aus Gründen, die nicht bekannt sind, erweist sich nämlich die Leber gegenüber einer mangelhaften Energieversorgung oft empfindlicher als das Gehirn. Ist dies der Fall, erfolgt eventuell ein so akuter Schub der Toxikose, daß der Zusammenbruch fast unausbleiblich ist.

4.2.3. Ausdrucksformen der schweren Toxikose (Eklampsie)

Frauen, die infolge einer puerperalen Eklampsie starben und exakt untersucht wurden, wiesen stets hyaline Thromben in den Kapillaren und kleinen Venen auf. Solche Thrombosen haben so gut wie immer eine Thrombozytopenie zur Folge. Tödliche Thrombozytopenien sind meistens mit einer Hämolyse vergesellschaftet. Je nachdem in welchen Organen diese Prozesse mehr oder weniger stark zum Ausdruck kommen, stehen die einen oder anderen Symptome im Vordergrund. Die Frage, ob diese Thrombosierungen die Ursache oder die Folge der damit einhergehenden Organschädigungen darstellen, ist noch immer offen.

---

16 griech. pro- = vorher, gnosis = Erkennen, Prognose = Vorhersage

Das klassische Gesamtbild der puerperalen Eklampsie wurde 1893 von Georg *Schmorl* beschrieben. Seither kam praktisch nichts Neues dazu. Um so mehr hat man an jenen Fällen herumgedeutet, die nicht tödlich ausgegangen sind und daher auch nicht exakt zu untersuchen waren, sowie an jenen tödlichen Fällen, in denen das Vollbild der Eklampsie nicht gegeben war. Den Hochdruck und die Proteinurie als Zeichen der Prä-Eklampsie haben inzwischen die meisten weitgehend begriffen. Größere Schwierigkeiten entstehen anscheinend aber dann, wenn die Zeichen der Prä-Eklampsie nur gelegentlich oder unterschwellig in Erscheinung treten und als schwangerschaftsbedingte Übergänge außer Acht gelassen werden. Dann kommt es, wenn auch selten, plötzlich zum Aufleuchten eines höchst gefährlichen Syndroms, das zwar bei einer klassischen Eklampsie regelmäßig auftritt, aber die Zeichen, die für die Eklampsie als typisch gelten, scheinbar nicht erkennen läßt.

Die klassische Eklampsie geht durchwegs mit einer Hämolyse und einer Thrombopenie infolge einer Verbrauchskoagulopathie einher. Öfter als im allgemeinen angenommen wird, stellt die „Schwangerschaftsanämie" das Produkt einer mehr oder weniger kompensierten Hämolyse dar, die einen makellosen Serumeisenspiegel zur Folge hat. Solche scheinbar „physiologischen" Anämien gehen nicht selten mit einer nach unten hin grenzwertigen Thrombozytenzahl einher. (Ob hier eine unterschwellige Koagulopathie dahintersteckt, ist eine offene Frage.) Nicht selten findet sich bei solchen Neigungen zur Anämie und Thrombozytopenie eine, wenn auch nur gelegentliche Glukosurie und/oder Proteinurie und/oder Blutdrucksteigerung mit Blutdruckwerten, die über die obere Grenze der geltenden Norm nicht wesentlich hinausgeht.

Werden solche „unbedeutende" Abweichungen und die dahintersteckenden Belastungen bagatellisiert, trifft man plötzlich und unerwartet auf höchst gefährlicher Zustände. Die Syndrome, die diese unvermittelten Gefahrenzustände begleiten, betreffen nicht den ganzen Organkomplex wie bei der klassischen Eklampsie, vor allem nicht das Gehirn, sodaß es zu keinen Krämpfen kommt. In diesen Syndromen sticht meist ein „Schockorgan" hervor, begleitet von Thrombozytopenie[17] und Hämolyse und einer mehr oder weniger gut erfaßbaren Koagulopathie[18]. Ist das „Schockorgan" das Herz, spricht man von puerperaler Kardiopathie[19]; ist es die Lunge, von Fruchtwasserembolie, obwohl bei weitem nicht immer Fruchtwasseranteile nachzuweisen sind; ist es die Leber, von HELLP-Syndrom (Hämolysis/Elevated Liver enzyms/Low Platlets); findet man keine pathische Organveränderung, heißt das ganze disseminierte[20] intravaskuläre[21] Koagulopathie.

4.3. Mütterliche Krankheiten und Toxikose

Früher wurden Frauen, die an einem chronischen oder schweren Leiden laborierten, vielfach nicht schwanger oder waren nicht fähig, eine Schwangerschaft auszutragen. Oft gingen sie an ihrer Schwangerschaft zugrunde. Die Lage hat sich hier mit

---

17 lat. penia = Armut, Mangel; Thrombocytopenie = wenig Blutblättchen
18 lat. coagulatio = Gerinnung; Koagulopathie = Gerinnungsstörung (des Blutes)
19 griech. kardia = Herz; Kardiopathie = Herzleiden
20 lat. disseminatum = breit ausgesät, weit verstreut
21 lat. intra = innerhalb, vasculum = Gefäßchen

den sozialen und medizinischen Fortschritten zwar grundlegend geändert, doch sollte eine Frau auch heute besser keine Schwangerschaft anstreben, wenn sie krank ist oder ihr Leiden nicht unter entsprechender Kontrolle ist. Ein klassisches Beispiel ist die Zuckerkrankheit.

In jedem Fall ist die Anpassungsfähigkeit einer Frau, die krank ist, von vornherein herabgesetzt. Alle Formen der Toxikose treten daher häufiger und stärker hervor. Die Toxikosezeichen sind dabei von den Symptomen der Krankheit, die in die Schwangerschaft mitgebracht worden ist, oft stark überlagert. Die Toxikosezeichen gehen sozusagen in den Krankheitszeichen unter und werden dann als solche unterschätzt. So werden Ödeme und Proteinurie bei Nierenschäden oder Herzfehlern oft als subakute Schübe beziehungsweise als cardiale Dekompensation gedeutet und nicht als Zeichen der Toxikose. Handelt es sich um eine Toxikose, ist etwa die Gabe von Herzmitteln allein meist nicht sehr erfolgreich.

So erfolgen jene Todesfälle, die einer cardialen Dekompensation zuzuordnen sind, zu einem Drittel in der Spätschwangerschaft und zu zwei Dritteln 2–3 Wochen nach der Entbindung, aber kaum einmal während der Geburt. Die Gefahr einer der tödlichen Komplikationen im Wochenbett ist nach einem Kaiserschnitt wesentlich größer (5–10mal) als nach einer vaginalen Geburt. Der Fehlschluß der Befürworter des Kaiserschnittes besteht darin, daß es unmittelbar nach der Entbindung in jedem Fall zu einer geradezu dramatischen Erholung der Patientin kommt, sogar nach einem Kaiserschnitt. Das ändert aber nichts daran, daß es den Patientinnen, die vaginal entbunden werden, nach der Geburt im Durchschnitt viel besser geht als denen, die einem Kaiserschnitt unterzogen wurden.

5. Dystrophie und Asphyxie (Fetal Distress)

5.1. Mißhelligkeiten

5.1.1. Fehlerhafte Diagnosen

Fetal Distress ist die in der Geburtsmedizin häufigste Fehldiagnose und in der Folge Grund der häufigsten Fehlentscheidung hinsichtlich einer (meistens operativen) Beendigung der Schwangerschaft. Denn aus mütterlicher Indikation sind Kaiserschnittentbindungen sicher nicht in mehr als einem Prozent und Zangen- plus Vakuumextraktionen sicher nicht in mehr als zwei Prozent der Geburten angezeigt. In der Praxis der modernen Gebärkliniken fallen also zumindest 90 % der operativen Entbindungen in den indikatorischen Graubereich des Fetal Distress.

Die Mißhelligkeiten der Diagnose und Entbindungsoperationen gehen in beide Richtungen, nämlich vielfach in die falsch positive, nicht selten aber auch in die falsch negative. Bei kühler Betrachtung zeigt sich, daß einerseits wirklich angegriffene Kinder trotz aller Raffinessen nur mühsam überleben und andererseits die Anpassungsschwierigkeiten der Kinder, die sich prompt erholen, eher den Entbindungsaktivitäten als den fiktiven Bedrohungen in utero zuzuschreiben sind. Es stellt sich sogar die Frage, ob sich selbst echt bedrohte Kinder eventuell nicht besser im Mutterleib als nach dem zusätzlichen Distress einer gewaltsamen Entbindung im neonatalmedizinischen Maschinenraum erholten.

5.1.2. Charakteristische Extreme

Welch große Bedeutung die natürliche Umwelt auf den Fetus hat, geht aus dem hervor, was die moderne perinatale und neonatale Medizin bei unreifen Feten außerhalb des Mutterleibes zustande bringt. Wenn heute ein Fetus im sechsten Monat mit 800 g ausgestoßen wird, bringt es die moderne Neonatalmaschinerie fertig, ihn lebend zu erhalten. Bis zu seinem richtigen Geburtstermin wiegt er dann knapp 1500 g, also nicht einmal die Hälfte des durchschnittlichen Geburtsgewichts, das er im Mutterleib erreicht hätte. Wer dann die ihren Müttern als in Ordnung geschilderten Kinder nach ein bis zwei Jahren sieht, merkt auf einen Blick, daß die Hypophyse noch immer nicht auf POMC-ACTH umgeschaltet hat, also weitgehend in dem für das extrauterine Leben defektiven fetalen Anpassungsmuster steckenblieb. Über die Größenordnungen der diversen Fehlentwicklungen schweigt sich die Neonatalmedizin aus.

Vom geburtshilflichen Standpunkt ist es daher bei vermutetem Fetal Distress nach wie vor besser, die Schwangerschaft weiterbestehen zu lassen als zu entbinden und das Kind medizinisch-technologisch zu behandeln. Wenn unter dem perfiden Vorwand des Lebensschutzes eine Koryphäe ein fast hirnloses Neugeborenes, die andere eine hirntote Schwangere in ebenso sinnlosen wie skrupellosen Experimenten als ein interessantes Reflexbündel zu konservieren trachten, heißt das noch lange nicht, daß sie simplere Probleme auch nur einigermaßen lösen könnten. Ihre Übergriffe sind nichts anderes als charakteristische Extreme im doktrinären Stil einer Gesellschaft von selbstgefälliger Wissenschaftlichkeit.

5.2. Glossen zum Fetalkreislauf

Eine der wichtigsten Aufgaben der Hebammengeburtshilfe muß es daher sein, Frühgeburten zu verhindern. Das ist jedoch nicht das Problem medizinischer Bravour, sondern sozialen Engagements. Die Prophylaxe der Früh- und Risikogeburt ist nicht die Frage von standespolitisch organisierten Paßkontrollen, sondern die Frage der geburtshilflichen Didaktik, nicht die Frage von Wissenschaft und Werbung, sondern von persönlichem Kontakt und gegenseitigem Verständnis.

Wenn die Hebamme der von ihr betreuten Schwangeren helfen soll und will, sich gegen den leichtfertigen geburtsmedizinischen Zugriff zu verwahren, muß sie ihr das Problem verständlich machen. Sie muß ihr zeigen, wie gut das Gedeihen des Fetus abgesichert ist und wie wenig man tun kann, wenn die Energiezufuhr zusammenbricht. Die Schwangere muß erkennen, daß auch bis zum letzten Rand der Klippe alles bestens funktioniert und die Rückkehr von der Klippe prompt und klaglos vor sich geht, der Absturz aber, wenn er erfolgt, plötzlich und so gut wie unaufhaltsam ist. Die angegebenen Warnsymptome sind nichts als graue Theorie und, wenn man sie nicht zur fiktiven Indikation für eine Entbindungsoperation mißbraucht, in der Praxis völlig wertlos.

Zur Erweiterung des Verständnisses der Regulation der Verständigung zwischen Mutter und Kind seien einige Züge der uteroplacentaren und fetoplacentaren Kreislaufvorgänge wiederholt und eventuell ergänzt.

Die Verbindung zwischen mütterlichem und fetalem Organismus stellen die Plazenta und Eihäute dar. Sie enthalten keine nervalen Elemente, das heißt, zwischen Mutter und Fetus besteht keine Nervenverbindung.

Die Verständigung zwischen beiden erfolgt im wesentlichen über ihre Kreislaufsysteme, den utero- und feto-placentaren Blutkreislauf. Der entscheidende Stoffwechsel zwischen dem mütterlichen und dem fetalen Organismus findet über die Plazenta statt. Außerhalb des placentaren erfolgt ein keineswegs unbedeutender paraplacentarer Stoffaustausch über das Fruchtwasser, das als eine besondere Form von Interstitium aufgefaßt werden kann. Der Stoffaustausch geht dabei von der Decidua über die Chorion-Amnion-Membran zum Fruchtwasser; und von hier durch die Nabelschnurwand und fetale Haut (1. Schwangerschaftshälfte) sowie über die fetalen Atem- und Verdauungswege (2. Schwangerschaftshälfte) zum Fetus.

Wie unvermittelt mütterlicher und fetaler Organismus kommunizieren können, ist erstaunlich, so erstaunlich, daß es in mancher Hinsicht als unglaubwürdig abgetan wird. Eines der bekanntesten Beispiele ist die Abstimmung der mütterlichen und fetalen Herzaktion beim Seehund. Dieses Beispiel erscheint insofern besonders interessant, als die geburtsmedizinisch regelwidrige Herztonfolge des menschlichen Fetus zu einem geradezu sakrosankten Kriterium des Fetal Distress erhoben wurde. Bevor ein Seehund zum Tauchen ansetzt, kann man an einer mehr oder weniger starken Senkung der Herzpulsfrequenz voraussagen, ob er mehr oder weniger tief und lange tauchen wird. Setzt ein trächtiges Seehundweibchen zum Tauchen an, senkt der Fetus wie die Mutter seine Herzschlagfrequenz. Die Absicht des Muttertieres zu tauchen schlägt sich in der fetalen Herzfrequenz nieder.

Beim Menschen hat man sich ein besonderes Schema ausgedacht. Danach sind Änderungen der fetalen Herzfrequenz infolge mütterlicher Reize und Impulse als „regelwidrig" anzusehen. Laut geburtsmedizinischem Gesetz hat sich die fetale Herzschlagfolge nur im Zusammenhang mit kardiotokographisch anerkannten Wehen zu verändern. Wer sich nicht nur um das Papier des Kardiotokographen kümmert, sondern eventuell auch um die Gebärende, kommt auf einige ganz andere „regelwidrige" Zusammenhänge, etwa auf eine „regelwidrige" fetale Herzschlagfolge bei massiver Angst vor der kommenden Wehe in der Wehenpause. Solche Ängste haben ihren Grund zum Beispiel darin, daß man der Schwangeren eine Risikogeburt einredete und die jetzt Gebärende ständig in der Angst lebt, daß bei der nächsten Wehe das Kind absterben könnte.

Die Blutzirkulation im Zwischenzottenraum geht so vor sich, daß sich das mütterliche Blut aus den dezidualen Endarterien von oben außen in den Zwischenzottenraum ergießt und über das Geäst der Zottenbäume nach innen unten hin zur Chorionplatte rieselt, um von dort dann im Gegenstrom in die Höhe zu steigen und über die dezidualen Venenäste abzufließen. Die kindliche Blutbahn in den Zotten besteht aus einem dünnwandigen sinusoiden Gefäßnetz, das vom Synzytium überzogen ist. Die Blutbewegung erfolgt auf der Basis diffiziler Bewegungsrhythmen der Muskelpumpen der uterinen Niederdrucksysteme.

Die äußeren Schichten der Gefäße der Uteruswand, sowohl der Arterien als auch der Venen, werden in der Schwangerschaft aufgelöst. Alle Gefäße gleichen mehr oder weniger dicken und weiten Endothelrohren, die von Bindegewebshüllen umgeben sind, die sich ihrerseits eng den uterinen Muskelbündeln anschmiegen. Diese sind so angeordnet, daß sich bei der Kontraktion die Arterien vermehrt schlängeln und die Venenwände gelüftet werden. So werden Druck und Strömungswiderstand in den Arterien erhöht und in den Venen herabgesetzt. Damit geht bei einer Uteruskontraktion folgendes vor sich: Die kleinen Arterien und Venen zum Zwischenzottenraum hin werden verschlossen; den großen Arterien (Druckabfall) wird Blut zugeführt, aus den Venen dagegen (Druckanstieg) wird es abgepumpt. Am Ende der Uteruskontraktion strömt das frische Blut aus den Arterien (Druckerhöhung) in den Zwischenzottenraum, während daneben das verbrauchte Blut in die Venen (Druckabfall) abfließt. Im intervillösen Raum steigt auf diese Weise während der Kontraktion der Druck an, sodaß das Stoffwechselgefälle von der Mutter zum Fetus hin zunehmend verstärkt wird. Am Ende der Kontraktion erfolgt eine Umkehr des Gefälles. Das intervillöse Blut wird gründlich durchmischt und bietet selbst für eine lang dauernde Wehe ausreichende Reserven.

Die Leber macht beim Erwachsenen nur 2 % des Körpervolumens aus, beim reifen Fetus und Neugeborenen 5 %. Wozu hat nun der reife Fetus, der am Ende der Schwangerschaft die Leber weder zur Blutbildung noch zur Verdauung braucht, eine so große Leber? Die Antwort liegt im Ductus venosus: An seinem Abgang vom Sinus portae findet sich nämlich ein Schließmechanismus. Geht dieser zu, fließt das an Kraftstoffen und vor allem an Sauerstoff reiche Blut der Nabelvene nicht direkt über den Ductus zur unteren Hohlvene, sondern zweigt in die Leber ab und bildet dort eine beachtenswerte Sauerstoffreserve, da die Leber kaum Verdauungsarbeit leistet und so dem Blut keinen Sauerstoff entzieht. Bei Bedarf gelangt das Reserveblut aus der Leber über die Lebervenen in die untere Hohlvene und zum Herzen. Außer dieser Speicherfunktion erfolgt aber auf diese Art und Weise insofern auch eine Regulation des fetalen Blutvolumens, als ein eventuell zu starker Einstrom aus der Nabelvene zum Herzen durch die Umleitung in die Lebersinusoide abgefangen wird.

Der Fetus verfügt damit über einen modifizierten Lebervenensinus, der im Prinzip funktionell mit dem Lebervenensinus der Meeressäuger vergleichbar ist. Das heißt, der fetale Organismus ist wie etwa die Seehunde beim Tauchen für die Kompensation von Druckanstiegen und Sauerstoffmangelzuständen von Natur aus bestens ausgestattet.

Ein Faktor, der als Kreislaufregulator meistens unterschätzt wird, ist das Fruchtwasser. Wenn nämlich auf die Gebärmutter auch nur auf kleinem Raum ein Druck ausgeübt wird, breitet sich die Druckwelle im Fruchtwasser flächenförmig aus und ist weithin stark genug, um in den placentaren Niederdrucksystemen den Blutkreislauf zu modulieren. Außerdem sind die Schwankungen der Fruchtwassermenge und daher die mit ihnen verbundenen Änderungen der Druckverhältnisse keineswegs so bedeutungslos, wie sie in den Lehrbüchern behandelt werden.

Der Fetus lebt im Fruchtwasser und kann darin nur überleben, wenn es ständig seinen Bedürfnissen entspricht. Das Fruchtwasser wird denn auch alle 2–3 Stunden völlig umgesetzt und auf die Lebensbedürfnisse des Fetus eingestellt. Hauptelement der Steuerung ist das Hormon Prolaktin, wovon im Fruchtwasser „erstaunlich" viel vorhanden ist.

Prolaktin wird gewöhnlich nur vom Standpunkt der Milchbildung der Säugetiere betrachtet. Für Prolaktin sind aber in der Tierreihe an die 100 verschiedene Wirkungen nachgewiesen. Es ist ein urtümliches Hormon, das von den verschiedensten Zellen und Geweben zur Regelung aller möglichen Wachstums- und Anpassungsprozesse gebraucht wird. So hängt von ihm beispielsweise bei Lachsen das Überleben ab, wenn sie vom Salzwasser des Meeres in das Süßwasser der Flüsse überwechseln.

In ähnlicher Weise spielt das Prolaktin eine, eventuell wesentliche, Rolle in der Homeostase des menschlichen Fruchtwassers. Nach groben chemischen oder physikalischen Störungen dieser Homeostase erfolgt unweigerlich die Ausstoßung der Schwangerschaft. Fetale Todesfälle und Entwicklungsfehler gehen häufig mit Anomalien des Fruchtwassers einher. In jedem Fall ist das Fruchtwasser ein ebenso empfindsamer wie wirkungsvoller Stoßdämpfer.

5.3. Geburtsmedizinische Maßgaben

Am Deutschen Gynäkologenkongreß 1966 wurde, wie schon erwähnt, die Müttersterblichkeit als Standard geburtshilflicher Leistung abgeschafft, weil sie angeblich zu gering geworden sei. Als neuen Maßstab der – nunmehr geburts*medizinischen* – Leistung führte man die kindliche Mortalität und Morbidität ein. Unter Kindersterblichkeit im geburtsmedizinischen Sinn versteht man die perinatale Mortalität, das heißt die Rate der Totgeborenen plus der in der 1. Lebenswoche verstorbenen Kinder, bezogen auf je 1.000 Neugeborene. Die kindliche Morbidität ist nach wie vor ein sehr dehnbarer Begriff. Im wesentlichen rätselt man dabei um diverse Zeichen der Hirnschädigung beim Neugeborenen.

Beiden, Mortalität und Morbidität, legt man insofern die nämliche Ursache zugrunde, als man die Mortalität als Folge des höheren, die Morbidität als Folge des geringeren Grades einer Schädigung bei der Geburt hinstellt, und man tut so, als ob diese Behauptungen durch die Erfolge der geburtsmedizinischen Entbindungstechnik bewiesen wären.

Im Widerspruch zu diesen Behauptungen steht die Tatsache, daß seit der Mitte des Jahrhunderts in den industrialisierten Ländern trotz oft sehr unterschiedlicher medizinischer Methoden und statistischer Ausgangswerte der prozentuelle Abfall sowohl der perinatalen wie der Säuglingssterblichkeit überall parallel verlief. Widersprechend ist auch die Tatsache, daß die Säuglingssterblichkeit proportional zur Ärztedichte ansteigt. Einen weiteren Widerspruch stellen sehr exakte pädiatrische Studien aus England, Schweden und Westaustralien dar. Diese haben gezeigt, daß in der Zeit, da die perinatale Mortalität drastisch gesunken ist, die Rate der Hirnschäden völlig unverändert blieb.

Da man nichtsdestoweniger an den Lehren der Geburtsmedizin festhält, machen die fiktiven kindlichen Risken das Gros der Indikationen für die geburtsmedizinischen Entbindungsoperationen, vor allem für einen Kaiserschnitt aus. Da es hier, wenn geburtsmedizinische Fiktionen mißachtet werden, oft zu einem gerichtlichen Nachspiel kommt, ist es wichtig, sich mit deren Beweiskraft genauer auseinanderzusetzen.

5.4. Plötzlicher Kindestod

5.4.1. Plötzlicher Säuglingstod (SIDS)

Der plötzliche Tod eines Säuglings stellt ein Syndrom – englisch Sudden Infant Death Syndrom (SIDS) – dar, das zur Zeit am besten folgendermaßen zu beschreiben ist: SIDS ist ein Übel, das den Tod eines bislang anscheinend gesunden Säuglings herbeiführt. Der Tod tritt im Schlaf ein. Auch bei genauer Untersuchung ist keinerlei Todesursache nachweisbar. Vor allem betrifft es Säuglinge im Alter von 2–6 Monaten.

Das SIDS wird schon im Alten Testament erwähnt (I. Buch der Könige 3:19–20), fand aber als Faktor der Säuglingssterblichkeit bis vor etwa 20 Jahren relativ wenig Beachtung. Der soziale Fortschritt brachte es mit sich, daß die früher hervorstechenden Komponenten der Säuglingssterblichkeit mehr und mehr verschwanden. So stellt nun das SIDS die häufigste Todesart der Säuglinge dar; es betrifft 2–3/1000 Neugeborene, in Westeuropa und Nordamerika also mehr als ein Viertel aller Säuglingstodesfälle. (An der Semmelweisklinik in Wien betrugen die Todesfälle mit SIDS 27 % der Säuglingssterblichkeit.)

Der plötzliche unerklärliche Tod eines Erwachsenen im Schlaf – englisch Sudden Unexplained Death Syndrom (SUDS) – ist dem SIDS nicht unähnlich. Es stellt an sich ein sehr seltenes Ereignis dar, kann aber unter gewissen Umständen gehäuft auftreten. Was bisher in solchen Fällen als „Ursache" herauszufinden war, wies auf ein Zusammentreffen von seelischen Belastungen und Entwicklungsfehlern im Reizleitungssystem des Herzens hin; die Struktur im sogenannten AV-Knoten glich der des fetalen Herzens.

5.4.2. Intra-uterine und neonatale Asphyxie

Die intra-uterine Asphyxie sowie die Asphyxie des Neugeborenen, das heißt die Pulslosigkeit des Kindes im Mutterleib und im ersten Monat nach der Geburt stellt im Grunde nichts anderes als den plötzlichen unerklärlichen Kindestod in der Perinatalperiode dar. Einschlägige Todesfälle der SFKW, also Todesfälle, die weder in Form mütterlicher oder fetaler Notsituationen noch in Form placentarer Veränderungen eine plausible Todesursache erkennen ließen, ergaben eine Mortalität von 2.6 %.

Dieses Ergebnis erscheint aus zwei Aspekten interessant: Der eine betrifft die Ähnlichkeit zwischen der in der Literatur angegebenen Häufigkeit des SIDS von 2–3/1000 und den 2.6/1000 feto-neonatalen Asphyxie-Todesfällen der SFKW. (Man ist versucht, von einem sudden perinatal death Syndrom zu sprechen.) Der andere Aspekt betrifft den Umstand, daß man mit einer zehnfach höheren Kaiserschnittfrequenz in Wien keine bessere perinatale Mortalität zustandebrachte als an der SFKW. (Überspitztes „fetal monitoring" und die mindestens zehnfache Kaiserschnittsrate brachten nichts anderes ein, als daß ein Todesfall von sub-partu nach post-partum verschoben wurde.)

Die moderne fetale Überwachung und ein unbedenklicher Gebrauch von Kaiserschnitten scheinen am Kern des Problems vorbeizugehen, und zwar ziemlich weit. Denn es geht hier um Determinanten, die derzeit eben außer im plötzlichen Tod in der Perinatalperiode nicht faßbar sind. Früh- und Schnellentbindungen vermögen daran nichts zu ändern.

5.5. Die drohende intra-uterine Asphyxie

Echte Asphyxie (Pulslosigkeit), ob sie nun intra-uterin oder extra-uterin eintritt, ist ein klar definierter Begriff: Kein Herzschlag! Die drohende Asphyxie ist eine andere Angelegenheit. Man glaubt, aus der kindlichen Herztonfolge und aus Veränderungen der Säurewerte im kindlichen Kapillarblut voraussagen zu können, ob das Herz aufhören wird zu schlagen, ob das Kind asphyktisch zu werden droht. Man gibt vor, dem plötzlichen Kindestod im Mutterleib auf diese Art und Weise zuvorkommen zu können, indem man nämlich bei (drohender) Asphyxie das Kind möglichst schnell entbindet. Doch die Prognosen der fetalen Asphyxie sind vielfach falsch, die Schnellentbindungen überflüssig.

Es kommt nicht selten vor, daß sich Neugeborene trotz der von den geburtsmedizinischen Orakeln prophezeiten Asphyxie als sehr vital erweisen, und umgekehrt Neugeborene ohne ominöse Herztonkurven und Azidosewerte leblos und asphyktisch sind. So stellt sich die Frage: Was sagen die Parameter der drohenden intra-uterinen Asphyxie denn wirklich aus?

5.5.1. Die fetalen Herztöne (HT)

So provokant es klingen mag, es ist trotzdem äußerst fraglich, ob die HT überhaupt geeignet sind, eine fetale Gefährdung so frühzeitig zu signalisieren, daß sie mit operativen Schnellverfahren zu verhindern ist. Wir werden nämlich bezüglich der Herz-Kreislaufphysiologie ganz allgemein eine Reihe von Vorstellungen, die von der Schulmedizin als unbezweifelbare Tatsachen vermittelt werden, gründlichst revidieren müssen.

Als diverse Forschungsgruppen vor rund zehn Jahren damit anfingen, biologische Systeme auf die Chaostheorie zu prüfen, geriet die alte Lehre vom Herzrhythmus aus den Fugen. Man fand heraus, daß das gesunde Herz seinen Rhythmus ständig wechselt und der regelmäßige Herzschlag Ausdruck einer Herzerkrankung ist. (Vor dem tödlichen Herzinfarkt wird der Herzpuls erschreckend regelmäßig). Neuerlich angestellte Untersuchungen zeigten, daß sich der Herzpuls bei jugendlichen und gesunden Erwachsenen in Körperruhe in seiner Frequenz alle paar

Schläge um 20 Schläge/Minute ändert und im Laufe eines Tages die Herzfrequenz zwischen 40–180 in der Minute schwankt. Der gesunde Herzpuls ist nicht regelmäßig, sondern – chaotisch. Warum entwickelt denn nun die Herztätigkeit wie auch andere Systeme, die vom Nervensystem gesteuert werden, just eine chaotische Dynamik? So eine Dynamik bietet viele funktionelle Vorteile. Chaotische Systeme besitzen große Schwankungsbreiten und sind daher besonders anpassungsfähig und flexibel. Diese Plastizität ist es, die es den Systemen erlaubt, mit den unberechenbaren Reizen und Erfordernissen einer sich unablässig ändernden Umwelt fertig zu werden.

Kein Wunder also, daß viele Prognosen anhand der Deutung der HT-Kurven, wie sie derzeit im Rahmen der fetalen Überwachung üblich ist, falsch sind. Denn mit Sicherheit geben die HT-Kurven nur in einer Frage Aufschluß, nämlich ob HT vorhanden sind oder nicht. Arhythmische HT, ganz gleich welcher Art, als fetale Asphyxie oder auch nur drohende fetale Asphyxie zu deuten, geht über den Wert von Orakeln nicht hinaus. Ob die „Kontrolle" der HT mit dem Stethoskop oder einem Ultraschallgerät, ob durchgehend oder fakultativ oder sporadisch erfolgt, macht keinen Unterschied. Denn was man hier zur Zeit als drohend deutet, kann ebenso gut eine ganz normale Reaktion auf eine ganz normale Belastung sein.

5.5.2. Die fetale Azidose

Bei Distress wird die Blutzufuhr zu den für die Abwehr oder Flucht nicht wichtigen Organen weitgehend gedrosselt. Damit bekommen diese Organe unter anderem nur wenig Sauerstoff. In der Folge kommt es in den vom Sauerstoffmangel betroffenen Geweben zu einer Umschaltung des Stoffwechsels von aerob auf anaerob, womit es zum Anstieg saurer Stoffwechselprodukte im Gewebe, zur Gewebsazidose, kommt.

Eine Azidose in jenen Organen, die im Zug der Abwehr vom Kreislauf ausgespart sind, bedeutet somit primär, daß der Organismus auf die Belastung prompt reagiert hat. Wenn die Gefahr vorbei ist und jetzt die Blutzufuhr zu den Organen, die ausgeschaltet waren, wieder voll in Gang kommt, gelangen die sauren Stoffwechselprodukte ins Blut und werden von der Leber abgebaut.

Eine Azidose sowohl im Blut wie im Gewebe kann ebenso gut wie das Zeichen einer drohenden Gefahr eine ganz normale Reaktion auf eine ganz normale Belastung sein.

Im Falle einer drohenden fetalen Asphyxie wird nun das Blut aus den Hautkapillaren des vorangehenden Kindesteils, der Geburtsgeschwulst entnommen. Bei dieser handelt es sich um ein Ödem der Haut am Kopf oder Steiß. Dieses Ödem entwickelt sich während der Geburt dadurch, daß der vorangehende Kindesteil durch den Wehendruck eine verstärkte Blutzufuhr erfährt, während der Rückfluß durch den ihn umgürtenden Muttermund behindert wird. So kommt es unterhalb dieses Gürtels zu einer eingeschränkten Hautdurchblutung und einer Stoffwechsellage, die das Hautgewebe azidotisch macht. Die Blutentnahme zum Nachweis einer Azidose als Zeichen einer drohenden fetalen Asphyxie erfolgt vor der Geburt ausnahmslos aus dem isoliert azidotischen Bereich der Geburtsgeschwulst.

Unter diesen Abnahmebedingungen ist es der reinste Zufall, wenn eine sich daraus ergebende Azidose mit einer wirklich prekären Azidose im fetalen Blut zusammentrifft.

5.6. Hypoxydose

Eine fetale Dystrophie führt zwangsläufig zu einem Mangel an Energie und dieser zu Fehlern im Aufbau und in der Funktion diverser Organe des Fetus, die oft kaum oder nicht erkennbar sind. Meist werden nur jene Kinder als dystroph bezeichnet, die im Vergleich zu jenem Gewicht, das ihrer Altersstufe entspräche, untergewichtig sind. Im Grunde ist aber Dystrophie und der mit ihr gegebene Energiemangel oft auch schon im Spiel, wenn sich die Mißerfolge in Gestaltung und Entwicklung noch lange nicht in einem unzureichenden Gesamtgewicht oder in sonstwie groben morphologischen Veränderungen äußern.

Es ist eine geburtsmedizinische Besessenheit, außer den sichtbaren Mißbildungen alle Schädigungen des Fetus, die man während oder nach der Geburt entdeckt, mit mehr oder weniger brauchbaren Zeichen eines mehr oder weniger akuten Sauerstoffmangels in Verbindung zu bringen. Man redet von Hypoxydose (durch Sauerstoffmangel bedingter Zustand) und Asphyxie und davon, daß diese durch eine Schnellentbindung zu verhindern (gewesen) wäre. Im besonderen behauptet man dies, wenn ein plötzlicher Kindestod in utero oder Hirnschäden bei Neugeborenen zu beklagen sind.

Aber auch ein Fetus kann vom Sauerstoff allein nicht leben, sondern bedarf der Nahrung (Trophe), aus der er mit Hilfe des Sauerstoffs die notwendige Energie gewinnt. Der Fetus hat für den Fall einer knappen Sauerstoffversorgung so wirksame Regulationsmechanismen parat, daß beim Zusammenbruch der fetalen Lebenskräfte eher an eine Erschöpfung als eine Erstickung zu denken ist. Die fetale Asphyxie ist viel eher der letzte Abdruck dystrophischer Prozesse in der Schwangerschaft als die Folge von während der Geburt auftretenden Hypoxidosen.

Interessant ist in diesem Zusammenhang auch das Atemnotsyndrom des Neugeborenen, das man vereinfacht auf eine mangelhafte Lungenreife, vor allem auf den Mangel des sogenannten „surfactant" zurückführt. Man tut so, als ob das Problem nur an der Entfaltungsmöglichkeit der Lungen läge, während man die Unreife und Schwäche der Atemmuskulatur als des eigentlichen Motors der Atmung fast völlig außer Acht läßt. Atemmuskelschwäche ist sehr oft mit einer generellen Muskelschwäche kombiniert. Allerdings führt man diese nicht auf eine primär durch fetale Dystrophie bedingte Dysfunktion, sondern auf den doktrinären Sauerstoffmangel zurück.

Den Beweis für die Behauptung, daß die intrauterine Asphyxie und das post-partale Atemnotsyndrom a priori einer Hypoxydose zuzuschreiben wäre, ist man bisher schuldig geblieben. Doch diese Hypothese ist gut zu vermarkten. Sauerstoffmangel, so leuchtet es dem Laien ein, ist leicht zu beheben: Man fischt das Kind heraus und bläst ihm mit raffinierten Apparaten Sauerstoff hinein. Doch so einfach, wie es in der geburtsmedizinischen Wissenschaft dargestellt wird, liegen die Dinge nicht. Wie wir noch sehen werden, sind diese Methoden eher riskant als hilfreich (siehe unter „Therapie des Fetal Distress").

5.7. Nabelschnurverschlingungen

Um die Möglichkeit der viel strapazierten Nabelschnurkomplikationen richtig einzuschätzen, ist es zweckmäßig sich in die Lage des Fetus zu versetzen. Nehmen wir an:

ein 65 kg schwerer Erwachsener befindet sich samt Atemgerät in einem 100 cm x 110 cm x 120 cm großen Faß, das mit Gleitflüssigkeit gefüllt ist; vom Deckel des Fasses zum Nabel des Probanden zieht ein 2 m langer, 4 cm dicker, elastischer, prall mit Flüssigkeit gefüllter Schlauch; in diesem wird bei konstantem mittlerem Druck eine regelmäßige Pulsation von zwei Schlägen in der Sekunde aufrechterhalten. Obwohl die in diesem Schlauch bestehende Absicherung gegen Verschlingungen, im Vergleich zum Nabelstrang, als höchst unzulänglich zu bezeichnen ist, käme wohl kaum jemand auf die Idee, daß sich der Mann im Faß mit dem plumpen Schlauch erdrosseln könnte oder eine knotenförmig angelegte Schlinge so weit zuzuziehen vermöchte, daß die Fortleitung der Pulsation unterbrochen wäre.

Nichtsdestoweniger sind die diversen Nabelschnurverschlingungen ein willkommenes Attribut für die Erklärung von Ereignissen, über deren Ursache wir nichts wissen. Sei so ein Ereignis nun ein überraschend gutes oder schlechtes, der diagnostische Versager ist, wenn man eine Nabelschnur„komplikation" zur Hand hat, umgehend kaschierbar. Endet die Sache gut, hat man einen plausiblen Grund für den überflüssigen Kaiserschnitt, geht sie schlecht aus, war es eben eine höchst akute Widerwärtigkeit, sozusagen ein gelungener fetaler Selbstmordversuch. Nicht nur die Laien und damit auch die Juristen unterliegen hier dem Engramm des Erdrosselns und Aufknüpfens, sondern auch viele Hebammen und Ärzte haben ihre liebe Not, sich von solchen Vorstellungen frei zu machen. Das eventuell tödliche Moment, das so prompt den Knoten oder Umschlingungen der Nabelschnur zugeschrieben wird, liegt in der mit diesen Anomalien oft kollidierenden langen dünnen Nabelschnur. Aber auch das Thin-Cord-Syndrom ist eine nicht unumstrittene Anomalie.

Die SFKW ist 1978–1985 der Frage der Nabelschnurkomplikationen bei 19.654 Neugeborenen genau nachgegangen. Um Verwirrungen vorzubeugen, sei zuerst auf eine Tücke des Zufalls hingewiesen: Es handelt sich nämlich sowohl bei den mit Nabelschnurknoten als auch bei den mit Nabelschnurvorfällen einhergehenden Kindertodesfällen sowie bei den mit Nabelschnurvorfällen einhergehenden Kaiserschnittentbindungen um jeweils 5 Fälle. Umschlingungen der Nabelschnur waren weder mit der Mortalität noch Morbidität in irgendeinen Zusammenhang zu bringen.

Die 5 kindlichen Todesfälle mit Nabelschnurknoten ereigneten sich alle vor dem errechneten Geburtstermin; die Feten waren so stark mazeriert[1], daß die Todesursache offen gelassen werden mußte, auch die Frage, ob die Knoten die Todesursache waren. Das Gewicht der Feten betrug zwischen 2450 g und 3150 g. Bei den subpartu und post-partum verstorbenen, sowie bei den neonatologisch auf Hirnschaden verdächtigen Kindern war kein einziger Fall von Nabelschnurknoten festzustellen.

Das Vorliegen und Vorfallen der Nabelschnur fanden wir in 93 Fällen. Darunter befand sich je ein Zwilling in Steißlage, der während der Geburt (1690 g), am 4. Tag nach der Geburt (1430 g) und am 6. Tag nach der Kaiserschnittentbindung (2620 g) starb. Ein Kind (3120 g) starb nach einer Bilderbuch-Extraktion am Steiß, ein anderes (3000 g) nach der mit dem Nabelschnurvorfall einhergehenden Sturzgeburt bei einer Drittgebärenden. Bei den neonatologisch auf Hirnschaden verdächtigen Kindern war kein Fall von Nabelschnurvorfall zu verzeichnen.

---

1 lat. macerare = einweichen; med. = enzymatisch angedaut und aufgelöst

Unter den 192 (0.98 %) Kaiserschnittentbindungen waren 5 Fälle, bei denen ein Vorfall der Nabelschnur gegeben war. Die Indikation zum Kaiserschnitt wurde zweimal wegen einer starken Blutung bei Placenta praevia partialis, zweimal wegen einer primären Wehenschwäche nach vorzeitigem Blasensprung bei Steißlage (darunter obiger dystrophe Zwilling mit 2620 g), einmal wegen engen Beckens gestellt.

In allen diesen Fällen waren als Todesursache andere Komplikationen (unreife oder dystrophe Zwillinge, Wehenschwäche bei Steißlage oder Sturzgeburt) viel näherliegend als der Nabelschnurvorfall. Auch die Nabelschnurknoten dürften als Todesursache kaum ins Gewicht fallen.

Es ist irgendwie erstaunlich, daß dann, wenn man ob eines gegen die Lehrmeinung gerichteten Experiments die feto-neonatalen Todesfälle zur Wappnung gegen eventuelle gerichtliche Verfolgungen kompromißlos analysieren muß, Nabelschnurkomplikationen als Todesursache eine so geringe Rolle spielen. Dies scheint insofern erwähnenswert, als es Wissenschafter gibt, die solche Komplikationen im CTG zu erlauschen imstande sind.

6. Wechselwirkungen und Warnsymptome

6.1. Größenordnungen

Am Ende der Schwangerschaft hat das Gewicht der Gebärmutter auf über das 10fache, ihre Oberfläche auf das 100fache und ihr Rauminhalt auf das weit mehr als 1.000fache zugenommen. Wenn wir das Fruchtwasser außer Betracht lassen, beträgt das Gewicht des Uterus mindestens ein Viertel des Gewichtes von Fetus und Plazenta. Dieses Wachstum bedarf beachtlicher Energie. Es bedürfen also nicht nur Fetus und Plazenta einer außergewöhnlichen Energieversorgung, sondern auch der Uterus. Das Wachstum der Gebärmutter läßt sich von dem des Fetus nicht ohne weiteres trennen und ein Gutteil der mütterlichen Energiezufuhr zum Uterus geht in dessen eigenes Wachstum und Funktionspotential.

Das Stratum vasculare stellt die 3–4 mm dicke Gefäß-Muskelschicht zwischen der je 1 mm dünnen äußeren und inneren Muskelschicht der Gebärmutterwand dar. Es wird von einem in ein Muskelnetz gehüllten Grundgewebe gebildet, in dem reichlich verzweigte und dünnwandige Gefäßbündel verlaufen. Das Stratum vasculare bildet gegen Ende der Schwangerschaft eine ellipsoidförmige Hülle, dessen Masse mit rund 700 ml und Blutgehalt mit rund 300 ml zu berechnen ist, was ungefähr der Masse von Plazenta, Eihäuten und Nabelschnur entspricht. Diese bilden mit dem Stratum vasculare ein feinvernetztes Niederdrucksystem, das von der mütterlichen und fetalen Seite mit einem Druck von 30 mm/Hg gespeist wird und in das auf der mütterlichen Seite der intervillöse Raum in der Art eines offenen Kreislaufs zwischengeschaltet ist.

Wenn man bedenkt, daß in einem offenen Kreislauf eine Druckänderung von 0,1 mm/Hg eine Pulsumkehr bewirken kann, wird es verständlich, welche Unzahl unfaßbarer Faktoren auf die Blutvolumsverschiebungen in diesem Niederdrucksystem Einfluß haben müssen und welch geringen Einfluß ein einzelner Faktor, etwa der mütterliche oder kindliche Herzschlag haben kann. So wird es aber auch verständlich, daß der gleiche Mangel in der Energiezufuhr nicht nur zur Störung fetaler, sondern auch uteriner Funktionen, zu Dystrophie *und* Dystokie, führt und beide verhältnismäßig oft zusammentreffen.

Mit der Koinzidenz von Toxikose und Dystokie ist es nicht anders. So kommt es zur Dystokie, die sich in diesem Fall in den Zeichen einer drohenden Frühgeburt äußert, bevor toxikotische Symptome auftreten; oder diese treten auf, bevor Wehen einsetzen; und beide Dystrophie und Toxikose gehen oft mit einer Störung der fetalen Energieversorgung einher. Das bekanntlich gehäufte Auftreten der Eklampsie mit oder nach Wehenbeginn ist im Grunde nur dadurch gegeben, daß der Uterus schon drauf und dran war die Schwangerschaft zu beenden, um den mütterlichen Organismus zu entlasten, aber zu spät, um den Ausbruch der Eklampsie hintanzuhalten. Die Eklampsie ist nicht die Folge des „Wehenreizes", sondern die Wehen wie die Eklampsie die Folge der Belastung.

6.2. Die Endstrombahn

Jeder heftige Reiz (Schock), jede konsumierende Belastung (Distress) führt mehr oder weniger plötzlich infolge Erschöpfung zum Zusammenbruch (Kollaps). Wie schnell der Zusammenbruch erfolgt, hängt davon ab, wie stark und anhaltend einerseits der Reiz und andererseits die Kraftreserven sind. Sind diese groß, bedarf es eines Schocks, um einen Kollaps auszulösen, ist der Organismus bereits weitgehend erschöpft, führt oft schon eine nichtig erscheinende Belastung den Zusammenbruch herbei, der wegen des einem Tiefschlaf ähnlichen Zustandes als Koma bezeichnet wird.

Ob bei massivem Schock oder unerträglicher Belastung, der Organismus sucht Kollaps und Erschöpfung dadurch abzuwenden, daß er dem Insult durch diverse Stoßdämpfer- und Puffersysteme entgegenwirkt. Die relevanten Regulationsvorgänge gehen nach Art eines höchst komplexen Differentialgetriebes in der Mikrozirkulation der Endstrombahn (Arteriolen – Kapillaren – Interstitium – Kapillaren – Venolen) vor sich. Das Prinzip der Regulation an sich ist einfach. Es besteht in einer Intensivierung des Stoffaustausches zwischen Blut und Interstitium, die in einer der serösen und sero-fibrinösen Entzündung analogen Form erfolgt.

Die Symptome reichen von der Ödembildung in den Organen (Organödemen) bis zur disseminierten intravaskulären Coagulation (DIC). Je nach der Stärke und Dauer des Insults werden vom Ödem und der DIC nur einzelne Organe oder der ganze Organismus ergriffen. Am besten faßbar wird das Geschehen an den Ödemen der Haut und an der Eiweißausscheidung im Harn (Proteinurie). In der Schwangerschaft schaltet – analog der Umstellung auf Hungerstoffwechsel in Form des „accelerated starvation" – der weibliche Organismus auch beschleunigt auf die Ödemisierung der Gewebe um, sei es mit oder ohne Mitbeteiligung der Nieren und Eiweißausscheidung im Harn.

6.3. Die Ödemisierung

Proteinurie, vornehmlich die Ausscheidung von Albumin im Harn (Albuminurie) tritt bei jeder Art von Schock und konsumierenden Belastungen wie bei schwerer Arbeit oder langem Stehen, bei Fieber und Infekten oder im Frühstadium von Erkrankungen, etwa der Zuckerkrankheit auf. Die nötige Anpassung setzt einen Regulationsmechanismus in Gang, der auf einer vermehrten Kapillardurchlässigkeit beruht. Während sich nun in den anderen Organen Ödeme bilden, wird die Ödemflüssigkeit aus der Niere mit dem Harn nach außen abgeleitet und als Albuminurie nachweisbar. Allegorisch sprach man einst bei einer Ödemisierung der anderen Parenchymorgane von „Albuminurie ins Gewebe". Die Albuminurie ist vielfach schon vorhanden, wenn histologische Veränderungen an den Nieren kaum erkennbar sind, kann aber fehlen, wenn in manchem anderen Organ bereits beträchtliche Veränderungen nachzuweisen sind. Der Nachweis ist allerdings auch dann nicht immer einfach zu erbringen, wenn die zuständigen Beschwerden als Warnsymptome medizinisch wahrgenommen werden, was oft genug verabsäumt wird.

Die Albumine sind kleinmolekulare Proteine, machen fast die Hälfte des Serumeiweißes aus und verfügen über die enorme Oberfläche von 25.000 bis 100.000 qm sowie eine außergewöhnliche Bindungskapazität für Wasser. Sie gehen mit einer Unmenge von Substanzen eine meist schwache Bindung ein. Das heißt, sie nehmen auf ihrem Weg über die Endstrombahn zur Stelle des Bedarfs eine Menge Wirk- und Nahrungsstoffe mit, um sie dort prompt freizugeben und im Gegenzug Stoffwechsel- und Abfallstoffe abzutransportieren. So schaffen sie die Steroid- und Schilddrüsenhormone, Fettsäuren, Pigmente, Bilirubin, Kalzium, Spurenelemente herbei und im

Gegenzug Zellprodukte, Stoffwechselschlacken und Toxine weg. Auf Grund ihres Wasserbindungsvermögens stellen die Albumine einen essentiellen Faktor der Fluktuation in der Endstrombahn und damit der Stoffwechselprozesse dar.

Tritt Albumin aus der Blutbahn ins Gewebe über, kommt es infolge der Abnahme der Bindungskräfte im Blut und deren Zunahme im Gewebe zu einer erhöhten Resorption von Stoffen aus der Blutbahn ins Interstitium und einer Verlängerung der Rückresorption vom Interstitium ins Blut. Das heißt, der Stoffwechsel und mit ihm Abwehr und Adaptation werden intensiviert. Ödeme und Albuminurie sind Warnzeichen, die erkennen lassen, daß der Organismus einer Belastung unterliegt, die von ihm einen gesteigerten Einsatz seiner Adaptions- und Abwehrkräfte fordert. Sie zeigen an, daß die Patientin dringend einer entlastenden Fürsorge bedarf.

Ödeme können nicht nur Haut und Nieren, sondern auch jedes andere Organ betreffen und unter Umständen ebenso plötzliche wie gefährliche Funktionsänderungen zur Folge haben. Klagen über „verschwollene Augen", Übelkeit und Unbehagen, Gelenks- und Muskelschmerz, Kopfschmerz, Müdigkeit, Darm- und Oberbauchbeschwerden, Juckreiz, Husten und Atemnot, relativ frequenter Puls, Empfindlichkeit im Oberbauch, subikterische Skleren, Neigung zu Benommenheit und leicht erhöhte Körpertemperatur sind ernstzunehmende Zeichen dafür, daß der serösen Entzündung analoge Organödeme bereits ein beträchtliches Ausmaß haben können.

6.4. Die hyaline Thrombosierung

In diesem Stadium findet man nicht selten, wenn auch keineswegs immer, die Spuren der DIC, früher von den Pathologen „gelatinierende Fibringerinnung" genannt. Dabei bilden sich verbreitet Gerinnsel aus Fibrinogen und Thrombozyten, sogenannte hyaline Thromben, die ebenso schnell gebildet wie wieder aufgelöst werden und sich so dem direkten Nachweis leicht entziehen. Indirekt deutet der durch den vermehrten Verbrauch bedingte Mangel an Blutblättchen, die infolge der Brüchigkeit der roten Blutkörperchen mit dem Geschehen einhergehende Hämolyse und Anämie und eventuell die mit der verstärkten Bildung der Gerinnungsfaktoren erhöhten Leberenzymwerte auf die DIC hin.

Der Konsistenzwechsel vom Sol zum Gel und umgekehrt dient schon den Einzellern für alle möglichen Formen der Fortbewegung. Gleichermaßen bedienen sich die höheren Organismen bei den höchst diffizilen Umleitungen in der Konvektion der Endstrombahn der DIC, des ständigen Wechselspiels von Fibringerinnung (Gel) und Fibrinolyse (Sol). Wie diffizil vernetzt hier das Fließgleichgewicht der Umgestaltung ist, möge am Beispiel des Schlüsselenzyms der Gewebsauflösung (Trypsin) und des Schlüsselenzyms der Blutgerinnung (Thrombin) sowie deren Gegenspieler (anti-Trypsin und anti-Thrombin) deutlich werden. Die biochemische Struktur des Trypsins und Thrombins ist wie die des anti-Trypsins und anti-Thrombins weitgehend homolog. So wird durch Austausch einer einzigen Aminosäure, der Aminosäure 358–Methionin durch die Aminosäure Arginin im anti-Trypsin aus diesem ein anti-Thrombin, das infolge einer massiven Hemmung des Thrombins und damit der Blutgerinnung zu tödlichen Blutungen führen kann.

6.5. Restbestände der puerperalen Eklampsie

Wenn die Mikrozirkulation der Endstrombahn ans Ende seiner Leistungsfähigkeit gerät, können weitere Belastungen scheinbar so geringen Grades wie die Gabe von Oxytocin, ß-Sympathicomimetica oder Anästhetica kurzzeitig und längerfristig schwere, eventuell auch heute noch sogar fatale Folgen haben. Es handelt sich dabei um Organödeme mit oder ohne nachweisbare DIC, wie sie bei der klassischen puerperalen Eklampsie in allen Parenchymorganen nachzuweisen waren. Heute ist die puerperale Eklampsie ein äußerst seltenes Ereignis. Ähnlich schwere Läsionen treten meistens nur mehr in jenem Organ hervor, das in der Endstrombahn den Schwachpunkt bildet. Je nach dem Organ, das den Schwachpunkt bildet, manifestiert sich dieser dann entweder als Lungenödem oder HELLP-Syndrom oder peripartale Kardiomyopathie.

Zweifellos erholt sich ein Organismus, der anstatt zur Gänze in nur einem Organ schwer betroffen ist, wesentlich leichter. Nichtsdestoweniger kann auch eine auf nur ein Organ beschränkte Ödemisierung einmal früher oder später tödlich sein, vor allem dann, wenn Warnsymptome bagatellisiert und das Organödem fördernde Drogen verabreicht werden wie etwa ß-Sympathicomimetica trotz der Anzeichen von Müdigkeit und der Möglichkeit drohender Erschöpfung. Ähnliches gilt für die peripartale Herzmuskelerkrankung, die oft nur deswegen zum Tode führt, weil man die Warnzeichen zu wenig ernst nimmt.

Im Zusammenhang mit diesem Beispiel sei hervorgehoben, daß die Fälle von Herztod bei den Frauen im Alter unter 50 Jahren deutlich zugenommen haben und davon vor allem sozial benachteiligte Frauen betroffen sind. Es geht um Frauen, die chronisch über Gebühr belastet und so immer weniger belastbar werden. Vielleicht betrifft es nicht zuletzt Frauen, die als junge Mütter vom peri-partalen Herzmuskelödem in die Herzmuskelsklerose schlitterten. Spätfolgen, die mit einem jenseits geburtsmedizinischer Kontrolltechnologie liegenden Distress beginnen, enden unter Umständen in Varianten der mütterlichen Morbidität und Mortalität, die in der geburtsmedizinischen Definition nicht wahrgenommen werden.

7. Therapie und Prophylaxe des maternal/fetal Distress

Im Prinzip ist auch die Therapie von Toxikose, Dystrophie, Asphyxie und Dystokie nicht zu trennen. Sie alle sind Ausdrucksformen einer zu starken Belastung, wobei es gleich ist, welchen Stellenwert der Betrachter der Belastung und der Belastungsfähigkeit des betroffenen Organismus gibt. Nach wie vor sind die Fortschritte in der Therapie das Fazit sozialer Errungenschaften, während sich die Zutaten der geburtsmedizinischen Wissenschaft seit 100 Jahren als dünkelhaft und wirkungslos erweisen.

7.1. Therapie des Maternal Distress

7.1.1. Grundlegende Regulationen

Um den bei Distress gesteigerten Ansprüchen an die zur unmittelbaren Anpassung und Abwehr wichtigen Organe nachkommen zu können, drosselt der mütterliche Organismus die Blutzufuhr zu den dafür nur mittelbar notwendigen Organsystemen, gegebenenfalls auch zur Gebärmutter. Denn es ist sicher nicht so, wie vielfach noch behauptet wird, daß sich der Fetus ohne Rücksicht auf die Mutter nehmen kann, was er will.

Wie die kurzgeschlossenen Organsysteme miteinander oder aufeinander reagieren, ist unterschiedlich. Der Kurzschluß der Gebärmutter geht im Ernstfall darauf hinaus, die Schwangerschaft zwecks Entlastung zu beenden. Gleichzeitig kann der Kurzschluß der anderen Systeme zu den Zeichen der Toxikose führen, muß es aber nicht. Umgekehrt können die Zeichen einer Toxikose mit den Zeichen einer Frühgeburt einhergehen, müssen es aber nicht.

Nichtsdestoweniger laufen beide Prozesse nebeneinander ab, auch wenn das eine Mal die Neigung zur Frühgeburt, das andere Mal zur Toxikose früher oder deutlicher erkennbar wird. Das eine Mal geht die Geburt der Toxikose, das andere Mal die Toxikose der Geburt voran. Meistens ist mit der Geburt die Gefahr der Toxikose überwunden, jedoch nicht immer, denn auch die Belastungen im Wochenbett können manchmal sehr gravierend sein.

Wird die Patientin in ausreichendem Maß entlastet, gehen die Zeichen der drohenden Frühgeburt binnen kurzer Zeit zurück. Der Muttermund schließt sich, der Gebärmutterhals formiert sich wieder, auch wenn die Erweiterung des Muttermundes beträchtlich war. Bleibt aber die Belastung aufrecht, sind medizinische Interventionen wirkungslos (Cerclage) oder sogar gefährlich (Tokolytika). Auch eine Toxikose verschwindet binnen weniger Tage, wenn die Belastung behoben ist – auch ohne medikamentöse Behandlung.

7.1.2. Grundsätzliche Therapie

Die einzig wirkungsvolle Prophylaxe und Therapie besteht nur darin, die Überlastung der Patientin beizeiten abzubauen, wofür prinzipiell zwei Wege gegeben sind:
- Abbau der täglichen Belastung, also Diät[1].
- Eventuelle Beendigung der Schwangerschaft.

---

1 lat. diaeta = Lebensweise

7.1.2.1. Diätetik

Diät heißt für einen geordneten Tagesablauf zu sorgen und in erster Linie soziale Belastungen hintanzuhalten. Dazu gehört natürlich auch der Abbau von Belastungen infolge grober Arbeit. Es wäre aber gerade bezüglich der Toxikose falsch, das Problem nur vom Maß der Belastung her zu sehen. Viel wesentlicher ist die Belastbarkeit der Patientin.

In dieser Hinsicht werden oft die gröbsten Strapazen, vor allem die Belastung durch seelische Konflikte, im Schatten sozialer Vorurteile völlig falsch eingeschätzt. Mutet man auf der einen Seite der sozial schwachen Frau gewöhnlich zu viel zu, weil man hinter der sichtbaren materiellen Belastung den Konflikt nicht sieht, tut man es auf der anderen ebenso oft, weil man wegen des materiellen Wohlstandes die Möglichkeit eines Konfliktes ausschließt. So werden hüben und drüben Belastungen und die damit einhergehenden unterschwelligen Toxikosen immer wieder unterschätzt, sodaß die Schwangerschaften öfter, als es nötig wäre, in Frühgeburten und/oder Gesundheitsschäden, nicht nur des Kindes, sondern auch der Mutter enden.

Gewöhnlich besinnt man sich bei den Überlegungen einer Diät nur auf irgendwelche Essensvorschriften. Ohne Zweifel ist nun die Verdauung eine nicht zu unterschätzende Belastung. Dieser ist aber weniger mit diffizilen Kochrezepten beizukommen als mit dem einfachen Ratschlag, eine erschwingliche Nahrung in kleinen Portionen zu sich zu nehmen und diese gut zu kauen. Mancherlei Diät, die man nach wie vor den Schwangeren zu raten pflegt, ist reiner Unfug. So ist etwa eine „kochsalzfreie Diät" nicht nur nicht durchführbar, sondern auch ohne jeden Nutzen. „Obsttage" bedeuten nicht nur eine schwer verdauliche, sondern auch mangelhafte Ernährung. „Hungern und Dursten" schränkt zwar die Verdauungsarbeit ein, ist aber in der Schwangerschaft und gerade bei einer Toxikose riskant, wenn das dadurch bedingte Manko nicht durch eine exakt dosierte künstliche Ernährung ausgeglichen wird. Die noch immer übliche „Flüssigkeitseinschränkung" kann wie die medikamentöse Entwässerung gegebenenfalls zu eklamptischen Krämpfen führen. Diese Beispiele mögen genügen (mehr im Kapitel „Diätetik").

Allgemein ist zur Therapie der schwangeren, gebärenden und stillenden Frau zu sagen, daß die Lösung allfälliger Probleme weder in der somatisch-anatomischen noch psycho-analytischen Zerlegung der weiblichen Persönlichkeit liegt, sondern einzig und allein in deren sozial-hygienischer Integration. Das Gros der Unpäßlichkeiten und Komplikationen erwächst aus dem Pool der psycho-somatischen Fragmente moderner Mediziner und Psychotherapeuten.

7.1.2.2. Beendigung der Schwangerschaft

Die pathologische Anatomie des eklamptischen Symptomenkomplexes hat in all seinen Ausdrucksformen seit 100 Jahren nichts Neues gebracht. Die modernen diagnostischen Methoden sind nicht aufschlußreicher als die alten, und in der klinischen Behandlung hat man für jene Formen, die hinsichtlich ihrer tödlichen Gefahren der klassischen Eklampsie entsprechen, noch immer kein neues und überzeugendes Rezept. Die Mortalität ist hier sowohl bei den Müttern als auch den Kindern hoch und kaum beeinflußbar.

Die medizinische Forschung hat bisher für die Therapie der Toxikose nichts gebracht, umso mehr aber der moderne soziale Fortschritt für die Prophylaxe. Vom Wissensstand der geburtsmedizinischen Forschung und Behandlung aus betrachtet, ist die schwere Toxikose nach wie vor eine Misere. Glücklicherweise ist sie durch den sozialen Fortschritt verhältnismäßig rar geworden. Wo sich riskante Toxikosen heute noch immer konzentrieren, ist ein hohes Maß sozialmedizinischer Indolenz als gegeben anzunehmen. Es handelt sich nicht, wie man behauptet, um Risikofälle, die nur in diese Klinik eingeliefert werden, sondern um Fälle, die im Dunstkreis dieser Klinik mit der ihr eigenen Indolenz gegenüber sozialmedizinischen Problemen mehr als anderswo entstehen.

Das Behandlungsprinzip der schweren Toxikose war immer unumstritten: Es gilt nachzuholen, was der mütterliche Organismus spontan nicht zu vollführen vermochte, nämlich die Schwangerschaft auszustoßen. Aber so einig man sich über das Prinzip ist, so uneinig ist man sich darüber, ob die Beendigung der Schwangerschaft besser durch die Förderung der Wehentätigkeit oder mittels Kaiserschnitt erfolgen sollte. Wie immer man zu dieser Streitfrage stehen mag, um die Tatsache, daß selbst die glatteste Kaiserschnittoperation unvermeidlich mit einem Schock verbunden ist, kommt man nicht herum. Eine Toxikosepatientin dürfte daher in einer konservativen Geburtshilfe besser aufgehoben sein.

7.2. Therapie des Fetal Distress

7.2.1. Grundlegende Regulationen

Da, wie gesagt, die schweren Toxikosen rar geworden sind, haben sich die Interessen der geburtsmedizinischen Wissenschaften mehr und mehr vom Maternal Distress zum Fetal Distress hin verlagert. Was man für fetale Warnsymptome hielt, fand besondere Beachtung und wurde zu den diversen Formen der Dystokie, die mit ihnen vielfach zusammenfielen, in engen kausalen Zusammenhang gebracht. Eine elektronische Methode, um fetale Herztöne und Wehen synchron zu orten, das CardioTokoGramm (CTG) kam auf den Markt. Anhand des CTG machte man nun das Auftreten „regelwidriger Herztöne" zu einem Leitsymptom der fetalen Asphyxie (Pulslosigkeit!) und die Dystokie zu deren Ursache.

Je nachdem, ob man es bei einer vermeintlichen fetalen Asphyxie für besser hielt, das Kind im Mutterleib zu belassen und die Mutter entsprechend zu behandeln oder das Kind außerhalb des mütterlichen Organismus zu versorgen, setzte man nun Drogen ein, von denen man erwartete, daß sie eine als verfrüht angesehene Wehentätigkeit unterdrücken beziehungsweise eine, die opportun erschien, fördern könnten. Da solche Manipulationen meistens nicht nach Wunsch verlaufen, ist man sehr schnell bereit, den Uterus wie einen Sack zuzubinden (Cerclage) oder aufzuschneiden (Kaiserschnitt), um – so stellt man sich das vor – die Geburt zu unterbinden oder zu umgehen.

Wenn wir nun wissen wollen, wie weit diese Eingriffe dem Fetus guttun können oder nicht, müssen wir uns die Regulationsprozesse, durch die während der Geburt die Natur den Fetus auf die Herausforderungen der neue Umwelt vorbereitet, etwas näher betrachten.

7.2.1.1. Während der Geburt

Wie wir bei den Eigenheiten im Stoffwechsel des fetalen Organismus dargestellt haben, ist der Fetus mit drei Komponenten, die für die Anpassung an die Außenwelt nach der Geburt eine große Rolle spielen, nicht konfrontiert, nämlich mit Hitze und Kälte, Muskelarbeit und Lungenatmung. Die fetale Nebenniere bildet daher nur wenig Cortisol und ist dürftig innerviert, sodaß sie nur das moderate Noradrenalin und so gut wie kein kräfteforderndes Adrenalin erzeugen kann.

Soll nun ein Neugeborenes den im Vergleich zu den Verhältnissen, die in der Gebärmutter gegeben waren, relativ groben Erfordernissen der Außenwelt (Temperaturen, Atmung, Muskelarbeit, Verdauung) gewachsen sein, bedarf es einer Umstellung im Adaptationssystem, die in erster Linie auf die Innervation des Nebennierenmarks und die Bildung von Cortisol in der Nebennierenrinde gerichtet ist. Umstellungen dieser Art beginnen schon vor der Geburt, kommen aber erst richtig während der Geburtswehen zustande.

So steigt während der Geburt und unmittelbar danach die Bildung von Adrenalin und Noradrenalin steil an, zuweilen so hoch, daß sie beim Erwachsenen einen Schlaganfall bewirken könnten. Trotzdem ist dieser Mechanismus die Voraussetzung dafür, daß nach der Geburt die Atmung und die Muskelreflexe klaglos funktionieren.

Die enorme Hormonausschüttung durch die Nebennieren zur Entfachung der Anpassungsprozesse für die neue Symbiose nach der Geburt findet sowohl im mütterlichen als auch kindlichen Organismus statt und wird in beiden Organismen vom Hypophysen-Zwischenhirnsystem regulatorisch umgewandelt. Eine der unzähligen Folgeerscheinungen ist der Anstieg der Oxytocinausschüttung, der wesentlich ist, um die Milchbildung in den Brustdrüsen in Gang zu setzen und zu halten.

So stoßen wir auch hier wieder auf Steuerungsmechanismen, die auf so unterschiedliche Faktoren wie die Wehentätigkeit und das kindliche Anpassungsvermögen bei der Geburt in analoger Weise Einfluß nehmen.

Der enorme Umstellungsprozeß während der Geburt hat, wie nicht anders zu erwarten, auch beträchtliche Schwankungen des fetalen Herzpulses zur Folge.

7.2.1.2. Nach der Geburt

Am Hochdrucksystem des kindlichen Kreislaufsystems ändert sich nach der Geburt sehr wenig. Lediglich einige Ventile werden verstellt. Das Niederdrucksystem erfährt insofern eine Umstellung, als die Plazenta vom System abgekoppelt wird und dafür Organe, die bisher funktionslos oder wenig beansprucht waren, jetzt funktionell an das System angeschlossen werden. Vor allem geht es um die Entfaltung des Lungenkreislaufs sowie die Mehrdurchblutung von Haut und Muskulatur. Diese Erweiterung des Niederdrucksystems macht wie zuvor der jetzt abgeschaltete Placentarkreislauf etwa die Hälfte des Blutvolumens aus. Die Herzarbeit bleibt ungefähr die gleiche.

Das Problem der Umstellung liegt nicht am Herzen, sondern in den neu angeschlossenen Organen, die ihre Niederdruckgebiete öffnen müssen. Kinder, die die Blutvolumsverlagerungen in ihrem Niederdrucksystem, wie sie durch die Geburtswehen zustande kommen, nicht mitmachen, sind für die unerläßlichen Blutvolumsverlagerungen nach der Geburt oft nicht ausreichend gewappnet.

Im Vordergrund der Betrachtung bei der Entwicklung des Neugeborenen unmittelbar nach der Geburt steht natürlicherweise die Entfaltung der Lungen, da damit die Sauerstoffversorgung des Neugeborenen steht und fällt. Man tut nun so, als ob hier nur die Oberflächenspannung der Lungenbläschen eine Rolle spielte. Doch mindestens so wichtig sind die Kraft und Funktion der Atemmuskulatur sowie die Elastizität des Brustkorbs. Diese erhalten jedoch durch die moderne maschinelle Intensivbeatmung und sehr überschlägige Medikation zur angeblichen Beschleunigung der Lungenreife eine empfindliche Beschränkung.

7.2.2. Grundsätzliche Therapie

Alle geburtsmedizinischen Manipulationen, wie Tokolyse und Cerclage auf der einen Seite oder Wehenstimulation und Kaiserschnitt auf der andern, schauen fürs erste sehr plausibel aus. Sie haben jedoch ihre Tücken. Die geburtsmedizinische Wissenschaft geht auf diese Tücken nach Möglichkeit erst gar nicht ein. Auch hier soll auf diese Tücken im einzelnen nicht eingegangen werden. Nur ein Aspekt, der die eben angeführten Methoden alles in allem bewerten läßt, sei im besonderen hervorgehoben.

Die Anwendung dieser Methoden ist allein den Medizinern vorbehalten, womit es in Österreich insofern ein besonderes Bewenden hat, als es hier das gesetzliche Verbot der Fachüberschreitung gibt. Das heißt, daß routinemäßig die oben angeführten Eingriffe nur von approbierten Geburtsmedizinern vorgenommen werden dürfen. (Ein Chirurg, der etwa wegen eines engen Beckens einen Kaiserschnitt durchführt, macht sich strafbar.) Für die Gynäkologen in Österreich fällt also die Ausrede, daß ihnen fachunkundige Kollegen in ihr Handwerk pfuschten, weg.

So geht denn der wahre Wissensstand, aus dem die geburtsmedizinische Wissenschaft zur Zeit besteht, gerade in Österreich deutlicher als anderswo aus den demographischen Statistiken hervor. Anhand dieser Statistiken ist nämlich ein signifikantes Zusammentreffen eines Mehr von Geburtsmedizinern und einer höheren Säuglingssterblichkeit kaum zu leugnen. Mit anderen Worten: Wo ein gerüttelt Maß von Medizinern für apparative und operative Aktivitäten ansteht, ist die Mortalität der Säuglinge deutlich höher als dort, wo Hebammen gewissenhaft um die Schwangeren bemüht sind.

Auch dort also, wo die Kompensation einer übermäßigen Belastung der schwangeren Frau stärker zur fetalen Dystrophie und Dystokie neigt als zur Toxikose, bringen die modernen geburtsmedizinischen Methoden keinen Vorteil, sondern stellen eher ein kindliches Risiko dar. Wie immer man zu dieser Streitfrage stehen mag, um die Tatsache, daß für das Kind die Kaiserschnittentbindung nicht unbedingt von Vorteil ist, kommt man nicht herum. Eine Patientin, die eventuell mit einer Dystokie und einem dystrophischen Kind zu rechnen hat, dürfte daher in einer konservativen Geburtshilfe besser aufgehoben sein.

7.2.3. Erhaltung der Schwangerschaft bei drohender Frühgeburt

7.2.3.1. Wehenhemmung (Tokolyse)

Es ist schon lange bekannt, daß bei den Säugetieren ein Schock Wehen auslösen, aber auch zum Stillstand bringen kann. Ob ein Muttertier verwirft oder gängige Wehen unterbricht, hängt anscheinend davon ab, wie stark es sich im gegebenen Moment gefährdet fühlt. Panische Schrecken erzeugen Hemmung. Wenn die hemmende Phase vorüber ist, kommen die Tiere nur umso schneller nieder. Später hat sich herausgestellt, daß die entscheidenden Auslöser der beiden Spielarten chemisch sehr nahe verwandte Hormone sind, nämlich das wehenhemmende Adrenalin und das wehenfördernde Noradrenalin. Die Umschaltung vom Wehen auf Wehenhemmung und umgekehrt bedarf also nur einer ganz geringen chemischen Veränderung.

Nachdem die wehenhemmende Wirkung des Adrenalins bekannt geworden war, hat man auch beim Menschen versucht, Adrenalin zur Wehenhemmung einzusetzen. Adrenalin im ursprünglichen Zustand war aber ob seiner Dosierungsschwierigkeiten und der unvermeidbaren Nebenwirkungen, die es als „Schockhormon" hat, für einen Routineeinsatz zu gefährlich. Heute stehen chemische Präparate zur Verfügung, die sowohl bezüglich der Dosierbarkeit als auch der Nebenwirkungen als harmlos gelten. Im Endeffekt muß aber immer so viel Adrenalin wirksam werden, daß es zu einer Wehenhemmung kommt, also zu einem Effekt, der in der Natur als eine Schockreaktion zu werten ist.

Wehen mit den als ß-Sympathikomimetika bezeichneten Abkömmlingen des Adrenalins zu hemmen, wie es heute üblich ist, kann für die Mutter eventuell gefährlich werden. In einigen Fällen hat diese Behandlung der drohenden Frühgeburt zu einem akuten Herzversagen mit tödlichem Lungenödem geführt. Es ist auch nicht sehr sinnvoll, eine rationale Notfallsfunktion der Natur, wie sie der Abbruch der Schwangerschaft bei Distress nun einmal darstellt, durch die medikamentöse Imitation einer Panikreaktion kompensieren zu wollen. Bei der Unsicherheit, die in der Diagnose der eventuell zu erwartenden Frühgeburt gegeben ist, kann diese Art der Wehenhemmung, wenn es sich um tatsächliche Geburtswehen handelt, nur vorübergehend sein, und wenn es sich um falsche Wehen handelt, zum primären Auslöser der Frühgeburt werden.

7.2.3.2. Cerclage (Shirodkar)

Im Grunde gilt für diese Methode das gleiche wie für die ß-Mimetika. Ist die Annahme von Geburtswehen richtig, wird das um die Cervix uteri gelegte Band abgestreift und die Operation erweist sich als nutzlos. Ist die Annahme falsch, ist sie Operation überflüssig, weil die Schwangerschaft ohnehin gehalten hätte. Die Erfolgsstatistiken der Cerclage wie der Wehenhemmung beruhen darauf, daß die Diagnosen sehr oft falsch gewesen und die Schwangerschaften trotz der Therapie erhalten geblieben sind.

7.2.4. Beendigung der Schwangerschaft bei Fetal Distress

Verabreicht man auf der einen Seite ß-Sympathikomimetika und bindet der Gebärmutter den Hals zu, um zum Wohlergehen des Fetus eine meist nur vermeintliche Frühgeburt hintanzuhalten, provoziert man auf der anderen Seite eine Frühgeburt, um, wie man sagt, den Fetus am Leben zu erhalten. Zu diesem Zweck greift man aus kindlichen Indikationen zu wehenfördernden Hormonen und zu diversen Entbindungsoperationen, vornehmlich zum Kaiserschnitt.

Die Dystrophie ist natürlich durch Maßnahmen, die gegen eine Hypoxie gerichtet sind, nicht einmal annähernd auszugleichen; so wie jemand, der auf die eine oder andere Weise zu verhungern droht, mit einer Sauerstoffgabe nicht zu retten ist und sein prekärer Zustand kaum am Herzpuls abgelesen werden kann. Die fetale Asphyxie ist oft mit einer Dystokie verbunden, nicht zuletzt deswegen, weil sich die Dystrophie nicht selten auch im Energiehaushalt des Uterus und damit in Schwierigkeiten bei der Geburt nachteilig bemerkbar macht.

Wer den Wert der in der modernen Geburtsmedizin als fetale Asphyxie bezeichneten Symptome als Mittel der Prognose in Zweifel zieht und daher aus fetaler Indikation prinzipiell keine Kaiserschnitte macht, hat einen plötzlichen perinatalen Kindestod nicht öfter zu erwarten als seine geburtsmedizinischen Kontrahenten. Er hat im bezug auf die Säuglingssterblichkeit sogar bessere Resultate zu verzeichnen als jene, die den Ausgang der Geburt mit diversen apparativen und operativen Daten wissenschaftlich zusammenwürfeln. Zwecks Wahrung lukrativer Lehrmeinungen benützt man wissenschaftliche Daten dieser Art als Repressalien, auch bei Gericht.

Die kindliche Mortalität und Morbidität als Zufallsereignisse der letzten Jahrzehnte zeigen sehr deutlich, wie anhand fälschlich gestellter Fragen fiktive Maßstäbe entwickelt, zur Lehrmeinung gemacht und auf breitester Basis kritiklos übernommen werden. Die geburtsmedizinischen „Erfolge" beruhen nämlich auf nichts anderem, als daß die Organisation der modernen klinischen Geburt genau in die Zeit jenes gewaltigen sozialen Umbruchs fiel, der vor allem auch die perinatale Mortalität und Säuglingssterblichkeit so eklatant verbesserte.

Das natürliche Prinzip erfordert, bei Zeichen der Bedrohung einer Schwangerschaft nach mütterlichen Überanstrengungen zu suchen und diese abzubauen. Die moderne Medizin dagegen geht dahin, die naturgegebenen Regulationsmechanismen umzukehren. So bietet man heute der Mutter alles eher als Hilfe, sondern setzt, um den angeblich bedrohten Fetus zu „retten", gröbste Belastungen wie die Verabreichung von Adrenalinpräparaten und Körperverletzungen wie den Kaiserschnitt.

Solche Versuche stellen aber nicht nur für die Mütter, sondern auch für die Neugeborenen ein riskantes Unternehmen dar. Man provoziert nämlich so nicht nur Frühgeburten, sondern entzieht viele der zu früh Geborenen auch noch jenen Reifungsprozessen, die durch die Geburtswehen bedingt und für die Anpassung nach der Geburt äußerst wichtig sind. Vielleicht bewahrt man einmal auf diese Weise ein Kind, das außerhalb der Gebärmutter meist ohnehin nicht lebensfähig ist, vor dem Tod im Uterus. Sicher fügt man aber, um dies zu erreichen, einer ganzen Reihe von Müttern und Kindern einen ernstzunehmenden Schaden zu.

Auch die schwangere Frau unterliegt diesen Regulationen. Darum treten Fehlgeburt, Frühgeburt und/oder Mangelgeburt immer dort am häufigsten auf, wo die sozialhygienische Betreuung und Entlastung der Schwangeren vieles zu wünschen übrig läßt. Merkwürdigerweise geht nun die moderne Geburtsmedizin dahin, Fehler in der fetalen und kindlichen Entwicklung vom mütterlichen Organismus weitgehend zu isolieren. Das Problem auf Herztonfrequenzen, Blutsäurewerte und Sauerstoffmangel zu reduzieren, ändert am natürlichen Prinzip nicht das geringste und bringt auch nicht den geringsten Nutzen.

Diese Fiktion entspringt einer Moral, die sich um das Wohl der Schwangeren nicht kümmert und den medizinischen Trug vom „Retten" der dadurch schwer bedrängten Kinder zum lukrativem Unternehmen macht. Hat man zuerst die Therapie so weit versäumt oder mißachtet, daß sich der naturbedingte Kurzschluß des fetalen Organismus offenbart, täuscht man vor, durch operatives Entbinden und apparatives Behandeln das kindliche Schicksal zum Besseren zu wenden.

So kümmert man sich um die mütterliche Belastung wenig und überläßt das auf diese Weise malträtierte Kind der zweifelhaften Korrektur des medizinischen Experiments. Der Nachteil für das Neugeborene liegt darin, daß eine Entbindung per Kaiserschnitt die natürliche Umstellung im Adaptationssystem empfindlich stört. Am schlimmsten ist eine Schnittentbindung zur Prophylaxe einer fiktiven Notlage vor dem Beginn spontaner Wehen. Die Anpassungskraft des Neugeborenen an seine neue Umwelt ist zuweilen uneinbringlich reduziert. Atmung und Verdauung bleiben anfälliger, Temperaturausgleich und Stoffwechsel träger und die Lebhaftigkeit des Kindes geringer als beim normalen Neugeborenen.

Die Vitalität der Kaiserschnittkinder ist eindeutig herabgesetzt; dagegen besteht das „rettende" Moment des Kaiserschnittes, außer bei Passagehindernissen, in sonst nichts als Zufallstreffern. Auf die möglichen Spät- und Dauerfolgen der Kaiserschnittentbindung, mit dem Vermerk der vielfach a priori nicht gefährdeten und leichtsinnig per Kaiserschnitt entbundenen Kinder, wurde bereits an anderer Stelle hingewiesen.

Die Hebamme wird daher immer wieder lernen müssen, wie und was zu fragen ist, um zu klaren Einsichten und einfachen Antworten zu kommen. Denn Gebären und Geburtshilfe sind einfach, wenn man die medizinischen Komplikationen nicht schon vorher schafft.

William LITTLE hat 1862 eine Studie „On the Influence of Abnormal Parturition, Difficult Labours, Premature Births, and Asphyxia Neonatorum on the Mental and Physical Condition of the Child, Especially In Relation to Deformities" publiziert. Darin vertrat er die Meinung, daß diverse Geburtskomplikationen der Grund für die „cerebral palsies" wären. Die Geburtsmedizin hat die LITTLEsche Version nicht nur sanktioniert, sondern ihr auch noch dubiose Vorstadien wie etwa die drohende intrauterine Asphyxie hinzugefügt. Dagegen sah Sigmund FREUD (1897) die Ursache für beide in unbekannten Noxen, die vor dem Eintritt der Geburt wirksam wurden und neben der Hirnschädigung auch zu Geburtskomplikationen führten. Er betrachtete also die Komplikationen bei der Geburt nicht als Ursache, sondern eine Art Begleitsymptom der Hirnschädigung. Seine Studie über „Die infantile Hirnschädigung" wurde von den Geburtsmedizinern allerdings bis heute ignoriert.

E. Die Geburt

Streckung des Fruchtsackes und Kindes bei der Geburt

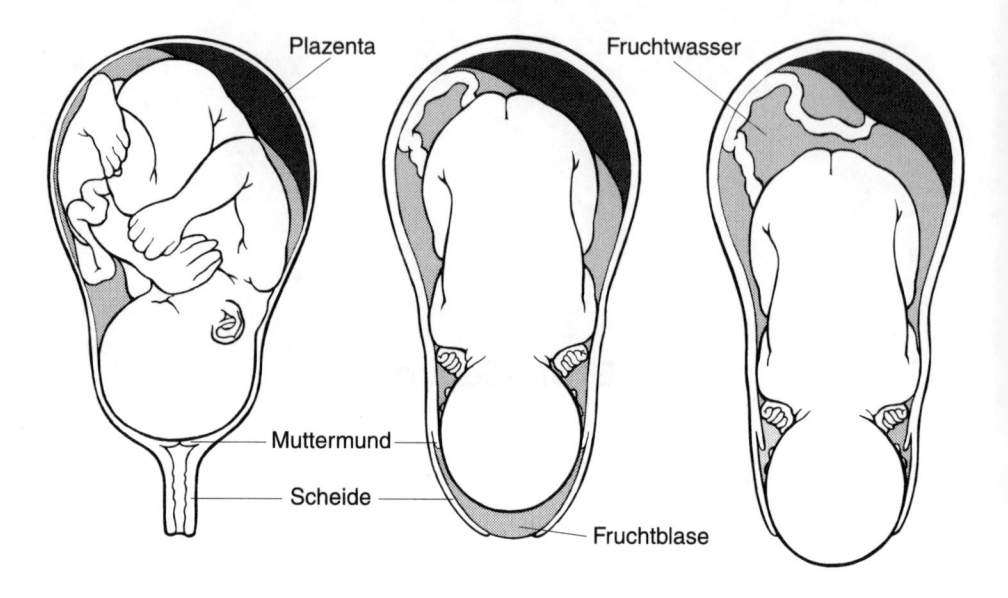

Abbildung 4: Die menschliche Geburt beruht eigentlich auf nichts anderem als darauf, daß das in der Gebärmutter zusammengekauerte Kind ausgestreckt wird und dabei Muttermund und Scheide nach unten und außen entfaltet werden. Gebärmutterhalskanal und Scheide öffnen sich ohne auch nur im geringsten gedehnt zu werden. Die geburtserschwerenden Unannehmlichkeiten liegen nicht in der Struktur der Gebärmutter und Scheide, sondern in der den Frauen oktroyierten Angst, ungewöhnlichen Risiken ausgesetzt und zu eng gebaut zu sein. (Unterer Pol der Gebärmutter und Scheide werden ähnlich einem Regenschirm entfaltet, dessen Dach so konstruiert ist, daß es nach Öffnung des Schirms blendenartig aufgeht.)

Die entscheidenden Durchmesser des kindlichen Kopfes

biparietaler DM

Pregma

frontoccipitaler DM

bitemporaler DM

suboccipito-pregmatischer DM

submento-pregmatischer DM

Hinterhauptshaltung

Gesichtshaltung

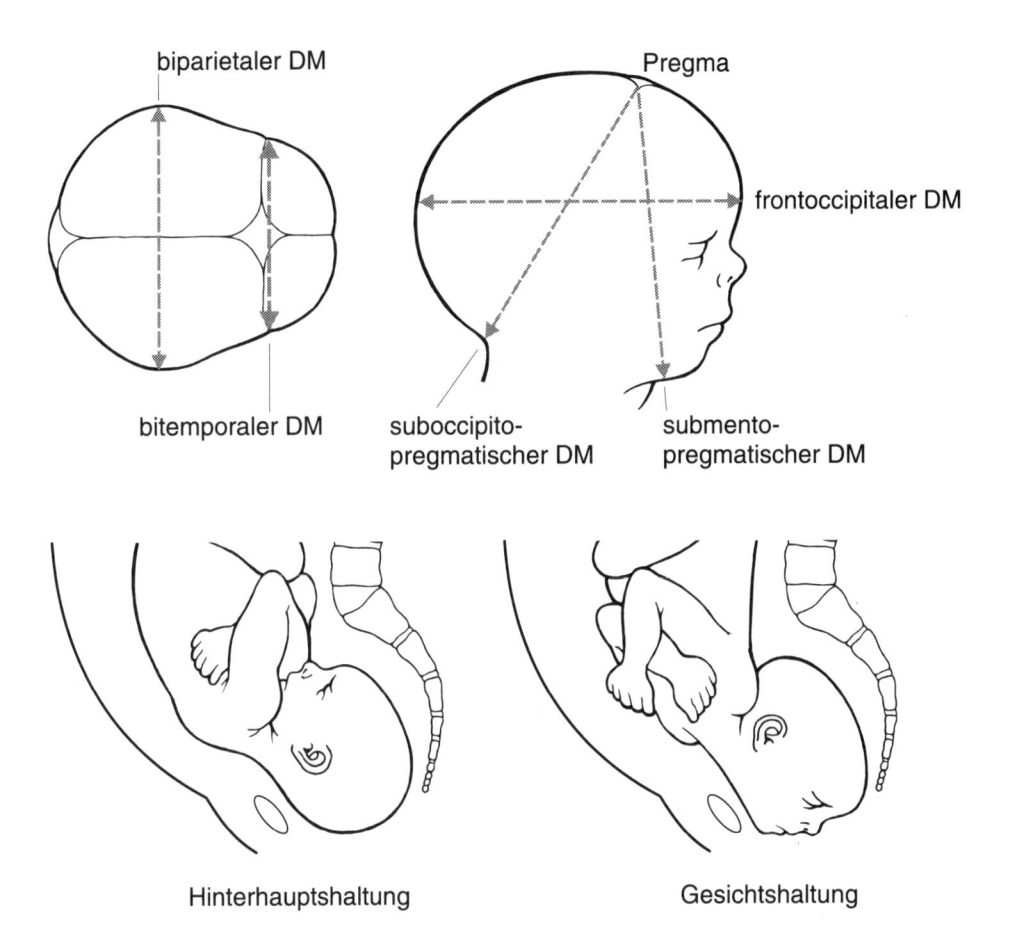

Abbildung 5: Die entscheidenden Durchmesser des kindlichen Kopfes sind der größte quere (biparietale) und die zwei kleinsten schrägen, der suboccipito-pregmatische und submento-pregmatische Längsdurchmesser. Alle drei messen höchstens 10 cm. Die kleinsten Durchmesser der Angelpunkte des Beckengürtels betragen gut 11 cm. Der kindliche Kopf hat bei der Passage des Beckengürtels also überall genügend Raum, gleichgültig ob es sich um eine Hinterhauptshaltung oder Gesichtshaltung handelt.

Bewegungen des Beckengürtels beim Übergang von der Streckstellung in die Hockestellung

Streckstellung   Hockstellung   Prinzip der Ausscherung

▬▬▬   ▬▬▬   Beckeneingang
▬▬▬   ▬▬▬   Beckenausgang

(Größenvergleich: aus didaktischen Gründen überzeichnet)

Raumverhältnis zwischen kindlichem Kopf und Beckengürtel

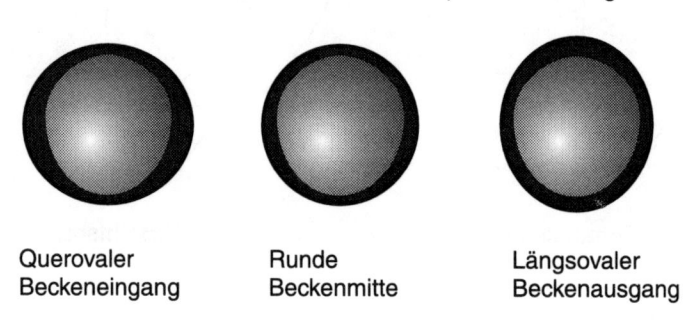

Querovaler Beckeneingang   Runde Beckenmitte   Längsovaler Beckenausgang

Abbildung 6: Der Beckengürtel wird vom Kreuzbein und den beiden Hüftbeinen gebildet. Die drei Knochen sind zwar gelenkig miteinander verbunden, die Gelenke sind aber in ihrer Beweglichkeit insofern stark eingeschränkt, als sie hinten durch straffe Bänder (hintere Verklammerung) und vorn mit einem Faserknorpel fest verbunden sind. In der Spätschwangerschaft werden die Verankerungen gelockert und damit die Beckenknochen gegeneinander so beweglich, daß in Streckstellung der Beckeneingang, in Hockstellung der Beckenausgang von vorne nach hinten deutlich größer wird. Beim Übergang von der Streckstellung in die Hockstellung wird vorne der Beckenring hochgezogen und das Kreuzbein schert nach hinten aus. In einem normalen Becken ist in jedem Fall genug Raum für den Durchtritt des kindlichen Kopfes. Ein wirklich (zu) enges Becken ist eine Rarität.

Die geburtshilflich relevanten Beckenanomalien (männlich, juvenil) im Vergleich zur weiblichen Beckenform

Kopf   Kritische Engpunkte

Durchlaßgröße im Bereich des Beckeneingangs

Beckenform	männlich	juvenil	weiblich
Beckeneingang	○	○	○
Beckeneingang / Beckenmitte / Beckenausgang	●	●	●
Beckenausgang	○	○	○
Beckenform	männlich	juvenil	weiblich

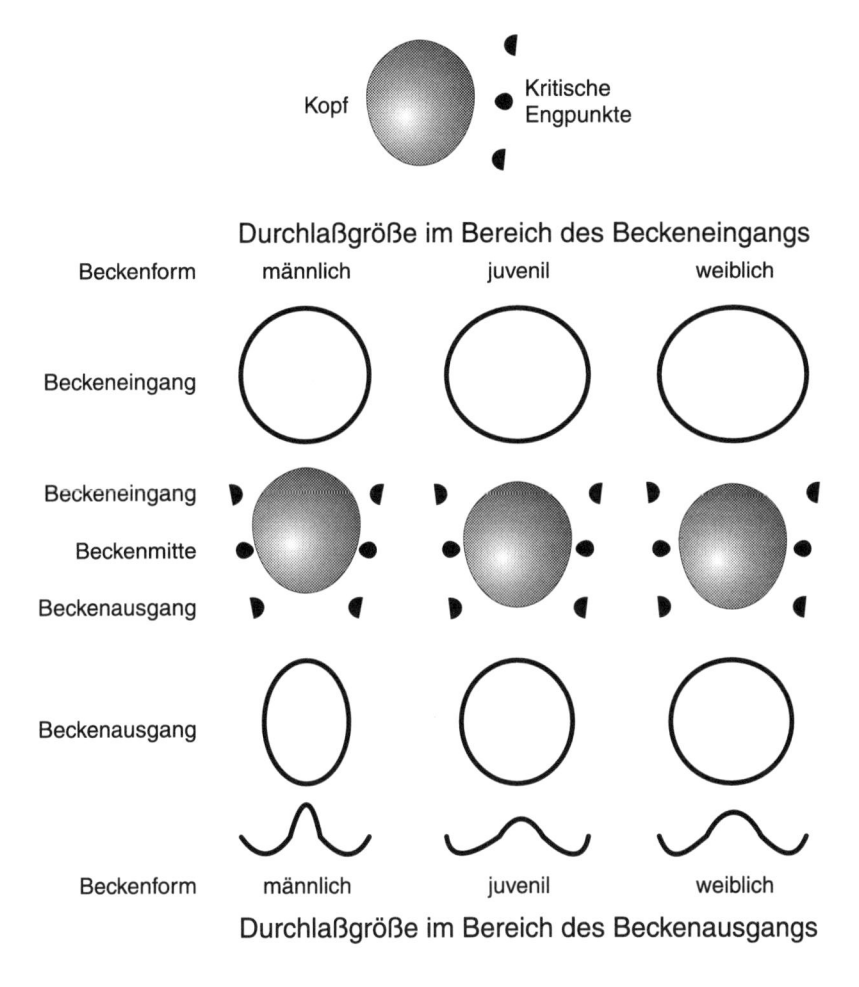

Durchlaßgröße im Bereich des Beckenausgangs

Abbildung 7: Beckenanomalien kommen selten vor und gehen entweder auf eine Entwicklungsstörung oder auf einen Beckenbruch zurück. Das männliche Becken behält in vergröbertem Maß die Form des kindlichen Beckens bei und wird nach unten hin enger. Da die Auskleidung des Beckens entlang der Angelpunkte des Beckengürtels einen umgekehrten Kegelstumpf ergibt, spricht man von Trichterbecken. Das weibliche Becken ist von zarterer Struktur, ist aber in allen seinen Ausmaßen größer und die Verbindung seiner Angelpunkte zylinderförmig. Das juvenile Becken ist im Vergleich noch allgemein verengt und kann auch noch angedeutet kegelstumpfförmig sein. Juvenile Becken können in der Schwangerschaft zur weiblichen Form heranreifen.

1. Morphologische Grundlagen der Geburt

1.1. Einleitung

Die Morphologie der Geburt, die Gestalt und Gestaltänderungen des mütterlichen Gebärweges sowie des fetalen Körpers und Fruchtsackes während der Geburt, beruht im Grunde auf sehr einfachen Prinzipien. Vom Aspekt modernen biologischen Wissens verläuft die menschliche Geburt etwas anders, als es in den Lehrbüchern der Geburtshilfe von heute immer noch geschildert wird. Leider halten in der Regel auch die Hebammen am alten Konzept ebenso eifrig und kritiklos fest wie das geburtsmedizinische Establishment. Fürs geburtsmedizinische Geschäft ist dieses Konzept zweifellos von Vorteil, für eine fortschrittliche Hebammengeburtshilfe aber irreführend.

Die Darstellung des normalen Geburtsverlaufes in den Lehrbüchern der Geburtshilfe beruht auf jenen eindrucksvollen Beobachtungen, wie sie einst im Laufe einer Geburt bei engem Becken und im Liegen zu machen waren. Von den in diesen Fällen zu beobachtenden Anomalien hat man dann auf den normalen Geburtvorgang rückgeschlossen und zwar indem man einfach annahm, daß sich die normale Geburt genauso abspielte, nur daß die Verformungen geringer und damit eben weniger deutlich erkennbar sind. Seither herrscht die Meinung vor, daß auch bei der normalen Geburt das mütterlich Becken für die kindlichen Drehungen und Verformungen den Ausschlag gibt. So erzeugt man das Gefühl, als ob der Geburtsweg so etwas wie einen engen starren Kanal darstellte. Im geburtsmedizinischen Sprachgebrauch redet man denn auch anstatt von Beckenring oder Beckengürtel vornehmlich von Beckenkanal.

Aus dieser Sicht erscheint die Geburt als ein komplizierter Vorgang, der allerlei Risken zu bergen und Handgriffe erforderlich zu machen scheint. Wer aber von der natürlich gegebenen Beckenmorphologie und der Tatsache ausgeht, daß die Gebärende von heute ohne die üblichen klinischen Zwänge nicht im Liegen, sondern Hocken niederkäme, kommt zu etwas einfacheren Aspekten. Das knöcherne Becken ist nämlich ein Gerüst, das selbst für einen relativ großen kindlichen Kopf samt den ihn umgebenden Weichteilen reichlichen Raum läßt. Der kindliche Kopf kommt – abgesehen vom federnden Widerstand des Steißbeines – bei der Geburt normalerweise mit dem knöchernen Becken höchstens indirekt in Berührung, nämlich nur durch die Verankerung des Uterus. Mit anderen Worten: Die Bewegung des Fetus während der Geburt wird nicht von den starren Formen des knöchernen Beckens reguliert, sondern von dem am Beckengürtel elastisch verankerten Hydroskelett der Gebärmutter und des Beckenbodens.

Im Grunde geschieht bei der Geburt sonst nichts, als daß sich die ellipsoide Gebärmutter in ihrem Umfang um höchstens 5 cm engerstellt. Diese Engerstellung bedeutet eine Verkürzung der waagrechten Durchmesser um 1,5 cm, das heißt eine Verkürzung von Umfang und waagrechten Durchmessern um 7–8 %. Damit werden rund 700–800 ml des Rauminhalts der Gebärmutter nach unten hin verdrängt. Dabei wird der Fruchtsack mit dem in ihm zusammengerollten Kind um gut 10 cm gestreckt. Mit dieser Streckung tritt der vorangehende Kindesteil (Kopf oder Steiß) soweit tiefer, daß er einschneidet, das heißt darangeht, den Scheideneingang nach außen hin zu durchqueren. Das Verschlußgewebe am Gebärmutterhals und Beckenboden geht dabei bis auf die Größe des kindlichen Kopfumfanges auf.

Die Bewegung des Kindes als Geburtsobjekt ist die Folge der Dynamik von Gebärmutter und Beckenboden. Diese Dynamik verstehen zu lernen bedarf des Wissens um die Form dieser Organe und deren größenmäßige Verformungen. Es bedarf aber auch des Wissens über die Auflockerungen am knöchernen Beckengürtel, der dadurch eine gewisse Beweglichkeit erhält.

In der westlichen Welt werden 10–25 % der Schwangerschaften mittels Kaiserschnitt beendet. Echte Beckenanomalien stellen dabei 2–5 % der Indikationen dar. Im Grunde werden also 90–95 % der heute üblichen Kaiserschnitte unter der Vorgabe kindlich bedingter Indikationen durchgeführt, denen man vielfach fiktive mütterliche Indikationen unterlegt. Vornehmlich gibt man sich wegen eines mangelhaften oder fehlenden Geburtsfortschritts besorgt, wobei man geflissentlich die Möglichkeit eines engen Beckens und einer Wehenschwäche offen läßt. Der wahre Grund des Risikos ist die medizinisch programmierte Angst.

Wer nun die Geburt nicht als behandlungsbedürftiges Risiko, sondern als natürliches Anpassungsmoment betrachtet, sieht die Geburt nicht als medizinisches Problem, sondern als weibliches Lebenselement. Die Geburt bedarf weniger der medizinischen Kontrolle als der weiblichen Bewußtseinsbildung. Wesentlich wichtiger als die Leitung der Geburt ist daher die Anleitung zur Geburt. Die Sperre, die dabei auch heute noch zu überwinden ist, besteht in der – bewußten oder unbewußten – Angst der Frauen, zu eng gebaut zu sein und irgendwie zu zerreißen. Um diese Angst erfolgreich auszuräumen, muß sich die Hebamme zuerst selbst über die morphologischen Geburtsvorgänge klare Vorstellungen verschaffen.

1.2. Das Becken

1.2.1. Einleitung

Beckenanomalien, die eine Geburt auf dem normalen Weg nicht ratsam erscheinen lassen, kommen heute in den industrialisierten Ländern relativ selten vor, in 0.5 % der Geburten. Häufigkeitsangaben, die darüber hinausgehen, beruhen auf falschen Indikationen, die gestellt werden, um unnötige Kaiserschnittentbindungen zu rechtfertigen. Im Rahmen dieser pseudowissenschaftlichen Indikationen stellt das enge Becken, wie gesagt, nur 2–5 % der Indikationen dar. Dagegen bildet beim Einsatz nur exakt erprobter diagnostischer Methoden das enge Becken in 50 % die Indikation zur Kaiserschnittentbindung. So machten an der SFKW (bei einer Kaiserschnittrate von einem Prozent) das enge Becken die Hälfte aller Kaiserschnittindikationen aus; jeweils rund ein Sechstel der Indikationen betrafen massive placentare Blutungen, nicht durch das Becken bedingte Hindernisse mit und ohne Zeichen der drohenden Uterusruptur, sowie Stillstand der Geburt – zur Hälfte in Kombination mit diversen anderen Komplikationen.

Bei gewissenhafter Diagnose kommt also auf 200 Geburten eine Frau, deren Becken als so eng zu betrachten ist, daß eine Entbindung durch Kaiserschnitt gerechtfertigt erscheint. Den Frauen wird nun seitens der Ärzte viel häufiger, als es der Tatsache entspricht, eingeredet oder zumindest angedeutet, daß das Becken Schwierigkeiten bereiten könnte. Die Absicht geht dahin, die Frau gefügig zu machen für die Zustimmung zum Kaiserschnitt, wenn geburtshilfliche Bequemlichkeit einen solchen zweckmäßig erscheinen läßt. Diese Bequemlichkeit geht von der zeitlichen Programmierung der Geburt bis zum Abschieben der Verantwortung für die Unterlassung notwendiger Geburtshilfe.

Der meist unklar gelassene Eindruck irgendeiner prekären Enge löst bei den meisten Frauen eine merkwürdige Angst aus, eine Angst, die sie dazu bringt, sich für gebärunfähig zu halten und Zerreißungen bei der Geburt zu befürchten. Folgen davon sind die verschiedensten Formen der Dystokie durch Wehenanomalien, von der Wehenschwäche bis zum Krampf mit all den damit verbundenen Mißlichkeiten. Die Dystokie wird dann mit der Fiktion vom engen Becken koordiniert und der Frau erklärt, daß der Kaiserschnitt zum Wohl ihres Kindes nötig und ein ungefährliches Opfer wäre.

In Wirklichkeit ist eine Kaiserschnittentbindung für die Mutter viel riskanter als eine Geburt auf dem natürlichen Weg und bezüglich der Anpassungsfähigkeit des Kindes an die neue Umwelt ein vielfach weit unterschätzter Nachteil. Denn eine prompte Anpassung an die akuten Einflüsse der neuen Umwelt erfordert eine besondere Umstellung des fetalen Anpassungssystems und dafür ist eine adäquate Wehentätigkeit von Nöten. Auch bei einer zweifelsfreien Diagnose eines engen Beckens ist die primäre Kaiserschnittentbindung, das heißt, Entbindung ohne eine ausgiebige Wehentätigkeit abgewartet zu haben, im Hinblick auf die Lebensqualität des Neugeborenen eine Fehlentscheidung.

Eine Beckenanomalie, zumindest aber der Verdacht auf eine solche ist schon bei der ersten Untersuchung ohne Schwierigkeit festzustellen. Den Verdacht des engen Beckens erst während der Geburt zu schöpfen, ist ebenso bedenklich, wie ihn als Indikation zum Kaiserschnitt zu mißbrauchen.

Da nun bei den Frauen noch immer die Angst des engen Beckens umgeht, ist es wesentlich, gleich bei der ersten Begegnung die Patientinnen diesbezüglich genau zu untersuchen, zu informieren und zu beruhigen. Es ist daher wichtig, sich über die Beckenverhältnisse baldigst ein klares Bild zu machen. Bei entsprechender Gewissenhaftigkeit ist es ohne Schwierigkeiten möglich, auch Grenzfälle beizeiten zu erkennen. Wesentlich ist es dabei, die Schwangere auch über jeden Verdacht zu informieren und ihr zu erklären, daß eine Reihe von Wehen nicht nur abgewartet werden kann, sondern sogar soll, bevor ein operativer Eingriff angemessen ist. Eventuell erweist sich sogar eine längere Wehentätigkeit als opportun. Der Fehler liegt dann nicht darin, den Geburtsstillstand abzuwarten, sondern diesen nicht zu erkennen.

1.2.2. Die Gestalt des Beckens

Das knöcherne Becken besteht aus einem viergliedrigen Knochengurt, der an drei Stellen gelenkig verbunden ist. Die vier Glieder sind die beiden Hüftbeine, das Kreuzbein und das Steißbein. Die allseits straffen Gelenksverbindungen sind die Schambeinfuge der Hüftbeine, die Hüft-Kreuzbeingelenke und die Kreuzbein-Steißbeinfuge. Hüftbeine und Kreuzbein sind überdies durch straffe, von den Sitzbeinstacheln und Sitzbeinhöckern der Hüftbeine zum Kreuzbein verlaufende Bänder verbunden (hintere Verklammerung).

Der Beckengürtel ist vom geburtshilflichen Aspekt eine höchst-einfache Struktur. Er stellt ein Knochenband von rund 5 cm Breite dar, das hinten und an den Seiten halbschildförmig um etwa 5 cm verbreitert ist. Der kreisförmige Durchlaß dieses Gürtels hat einen Durchmesser von 12 cm. Drei antipodale Vorsprünge weisen zwar nur eine Distanz von 11 cm auf, engen aber den Durchlaß nicht wirklich ein. Denn die eine der kürzeren Distanzen entspricht nur einer Sekante des Durchlasses, und der Abstand der anderen Gegenpole kann durch Sichstrecken bzw. Hocken vergrößert werden.

Am Beckengürtel sind nun der Gebärmutterhals, die Scheide und der Beckenboden verankert, Organe, die im Laufe der Geburt durch die im Durchmesser 9.5 cm haltenden Kindesteile in einen Gewebszylinder mit einer Wanddicke von 0.5 cm umgestaltet werden. Der reife Fetus und das untere Uterinsegment haben also in keinem Fall mehr als 11 cm Durchmesser. Das heißt, daß normalerweise der Fetus und die für die Geburt wesentlichen Organe mit dem Beckengürtel so gut wie nie in eine enge Berührung kommen und dieser auf die Geburtsvorgang so gut wie keinen Einfluß hat.

Im Gegensatz zum männlichen ist das weibliche Becken natürlich so geformt, daß es kein Geburtshindernis darstellt. Trotzdem ist seine Gestalt primär auf statisch-mechanische Erfordernisse ausgerichtet. Der mechanische Ablauf der Geburt wird primär durch die Dynamik von Gebärmutter und Beckenboden bestimmt. Nur im Fall von Anomalien im Sinn des engen Beckens kann der Beckengürtel zu einem entscheidenden geburtsmechanischen (Hemm)Faktor werden.

Für Grenzfälle läßt die Natur insofern eine gewisse Variationsbreite offen, als in der Schwangerschaft die straffen Gelenksverbindungen und Verklammerungen aufgelockert werden. Die Bänder werden leichter dehnbar, die Knochenfugen breiter und elastisch. Diese Lockerungen machen immerhin die Hüftbeine in ihren Gelenken mit dem Kreuzbein so beweglich, daß die Symphyse beim Wechsel von der Streckstellung in die Hocke und umgekehrt in einem Ausmaß von rund 3–4 cm auf und ab bewegt werden kann. So wird durch Streckung der Beckeneingang und durch Hocken der Beckenausgang erweitert. Die Lockerungen der Gelenke können eventuell so stark sein und zu so schmerzhaften Gehbehinderungen führen, daß die Schwangeren nur durch Anlegen eines besonderen Hüftgürtels zu gehen imstande sind. Die Beschwerden sind die Folge schwangerschaftsbedingter Hormonwirkungen und verschwinden innerhalb weniger Tage nach der Geburt.

Normalerweise bietet also das knöcherne Becken der Frau mehr Raum, als für eine glatte Passage eines reifen Fetus vonnöten ist. Denn die entscheidenden Durchmesser des kindlichen Kopfes betragen selbst bei großen Kindern weniger als 10 cm. Zwischen kindlichem Kopf samt der ihn umgebenden Gebärmutterwand von einem halben Zentimeter und den Engstellen des mütterlichen Beckens findet sich normalerweise also reichlich Spielraum. Gäbe es am Fruchthalter (Gebärmutter) und Beckenboden nicht entsprechende Verschlußmechanismen, verlören die Mütter regelmäßig ihre Kinder. Die Probleme der menschlichen Geburt liegen in der Eröffnung dieser Verschlüsse.

Der mütterliche Beckengürtel führt erst dann zur Geburtsbehinderung, wenn er so beträchtliche Engstellen aufweist, daß deren Passage für den kindlichen Kopf prekär wird. Die kindlichen Schädelknochen sind infolge der noch offenen Knochennähte verschiebbar. Der Kopf des Kindes ist daher verhältnismäßig gut verformbar. Die für die Geburt wesentlichen Durchmesser des Kopfes betragen 9.5 cm und können, ohne daß das Kind den geringsten Schaden nimmt, durch Konfiguration[1] auf 9 cm verkürzt werden. (Konfiguration heißt die Angleichung der Form, Haltung und Stellung des kindlichen Kopfes an die Veränderungen der räumlichen Verhältnisse im unteren Uterinsegment und am Beckenboden während der Geburt.) Daher bilden auch relativ kleine Becken kein Geburtshindernis, sofern sie normal proportioniert sind.

1.2.3. Beckenanomalien

Enge Becken, die eine ernstzunehmende Geburtsbehinderung ergeben, sind selten (0.5 % der Geburten). Berichte über höhere Frequenzen beruhen entweder auf falschen Befunden oder auf Alibiindikationen, um leichtfertige Kaiserschnitte zu rechtfertigen. Der Mißbrauch mit dieser falschen Indikation zum Kaiserschnitt ist allerdings so weit verbreitet, daß bei den Laien noch immer der Eindruck besteht, das enge Becken und die damit für das Kind gegebenen Gefahren wären ein häufiges Ereignis. Solchen falschen Meinungen entgegenzutreten und aufklärend zu wirken ist eine der Aufgaben der Hebamme modernen Stils. Bei einer fürsorglichen Kritik der oft sehr obskuren Diagnose eines engen Beckens geht es um nichts weniger als darum, die Mütter vor operativer Verstümmelung und die Neugeborenen vor der Schwächung ihrer Anpassungsfähigkeit zu bewahren.

Gingen die heute wesentlichen Formen des engen Beckens, das juvenile Becken und das androide Trichterbecken, früher in der Überzahl der Rachitisbecken unter, so verschwinden sie heute in der Überzahl der Kaiserschnitte aus fetaler Indikation. Im Überhang der Rachitisbecken fielen die Trichterbecken umso weniger auf, als sie kein absolutes Hindernis bilden, das heißt die Geburt mit einer Zangenoperation ohne größere Schwierigkeiten zu beenden ist. In Anbetracht der damals eminenten Gefährlichkeit des Kaiserschnitts, war die gewaltsame Extraktion des Kindes mit der Zange, so riskant sie für den Fetus ist, die Methode der Wahl. Ein Kaiserschnitt kam ob der so oft tödlichen Folgen für die Mutter damals in solchen Fällen nicht in Betracht. Heute fallen Trichterbecken insofern wieder nicht auf, als man bei harmlosesten Veränderungen der fetalen HT einen Kaiserschnitt macht und so der viel beschäftige Operateur durch reinen Zufall des öfteren auch die Klippen des ihm unbekannten Trichterbeckens umschifft.

Bemerkenswerterweise wird der tiefe Querstand als kritisches Symptom des Trichterbeckens vielfach auch heute nicht erkannt und die Geburt mit einer meistens „schweren" Zangenoperation beendet. Es ist eines der Paradoxa der Zeit der hurtig programmierten Kaiserschnitte, daß eine der dringlichen Indikationen zum Kaiserschnitt allzu oft nicht wahrgenommen wird. War einst, in Anbetracht der tödlichen Gefahren des Kaiserschnitts, die Zangenentbindung die Operation der Wahl, ist sie heute als Kunstfehler zu werten. Im übrigen ist auch jede andere Form einer forcierten Entbindung nicht nur für das Kind riskant und abzulehnen.

Die Einteilung der Beckenanomalien ist sowohl diagnostisch als auch therapeutisch einfach geworden. Verdächtige Symptome sind schon bei der ersten Untersuchung rein klinisch wahrnehmbar. Da des kindlichen Reifungsschubes wegen eine gewisse Wehentätigkeit abgewartet werden soll, kann dieser Verdacht nach Geburtsbeginn beizeiten und in aller Ruhe klinisch erhärtet oder ausgeschlossen werden.

---

1 lat. configuratio = gestaltliche Angleichung

Röntgenbilder und Ultraschallbilder zu Messungszwecken sind bei entsprechendem Können und gewissenhafter klinischer Betreuung nur selten von Belang. Doch scheint es heute aus forensischen Überlegungen manchmal zweckmäßig, solche Messungen zu veranlassen.

Eine Beckenverengung, die eine Kaiserschnittentbindung nötig macht, kommt heute in 0.5 % der Geburten vor, in 0.4 % findet sich ein zu enger Beckenausgang, in 0.1 ein zu enger Beckeneingang. Verengungen im Beckeneingang gehen vorwiegend auf Beckenbrüche und angeborene Raritäten der Beckenentwicklung zurück. Verengungen im Beckenausgang sind fast ausschließlich durch Trichterbecken bedingt.

1.2.3.1. Anomalien am Beckeneingang

Das schräge Becken

Schräge Becken treten gewöhnlich als Folge einer Hüftgelenksluxation und Wirbelsäulenskoliose auf. Sie sind so gut wie nie ein Hindernis für eine Spontangeburt. Andere Formen des schrägen Beckens kommen heute kaum mehr vor. Schräge Becken sind auf der belasteten Seite wohl verengt, auf der entlasteten Seite dafür aber besonders breit. Im übrigen ist jedes Becken seitlich etwas geneigt, meistens nach rechts, wodurch der rechte schräge Durchmesser etwas länger und die rechte Beckenhälfte etwas breiter wird. Das schräge Becken ist nur stark geneigt. Es bietet genug Platz für den Durchtritt des Kindes.

Mit der modernen Prophylaxe der angeborenen Hüftgelenksluxationen werden auch die schrägen Becken bald zur Rarität werden. Vorläufig wird aber das schräge Becken in der Geburtsmedizin schulmäßig noch als schräg verengt vermarktet. Die damit ausgelösten Ängste führen jene Dystokie herbei, die dann dem Phantom eines schräg verengten Beckens zugeschrieben wird, womit die zwar falsche, aber beliebte Indikation zum Kaiserschnitt gegeben ist.

Beckenbrüche

In diesen Fällen ist die Anomalie durchwegs medizinisch weitgehend geklärt. Die Indikation zur Kaiserschnittentbindung ist vorgegeben und bedarf meist keiner besonderen Überlegung. Verformungen durch Beckenbrüche werden allerdings in erstaunlich kurzer Zeit wieder ausgeglichen und nur dann zum Geburtshindernis, wenn sie jüngeren Datums sind.

Raritäten

In der Literatur ist eine Reihe von Beckenanomalien beschrieben, die nur Seltenheitswert haben. Diese Anomalien stellen heute insofern in der Geburtshilfe keine diagnostischen Schwierigkeiten dar, als die betroffenen Frauen wegen ihrer Beckenanomalie meist schon ärztlich behandelt wurden. Sie sind daher auch recht gut über die bei einer Schwangerschaft und Geburt eventuell zu erwartenden Schwierigkeiten informiert und präsentieren die Diagnose schon beim ersten Gespräch.

1.2.3.2. Anomalien am Beckenausgang

Während das weibliche Becken eine Knochenspange bildet, in die sich eine zylindrisch geformte Manschette mit einem Durchmesser von 11 cm schieben läßt, ist das männliche (androide) Becken so gestaltet, daß nur eine konisch geformte, sich nach unten zu verengende Manschette Raum fände. Man bezeichnet es als *Trichterbecken*. Im Gegensatz zum weiblichen Becken, das in der Pubertät umgestaltet wird, verändern sich die Proportionen der ursprünglichen Beckenanlage im männlichen Becken nicht.

Das jugendliche (juvenile) Becken weist im Vergleich zum androiden Becken kleinere Maße, aber schon mehr in weibliches Becken gehende Proportionen auf. Das jugendliche Becken ist zwar allgemein verengt, kann aber kaum mehr als Trichterbecken bezeichnet werden.

Das androide Becken

Ein normales männliches Becken mißt im Beckeneingang 10:11 cm, jedoch im Beckenausgang nur 8:7 cm. Der Eingang des androiden Beckens ist groß genug, um den kindlichen Kopf ohne Schwierigkeiten eintreten zu lassen. Der Kopf beugt sich unter einer eventuell geringen Konfiguration in das Becken hinein und erreicht unter Streckung der Halswirbelsäule mit seinem Führungspunkt, der kleinen Fontanelle, fast den Beckenboden. Mit seinem größten Umfang steckt er aber jetzt in der Beckenmitte, die ihm ob ihrer Enge weder ein entscheidendes Tiefertreten noch eine Rotation erlaubt. Nach zuerst verhältnismäßig zügigem Fortschritt der Geburt bleibt nun der kindliche Kopf in der Beckenmitte stecken. Die Folge davon ist ein Geburtsstillstand bei tiefem Querstand.

Was wirklich fortschreitet ist die Kopfgeschwulst, die schnell an Größe zunimmt und den Beckenboden erreicht. Oft tritt jetzt eine (an sich sinnvolle) Wehenschwäche ein. Der Geburtsstillstand bei tiefem Querstand, die wachsende Kopfgeschwulst und die Wehenschwäche zeigen unverkennbar die Anomalie und die Notwendigkeit eines Kaiserschnitts an.

Nicht selten wird jedoch fälschlich die Verzögerung der Geburt der Wehenschwäche und nicht einem engen Becken zugeschrieben, während man die wachsende Kopfgeschwulst als Tiefertreten des kindlichen Kopfes interpretiert. Man versucht nun, die Wehen anzutreiben, was meistens nicht gelingt, und beendet die Geburt dann mit der Zange. Diese wird dazu nicht selten deswegen falsch angelegt, als es durch die Kopfgeschwulst nicht einfach ist, den Stand des Kopfes richtig einzuschätzen. Die Geburt wird für die Mutter zur Qual und führt nicht selten auch zu einer Schädigung des Kindes. Die Misere erst an der apparativen Herztonaufzeichnung zu erkennen ist als Kunstfehler zu betrachten.

Der Grund solcher Fehlleistungen liegt darin, daß das Trichterbecken als geburtshilfliches Problem in dem Maße unterschätzt wird, wie man das allgemein verengte und schräge Becken überbetont. So wartet man beim Trichterbecken oft erstaunlich lange zu, obwohl man sonst das Messer für den Kaiserschnitt flugs zur Hand hat. Das Trichterbecken, die derzeit häufigste Beckenanomalie, scheint nicht modern zu sein, was wohl daran liegen mag, daß es primär nur klinisch zu erkennen und außer mit einer gezielten Röntgenaufnahme apparativ nicht faßbar ist.

Das juvenile Becken

Frauen mit einem allgemein verengten Becken sind gewöhnlich zart und klein und gebären in der Regel zarte Kinder, selbst dann, wenn die Konstitution des Kindesvaters ein großes Kind erwarten ließe. So geht die Geburt bei allgemein verengtem Becken in der Regel glatt vor sich. Jedoch haben allgemein verengte Becken gewöhnlich juvenile Züge. Es ist daher ratsam, bei einem allgemein verengten Becken die Möglichkeit eines Trichterbeckens nicht außer Acht zu lassen. Im übrigen können juvenile Becken durch Schwangerschaft reifen. So kommt es eventuell nur bei der ersten Geburt zu einer Dystokie, während nach zwei Reifungsschüben die Geburt glatt vonstatten geht.

1.2.4. Beckendiagnose

Enge Becken bieten diagnostisch keine Schwierigkeit. Die räumlichen Verhältnisse zwischen mütterlichem Becken und kindlichem Kopf sind bei gewissenhafter Betreuung vor der Geburt mit klinischen Methoden genau genug und mögliche Komplikationen während der Geburt beizeiten zu erkennen.

1.2.4.1. Subjektive Symptome

Gehbehinderungen

geben oft den ersten Hinweis. Sie stellen Grund oder Folge diverser Beckenveränderungen dar. Entweder sind sie dauernd vorhanden wie bei Hüftgelenksluxation und Verkrümmungen der Wirbelsäule oder sind nur vorübergehend anzutreffen wie nach Unfällen. Grobe Verunstaltungen des Beckens, wie sie früher infolge von Vitamin-D Mangel so häufig waren (Rhachitis[2], Osteomalazie[3]), kommen heute praktisch so gut wie nicht mehr vor; selbst leichte Formen sind eine Rarität. Im übrigen kann sich aber Vitamin-D-Mangel in Gehbehinderungen äußern, ohne daß Knochenveränderungen nachweisbar sind.

Zyklusstörungen

und die mangelhafte hormonale Funktion, die dahintersteckt, kann die Entwicklung einer weiblichen Beckenform hintanhalten. So findet sich zum Beispiel bei Frauen mit juvenilem oder androidem Becken relativ häufig eine verspätete Menarche.

1.2.4.2. Objektive Zeichen

Körperbau

Kindlich zarte und männlich robuste Frauen weisen, wie gesagt, eine vermehrte Frequenz von Beckenanomalien auf, vornehmlich im Sinne des Trichterbeckens. Die einen sind schmächtig und haben eine spärliche Schambehaarung, die anderen haben breite Schultern und zeigen mehr oder weniger deutliche Zeichen männlicher Behaarung.

---

2 griech. rhachis = Rückgrat; Rhachitis = Entzündung des Rückgrats
3 griech. osteon = Knochen; malakia = Weichheit

Michaelis'sche Raute

Bei der Betrachtung der äußeren Kreuzbeinregion sind vier markante Einziehungen der Haut zu sehen: die obere über dem Dornfortsatz des 5. Lendenwirbels, die untere über der Kreuz-Steißbeinfuge, die beiden seitlichen über den oberen hinteren Darmbeinstacheln. Verbindet man diese Punkte miteinander, ergibt sich beim Mann ein Dreieck, bei der Frau eine Raute, das Sakraldreieck beziehungsweise die Sakralraute. Diese wird nach Gustav *Michaelis*, der auf die Rautenform als ein Merkmal für die geburtshilfliche Beurteilung des weiblichen Beckens hingewiesen hat, als Michaelis'sche Raute bezeichnet.

Die Sakralraute ist etwa 10 cm breit und 12–13 cm hoch, bei allgemein verengtem Becken etwas kleiner. Bei einer androiden, also einer dem Becken des Mannes ähnlichen Beckenform, sind die unteren Kanten des Viereckes verlängert, die oberen verkürzt; das heißt, anstatt der Raute findet sich ein Deltoid. Bei schrägem Becken kommt es auf der gesunden Seite zu einer deltoiden Verziehung. Im allgemeinen ist zu raten, die Beckenverhältnisse genauest abzuklären, wenn die Sakralraute in irgendeiner Form verzerrt erscheint.

Schambogen/Schamwinkel

Wenn die Daumen an die Sitzbeinäste des Schambeines gelegt werden, stehen sie zueinander je nachdem in stumpfem oder spitzem Winkel. Ist der Winkel stumpf, spricht man von Schambogen, ist er spitz, von Schamwinkel. Am weiblichen Becken besteht ein Bogen, am androiden und juvenilen ein Winkel. Bei androidem und juvenilem Becken ist, wie schon betont, stets an ein Trichterbecken zu denken.

1.2.4.3. Beckenmessungen

Zur Beurteilung des Beckens bedient man sich diverser Maße und deren Verhältnis zueinander. Die Maße betreffen die Abstände verschiedener Fixpunkte am Becken, die entweder mit Hilfe von Handgriffen und/oder mittels Beckenzirkel, nötigenfalls auch anhand von Ultraschall- und Röntgenbildern geschätzt oder gemessen werden. Ein Abstand, der von links nach rechts gemessen wird (Querdurchmesser) wird als Distantia bezeichnet, ein sagital[4] (in gerader Richtung vom Bauch zum Rücken) verlaufender Durchmesser als Conjugata.

Keines der inneren Beckenmaße ist direkt meßbar. Sie stehen aber zu außen am Becken gut meßbaren Punkten so sehr in Beziehung, daß von den äußeren Maßen ziemlich verläßlich auf die inneren Beckenverhältnisse geschlossen werden kann. Zwei Maße werden innen von der Scheide her abgenommen, die Schamfugenhöhe und das schräge Tiefenmaß (Conjugata diagonalis). Diese Maßnahmen sind mit einer Austastung des Beckens nach raumfordernden Hindernissen zu verbinden.

---

4 lat. sagitta = Pfeil; sagital = wie ein Pfeil durchdringend

Das Becken

Distantia spinarum[5]

Eine relativ genau meßbare Distanz ist der Abstand der beiden oberen vorderen Sitzbeinstachel. Sie beträgt 25–26 cm. Bei korrekter Messung ergeben sich stets die gleichen Resultate. Entscheidend ist, daß man beim Messen die Knöpfchen des Beckenzirkels nach außen gleiten und in die dort befindlichen Grübchen einrasten läßt.

Distantia cristarum[6]

Die Distanz der beiden Darmbeinkämme ist nicht mehr so genau meßbar. Für die Beurteilung des Beckens genügt es allerdings festzustellen, daß sie erkennbar größer ist als die Distantia spinarum (um 2–3 cm). Um diese Größendifferenz anschaulich zu machen, genügt es eventuell, die Spinae mit den Daumen und die weiteste Ausladung der Cristae mit den Zeigefingern von außen her zu orten (*Baumm*scher Handgriff). Im Allgemeinen mißt man aber auch den Abstand der Darmbeinkämme mit dem Beckenzirkel an deren größter Ausladung. Ein fester Ansatzpunkt für die Knöpfe des Beckenzirkels ist hier allerdings nicht gegeben. Die Differenz zwischen der Distanz der Darmbeinstachel und Darmbeinkämme beträgt bei androiden und juvenilen Becken weniger als 2 cm.

Conjugata externa und Distantia trochanterica

sind mit großen Fehlerbreiten behaftet und daher für die Beurteilung des Beckens irrelevant.

Distantia interischiadica

Diese Distanz, die Distanz zwischen den beiden Sitzbeinhöckern, ist für die Beurteilung des Beckenausganges und damit indirekt auch der Beckenmitte eine wichtige klinische Orientierungshilfe. Sie beträgt normalerweise 11 cm. Ein sehr brauchbares Verfahren, um diese Distanz zu überprüfen, besteht darin, die Faust zwischen die Sitzbeinhöcker zu schieben. Diese Methode, so plump sie scheinen mag, ist durchaus aufschlußreich. Sie wird allerdings heute stark vernachlässigt, sodaß es den meisten an der nötigen Erfahrung mangelt, eine Erfahrung, die sozusagen nur „auf eigene Faust" zu machen ist.

Bei angezogenen Beinen liegen die Sitzbeinhöcker in Höhe des Dammes. Wird nun die Faust am Damm angesetzt und in Richtung Kreuzbeinhöhlung vorgeschoben, gelangt sie direkt zwischen die Sitzbeinhöcker. Eine Faust von 8 cm läßt sich noch ein wenig hin und her bewegen, wobei die Sitzbeinhöcker deutlich spürbar werden. Die einzuberechnende Dicke der mit der Faust mitgenommenen Gewebe ist gering und insofern ziemlich konstant, als im Dammbereich keine Fettlager bestehen.

Die Faust einer Hebamme ist im Durchschnitt mit einer Größe von 8 cm (Distanz zwischen den äußersten Punkten der distalen Epiphysen des 2. und 5. Mittelhandknochens) anzunehmen. Wenn sich diese Faust ohne Schwierigkeiten bis in die Höhe der beiden Sitzbeinhöcker schieben läßt, kann eine gefährliche Enge im

---

[5] lat. spina = Stachel; hier geht es um die vorderen oberen Sitzbeinstachel (spinae ilicae anteriores sup.)

[6] lat. crista = Kamm; hier geht es um die Darmbeinkämme (cristae ilicae)

Bereich der Beckenmitte und des Beckenausganges weitgehend außer Frage gestellt werden. Hier bedarf es aber, wie gesagt, einer besonderen persönlichen, auf die eigene Faust abgestimmter Erfahrung.

Symphyse (Schamfuge)

Weibliche und juvenile Becken weisen eine relativ niedere Schamfuge auf. Sie ist etwa zweifingergliedlang, mißt also nicht mehr als 5 cm. Bei androiden Becken ist die Schamfuge wesentlich höher.

Conjugata diagonalis

Die Conjugata diagonalis ist der Abstand zwischen dem Promontorium und dem unteren äußeren Rand der Schamfuge. Sie ist das wesentliche, klinisch feststellbare innere Beckenmaß und beträgt normalerweise 13 cm. Unter Abzug von 1.5 cm (bei niederer Symphyse) bis zu 2 cm (bei hoher Symphyse) ergibt sich die Conjugata vera, die engste Stelle des Beckeneinganges. Die Conjugata vera beträgt normalerweise 11 cm. Ist das Promontorium nicht erreichbar, kann angenommen werden, daß die Conjugata diagonalis mindestens 13 cm beträgt.

Vor der Messung soll nie vergessen werden, das Becken auszutasten. Insbesondere ist auf abnorme Vorsprünge der Knochen und Knorpel zu achten. Beträgt die Distantia spinarum über 25 cm, die Distantia cristarum um gut 2 cm mehr und die Conjugata diagonalis 13 cm, kann ein verengter Beckeneingang weitestgehend ausgeschlossen werden.

Niveau von kindlichem Kopf und Schamfuge

Diese Untersuchung dient dazu, um sich am Ende der Schwangerschaft oder bei Geburtsbeginn über das Verhältnis zwischen Beckeneingang und kindlichem Kopf noch einmal zu informieren. Dazu legt man bei gestreckten Beinen die eine Hand auf die Symphyse, die andere auf den über dem Beckeneingang zu tastenden Kopf des Kindes und drückt diesen leicht nach hinten. Normalerweise, also falls kein Mißverhältnis zwischen Kopf und Beckeneingang besteht, findet sich das Niveau der Symphyse über dem des Kopfes. Im umgekehrten Fall ist ein Mißverhältnis vorhanden. Niveaugleichheit ist auf ein moderates Mißverhältnis verdächtig, das aber nicht unbedingt ein gefährliches Geburtshindernis bedeuten muß (siehe Probegeburt).

Röntgen und Ultraschall

Röntgenmessungen haben für die Beckendiagnose nur in Ausnahmsfällen ihre Berechtigung, etwa beim Zusammentreffen eines leicht verengten Beckens und einer Steißlage, um einen Kaiserschnitt zu vermeiden. In diesem Fall kann die Mutter dahin informiert werden, daß die Risken einer Röntgenaufnahme am Ende der Schwangerschaft weit geringer sind als die eines Kaiserschnittes. Ultraschalluntersuchungen sind weit unverläßlicher als Röntgenmessungen und bezüglich ihrer, wenn auch verleugneten Nebenwirkungen wahrscheinlich nicht weniger riskant.

1.2.5. Das enge Becken und seine Schrecken

Die Wendung vom Kopf auf den Fuß und die Zange wurden dazu benutzt, um das Kind mit brutaler Gewalt an Füßen oder Kopf herauszuziehen. Zwei Passagen aus zwei Lehrbüchern der Zeit lassen eventuell erahnen, wie es damals zugegangen sein mag. So steht in „The Treatise on Theory and Practice of Midwifery" des berühmten britischen Geburtshelfers William SMELLIE von 1752 bezüglich der Wendung zu lesen: „... his hands will be so cramped and enervated, that he will be obliged to desist, and give them some respite; so that it may be a long time before he recovers the use of them; and even then they will be so much weakened as to be scarce able to effect delivery."

Der Lehrer der theoretischen Geburtshilfe in Wien, Raphael J. STEIDELE schreibt in seiner „Abhandlung von dem unvermeidlichen Gebrauch der Instrumente in der Geburtshilfe" von 1779 zur Zangenoperation, daß man dabei „den Kopf, der nicht verbeinert ist, in eine länglichte, aber in seinem Umfang schmälere Gestalt bringt, und dergestalt zum Durchgang geschickt macht." In diesem Zusammenhang wird empfohlen, von Zeit zu Zeit zu rasten, um der Gebärenden für einige Minuten Erholung zu gönnen und, daß der Geburtshelfer bei Ermüdung und Entkräftung seiner Person durch langes Ziehen die Zangenlöffel abnehme und erst nach acht oder zehn Stunden wieder anlege und mit noch einem Gehilfen wechselweise ziehe. Und das, wie schon gesagt, ohne Asepsis und Narkose! Noch bis in die Mitte unseres Jahrhunderts war in geburtsmedizinischen Vorlesungen zu hören, daß Frauen in Ermangelung körperlicher Kraft bei der Durchführung von Entbindungsoperationen scheiterten.

Die Mortalität und Invalidität der jungen Frauen war so erschreckend, daß das Schicksal der Kinder geradezu nebensächlich war. Was Wunder, wenn bei SMELLIE die durch die schockierenden Berichte über die Schrecken der Geburt ausgelöste Wehenschwäche als einer seiner sieben Gründe geburtshilflichen Eingreifens gleich an zweiter Stelle stand: „Secondly, From excessive grief and anxiety to mind, occasioned by unseasonable news of sudden misfortune in time of labour, which often affect her so, as to carry off the pains, and endanger her sinking under the shock."

Es ging allerdings auch anders. So hatte Johann Lukas BOER bei 29.899 Geburten im Wiener Gebärhaus – mit seinen nur aus den ärmsten sozialen Schichten stammenden Schwangeren – zwischen 1789–1817 nur 0.47 % Wendungs- und 0.40 % Zangenoperationen, sowie nur 0.17 Perforationen (Verkleinerung des kindlichen Kopfes durch Enthirnung) bei lediglich zwei (0.06 %) Uterusrupturen (Reißen der Gebärmutter) zu verzeichnen. Das heißt, daß die anderorts so zahlreich durchgeführten Operationen bis zu 99 % überflüssig waren, da die Schwierigkeiten der Geburt viel eher der von SMELLIE betonten schockbedingten Wehenschwäche als einem engen Becken zuzuschreiben waren. Dieses mußte vielmehr herhalten, um jene Wendungs- und Zangenoperationen zu rechtfertigen, die nicht zuletzt deswegen so traumatisch waren, weil sie – gemessen an einem Minimum von Kautelen – unter völlig unhaltbaren Voraussetzungen zum Einsatz kamen.

Wie aus der Statistik zu erkennen ist, war schon damals das enge Becken viel seltener anzutreffen, als es in den Lehrbüchern angegeben wurde. Wer nun im Wissen um BOERs Statistik die geburtshilflichen Lehrbücher etwas mißtrauischer als ehedem studierte, kann den Verdacht, daß die meisten der das enge Becken behandelnden Autoren eher voneinander abschrieben als sich ernstlich mit dem Problem beschäftigten, nur schwer verdrängen. Das enge Becken ist zwar sehr rar geworden, doch die aus alten Zeiten tradierte Angst, zu eng gebaut zu sein, geht nach wie vor um und wird vom geburtsmedizinischen Establishment geschickt geschürt, um es als Indikation für gewagte Operationen zu gebrauchen. Die derzeitige Lehrmeinung geht dahin, daß sich Schulter oder Kopf im Becken spontan verhaken oder verkeilen könnten. Es handelt sich aber vielmehr um eine mit den modernen Entbindungsaktivisten verquickte Komplikation, die nun genutzt wird, um den Gebärenden in „weiser Voraussicht" die keineswegs harmlose Kaiserschnittentbindung plausibel zu machen.

1.3. Struktur der Gebärmutter

1.3.1. Größenverhältnisse

Am Schwangerschaftsende ist die Gebärmutter ein ellipsoidförmiges Organ mit einer Höhe/Breite/Tiefe von etwa 25/22/18 cm, was einem Rauminhalt von rund 5000 ml und einer inneren Oberfläche von 1500 qcm entspricht. Der Inhalt besteht aus dem Fetus mit etwa 3200 ml, der Plazenta mit Nabelschnur und Eihäuten von insgesamt 800 ml und etwa einem Liter Fruchtwasser. (Der Fruchtwassermantel um den Fetus kann im Durchschnitt nur 6 mm dick und von „Schwimmen" des Kindes im Fruchtwasser keine Rede sein.)

Die Wand der Gebärmutter ist gegen Ende der Schwangerschaft 5-7 mm dick und ist nach unten hin durch den etwa 30 mm dicken und langen Gebärmutterhals (Cervix uteri) verschlossen. In dessen Mitte findet sich der etwa 5 mm breite und 3 cm lange Halskanal (Cervikalkanal). Die Öffnungen des Halskanals heißen innerer und äußerer Muttermund (MM). Während der Geburt wird der Halskanal auf 9-10 cm erweitert, seine Wand auf 1-2 mm verdünnt. Die Erweiterung erfolgt von innen her, sodaß letztlich nur mehr der äußere MM mit dem unteren Saum der Cervix tastbar wird.

Die Cervix bildet das Bindeglied zwischen dem zu ihr quergestellten schalenförmigen Boden des unteren Uterinsegments und der zu ihr längsgestellten Scheide. Mit der Erweiterung des Cervikalkanals wird nun der Boden des unteren Uterinsegmentes beckenbodenwärts aufgeklappt und längsgestellt. Die Scheidenwände werden seitlich umgeklappt und schmiegen sich dem schalenförmigen Beckenboden an. Letztlich werden auch Scheide und Beckenboden auf den Umfang des vorangehenden Kindesteiles, also einen Umfang von 30 cm aufgeklappt.

Nach völliger Entfaltung der Cervix, des unteren Uterinsegments, der Scheide und des Beckenbodens entsteht im Anschluß an die Gebärmutter ein etwa 10 cm langer Bindegewebszylinder mit einem äußeren Umfang von 30 cm und einer Wanddicke von 0.5 cm; sein Rauminhalt umfaßt rund 600 ml. Der Zylinder ist vom Beckenring umgeben und an diesem durch Faszien verankert. Ein Rauminhalt von 600 ml entspricht der Kopfgröße des reifen Fetus und der Raumverminderung bei einer Einengung der größten Querdurchmesser des Corpus uteri um nur 10-12 mm (5-6 %). Das heißt: Wenn sich die Gebärmutter rundum um nur 5-6 mm verengt, werden 12 % (600 ml) ihres Inhalts in das untere Uterinsegment und in die Scheide verdrängt. Der Inhalt wird dabei so weit (rund 10 cm) gestreckt, daß der vorangehende Kindesteil, Kopf oder Steiß, vom Beckeneingang bis in den Beckenausgang gelangt.

1.3.2. Das Hydroskelett der Gebärmutter

Die Wand der Gebärmutter besteht in einem Netz vorwiegend kollagener Gewebsfasern, die in eine gelartige, also stark flüssigkeitsbindende und damit auch flüssigkeitsreiche Grundsubstanz eingebettet sind. Durch dieses Faserskelett erhält die Gebärmutter ihre Festigkeit und Form. Wegen seines Wasserreichtums wird es als uterines Hydroskelett bezeichnet. In diesem sind glatte Muskelfasern verankert.

Dieses Hydroskelett verfügt über elastisch-plastische Eigenschaften, ändert also auf Druck oder Zug seine Form. Es nimmt dabei einerseits seine ursprüngliche Form automatisch wieder ein (Elastizität), wenn die verformenden Kräfte zu wirken aufhören, behält aber andererseits eine gewisse Verformung bei (Plastizität), wenn die Krafteinwirkung wiederkommt, bevor die ursprüngliche Ausgangsstellung erreicht ist. Plastische Verformung kommt dann zustande, wenn die verformenden Kräfte in entsprechenden Schüben, also wehenartig wirksam werden.

Freies Muskelgewebe, also Muskelzellen ohne Hydroskelett, ist zwar kontraktil, aber weder plastisch noch elastisch. Ohne Hydroskelett schnurrt es zusammen und ist umgekehrt unter leichtem Zug bis zum Zerreißen überdehnbar. Erst durch die Verankerung im zuständigen Hydroskelett erhält es jene angemessene Anordnung und Spannung, daß es sich in den vom Hydroskelett gesetzten Grenzen zusammenziehen und entspannen kann und damit dessen Spannung und Gestalt modifiziert. Das Muskelgewebe im uterinen Hydroskelett besteht aus einem glatten Muskelfasernetz und macht gegen Ende der Schwangerschaft im oberen Abschnitt fast die Hälfte, in den untersten Abschnitten kaum ein Zehntel der Dicke der Gebärmutterwand aus.

Je nach dem Grad der Reizbarkeit und dem Ort ihrer Verankerung übt die Muskulatur im Hydroskelett Druck oder Zug aus und erzeugt so die anstehenden Verformungen. Dadurch gerät die Muskulatur ihrerseits in einen anderen Spannungszustand, was wieder Modifikationen in der Muskeltätigkeit bewirkt. Die Unterschiede der Verformungen in den oberen und unteren Abschnitten des uterinen Hydroskeletts werden am Übergang vom unteren zum oberen Uterinsegment in Form einer flachen Einschnürung tastbar. Diese wird als Kontraktionsring oder *Bandl*sche Furche bezeichnet.

Der Fortschritt im Geburtsvorgang ergibt sich aus dem Wechselspiel von Bewegung und Verformung der Gebärmutter. Diese sollten in einer Weise aufeinander abgestimmt sein, daß der vorwiegend bindegewebige Verschluß, der bislang gut gehalten hat, nämlich Cervix und MM mit relativ geringer Muskelarbeit eröffnet werden kann. Die Koordination erfolgt vorwiegend über regionale Regulationsmechanismen, die knapp vor Geburtsbeginn eingerichtet und während der Geburt unterhalten werden. Diese unterliegen allerdings komplizierten neuro-endokrinen Steuerungsmechanismen und damit auch psycho-somatischen Einflüssen. Eine wesentliche Rolle spielen dabei die Makrophagen, die in großer Zahl vor Geburtsbeginn in die Gebärmutter einwandern.

Die in die Gebärmutter eingewanderten Makrophagen setzen dort eine Reihe von Wirkstoffen frei, die innerhalb der Gebärmutter ein Oxytocinsystem entwickeln, das von der Oxytocinzufuhr von außen weitestgehend unabhängig ist. Dieses makrozytäre Oxytocinsystem der Gebärmutter hat eine derartige Eigendynamik, daß auch dann, wenn das im mütterlichen Blut kreisende Oxytocin mittels Oxytocin-Antikörper ausgeschaltet wird, die Wehentätigkeit unvermindert weitergeht. Bei der Besprechung der Wehenmittel werden wir darauf noch zurückkommen. Vorläufig wollen wir nur festhalten, daß vor und während der Geburt die Feinstruktur des Uterus durch eine Makrophageninvasion verändert wird. Im übrigen läßt sich am Anstieg eines der von den Makrophagen abgegebenen Wirkstoffes, des Neopterinspiegels im mütterlichen Blut, ziemlich genau sagen, ob der Uterus wehenbereit ist oder nicht.

Auf der anderen Seite haben die Gewebs-Makrophagen einen beachtlichen Anteil in der Umformung der Struktur des Gebärweges. Denn das Gewebe wird physiologischerweise weder am Muttermund noch in der Scheide gedehnt, sondern nur entfaltet und die Faserbündel des Hydroskeletts infolge der sich mit der Entfaltung ändernden Tensegrität umgeschichtet. Nach der Geburt wird das Hydroskelett durch Rückverlagerung der Faserbündel und Faltung weitgehend wieder so formiert, wie es vor der Schwangerschaft bestanden hat.

Zu Dehnungen und (drohenden) Rissen kommt es nur dann, wenn man der Entfaltung keine Zeit läßt, wie es etwa bei den unzeitigen Geburtseinleitungen und/oder mechanistischen Entbindungspraktiken der Fall ist. Dasselbe gilt für die der vaginalen Geburt zugeschriebenen Senkungsbeschwerden, die darüber hinaus auch einer als nebensächlich betrachteten Wochenbettbetreuung zuzuschreiben sind. Jedenfalls hat die natürliche Geburt mit all den viel zitierten Dehnungen, Rissen, Senkungen und was ihr sonst noch angedichtet wird, am wenigsten zu tun.

1.4. Der Fetus als Geburtsobjekt

1.4.1. Bewegungsmomente

Der Körper des reifen Fetus ist geburtshilflich in drei Abschnitte zu unterteilen: Kopf und Hals, Brustkorb und Arme, Steiß und Beine. Jeder der drei Abschnitte ist gut modellierbar, auch der Kopf. Jeder paßt sich normalerweise problemlos der Form des Weichteilzylinders im weiblichen Becken an. Der knöcherne Beckenring ist im Normalfall ohne Belang. Ist der Beckengürtel verengt, wird er für die Passage des Kindes, vornehmlich des Kopfes aber zum Problem. Steiß und Beine sowie Brust und Arme zeigen sich stärker modellierbar als der Kopf und können auch einen relativ engen Beckenring verhältnismäßig glatt durchqueren. Für den Durchtritt des Kopfes werden solche Verengungen oft prekär. Der Kopf ist vergleichsweise mäßig konfigurierbar, sodaß für die Passierbarkeit des Kindes das Verhältnis zwischen den Maßen des mütterlichen Beckengürtels und dem kleinstmöglichen Durchmesser des kindlichem Kopfes ausschlaggebend ist.

Unter kleinstmöglichem Durchmesser des kindlichen Kopfes ist jene Konfiguration zu verstehen, bei dem das kindliche Gehirn nicht zu Schaden kommen kann. Abgesehen vom Grad der Konfiguration ist aber auch die Zeit, die der Kopf im Engpaß steckenbleibt, von Bedeutung. Es ist auch keineswegs gleich, ob der Druck auf den kindlichen Kopf auf den elastischen Weichteilstutzen oder den starren Beckengürtel zurückzuführen ist. Es ist daher wesentlich, den Grund des in beiden Fällen eintretenden Verzuges oder Stillstands der Geburt zu erkennen und zu wissen. Es ist nämlich ein entscheidender Unterschied, ob die Verzögerung durch eine funktionelle Hürde im uterinen Hydroskelett oder eine strukturelle Hürde am Beckengürtel bedingt ist. Im einen Fall ist Zuwarten, im anderen baldiges Entbinden angezeigt. Es ist daher besonders wichtig, ein Trichterbecken schon vor Geburtsbeginn zu erfassen und nicht erst anhand einer Geburtsverzögerung und deren Folgen irgendwie zu erahnen oder mit dem Problem nur zufällig, unter Umständen sogar auch glücklich, zurechtzukommen.

Die das Becken durchquerenden Kindesteile werden von dem in den Beckengürtel eingehängten Hydroskelett so umfaßt, daß ihr größter Durchmesser beim Eintritt in das Becken in dessen Querdurchmesser und beim Austritt in den Längsdurchmesser bewegt wird. Jeder der drei großen Kindesteile macht also eine Drehung um 90°. Steht der Kopf am Beckenboden längs, stehen die Schultern im Beckeneingang quer. Sind die Schultern dann am Beckenboden längsgestellt, stehen Steiß und Beine im Beckeneingang quer. Der Rumpf ist dabei in sich gedreht. Ist diese Rumpfdrehung zur ursprünglichen Schulterbewegung gegenläufig, können sich die Schultern am Beckenboden noch um 180° drehen.

In diesem gar nicht so seltenen Fall durch gewaltsame Kopfdrehungen den lehrbuchmäßigen Durchtritt der Schultern zu erzwingen, ist eines der gefährlichsten, aber keineswegs unüblichen Dammschutzmanöver. Im übrigen führen bei der Steißgeburt ähnliche Verdrehungen am Steiß zum Hochschlagen der Arme und zu Schwierigkeiten der Beckenpassage des Kopfes.

Jeder der drei Abschnitte wird im Laufe der Geburt so konfiguriert, daß er in den Beckenzylinder paßt. Normalerweise gehen Kopf und Hals voran. Wenn diese geboren sind, stehen die Schultern am Beckenboden, Brustkorb und Arme vom uterinen Hydroskelett adäquat konfiguriert im Becken, Unterbauch und Steiß über dem Beckeneingang. Da infolge der Einengung des Brustkorbs Atembewegungen und damit die Entfaltung des zentralen Niederdrucksystems verhindert wird, bleibt die kindliche Blutzirkulation unverändert. Der Druck auf den Kopf ist allerdings geringer als zuvor, was eine geringe Verminderung des Blutabflusses aus dem Kopf zur Folge hat. Diese wird aber insofern ausgeglichen, als es durch den Stau synchron zu einer intensiveren Ausnützung des Sauerstoffangebotes kommt. Es kann also die nächste kräftige Wehe und damit die Spontangeburt der Schultern und damit des Kindes ohne Bedenken abgewartet werden. Trotzdem ist die Methode, den Kindern Kopf und Kragen zu verdrehen, um die Schultern mit Brachialgewalt herauszuhebeln, weit verbreitet und beliebt, bei den Hebammen nicht weniger als bei den Medizinern.

Die Zirkulation in der Nabelschnur ist auch dann nicht gefährdet, wenn sie nicht den direkten Weg von der Plazenta zum Nabel oberhalb des Beckeneingangs nimmt, sondern sich etwa um den Hals gelegt hat, also neben dem Thorax nach unten zum Hals und erst von dort hinauf zum Nabel zieht. Zwischen Brustkorb, Oberbauch und Armen bestehen genug Nischen, in denen reichlich Platz für die Nabelschnur gegeben ist. Außerdem ist die Nabelschnur nicht eine Art Strick, mit dem der Fetus sich erwürgen könnte, sondern ein zur Abpufferung der in ihm verlaufenden Gefäße prallgefüllter Leitungsschlauch aus einem auf Zug und Druck hochelastischem Gewebe. Eine um den Hals gewickelte Nabelschnur ist ein ebenso häufiges wie harmloses Zufallsereignis. Die Nabelschnurumschlingung mit ihrem versteckten Hinweis auf eine zuziehbare Schlinge ist aber im Fall übler Folgen einer mangelhaften Schwangerenbetreuung eine ebenso gängige wie dem Laien einleuchtende Ausrede.

Die Steißlage ist wie die Kopflage eine Längslage und vom Aspekt des Geburtsvorganges somit keine Anomalie. Die Geburt geht wie bei einer Kopflage, nur in umgekehrter Reihenfolge vor sich. Wenn ihr Verlauf nicht durch schulmäßig schematisierte Handgriffe fehlgeleitet wird, bedarf sie kaum einmal einer Korrektur. Absolute Voraussetzung ist der verläßliche Ausschluß eines engen Beckens. Wer die einschlägigen Methoden nicht beherrscht, macht besser einen Kaiserschnitt.

1.4.2. Der kindliche Kopf

Der größte und am wenigsten verformbare (konfigurierbare) Kindesteil ist der Kopf. Nichtsdestoweniger ist aber auch er insofern relativ gut verformbar, als eine Reihe der Schädelnähte noch offen und die dort zusammentreffenden Knochen gegeneinander gut verschiebbar und relativ weich sind. Wo mehrere Nähte zusammenlaufen, entsteht eine Art von Mulden, wo das Gehirn nur von den Hirnhäuten überdacht ist. In diesem Bereich sind unter der Kopfhaut die das Gehirn umspülende Hirnflüssigkeit und eine subtile Pulsation spürbar. Im Vergleich zu einer aufsteigenden Quelle werden diese Mulden Fontanellen[7] genannt.

Offene Nähte verlaufen längs und quer. Quernähte liegen zwischen den beiden Stirnbeinen und Scheitelbeinen (Kranznaht) sowie zwischen diesen und der Hinterhauptsschuppe (Lambdanaht[8]). Längs verlaufende Nähte sind die Naht zwischen den Stirnbeinen (Stirnnaht), die Naht zwischen den Scheitelbeinen (Pfeilnaht) und die beiden seitlichen Nähte zwischen den Scheitelbeinen und Schläfenbeinen (Schläfennaht). Stirn-, Pfeil- und Kranznaht bilden die große Fontanelle, Pfeil- und Lambdanaht die kleine Fontanelle, die Schläfennähte mit der Kranznaht die vorderen und mit der Lambdanaht die hinteren Seitenfontanellen.

Die Schädelknochen, vor allem die Knochen der Schädelkuppe, sind oft noch weich und manchmal sogar eindellbar (Kuppenweichschädel). Die Delle schnellt aber unmittelbar wieder zurück. Die Kräfte, die das Ausbuchten der Delle bewirken, liegen in der inneren Spannung des Knochengewebes, zum Teil aber auch in dem Impuls, der von innen her entsteht. Die Knochen des Hirnschädels schweben nämlich auf dem das Hirn umspülenden Flüssigkeitsmantel. Dieser steht in Verbindung mit der Flüssigkeit der Hirnkammern, wodurch im und um das Gehirn ein steter Druckausgleich erfolgt. Dieser gibt den Impuls, der die Delle nach außen kippen läßt.

So sind nun die Schädelknochen, auf der Hirnflüssigkeit gleitend und soweit es ihre bindegewebigen Verflechtungen erlauben, schuppenartig verschiebbar. Solche Verschiebungen sind im Röntgenbild zuweilen schon während relativ geringer Wehen am Anfang der Geburt zu sehen. Deutlicher werden sie während der Passage des Beckenzylinders, sind aber auch hier nur ein kurzes und schnell vorübergehendes Ereignis. Langdauernde und damit hirnschädigende Verformungen treten nur bei der Überwindung starrer Passagehindernisse auf.

Eine Konfiguration, die über eine Verkleinerung der entscheidenden Durchmesser von durchschnittlich 9.5 cm auf 9.0 cm nicht hinausgeht, bringt keinerlei Nachteile mit sich. Auch stärkere Konfigurationen bedeuten kein Risiko, wenn sie von kurzer Dauer sind. Schädigungen treten vor allem dann auf, wenn die Konfiguration zu Einknickungen im Bereich der Schläfennähte und Seitenfontanellen führt und damit die Schädelbasis und das Stammhirn in Mitleidenschaft gezogen werden.

---

7 lat. fontanella = kleine Quelle, kleiner Brunnen
8 in Anlehnung an die Form des griechischen Buchstaben L = Lambda

Die Zeichen der drohenden Pulslosigkeit (Asphyxie) sind die Folge der Schädigung, nicht, wie viele meinen, ein probates Warnsymptom.

Ein Kopf, der für ein normales weibliches Becken zu groß ist, kann so gut wie sicher als Mißbildung betrachtet werden. Meistens handelt es sich dabei um einen Wasserkopf. Ob es günstiger ist, das Kind von vornherein durch einen (programmierten) Kaiserschnitt zu entbinden oder den Kopf durch eine gezielte Punktion und Abfließenlassen von Hirnflüssigkeit entsprechend konfigurierbar zu machen und auf diese Weise eine vaginale Geburt zu ermöglichen, ist eine durchaus offene Frage. Sie ist vor allem deshalb offen, weil die glänzenden Berichte über Erfolge in der Behandlung von Wasserköpfen als sehr trügerisch bezeichnet werden können.

1.5. Geburtshilfliche Aspekte

Die Gestaltung des knöchernen Beckens ist in erster Linie eine Frage der Statik und Bewegung. Das weibliche Becken ist daneben auch der Aufgabe des Gebärens angepaßt, während die juvenilen und männlichen Beckenformen geburtshinderlich sind. Das normale weibliche Becken bietet so viel Raum für die Geburt, daß es diese nicht beeinflußt. Der Bewegungsablauf während der Geburt erfolgt durch Anpassung an die Gestalt des Hydroskeletts von Gebärmutter und Beckenboden.

Der Beckengürtel beeinflußt den Geburtsprozeß nur dann, wenn er von der weiblichen Beckenform abweicht oder auf Grund von Verletzungen oder Erkrankungen verengt ist. Da das enge Becken zum gefährlichen Geburtshindernis werden kann, ist jede Schwangere dahin exaktest zu untersuchen. Die exakte klinische Untersuchung ist das Um und Auf der Beckendiagnose. Geburtshilfliche Fehlleistungen bei engen Becken liegen durchwegs an der mangelhaften klinischen Untersuchungstechnik vor und während der Geburt. Fehldiagnosen in beide Richtungen kommen in der modernen Geburtsmedizin relativ häufig vor.

Der wichtigste Schritt bei der Behandlung des engen Beckens besteht darin, mit der Patientin vor der Geburt in aller Ruhe offen zu reden. Die Alternative von Probegeburt und primärer Kaiserschnittentbindung ist beizeiten und wahrheitsgetreu zu erörtern. (Probegeburt ist der trotz Bedenken ratsame Versuch einer Geburt auf dem normalen Weg.)

Zweifellos kommt heute bei einem Becken, das der kindliche Kopf nur nach einer übermäßigen Konfiguration durchqueren könnte, nur eine Kaiserschnittentbindung in Betracht.

Umgekehrt sind der heute übliche Hang zur leichtfertigen Annahme oder Vorgabe eines engen Beckens und der so oktroyierte Kaiserschnitt von einem Kunstfehler nicht weit entfernt. Die Kaiserschnittentbindung an sich bedeutet nämlich nicht nur für die Mutter, sondern auch für das Kind ein größeres Risiko als eine möglichst natürliche Geburt.

Die heute häufigste Form des engen Beckens ist das dem männlichen und juvenilen Becken ähnliche Trichterbecken. Trotzdem werden sie, da apparativ nicht faßbar, häufig nicht oder zu spät erkannt. Andere Beckenanomalien (Beckenbrüche, Fehlentwicklungen) kommen allesamt in 1/1000 Geburten vor und sind den Patientinnen meistens gut bekannt.

2. Die Wehen

2.1. Einleitung

Die wesentlichste Voraussetzung für eine möglichst klare Vorstellung vom zu erwartenden Geburtsvorgang ist, außer einer möglichst genauen Kenntnis über die Gestalt des Geburtsweges und der eventuell darin vorkommenden Hindernisse, das Wissen um die treibenden Kräfte, also die Wehentätigkeit. Aufgabe der Wehentätigkeit ist in erster Linie, die normalen Verschlußmechanismen aufzumachen. Wehen heißt nicht nur plastisches Verformen, sondern auch elastisches Nachgeben.

2.2. Begriffsbestimmung

Wehen heißt in mehr oder weniger rhythmischen Abständen eine wogende Bewegung durchzuführen. Wehentätigkeit erfordert Krafteinsatz, und die Anstrengungen während der Geburt sind oft mühsam und peinigend. Daher werden die Wehen der Geburt beispielsweise im Englischen als Labour[1] und die mit großer Mühsal verbundenen Wehen als Labourpain[2] bezeichnet. Die Bezeichnung der Bewegungen der Gebärmutter als Wehen geht auf den Vergleich mit dem Wehen des Windes zurück und hat mit Weh-tun im Sinne von Schmerz nur insofern etwas zu tun, als zu große Anstrengungen auch schmerzvoll werden können. Geburtswehen sind ohne Zweifel beschwerlich, müssen aber nicht unbedingt mit Schmerzen im eigentlichen Sinn verbunden sein. Es ist daher nicht ganz richtig, Wehen und Schmerz als untrennbare Einheit zu betrachten.

Dies der Patientin im Laufe der Schwangerschaft nahezubringen ist wichtig. Sicherlich ist es nicht ganz einfach, ab einem bestimmten Grad und in einer bestimmten Verfassung Qual und Schmerz von Mühsal und Beschwerden zu trennen und zu unterscheiden. Beschwerlich sind Wehen aber allemal. Wie weit sie als schmerzhaft empfunden werden, scheint weitgehend von der Verfassung und Einstellung der Gebärenden abhängig zu sein. Jedenfalls ist es erstaunlich, wie oft wirklich gut betreute Schwangere ihre Geburtswehen die längste Zeit hindurch als solche nicht realisieren und umgekehrt verängstigte Schwangere bei jeder Vorwehenserie nachdrückliche Schmerzgefühle äußern. Diese Patientinnen bilden das Gros der Fälle von eingeleiteten und sich hinziehenden Geburten und den dadurch bedingten Notsituationen. An der SFKW fiel aus diesem weitgehend vorbeugbaren Indikationskomplex eine einzige Kaiserschnittentbindung per 1.200 Geburten.

Der Abbau aller Ängste und damit die Ausschaltung der Gefahren und Komplikationen, die solche Ängste mit sich zu bringen pflegen, ist eine entscheidende Aufgabe geburtshilflicher Betreuung. Um hier zum Ziel zu kommen, ist es vor allem wesentlich, den werdenden Müttern verständlich zu machen, was ihnen höchstwahrscheinlich widerfahren kann und wird oder nicht widerfahren soll und muß. Wer hierin sein Wissen nicht allgemein verständlich mitzuteilen und damit wohltuend und wirksam einzusetzen vermag, verfehlt sein Ziel.

---

[1] lat. & engl. labour = Anstrengung, (Arbeits)Last, Distress
[2] griech. poine, lat. poena = Geldstrafe (vergl. Pönale); engl. pain = Pein, Plage, Strapaze, Distress

2.3. Wehenstoffe und Wehenmittel

Was die Wehentätigkeit auslöst, unterhält und hemmt, ist nach wie vor ein Rätsel. Es gibt eine Reihe wissenschaftlicher Befunde, die auf der einen Seite mit dem Beginn und der Zunahme, auf der anderen Seite mit der Abnahme und dem Stillstand von Wehen relativ oft zusammenfallen, mehr schon weiß man aber nicht. Wer natürliche und/oder synthetische Stoffe, denen eine Wirkung auf die Wehentätigkeit zugeschrieben wird, immer wieder kritisch überprüft, landet stets bei folgender Beobachtung: Die Standardwirkung eines Wehenmittels hängt nicht nur davon ab, welche Ausgangslage im Organismus bei welcher Dosierung vorliegt, sondern auch davon, welche Nebeneffekte bei welcher Dosierung ihm zu schaffen machen. Mit anderen Worten: Die Wirkung jener Stoffe, die derzeit als Wehenmittel vermarktet werden, hängt nicht nur von der Wehenbereitschaft des Organismus ab, sondern auch und eventuell nur von den beängstigenden Nebeneffekten der Medikation.

Da bezüglich der Anwendung von Wehenmitteln der gelehrte Aberglaube der Mediziner nicht geringer ist als der natürliche der Patientinnen und viele Hebammen bedauern, daß bei der Anwendung von Wehenmitteln für sie gesetzliche Beschränkungen bestehen, mag es opportun sein, auf dieses Problem hier näher einzugehen. Wenn man Schwangeren mit einer vergleichbaren Wehenbereitschaft Infusionen oder Tabletten mit und ohne Wehenmittel paarweise in analoger Weise – auch in gleicher Umgebung, Diktion und Farbe – schulmäßig verabreicht, zeigt sich in der Wehentätigkeit der beiden Gruppen kein meßbarer Unterschied. Kein Unterschied besteht auch bei der Applikation von Wehenhemmern im Vergleich zu Medikationen, die, ohne als wehenhemmend zu gelten, bei den Patientinnen ähnlich beängstigende Nebenwirkungen erzeugen.

Der Glaube an die Wehenwirksamkeit einer Droge scheint also ebenso wirksam zu sein wie die Substanzen, die heute in der Geburtsmedizin als Wehenmittel angepriesen werden. Es wäre aber falsch anzunehmen, daß die von den wehenwirksamen Hormonen, anregenden oder hemmenden, abgeleiteten Wehenmittel auf die Wehenkräfte keinen Einfluß hätten.

Auf Grund der modernen Schemata ihrer Verabreichung ist die Wirkung dieser Wehenmittel unberechenbar und vielfach illusorisch. Wenn etwa ein Hormon wie das Oxytocin seine Wirkung pulsatorisch steuert, ist es widersinnig, diesen Modus der Regulation mit einer fortlaufenden Syntocinon-Dauertropfinfusion zu überfluten und damit auszuschalten. Auch das Konzept der Wehenhemmer ist eine dubiose Wissenschaft. Alle Wehenhemmer stellen Abkömmlinge jener chemischen Grundstruktur dar, die auch den klassischen und vage dosierbaren Schockhormonen eigen ist. Wie jeder massive Schock lösen auch diese Drogen vorübergehend eine Wehenhemmung aus, um dann im Feedback[3] umso kräftigere Wehen auszulösen. Dazu kommt, daß sie nicht nur am Uterus allein, sondern im gesamten mütterlichen Organismus wirksam werden. Da sie in ihrer Wirkung nicht genau abschätzbar sind, hat es mütterliche Todesfälle infolge von Schock gegeben. Wenn solche Todesfälle auch selten sind, ist doch nie vorauszusagen, wer davon betroffen werden kann.

Wer sich intensiv mit der Wirkung der Katecholamine (Adrenalin und Noradrenalin) und deren Abkömmlinge beschäftigt, lernt, wie viele Unwägbarkeiten hinter den

---

3 engl. feedback = Rückantwort, Nachwirkung – auf eine (zu) starke Einwirkung

Mechanismen der Adrenalinumkehr und Down-regulation[4] verborgen liegen. Solche Studien zeigen aber auch, wie stark die Wehentätigkeit dem mütterlichen Wohl und Wehe unterliegt. Die Ursache für Wehenanomalien, die nicht genug hervorgehoben werden kann, ist die Überbelastung der Schwangeren durch soziale Noxen, in erster Linie durch die Angst vor obskuren Risken und Gefahren. Das größte Risiko liegt dabei in den industrialisierten Ländern in jener Angst, die vom geburtsmedizinischen Establishment organisiert wird.

Das Wesen der Wehen ist daher allem voran vom Aspekt des „Maternal Distress" zu betrachten. Hier haben neueste Untersuchungen gezeigt, wie eng Anpassung und Abwehr, Distress und Erschöpfung, Wachstum und Entzündung untereinander und mit der Wehentätigkeit zusammenhängen. Sie finden ihre gemeinsame morphologische Ausdrucksweise im Bereich zweier, an sich untrennbarer Systeme, dem retikulo-endothelialen und mononuclear-phagozytären System. Der geburtshilflich interessanteste Aspekt liegt im uterinen Oxytocinsystem. Um dieses wichtige System richtig verständlich zu machen, läßt sich die Wiederholung bereits bekannten Wissens nicht vermeiden.

2.4. Das uterine Oxytocinsystem

Oxytocin ist eines der Hormone aus dem Hinterlappen der Hypophyse. Es wird synthetisch hergestellt und findet als Wehenmittel breite Anwendung. Das im deutschen Sprachraum bekannteste Präparat heißt Syntocinon und wird in der Geburtsmedizin ausschließlich in Form intravenöser Infusionen verabreicht. Um während der Infusion den Blutspiegel des Wehenmittels exakt auf gleicher Höhe zu erhalten, wird die Verwendung elektronisch gesteuerter Infusionspumpen nicht nur vorgeschrieben, sondern die Nichtbeachtung dieser Vorschrift gegebenenfalls sogar als riskant und leichtfertig gebrandmarkt. Der Hebamme ist die intravenöse Infusion von Syntocinon untersagt, die subkutane Injektion in geringer Dosierung jedoch gestattet. Viele Hebammen fühlen sich dadurch eines wichtigen Therapeutikums beraubt.

Diese merkwürdige Wehenmittelkunde entbehrt nun insofern nicht einer gewissen Verschrobenheit, als es alles andere als feststeht, daß der Oxytocinspiegel im Blut, wenn überhaupt, für die Wehentätigkeit eine wesentliche Rolle spielt. Jedenfalls besteht über folgende Tatsachen kein Zweifel:
- Die Meinungen darüber, ob der Oxytocinspiegel im Blut vor Beginn der Wehen ansteigt, sind nach wie vor geteilt.
- Beim Menschen wie im Tierversuch verläuft der Geburtsvorgang auch dann normal, wenn die Funktion des Hypophysen-Hinterlappens klinisch oder experimentell gestört ist.
- Der Oxytocinspiegel im Blut spielt zwar für die Milchentleerung aus den Brustdrüsen eine ganz wesentliche Rolle, nicht jedoch für die Wehentätigkeit. So kommt es nach Zerstörung der entscheidenden Zentren im Zwischenhirn oder bei Inaktivierung des Oxytocins im Blut durch Oxytocin-Antikörper zum völligen Ausfall der Milchentleerung, nicht jedoch zu einer Verminderung der Wehentätigkeit.
- Oxytocin wird ins Blut nicht kontinuierlich, sondern pulsatorisch abgegeben.

---
4 engl. down-regulation = Ausschaltung des bisher vorherrschenden Geschehens

Während der Spontangeburt wird die Frequenz und Dauer der Pulsausschläge größer; die pulssteigernden Faktoren sind unbekannt.

Die Aktivierung der Wehen durch das im Blut kreisende Oxytocin (und damit intravenös infundierte Wehenmittel) ist daher zumindest nicht als unumgänglich zu betrachten. Es stellt sich denn auch immer mehr heraus, daß der wesentliche Anteil der Oxytocinaktivität vom Uterus ausgeht. Der Uterus bildet eine reichhaltige Quelle lokal wirksamer Botenstoffe und Hormone, darunter sind drei stark wehenerregende Stoffe: die Interleukine, die Prostaglandine und eben das Oxytocin. Um eine normale Wehe in Gang zu setzen und in Schwung zu halten, bedarf es aber noch der harmonisch aufeinander abgestimmten Aktivierung durch eine Anzahl anderer hochwirksamer Substanzen. Das sei insofern im besonderen hervorgehoben, als wir im weiteren aus den drei zentralen Komponenten eine sehr vereinfachte Funktionsspirale formen.

Oxytocin kann, soviel von ihm auch parat sein mag, nur dann an den diversen Zellen der Gewebe und Organe wirksam werden, wenn dort die entsprechenden Empfänger, die Oxytocin-Rezeptoren (OTR), vorhanden und frei verfügbar sind. Im Gegensatz zu den Widersprüchen bezüglich des Oxytocinspiegels im Blut und dessen Wehenwirksamkeit herrscht Einigkeit über den steten Zuwachs der OTR in der Gebärmutter während der zweiten Schwangerschaftshälfte und deren signifikanten Anstieg vor Geburtsbeginn. Zuwachs und Anstieg machen nicht nur die Zellen des Myometriums, sondern auch des Endometriums mit. Mit der Anzahl der OTR nimmt auch die Oxytocinempfindlichkeit des Uterus zu. Die Entwicklung der OTR spielt also für Beginn und Erhalt der Wehen eine weitaus größere Rolle als das im Blut zirkulierende Oxytocin.

Die Wehenaktivität beginnt also mit der OTR Zunahme in Endometrium und Myometrium. Die Bindung von Oxytocin an die OTR im Endometrium löst in den Epithelzellen die Bildung von Oxytocin, in den Zellen der Dezidua die Produktion von Prostaglandinen aus. Diese machen die OTR im Myometrium für Oxytocin empfindsam. So entwickelt sich eine Funktionsspirale, in der Oxytocin und Prostaglandine wechselseitig ihre Wirkung steigern.

Bleibt nun die Frage: Welcher Motor setzt und hält diese Spirale in Bewegung? Hier sind in erster Linie die Interleukine anzuführen. Ihr Name stammt daher, daß sie zuerst als Wirkstoffe der Leukozyten, im besonderen der Lymphozyten und der Makrophagen entdeckt worden sind. Makrophagen ist das Kürzel für Makro-Phagozyten und heißt soviel wie große Freßzellen.

Die Vorläufer der Makrophagen, die Monozyten, werden im Knochenmark gebildet und gelangen von dort in die Blutbahn. Die Monozyten machen in ihrer Gesamtheit mehr als die Größe der Hirnanhangsdrüse aus und besorgen den Nachschub an Makrophagen. Je nach Bedarf verlassen sie die Blutbahn, ordnen sich ins Grundgewebe ein und mausern sich dort zu Makrophagen. Als Makrophagen steuern sie mittels der von ihnen gebildeten Hormone, den Cytokinen, den Stoffwechsel ihrer Umgebung, eventuell aber auch des ganzen Organismus.

Schon vor mehr als 50 Jahren habe ich als Student in der Histologie gelernt, daß sich zur Zeit der Geburt in der Gebärmutter auffallend viele Makrophagen finden. Damals glaubte man auch, daß sie zu nichts anderem als zum Abtransport der bei der Rückbildung der Gebärmutter entstehenden „Abfallstoffe" dienlich wären. Das Bild der Makrophagen hat sich inzwischen grundlegend gewandelt. Sie kommen bereits bei den wirbellosen Tieren vor und besorgen in allen Tierorganismen die Koordination zweier wichtiger Lebensprozesse: die Organisation der Abwehr und die Reorganisation des Grundgewebes, also jenes Gewebes, das die Grundstruktur der Lebensorganismen bildet.

Gegen Ende der Schwangerschaft wandern nun die Makrophagen in großer Zahl in die Dezidua der Gebärmutterschleimhaut ein und bilden dort zwei Interleukine. Diese aktivieren die OTR bildenden Gene und die Produktion einer Reihe höchst potenter Wirkstoffe. Die Dezidua produziert in zunehmendem Maß Interleukine und Prostaglandine. Die OTR Genaktivierung erfolgt über ähnliche genetische Schaltelemente wie bei akuter Belastung und Entzündung. Während der Geburtswehen finden sich hauptsächlich Interleukin-1 und einige Prostaglandine in hoher Konzentration im Fruchtwasser. Interleukin-1 führt im Tierversuch zur Frühgeburt und ist auch hauptverantwortlich für das Auftreten einer Früh- oder Fehlgeburt bei Amnioninfektion.

Die Gebärmutter verfügt also über ein eigenes, weitgehend autonomes Oxytocinsystem. Sie produziert sowohl das Oxytocin als auch die OTR selbst. Die genetische Steuerung dieser Substanzen unterliegt einer ebenso strikten wie vielgestaltigen Regulation. Das Oxytocinsystem des Uterus läßt die geburtsmedizinische Pharmakotherapie der Wehen als einfältig erkennen. Diese der Hebamme nur beschränkt erlaubten Medikation ist nichts als Wichtigtuerei um eine ohnehin hinfällige Methode. Abgesehen davon, daß im Licht des uterinen Oxytocinsystems die Wehendynamik eine ganz andere Betrachtungsweise erfordert als im Schatten des von der Schulmedizin vertretenen Klischees, stellt es auch eine Verbindung zwischen Wehendynamik und fetalem Wachstum her und so auch zwischen deren Anomalien, der Dystokie und Dystrophie.

2.5. Dystokie und Dystrophie

Unter den Begriff Dystokie fallen an sich alle Widerwärtigkeiten im Zusammenhang mit der Geburt. Im folgenden schränken wir Dystokie auf jene Anomalien ein, bei denen eine von der Norm abweichende Wehentätigkeit im Vordergrund steht, das heißt, bei denen sich Geburtswehen zu früh oder zu spät, zu schwach oder zu stark bemerkbar machen. Dystrophie heißt jeder Zustand nach fehlerhafter Ernährung und dem damit zwangsläufig gegebenen Mangel an Energie. Dystrophie führt zu morphologischen und funktionellen Anomalien, obgleich das morphologische Substrat manch funktioneller Störung oft nicht entdeckt wird oder werden kann. So liegt jeder kindlichen Hirnschädigung ein morphologisches Substrat und dieser eine Dystrophie zugrunde. Diese Definitionen stehen in einigem Widerspruch zum Forschungsansatz moderner Geburtsmediziner und Neonatologen, die diese Anomalien nicht auf Grund natürlicher Normen, sondern gemäß der von ihnen postulierten Regeln definieren.

Sigmund Freud vermutete, wie bereits erwähnt, vor schon 100 Jahren, daß Geburtskomplikationen und infantile Hirnlähmung auf gemeinsamen Schädlichkeiten in der Schwangerschaft beruhten. Er bezweifelte die Ansicht von *William Little*, der die Geburtskomplikationen nicht als Begleitumstand, sondern als Ursache der Hirnlähmung deutete. Diese Ansicht wird vom geburtsmedizinisch-neonatologischen Establishment nach wie vor hartnäckig vertreten und hat den Fortschritt auf diesem Gebiet weitgehend lahmgelegt.

Mit der neuen Erkenntnis – des vom Einstrom der Makrophagen in die Gebärmutter gesteuerten uterinen Oxytocinsystems – ergeben sich nun ganz andere Zusammenhänge. Die Makrophagen entfalten vielfältige und bisher ungeahnte Kräfte, sowohl lokal als auch generell. So können die Makrophagen z. B. eine beachtliche Hyperkalzämie erzeugen – trotz der minuziösen hormonalen Steuerung des Kalkstoffwechsels. In der Erfüllung ihrer Aufgabe als Koordinatoren von Anpassung und Abwehr erzeugen sie nicht selten so viel Stickmonoxyd (NO), daß die daraus gebildeten Nitrate im Harn signifikant ansteigen. Das NO hat sich in letzter Zeit für viele Prozesse der Kraftübertragung als wichtiger Botenstoff erwiesen. Die Bildung von NO spielt sowohl bei anabolen als auch katabolen Prozessen eine wesentliche Rolle, dient auf der einen Seite beispielsweise der Förderung der Durchblutung und auf der anderen der Vernichtung von Bakterien und Tumorzellen.

Die Makrophagen sind mit einem weitverzweigten, diffus endokrinen Organ vergleichbar, dessen Zellen nach Art eines höchst diffizilen „Internet" miteinander in Verbindung stehen. Sie stellen so etwas wie das Frühwarnsystem des Organismus dar, fungieren als Boten und Schrittmacher zugleich und organisieren sowohl auf lokaler als auch auf allgemeiner Basis jene Umgestaltungen des Grundgewebes, die für die Abwehr und Anpassung vonnöten sind. Die hormonalen Faktoren, die von den Makrophagen und den von ihnen stimulierten Zellen abgegeben werden, dienen der Reorganisation der Gewebe, indem sie zum einen Teil Gewebe abbauen und zum anderen aufbauen. Beispiel einer solchen Reorganisation in allen Phasen ist das Wachstum der Gebärmutter in der Schwangerschaft, der Aufbau des Oxytocinsystems zur Zeit der Geburt und der Rückbildungsprozeß im Wochenbett.

Die Makrophagen und die von ihnen angeregten Zellen des Grundgewebes produzieren eine Reihe von Wirkstoffen, die Cytokine. Dazu gehören die bereits erwähnten Interleukine und das NO. Stellvertretend für alle anderen seien zum besseren Verständnis der Zusammenhänge noch zwei weitere hervorgehoben, der Transforming Growth Factor (TGF) und der Tumor Necrosis Factor (TNF). Der TGF ist, wie der Name sagt, ein Cytokin, das den Gewebsaufbau fördert. Der TNF vermag Tumorzellen zu zerstören, wurde jedoch auch noch von einer ganz anderen Seite her entdeckt, nämlich als Substanz, die den krankhaften Gewichtsverfall der Rinder hervorruft. Von dort her erhielt dieses Cytokin seinen zweiten Namen: Kachectin, das Kachexie[5] auslösende Cytokin.

Die Mitglieder dieser hormonalen Wirkstoffamilie der Cytokine finden sich aber nicht nur im uterinen Grundgewebe, sondern auch in dem der Plazenta und der Eihäute sowie im Fruchtwasser. Die Cytokine haben ein breitgefächertes Wirkungsfeld und Potential. Je nach Grad und Art der Reizung bewirken sie den Abbau und/oder den Aufbau von Gewebe, entzündliche und/oder nichtentzündliche Adaptationsprozesse, eine Förderung und/oder Hemmung der Gerinnung, gegebenenfalls aber auch (endotoxischen) Schock, (akuten) Kollaps oder Kachexie (chronische Auszehrung). Aufgrund einschlägiger Hinweise überlegt man für einige dieser hochwirksamen Hormonsubstanzen eine Doppelrolle, nämlich eine Mittlerrolle in der embryo-fetalen Entwicklung auf der einen Seite und in der Eliminierung fehladaptierter Individuen auf der anderen.

---

5 griech. kakos = schlecht; exein = erhalten sein. Kachexie = Auszehrung, (extreme) Abmagerung

Alles in allem bildet die schwangere Gebärmutter eine reichhaltige Quelle diverser Wachstumsfaktoren, Cytokine und anderer bioaktiver Eiweißstoffe. Durch diese sind Wohl und Wehe von mütterlichem und kindlichem Organismus wechselseitig viel enger korreliert, als es die engbegrenzte Sicht der geburtsmedizinischen Lehrsätze erlaubt. So stellen „maternal distress" und „fetal distress" in allen ihren bekannten Varianten und Kombinationen nichts anderes als das mehr oder weniger veränderliche Syndrom einer prinzipiell gleichartigen Regulationsanomalie im uterinen Schwangerschaftsstoffwechsel dar. Gestose und/oder Dystokie mit/ohne kindliche(r) Dystrophie und/oder Asphyxie beruhen auf demselben Grundprinzip. Die Ambivalenzen und Schwankungsbreiten dieses Systems zeigt in groben Zügen Tab. 1.

Tab. 1

Steuerung der embryofetalen Entwicklung	<<< MPS >>>	Eliminierung fehladaptierter Organismen
Normale Entwicklung von Schwangerschaft, Geburt, Laktation und Wochenbett		*Gest*ations-Toxik*ose* EPH – HELLP – M. Sheehan – disseminierte Koagulopathie
Wachstum und Involution der Gebärmutter und des uterinen Oxytocinsystems		Dystokie – Wehenanomalie Fehlgeburt und Frühgeburt Inadäquater Wehenverlauf
Regulation des Wachstums und der Differenzierung des fetoplacentaren Organismus		Dystrophie – Dysplasie Placentare Insuffizienz Hirnschädigung – SIDS

Das mono-phagozytäre System ortet die Summe aller Reize und verteilt die Kräfte der Anpassung und Abwehr nach Dringlichkeitsgrad auf die allgemeinen und lokalen Erfordernisse. Eines der zahllosen Relais in diesem System ist das Interleucin-1. Es löst im Tierexperiment eine Frühgeburt aus und tritt beim Menschen sowohl während der normalen Geburt als auch bei Amnioninfektionen, die zur Fehl- oder Frühgeburt führen, im Fruchtwasser in großen Mengen auf. Es aktiviert im Gewebe des Uterus sowie der Plazenta und Eihäute so diverse Wirkstoffe wie Prostaglandine und Kachectin. Ein anderer Wirkstoff der Makrophagen, das Neopterin, steigt, wie etwa bei Entzündungen, im Blutserum vor Wehenbeginn in charakteristischer Weise an. Was Wunder, wenn sich im Kräftespiel dieses fein austarierten Systems die primitiven CTG- und Ultraschallprognosen so oft als falsch erweisen.

2.6. Wehen, ein fetales Reifungsmoment

Es gibt heute keinen Zweifel mehr, daß Interleucin-1 Wehen auslöst und sowohl Wehen als auch Interleucin-1 die Cortisolproduktion sowie die Bildung der dazugehörigen Rezeptorelemente im fetalen Organismus prompt und steil erhöhen. Obwohl viele der Mechanismen im einzelnen noch nicht geklärt sind, sind die Endeffekte klar. Zusammen mit dem Anstieg der Cortisolproduktion wird das fetale

Anpassungssystem auf die Umweltverhältnisse nach der Geburt umgestellt. Im einzelnen geht es dabei um die Einrichtung des für alle Anpassungsprozesse basalen Hormonkreislaufs über Zwischenhirn-Hypophyse-Nebennierenrinde, eine Modifikation der Hormonbildung von Nebennierenmark und Schilddrüse, die Aktivierung diverser Enzyme der Gluconeogenese in der Leber, die Förderung der Surfactantbildung in der Lunge, die Beschleunigung der Schließung des Ductus arteriosus im Herzen und eine Reifung der T-Lymphocyten im Immunsystem.

So viel Aufmerksamkeit das von der Geburtsmedizin standardisierte Wehenmaß erfährt, so wenig interessiert man sich für die Wehen als fetales Reifungselement. So wird denn, paradoxerweise, nach wie vor die primäre Kaiserschnittentbindung nicht nur als ein für den Fetus bedenkenloser Eingriff, sondern sogar, im besonderen für die nicht ausgereifte Frühgeburt, als Rettungsoperation vermarktet. Eines der Geheimnisse, warum die Mütter- und Säuglingssterblichkeit der SFKW signifikant geringer war als der Wiener Durchschnitt, lag in ihrer provokant niedrigen Kaiserschnittfrequenz von einem Prozent.

Ein weiterer Rückhalt unserer Ergebnisse bestand darin, daß wir die Zeichen der drohenden Frühgeburt nicht als uterine Anomalie, sondern als Entlastungsoffensive eines mütterlichen Organismus am Rande der Belastbarkeit betrachteten. Die Therapie wurde darauf ausgerichtet, die Patientin sozial zu entlasten. Die Wirkung der Wehenhemmer wurde auf Grund eigener exakt angesetzter Experimente als kontraproduktiv betrachtet. Die Frühgeburten gingen um die Hälfte zurück. Auch bei den hirngeschädigten Neugeborenen war ein Rückgang zu verzeichnen. Es gibt im übrigen eine Reihe von Anhaltspunkten, wonach episodische Wehen eher als Gestaltungskräfte im fetalen Entwicklungsprozeß denn als Zeichen einer drohenden Früh- oder Mangelgeburt anzusehen sind. Solche Wehenbewegungen blindlings als Risikosymptom zu werten und zu Wehenhemmern zu greifen, ist die wirkliche Gefahr.

Die Schwangerschaft stellt ein Stadium ungewöhnlichen Wachstums dar. Wachstum setzt ein bestimmtes Adaptationspotential voraus. Wenn daher die Adaptationserfordernisse für die Intakterhaltung der bestehenden Körpersubstanz so groß werden, daß vom Energiestoffwechsel das für die anstehenden Wachstumsprozesse notwendige Äquivalent nicht mehr übrigbleibt, wird das Wachstum gedrosselt oder abgebrochen. Das gilt für den Fall mangelhafter Energiezufuhr (Hunger) ebenso wie für den Fall einer zu konsumierenden Belastung (Distress).

Um den Wachstumsvorgang abzubrechen, besteht in der Schwangerschaft der Weg der Ausstoßung des Embryo/Fetus. Nimmt sich die Belastung für den Organismus dabei als so groß aus, daß diesem auch der für die Geburt zu erwartende Energieverbrauch prekär erscheint, bleiben die Wehen aus oder sie hören auf. Es kommt zur Retention der nicht mehr wachstumskräftigen Schwangerschaft, sei sie noch lebendig oder bereits tot. Bei diesem diffizilen Kräftespiel haben die biogenen Amine, vor allem Katecholamine insofern eine Schlüsselrolle inne, als sie bei Schock und Distress unterschiedliche Grade von Alarm auslösen. Noradrenalin macht notfalls der Schwangerschaft ein Ende und erzeugt Wehen; Adrenalin hebt die Kraftreserven für eventuell wichtigere Erfordernisse auf und hemmt die Wehen. Alle Wehenhemmer imitieren die Wirkung des Adrenalins.

Im Mutterleib bedarf der Fetus keines großen Adaptationsvermögens, da er so groben Belastungen wie Hitze/Kälte, Muskelanstrengung und Verdauungsarbeit nicht ausgesetzt ist. Er produziert daher relativ geringe Mengen von Katecholaminen und Glucocorticoiden, also jener Hormone, denen die Basissteuerung der Anpassung obliegt. Nach der Geburt ändern sich die Verhältnisse schlagartig: selbst in einem brütend warmen Raum erlebt der Fetus geradezu einen Temperatursturz, die Atemmuskulatur wird vehement gefordert, der Stoffwechsel abrupt umgestellt.

Um den Erfordernissen dieser Umstellung gewachsen zu sein, kommt es unter der Einwirkung der Wehentätigkeit zu einer enormen Steigerung der fetalen Nebennierenfunktion. Die während der Geburt entstehende Hormonflut ergießt sich dann nach der Geburt in die sich im Zuge der Umstellung neu eröffnenden Organsysteme, insbesondere die der Atmung und Verdauung.

2.7. Art und Einteilung der Wehen

Wehen sind nicht nur als Antriebskräfte der Geburt zu sehen. Nicht zuletzt fungieren sie auch als Muskelpumpe, die den Blutkreislauf im mächtigen Niederdrucksystem des Uterus entscheidend mitreguliert, und zwar nicht nur in den mütterlichen, sondern auch den fetoplacentaren Kompartimenten. In den Pumpperioden kann sich der Muttermund unter Umständen in erstaunlichem Maß erweitern, um sich danach wieder zu schließen. Einen Uterus nur auf Grund einer Muttermundserweiterung von 3–4 cm als wehenbereit zu betrachten, kann in die Irre führen. Bei einem derart gähnenden Muttermund kann sich sowohl ein Versuch der Wehenhemmung als auch Wehenstimulation ins Gegenteil verkehren.

2.7.1. Schwangerschaftswehen

Die Gebärmutter weht nicht nur während der Geburt, sondern schon während der ganzen Schwangerschaft. Schwangerschaftswehen sind nur meist so schwach, daß sie von der Schwangeren nicht oder zumindest nicht als unangenehm empfunden werden. Manche Frauen reagieren auf Schwangerschaftswehen so ängstlich und empfindsam, daß die Wehen für das Zeichen einer drohenden Fehl- oder Frühgeburt gehalten werden.

Diese Patientinnen bilden das Gros der erfolgreichen Behandlungen drohender Fehl- und Frühgeburten. Wirkliche Früh- und Fehlgeburten trotzen dagegen von vornherein, also auch wenn sie noch nicht voll im Gange sind, jeder der heute angepriesenen Behandlungen.

2.7.2. „Vorwehen" (Vorgeburtswehen)

Die Schwangerschaftswehen werden im letzten Schwangerschaftsmonat häufiger und stärker und halten länger an. Sie können so stark und regelmäßig werden, daß sie von richtigen Geburtswehen oft kaum mehr zu unterscheiden sind. Diese intensiven Schwangerschaftswehen werden als Vor(geburts-)wehen bezeichnet.

Vorwehen erzeugen auch meist deutlich erkennbare Effekte. So senkt sich im Laufe der Vorwehen vielfach die Gebärmutter. Ihr oberer Pol, der Fundus uteri, tritt so weit tiefer, daß es der Schwangeren bewußt wird und zwar insofern, als eine deutliche Erleichterung der Atmung eintritt. Dieser Effekt beruht darauf, daß das Zwerchfell nicht mehr so stark nach oben gedrängt wird.

Die Vorwehen führen auch, vor allem bei Erstgebärenden dazu, daß der kindliche Kopf tiefer tritt. Bei Geburtsbeginn ragt er dann zuweilen schon weit ins mütterliche Becken hinein.

Die Vorwehen führen auch zur sogenannten Cervixreifung. Das heißt, das Gewebe der Cervix lockert sich auf, die Cervix fühlt sich weich an. Gleichzeitig verlagert sie sich, die bisher kreuzbeinwärts – in seltenen Fällen symphysenwärts – gerichtet war, in die Mitte des unteren Eipoles. Sie ist jetzt „zentriert". Diese Verlagerung geht mit einer teilweisen Eröffnung des Muttermundes einher, sodaß dieser am Beginn der Geburtswehen für zwei Finger passierbar, also 3–4 cm weit offen ist.

2.7.3. Äquivalente der Vorwehen

2.7.3.1. „Falsche" Wehen – Senkungswehen

Da sich im Laufe der Vorwehen meist die Gebärmutter senkt, werden sie auch als Senkungswehen bezeichnet. Wie schon erwähnt, werden Vorwehen zuweilen für Geburtswehen gehalten, was sich eben dann als falsch herausstellt. In diesem Fall spricht man von falschen Wehen. Im angloamerikanischen Sprachbereich heißen die Vorgeburtswehen *Braxton-Hicks* Kontraktionen.

Vorwehen, mit denen eine adäquate Cervixreifung einhergeht, treten phasenweise auf und erstrecken sich auf einen Zeitraum von rund vier Wochen. Werden die Wehen dieser Phasen zusammengezählt, ergeben sich 120–200 Wehen. Die Intensität dieser Wehen wird von Frauen, die sich genau beobachten, der Intensität von Geburtswehen der Anfangsperiode gleichgesetzt. Verteilt auf 3–4 Wochen stellen diese Wehen mehr oder weniger unangenehme Episoden von kurzer Dauer dar.

2.7.3.2. Latenzphase der Eröffnungswehen

Laufen diese Art Wehen anstatt verteilt auf 3–4 Wochen in einem Zuge ab, kommt es zu 6–10 Stunden beschwerlichen Wehens. Wenn diese Art Vorwehen dann auch noch nahtlos in die Aktivphase der Geburtswehen übergehen, wird die Geburt zur Mühsal.

Eine Frau, die auf die Geburt gut vorbereitet wurde, meldet sich mit Geburtswehen erst dann, wenn infolge der Vorgeburtswehen die Cervix bereits reif ist. Die schlecht vorbereitete Frau gerät bei stärkeren Vorwehen in Angst, wodurch die Wehen alsbald verschwinden. So werden die Vorwehen sozusagen aufgeschoben, um letztendlich unaufhaltsam in geballter Folge abzulaufen. Diese Wehenfolge zählt die Schulmedizin dann nicht mehr zu den vorgeburtlichen Wehenphasen, sondern als sog. Latenzphase[6] der Eröffnungsperiode zu den Geburtswehen. Man spricht also statt von einer vorgeburtlichen von einer versteckt ablaufenden Phase der Geburt.

Dieser Kniff ist der Anlaß für viele geburtshilfliche Fehldiagnosen, und diese sind die breite Basis des geburtsmedizinischen Geschäfts. Wer nämlich, ohne in den normalen Ablauf einzugreifen, den Übergang von der Cervixreife zur Aktivphase der Eröffnungsperiode sorgfältig verfolgt, macht immer wieder eine scheinbar sonderbare Beobachtung: Nach dem Erreichen der Cervixreife im Laufe durchgehender Vorwehen alias der Latenzphase der Eröffnungsperiode stellt sich sehr häufig eine

---

6 lat. latens = versteckt seiend

Wehenflaute und gar nicht so selten eine Wehenpause ein. Eine solche Pause kann bis zum Eintritt aktiv eröffnender Geburtswehen eine ganze Weile dauern, in seltenen Fällen gegebenenfalls bis zu drei Wochen.

Meistens wird aber schon aus relativ kurzen Pausen eine sekundäre Wehenschwäche konstruiert und versucht, mit dem nicht wehenbereiten Uterus mittels wehenerregenden Drogen einen Geburtsfortschritt zu erzwingen. Das Gros der sich hinziehenden (protrahierten) Geburten geht auf fälschlich als zu schwache Geburtswehen gedeutete Vorwehen und die bornierte Anwendung von Wehenmitteln zurück. Am Ende dieser skrupellosen Routine stehen drohende Asphyxie und Kaiserschnitt.

Wie schon erwähnt, können Schwangerschaftswehen auch in den früheren Stadien der Schwangerschaft aus bisher unbekannten Gründen den Grad von Vorwehen erreichen und sogar zu einem Äquivalent der Cervixreife führen. Diese Kontraktionen hören meistens wieder auf und die Cervix formiert sich wieder. Vielfach werden in diesen Fällen auf Grund der falschen Diagnose einer drohenden Frühgeburt Wehenhemmer verabreicht (Tokolyse) und/oder um die Cervix eine Kunststoffschlinge (Cerclage) angebracht. Diese Maßnahmen haben nicht selten insofern schädliche Folgen, als sie über Rückkoppelungsmechanismen und Gewebszerrungen jene groben Schädigungen setzen, die der Entstehung von Frühgeburten Vorschub leisten. (Im übrigen ist es etwas einfältig zu glauben, die Gebärmutter zuschnüren zu können wie einen Kartoffelsack.)

Zweifellos ist die Übergangsphase zwischen Schwangerschaftswehen und Aktivphase der Eröffnung nicht nur jene mit den größten Varianten, sondern auch die der meisten geburtshilflichen Fehlentscheidungen. Man ist sich keineswegs darüber einig, wo die verschiedenen Grenzen gezogen werden sollen. Die Übergänge sind eben fließende und Grenzen schwer zu ziehen. So ist diese Phase denn auch das Kerngebiet des geburtsmedizinischen Geschäfts. Hier stellt das geburtsmedizinische Establishment ihre willkürlichen Regeln auf und jede andere Meinung als regelwidrig an den Pranger, wie etwa die Standardkommissionen der Deutschen Gesellschaft für Geburtshilfe und Gynäkologie.

Eine gut auf die Geburt vorbereitete Schwangere empfindet, wie oben erwähnt, ihre Uteruskontraktionen erst dann als Geburtswehen, wenn die entsprechende Cervixreife gegeben ist. Es ist zweckmäßig, von Geburtswehen erst dann zu reden, wenn bei einem bereits für 2 Finger bequem passierbaren Muttermund eine gute Wehentätigkeit besteht. Als gute Wehentätigkeit sind Kontraktionen anzusehen, die rund eine Minute dauern und in Intervallen von 2–3 Minuten erfolgen.

2.7.4. Eröffnungswehen – Aktivphase

Vom Anfang der Aktivphase der Eröffnungsperiode bis zur vollkommenen Erweiterung des Muttermundes braucht es je nach deren Ausgiebigkeit 50–100 Wehen. Die aktive Phase der Eröffnung ist gekennzeichnet vom zügigen Fortschritt in der Muttermundserweiterung. Gleichzeitig wird das untere Uterinsegment gestreckt, so daß der Kontraktionsring, der bisher hinter der Symphyse gelegen ist, jetzt als *Bandl*'sche Furche oberhalb der Symphyse tastbar wird.

Die Weite des Muttermundes und der Höhenstand der *Bandl*'schen Furche stehen zueinander in einer gewissen Relation: Ist diese 2 Querfinger über der Symphyse zu tasten, kann auf einen Muttermundsdurchmesser von 7–8 cm (Handtellergröße) geschlossen werden; befindet sie sich 4 Querfinger über der Symphyse, kann der Durchmesser des Muttermundes mit 9–10 cm (als im Verstreichen oder verstrichen) angenommen werden.

2.7.5. Austreibungswehen

Der vorangehende Kindesteil tritt bereits in der Eröffnungsperiode tiefer, bei Erstgebärenden im allgemeinen deutlicher als bei den Mehrgebärenden. Das Verstreichen des Muttermundes, also die völlige Eröffnung des Gebärmutterverschlusses gilt als das Stadium, in dem auf der Höhe einer Wehe die Fruchtblase springen oder gegebenenfalls eröffnet werden soll. Normalerweise tritt nach dieser Eröffnung der vorangehende Kindesteil unter dem Abgang von reichlich Fruchtwasser bis in die dem unteren Blasenpol entsprechende Ebene tiefer.

Springt die Fruchtblase bei verstrichenem Muttermund, ist es ein rechtzeitiger Blasensprung. Erfolgt dieser noch während der Eröffnungswehen, spricht man von frühzeitigem, erfolgt er vor Geburtsbeginn, von vorzeitigem Blasensprung. Daß nach einem Blasensprung früher oder später die (Früh)Geburt in Gang kommt, kann nicht bezweifelt werden. Ob der Blasensprung oder die Blasensprengung eine in Gang befindliche Wehentätigkeit wesentlich beeinflußt, ist aber sehr fraglich.

Nach dem (rechtzeitigen) Blasensprung erfolgt eventuell eine kurze Wehenpause. Dann werden die Wehen heftiger als zuvor. Normalerweise erreicht jetzt der vorangehende Kindesteil mit ein paar Wehen den Beckenboden. Um nun die Geburt weiterzutreiben und den Beckenboden zu überwinden, bedarf es zusätzlicher Muskelkräfte, die jetzt in Form der Bauchpresse in Aktion treten.

Die Bauchpresse wird reflektorisch ausgelöst, wenn der untere Eipol auf den Beckenboden drückt. Während der Wehen wird nunmehr ein Reflex ausgelöst, der die Rumpfmuskulatur dazu bringt, auf den Bauchinhalt einen Druck auszuüben. Diese Bauchpresse kann willkürlich gesteigert werden, indem durch einen tiefen Atemzug und durch Anhalten der Luft die Zwerchfellkuppen abgeflacht und in dieser Stellung festgehalten werden. So wird der obere Bauchraum beträchtlich eingeengt und der durch die Bauchpresse gesetzte Druck vorwiegend nach unten wirksam.

Durch den Druck der Bauchpresse wird der letzte Verschlußmechanismus überwunden und der kindliche Kopf unter Aufklappen des Beckenbodens und des Dammes geboren. Die Geburt der Schultern und des kindlichen Körpers macht normalerweise keine Schwierigkeiten. Bei Steißlagen läuft der Durchtritt der Kindesteile genauso ab, nur in umgekehrter Reihenfolge. Die Probleme der Steißlage liegen nicht an der Lage, sondern an denen, die mit ihr nicht umzugehen wissen.

2.7.6. Nachgeburtswehen

Nach der Geburt des Kindes schnurrt die Gebärmutter zusammen. Der Uterusfundus, der noch während der Preßwehen 2–3 Querfinger unter dem Rippenbogen gestanden ist, findet sich jetzt nach der Geburt des Kindes in Nabelhöhe. Die Gebärmutterwand, bisher höchstens 1 cm dick, mißt jetzt 3–4 cm. Nur über dem Sitz der Plazenta ist sie noch immer 1 cm dünn. Ungefähr 10 Minuten nach der Geburt des

Kindes setzen wieder Wehen ein. Die Gebärmutter zieht sich nunmehr auch über der Plazenta zusammen, wodurch diese von der Gebärmutterwand abgeschert wird. Die Lösung der Plazenta geht mit einer Blutung (Lösungsblutung) einher.

Nach der Ablösung von der Uteruswand kommt die Plazenta ins untere Uterinsegment oder in die Scheide zu liegen. Der sich jetzt derb anfühlende Fundus der Gebärmutter wird etwas nach oben gedrängt, sodaß er rechts oder links etwas oberhalb des Nabels zu tasten ist.

Ein harter Uterus, mit seinem Fundus rechts oder links oberhalb des Nabels, ist das entscheidende Zeichen dafür, daß die Plazenta gelöst ist. Ein weiteres Lösungszeichen besteht darin, daß die nach unten angespannte Nabelschnur in gleicher Position bleibt oder sich sogar nach unten bewegt, wenn der Uterus nach obenhin geschoben wird. Alle sonst beschworenen Lösungszeichen sind unverläßlich und irreführend.

Ist die Plazenta mit Sicherheit gelöst, kann sie entweder von der Mutter herausgedrückt oder an der Nabelschnur herausgezogen werden. Am zweckmäßigsten ist es, beides zu kombinieren. Es ist jedoch ein schwerer Fehler, an der Nabelschnur zu ziehen, wenn die Plazenta nicht mit Sicherheit gelöst ist.

Nach der Ausstoßung der Plazenta steht der Fundus der Gebärmutter in Nabelhöhe. Die Nachgeburtswehen werden von den meisten Gebärenden stärkemäßig mit starken Vorwehen verglichen. Die Nachgeburtsperiode gilt zwei Stunden nach dem Abgang der Nachgeburt als beendet.

2.7.8. Nachwehen

Es handelt sich um Wehen in den ersten Tagen des Wochenbettes. Im allgemeinen treten sie bei Mehrgebärenden häufiger und heftiger als bei Erstgebärenden in Erscheinung. Am unangenehmsten machen sie sich meistens während des Stillens bemerkbar.

2.8. Die Wehenkraft

Am Deutschen Gynäkologenkongreß 1966 hat man über eine Neuordnung der Geburtshilfe diskutiert und folgendes verlautet: Die Geburt ist die riskanteste Phase des menschlichen Lebens und daher bedürfe der Fetus einer intensiven medizinisch-wissenschaftlichen Kontrolle, der Geburtsmedizin. Statt der mütterlichen habe in Zukunft die kindliche Mortalität als Maßstab der geburtshilflichen Leistung zu gelten. Die großen Gefahren lauerten im Leben dieser Doktrin entsprechend weder nach noch vor der Geburt, sondern exakt in der Phase, die sich von allen anderen dadurch unterscheidet, daß der menschliche Organismus den Wehen ausgesetzt ist.

Die Kunde vom Risiko Geburt verbreitete sich wie ein Lauffeuer im ganzen Land und der Fetus samt den gefährlichen Wehen wurde ab nun intensiv überwacht, selbstverständlich elektronisch. Alsbald fand denn auch die geburtsmedizinische Wissenschaft heraus, daß während der Geburtswehen ein ganz besonderes Fährnis auf den Fetus lauerte: der Sauerstoffmangel. Dieser wurde seinerseits als die Ursache der jetzt so leicht erkennbaren intrauterinen Asphyxie befunden. Die drohende Asphyxie wurde so etwas wie eine fetale Modekrankheit. Um dieser vorzubeugen, wartete man die Wehen bei vielen Feten erst gar nicht ab, sondern holte sie vor der Zeit per Kaiserschnitt heraus.

In der Zwischenzeit wird es immer deutlicher, daß die Finte mit der Risikogeburt mehr Nachteile haben muß, als sie Vorteile haben kann. Nichtsdestoweniger kommt es bei Gerichtsprozessen immer wieder dazu, daß bezüglich der Gefährlichkeit der Wehenkräfte die dummdreistesten Argumente ins Treffen geführt werden und diese von vielen Richtern kritiklos übernommen werden. Eine kurze vergleichende Analyse der Kräfte, die bei einer Wehe zur Wirkung kommen, mag daher zweckmäßig sein.

Wenn die Gebärmutter ihren Querumfang um 7 % verkleinert, wird ihr Fassungsraum um 700 ml eingeengt und sein Inhalt nach unten hin verschoben. Diese 700 ml entsprechen dem Rauminhalt des maximal gebeugten Kopfes samt Hals. Mit andern Worten: Wenn sich der Uterus in seinem Querumfang nur um seine Wanddicke (7 mm) enger gestellt hat, steht der Schädel bereits am Beckenboden.

Für diese Umgestaltung wendet die Gebärmutter rund 235 Vorgeburts- und Geburtswehen auf, was durchschnittlich eine Raumveränderung von 3 ml pro Wehe ergäbe. Natürlich ist der Geburtsvorgang nicht so ohne weiteres auf solche Durchschnittsgrößen zu vereinfachen, doch weisen diese sehr klar darauf hin, wie behutsam die Gebärmutter die Geburt reguliert. Selbst die Veränderung der Druckverhältnisse in den Wehen vor und während der Geburt ist erstaunlich ausgewogen. Die Drucke in der Gebärmutter sind am besten mit den Druckvarianten im Venensystem vergleichbar. Der Grundtonus beträgt 5–10 mm/Hg, die Vorgeburtswehen erzeugen einen Druck von nicht mehr als 25 mm/Hg, und selbst in der kräftigsten Geburtswehe steigt der Druck auf nicht mehr als 40 mm/Hg. Dieser Druck entspricht dem Wasserdruck, der auf einen Körper in 50 cm Tiefe einwirkt. Der Fetus ist also während einer kräftigen Geburtswehe keiner größeren Druckänderung ausgesetzt, als wenn man ihn in einer Wasserwanne im Verlauf von je 20 sec untertauchte, in 50 cm Tiefe schweben und dann wieder auftauchen ließe.

Was in bezug auf die Wehentätigkeit stets außer Betracht gelassen wird, sind die Wehen als Triebkraft im utero-placentaren als auch fetoplacentaren Kreislauf. So wie der Blutkreislauf in den Beinen ins Stocken gerät, wenn die Beinmuskulatur nicht adäquat betätigt wird, stagniert auch die Blutbewegung in den Niederdrucksystemen der Gebärmutter, wenn deren Muskulatur keine Wehentätigkeit entfaltet. Die Beinmuskulatur wird wegen der essentiellen Rolle, die sie in der Beindurchblutung spielt, als Muskelpumpe bezeichnet. Eventuell wäre auch gut, die Wehen des öfteren als uterine Muskelpumpe anzusehen. Alle drohenden Frühgeburten, die mit den derzeit gängigen Methoden anscheinend erfolgreich hintangehalten werden, sind möglicherweise nichts anderes als mißdeutete Pumpbewegungen des Uterus. Zumindest sind bei Ausschluß geburtsmedizinischer Verfahren gleiche oder sogar bessere Resultate zu erzielen.

Eine beachtliche Druckerhöhung bedeutet die Bauchpresse; dabei wird der Bauchraum durch tiefes Einatmen (Abflachung des Zwerchfells) und Einziehen der Bauchmuskulatur verkleinert. Eventuell kann sie einen Druck von 40 mm/Hg erzeugen und den Wehendruck erheblich verstärken. Die Bauchpresse sollte möglichst sparsam eingesetzt werden, weil sie nicht nur für das Kind, sondern auch für die Mutter anstrengend und kräfteraubend ist. Die Bauchpresse ist nicht dazu da, Geburtswehen zu ersetzten, sondern diese nur zu unterstützen.

2.9. Überlegungen zur Anwendung von Wehenmitteln

Wer sich über Substanzen, denen eine fördernde oder hemmende Wirkung auf die Wehentätigkeit zugeschrieben wird, Klarheit schaffen möchte, muß zuerst einmal folgendes bedenken:

a) Schock und Distress können Wehen sowohl in Gang als auch zum Stillstand bringen; welchen Weg der insultierte Organismus nimmt, ist nicht abschätzbar.

b) Als wehenfördernd geltende Mittel werden gewöhnlich dann gegeben, wenn Wehen normalerweise zu erwarten sind, doch anscheinend nicht nach Wunsch oder nicht programmgemäß vonstatten gehen. Meistens werden dabei fälschlicherweise die Schwangerschaften als übertragen und/oder die Senkungswehen als Eröffnungswehen ausgelegt.

c) Als wehenhemmend geltende Mittel werden gewöhnlich dann gegeben, wenn spürbare Wehen vorzeitig in Erscheinung treten, aber ebenso gut aufhören wie weitergehen können. Die Wehen werden hier – vielfach voreilig – als Zeichen einer drohenden Frühgeburt ausgelegt.

d) Vielfach werden die jeweils gängigen Wehenmittel in bunter Reihe, eventuell mit der Einlage von „Rasttagen", tagelang gegeben. Stellt sich der Effekt, wie er ohnehin von selbst gekommen wäre, endlich ein, wird er von den geburtsmedizinischen Adepten als Effekt oder „Spätwirkung" der Wehenmittel dargestellt.

Das heißt, Wehenmittel zeigen stets nur dann die ihnen zugeschriebenen Effekte, wenn sie in einem Zeitabschnitt gegeben werden, da diese Effekte jederzeit auch spontan zustande kommen können. Wer dagegen versucht, einen Uterus, der mit Sicherheit nicht wehenbereit ist, durch Oxytocica in Wehen zu versetzen oder einen in der Aktivphase der frühgeburtlichen Eröffnung befindlichen Uterus durch Tokolytica zu inaktivieren, erfährt sehr bald, daß die derzeit gängigen Wehenmittel samt und sonders weitgehend wirkungslos sind. Mit andern Worten: Wehentätigkeit oder Wehenlosigkeit, wenn definitiv feststehend, lassen als statistisches Zufallsereignisse die als tokolytisch oder oxytokisch vermarkteten Substanzen bezüglich Hemmung oder Förderung von Wehen keineswegs als spezifisch effektiv erscheinen. Es handelt sich vielmehr um Placebowirkungen (siehe Kapitel E. 5.)

Weit weniger als die Wirkung der Wehenmittel auf die Wehen sind deren Nebeneffekte zu bezweifeln. Immerhin waren mit diesen Nebenwirkungen mütterliche Todesfälle in Zusammenhang zu bringen. So selten solche Todesfälle auftraten, so häufig finden sich bei den Patientinnen, denen Wehenmittelinfusionen in den üblichen Dosierungen verabreicht werden, subjektive und objektive Zeichen der Nebenwirkungen. Beim Oxytocin sind die Zeichen der Überwässerung, die durch adiuretische Eigenschaft des Oxytocins hervorgerufen wird. Die Nebenwirkungen der als Wehenhemmer verabreichten ß-Sympathicomimetica entsprechen dem Wirkungsspektrum des Adrenalins und können fatale Folgen haben. Zudem gehen alle diese Stoffe auf den Fetus über, doch die Frage, was sie dort anrichten, wurde bisher geflissentlich ignoriert.

Da nun alle, von den Gesundheitspäpsten und Hebammen über die Medienleute und Patientinnen bis zu den Rechtsgelehrten und wem sonst noch, an die Segnungen der Wehenmittel glauben, wäre es falsch, auf diese Drogen zu verzichten. In homöopathischen Dosen sind sie harmlos, und ihr oft günstiger Placeboeffekt ist nicht zu unterschätzen. Bedenklich wird es, wenn der Aberglaube dahin geht, daß höhere Dosen mehr Wehentätigkeit bedeuten oder zur Ankurbelung von Wehen die Sprengung der Fruchtblase von Nutzen sei. Ohne Zweifel steht mit der Eröffnung der Fruchtblase fest, daß jetzt in absehbarer Zeit der Geburtsvorgang vonstatten gehen muß. Ob aber damit auch die gewünschte Wehentätigkeit zustande kommt, ist eine andere Frage. So kommt es denn bei programmierten Geburten und einer aus anderen Gründen eingeleiteten und forcierten Wehentätigkeit viel öfter zu einer Kaiserschnittentbindung als nach spontanem Wehenbeginn.

2.10. Geburtshilfliche Aspekte

Die Regulation des natürlichen Geburtsverlaufes unterliegt den der Gebärmutter innewohnenden Gestaltungskräften und der Gestaltbarkeit des fetalen Organismus. Der knöcherne Beckengürtel beeinträchtigt diesen Regulationsmechanismus nur dann, wenn er wesentlich verengt ist. Enge Becken sind heute selten. Die häufigst anzutreffende Form (0.4 % der Geburten) stellt das zum Beckenausgang hin verengte Becken dar (Trichterbecken juveniler oder androider Art).

Die Geburt ist im Gegensatz zu den Methoden der geburtsmedizinischen Entbindungstechnik ein äußerst ausgewogener und schonender Vorgang. Die Gebärmutter ist ein diffiziles, subtil arbeitendes System, das Gros der modernen geburtsmedizinischen Methoden dagegen irreführend und daher riskant, wenn nicht prekär. Der schwangere und gebärende Organismus reagiert auf offenbar oder auch nur versteckt vorhandene Belastungen und Ängste vielfach mit Wehenanomalien, und zwar derart nachhaltig, daß entgegen anders lautenden Behauptungen auch mit den modernen Wehenmitteln kein kritischer Umschwung herbeizuführen ist. Wer die Grenzen im Gebrauch der Wehenmittel nicht erkennt, löst jene protrahiert verlaufenden (Früh)Geburten aus, die zumeist in ziemlich unzulänglichen Schnell- und Schnittentbindungen enden.

Die Wehen stellen wesentliche Momente der Bewegung im mütterlichen Organismus dar. Sie vollziehen nicht nur die Geburt, sondern bilden auch eine ganz wesentliche Kraft im biotischen Verständigungsprozeß zwischen mütterlichem und fetalem Organismus, insbesondere für den intensiven perinatalen Reifungsschub des Fetus. Wehen bedürfen einer eingehenden Vorsorge. Wehennorm und Wehenanomalie hängen weitgehend davon ab, wie gut die Schwangere in die Natur der Wehen eingeweiht wurde und wie vertraut sie mit den kommenden Wehen umzugehen weiß.

Die optimale Gestaltung der Geburt liegt in Prognose und Prophylaxe, im Erkennen, was kommen kann und wird und wovor sich zu hüten ratsam ist. Die apparative Überwachung der Geburt und die Schnittentbindung sind nutzlose Kompensationsversuche und nur Alibis für systematische Versäumnisse. Die heutzutage eventuell anstehenden Geburtsfährnisse sind mit ganz wenigen Ausnahmen schon vor Geburtsbeginn unschwer zu erkennen und entschärfen. Das moderne Monitoring bei der Geburt ist dagegen nutzlos. Bei Geburtsbeginn sind die Würfel schon gefallen.

3. Normen und Anomalien der Geburt

3.1. Grundzüge des normalen Geburtsverlaufs

Der Grundzug der Geburt besteht in einer Streckung der Gebärmutter. Diese Streckung hat zur Folge, daß beim Fetus der Abstand zwischen Scheitel und Steiß, der beim ausgetragenen Fetus im eingerollten Zustand 24–26 cm beträgt, nach voller Streckung auf 34 cm verlängert ist. Der Fetus wird also um 10 cm gestreckt. Diese 10 cm entsprechen dem Weg, den der vorangehende Kindesteil (Kopf oder Steiß) im Laufe der Geburt tiefertreten muß, um mit seinem Führungspunkt vom Eingang bis zum Ausgang des Beckens zu gelangen.

Die Streckung der Gebärmutter kommt zustande, indem sich im Laufe der Wehentätigkeit das muskelkräftige Corpus uteri verengt und sich damit ihr Inhalt zwangsläufig gegen die muskelschwache Cervix hin ausstreckt. Auf diese Weise wird der untere Pol der Fruchtblase mit dem führenden Kindesteil nach unten hin verschoben, während der obere Pol in und mit der Kuppe der Gebärmutter oben am Rippenbogen auf gleicher Höhe bleibt.

Der führende Kindesteil beziehungsweise untere Pol der Fruchtblase dehnt den Gebärmutterhals auf, entfaltet die Scheide und schiebt den Beckenboden beiseite. Wehe für Wehe wird dabei der Cervikalkanal und Muttermund (MM) von 5 mm auf 100 mm aufgedehnt, Cervixwand und MM bis zum „Verstreichen" entfaltet und verdünnt. Mit dem Verstreichen des MM steht die Gebärmutter beckenwärts offen und der MM wird für den vorangehenden Kindesteil passierbar.

Im klassischen Fall springt jetzt in einer Wehe die Fruchtblase und der vorangehende Kindesteil rückt mit seinem Führungspunkt in einem Zug bis auf jene Ebene nach, die der Fruchtblasenpol erreicht hat. Der vorangehende Kindesteil erreicht nun mühelos den Beckenboden, da die leicht entfaltbare Scheide keinen Widerstand leistet.

Hat der vorangehende Kindesteil den Beckenboden erreicht, befindet sich der Inhalt der Gebärmutter in voller Streckung. Es bedarf nun eines besonderen Schubes nach unten, um das Kind über den Damm zu treiben. Dies geschieht mit Hilfe der Preßwehen. Der Druck, den während der Wehen der vorliegende Kindesteil auf den Beckenboden ausübt, löst reflektorisch die Bauchpresse aus. Das heißt, am Höhepunkt der Wehe drückt der vorangehende Kindesteil auf den Beckenboden und erzeugt damit einen Reflex, der die Bauchmuskulatur zur Kontraktion bringt. Dadurch wird der Bauchraum und mit ihm die Gebärmutter von außen her eingeengt und ausgepreßt (Preßwehe). Das Kind gleitet mit ein paar Wehen über den Damm heraus.

Erst nach der Geburt des Kindes zieht sich die Gebärmutter kräftig zusammen. Im muskelfaserreichen oberen Teil ist die Wand jetzt 4–8mal so dick (3–4 cm) wie vor der Geburt des Kindes (0.5–1.0 cm). Nur dort, wo ihr der Mutterkuchen anhaftet, bleibt sie vorläufig noch dünn und mißt nicht mehr als 1.0 cm. Letztlich kontrahiert sich die Uteruswand auch über dem Plazentarsitz kräftig, wodurch die Plazenta von dieser abgeschert wird. Entweder wird dann die Plazenta von der Gebärenden selbst unter Einsatz der Bauchpresse herausgedrückt oder unter deren Mitpressen an der Nabelschnur herausgezogen.

3.2. Gestaltungskomponenten der Geburt

3.2.1. Fruchtblase

Es steht außer Frage, daß die Fruchtblase im Stoffaustausch zwischen mütterlichem und kindlichem Organismus eine ganz wesentliche Rolle spielt, in vielerlei Hinsicht als biotischer Stoßdämpfer und Puffer wirkt und ohne intakten Fruchtsack eine Schwangerschaft nicht lange haltbar ist. Jeder Blasensprung und jede Blasensprengung hat früher oder später den unaufhaltsamen Abgang der Schwangerschaft zur Folge.

Welche Gründe für den Blasensprung man sucht und eventuell findet, ist für dessen Wirkung ohne Belang. Während zwischen Blasensprung und dem Anfang der Geburt zweifellos ein Zusammenhang besteht, ist es durchaus fraglich, ob der Blasensprung oder eine Blasensprengung auf den Verlauf einer Geburt von wesentlichem Einfluß ist. Welche Auswirkungen auf das Geburtsgeschehen der Eröffnung der Fruchtblase denn auch zugeschrieben werden, die ganze Wissenschaft beruht auf sonst nichts als auf jener merkwürdigen Gewißheit, daß nun nichts mehr aufgeschoben werden kann oder rückgängig zu machen ist. Diese Art von Fatalismus scheint vielen, den Laien nicht minder als den Fachleuten, eine erstrebenswerte Erleichterung zu sein. Trotzdem ist die Blasensprengung alles andere als eine wohldurchdachte Therapie und bedeutet nur, daß eben irgendwas, das unaufhaltsame Folgen hat, geschieht.

Ein Blasensprung bei verstrichenem MM wird rechtzeitig, einer, der zur Geburt eines unreifen Kindes führt, unzeitig genannt. Tritt der Blasensprung bei einer ausgetragenen Schwangerschaft vor dem Beginn der Geburtswehen ein, heißt er vorzeitig, und als frühzeitig wird er bezeichnet, wenn er nach Wehenbeginn, aber vor Verstreichen des MM erfolgt.

Nach einem Blasensprung sollte die Geburt möglichst bald erfolgen, da die von der Scheide in den Fruchtsack aufsteigenden Bakterien für den Fetus infektionsgefährlich werden. Ein Blasensprung ist daran zu erkennen, daß Fruchtwasser durch die Scheide abgeht. Doch den Abgang von Fruchtwasser festzustellen kann eventuell schwierig sein, da die in Scheide und Cervix gebildeten Sekrete von Fruchtwasser oft schwer zu unterscheiden sind. Ein Unterscheidungsmerkmal liegt darin, daß Fruchtwasser stets alkalisch und ein Fruchtwasserabgang weitgehend auszuschließen ist, wenn ein darauf abgestimmter Teststreifen eine saure (nicht-alkalische) Reaktion ergibt.

3.2.2. Verschlußmechanismen

Den Verschlußmechanismus des Uterus bildet der Gebärmutterhals, den des Beckenausganges der Beckenboden. Der entscheidende Verschluß ist der Gebärmutterhals. Fehlte dieser Verschluß, wäre die menschliche Gebärmutter nicht tragfähig genug, um Schwangerschaften auszutragen. Die Überwindung dieser Verschlußmechanismen stellt daher den größten Teil der Geburtsarbeit dar. So geht die Streckung der Gebärmutter insofern nur schrittweise vor sich, als der Gebärmutterhals einen straffelastischen Widerstand bietet; nach Eröffnung des MM geht normalerweise die Geburt rasch zu Ende. Ist der Verschluß zu locker oder nachgiebig, kommt es ohne wahrnehmbare Wehentätigkeit je nach Stand der Schwangerschaft zu Fehl-, Früh- oder Sturzgeburten; sind sie zu unnachgiebig, sind schmerzhafte Wehen und Verzögerungen der Geburt die Folge.

Bei der Eröffnung von Cervix, Scheide und Beckenboden werden immer die Ausdrücke „dehnen" und „auswalzen" verwendet, was ebenso falsche wie angsterregende Vorstellungen weckt. Es wird nämlich bei allen diesen Erweiterungen weder viel gedehnt noch ausgewalzt. Der Gebärmutterhals etwa ist so gefaltet, daß die Erweiterung seines Kanals von 5 mm auf 100 mm kein Problem darstellt, wenn ihn nicht Krämpfe oder Narben an der Entfaltung hindern. Die Cervix mit ihrer rundum 15 mm dicken Wand und dem 5 mm weiten Kanal hat dieselbe Masse wie ein 100 mm weiter MM mit Lippen von nur 1–2 mm. Das Fasersystem der Cervix ist in Falten gelegt, sodaß es zur völligen Erweiterung des MM nur der Entfaltung und keiner Dehnung dieses Fasersystems bedarf. Dasselbe gilt für die Faltenbildung und Erweiterung der Scheide. Darüber hinaus kann das vorwiegend aus kollagenen Fasern bestehende Hydroskelett der Cervix und Scheide innerhalb kurzer Zeit durch Auflockerung („Schmelzung") und Verdichtung sowie Ein- und Ausbau von Bauelementen entsprechend umgestaltet werden.

Der Beckenboden ist kein direkt auf den Geburtsvorgang abgestimmter Verschluß, sondern mehr oder weniger eine für Bauchinhalte bedingt durchlässige Schleuse am unteren Ausgang des Bauchraumes. Im Grunde gelten hier für die Entleerung von Uterus und Scheide keine anderen Bedingungen als für die Entleerung des Darmes und der Harnblase nach außen. Es ist eine Frage des Behaltens und Abgebens von Bauchinhalt. Wenn im Zuge von der Entleerungen ein besonderer Druck erzeugt wird, spricht man von Bauchpresse.

3.2.3. Die Bauchpresse

3.2.3.1. Einleitung

Die Handgriffe, die heute noch immer bei den Gebärenden in der Phase der Preßwehen mit Eifer – von den Hebammen nicht weniger als den Ärzten – angewendet werden, zeigen nur zu deutlich, daß auch die Dammschützer(innen) von heute von der Funktion der Bauchpresse keine sonderliche Ahnung haben. Denn hätten sie eine, müßten die Begriffe „Kristeller" und „Credé" insofern schon lange ausgerottet sein, als diese heute nicht nur als unzulänglich, sondern auch als schädlich zu betrachten sind. Nichtsdestoweniger ist selbst bei den jüngsten Hebammengenerationen die Anwendung dieser Handgriffe ebenso üblich und beliebt, wie sie fehl am Platz ist.

Als *Kristeller* den nach ihm benannten Handgriff vorgeschlagen hat, war das in einer Zeit, da Vielgebärende mit einem halben Dutzend Schwangerschaften und mehr zur täglichen Geburtshilfe gehörten. Eine Menge dieser Vielgebärenden hatten so schlaffe Bauchdecken, daß sie eine richtige Bauchpresse gar nicht mehr zustande brachten. Für diese Fälle und nur für diese schlug *Kristeller* vor, die undurchführbare Bauchpresse dadurch zu ersetzen, daß man auf dem Höhepunkt der Wehe die Hand an den Fundus uteri legte und diesen mit dosierter Kraft nach unten drückte. Diese Vorgangsweise war leicht zu befolgen, da infolge der vorne klaffenden Bauchdeckenmuskulatur (Rektusdiastase[1]) zwischen Hand und Fundus kein Widerstand gegeben

---

1 griech. diastase = trennender Zwischenraum (der geraden Bauchdeckenmuskeln, der musculi recti)

und zu überwinden war. Für diese Frauen war der Handgriff hilfreich. Ihn am wehenlosen Uterus anzuwenden galt als Kunstfehler.

Heute gibt es kaum einmal eine Gebärende mit einer Rektusdiastase. Bei der Bauchpresse am Höhepunkt der Wehe ist daher die Bauchdecke bretthart gespannt und nur mit brutaler Gewalt zu überwinden, die gar nicht so selten auch angewendet wird. Um sich das „Kristellern" zu erleichtern, wird es oft auch am wehenlosen Uterus praktiziert. Was sich hierbei heute vielerorts noch immer abspielt, ist eher dem Kapitel Gewalt gegen Frauen als dem Kapitel Geburtshilfe zuzuordnen.

Der beste Schutz gegen diesen Mißbrauch bildet die Geburt in Hocke. Denn dann ist nicht nur, sondern unter anderem auch die Bauchregion für geburtswidrige Übergriffe verhältnismäßig unzugänglich. Auch der korrekt verwendete Handgriff erledigt sich dann insofern von selbst, als die Bauchpresse in der Hocke viel schonender und wirkungsvoller als jede andere Kraftanwendung ist.

3.2.3.2. Wirkungsmechanismen

Bauchpresse bedeutet maximale Steigerung des abdominalen Druckes. Um die Bauchpresse zu verstehen, bedarf es zuerst einer Erörterung der normalen Druckverhältnisse im Abdomen. Abgesehen davon spielen diese eine ganz wesentliche und weit unterschätzte Rolle im Blutkreislauf des utero-placentaren und feto-placentaren Niederdrucksystems.

Die Bauchwand ist ein System straff-elastischer und verstellbarer Gurten aus Faszien und Muskeln. Die Faszien und Muskeln bilden einen Mantel, der an Brustkorb, Beckengürtel und Wirbelsäule festgemacht ist und die Bauchhöhle umschließt. Oben reicht die Bauchhöhle bis in den Brustkorb hinauf und wird vom Zwerchfell überdacht, unten reicht sie hinunter bis ins kleine Becken, wo sie am Beckenboden endet. Das Zwerchfell ist am unteren Rand des Brustkorbgerippes festgemacht und hebt sich von da aus kuppelartig nach oben ab, der Beckenboden ist am den Beckenring verankert und trichterartig nach unten vorgewölbt.

Die von diesem Faszien-Muskelmantel umschlossene Bauchhöhle enthält die Eingeweide. Die Bauchhöhle ist ein hermetisch abgeschlossener Raum mit Ausführungsgängen, die nach Bedarf Bauchinhalt entweichen lassen. Die Eingeweide sind in der Bauchhöhle locker verpackt und aufgehängt und mit mehr oder weniger beweglichem Inhalt angefüllt. Die in der Bauchhöhle verpackten Eingeweide stehen unter einem Druck, der sich aus dem Spannungsdruck der Bauchdecken und dem auf diesen lastenden atmosphärischen Druck zusammensetzt. Dieser Druck erzeugt von seiten der Eingeweide einen Gegendruck. Form und Funktion des Bauches unterliegen dem Wechselspiel dieser beiden Drucke. Entsteht irgendwo ein Ort höheren Drucks, weichen die Eingeweide solange nach Orten geringeren Drucks aus, bis ein Druckausgleich eintritt. Der wesentliche Regulator der Druckbalance ist die Bauchdeckenspannung.

Da sich Inhalt und/oder Ausdehnung der Bauchhöhle infolge Atmung und Verdauung oder Körperbewegung ständig ändern, bedarf die Bauchdecke einer steten Spannungsänderung. Je nach Bedarf kann sie stellenweise oder über dem ganzen Bauch von locker und weich bis straff und hart gespannt sein. Diese unablässigen Volumen- und Druckverschiebungen übertragen sich auf die Eingeweide und bilden einen wichtigen Faktor in der venösen Zirkulation der Bauchorgane.

Die Wirkung dieser Druckveränderungen auf die Blutströmung wird bei Patientinnen deutlich, die an einer chronischen Bauchdeckenlähmung leiden. Sie müssen stets ein Mieder tragen, da sonst nicht nur eine statisch-dynamischen Dekompensation, sondern auch Dekompensationen im venösen Rückstrom aus dem Bauchraum unausbleiblich sind. Darüber hinaus bedürfen diese Patientinnen einer Dauermedikation, die den Venentonus durchgehend und dauerhaft erhöht.

Bekanntlich leistet die Beinmuskulatur als venöse „Muskelpumpe" etwa ein Drittel der für die Aufrechterhaltung des Kreislaufs notwendigen Energie. Die Bauchmuskulatur, im Vergleich dazu eine vielleicht eher schwache „Muskelpumpe", gewinnt in der Schwangerschaft an Bedeutung. In der Gebärmutter bilden sich nämlich mit dem utero-plazentaren und feto-placentaren Blutkreislauf zwei Niederdrucksysteme aus, die am Ende 250–500 ml Blut enthalten und deren Durchströmung durch den im arteriellen Einstromgebiet herrschenden Druck von höchstens 40 mm/Hg nicht einmal annähernd in Gang zu halten sind. (Näheres siehe Kapitel Kreislauf).

Die Blutbewegung in diesen Niederdrucksystemen wird somit nicht von der mütterlichen oder fetalen Herzaktion gesteuert, sondern über die von der Gebärmutter- und Bauchmuskulatur betriebenen „Muskelpumpen". Ihre Saugwirkung und nicht die Pumpwirkung der Herzen reguliert den Blutstrom dieser Niederdrucksysteme. Ihr normales Rückstrompotential enthält eine enorme Schwankungsbreite, die indirekt nur unzulänglich faßbar ist. So sind „regelwidrige" Wehen oder Herztonkurven mehr ein medizinischer Geschäftstrick als ein auch nur einigermaßen haltbares Diagnosemittel. Die Behauptung, von einer stark spürbaren Aktivität der Gebärmutter auf eine drohende Frühgeburt oder den Herztönen auf die Kondition des Fetus schließen zu können oder gar zu müssen, ist ebenso absurd wie überheblich. Zu Lasten der falschen Prognosen, die auf dieser Basis zustande kommen, gehen die Hälfte aller Frühgeburten und die Unzahl der Kaiserschnitte in den industrialisierten Ländern.

Die Bauchdecken üben also ständig mehr oder weniger Druck auf die Baucheingeweide aus. Bauchpresse im eigentlichen Sinn heißt, einen ungewöhnlich starken Druck auf den Bauchinhalt erzeugen. Ihr Zweck ist normalerweise die willkürliche Entleerung von Eingeweideinhalt, im Sonderfall Geburt die Entleerung der Gebärmutter. Die Bauchpresse wird mit einem tiefen Atemzug und dem Verschließen der Stimmritze eingeleitet. Damit wird das Zwerchfell tiefgestellt, die Bauchhöhle eingeengt und ein Ausweichen des Bauchinhaltes nach oben verhindert. Ziehen sich nun die Bauchmuskeln zusammen, weichen die Bauchorgane nach den nachgiebigeren und raumbietenden Bauchabschnitten aus, das heißt nach den Lenden und zum Beckenboden hin.

Am wirkungsvollsten ist die Bauchpresse im Hocken, da dadurch der untere Rand der letzten Rippen und des Rippenbogens dem oberen Rand der Darmbeinschaufeln und Schambeine so stark angenähert ist, daß ein Ausweichen der Eingeweide in die Lenden nicht mehr möglich ist und der ganze Druck nach unten geht. Zudem bilden Körperachse und Beckenachse im Hocken fast eine Gerade. – Im Stehen geht der Druck nach unten vorwiegend auf die Darmbeinschaufeln und die Schambeine. Zum Beckenboden hin wird er beträchtlich abgeschwächt und dort nur in einem geringen Maße wirksam. – Im Liegen wird der Druck auf den Beckenboden noch um einiges geringer als im Stehen, da im Liegen die Eingeweide schwerkraftmäßig nicht beckenwärts, sondern lendenwärts verlagert werden.

362 Gestaltungskomponenten der Geburt

3.2.3.3. Fehldeutungen

Die Bauchpresse besteht nur in der letzten Phase der Geburt zurecht. Der für Mutter und Kind schonendste Einsatz der Bauchpresse ist bei der Geburt im aktiven Hocken gegeben. Beim Vollzug der Hocke schert das Kreuzbein nach hinten aus, während die Schambeinfuge, über den am Beckenboden stehenden Kindesteil hinweg, hochgezogen wird. Dieser gleitet nun während einer der Preßwehen durch den Beckenbodenspalt und, vom Steißbein abgefedert, wie auf einer schiefen Ebene den Damm hinab nach außen. Die übrigen Kindesteile folgen unmittelbar oder in der nächsten Wehe nach. So erforderte die Geburt nicht nur ein Minimum an mütterlicher Kraft, sondern auch an kindlicher Belastung.

Ein enormer Vorteil der Geburt in aktiver Hocke liegt darin, daß all die Handgriffe, mit denen Hebammen und Mediziner die Gebärenden zu malträtieren pflegen, in aktiver Hocke gar nicht oder nur mühsamst umzusetzen sind. Das Interesse, die Schwangeren durch zielführende Gymnastik für diese Art Geburt zu trainieren, ist bezeichnenderweise nicht allzu groß. Die meisten Frauen verfügen daher nicht über die entsprechende Kondition, um in freier Hocke zu gebären. Umso größer ist das Interesse für das Geschäft mit Hockprothesen aller Arten, vom Gebärstuhl bis zu Romarad und Stufenwanne. Doch die Kraft, die aus der echten Hocke kommt, bleibt aus.

Im Grunde kreisen aber die Gedanken der Geburtsmediziner und deren Hebammen ungebrochen um die Geburt im Liegen und all die Lehren, die eben nur entstehen können, wenn man im Zerrbild der Geburt, wie es die Geburt im Liegen darstellt, die natürliche Geburt vermutet. Die Folge sind wissenschaftliche Fehldeutungen, Gesetze und Verordnungen, die den Abschluß der Geburt zum geburtshilflichen Dilemma machen. Auch das Schema der unter Dammschutz subsumierten Handgriffe kam erst mit der Unsitte der Geburt im Liegen auf, ein Schema, das eher einen lädierten als unversehrten Damm zurückläßt. Und wenn heute die Steißlage zur obligaten Indikation für einen Kaiserschnitt gemacht wird, beruht dies ebenfalls auf jenem Unvermögen, das entsteht, wenn man die Normen der Geburt aus der Geburt im Liegen deduziert.

3.2.4. Die Bewegungen des kindlichen Kopfes

3.2.4.1. Einleitung

Die Wand der Gebärmutter besteht aus drei Schichten. Die Muskulatur der innersten Schichte ist so angeordnet, daß mit ihrer Kontraktion die Gebärmutter in den oberen Abschnitten im sagitalen Durchmesser enger gestellt wird als im queren, während es in den unteren Abschnitten eher umgekehrt ist. Im Zuge der plastischen Umgestaltung der Gebärmutter vor der Geburt, die mit einer „Reifung" der Cervix verbunden ist, wird die Gebärmutter daher zu einem oben querovalen und unten runden bis längsovalen Faszien-Muskelmantel. Dieser geht nach dem Verstreichen des MM nahtlos in den längsovalen Faszien-Muskeltrichter des Beckenbodens über.

Dieser durchlaufende Faszien-Muskelmantel und die Kindesteile fügen sich im Laufe der Wehentätigkeit formmäßig ineinander, wodurch das Kind in Drehbewegungen gerät. Die Formanpassungen der Kindesteile an die Gebärmutter werden als Konfiguration, die Drehungen als Rotation bezeichnet. Konfiguration und Rotation betreffen alle drei großen Kindesteile, Kopf/Hals, Schultergürtel/Arme und Beckengürtel/Beine. Die Dimensionen zwischen Gebärmutter und kindlichem Körper sind aufeinander exakt abgestimmt, sodaß die Drehbewegungen der großen Kindesteile zueinander und miteinander bestens harmonieren.

Die Größenverhältnisse der drei großen querovalen Körperteile – Kopf und Hals, Brust und Arme, Bauch und Beine – liegen so, daß, wenn der eine längs am Beckenboden, der nächste quer im Beckeneingang steht. Sie befinden sich also zueinander mehr oder weniger in einem rechten Winkel. Kopf, Rumpf und Becken sind in gewissem Maße schraubenförmig gegeneinander drehbar und beeinflussen so wechselseitig ihre Bewegungen. Die aktuelle Bewegung ist der Effekt der Konfigurationen und Drehmomente aller drei Körperteile. Bei der Rotation handelt es sich immer um eine des ganzen Körpers, nie um die eines Körperteils allein, also auch nie um eine isolierte Rotation des Kopfes. Welcher Körperteil das jeweils wesentliche Drehmoment ergibt, ist schwer zu sagen und unterliegt derzeit nicht bekannten Normen.

Dem vorliegenden Kindesteil (Kopf oder Steiß) kommt sicherlich eine gewisse Führungsrolle zu, und zwar insofern, als er es ist, der wie eine Dilatatorkappe gegen Gebärmutterhals, MM und Damm vorgeschoben wird, um diese wehenweise zu erweitern. Er wird in der Wehe leicht rotierend gegen den MM gedrückt, um in der Wehenpause rückrotierend wieder etwas nachzugeben. Natürlich arbeitet auch die Gebärmutter nicht maschinenhaft. Uterines Hydroskelett und fetales Körperrelief stehen in permanenter Wechselwirkung.

Schultergürtel und Arme oder Steiß und Beine werden auf die gleiche Weise konfiguriert und rotiert wie Kopf und Hals. Konfiguration und Rotation des Kopfes stechen nur insofern hervor, als der Kopf nicht nur den größten, sondern in 96 % der Geburten auch den vorangehenden Kindesteil darstellt. Konfiguration und Rotation der Schultern und des Steißes als Maßstab im Geburtsverlauf werden dadurch vielfach unterschätzt. So wäre zum Beispiel dem tiefen Querstand des Steißes die gleiche Bedeutung wie dem des Kopfes beizumessen.

Das Kind wird aus der Gebärmutter und durch die Scheide nicht einfach heraus geschoben, sondern vorsichtig heraus gedreht. Meistens macht der im Beckenabschnitt befindliche Kindesteil vom Beckeneingang bis zum Beckenausgang eine Rotation von etwa 90 Grad durch, um sich dann während und nach Durchschreiten des Scheidenausgangs entweder zurück in die Ausgangslage oder um weitere 90 Grad nach der Gegenseite hin zu drehen. Ob diese Drehung in die eine oder andere Richtung geht, hängt vom Drehmoment des nachfolgenden Kindesteiles ab, das gleich- oder gegenläufig sein kann.

3.2.4.2. Haltungen und Durchmesser

Die Kopfhaltung des Fetus wird nach dem bei der Geburt am tiefsten stehenden Teil des Kopfes benannt, der tiefste Punkt dieses Areals als Führungspunkt bezeichnet. Die weitaus häufigste Haltung ist die Hinterhauptshaltung mit der kleinen Fontanelle als Führungspunkt; bei ihr ist der Kopf maximal gebeugt. Die Gesichtshaltung mit dem Kinn als Führungspunkt ist die Folge einer maximalen Streckung des Kopfes; sie kommt in 1 % der Geburten vor. In beiden Haltungen stellt sich der Kopf mit einem der beiden kleinsten Höhendurchmesser ein. Diese werden vom unteren Rand der Hinterhauptschuppe beziehungsweise des Unterkiefers zum hinteren Winkel der großen Fontanelle gemessen und betragen beide 9.5 cm. Sie werden als sub-

364 Gestaltungskomponenten der Geburt

occipito[2]-pregmatischer[3] und submento[4]-pregmatischer Durchmesser bezeichnet. Im Vergleich dazu ist der fronto-occipitale[5] Längsdurchmesser mit 12 cm relativ groß.

Die drei für die Beckenpassage wesentlichen Durchmesser des fetalen Kopfes, der suboccipito-pregmatische, der submento-pregmatische und bi-parietale[6], messen rund 9.5 cm. Alle Durchmesser des mütterlichen Beckens sind, wie wir gesehen haben, in der Regel um 1–2 cm größer. Selbst unter Berücksichtigung eines 1 cm dicken Weichteilmantels, geben diese Maße zu erkennen, daß bei der aufrechten Körperhaltung des Menschen auch das ausgetragene Kind trotz seiner Größe glatt herausrutschen oder gar herausstürzen würde, wenn nicht am Ausgang der Gebärmutter und des Beckens entsprechende Verschlußmechanismen vorhanden wären.

3.2.4.3. Konfiguration[7]

Normalerweise führt jeder Druck auf den fetalen Kopf, beispielsweise der Wehendruck, zu geringen, im Röntgenbild rein zufällig sichtbaren Konfigurationen. Auch tastbare Konfigurationen findet man nur dann, wenn während der Untersuchung das Hydroskelett den Kopf gerade etwas intensiv umspannt, zum Beispiel bei der Passage des MM oder Dammes. Die Schädelknochen werden so bewegt, daß der Kopf durch den Engpaß schlüpft, ohne einen gefährlichen Hirndruck entstehen zu lassen.

Grobe Konfigurationen, wie sie früher bei den engen (Rachitis)Becken so oft hingenommen werden mußten, kommen heute insofern noch relativ häufig vor, als Trichterbecken oft auch dann noch unerkannt bleiben, wenn sich die Auswirkungen der Konfiguration bereits in der fetalen Herztonkurve abzeichnen und aus diesem Grund die überfällige Kaiserschnittentbindung oder fälschlicherweise eine Zangenentbindung vorgenommen wurde. Die Kinder tragen, wenn sie nicht sterben, oft eine Hirnschädigung davon.

Eine Reihe dieser Schädigungen wurde in letzter Zeit nicht deswegen verhindert, weil man die Trichterbecken erkannte, sondern weil man nach dem Motto „Einmal ein Kaiserschnitt, immer ein Kaiserschnitt" mit der Unzahl der überflüssigen Kaiserschnitte, die wegen fiktiver fetaler Risken durchgeführt wurden, auch ein Trichterbecken ertappen mußte. Mit anderen Worten: In je 20–30 fiktiven geburtsmedizinischen Kaiserschnittindikationen als modernem statistischem Zufallsereignis kann gerechnet werden, daß sich darunter in Form des Trichterbeckens auch eine stichhältige Indikation befindet.

Grobe Konfigurationen, wie sie heute fast nur mehr bei unerkannten Trichterbecken zustande kommen, gehen mit einer Einsenkung der noch zarten Knochen an der Schädelbasis, vor allem im Bereich der hinteren Seitenfontanelle einher. Die flüchtigen äußeren Spuren dieser nur während der Geburt auftretenden Verschiebungen sind nach der Geburt nur bei sorgfältiger Untersuchung zu erkennen. Sie führen jedoch zu ernsten Drosselungen der Blutzufuhr zum Gehirn und damit zu

---

2 lat. sub = unter, occiput = Hinterhaupt
3 griech. pregma = Scheitel
4 lat. mentum = Kinn
5 lat. frons = Stirn
6 lat. bi = zwei, parietes = Wände; biparietal = von einer (Scheitelbein)Wand zur anderen
7 lat. configuratio

diversen Graden und Formen der Hirnschädigung. Manchmal entstehen durch die mit der Konfiguration verbundenen Verziehungen der Hirnhäute Risse im Kleinhirnzelt mit oder ohne Blutung in die hintere Schädelgrube. Eventuell ist auch bei einem längeren Geburtstillstand infolge von krampfartigen Umschnürungen (sogenannten spastischen oder hypertonen Wehen) mit einer zu starken Konfiguration zu rechnen.

Extreme Konfigurationen mit stufenartigen Verschiebungen der beiden Scheitelbeine zueinander, wie sie früher als Anpassung des Schädels an engste Rachitisbecken beschrieben wurden, kommen nur bei bereits abgestorbenen Feten vor. Diese extremen Konfigurationen hatten mit den engen Becken nur insofern etwas zu tun, als man ob der besseren Konfigurierbarkeit, die damit verbunden war, den Kindestod in Kauf nahm, da so die vaginale Geburt eventuell doch noch zu erreichen und der vielfach tödliche Kaiserschnitt zu umgehen war.

Warnung an freipraktizierende Hebammen: Es finden immer wieder Gerichtsprozesse gegen Hebammen statt, denen mangelnde Sorgfalt in der Herztonüberwachung bei angeblichem Sauerstoffmangel des Fetus unterstellt wird, obwohl die fetale Schädigung zweifellos durch ein Trichterbecken bedingt ist, das in einer Reihe (bis einem Dutzend!) klinischer Untersuchungen nicht erkannt wurde. Auch die Autopsie[8] des Kindes wird meistens so schlampig durchgeführt, daß der wahre Sachverhalt verborgen bleibt oder zumindest verschleiert wird. So wird in falschem Vertrauen auf die Medizin oft weder der Patientin noch der Hebamme das Risiko bewußt. Moderne klinische Befunde sind vor dem Entschluß zu einer Hausgeburt auf ihre Verläßlichkeit stets genau zu prüfen.

3.2.4.4. Rotation[9]

Der Kopf beginnt seine Bewegung damit, daß er sich ins Becken hinein beugt (Hinterhauptshaltung) oder streckt (Gesichtshaltung). Mit der maximalen Beugung oder Streckung stellt sich der zuvor zum Körper querstehende fronto-occipitale Durchmesser (12 cm) in die Längsachse des Körpers ein, während der zuvor in der Körperachse stehende suboccipito-pregmatische oder submento-pregmatische Durchmesser mit 9.5 cm jetzt quergestellt ist. Der bi-parietale Durchmesser (9.5 cm) verläuft in sagitaler Richtung.

Wenn wir unseren Kopf durch eine für ihn engen Durchschlupf stecken wollen, neigen wir den Kopf nach der einen oder anderen Seite und kommen, da wir nicht ganz symmetrisch angelegt sind, je nachdem mit der Neigung nach der einen oder anderen Seite leichter durch. Auch der Fetus neigt beim Durchqueren der einen oder anderen Engstelle im Geburtsweg seinen Kopf zuweilen zur Seite. Die seitliche Neigung des Kopfes wird Asynklitismus[10] genannt. In der Zeit der Rachitisbecken wurde viel über die Bedeutung des Asynklitismus diskutiert, und bei massiv verengtem Beckeneingang mag eventuell die eine oder andere Art von Asynklitismus prognostisch relevant sein. Sonst aber stellt der Asynklitismus eine durchaus natürliche Kopfbewegung dar.

---

8   griech. autopsis = Einblick in ein Objekt
9   lat. rotatio = Drehung
10 griech. a = nicht, syn = miteinander, klitikos = geneigt; Asynklitismus = ungleichmäßige Neigung

Wenn sich der Kopf beckenwärts beugt oder streckt, bildet er mit dem durch die Beugung oder Streckung aufgerichteten Hals einen unten hin durch das Hinterhaupt oder Gesicht abgerundeten Zylinder. Auf diese Weise wird der Kopf von einem quer über dem Beckeneingang liegenden Ellipsoid zu einem 3–4 cm in das Becken ragenden Zylinder. Denn ist das Ellipsoid vor der Beugung oder Streckung 12 cm breit und 9.5 cm hoch, mißt der Zylinder umgekehrt in der Breite 9.5 cm und in der Höhe 13 cm. Das heißt, allein mit dieser Beugung oder Streckung legt der Kopf ein Drittel seines Geburtsweges zurück.

Schon während der Beugung oder Streckung dreht sich der Kopf mit dem Hinterhaupt oder Gesicht, die je nach Lage nach links oder rechts gerichtet sind, nach vorne zu. Er steht jetzt schräg im Becken, die kleine Fontanelle beziehungsweise das Kinn links oder rechts vorne.

Mit zunehmender Engerstellung der Gebärmutter wird auch der Rumpf mehr und mehr gestreckt, womit auch der Kopf tiefer geschoben wird. Damit gelangt er in den längsovalen Abschnitt des Geburtsweges und dreht sich mit Hinterhaupt beziehungsweise Kinn weiter nach vorne zu, sodaß die kleine Fontanelle beziehungsweise das Kinn unter der Symphyse zu stehen kommt.

Die Bewegung des Kopfes wird jetzt aber auch von oben her insofern beeinflußt, als die Schultern in die obere Querpassage kommen und auf ihre Weise eine ähnliche Konfiguration und Rotation wie zuvor der Kopf durchmachen. Dieses Einscheren der Schultern bringt es mit sich, daß der Kopf in seiner Verwindung mit den Schultern deren Bewegungen mitmacht und sich dementsprechend durch die Vulva „windet". Dabei kann sich der Kopf entgegen dem erwarteten Rotationsverhalten von links nach rechts und umgekehrt „überdrehen".

Es kann nun nicht genug betont werden, daß beim Durchtritt durch die Vulva der Kopf weder im Fall der Hinterhauptslage deflektiert, noch bei Gesichtslage flektiert wird. Der Kopf tritt in maximaler Flexion beziehungsweise maximaler Deflexion über den Damm. Gemäß engstirniger Dammschutzparolen den Kopf bei Hinterhauptshaltung zu deflektieren und bei Gesichtshaltung zu flektieren und so den Damm zu sprengen ist ebenso dumm, wie es gefährlich ist, mit Verrenkungen an Kopf und Kragen die Schultern eigensinnig zurechtzudrehen.

3.2.4.5. Anomalien der Haltung und Rotation

Hinterhaupts- und Gesichtshaltung sind die für die Geburt günstigsten Einstellungen des Kopfes, da sie die bestmöglichen Konfigurationen mit dem Geburtsweg ergeben. Bei der Hinterhauptshaltung rotiert die kleine Fontanelle und damit der Rücken, bei der Gesichtshaltung das Kinn und damit der Bauch nach vorne.

In seltenen Fällen treten nun Haltungen auf, bei denen der Kopf eine Art Mittelhaltung einnimmt, sich weder richtig beugt noch streckt. Der führende Kopfteil ist das Vorderhaupt, Führungspunkte sind je nach dem Grad der Deflexion große Fontanelle, Stirn und Augenwülste. Vorderhauptshaltung, Stirnhaltung sowie die im Englischen brow presentation genannte Haltung bedeuten die gleiche Haltungsanomalie. Die Rotation des Kopfes erfolgt bei der Vorderhauptshaltung wie bei der Gesichtshaltung, also mit dem Bauch nach vorne.

Eine Vorderhauptshaltung entsteht dann, wenn die volle Streckung zur Gesichtshaltung irgendwie behindert wird. Röntgenbilder zeigen bei Vorderhauptshaltungen einen weit aufgesperrten Mund, der offenbar eine weitere Deflexion verhindert. Klappt man den Mund zu, stellt sich umgehend eine Gesichtshaltung ein. Anscheinend kann zu Beginn der Deflexionsbewegung das Kinn an der Uteruswand hängenbleiben und der dadurch weit geöffnete Mund eine weitere Deflexion blockieren.

Umgekehrt kann, wenn das Vorderhaupt beim Durchtritt am Beckenboden unter der Symphyse zurückgehalten wird, der bis dahin deflektierte Kopf gebeugt werden und damit letztlich den Eindruck einer verkehrt rotierten Hinterhauptshaltung vermitteln. Bei genauer Beobachtung stellt sich heraus, daß Geburten, die mit einer verkehrt rotierten Hinterhauptshaltung enden, stets in Deflexionshaltung beginnen. Eine von vornherein bestehende Hinterhauptshaltung rotiert kaum einmal verkehrt und ist wie die verkehrt rotierte Gesichtshaltung, sofern überhaupt zutreffend, ein äußerst seltenes Ereignis.

Die Hinterhauptshaltung und die, wenn auch vergleichsweise selten vorkommende, Gesichtshaltung stellen normale Kopfhaltungen und die besten Voraussetzungen für eine Spontangeburt dar. Dagegen führen unvollständige Deflexionshaltungen insofern zu groben Verzögerungen im Geburtverlauf, als sich bei diesen Haltungsanomalien der Kopf mit seinem größten, dem mento-occipitalen, Durchmesser (13 cm) einstellt. Vielfach kommt es zum völligen Geburtsstillstand, sodaß die Geburt mit einer entbindenden Operation beendet werden muß.

3.2.5. Bewegungen der Schultern und Arme

Wenn Kopf und Hals geboren sind, ergibt sich folgende Situation: Die Schultern stehen mit gekreuzten Armen mehr oder weniger im geraden Durchmesser am Beckenboden mit der vorderen Schulter als einer Art Führungspunkt. Der Brustkorb und Oberbauch finden sich in extremer Ausatmungsstellung und der Nabel oberhalb des Beckeneingangs. Damit ist einerseits jede Möglichkeit einer Aspiration[11] ausgeschlossen und andererseits der Zustrom sauerstoffreichen Blutes von der oben im Uterus sitzenden Plazenta bis hinunter in den Kopf insofern sogar verstärkt, als infolge der eingeengten Lungen der Rechts-Links-Shunt über das Foramen ovale begünstigt wird.

Die bläuliche Verfärbung der Kopfhaut geht darauf zurück, daß sich infolge Wegfalls des intra-uterinen Drucks das Blut im Bereich der Kopfhautvenen staut. Für lebenswichtige Organe ist eine mangelhafte Sauerstoffversorgung jedoch nicht im geringsten zu befürchten. Es könnte und kann also in aller Ruhe auf die nächsten Wehen und die spontane Entwicklung der Schultern gewartet werden.

Erstaunlicherweise setzt aber nach der Geburt des Kopfes – ich wage zu sagen beim Gros der Hebammen und Ärzte – ein geradezu hektisches Getriebe ein, so als ob jetzt noch etwas zu retten wäre. Gerade das Gegenteil trifft aber zu. Fast alle Miseren bei der Entwicklung der Schultern sind auf überhastetes, gröbliches und planloses Hantieren zurückzuführen.

Vor der ersten kräftigen Wehe nach der Geburt des Kopfes kann die Wehenpause eventuell etwas länger als die vorhergehenden Wehenpausen sein. Wer nicht die Geduld verliert und ruhig auf die kommende Wehe wartet, wird mit der Entwicklung der Schultern keine Probleme haben. Die Schultern haben nämlich gar nicht so

---

11 lat. aspiratio = zum Atmen

selten die Neigung, sich in die der Lehrmeinung entgegengesetzte Richtung zu drehen und damit so manchen Dammschutzgewaltigen zuwider zu sein. So setzen sie oft sich nach rechts zu drehen an, obwohl der Kopfes mit seinem Hinterhaupt nach links gerichtet ist. Diesen „verkehrten" Drall der Schultern durch gegenläufige Kopfverdrehungen zu korrigieren, ist eine ebenso üble wie unentwegte und kaum ausrottbare Dammschutzübung.

Bekanntlich hat sich laut Lehrmeinung ein Schädel nach dem Durchschneiden in seine vorgeburtliche Position zurückzudrehen. Nun geht die Bewegungstendenz der nachfolgenden Schultern aber gar nicht so selten in die Gegenrichtung. Hier den Kopf gewaltsam in Richtung Lehrmeinung zurechtzuwinden, ist nicht ungefährlich. Die Methode der Wahl ist, auf die nächste Wehe zu warten und gegebenenfalls der spontanen Rotation der Schultern nachzukommen.

Wie sich die Schultern am Beckenboden verhalten, hängt unter anderem auch davon ab, wie Becken und Beine des Fetus konfiguriert sind, das heißt, die Konfiguration von Becken und Beinen im oberen querovalen Abschnitt wirkt sich auf die Bewegung der Schultern am Beckenboden aus. Je nach der Stärke der Rumpfdrehung zwischen (längsgestellten) Schultern/Armen und (quergestellten) Becken/Beinen kann es noch am Beckenboden zu einer Rotationsumkehr der Schultern von der einen auf die andere Seite kommen.

Schwierigkeiten bei der Entwicklung der Schultern, zur sogenannten Schulterdystokie kommt es gewöhnlich dadurch, daß beim „schulmäßig" perseverierten Dammschutz die Rotationsumkehr sorglos hintertrieben wird. Sonst sind Schulterdystokien selten und dann zu erwarten, wenn bei großen Kindern mit relativ kleinen Köpfen ein etwas verengter Beckenausgang besteht. Das häufigste Beispiel stellen Patientinnen mit latentem Diabetes und juvenilem Becken dar, deren Leiden in der Schwangerschaft nicht erkannt wurden. Diese Dystokien weisen meist einen tiefen Querstand der Schultern auf.

3.2.6. Die Bewegungen bei Steißgeburt

Die Steißgeburt beginnt im Grunde wie eine Kopfgeburt, der über dem Beckeneingang stehende, mit dem Kreuzbein seitwärts gerichtete Steiß beugt sich in das Becken hinein. Die Beine sind dabei entweder nach oben ausgestreckt (einfache Steißlage) oder angehockt (gedoppelte Steißlage, Steiß-Fußlage). Die Beugung erfolgt ungefähr so, als ob der Fetus mit der Sitzfläche etwas vor sich herschieben sollte. Der Steiß verhält sich wie das Hinterhaupt bei der Geburt in Kopflage, mit einem der Sitzbeinhöcker als Führungspunkt.

Im weiteren Geburtsverlauf dreht sich der Steiß mit dem Kreuzbein nach vorne und landet etwas schräg am Beckenboden, um sich letztlich vollends durch die Vulva und über den Damm herauszudrehen. Wenn der Steiß und Unterbauch geboren sind, befinden sich die Schultern quer im Beckeneingang. Der Nabel ist sichtbar und die Nabelschnur zieht bauchwärts zwischen den verschränkten Armen und am Hals vorbei nach oben. Die weitverbreitete Lehre, daß die Nabelschnur zwischen Kopf und Beckenring eingeklemmt und damit die Blutzirkulation gedrosselt würde, ist purer Unsinn und das wahre Risiko der Steißlagengeburt.

Anstatt nämlich nach der Geburt des Steißes die nächste Wehe und die Konfiguration und Spontangeburt der noch nicht geborenen Körperteile abzuwarten, wird jetzt das Kind mittels verwickelter Handgriffe und in aller Eile herausgezogen. Dabei geht die natürliche Konfiguration verloren, was zu jenen Komplikationen führt, die in den Lehrbüchern als lagebedingt geschildert werden. So wie in Kopflage infolge einer entsprechenden Rumpfdrehung die Schultern noch am Beckenboden und beim Durchtreten über den Damm von oben her durch die Konfiguration von Steiß und Beinen zu einer Gegenrotation veranlaßt werden können, verhält es sich in der Steißlage zwischen Steiß und Schultern/Armen. Wer diese Rotationsumkehr verhindert, erzeugt hochgeschlagene Arme und Verdrehungen des Kopfes mit all den damit verbundenen Risiken.

Was die Steißlage zur Anomalie macht, sind nicht die bei gekonnter Manualhilfe vermeidbaren geburtsmechanischen Probleme, sondern die Lage als Symptom einer möglichen Entwicklungshemmung. Die Anomalie der Steißlage besteht in der Unreife der fetalen Stellreflexe, die unter Umständen mit anderen Anomalien einhergehen können. Wenn man zwei Wochen vor dem errechneten Geburtstermin studienhalber mit einer äußeren Wendung eine Steißlage in eine Schädellage, aber auch umgekehrt eine Schädellage in eine Steißlage verwandelt, zeigt sich, daß (sich?) der Fetus prompt in die Ausgangslage zurückrollt. Eine auf den Kopf gewendeten Steißlage stellt sich auch dann flugs wieder ein, wenn der Fetus wenige Tage später urplötzlich von selbst eine Schädellage einnimmt. Nach dieser spontanen Wendung ist er just so schwer in Steißlage zu halten, wie er es vorher in Schädellage war.

Die Wendung eines Fetus vom Steiß auf den Kopf hat ebenso wenig Sinn wie eine Kaiserschnittentbindung. Denn aus geburtsmechanischer Sicht ist die vaginale Steißgeburt nur für Dilettanten ein Problem und der Entwicklungsrückstand im Bereich der Stellreflexe ist durch eine Kaiserschnittentbindung sicher nicht nachzuholen. Allerdings werden von geburtsmedizinischer Seite diese sich in der Steißlage äußernden Anomalien gar nicht und wenn, dann schlampig untersucht. Denn es ist bequemer, sie als Folge der vaginalen Steißgeburt und der scheinbar geburtsbedingten Sauerstoffnot hinzustellen. So wurde die Steißlage denn zur modernen Indikation der Kaiserschnittentbindung. Im Grunde ist diese aber nichts anderes als das mißliche Produkt aus sozialer Indolenz und klinischer Ignoranz.

3.3. Hindernisse der Geburt

3.3.1. Dystokie und Disproportion

Eine Behinderung des normalen Geburtsvorganges entsteht dann, wenn die Umgestaltung der Gebärmutter für die Geburt durch Anomalien der darin involvierten Elemente in Unordnung gerät. Man unterscheidet räumlich und funktionell bedingte Hindernisse, wenngleich die einen von den anderen kaum trennbar sind.

Jede Störung im Geburtsprozeß heißt Dystokie[12]. Wenn dabei räumliche Mißverhältnisse zwischen mütterlichem Becken und kindlichem Schädel im Vordergrund stehen, spricht man von Disproportion[13], unabhängig davon, ob das Becken für einen normalen Fetus zu eng oder der Fetus für ein normales Becken zu groß ist. Ein räumliches Problem entsteht jedoch auch dann, wenn die Plazenta im unteren Uterinsegment

---

12 griech. dys = mißlich, schwierig; tokos = (menschliche) Geburt, Geborenes
13 lat. dis = außerhalb, weg von; proportio = Verhältnis

so weit Platz greift, daß sie den Muttermund unpassierbar macht. Selten ist es ein Tumor oder eine andere Art von Hindernis, das dem Fetus den Geburtsweg verstellt.

Unter Dystokie im engeren Sinn, das heißt unter Ausschluß der Fälle, denen eine Disproportion zugrunde liegt, werden alle Komplikationen eingeordnet, die am Ende auf eine Verzögerung oder einen Stillstand der Geburt hinausgehen. Die meisten dieser Komplikationen gehen auf eine hartnäckige Wehenschwäche und/oder einen zu starren (rigiden[14]) Muttermund zurück. Diese Art der Dystokie ist meistens mit anderen Anomalien gekoppelt, wie etwa mit Narben nach einem Kaiserschnitt, vorzeitiger Lösung der Plazenta und Schock sowie Lageanomalien mit oder ohne Nabelschnurvorfall.

Wo klare und nicht ausräumbare Disproportionen und Weghindernisse vorhanden sind, gibt es keinen Zweifel, daß der normale Geburtsweg zu umgehen und die Entbindung via Kaiserschnitt vorzunehmen ist. Auch Dystokien, die den Geburtsvorgang so in die Länge ziehen, daß eine Geburt auf dem normalen Weg unzulässig ist, weil sie für die Mutter und damit auch für das Kind gefährlich und riskant wird, sind mittels eines Kaiserschnittes zu beenden.

Allerdings, gemäß der Erfahrungen der SFKW sind echte Indikationen zum Kaiserschnitt im Durchschnitt nur in einem Prozent der Geburten gegeben, wovon auf Weghindernisse und Disproportionen 0.7 % und die anderen Dystokien 0.3 % der Geburten entfallen. Die zwei größten Gruppen bilden das enge Becken mit 0.48 % und die höheren Grade von Placenta praevia[15] mit 0.12 %. Sonstige Indikationsgruppen machen im einzelnen nicht mehr als 0.07 % aus, wie beispielsweise kindliche Mißbildungen, die dem normalen Geburtsweg nicht adäquat anzupassen waren. Das enge Becken wurde im Kapitel „Morphologische Grundlagen der Geburt" ausführlich besprochen. Das zweithäufigste Hindernis ist der den Geburtsweg verlegende Mutterkuchen, die Placenta praevia.

3.3.2. Placenta praevia

3.3.2.1. Einleitung

Normalerweise nistet sich die Zygote fundusnahe in der Vorder- oder Hinterwand der Gebärmutterhöhle ein. Von hier aus breitet sich die Plazenta vorwiegend in die sich mächtig entwickelnde Funduskuppe hinein aus, sodaß sie diese am Ende der Schwangerschaft mindestens zur Hälfte auskleidet. Normalerweise haftet also der Großteil der Plazenta oben an der Funduskuppe.

Manchmal erreicht die Decidua capsularis die Decidua parietalis, bevor sich an der Decidua capsularis die Chorionzotten rückgebildet haben, manchmal nistet sich aus Gründen, die nicht bekannt sind, die Zygote weit unten ein. Dann entwickelt sich an diesen dafür ungewöhnlichen Stellen Plazentargewebe und breitet sich in das untere Uterinsegment hinein aus, manchmal so weit, daß es den Muttermund überdacht. Dabei eröffnet der Trophoblast die mütterlichen Blutgefäße. Doch beginnen mangels adäquaten Nährbodens Plazentazotten und intervillöser Raum meistens bald wieder durch Ablagerung von Fibrin und Fasersubstanz zu veröden.

---

14 lat. rigidum = starr
15 lat. prae = vor, davor; via = Weg. Placenta praevia = im Geburtsweg liegender Mutterkuchen

Es besteht nun folgender Situs[16]: Am unteren Pol des zwar formbaren, aber nicht kompressiblen Fruchtsackes liegt fibrinös degeneriertes Plazentargewebe. Dieses liegt der Wand des unteren Uterinsegments und den darin eröffneten Gefäßen an. Je nach Ausdehnung überdacht es dabei mehr oder weniger weit den Muttermund. Da einerseits die zum intervillösen Raum hin offenen mütterlichen Gefäße von der Plazenta abgedeckt sind, andererseits jener weitgehend verödet ist, kommt es zuerst einmal auch zu keinen Blutungen.

Die Situation ändert sich, wenn die Uteruskontraktionen so kräftig werden, daß sich Cervikalkanal und Muttermund erweitern und damit vom unteren Eipol abzulösen beginnen. Während die Plazenta mit dem sich nach unten vorschiebenden Pol des Fruchtsackes fest verhaftet bleibt, weicht die Cervixwand nach der Seite hin aus. Dadurch wird das Plazentargewebe von der Cervixwand abgeschert und die bisher in den geschlossenen intervillösen Raum mündenden (mütterlichen) Gefäße münden jetzt in den frei offenen Cervikalkanal. Damit kommt es zu mehr oder weniger starken Blutungen nach außen.

Bei diesen Blutungen handelt es sich praktisch nur um mütterliches Blut. Die Blutungen können schon bei relativ geringen Abscherungen der Plazenta beträchtlich sein. Denn die Endstücke der mütterlichen Plazentargefäße besitzen bekanntlich keine kontraktilen Fasern und auch die Wand des unteren Uterinsegments ist zu arm an Muskelfasern, als daß sie blutungshemmend wirken könnte.

Dagegen sind fetale Blutverluste kaum zu befürchten. Denn die Zotten und damit die fetalen Gefäße einer Plazenta praevia sind durchwegs so stark fibrosiert, also durch Faserwerk ersetzt, daß es auch dann so gut wie nie zur Eröffnung der kindlichen Blutbahn kommt, wenn bei der Abscherung des Plazentargewebes Zotten durchgerissen werden. Im Gegensatz zur Verödung der unteren Abschnitte bleibt das im Corpus uteri gelegene Plazentargewebe voll funktionstüchtig. Die plazentare Versorgung des Fetus ist kaum einmal gefährdet. Die kindliche Gefahr liegt vielmehr in dem – allzu oft bagatellisierten – Blutverlust der Mutter und deren Folgen: Kollaps und Anämie.

3.3.2.2. Diagnose und Therapie der Placenta praevia

Die strengste Beachtung zweier Grundsätze ist hier absolut geboten:
- Jede Blutung in der Spätschwangerschaft ist prinzipiell verdächtig auf Placenta praevia und in dieser Hinsicht penibelst abzuklären.
- Jeder Blutverlust ist bei jedem Versuch, die weitere Entwicklung abzuwarten, sowie vor jeder Operation exakt auszugleichen.

Je weiter das Plazentargewebe, das den Muttermund überdacht, über diesen hinweg auf die Gegenseite übergreift, desto weiter wird es über den Rand des sich erweiternden Muttermundes vorragen. Überdacht es vor der Erweiterung gerade noch den 5 mm messenden Muttermund, wird bei 5 cm weitem Muttermund noch an dessen Rand zu tasten sein. Dehnt es sich 3 cm und mehr bis auf die Gegenseite aus, wird auch ein 5 cm weiter Muttermund größtenteils bis gänzlich von Plazentargewebe überdacht sein.

---

16 lat. situs = Lage

Die Gradeinteilung der Placenta praevia erfolgt nach der Ausdehnung des Plazentargewebes bei 5 cm weitem Muttermund. Je nachdem, ob es diesen dann nur am Rande, zum Teil oder zur Gänze überdacht, spricht man von Placenta praevia marginalis[17], partialis und totalis. Über dem Muttermund ist dann das derbe bis harte Plazentargewebe überall (total) oder halbteils neben den zarten Eihäuten (partiell) oder nur an deren Rand (marginal) zu tasten.

Auf diese Gradeinteilung einigte man sich aus zwei Überlegungen:
a) Bis zum 5 cm großen Muttermund geht dessen Erweiterung gewöhnlich relativ langsam vor sich, sodaß die Blutverluste relativ gering sind und zugewartet werden kann.
b) Ab einem 5 cm weiten Muttermund ist es möglich, die Fruchtblase auf schonende Weise zu eröffnen, sodaß die Geburt ohne weitere Gefahr auch auf vaginalem Wege weitergehen kann.

Um die mütterlichen Blutungen bei Placenta praevia hintanzuhalten, stehen nämlich zwei Wege offen: Der erste Weg ist jederzeit gangbar und besteht darin, die Gebärmutter per Kaiserschnitt zu entleeren, wonach die Blutzufuhr zum Uterus gedrosselt wird und damit zumindest massive Blutungen ein Ende nehmen. Der zweite Weg besteht darin, die Fruchtblase zu öffnen, wodurch die Scherbewegung zwischen Uteruswand und Chorion(zotten) aufgehoben und von einer Gleitbewegung zwischen Amnion und Fetus abgelöst wird. Die Plazenta bleibt dadurch mit der Uteruswand in festem Zusammenhalt. Die Nachgeburt verläuft meistens glatt, wenngleich die Plazenta manchmal gelöst werden muß.

Der zweite Weg erfordert einen wehenbereiten Uterus, einen etwa 5 cm weiten Muttermund und einen Zugang zu den Eihäuten, ist also im Fall einer totalen Placenta praevia ausnahmslos auszuschließen. Die Öffnung der Fruchtblase ist nur im Operationssaal bei Kaiserschnittbereitschaft durchzuführen, führt aber unter entsprechenden Kautelen mit wenigen Ausnahmen zum Erfolg. Zwei Drittel der Fälle von Placenta praevia lassen sich auf diese Weise lösen. Bei subtiler Vorgangsweise und adäquater Technik ist das zu erwartende Risiko dabei nicht nur für die Mutter, sondern auch für das Kind eher geringer als bei einer Kaiserschnittentbindung.

Voraussetzung für jede erfolgreiche Behandlung der Placenta praevia ist die Schockprophylaxe und eine penible Schockbehandlung vor dem operativen Eingriff. Die Blutung ist nie so überwältigend, daß es zu riskant wäre, den Erfolg der Schocktherapie abzuwarten. Gefährliche Komplikationen wie etwa eine Gerinnungsstörung sind nicht die Folge der bestehenden Blutung, sondern die Folge des dem Blutungsschock aufgesetzten Operationsschocks. Die großen Risken und Gefahren liegen in der übereilten Indikation zur Operation. Wenn dann infolge dieses Fehlverhaltens die Gerinnungsstörung überhand nimmt, wird guter Rat teuer.

3.4. Geburtshilfliche Aspekte

Die klassische Normalgeburt ist geburtsmechanisch die Geburt aus der Hinterhauptshaltung. Bei gewissenhafter Schwangerenbetreuung und der Annahme, daß die Geburt in Hockstellung beendet wird, kann auch eine Geburt bei Gesichtshaltung und Steißlage als Normalgeburt betrachtet werden. Die Anomalie liegt hier nicht in

---

17 lat. margo = Rand

den Eigenheiten der Geburt, sondern im Festhalten an jenen schulmäßigen Handgreiflichkeiten, die den Ablauf der Geburt, insbesondere der Steißgeburt, verzerren. Seit die (unnatürliche) Geburt im Liegen zur wissenschaftlichen Basis der medizinischen Entbindungstechnik wurde, beharrt man auf Handgriffen, die ganz normale Geburtsprozesse als Anomalie erscheinen lassen.

Unter der Voraussetzung einer gewissenhaften Schwangerenbetreuung und daß die ärztlichen Untersuchungen nicht nur kunstgerecht erfolgen, sondern auch deren Ergebnisse verständlich und einprägsam vermittelt werden, sind mit seltenen Ausnahmen unumgängliche Komplikationen der Geburt schon vor Geburtsbeginn zu erkennen und vor oder während der Geburt klaglos zu beheben. Im Vordergrund stehen das Trichterbecken als häufigster Grund der Disproportion und die Placenta praevia als häufigste Ursache gefährlicher mütterlicher Blutverluste.

4. Prinzipien der Beistandsleistung durch die Hebamme

4.1. Einleitung

Wer sich um die Schwangere und Wöchnerin wirklich kümmert, weiß, daß die Geburt nichts anderes bedeutet als den natürlichen Übergang von der Mutterkuchen- zur Muttermilchernährung. Die Entwicklung von der Befruchtung bis zum Abstillen dauert mindestens ein Jahr. Die Geburt umfaßt davon höchstens ein Tausendstel der Zeit. Nur der Scharlatan gibt an, bei der Geburt Versäumnisse in der Schwangerenbetreuung mit besonderen Methoden jetzt noch wettmachen zu können. Er verlegt die Folgen seiner Unbekümmertheit um die Schwangere als fetales Risiko in die Geburt und stellt die Tatsache, daß infolge sozialen Fortschritts die Neugeborenensterblichkeit drastisch zurückgegangen ist, als den Erfolg seiner trügerischen Überwachungs- und Entbindungskniffe dar.

Seit der Zeit, da man die Gebärenden unter das Kuratel der Mediziner gestellt und die Hebamme desavouiert hat, beanspruchen die Mediziner die „Leitung der Geburt" und das Bestimmungsrecht, wer was wie bei der Geburt durchzuführen habe. Diese Arroganz ist zweifellos absurd, denn durchgeführt wird die Geburt zwangsläufig von der Gebärenden und reguliert wird sie von den Kräften der Natur. Wenn, dann könnte nur von der Leitung und Durchführung der Beistandsleistung bei der Geburt die Rede sein. Hier halten sich aber die Mediziner weitgehend bedeckt, es sei denn, sie setzten Apparate und Operationen ein, die sich für sie rentieren.

Die großen Diskussionen werden trotz aller gegenteiligen Beteuerungen stets nur um die „Leitung der Geburt" geführt. Wenn man bis dahin so ungefähr alles versäumt hat, was es zu versäumen gibt, fängt man an zu streiten, ob nun besser sanft und natürlich oder programmiert und kontrolliert zu entbinden wäre. Die einen schwören auf die Orakel ihrer Apparate und den Nutzen ihrer Interventionen, die anderen auf die gute Laune der Natur und den Zauber ihres Milieus. Die Beachtung der vielen kleinen Dinge aber, deren die erfolgreiche Geburt bedarf, werden hüben und drüben nutzlosem Tamtam hintangestellt.

Was in der Schwangerenbetreuung verabsäumt wird, kann weder in einer sanften noch programmierten Geburt nachgeholt werden. Wer eine für die Mutter schwer ertragbare Belastung erst an der „Regelwidrigkeit" fetaler Herztöne erkennt, hat die Zeit für eine effektive Therapie bereits vertan. Risken wie Dystrophie, Asphyxie und Frühgeburt sind viel mehr die Endphasen einer mangelhaften Schwangerenbetreuung als einer akuten Gefährdung durch den Geburtsvorgang. Bei Geburtsbeginn sind die Würfel schon gefallen.

Die moderne Geburtsmedizin und Gesundheitspolitik sind nun bei weitem nicht auf die Wahrung mütterlicher Gesundheit als der Grundbedingung ausgewogener Fetalentwicklung, sondern auf die perinatologische und neonatologische Reparatur fehlentwickelter Feten ausgerichtet. Laut der dahin „wissenschaftlich" abgesprochenen „Regelwidrigkeiten" und unter der Vorgabe, das Kind zu „retten", werden zahlreiche Geburten vorzeitig in Gang gesetzt.

Es ist daher von Zeit zu Zeit angebracht, die gängigen Modetherapien Revue passieren zu lassen, beispielsweise anhand folgender Fragen:
- Was soll und kann vor der Geburt bekannt sein?

- Was soll und kann bei der Geburt überwacht werden?
- Wie weit soll und kann Hilfe geleistet werden?

4.2. Was soll und kann vor der Geburt bekannt sein?

4.2.1. Passagehindernisse

Wer heute in der Westlichen Welt den natürlichen Geburtsweg nur dann umgeht, wenn ein unüberwindlicher Stillstand der Geburt besteht, hat in nicht mehr als einem Prozent der Geburten mit einem Kaiserschnitt zu rechnen. Dabei ergibt sich nicht nur eine deutlich verminderte Müttersterblichkeit, sondern auch die kindliche Mortalität findet sich eher unter als über dem landesüblichen Durchschnitt.

Die wesentlichen Passagehindernisse bilden heute das enge Becken und die Placenta praevia, sowie Quer- und Schräglagen. Anders gelagerte Hindernisse sind äußerst selten (Mißbildungen, Tumore, Beckenbrüche, seltene Beckenanomalien). Bei guter Schwangerenbetreuung sind jedoch auch diese Hindernisse vor Geburtsbeginn bekannt. Eine Disproportion ist klinisch leicht erkennbar, nur in Ausnahmefällen bedarf es einer Röntgenmessung. Auch die Placenta praevia deutet sich beizeiten an.

Ultraschallbilder sind unverläßlich, gegebenenfalls irreführend und bei adäquatem klinischem Wissen und Können irrelevant. Im übrigen fühlt sich vorliegendes Plazentargewebe hart an. Ein Befund, der von vielen als typisch für Placenta praevia angesehen wird, nämlich der Befund, daß „weiches Gewebe tastbar" ist, bedeutet nur das Vorliegen von Blutkoagula. Dieser Befund läßt den Verdacht auf eine Placenta praevia zu, mehr aber schon nicht.

Alles in allem ist das Vorliegen, zumindest aber der Verdacht eines Passagehindernisses mit ganz wenigen Ausnahmen schon vor der Geburt feststellbar. Bei klarem Mißverhältnis steht die Schnittentbindung von vorneherein fest. Grenzfälle können eventuell einer sogenannten Probegeburt unterzogen werden, was allerdings einer gewissenhaften und klinisch einwandfreien Überwachung des Fortschritts der Geburt bedarf. Die Methoden der modernen apparativen Überwachung sind viel zu unsensibel, und der Verlaß auf sie gefährlich. (Über Probegeburt siehe weiter unten.)

Mit dem Ausschluß von Passagehindernissen ist der mechanische Ablauf der Geburt nur mehr ein Problem der Wehentätigkeit. Das vielleicht einzige Passagehindernis, das eventuell überraschenderweise während der Geburt entstehen kann, ist der Armvorfall. Er kommt jedoch sehr selten vor und ist meistens reponibel[1].

4.2.2. Der richtige Geburtstermin

Die Geburten, die aufgrund falsch angesetzter Geburtstermine und der falschen Annahme einer „Übertragung" oft mit allen brauchbaren und unbrauchbaren Mitteln durchgezogen werden, stiften weit mehr Unheil, als selbst hartnäckiges Warten auf den spontanen Beginn der Geburt anzurichten vermag. Der Geburtstermin ist daher eine Frage, die vor der Geburt auf das gewissenhafteste zu erörtern ist.

Die Diagnose der Übertragung geht meist auf eine schlampig erhobene Anamnese und einen zu früh angesetzten Geburtstermin zurück. Anhand solcher Termine auf

---

1 lat. reponabile = rückstellbar

eine Übertragung und eine Plazentarinsuffizienz zu schließen, ist ein schwerwiegender Fehlgriff. Denn für das Kind bestehen im Mutterleib nach wie vor noch immer wesentlich günstigere Bedingungen für eine gedeihliche Entwicklung, als wenn es als eine rechnerisch „übertragene" Frühgeburt den modernen neonatologischen Behandlungsmustern unterworfen wird.

4.2.3. Der Gesundheitszustand der Gebärenden

Distress ist jener Grenzbereich der Überbelastung, wo die Regulation der Anpassung immer wieder in die Notfallsfunktion ausschlägt. Das heißt: Der Organismus drosselt, um die Energieversorgung von Gehirn und Herz größtmöglich abzusichern, anfallsweise die Zirkulation zu den für die Alarmreaktion nicht wichtigen Organen. Zu diesen zählen die Nieren, die Verdauungsorgane und natürlich auch die Gebärmutter.

Die klassischen Zeichen von Distress der schwangeren, gebärenden und stillenden Frau bilden das Syndrom der Toxikose und der Dystrophie. Ob Distress in seinen klassischen Formen der Toxämie und Dystrophie oder in seinen verdeckten Varianten erkennbar wird, seine Eindämmung vor und eventuell auch noch während der Geburt ist das entscheidende Moment in der Therapie. Versprechungen, mit irgendwelchen besonderen Entbindungsmethoden etwas „retten" zu können, sind trügerisch.

Vielmehr ist der Patientin beizeiten klarzumachen, daß jede Form der Medikamente oder Operationen, die derzeit als Heilmittel angepriesen werden, mehr oder weniger auf eine medikamentöse oder operative Schockbehandlung hinauslaufen und die Situation kaum besser machen. Es ist ihr zu erklären, daß mit einer normalen Geburt in der Regel mehr zu erzielen ist als mit einer operativen Entbindung und gerade bei Distress der momentan günstig scheinende Effekt einer operativen Entbindung gegenüber einem Nachteil, der meistens verheimlicht wird, nämlich dem mangelhafter kindlicher Entwicklungskraft abzuwägen ist.

Soweit es die Mütter selbst betrifft, sollte klar sein, daß Narkose- und Operationsschocks striktest zu vermeiden wären. In bezug auf die Gefahren einer operativen Entbindung für das Kind entsteht insofern ein falsches Bild, als die Statistik in zweierlei Hinsicht defektiv ausgewertet wird. Einerseits werden Neugeborene, die nach der ersten Lebenswoche sterben, nie im Zusammenhang mit Entbindungsoperationen aufgezeigt. Andererseits sind die Schädigungen, die an sich gesunde Kinder durch eine nicht notwendige Kaiserschnittentbindung erfahren können, nur indirekt nachweisbar und fallen daher unter den Tisch, obwohl sie eventuell sogar tödlich sein können. Nichtsdestoweniger gibt es heute kaum einen Zweifel mehr darüber, daß operativ entbundene Kinder eine geringere Widerstandskraft besitzen als normal geborene.

Wer sich um die Schwangere kümmert, braucht sich um den Fetus keine Sorgen machen. Was der schwangere Organismus nach probat behandeltem Distress nachzuholen imstande ist, vermag der Neonatologe nach einer „rettenden" Entbindung nur stümperhaft zu imitieren. Das Interesse für die Sorgen und Ängste der Patientin ist ein wichtiges Anliegen und zwar nicht nur im Sinne der psychologischen Beruhigungstechnik. Uterusrupturen beispielsweise sind nie „stumm"; die nicht erkannten Zeichen der drohenden Ruptur, die man daher geflissentlich als stumm bezeichnet, sind weniger eine Frage von Erkennbarkeit als sorgsamer Zuwendung. Wehenschwäche und rigider Muttermund sind meistens die Folge des Gefühls der Gebärenden, vernachlässigt zu sein.

Wem die Schwangerschaft mehr gilt als die Mutter, wer die Frau nur als Brutofen betrachtet, wird nur Scheinerfolge präsentieren können. Wer die vorzeitige Lösung der Plazenta oder „stumme" Uterusruptur erst am CTG erkennt, bringt die Mutter in Gefahr und rettet das Kind nicht mehr. Auf die Rolle des Kaiserschnittes gehe ich später ein.

Die Diagnose von Krankheiten und Leiden ist nicht Sache der Hebamme, sondern Aufgabe ärztlicher Untersuchungen am Anfang und am Ende der Schwangerschaft. Wenn dabei nichts übersehen wird, sind weder in der Schwangerschaft noch bei der Geburt Schwierigkeiten zu erwarten. Im übrigen werden Krankheiten und Leiden, die mit einer Schwangerschaft vereinbar sind, nur dann zu einem schwerwiegenden Problem, wenn die Schwangerschaft unerwünscht ist und damit zum Distress führt.

Es ist immer wieder erstaunlich, wie gut Schwangere und Wöchnerinnen mit ihren Krankheiten und Leiden fertig werden, wenn sie nicht dazu einem Distress unterliegen; und wie wenig aus rein geburtshilflicher Sicht von Spezialbehandlungen zu erwarten ist, wenn man sich mehr um die Krankheit als um die Patientin kümmert. Immer wieder erstaunlich ist es auch, wie gut Patientinnen, die an einer ernsten Krankheit leiden, bei sorgsamer geburtshilflicher Betreuung mit der Geburt fertigwerden. Dagegen werden die im Wochenbett zu erwartenden Gefahren vielfach unterschätzt. Sie werden es mindestens in dem Maße, in dem die Risiken der Geburt hochgespielt werden. Die meisten der schweren und tödlichen Komplikationen treten ab Ende der ersten Woche nach der Geburt auf, also dann, wenn sich schon alle in Sicherheit wiegen. Diese Tatsache kann nicht oft und deutlich genug hervorgehoben werden.

Bei der Kombination von Schwangerschaft und Erkrankung werden die Symptome der Toxikose und eventuell auch die der Dystrophie oft von den Symptomen der Krankheit überdeckt. Wenn bei kranken Schwangeren auch nur die leichtesten Zeichen der Toxikose und/oder Dystrophie zu erkennen sind, ist es absolut falsch, sie der Krankheit zuzuordnen. Sie sind ausnahmslos als Zeichen von Distress zu betrachten und zu behandeln.

Differentialdiagnosen wie Pfropfgestose und/oder Pfropfpäeklampsie sind Spitzfindigkeiten und machen keinen prinzipiellen Unterschied. Die entscheidende Aufgabe besteht darin, die Überbelastung vor der Geburt zu erkennen und die Patientin während der Geburt so sorgsam zu betreuen, daß sie sich möglichst geborgen fühlt und ihr Distress nicht durch Angst gesteigert wird und zu Notfallfunktionen führt. Medikamentöses Doping und Schnellentbindung sind nicht als Therapie, sondern nur als Alibi zu werten.

4.3. Was soll und kann bei der Geburt überwacht werden?

4.3.1. Geburtsfortschritt

Die schonendste Art der Entbindung ist die natürliche Geburt. Ihr häufiges Mißlingen liegt einerseits an der mangelhaften Information und Vorbereitung der Gebärenden, andererseits der kontraproduktiven geburtsmedizinischen Indoktrination (vgl.

Österreichisches Hebammen-Gesetz 1994, Österreichische Hebammen-Ausbildungsverordnung 1995 und Curriculum-Hebammen/ÖBIG[2] 1996).

4.3.1.1. Vorangehender Kindesteil

Der vorliegende Kindesteil legt vom Beckeneingang zum Beckenausgang rund 10 cm zurück. Diese Strecke wurde von den geburtsmedizinischen Wissenschaftlern in cm unterteilt. Dieser spitzfindigen Unterteilung wurde die illusionär lokalisierbare Verbindungslinie zwischen den Sitzbeinstacheln (Interspinallinie) als Nullinie zugrunde gelegt. Die Strecke über dieser imaginären Nullinie wird in –5 cm bis –1 cm, die Strecke unterhalb bis zum Beckenausgang in +1 cm bis +5 cm eingeteilt. (Wer entsprechende Messungen an einem dafür adaptierten Phantom mit erfahrenen Untersuchern veranstaltet, betrachtet diese Unterteilung nur mehr als pseudowissenschaftlichen Schabernack.)

Diese Linie und ein bestimmtes Verhältnis zu ihr in Abständen von cm angeben zu können, ist eines der vielen Beispiele von Angeberei und Scharlatanerie in der modernen Geburtsmedizin. Die unausbleiblichen Folgen sind räumliche Fehleinschätzungen und falsche Diagnosen, ganz zu schweigen von den vielen überflüssigen vaginalen Untersuchungen. Denn wirklich klar zu differenzieren und geburtshilflich interessant ist nur, ob der kindliche Kopf oder Steiß mit seinem größten Umfang schon oder noch nicht ins Becken eingetreten ist, in der Beckenmitte oder am Beckenboden steht.

Äußere Untersuchung

Im Beckeneingang, in Beckenmitte, am Beckenboden sind die drei für die Beurteilung des Geburtsverlaufes wesentlichen Durchgangsphasen des vorangehenden Kindesteiles. Den Fortschritt zu eruieren, bedarf in erster Linie exakter äußerer Untersuchungen, während vaginale Untersuchungen in der Regel überflüssig, manchmal infolge unsicherer Abschätzbarkeit der Kopfgeschwulst sogar irreführend sind. Sich von pseudoexakten Maßstäben nicht verleiten zu lassen und bei sicher zu trennenden Kriterien zu bleiben, ist vor allem dann wichtig, wenn es um eine Probegeburt geht.

Probegeburt ist der Versuch, bei grenzwertigen Disproportionen (bei mäßig verengtem Becken und/oder relativ großem Kopf) oder narbigen Schwachstellen des Uterus (nach Kaiserschnitt oder Myomausschälungen) die Geburt auf dem normalen Weg ablaufen zu lassen. Geburtshilfliche Kompetenz ist dafür unbedingt Voraussetzung. Wenn eine Patientin an einen Adepten der Geburtsmedizin gerät, der geburtshilflich nichts als apparatives Monitoring und den Kaiserschnitt erlernt hat, hält man sich besser an den, wenn auch sehr primitiven, amerikanischen Slogan: Einmal ein Kaiserschnitt, immer ein Kaiserschnitt!

Bei zu engem Beckeneingang bleibt der kindliche Schädel von oben her umfaßbar. Bei Trichterbecken ist er auch dann noch erreichbar, wenn er bei der vaginalen Untersuchung sich dem Beckenboden cm für cm zu nähern scheint, ein Fortschritt, der nur durch die rapide wachsende Kopfgeschwulst vorgetäuscht ist. Erst wenn der Schädel von oben her nicht mehr zu erreichen ist, steht er tatsächlich am Beckenboden.

---

2 Österreichisches Bundesinstitut für Gesundheitswesen

Im übrigen ist unter der Voraussetzung, daß die Technik der äußeren Untersuchung entsprechend erlernt wurde, im Falle einer Diskrepanz zwischen äußerem und vaginalem Befund grundsätzlich zuerst einmal der vaginale Befund als falsch zu werten. Denn oben gibt es keine irreführende Kopfgeschwulst, die vor allem bei den nach cm messenden Untersuchern und von diesen nicht erkanntem Trichterbecken gar nicht so selten eine verhängnisvolle Rolle spielt.

Eine weitere nützliche Faustregel zur äußeren Untersuchung: Wenn der kindliche Kopf von oben her gerade noch erreichbar und die *Bandl*sche Furche 2 Querfinger über der Symphyse tastbar ist, hat der MM etwa Handtellergröße. Wenn der Kopf nicht mehr zu erreichen ist und die Furche 4 Querfinger über der Symphyse steht, ist der MM verstrichen.

Vaginale Untersuchung

Auch bei der vaginalen Untersuchung ist jeder Differenzierungsgrad, der über die Dreiteilung von Beckeneingang/Beckenmitte/Beckenboden hinausgeht, vorgegaukelte Exaktheit. Wer die vaginale Untersuchung braucht, um mehr als die Größe des Muttermundes zu klären, hat in der Schwangerenbetreuung auf das kläglichste versagt. Eine vaginale Untersuchung ist allerdings absolut geboten, nämlich dann, wenn der Blasensprung so früh erfolgt, daß der vorangehende Kindesteil noch beweglich über dem Beckeneingang steht. Es geht darum, den Vorfall kleiner Kindesteile (Arm, Nabelschnur) auszuschließen.

4.3.1.2. Cervikalkanal (CK) und Muttermund (MM)

Wenn Passagehindernisse ausgeschlossen sind und die Geburt nicht weitergeht, wird das Verhalten der Verschlußmechanismen interessant. Das Verhalten des CK und MM kann natürlich nur durch eine vaginale Untersuchung festgestellt werden. Auch hier hat man eine Einteilung nach cm von 1–10 eingeführt, obwohl die Schätzungen verschiedener Untersucher oft sehr weit auseinandergehen. Wenn man im Streitfall jenem recht gibt, der als erfahren gilt, heißt es noch lange nicht, daß ausgerechnet seine Schätzung stimmt; und Beweise gibt es nicht.

Für die Praxis ist es daher wesentlich besser, sich an Maßstäbe zu halten, die bei der Hand sind und handfest verglichen werden können, also bei Fingern und Handteller zu bleiben. Ob man dann diese Maße anhand eines cm-Maßes umsetzt und diese Zahlen für wissenschaftliche Vergleiche als exakt genug betrachten kann, ist eine andere Frage.

Es ist sinnvoll und kommt der wissenschaftlichen Wahrscheinlichkeit am nächsten, die Schwangere dahin vorzubereiten, daß von richtigem Geburtsbeginn erst dann gesprochen werden kann, wenn der CK und MM zentriert und für 2 Finger passierbar sind. Hören die Wehen während einer sogenannten Latenzphase auf und ist die Fruchtblase erhalten, sind sie besser als Vorgeburtswehen zu werten und auf den wirklichen Geburtsbeginn zu warten. Bis dahin können eventuell Tage vergehen. In dieser Phase die Wehentätigkeit anzutreiben, ist ein ebenso sinnloses wie riskantes Unterfangen.

Wenn man den Frauen die Wehentätigkeit so erklärt, daß sie nicht in jeder vorgeburtlichen Wehenphase nahe am errechneten Geburtstermin in Angst geraten, werden die Wehen der sogenannten Latenzphase der Eröffnung richtigerweise als stärkere Vorwehen wahrgenommen und kaum einmal als alarmierende Geburtswehen empfunden. Der falsche Alarm und die geburtsmedizinische Vielgeschäftigkeit, die er gewöhnlich auslöst, fällt aus. Die fingierten Eröffnungsphasen und deren Pflege durch die pathogene Wehenmedizin werden dann so gut wie hinfällig.

4.3.2. Wehen

Unser Wissen über das (die) Wehen ist gerade umgekehrt proportional zu der zahlreichen Literatur, die es über die Wehen und Wehenmittel gibt. Es ist daher sicher besser, die Regulation der Wehentätigkeit der Natur zu überlassen, als sich in den wirren Künsten der jeweils modernen Wehenmedizin zu versuchen.

Geburtsfortschritt ist, von starren Passagehindernissen abgesehen, der Ausdruck elastischen Nachgebens des Gebärmutterverschlusses auf Wehen der Gebärmuttermuskulatur. Prinzipiell sind Wehen nicht vom Aspekt tokographisch normierter Kontraktionen, sondern von dem des harmonischen Ablaufs im Umstellungsprozeß des uterinen Hydroskeletts zu betrachten. Es geht um den Einklang zwischen Engerstellung der Höhle und Weiterstellung des Verschlusses der Gebärmutter.

Während bei elastischem Gebärmutterverschluß Wehen schmerzarm oder schmerzlos verlaufen, geht ein rigider MM mit krampfschmerzartigen Zusammenziehungen einher. Bei Distress kommt es zu einer Störung der Balance im Kräftespiel von Wehen und Verschluß. Bei allen Formen der Wehenstörung ist in erster Linie an das Gefühl von Verlassenheit und Angst als Ursache zu denken und deren Behebung kommt in der Therapie eine wesentlich größere Bedeutung zu als den Wehenmitteln.

4.3.2.1. Wehenmittel?

Sofern eine medikamentöse Unterstützung erwägenswert erscheint, sind derzeit Progesteronhemmer und niedrig dosiertes Prostaglandin E als Mittel der Wahl anzusehen. Sie relaxieren eventuell den MM, ohne die Wehen krampfhaft zu verstärken. Das uterine Oxytocinsystem sowie der (fragliche) Wert der als wehenanregend geltenden Behandlung wurde im Kapitel „Wehen" ausführlich besprochen.

4.3.3. Blasensprung

Der Blasensprung ist insofern ein entscheidendes Ereignis im Verlauf einer Geburt, als damit die Geburt nicht nur nicht mehr aufzuhalten ist, sondern auch nach Möglichkeit innerhalb 24 Stunden beendet sein soll. Der von der Scheide gebärmutterwärts aufsteigende Keimbefall, der bei länger zurückliegendem Blasensprung nicht verhindert werden kann, schadet durchwegs mehr als der vage Gewinn an Reife durch eine etwas verlängerte Tragzeit Nutzen bringen kann.

Nach dem Blasensprung sollte, wie schon erwähnt, so bald wie möglich eine vaginale Untersuchung gemacht werden, um den möglichen Vorfall kleiner Kindsteile auszuschließen. Für die noch nicht so erfahrene Hebamme ist es ratsam, diese Untersuchung prinzipiell durchzuführen, also auch dann, wenn der vorliegende Kindsteil den Beckeneingang schon völlig abzudichten scheint.

4.3.4. Fruchtwasser (FW)

FW (Hydramnion) ist eine klare bis leicht getrübte Flüssigkeit von eigentümlichem, allerdings nicht für jedermann wahrnehmbarem Geruch; am Schwangerschaftsende beträgt seine Menge rund einen Liter. Sowohl bei zu viel (Polyhydramnion) als auch zu wenig FW (Oligohydramnion) ist eventuell mit Mißbildungen zu rechnen. Polyhydramnion begünstigt den Vorfall kleiner Kindesteile. FW wird permanent gebildet und etwa achtmal pro Tag ausgewechselt. Die berüchtigte „Trockengeburt" gibt es nicht. Jüngst, etwa im Österreichischen Hebammen-Curriculum 1996, hat man dafür die Bezeichnung Fruchtwasserlosigkeit (Anhydramnion) eingeführt, ein Beweis, daß der alte Unsinn noch immer quicklebendig ist.

Übelriechendes FW ist dringend verdächtig auf eine Infektion des FW und der Eihäute. Solche Infektionen sind heimtückisch und zeitigen ihre dramatischen Effekte vielfach erst nach der Perinatalperiode. Sie werden daher oft gering geachtet. Übelriechendes FW kann breiig und abwegig gefärbt sein, muß aber beides nicht sein. Breiiges FW spricht so gut wie immer für eine massive Infektion. Der Ausdruck „mißfärbig" ist insofern strikte zu vermeiden, als er mißverstanden und nach Belieben mißdeutet werden kann.

Rötlich, bräunlich, gelblich und grünlich gefärbtes FW läßt nur den Schluß zu, daß vor kürzerer oder längerer Zeit rote Blutkörperchen oder Abbauprodukte des Hämoglobins oder Kindspech (Mekonium) ins FW gelangt ist. Rötliche Färbung spricht für rote Blutkörperchen, eine bräunliche bis gelbliche Verfärbung für deren Zerfall und Auflösung. Grünliches FW weist auf Mekoniumabgang hin. Finden sich noch Flocken von Kindspech, hat der Abgang vor relativ kurzer Zeit stattgefunden.

Außer eines eventuellen diagnostischen Hinweises bedeutet die Farbe des FW nicht allzu viel. Auch der Mekoniumabgang, läßt man abstruse Deutungen beiseite, hat vom praktischen Standpunkt keine Bedeutung.

Die Version moderner Geburtsmediziner geht dahin, daß infolge einer Notsituation die fetale Darmdurchblutung gedrosselt wird und daher der Mekoniumpfropf ausgestoßen wird. Warum die Kreislaufdrosselung just auf ein Organ gerichtet sein soll, das vom Fetus kaum gebraucht wird und daher den Kreislauf von vornherein nicht belastet, scheint eine nicht erwägenswerte Frage zu sein und dem Glauben an ungereimte Erklärungen keinen Abbruch zu tun.

„Mißfärbiges FW" ist ein ebenso nichtssagender wie üblicher Terminus technicus[3], der allenthalben fleißig abgeschrieben wird. Besonders verzückt von ihm sind Juristen und Gerichtsgutachter. Miß und färbig fällt ihnen leichter zu verstehen als vernünftige Argumentationen. Eine ähnliche Beliebtheit genießen die als schlecht beschriebenen Herztöne („schlechte HT"). Denn auch schlecht und Herz sind für die Urteilskraft dieser Experten gerade noch verarbeitbare Größen.

4.3.5. Herztöne (HT)

„Schlechte HT" ist noch immer ein geflügelter Befund, obwohl solche Glossen eigentlich nur als Farce eines Befundes anzusehen sind. Denn der kritische Beobachter kann damit nicht das Geringste anfangen. An sich sind HT immer gut. Schlecht ist

---

3 lat. terminus = Begrenzung, Abgrenzung, Bezeichnung; terminus technicus = Fachausdruck

es nur, wenn sie nicht zu hören sind. HT sind nicht hörbar oder hörbar (laut/leise/gut/schlecht) und je nach Art ihrer Tonfolge als langsam oder schnell, regelmäßig oder unregelmäßig beurteilbar. (Den Ausdruck „schlechte HT" sollte eine Hebamme unbedingt vermeiden und aus ihrem Wortschatz streichen. Bei Gerichtsprozessen ruft er nämlich die finstersten Instinkte aus der Zeit der Hexenverfolgung wach.)

Bei kritischer Betrachtung liegt es auch unter den heute gegebenen Bedingungen der HT Registrierung nahe, daß für eine möglichst frühe Diagnose kindlicher Notsituationen eigentlich die Kindesbewegungen wichtiger wären als die HT. Denn jeder müde und kranke Organismus reduziert seine Muskeltätigkeit, und zwar deutlich und lange, bevor die Strapazen zu jener Veränderung der Herztätigkeit führen, die als pathognomisch[4] zu werten wären.

Pathognomisch wäre die vollkommen regelmäßige Herzschlagfolge. Diese ließe nämlich erkennen, daß das Herz bereits nicht mehr imstande ist, auf äußere Reize zu reagieren. Der Haken liegt nun darin, daß dieses Stadium regelmäßiger Herztätigkeit eventuell über EKG und Computer erfaßbar wäre, in keinem Fall aber an der HT Folge zu erkennen ist.

Fetale Notsituationen, die anhand von HT-Kurven angenommen werden, sind daher entweder fiktiv oder fatal. Es ist die Frage, ob aus der Registrierung der fetalen HT überhaupt mehr abgeleitet werden kann, als daß sie vorhanden sind oder nicht. Für diese Feststellung reicht jedoch auch das Stethoskop aus, während das auf den Kindesbewegungen beruhende Klopfen nur mit dem Stethoskop zu hören ist.

Was bei den derzeit gegebenen Apparaturen über das Vorhandensein und Nichtvorhandensein der HT hinausgeht, ist reines Blendwerk und ein abgefeimtes Spiel mit abgekarteten Deutungen nichtssagender Kurven. Es dient der Erstellung sonst unhaltbarer Indikationen für lukrative Kaiserschnittentbindungen. Darüber hinaus gilt es, damit einerseits den Freunden des medizinischen Establishments faule Entschuldigungen für vermeidbare medizinische Versager zu verschaffen, andererseits falsche Zeugnisse zwecks gerichtlicher Verfolgung von Dissidenten wissenschaftlich zu belegen. Es wäre daher allen Hebammen, denen die Geburtshilfe am Herzen liegt, eindringlich zu raten, die Auslegung apparativer HT-Kurven abzulehnen und die Verantwortung der Deutung dieser Orakel ausnahmslos den Medizinern zuzuordnen.

4.3.6. Kindesbewegungen (KB)

KB sind apparativ und kurvenmäßig nicht faßbar. Die Beobachtung der KB bedarf daher einer gewissen Geduld und Verständigungsbereitschaft mit der Gebärenden. Die Beobachtung der KB als Überwachungsmethode sind daher von den Medizinern nicht sehr gefragt. Nichtsdestoweniger kann man sich jede HT Kontrolle sparen, wenn in den Wehenpausen KB nachweisbar sind. Solange kräftige KB vorhanden sind, kann jeder HT Alarm als blinder Alarm betrachtet werden, auch wenn das Muster der HT geburtsmedizinische „Regelwidrigkeiten" aufweist. (Die Regeln und Regelwidrigkeiten der Mediziner sind vielfach Fiktionen und nicht zu identifizieren mit natürlichen Normen und den Anomalien der Natur.)

---

4 griech. pathos = Leiden, gnomon = Indikator; pathognomisch = wirklich dem Leiden entsprechend

4.4. Wie weit soll und kann Hilfe geleistet werden?

Schwangerschaft/Geburt/Wochenbett ist allein die Leistung der Frau. Jede Hilfsperson, die dieser grundlegenden Tatsache nicht gebührend Rechnung trägt, ist in der Geburtshilfe eine arge Fehlbesetzung. Die Beistandsleistung wird im allgemeinen erheblich überschätzt, was in der anmaßenden Bezeichnung von Durchführung oder Leitung der Geburt durch die Hilfsperson einen beredten Ausdruck findet. Wahrscheinlich verliefe gar manche Geburt ohne solcherart Beistandsleistung weniger kompliziert. Denn eine Reihe von Handgriffen und Operationen, welche nach dem neuesten Stand des Wissens geändert oder aufgegeben werden sollten, wird in überheblicher Überschätzung der Beistandsleistung in geradezu wunderlicher Weise beibehalten und hochgehalten.

Es ist zweifellos auch in der Geburtshilfe so, daß an handwerklichen Schablonen, wie Handgriffen oder Manualhilfen und Operationen, ebenso beharrlich festgehalten wird, wie es die Widerstände sind, wenn eine intellektuelle Leistung zur Debatte steht. So ist es viel leichter, Anerkennung für den Widersinn, daß die Geburt von den Beistehenden durchgeführt oder geleitet werde, zu finden als dafür, daß das Wesen der Geburtshilfe darin liegt, die Frau an *ihre* Geburt heranzuführen.

Die vornehmliche Aufgabe der Hebamme besteht in Manualhilfen bei der Geburt des Kindes sowohl bei Kopflage als auch Steißlage. Mit dieser Aufgabe ist die leidige Frage von Dammschutz-Dammriß-Dammschnitt eng verknüpft. Zu den Manualhilfen, mit denen sich die Hebamme befassen muß, gehört eventuell auch die manuelle Entfernung einschließlich der Lösung der Plazenta, gelegentlich auch sogar einmal die Wendung einer Querlage.

Kein Problem sollte es sein, der Hebamme eine Extraktion des Kindes mit Hilfe eines Vakuumextraktors zuzugestehen. Allerdings nimmt sie damit das Risiko auf sich, daß man mit dem Vorwurf, die Geburt nicht früh genug beendet zu haben, schneller als sonst zur Hand sein wird. Da mit einer Vakuumextraktion des Kindes günstigstenfalls der Mutter die letzte Phase der Geburt erleichtert werden mag, sonst aber nichts Wesentliches zu bewirken ist, kann auf den Einsatz dieses Instruments ohne Neid verzichtet werden. Wichtiger als ein Kind den doktrinären Regeln der Geburtsmedizin gemäß herauszuziehen ist es, Fährnisse bei Zeiten zu erkennen und für eventuelle Notfälle prompt parat zu sein.

5. Die Handgriffe (Manualhilfen) der Hebamme

5.1. Der Damm und das Dilemma

5.1.1. Einleitung

Wenn man hier den Lehren und Praktiken in einer großen Klinik durch Jahre penibel nachgeht, ohne den Eifer der Ausführenden zu bremsen, erlebt man einige Überraschungen. Dämme, die reißen sollen, tun es nicht und umgekehrt. Die Dammrisse verteilten sich sowohl bezüglich ihrer Zahl als auch ihres Grades gleichmäßig auf alle Hebammen. Es fand sich kein Unterschied zwischen den von den Ärzten als geschickt oder ungeschickt bezeichneten Hebammen; und letztlich fand sich auch kein Unterschied zwischen den Hebammen und Hebammenschülerinnen.

Nichtsdestoweniger kristallisieren sich in jeder Klinik immer wieder irgendwelche Sündenböcke heraus, die ob ihrer Dammrisse berüchtigt werden. Diese skurrile Exhibition von Dammschutzdilettantinnen ist natürlich ungerecht, vermittelt aber den Eindruck und vor allem das Selbstgefühl, daß der Dammschutz eben eine besondere Kunst ist, die eben nicht jedermann gegeben ist. Die Ärzte tun desgleichen, kämen sie doch sonst mit dem prophylaktischen Dammschnitt in das gleiche Dilemma wie die Hebammen beim Dammschutz, nämlich zu der mißlichen Frage, ob Dammschutz und Dammschnitt überhaupt irgend einen Vorteil haben. Was Wunder, daß insbesondere Hebammenschülerinnen im Kontext von Dammrissen und dringlichen Dammschnitten Erwähnung finden.

Bei Gebärenden, bei denen grundsätzlich kein Dammschnitt vorgenommen wird, stellen sich bezüglich Zahl und Grad nicht mehr Dammrisse ein, als bei selektiv angelegten Dammschnitten die Summe der Schnitte und Risse ausmacht. Mit anderen Worten: Wenn nicht schematisch angelegte Dammschnitte eine Alternanz ausschließen, erweisen sich Dammschnitt und Dammriß als statistisch äquivalente Zufallsereignisse.

Wer den Wert von Dammschutz und Dammschnitt zu bezweifeln wagt, vergeht sich gegen eine heilige Kuh der Hebammen wie Mediziner. Wer jedoch der Gebärenden wirklich helfen will, muß bezüglich des Dammschutzes drei seiner Grenzen kennen: Niemand hat die Kraft, mit der Hand den Druck einer Preßwehe zu steuern; der selektive Dammschnitt ist im besten Fall ein Zufallstreffer, der schematisch angelegte die pure Verstümmelung.

Das Dilemma der ungestüm Gebärenden besteht darin, daß jenseits des professionellen Aberglaubens ihrer Hilfsperson keine der Spielarten von Dammschutz einen Riß verhindern kann und ein Dammschnitt sicher um nichts besser ist als eine Rißverletzung.

5.1.2. Dammriß und Dammschnitt (Episiotomie[1])

Was ich jetzt über den Dammschnitt sage, tue ich in dem Bewußtsein, selber viel zu viele Dammschnitte angelegt zu haben. Wer jedoch den Wert des Dammschnitts immer wieder kritisch überprüft, kommt im Lauf der Zeit von ihm fast völlig ab. Es

---

1 griech. epision = die Scham; temnein = schneiden; Episiotomie = Schamschnitt

stellt sich dann nämlich immer mehr heraus, daß es besser ist, gegebenenfalls einen Dammriß in Kauf zu nehmen und diesen dafür sorgsam zu nähen als nach Gutdünken eine Episiotomie zu machen. (Es gibt keinerlei ernstzunehmende Kriterien, die auch nur einigermaßen erkennen ließen, ob und wann ein Damm mit und ohne Dammschutz auf welche Art und Weise reißen könnte.)

Dammschutz und Episiotomie sind ein merkwürdiges Zwillingspaar. Gilt den Hebammen der Dammschutz als ihr Privileg, halten die Mediziner die Episiotomie für das ihre. Beide Seiten treten an, um den Dammriß zu verhindern. Trotz der frappanten Gemeinsamkeit achten beide streng darauf, daß ihre Obliegenheit nicht in die Hände der anderen gelangt. Nichtsdestoweniger ist für beide, Schutz und Schnitt, trotz hinlänglicher Tradition immer noch die Frage offen, ob und wozu und wann sie eigentlich von Nutzen sind. Denn auf der einen Seite heißt ein nach der Geburt intakter Damm noch lange nicht, daß er nicht auch ohne Dammschutz heil geblieben wäre; andererseits bleibt es nach jeder Episiotomie offen, ob ohne diese der Damm je verwundet worden wäre.

Die Episiotomie ist in den zivilisierten Ländern der am häufigsten durchgeführte operative Eingriff überhaupt und die am weitesten verbreitete Dammverletzung. Obwohl die Nützlichkeit der Episiotomie anhand der biologischen Erkenntnisse der letzten Jahre noch zweifelhafter ist als je zuvor, liegt die moderne geburtsmedizinische Dammschnittrate bei 80 % der Geburten. So drängt sich dann dem kritischen Betrachter nicht ohne Grund der Vergleich mit rituellen Verstümmelungen auf.

Die Indoktrination zu diesem Ritual beginnt bei den Studierenden der Medizin und den Elevinnen des Hebammenberufs. Den einen bleut man ein, daß die Episiotomie Dammrisse und deren angebliche Folgeschäden verhinderte, den anderen, daß Dammrissen per Dammschutz vorzubeugen wäre. Gleichzeitig lehrt man den Dammschutz so, daß der Damm dadurch eher reißt als hält. Jeder Dammriß wird dann der Hebammenschülerin oder jungen Hebamme so lange angekreidet, bis letztlich auch sie die Episiotomie als Prophylaxe für einen „schändlichen" Riß betrachtet. Und das Ritual nimmt seinen für die Episiotomen lukrativen Lauf.

Geht der Damm durch die Spannung, der er bei der Geburt des Kindes unterliegt, auseinander, tut er es gewöhnlich in lockerem Gewebe und unter Schonung straffer und funktionell wichtiger Strukturen. Wunden infolge von Rissen sind daher meist auch kleiner als die Schnittwunde nach einer Episiotomie. Bei der raschen und scharfen Trennung des Gewebes durch die Episiotomie, insbesondere wenn sie zu früh erfolgt, werden oft die Schutzhüllen von Strukturen angeschnitten, die sich dem Riß weitgehend „entziehen". Daher führt die Episiotomie im Vergleich zum Riß zu stärkeren Blutungen. Mastdarmverletzungen kommen genau so oft zusammen mit Episiotomien wie bei Rissen vor, und daß mittels eines Dammschnittes eine Scheidensenkung oder Harninkontinenz hintanzuhalten wäre, ist reine Fiktion. Wenig Beachtung finden die Beschwerden beim Sexualverkehr, welche nach einer Episiotomie viel häufiger angegeben werden als nach einem Riß.

Die günstigste Form der Episiotomie ist die exakt in der Mitte des Dammes geschnittene mediane Episiotomie. Die übelste Form der Episiotomie stellt die sogenannte vorzeitige Episiotomie dar. Die Vorstellung, damit die Geburt des Kindes zu beschleunigen, ist geradezu dumm. Der Blutverlust bei einer vorzeitigen Episiotomie ist beträchtlich und beträgt mitunter gut einen halben Liter. Sie mag eventuell einmal bei einer an sich schon prekären Zangenoperationen in Frage kommen, sonst ist sie reiner Unfug.

Die beste Chance, einen intakten Damm zu bewahren, haben jene Frauen, die den Dammgriffen und Dammschnitten auf irgendeine Art entwischen. Die Wohltat der diversen Methoden des „alternativen" Gebärens wie Hockgeburt und Wassergeburt, liegt vor allem darin, daß infolge der relativen Unzugänglichkeit des Dammes das Anbringen von Schnitten und Handgriffen heilbringend erschwert ist.

Die Hebammen sollten demnach mehr darauf dringen, in bezug auf die Versorgung von Dammrissen besser geschult zu werden als zu versuchen, es mit Episiotomien den Ärzten gleichzutun. Nichtsdestoweniger macht sich nun schon manche Hebamme, da ihr das Anlegen einer Episiotomie gesetzlich gestattet ist, mit dem Dammschnitt wichtig. Hoffentlich sind und bleiben diese Hebammen die Ausnahme.

Der moderne Dammschutz und die routinemäßige Episiotomie sind Kinder der frühen Geburtsmedizin des 20. Jahrhunderts. Ihre Koinzidenz ist insofern kein Zufall, als bis heute der in den gängigen Lehrbüchern dargestellte Dammschutz den Dammriß fördert und so die Episiotomie als vorzüglich erscheinen läßt. Den Dammschutz hat man den Hebammen überlassen, die Episiotomie reservierten sich die Mediziner. Seither geben die Hebammen unbeirrbar die moderne Art von Dammschutz weiter, während die Mediziner das (trügerische) Heil der Episiotomie verkünden. Seither gibt es ständig Debatten, ob und welcher Hebamme die „Schuld" an einem Dammriß zuzuschreiben ist und welcher nicht und ob eine Episiotomie Not getan hätte oder nicht.

Tatsache ist jedenfalls, daß mit einer Episiotomie der Damm auf alle Fälle zerschnitten wird, während ohne Setzen einer Episiotomie ein Dammriß zwar passieren kann, aber keineswegs muß. Während man aber nun die jüngsten medizinischen Adepten wahllos Episiotomien schneiden und zusammenflicken üben läßt, lehrt man die Hebammen nur sehr unwillig und zögernd, wie ein Dammriß am besten in Ordnung zu bringen und zu sanieren wäre.

Die meisten Episiotomien und Risse werden dadurch gesetzt, daß sich viele einbilden, mit einer hurtigen Entbindung im letzten Abdruck der Geburt Versäumnisse in der Schwangerenbetreuung wettmachen zu können. Welch eine Illusion!

5.1.3. Gradeinteilung und Versorgung

Sehr viel wichtiger, als eine rituelle Episiotomie zu schneiden, ist für die Hebamme zu wissen, wie mit einem Dammriß am besten umzugehen ist. Im allgemeinen unterscheidet man vier Grade von Dammrissen: Bei Grad I ist nur die Schleimhaut oder Haut betroffen, bei Grad II auch das darunterliegende Grundgewebe, bei Grad III das Rectum ausgehülst und der Sphincter ani lädiert, bei Grad IV auch die Rectumwand aufgerissen. Die leichten Grade I und II sind weitaus harmloser als jede Episiotomie, die schweren Grade III-IV sind selten, bedürfen aber einer gekonnten chirurgischen Versorgung. Die Schwierigkeit in der Versorgung liegt meist darin, daß die Nähte aus Übervorsicht zu dicht gesetzt werden. Im Bereich der zu dicht gesetzten Nähte kommt es zu Durchblutungsstörungen und in der Folge zu Gewebsschädigungen. Die Hebamme tut gut, hier einen Chirurgen zu konsultieren.

Die Grade I und II sind einerseits leicht zu nähen, sie heilen aber andererseits auch ohne Nähen problemlos aus. Beim Grad I handelt es sich um oberflächliche Platzwunden im Bereich des Scheideneinganges und der Haut des Dammes. Die Wundränder legen sich bei geschlossenen Beinen aneinander und wachsen anstandslos zusammen. Blutungen kommen selten vor und sind gegebenenfalls mit einer Klemme exakt zu fassen und durch Umstechen zu unterbinden. Zu tiefes Umstechen kann durch Anstechen oder Anreissen der Venenkonvolute um den Scheideneingang zu Hämatomen führen. Einrisse im Bereich der Harnröhre und Klitoris entstehen im übrigen nur bei Versuchen, den Kopf zu deflektieren und über den Damm herauszuhebeln, wie zum Beispiel mit dem sogenannten Hinterdammgriff.

Auch Risse, die ins Grundgewebe gehen (Grad II) sind gewöhnlich auf solche Deflexionsmanöver zurückzuführen. Auch bei einem Dammriß II° legen sich bei geschlossenen Beinen die Wundränder aneinander und verheilen dank der Integrine, interzellulären Adhäsionsmoleküle und Fibronektine ordnungsgemäß. Wenn man die Wunde näht, ist darauf zu achten, daß der Faden flach um den zu nähenden Abschnitt der Wunde herumgelegt wird und die Wundränder locker aneinandergelegt werden, sodaß dabei einerseits kein Hohlraum entsteht und andererseits die Durchblutung des Gewebes durch die Nähte nicht gedrosselt wird. Ob man die Wunde näht oder der spontanen Heilung überläßt, eventuell blutende Gefäße sind in jedem Fall getrennt zu unterbinden. Zu fest geknüpfte Nähte und anatomisch nicht adäquat adaptierte Wundränder verursachen Schmerzen und stören die Heilung.

Dammrisse III° und IV° sind in Narkose und mit Assistenz zu nähen. Ohne Assistenz unterlaufen selbst dem geübten Operateur immer wieder Fehler bei der Adaptation der Wundfläche. Das heißt, die Versorgung dieser Risse hat in einem Spital zu erfolgen. Nach der Operation ist durch einige Tage für weichen Stuhl zu sorgen. Sonstige Prozeduren sind überflüssig. Unter diesen Voraussetzungen verheilen auch diese Risse klaglos.

5.2. Die Geburt aus Kopflage

5.2.1. Entwicklung des Kopfes

Das beste, was für den Damm getan werden kann, ist der Versuch, bei der Hinterhauptshaltung das Vorderhaupt und bei der Gesichtshaltung das Hinterhaupt etwas zurückzuhalten, sonst aber den Kopf zügig kommen zu lassen. So tritt der Kopf in extremer Beugung oder Streckung und damit mit seinen kleinsten Durchmessern (9.5 cm) über den Damm. Jede Deflexion beziehungsweise Flexion ergibt einen größeren Durchmesser beim Durchtritt, erschwert die Geburt des Kopfes und ruft Dammrisse hervor.

Im übrigen bringt, wer immer einen Widerstand mit dem Kopf vor sich herzutreiben hat, diesen in extreme Beugung oder notfalls in extreme Streckung und paßt sich der nötigen Schubrichtung mit einer Streckung bzw. Beugung der Rumpfwirbelsäule an. Dies geschieht fast reflektorisch, um eine Verrenkung der biegsamen Halswirbelsäule zu vermeiden. Der Fetus mit seiner noch sehr schwachen Halsmuskulatur tut dies um so mehr – so man ihn läßt.

Die unabdingbaren Grundregeln für eine schonende Kopfgeburt werden vielfach ignoriert. So heißt man die Gebärenden bei einem bis zum Bersten angespannten Damm nicht zu pressen, um den Kopf hinhaltend zu deflektieren und so auf möglichst qualvolle Weise herauszuhebeln. Wenn der Damm trotz allem unversehrt bleibt, tut man großspurig so, als ob man den Dammriß verhindert hätte, obwohl man sich bei dieser Fummelei eher wundern sollte, wenn es zu keinem Dammriß kommt. Den Gipfelpunkt der Stümperhaftigkeit stellt der Hinterdammgriff dar.

Der ironische Beobachter vermag einen Gedankensplitter nur mühsam zu verdrängen, daß nämlich die Geburt im Liegen deswegen so beharrlich aufrecht erhalten wird, weil in dieser wehrlosen Lage der Gebärenden nicht nur die Mediziner ihre Episiotomien leicht anbringen, sondern sich auch die Hebammen mit eitler Dammschützerei hervortun können. In aktiver Hocke wäre für die Frau das Gebären zweifellos wesentlich leichter, für die Dammschützerinnen und Dammschneider dagegen höchst unbequem. Also, ehret auch fürderhin die Lehre von der Deflexion und dem Hypomochlion[2]!

Hypomochlion?

Es steht schon längst einwandfrei fest, daß die Natur – gescheit wie sie ist – beim Durchtritt des kindlichen Kopfes eine Deflexion nicht stattfinden läßt. Nichtsdestoweniger wird dessen Durchtritt in den Lehrbüchern, von entsprechenden Bilden untermalt, noch immer auf folgende Weise beschrieben: „... stemmt er (der Kopf) sich mit dem Nacken am unteren Symphysenrand (Hypomochlion) an und verläßt den Geburtskanal durch eine Streckung ..." oder „... um den herum er nun, durch Beckenmuskulatur und Damm gezwungen, herausgehebelt wird ..."

Die Lehre vom unteren Symphysenrand als Hypomochlion und die daraus abgeleitete Methode, beim sogenannten Dammschutz die Deflexion des kindlichen Kopfes zu zwingen, scheint nicht ausrottbar zu sein. Es handelt sich, sehr zum Schaden vieler Mütter und Kinder, um nichts anderes als einen Aberglauben, der es wissenschaftlich zu erlauben scheint, der Frau den Damm und dem Kind den Hals zu malträtieren.

5.2.2. Entwicklung der Schultern

Ähnliches spielt sich bei der Entwicklung der Schultern ab. An sich besteht, wenn der Kopf geboren ist und die Schulter am Damm steht, keine irgendwie geartete Gefahr. Der Nabel findet sich in der Höhe der Symphyse und der Brustkorb eingepfercht im kleinen Becken. Das Kind kann, da sich der Brustkorb nicht ausdehnen kann, auf der einen Seite nicht atmen und daher auch nicht aspirieren[3] und wird auf der anderen Seite über die Nabelschnur bestens versorgt.

Der Kopf läuft zwar etwas bläulich an, da das Blut im Abflußgebiet der Halsvenen gestaut wird. Das hat jedoch den natürlichen Vorteil, daß infolge des damit entstehenden Rückstaues von CO_2 im kindlichen Kopf die Reizschwelle des Atmungszentrums für Atmungsreize generell herabgesetzt wird und das Neugeborene nur umso prompter atmet und schreit, wenn die Schultern und Brustkorb geboren sind.

Man könnte also nach der Geburt des Kopfes ohne das geringste Risiko auf die nächsten Wehen warten und die Schultern in Ruhe durchtreten lassen. Leider werden jedoch die Wehen auf der einen Seite sehr oft nicht abgewartet und auf der

---

2 griech. hypomochlion = Stützpunkt eines Hebels
3 lat. ad = zu, hinzu; spirare = atmen; aspirieren = hinzuatmen (mit der Luft z. B. Fruchtwasser einatmen)

anderen während der Wehen die Schultern per Dammschutz fehlgeleitet. Letztendlich wird dann das Kind anstatt an den Schultern buchstäblich am Kragen herausgezogen. So begegnen wir auch hier wieder dem merkwürdigen Hang, im Zuge des Dammschutzes die kindliche Halswirbelsäule zu malträtieren.

Schulterdystokie?
Schulterdystokie bedeutet Schultern und Arme als Geburtshindernis. Es ist nun bemerkenswert und interessant, daß das Phänomen der Schulterdystokie in den Lehrbüchern vor 1960 kaum Erwähnung findet. Die Schulterdystokie moderner Prägung scheint mehr ein geburtsmedizinisch als ein spontan sich einstellendes geburtshilfliches Problem zu sein. Die Schulterdystokie ist ein von der modernen Geburtsmedizin in das Nest der Geburtshilfe gelegtes Kuckucksei, kein eigenständiges geburtshilfliches Problem.

Diejenigen, bei denen sich die Schulterdystokien häufen, haben dazu folgende Erklärung: Die Schultern des Kindes können auf Grund ihrer Größe den mütterlichen Beckengürtel nicht ohne Schwierigkeit passieren, was eine Fehleinstellung der Schultern im Sinne eines hohen Geradestandes oder tiefen Querstandes zur Folge hat. Solche schon rein physikalisch unverständliche Behauptungen führen dazu, daß heute jede vermeintliche Verzögerung beim Durchtritt der Schultern angstvoll und ungeschickt behandelt wird.

Die Schulterdystokie ist aber nicht die Frage eines Mißverhältnisses zwischen den fetalen Schultern und dem mütterlichen Becken, sondern ein Problem der Funktion der Weichteile. Sie entsteht dadurch, daß, bevor die Ausbildung der Fruchtwalze ein glattes Nachrücken der Schultern erwarten läßt, Kopf und Schultern durch mißbräuchliche Handgriffe so brüsk verzogen werden, daß sich das untere Uterinsegment um die Schultern des Kindes zusammenzieht, diese fest umklammert und damit in ihrer Beweglichkeit nachhaltig behindert.

Zur Schulterdystokie kommt es gewöhnlich dann, wenn der Kopf, da sein Durchtritt etwas länger auf sich warten läßt, bei bereits abflauender Wehe mit Gewalt herausgehebelt wird. Der Effekt ist ein Kopf, der draußen in der Vulva hängt, Schultern, die innen in der Muttermundmanschette stecken, und ein wendiger Hals dazwischen. Die Kopfhaut läuft infolge venöser Stauung bläulich an, das Kind scheint nach Luft zu schnappen, was ihm nicht gelingen kann, da der Brustkorb im Becken fest umklammert ist. Alles in allem ergibt sich ein anscheinend besorgniserregendes Zustandsbild.

Doch der Nabel steht über der Symphyse, der fetoplazentare Kreislauf ist intakt; und wer nicht atmen kann, kann auch nicht aspirieren. Man könnte also getrost warten, ohne daß etwas passiert, was nicht schon passiert ist. Der Spasmus im unteren Uterinsegment würde sich lösen und mit den nächsten Wehen würde das Kind, wenn man ihm vorher nicht den Hals umdreht, ohne Ach und Weh geboren werden.

In der Angst vor dem Zuwarten, insbesondere wenn die Herztöne des Fetus aus rein technischen Gründen nicht mehr einwandfrei zu orten sind, greifen viele zu jenen Korrektiven, deren lehrbuchmäßige Anwendung den Spasmus nur verstärkt. Schließlich taucht gewöhnlich noch der eine oder andere Fachmann auf, dem der natürliche Geburtsvorgang so fremd ist, daß er von der Aufgabe Anomalien auszugleichen völlig überfordert ist. Am Ende solcher Unternehmungen geht dann zwangsläufig hervor, daß im Falle einer Kaiserschnittentbindung diese Mißlichkeiten ausgeblieben wären, ein geburtsmedizinisches Know-how, das wohl kaum zu widerlegen ist.

Wer sich entscheidet, eine Schulterdystokie manuell zu korrigieren, muß wissen, daß an Kopf und Hals jeder grobe Zug und jede Drehung penibel zu vermeiden sind. Die manuelle Korrektur hat an der Schulter anzusetzen und ist so behutsam durchzuführen, daß der Kopf jede Bewegung prompt und automatisch mit zu vollziehen vermag.

Die Lösung des Problems besteht darin, zwei bis drei Finger im Bereich des Schultergelenks auf das Schulterblatt der symphysenwärts zeigenden Schulter zu legen und diese in den nächsten Wehen bei mäßigem Pressen der Gebärenden langsam dammwärts zu schieben. Die von hinten nach vorne wandernde Gegenschulter tritt in leichtem schrägem Durchmesser unter der Symphyse hervor und letztlich die nun hintere Schulter über den Damm. Dabei kann es insofern zu einer leichten Überdrehung kommen, als an der nach vorne wandernden Schulter der Arm hochgeschoben, das heißt nach außen hin „hochgeschlagen" wird. Dadurch wird die Schulter vorübergehend gegen die andere Seite hin verdrängt. Bei der nun spontan folgenden Gegendrehung werden Arm und Schultern geboren.

Der schwerste Fehler besteht darin, die Entwicklung der Schultern durch Manipulationen am Kopf und/oder in der Wehenpause erzwingen zu wollen, eine Unsitte, die vielen nur schwer abzugewöhnen ist. Bei einfühlsamer Leitung der Geburt tritt die Schulterdystokie kaum auf. Jedenfalls haben die Hebammen der SFKW nie eine so gravierende Schwierigkeit bei der Schulterentwicklung gehabt, daß sie wegen einer Schulterdystokie einen Arzt hätten bemühen müssen. Ebenso wenig kann ich mich an eine kindliche Schädigung erinnern, die auf eine Schulterdystokie, wie sie heute in den Lehrbüchern beschrieben wird, zurückzuführen gewesen wäre.

5.3. Die Geburt aus Beckenendlage (BEL)

5.3.1. Methodische und statistische Vorbemerkungen

Die Rate der Kaiserschnittentbindungen bei BEL war Anfang der 80er Jahre in Schweden 93 %, in den USA und England 76 %, in Kanada 54 %, in Norwegen 45 %. Der deutsche Standard scheint bei 30–50 % zu liegen. Die Zahlen Österreichs entziehen sich der Kenntnis. An der SFKW wurden nur 2.2 % der BEL per Kaiserschnitt entbunden. (Die Kaiserschnittfrequenz bei den Kopflagen betrug 0.92 %.)

An der SFKW haben wir von 1965 bis 1985 alle Steißlagen streng einheitlich behandelt, indem wir die Spontangeburt abgewartet und gegebenenfalls jenen Handgriff der „klassischen Methode" angewendet haben, mit dem das in Frage stehende Hindernis zu beheben war. Im großen und ganzen hielten wir uns an zwei Hypothesen:

Die Steißlage ist die Folge einer Unreife der zentralen Stellreflexe. (Auf den Kopf gewendete Feten drehen sich ebenso prompt in die Steißlage zurück, wie sich vom Kopf auf den Steiß gewendete Feten wieder in die Kopflage zurückdrehen.)

Die Entwicklung des Kopfes hat insofern Zeit, als der kindliche Kopf die Nabelschnur kaum ernstlich komprimiert und der Fetus über genügend Sauerstoff verfügt. (Bis zu 25 Minuten nach dem Tod der Mutter sind Kinder noch lebend und gesund entbunden worden.)

Unter diesen Voraussetzungen sind 1965–1985 an der SFKW 1931 Kinder (4.34 %) aus einer Steißlage oder Querlage entbunden worden, 914 in den Jahren 1965/75, 1017 in den Jahren 1976/85. Die Resultate der beiden Serien zeigten sowohl in der perinatalen Mortalität (6.4 % und 5.9 %) als auch den Begleiterscheinungen keine signifikanten Unterschiede. Bei kleineren Serien sind diese jedoch beträchtlich.

In der zweiten Serie 1976/85 wurden 16 der 1017 Kinder aus ihrer Querlage per Kaiserschnitt entbunden, weil eine Wendung nicht angebracht erschien. Weitere 22 Kinder wurden aus anderen rein mütterlichen Indikationen per Kaiserschnitt entbunden, wobei 2 perinatale Todesfälle zu verzeichnen waren. Bei den 979 vaginalen Steißgeburten ergab sich eine perinatale Mortalität von 5.8 %. Die Jahresergebnisse lagen bei den je rund 100 Steißgeburten zwischen 2–11 %. Die gleitenden 3-Jahresdurchschnitte (je 300 Geburten) schwankten zwischen 4.7–7.4 %, die gleitenden 5-Jahresdurchschnitte (je 500 Geburten) zwischen 5.0–7.3 %. Die Begleitumstände der Todesfälle wiesen, wie Tab. 1 zeigt, bei den Serien der gleitenden 3-Jahresdurchschnitte mit ihren je 300 streng einheitlich behandelten Fälle signifikante Unterschiede auf. Desgleichen gilt für die Serie der gleitenden 5-Jahresdurchschnitte.

Tab. 1: *Resultate von vier der acht gleitenden 3-Jahresdurchschnitte 1976–1985*

Periode	1978/80	1979/81	1980/82	1981/83
Perinatale Todesfälle	24	24	22	16
Mißbildungen	10	9	10	3
unter 1500 g	5	6	5	9
über 1500 g	9	10	8	4
davon gestorben				
ante partum	2	5	5	3
intra partum	6	4	2	0
post partum	1	1	1	1
Vorzeitige Plazentalösung III°	4	0	0	0

Aus Tab. 1 geht deutlich hervor, welche Fehlschlüsse selbst bei Serien von über 300 Fällen zum Beweis des Wertes einer nur einzigen Methode, deren konsequente Anwendung vorausgesetzt, entstehen können. Angenommen wir hätten an der SFKW 1978–1979 den Behandlungsplan dahin geändert, äußere Wendungen durchzuführen, wären damit vier Fälle von Blutungsneigung und vorzeitiger Plazentalösung zusammengetroffen, eine Konstellation, die sonst nie mehr zustande kam. Wären wir 1981/83 dazu übergegangen, die BEL per Kaiserschnitt zu entbinden, hätten wir jetzt anstatt von keinem von zwei intra partum Todesfällen zu berichten. Denn wie es der Zufall manchmal will, fallen in die Periode 1981/83 just jene zwei Kaiserschnittentbindungen, die für den Fetus tödlich ausgegangen sind, während bei den vaginalen Steißgeburten kein intra partum Todesfall zu verzeichnen war. Ebenso zufällig fand sich unter den Todesfällen 1976/80 nur ein einziger Zwilling, 1981/85 waren es deren elf.

Erst der Vergleich der 1017 Fälle 1976–1985 mit den 914 Fällen der elf Jahre 1965–1975 zeigte auch bezüglich der Begleitumstände der Todesfälle keine statistisch signifikanten Unterschiede mehr. Mit anderen Worten: *Die Beurteilung einer Methode zur Behandlung der BEL, die sich auf wesentlich weniger als 1000 Fälle nach streng einheitlichen Richtlinien stützt, ist irrelevant.*

Die Beobachtungsserien, anhand derer der Wert der einen oder anderen Methode der Entbindung bei BEL in der Literatur angegeben wird, liegen meistens weit unter 1000 Fällen und betragen oft nicht einmal hundert. Große Serien mit einem konsequenten Behandlungskonzept sind kaum vorhanden. Kleine Serien sind leicht manipulierbar. Kleinserien mit zufällig schlechten Ergebnissen werden vielfach zurückgehalten, solche mit guten schnell publik gemacht. Kleine Serien, die der Schriftleitung einer Zeitschrift genehm sind, werden veröffentlicht, anders lautende wegen der kleinen Zahl zurückgestellt. Das Zusammenzählen kleiner Serien ergibt damit vielfach ein trügerisches Bild.

Die perinatale Mortalität der aus einer BEL zu der aus Kopflage geborenen Kindern der SFKW verhielt sich 6:1. Laut Befundberichten der Neonatologen waren Verdacht und Diagnose einer kindlichen Hirnschädigung nicht nur bei den Steißgeburten, sondern auch bei den per Kaiserschnitt entbundenen Kindern insgesamt zehnmal häufiger gegeben als bei den vaginalen Geburten aus Kopflage.

5.3.2. Praktische Überlegungen

Für eine vaginale BEL-Geburt müssen folgende Voraussetzungen gegeben sein:
- Zwischen kindlichem Kopf und mütterlicher Beckenpassage darf kein Mißverhältnis gegeben sein. Gegen Ende der Schwangerschaft sind alle einschlägigen Befunde zu überprüfen und durch ärztliche zu ergänzen.
- Der Geburtsverlauf darf ab der Aktivphase der Eröffnungsperiode nicht verzögert sein. Wehenschwäche ist als auf ein nicht erkanntes Passagehindernis verdächtig zu betrachten.
- Bei der Geburt im Liegen sind die bereits geborenen Körperteile so zu schienen, daß sie sich richtungsmäßig so bewegen wie beim Gebären im Hocken, das heißt leicht nach oben.
- Bleibt die Spontangeburt beim Durchtreten der Schultern oder des Kopfes stecken, ist das Hindernis am sichersten mit den „klassischen Handgriffen" zu beheben, sofern sie richtig angewendet werden.
- Die „klassischen Handgriffe" sind nur so weit einzusetzen, daß die Voraussetzung für die weitere Spontanentwicklung geschaffen wird und nicht, um das Kind in einem Zug zu extrahieren.
- Das Üben der „klassischen Handgriffe" am Phantom ist nur dazu gut, um ein Gefühl dafür zu bekommen. Die Entwicklung der BEL am Phantom kann aber nur so erfolgen, als ob das Kind bei wehenlosem Uterus extrahiert werden sollte, also im Grunde so, wie sie nicht vonstatten gehen soll. Sie ist in natura leichter durchführbar als am Phantom.
- Viel wichtiger als alles andere ist aber, daß die Gebärende über den Geburtsvorgang bei BEL gut unterrichtet ist und begreift, daß es nicht nur in ihrem, sondern auch im Interesse des Kindes liegt, all ihre Kraft für eine möglichst natürliche Geburt einzusetzen. Wenn man an die Segnungen des Kaiserschnittes glaubt, hat es wenig Sinn eine vaginale Steißgeburt zu erwägen,.

Die Art der BEL – reine Steißlage, vollkommene oder unvollkommene Steiß/Fußlage, Knielage oder Fußlage – spielt keine Rolle, sofern man sich dadurch nicht zu überhasteten Handgriffen verleiten läßt. Die entscheidende Phase in der Geburt der BEL ist die Passage des Kopfes. Sie erfolgt normalerweise in einem Zug mit der

Geburt der dem Kopf vorangehenden Schultern und Arme. Diese machen mit ihren Umfang von 35 cm den Geburtsweg so weit auf, daß der Kopf mit 33 cm Umfang ohne Schwierigkeiten folgen kann. Ob vorher der Geburtsweg wie bei einer einfachen Steißlage mehr oder wie bei einer Fußlage weniger erweitert wurde, ist ohne Belang. Die Schwierigkeiten der BEL-Geburt bestehen vielmehr darin, daß die Schulter-Kopf-Passage durch schlechte Handgriffe gestört wird.

Wer BEL-Geburten im Hocken oder (unter Vorkehrungen, die ähnliche Bedingungen wie bei der Geburt im Hocken schaffen) auch im Liegen spontan verlaufen läßt, kann stets Folgendes beobachten: Ob Steiß- oder Fußlage, der Steiß folgt schon beim Durchtritt durch die Vulva den Drehungen der Schultern, kommt mit dem Kreuzbein symphysenwärts heraus und dreht sich dann seitwärts. Danach treten, sich dabei mit dem Rücken von der Seite symphysenwärts drehend, Schultern und Arme durch die Vulva. Die Drehungen erfolgen nun nicht vollends seitwärts oder symphysenwärts, sondern weichen stets von der Senkrechten oder Waagrechten etwas ab. So hängt auch der Rücken vor dem Durchtritt des den Schultern unmittelbar nachfolgenden Kopfes leicht nach einer Seite, während der Steiß den Boden erreicht hat oder bei der Geburt im Liegen dem untergeschobenen Keilkissen aufliegt. Damit wird das Hinterhaupt etwas zurückgehalten und der Kopf durch die hydraulische Wirksamkeit der Wehen voll gebeugt. Der Kopf findet sich so mit dem kleinstmöglichen (subocciptiobregmatischen) Durchmesser im geraden Durchmesser des Beckenausgangs, mit Gesicht und Vorderhaupt hinter dem Damm. Letztlich gleiten nun Kinn, Vorderhaupt und Hinterhaupt, leicht rotierend, über den Damm. Die Kenntnis dieser Modulationen der kindlichen Schulter- und Kopfbewegungen ist für eine rationelle Anwendung der Handgriffe zur Unterstützung der spontanen BEL-Geburt wesentlich.

Im allgemeinen sind heute die meisten, Hebammen wie Mediziner, nicht fähig, eine Spontangeburt bei BEL zu leiten. Sie entfachen daher, so sie nicht von vornherein zum Kaiserschnitt greifen, eine formidable Vielgeschäftigkeit. Im Grunde sind jedoch nur zwei Arten Handgriffe von Nutzen: der als klassische Armlösung bezeichnete Handgriff zur Assistenz der Schulter-Arm-Bewegung und der (nach Mauriceau, Levret, Veit und Smellie benannte) Handgriff zur Assistenz der Kopfbewegung. Mit diesen Handgriffen können, wenn sie behutsam ausgeführt werden, noch am besten jene Haltungen und Rotationen nachgeahmt werden, die einer spontanen BEL-Geburt entsprechen. Im Gegensatz dazu sind bei anderen Handgriffen ungünstige Hebelwirkungen nicht zu vermeiden.

5.3.3. Entwicklung der Schultern

Wichtig für eine kunstgerechte Durchführung der Schulternentwicklung ist es, zuerst Steiß und Beine in die adäquate Position zu bringen. Um diese zu erhalten, ist es zweckmäßig, die Beine seitlich auf dem Unterarm reiten zu lassen und das kindliche Becken mit der Hand im Bereich der vorderen Darmbeinstachel zu umfassen. Dann schiebt man 2 Finger der freien Hand den etwas schräg seitlich liegenden Rücken entlang behutsam zur schräg hinten stehenden Schulter vor und leitet den Arm die Brust entlang heraus. Im Zug dieser Handbewegung gleiten Damm und hintere Schulter aneinander vorbei und die vordere Schulter unter der Symphyse durch die Vulva. Gleichzeitig rotiert der Rücken symphysenwärts und der Kopf mit Pfeil- und Stirnnaht in den geraden Durchmesser des Beckenausgangs.

5.3.4. Entwicklung des Kopfes

Wenn Schultern und Arme geboren sind, reitet der Körper des Kindes bereits auf dem Unterarm, so wie er es sollte, wenn der Kopf mit dem Handgriff nach Mauriceau-Veit-Smellie entwickelt werden müßte. Normalerweise wird aber die Durchführung des Handgriffes insofern überflüssig, als der Kopf spontan in leicht schrägem Durchmesser über den Damm tritt. Sollte dies nicht der Fall sein, genügt es, das am Unterarm reitende Kind an Brust und Nacken mit Zeige- und Mittelfinger gabelförmig zu halten und den vom kindlichen Kopf angedeuteten Rotationsbewegungen nachzugeben. Es darf dabei auf keinen Fall gezogen werden – wie man es beim obsoleten Prager Handgriff tat – sondern nur dem Wehendruck von oben nachgegeben werden. Unter Umständen kann die Entwicklung des Kopfes beschleunigt werden, wenn man die an der kindlichen Brust liegenden Finger hinter den Damm schiebt, um das Kinn über den Damm zu leiten, worauf Vorder- und Hinterhaupt durch die Vulva gleiten.

5.3.5. Zur geburtsmedizinischen Tradition

Im Gegensatz zu den Schilderungen in den medizinischen Lehrbüchern ist es für die Entwicklung des Kopfes bei einer wohl vorbereiteten BEL-Geburt unnötig, daß man etwa „mit ein bis zwei Fingern in den Mund des Kindes bis zur Zungenwurzel" geht, „das Gesicht medianwärts führt, bis es zum Steißbein, also genau nach hinten gerichtet ist, und dann das Kinn auf die Brust zieht". Ebenso unnötig ist es, am Kind zu ziehen, wie es bei den modernen Handgriffen in versteckter Form geschieht. William *Smellie* beschrieb 1752 in „A Treatise on the Theorie and Practice of Midwifery" nicht nur den nach ihm benannten Handgriff, sondern auch den der klassischen Armlösung. Er beschrieb sie aber bemerkenswerterweise nicht zur Entwicklung der BEL, sondern zur Extraktion des Fetus an Füßen und Steiß bei Geburtsstillstand, völliger Erschöpfung und/oder drohender Verblutung der Gebärenden, Querlage und engem Becken. Da diese Komplikationen heute rar und gegebenenfalls durch eine Kaiserschnittentbindung leicht zu beheben sind, stellt man die sicherlich beträchtlichen Gefahren des damals einzigen Weges zur Errettung der Mütter, nämlich der Extraktion des Fetus am Steiß, schlechthin als *die* Risiken der Steißgeburt dar.

Nach den alten Regeln der klassischen Armlösung werden „die Füße mit einem kräftigen, schräg nach aufwärts gerichteten Zug in die ... Schenkelbeuge der Krießenden gezogen", „durch stopfende Bewegungen der Rumpf des Kindes um 180° gedreht", „auf diese Weise der vordere Arm in die Kreuzbeinhöhle gebracht". Da wird geschildert, daß „die Arme des Kindes sich nach oben schlagen" und „zu Seiten des Kopfes liegen", „das Kinn nach vorne gerichtet über der Schoßfuge oder dem horizontalen Schambeinast hängen geblieben und förmlich eingehakt ist". Ohne Zweifel waren diese Komplikationen früher, als man wegen der Gefährlichkeit des Kaiserschnittes für die Mutter die Extraktion aus BEL auch bei engem Becken wagen mußte, relativ oft anzutreffen. Sie der BEL-Geburt an sich zuzuschreiben und eine simple BEL durch Kaiserschnitt zu entbinden, ist in der modernen Geburtsmedizin zwar weit verbreitet, trotzdem aber geburtshilflicher Dilettantismus.

5.4. Die manuelle[4] Lösung der Plazenta

5.4.1. Die Nachgeburt

Die wichtigste Aufgabe bei der Leitung der Nachgeburtsperiode liegt darin, die Lösungsblutung so gering wie möglich zu halten. Die beste Art, die gelöste Plazenta zu entfernen, besteht darin, sie von der Gebärenden herausdrücken zu lassen. Bei der Geburt im Liegen reicht die Kraft der Gebärenden dazu oft nicht aus. Die beste Hilfe besteht dann darin, während des Drückens an der Nabelschnur mitzuziehen. Vorher ist genau zu prüfen, ob die Plazenta auch tatsächlich gelöst ist.

Ziehen an der Nabelschnur bei nicht gelöster Plazenta ist insofern riskant, als dadurch Komplikationen entstehen können. Des öfteren bleiben dann Plazentateile zurück, die man manuell entfernen muß. Im schlimmsten Fall, wenn auch sehr selten, kann es zu einer Inversio uteri (Umstülpung der Gebärmutter) kommen, eine mit massivem Schock verbundene Komplikation. Vielfach wird anstatt des Ziehens an der Nabelschnur mit einem Druck auf den Fundus uteri mitgeholfen, nicht immer auf die schonendste Art. Für die Durchführung dieses für die Patientin unangenehmen Handgriffes (fälschlich Credé genannt) gelten dieselben Vorbedingungen und Komplikationsmöglichkeiten wie für das Ziehen an der Nabelschnur.

Bei einer guten Betreuung während der Nachgeburtsperiode beträgt der Blutverlust etwa 250 ml. Die routinemäßige Gabe von Wehenmitteln hat, entgegen manchen Berichten in der Literatur, auf den Blutverlust in der Nachgeburtsperiode keinen wesentlichen Einfluß. Den Unterschied macht nicht das Wehenmittel aus, sondern die aufmerksamere Betreuung jener Fälle, die eben die Wirkung des Wehenmittels beweisen sollen. Kümmert man sich nämlich um alle Patientinnen, auch um jene, die zu keinen vorgefaßten wissenschaftlichen Beweisen herangezogen werden, in gleichem Maße, ergeben sich zwischen den Probandinnen mit und ohne Verabreichung von Wehenmitteln keine Unterschiede.

Die Gabe von Wehenmitteln ist nur dann angezeigt, wenn es zu stark blutet oder die Lösung der Plazenta zu lange auf sich warten läßt. Nützen die Wehenmittel nichts, ist die Plazenta manuell zu lösen. Die manuelle Plazentalösung ist bei richtiger Vorgangsweise einfach. Alle anderen Methoden sind obsolet. Der von *Credé* ursprünglich für die Expression einer nicht gelösten Plazenta angegebene Handgriff ist für die Patientin eine Qual und heute weit gefährlicher als eine manuelle Plazentalösung (ohne die einst so gefahrvolle Infektion).

Wenn sich die Plazenta längere Zeit nicht löst und keine Blutungen bestehen, ist es mehr eine Frage der Geduld als der Notwendigkeit, die Lösung zu forcieren. Als die manuelle Lösung der Plazenta auf Grund der Infektionsgefahr noch ein äußerst gefährlicher Eingriff war, wartete man bei Blutungsfreiheit an die vier Stunden, bis man die Plazenta löste. Heute reicht die Geduld mit Recht bis zu einer Stunde, denn es ist einfach unangenehm, „ewig" auf die Plazenta zu warten.

Vielfach wird aber der Blutverlust unterschätzt und bagatellisiert. So verursacht eine einfache laterale Episiotomie einen zusätzlichen Blutverlust von gut 250 ml, die (nutzlose) vorzeitige Episiotomie von 500 ml und mehr, vor allem dann, wenn sie nicht unmittelbar nach der Geburt des Kindes genäht wird. Der Blutverlust beläuft sich also bei einer lateralen Episiotomie auf das Doppelte, bei einer vorzeitigen Epi-

---

4 lat. manus = die Hand; franz. manuelle = mit der Hand

siotomie auf das Dreifache der natürlichen Geburt, also auf fast so viel wie bei einem Kaiserschnitt.

5.4.2. Praktische Durchführung der Plazentalösung

Bei kunstgerechtem Vorgehen ist die manuelle Plazentalösung einfach. Allerdings scheint sie beim Anblick der Agierenden des öfteren eher kompliziert zu sein. In solchen Fällen liegen technische Fehler vor. Ein schicklicher Zugang zur Lösung der Plazenta bedarf folgender Prämissen:

- Die im Uterus operierende Hand bedarf einer adäquaten Stütze. Dazu ist das Bein der der operierenden Hand entsprechenden Seite auf einem Hocker so zu postieren, daß der Ellenbogen des Armes etwas unter Vulvahöhe auf Knie und Oberschenkel abgestützt werden kann.
- Dann ist der Uterus zur Kontraktion zu bringen und so weit ins Becken hinabzudrücken, daß die vordere Muttermundslippe in der Vulva erscheint und der Fundus in Höhe des Promontoriums steht.
- In dieser Position ist der Uterus von einer Hilfsperson zu halten. Jeder Laie ist nach kurzer Information dazu imstande, zur Not kann es die Gebärende selbst sein.
- Nun führt man die operierende Hand in Pfötchenstellung direkt in den mit der vorderen Lippe aus der Vulva ragenden Muttermund ein und schiebt sie langsam hin und her rotierend bis in den Fundus uteri.
- Wenn der Handrücken dann mit leicht gebeugten Fingern dem Fundus anliegt, umschließt der Muttermund etwas oberhalb des Handgelenks der operierenden Hand den am Oberschenkel abgestützten Unterarm.
- Nun übernimmt die andere Hand von der ihn haltenden Hilfsperson den Uterus und stützt die Finger am Promontorium ab, womit ein guter Widerhalt gegeben ist und der Uterus in „greifbarer Nähe" bleibt.
- Ab jetzt arbeiten beide Hände zusammen, indem die obere den Uterus gefühlvoll hin und her bewegt, während die innere den für die Lösung geeigneten Rand der Plazenta sucht.
- Ist dieser Rand gefunden, wird mit den geschlossenen Fingerspitzen in ruhigen lockeren Scherbewegungen die Plazenta von oben nach unten gelöst und dann entlang der Hand an der Nabelschnur herausgezogen.
- Die Plazenta wird nun einerseits inspiziert, andererseits tastet die Hand die Wand des Uterus nach eventuellen Resten ab. Ob Eihäute zurückbleiben spielt keine Rolle. Diese werden ohnehin aufgelöst.
- Abschließend zieht man die Hand langsam heraus und gibt letztlich den Uterus frei, der nun als harte Resistenz rechts oder links über dem Nabel tastbar sein sollte.

Die Mühen und damit auch die Gefahren der manuellen Plazentalösung liegen eigentlich nur darin, daß die Operation zu sorglos angegangen wird. Der Uterus, wenn er nicht systematisch im Becken festgehalten wird, weicht ohne Widerstand bis über den Nabel hinauf nach oben aus und ist dann nur mit Kraftanstrengung in den Griff zu bekommen. Mit dem Uterus entzieht sich natürlich auch die Plazenta dem soliden Zugriff, sodaß sie jetzt von der Uteruswand nur mehr wegzukratzen statt schonend abzuschieben ist. Nebenverletzungen sind so gut wie immer die Folge einer groben Technik.

5.5. Die Expression des Kindes

Die Expression ist wie die Extraktion immer und nur dann angezeigt, wenn die natürlichen Kräfte nicht ausreichen, das Kind zu gebären.

Grundbedingung für jede Expression wie Extraktion ist, daß kein wie immer geartetes Passagehindernis besteht. Jeder Versuch, auf diese Weise ein Geburtshindernis zu überwinden, ist ein schwerwiegender Kunstfehler. Jedes Hindernis muß vorher unbedingt beseitigt sein.

Ein Hindernis, das nicht beseitigt werden kann, ist das enge Becken. Um das Kind trotzdem heil entbinden zu können, beseitigt man ein leichter überwindbares Hindernis: Man schneidet in die Bauchwand und die Uteruswand Löcher, die groß genug sind, um das Kind extrahieren zu können. Diese Hindernisbeseitigung nennt man Kaiserschnitt. Ist dieser angelegt, wird das Kind herausgedrückt oder herausgezogen – dem Kristeller'schen Handgriff oder einer Zangengeburt vergleichbar.

Die wirkungsvollste Form der Expression ist die Bauchpresse, die nur dann durch besondere Handgriffe verstärkt zu werden braucht, wenn die Bauchmuskulatur aus irgendeinem Grund nicht voll einsatzfähig ist. Der häufigste Grund waren früher die schlaffen Bauchdecken bei den damals zahlreichen Vielgebärenden. Heute kommt es zur Schlaffheit der Bauchdecken aus einem anderen Grund, nämlich durch die im Überfluß angelegten Leitungsanästhesien, die infolge der höchst mangelhaften Schwangerenbetreuung mancherorts zur Schmerzbekämpfung notwendig zu sein scheinen.

Der zwecks Expression üblicherweise angewendete Handgriff wird als *Kristeller'*-*scher Handgriff* bezeichnet. Er ist bei guter Funktion der Bauchpresse völlig nutzlos und überflüssig. Hier sei nur noch einmal betont, daß dieser Handgriff schon in Zeiten, da seine Anwendung in vielen Fällen noch berechtigt war, als qualvoll, grob, nutzlos und nicht ungefährlich bezeichnet worden ist. In den diversen modernen Modifikationen ist er höchst gefährlich und als Kunstfehler zu betrachten.

5.6. Zusammenfassung

Passagehindernisse können, eine gewissenhafter Schwangerenbetreuung vorausgesetzt, mit ganz wenigen Ausnahmen vor Geburtsbeginn erkannt oder einschlägige Verdachtsmomente klargestellt werden.

Nach Ausschluß dieser Hindernisse sind für eine natürliche Geburt keine Probleme zu erwarten. Die optimale Koordination von treibender Kraft und elastischem Verschluß ist nicht eine Frage der Anwendung von Wehenmitteln, sondern eine Frage der Vorbereitung zur Geburt.

Bei Durchtrittsschwierigkeiten ist eventuell die mediane Episiotomie und die Anwendung des Vakuumextraktors zu erwägen. Der Ritgen'sche Hinterdammgriff und die Kristeller'sche Expression sind riskant und schädlich und zu unterlassen.

Dasselbe gilt für die Expression der Plazenta mittels „Credé". Wenn Blutungen im Zuge der Plazentalösung mit Wehenmitteln nicht behebbar sind, stellt die manuelle Plazentalösung die bei weitem schonendste und effektivste Methode der Therapie dar.

Alle akuten Gefahren für die Mutter, die im Laufe der Geburt trotz gewissenhafter Schwangerenbetreuung unerwartet hervortreten können, sind Blutungen und Gerinnungsstörungen infolge von Lösungsproblemen der Plazenta, Rißblutungen,

Koagulopathie und Thromboembolie. Alle anderen Risken sollten vor der Geburt bekannt und keine Überraschung sein.

Das Ereignis, das allein vom Fetus her für diesen eine akute Gefahr bedeutet, ist der Nabelschnurvorfall. Alle anderen Symptome, die als akutes fetales Risiko gedeutet werden, sind entweder irrelevant und die Kinder wohlauf, oder sie sind terminal und die Kinder, unabhängig von der Art der Entbindung, irreversibel geschädigt.

Totgeburtenrate und Säuglingssterblichkeit waren auch in Österreich in Gegenden mit höherer Ärztedichte und dementsprechend intensivem Einsatz von geburtsmedizinischen Methoden höher als in vornehmlich von Hebammen versorgten Landesteilen.

6. Die geburtsmedizinischen Methoden

6.1. Grenzen der modernen Geburtsmedizin

Da, wie schon erwähnt, die feto-infantile Sterblichkeit proportional zur Ärztedichte ansteigt, soll man sich im wirklichen Ernstfall auf die modernen geburtsmedizinischen Methoden nicht zu sehr verlassen. Die Erfolge der Geburtsmedizin sind insofern nur Scheinerfolge, als es in der Regel um Fälle geht, die kaum gefährdet sind, aber unter der Vorgabe fiktiver Fährnisse behandelt werden. Das wahre Risiko ist die Behandlung, nicht die Gefahr.

Wenn dagegen echte Gefahren auftreten, sind die Behandlungsmethoden, vom Eklampsismus über die Frühgeburtlichkeit und fetale Asphyxie bis zur Gerinnungsstörung, so gut wie hilf- und wirkungslos, wenn unter Umständen nicht sogar schädlich. Es geht daher immer wieder darum, Fährnisse bei Zeiten zu erkennen und den mütterlichen Organismus zu entlasten. Denn zieht man von der üblichen medikamentösen Therapie den Placeboeffekt ab, bleibt für den spezifischen therapeutischen Effekt der Medikamente nur mehr ganz ausnahmsweise etwas übrig.

Auch Komplikationen, die nur durch chirurgische Maßnahmen zu lösen sind, können mit ganz wenigen Ausnahmen bei Zeiten erkannt und ohne Schwierigkeit behoben werden. Im Grunde geht es dabei nur darum, daß der natürliche Geburtsweg für das Kind nicht passierbar ist und daher per Kaiserschnitt umgangen werden muß, um mütterlichen Gefahren als Folge schwerer Zerreißungen und Blutungen vorzubeugen. Die fetalen Indikationen zum Kaiserschnitt sind zwar absolut modern, lassen aber nach wie vor die Frage offen, ob die Schädigung des Neugeborenen vor dem Kaiserschnitt oder durch den Kaiserschnitt entstanden ist.

6.2. Medikamente in der Geburtsmedizin

Die bei der Geburtsmedizin am häufigsten verabreichten Medikamente sind pharmazeutische Produkte, die als Oxytokica[1] und Tokolytica[2] bezeichnet werden. Bei den Präparaten handelt es sich um Abkömmlinge der Hormone des Hypophysenhinterlappens (Oxytocinon und Vasopressin) und des Nebennierenmarks (Adrenalin und Noradrenalin). Die im Handel gebräuchlichsten Substanzen sind das (wehenfördernde) Syntocinon und die Gruppe der (wehenhemmenden) Sympathicomimetica.

Wer sich mit den eben erwähnten Hormonen nun näher auseinandersetzt, stellt allerdings fest, daß alle die Wehentätigkeit sowohl fördern als auch hemmen können. Was sie letztlich wirklich machen, hängt von der Ausgangslage im Organismus ab. Für die pharmazeutischen Produkte gilt das gleiche. Bei entsprechender Versuchsanordnung und unter der Ausnützung diverser Placeboeffekte hören trotz Infusion von Oxytocin in physiologischer Kochsalzlösung die Wehen auf, während sich unter ähnlichen Umständen die (tokolytischen) Sympathicomimetica umgekehrt zur Wehenförderung „mißbrauchen" lassen. Und mit der Ambiguität der Prostaglandine steht es nicht viel anders.

---

1 griech. tokos = Geburt, Gebärmutter, Wehen; oxys = scharf, heftig; Oxytokica = wehenfördernde Mittel
2 lysis = Auflösung; Tokolytica = wehenhemmende Mittel

Wenn nun den Hebammen die Verabreichung von Wehenmitteln nur in sehr beschränktem Maße zugestanden wird, werden das nur jene Hebammen als Diskriminierung und Zurücksetzung empfinden, die geburtshilflich als eher unbedarft betrachtet werden dürfen.

Nur nebenbei sei bemerkt, daß auch alle anderen hormonalen Therapien in der Schwangerschaft, sofern sie nicht die spezifische Behandlung endokriner Erkrankungen betreffen, so gut wie irrelevant sind, wenn der Placeboeffekt abgezogen wird. Als Beispiel sei die Verabreichung von Cortisol zur Förderung der Reifung des fetalen Lungengewebes bei drohender Frühgeburtlichkeit erwähnt. Diese Therapie kann schon von der Theorie her spezifisch für den Fetus nichts bewirken, dagegen im Zusammenhang mit Medikamenten, die bei drohender Frühgeburtlichkeit als Wehenhemmer verabreicht werden, für die Mutter eventuell sogar enorm gefährlich werden.

Die Placebowirkung

„Placebo" ist klassisches Latein und heißt: Ich werde gefallen, ich werde Beifall finden. Mit „Placebo" begann im Mittelalter ein Gebet der abendlichen Totenandacht, die als solche dann „Placebo" genannt wurde. Sehr bald aber wandte man die Bezeichnung auf Lobhudelei an, wie eine solche denn auch zuweilen im Kontext des „Placebo" üblich war. Wie einst das „Placebo" unlöbliche Tote lobenswert erscheinen lassen sollte, nennt man heute Placebo eine indifferente Substanz, die für ein wirkungsvolles Medikament gehalten werden soll.

Doch so indifferent, wie man lange Zeit anzunehmen pflegte, sind die Placebos beileibe nicht. Der wissenschaftlich exakte Nachweis einer spezifischen Wirkung ist nur für ein Fünftel der derzeit allgemein gebräuchlichen Heilmittel gegeben. Dagegen tritt bei genauer Prüfung der Placebo-Effekt der Heilmittel nun immer mehr hervor. Ein Placebo ist oft wirksamer als das mit ihm verglichene Medikament, da es im Gegensatz zur echten Droge keine schädlichen Nebenwirkungen hat. Oft ist ein Placebo erstaunlich wirksam, insbesondere dort, wo Distress der direkte Grund des Übels ist. Und Übel wie Schmerz und Hochdruck können sich wesentlich verschlimmern, wenn die Patientin ängstlich und verwirrt, bestürzt und aufgeregt, verstimmt und aufgebracht und was sonst noch dergleichen ist oder wird.

Die Wirkung eines Medikaments hängt weitgehend davon ab, wie und wo und wann es angeboten wird, weniger von seiner spezifischen Wirkung. Je mehr die Beratung und Betreuung, innerhalb welcher das Medikament angeboten wird, Vertrauen schafft, desto stärker ist dessen Placebo-Effekt und Wirksamkeit. Die Atmosphäre, in der Beratung und Therapie erfolgen, die Ausstrahlung der beratenden Person, die Erfüllung der von der Patientin gehegten Erwartungen, kurzum ob und wie sehr die Betreuung den Beifall der Patientin findet, stellen das Fundament des Placeboeffektes dar.

Die dem Placebo eigene Wirksamkeit ist vielen medizinischen Doktoren und anderen medizinischen Experten eher unbequem. Sie zieht den Wert bisher sorgsamst gehegter Heilmittel in Zweifel, hemmt den Gang der Entwicklung neuer Präparate und gefährdet das eingefahrene Geschäft.

Das geburtsmedizinische Establishment ist in der Methodik der apparativen und pharmazeutischen Technologie der letzten Jahrzehnte festgefahren. Nichtsdestoweniger wird sich die Frage des Placeboeffektes als eine Komponente des Heilens nicht mehr lange Zeit verdrängen lassen, wenn wir auch noch weit davon entfernt sind, den Placeboeffekt völlig zu verstehen. So lag es schon bei der Besprechung der Wehenmittel nahe, deren Wirkungen, wie sie bei der geburtsmedizinischen Handhabung der diversen als spezifisch wirksam eingeschätzten Substanzen entstehen, weit mehr einem Placeboeffekt als einer direkten Wirkung auf die Gebärmuttermuskulatur entsprechen. Es ist klar, daß der Placeboeffekt besonders dort zum Tragen kommt, wo ein primär gesunder Mensch infolge besonderen Geschehens in das Spannungsfeld der medizinischen Technologie und apparativen Medizin gerät – wie die Frau „in anderen Umständen". Denn hier ist Distress der Hauptgrund aller Mißlichkeiten.

6.3. Geburtsmedizinische Standardoperationen

6.3.1. Episiotomie (Dammschnitt)

Die Episiotomie stellt wahrscheinlich die am häufigsten angewendete chirurgische Operation dar. Sie wurde, da sie nun auch für Hebammen „ad libitum" freigegeben ist, bei der Beistandsleistung der Hebamme zur Geburt (Kapitel E. 5.1.2.) ausführlich besprochen. Es bleibt nun nur zu hoffen, daß die Hebammen mit der Episiotomie nicht gleichen Unfug treiben wie die Geburtsmediziner schon seit 100 Jahren.

6.3.2. Shirodkar (Cerclage)

Vor 30 Jahren ist der indische Professor *Shirodkar* auf die primitive Idee gekommen, den gähnenden MM zuzubinden wie einen Kartoffelsack. Diese Methode fand als Cerclage[3] großen Anklang, obwohl sie eher den Eindruck erwecken sollte, daß sie mehr schaden als nützen müßte. Wer ihr mißtraut, kann gewiß sein, daß ohne sie ein Anstieg der Frequenz der Fehl- und Frühgeburten nicht zu befürchten ist.

6.3.3. Extraktion am Kopf (Zange und Vakuumextraktor)

6.3.3.1. Methoden und Frequenz

Die Extraktion, sei es auf dem natürlichen Weg oder mit Hilfe eines Kaiserschnittes, ist dazu da, um die natürliche Expression durch die Wehen (mit oder ohne Bauchpresse) zu unterstützen und so die Geburt zu erleichtern. Sie ist nicht geeignet, um gefährdete Feten schnell noch zu „retten". Wenn der Fetus tatsächlich in Gefahr ist, hilft ihm eine solche Schnelloperation nicht das Geringste, während der gesunde Fetus gerade dadurch zu Schaden kommen kann. Dieser Umstand wiegt um so schwerer, als viele dieser Operationen anhand falscher fetaler Indikationen getätigt werden. So beträgt ihre Frequenz mancherorts bis zu 40 %.

Eine entsprechende Schwangerenbetreuung und Vorbereitung zur Geburt vorausgesetzt, ergibt sich die Notwendigkeit einer Extraktion in 2 % der Geburten, die Extraktionen an Kopf und Steiß zusammengenommen. Die Extraktion ist ausnahmslos als Zusatz zur natürlichen Expression zu betrachten, und die einzelnen für die Extraktion erforderlichen Züge sollten nie anders als wehensynchron durchgeführt

---

3 franz. cerclage = Umschlingung

werden. Wer sich für eine Extraktion nicht genügend Zeit nimmt, gefährdet durch die Operation nicht nur die Mutter, sondern auch das Kind.

Welches Instrument für die Extraktion am besten geeignet ist, hängt nicht vom Instrument, sondern von dessen Benützer ab. Wer schonend und geduldig vorgeht, wird mit jedem Instrument zurechtkommen, mit dem Vakuumextraktor genauso wie mit der Zange; und mit dem einen der zahlreichen Zangenmodelle genauso wie mit dem anderen. Wer das Heil in der forschen Entbindung sieht, soll seine Finger nicht nur von den diversen Instrumenten, sondern auch von der Geburtshilfe lassen.

6.3.3.2. Zangenextraktion

Wer die Geburt des kindlichen Kopfes schonend nachvollziehen kann, vermag es mit der Zange genauso gut wie mit dem Vakuumextraktor und kapriziert sich auch nicht auf ein bestimmtes Instrument. Die Zange wird dem Vakuumextraktor vielfach nur deswegen vorgezogen – man kann auch sagen dazu mißbraucht – um einen ungewöhnlich starken Zug anzuwenden.

In einem deutschen Lehrbuch der Geburtshilfe steht die Empfehlung, „... in jenen Fällen, wo eine rasche Entbindung notwendig ist, von der Vakuumentbindung Abstand zu nehmen und der, allerdings mit einer etwas höheren Morbiditäts- und Schädigungsmöglichkeit belasteten Zangenentbindung den Vorzug zu geben."

Wer Empfehlungen dieser Art für richtig hält, sollte sich der Zange lieber nicht bedienen und sollte sich auch nicht wundern, daß die Säuglingssterblichkeit mit der Gynäkologendichte ansteigt. Für die Schnellentbindung, geht sie vaginal oder per Kaiserschnitt vor sich, gilt stets dasselbe: Sie macht Versäumnisse in der Vorbereitung zur Geburt nicht wett und führt nicht selten die Misere erst herbei.

Ein typisches Beispiel ist das so oft nicht erkannte juvenile Becken mit seiner Enge in der Beckenmitte. Wer gelernt hat, Kaiserschnitte zu vermeiden, führt trotz verlockend tiefstehendem Kopf umgehend eine Kaiserschnittentbindung durch. Wer gewöhnt ist, wegen drohender intrauteriner Asphyxie reihenweise Kaiserschnitte anzulegen, bedient sich hier bei schon fast am Beckenboden stehenden Kopf der Zange und – setzt eine prekäre Schädigung. Zweifellos beschäftigt man sich in der Geburtsmedizin zu viel mit fiktiven Deutungen der Asphyxie und zu wenig mit einer soliden Beckendiagnose. Unter anderem mag dies eine jener Fehlerquellen sein, die eine Erklärung dafür geben, daß aus demographischer Sicht die Mortalität der Neugeborenen in so auffälliger Weise proportional zur Ärztedichte ansteigt.

6.3.3.3. Vakuumextraktion

Im Gegensatz zur Zange ist der Vakuumextraktor ein Instrument, das mit Hilfe von technischen Adjustierungen den Krafteinsatz dosierbar und begrenzbar macht. Wer die Adjustierungsanleitungen befolgt, kann insofern kaum Schaden stiften, als der Halt des Instruments am Kopf des Kindes eben nur solange gegeben ist, solange die Kraftanwendung das erlaubte Maß nicht überschreitet. Es wäre daher auch vertretbar, die Anwendung des Vakuumextraktors im Sinne einer Durchtrittshilfe – anstatt des Kristeller'schen Handgriffes – der Hebamme zuzugestehen.

6.3.4. Extraktion am Steiß

Manchmal, wenn auch selten, kommt es bei einer Steißgeburt, wenn der Steiß nahe am Beckenboden steht, zu einem Geburtsstillstand. Dieser ist zu beheben, indem man sich mit dem Zeigefinger in der vorderen Leistenbeuge einhakt und nach unten zieht. Wenn man spürt, daß der Steiß in Bewegung kommt, läßt man die Geburt spontan weitergehen. Forcierte Extraktionen, sozusagen die Extraktion in einem Zug, ist auch hier zu vermeiden und führt zu unnötigen Komplikationen.

6.3.5. Kaiserschnitt

Die Notwendigkeit der heute so zahlreich gewordenen Kaiserschnitte wird jetzt viel diskutiert, vor allem in den USA, wo im Durchschnitt jede vierte Schwangere per Kaiserschnitt entbunden wird. Man fragt sich nun in den USA, ob die Kaiserschnittrate nicht auf etwa 15 % zu senken wäre. In Wien liegt die durchschnittliche Kaiserschnittsrate knapp unter dieser Marke, schwankt in den einzelnen Gebäranstalten aber zwischen 10–40 %. Im Grunde wären bei gewissenhafter Indikation jedoch nur 1–2 % angezeigt und vom gesundheitlichen Aspekt vertretbar.

Wenn sich eine große Gebärklinik – wie die Semmelweis-Frauenklinik die 21 Jahre 1965–1985 als damals größte Gebäranstalt in Wien – vom modernen geburtsmedizinischen Establishment, seinen Professoren, Gerichtsgutachtern, Journalisten und Juristen nicht einschüchtern läßt, kommt bei sozial und zahlenmäßig kompatiblen Kollektiven folgendes heraus: Mit einem Prozent Kaiserschnittentbindungen läßt sich die gleiche perinatale und feto-neonatale Mortalität erreichen wie mit einer gut zehnfachen Kaiserschnittsrate und die post-neonatale Säuglingssterblichkeit ist dabei nur halb so hoch.

Gemessen an der kindlichen Mortalität, scheint die so moderne fetale Indikation zum Kaiserschnitt von eher fragwürdigem Wert zu sein. Sie entbehrt beim derzeitigen Stand der Diagnostik nicht einer gewissen Fahrlässigkeit der Mutter gegenüber. Die Tücken des Kaiserschnittes für die Mutter werden heute, da Müttertodesfälle rar geworden sind, vielfach bagatellisiert. Dennoch, bei einer Kaiserschnittsrate von 15 % erfolgen neun von zehn Kaiserschnitten aus irgendeiner (fiktiven) fetalen Indikation, und diesen ist die Hälfte der Müttertodesfälle zuzuordnen.

Der Kaiserschnitt ist an sich keine entbindende Operation, sondern schafft nur ein entsprechendes Loch im Mutterleib, um das Kind statt von unten von oben her herauszuziehen. Da die Operation sehr simpel ist, leuchtet sie auch den Dümmsten ein und erfreut sich besonderen Einverständnisses. So vermag man die Kaiserschnittentbindung sehr gut als schnell und schonend für das Kind und schmerzlos für die Mutter zu verkaufen und sie wird ebenso gutgläubig in Kauf genommen.

Es ist daher vielleicht interessant, bezüglich der üblichen *Technik* des Kaiserschnittes ein paar ernüchternde Überlegungen anzustellen:

Die günstigsten Bedingungen für die Ausführung eines Kaiserschnitts sind am Ende der Schwangerschaft gegeben, das heißt bei voll entfaltetem unterem Uterinsegment. In einer früheren Periode der Schwangerschaft ist die Technik schwieriger und das Risiko größer, vor allem für das Kind. Der Kaiserschnitt bei Frühgeburtlichkeit ist nichts denn ein Scheingefecht, nach dem mehr Kinder zugrunde gehen als überleben. Wenn ein Kind noch schnell entbunden wird, bevor es im Mutterleib stirbt, heißt das noch lange nicht, daß es auch nur einigermaßen überlebt.

Beim Standardkaiserschnitt wird die untere Bauchhöhle und das untere Uterinsegment eröffnet und das Kind durch diese Öffnung extrahiert. Ganz gleich nach welcher Methode das untere Uterinsegment (am Ende der Schwangerschaft) eröffnet wird, es ergibt sich ein bestenfalls 13–14 cm langen Schnitt. Dieser entspricht einem Kreisumfang von 27 cm und einem Durchmesser von 8,5 cm. Meistens wird aber aus Gründen, die hier nicht erörtert werden sollen, der Schnitt viel kürzer angelegt und mit den Fingern stumpf erweitert. Die so erreichte Öffnung geht kaum einmal über 12 cm Länge, also 24 cm Umfang und 7,5 cm Durchmesser hinaus. Durch diesen Ring, der gewebemäßig dafür nicht vorbereitet ist, wird nun der kindliche Kopf herausbefördert: gehebelt, gepreßt, gezogen.

Mit dem Kaiserschnitt schafft man also Bedingungen, wie sie gegeben wären, gedächte man im Verlaufe einer normalen Geburt das Kind bei handtellergroßem Muttermund zu extrahieren. Niemand wird nun sagen, daß dies eine empfehlenswerte Vorgangsweise wäre. Eine Steißgeburt hält man deswegen für ein Risiko, weil der Kopf den vom Steiß nicht vollständig gedehnten Muttermund relativ schnell passieren müßte. Im besonderen hebt man das Risiko der Knie- und Fußlage hervor, da hier der Muttermund auf nur 24–27 cm Umfang (Durchmesser ca. 8 cm) erweitert wäre, wenn ihn der Kopf passieren müßte. Als Therapie empfiehlt man hier merkwürdigerweise den Kaiserschnitt, obwohl der Durchlaß, den der Kopf jetzt zu passieren hat, sicher nicht größer und das Gewebe sicher weniger dehnbar ist, als es im Bereich des Muttermundes wäre. Doch die geburtsmedizinische Logik hat ihre eigenen Gesetze.

Ein modernes Kapitel stellen die kosmetischen Kaiserschnitte dar. Die Frau sieht kaum mehr eine Narbe. Welches Risiko der (zu) kleine Schnitt für das Kind und sie bedeutet hat, weiß sie gewöhnlich nicht. Wer sich auskennt und gelegentlich solchen Operateuren auf die Finger schaut, wundert sich immer wieder, wie viel fürs erste die Mütter an Blutverlusten und die Kinder an Grobheiten vertragen. Er kommt unweigerlich zu dem Schluß: Wer solche Kaiserschnitte glimpflich übersteht, ist zweifellos auch der anstrengendsten Geburt gewachsen.

F. Stillperiode und Wochenbett

Stillen ist die Fortsetzung der Mutter-Kind-Symbiose mit anderen Mitteln, die Umstellung von der Mutterkuchenernährung auf die Muttermilchernährung. Die mütterliche Belastung ist beim Stillen größer als in der Schwangerschaft. Der Stoffwechsel von Mutter und Kind ist von Natur aus nach wie vor exakt aufeinander abgestimmt. Diese Harmonie beruht auf einem hormonal bedingten Rhythmus von Aktivität, Muße und Erholung, und reicht bis zur hormonell bedingten Schläfrigkeit beider nach dem Stillen. Bonding ist nicht die Frage der Muttermilchernährung, sondern des Hautkontaktes, der beim Stillen automatisch gegeben ist. Schwierigkeiten beim Stillen liegen gewöhnlich nicht beim Kind oder der Mutter, sondern in deren unmittelbarer Umgebung, die kein Gespür für die Herausforderungen der neuen Symbiose hat.

1. Die neue Symbiose

1.1. Einleitung

Die Geburt bedeutet den Übergang zu einer neuartigen Symbiose des kindlichen und mütterlichen Organismus. Wenn diese Symbiose nicht zustande kommt, geht das Kind unter (rauhen) natürlichen Bedingungen zugrunde. (Daß die moderne Gesellschaft die Rauheit der natürlichen Bedingungen weitgehend entschärfen kann, ändert nichts am Prinzip.) Im wesentlichen bedeutet die Symbiose von Mutter und Kind nach der Geburt, bei gradueller Entwicklung der kindlichen Eigenregulierung von Körpertemperatur und Atmung, den Übergang von der Mutterkuchen- zur Muttermilch-Ernährung.

Um die Symbiose herzustellen, muß das Kind „angelegt" werden. Wird dies vernachlässigt, schreit es und muß „gestillt" werden. Anlegen und Stillen hat nicht nur mit Füttern etwas zu tun. Es geht um die Symbiose, das Zusammenleben. Die vielfach geübte Fernbedienung der Kinder in all seinen (unzulänglichen) Varianten verfehlt das Ziel. Auch ohne Füttern ist Anlegen und Stillen das Gebot der Stunde.

Gehen wir von der natürlichen Geburt in Hocke aus und nehmen wir an, die Mutter gebiert das Kind allein und nimmt es unmittelbar danach auf ihren Schoß. Dann befindet sich das Kind in einer Art Beutel, der aus den Schenkeln, Armen, Bauch und Brüsten der Mutter gebildet wird, wobei der Mund des Kindes automatisch nächst einer Brustwarze zu liegen kommt. Wie weit die Hocke in ihren zivilisierten Formen, nämlich als Hockstellung im Sitzen oder Liegen nachvollzogen wird, macht im Grunde keinen Unterschied.

Wenn es auch keinen Zweifel gibt, daß diese Symbiose bestmöglich gepflegt werden soll, so ist vor modischen Übertreibungen zu warnen. Stillfanatismus ist für eine echte Symbiose nicht viel förderlicher als die neonatalmedizinische Maschinerie samt ihren derzeit modernen psychologischen Verbrämungen. Im übrigen ist es angezeigt, so wie die Geburtsmedizin von der Geburtshilfe, die Neonatalmedizin von der Neonatologie zu trennen. Beide, Geburtsmedizin und Neonatalmedizin, gehören in das Gebiet der experimentellen Pathologie und haben mit Heilkunde nicht allzu viel zu tun.

1.2. Wehen, ein Umwandlungsprozeß

Das Wehenproblem wird gewöhnlich nur von der mechanischen Seite her betrachtet, nämlich der Beförderung des Uterusinhaltes nach außen. Diese Seite der Wehentätigkeit leuchtet allen ein und ist durch die primitive Methode der Extraktion (mit oder ohne Kaiserschnitt) sehr leicht zu ersetzen. Die Entbindungsoperationen nehmen daher in der Geburtsmedizin einen breiten Raum ein.

Schwer verständlich zu machen ist dagegen die biologische Seite der Wehentätigkeit, nämlich die Wirkung jener Wehenkräfte, die den für die Umstellung vom intra- auf das extra-uterine Leben wesentlichen Umwandlungsprozeß aktivieren. Dieser erstreckt sich vor allem auf die Sicherung der Durchblutung der lebenswichtigen Organe (Herz, Lunge, Muskel und Gehirn), die Steigerung des Energiestoffwechsels (Anstieg von Glukose und freien Fettsäuren im fetalen Blut) und den Ausgleich von niedrigen Sauerstoffspannungen. Diese Anpassungsvorgänge und deren Störungen treten bei der Aktivierung der Atmungstätigkeit des Neugeborenen im besonderen hervor, da sich hier alle Wirkungskräfte diffizil vernetzen.

Die fetale Lunge ist gegen Ende der Schwangerschaft schon sichtlich entfaltet, aber nicht mit Luft, sondern Fruchtwasser gefüllt. Dieses muß also vor und mit den ersten Atemzügen aus den Lungen eliminiert werden, ein Vorgang, der durch die Wehentätigkeit aufbereitet wird. Das Fruchtwasser und das vom Lungenparenchym gebildete Sekret fließen zu einem Drittel über Mund und Nase ab, zu zwei Dritteln werden sie aus den Luftwegen absorbiert und über die Blut- und Lymphbahn abgeführt. Diese Absorption bedarf jener präzisen Feineinstellung, die von den während der Wehen im fetalen Blut enorm ansteigenden Katecholamin-Hormonen wahrgenommen wird. Mit der Fruchtwasserabsorption aus den Lungenbläschen geht in diesen die Bildung des Surfactant[1] einher. Beim Surfactant handelt es sich um einen seifenähnlichen Wirkstoff, der die Oberflächenspannung in den Lungenbläschen herabsetzt. Bei Mangel an Surfactant dehnen sich die Lungenbläschen nicht oder nur unvollständig aus, sodaß es zu einer Atelektase[2] der Lungen kommt.

Beim Ingangkommen der Atmung ist die Entfaltungsfähigkeit der Lungen keineswegs das alleinige Problem. Zumindest ebenso entscheidend sind zwei andere Faktoren, nämlich die Einstellung des Blutkreislaufs der Lungen auf deren Umgestaltung und die Effizienz der Atemmuskulatur. Denn die Funktion der Lungen bedarf einer der Entfaltung konformen Erweiterung des bisher kurzgeschlossenen Gefäßgebietes, das sich nun zum Pool des zentralen Blutvolumens wandelt und so auch die Funktion eines Blutreservoirs erhält. Die Atemmuskulatur muß innerhalb kurzer Zeit eine viel höhere Effizienz entwickeln als vor der Geburt, was keineswegs immer so ohne weiteres gelingt.

An sich bedeutet der Katecholaminanstieg im fetalen Blut während der Geburt nichts anderes als den Aufbau jenes Hormonpotentials, das für die Alarm-Reaktion im Stressgeschehen nach der Geburt benötigt wird. Ohne diese hormonale Steuerung wäre ein Neugeborenes wegen der noch unvollkommenen Entwicklung seines vegetativen Nervensystems für eine derartige Alarmreaktion nur mangelhaft gerüstet. Dank des im fetalen Blut angelegten Hormonpotentials ist aber dieser erste große Schritt der Anpassung bestens abgesichert. Zwei Stunden nach der Geburt geht diese Phase wachsamer Erregung nahtlos in die Phase der Adaptation und der Ruhe und Erholung über.

Bleibt der Anstieg der Katecholamine aus, treten in gehäuftem Maße Atemprobleme auf. So macht sich bei Kaiserschnittkindern, die vor der Entbindung mit natürlich geborenen Kindern als gleichermaßen gesund einzustufen sind, jedoch nach unzulänglicher Wehentätigkeit entbunden werden, der fehlende Katecholaminanstieg oft nachteilig bemerkbar. Unmittelbar nach der Geburt scheint im äußeren Befund der Kinder kein Unterschied zu bestehen, obgleich bei den natürlich geborenen Kindern der Katecholaminspiegel im Blut gut dreimal höher ist und erst zwei Stunden nach der Geburt auf das niedrige Niveau der Kaiserschnittkinder absinkt. Nichtsdestoweniger tauchen nun bei diesen viel öfter und in stärkerem Maße Schwierigkeiten bezüglich der Atmung und sonstiger Anpassungsprozesse auf. Diese

---

1 engl. surface active agent; surface = Oberfläche, agent = Wirkstoff
2 griech. atel- = nicht vollständig, ectasis = Ausdehnung

differenten Verhaltensweisen lassen sich im Tierversuch durch die Ausschaltung der Nebennieren reproduzieren. (Im fetalen Organismus werden die Katecholamine fast ausschließlich im Nebennierenmark gebildet.) Die Katecholamine nehmen also unmittelbar nach der Geburt für die Entwicklung des Anpassungssystem eine wichtige Weichenstellung vor.

1.3. Atemnotsyndrom – Respiratory Distress Syndrom (RDS)

1.3.1. Analogien

Kommt ein entsprechender Anstieg der Katecholamine nicht zustande, ist die Anpassungskraft des Neugeborenen oft in gefährlichem Maß herabgesetzt. Dann ist nicht nur die Entfaltungsfähigkeit der Lungen, sondern auch die Umstellung des Lungenkreislaufs und die Effizienz der Atemmuskulatur defekt. Die Schwäche der Atemmuskulatur spielt eine größere Rolle, als ihr in der üblichen Betrachtungsweise zugeordnet wird. Bei mangelhaftem Anpassungsvermögen kommt es früher oder später, zuweilen schlagartig, zum plötzlichen Zusammenbruch oder nach einer scheinbaren Wende zum Guten zu einer gefährlichen Erschöpfung. Je nachdem, wie nun die drei fehlerhaften Komponenten (gestörte Kapazität der Lungengefäße, Schwäche der Atemmuskulatur und Entfaltungshemmung der Lungenbläschen) ineinandergreifen, tritt entweder der akute Kollaps oder die Erschöpfung in den Vordergrund. Das klassische Syndrom der Erschöpfung des Neugeborenen ist das RDS.

Das RDS ist in 50 % der Neugeborenen-Todesfälle zu finden, in erster Linie bei mütterlichen Anomalien wie Frühgeburten, Blutungen in der Schwangerschaft, Diabetes und Zwillingen. Und es tritt gehäuft bei Kindern auf, die durch Kaiserschnitt entbunden wurden. Dagegen sind bei reifgeborenen Kindern, die in der ersten Stunde nach der Geburt sterben, die Zeichen von RDS kaum anzutreffen. Diese rein klinischen Beobachtungen stimmen damit überein, daß der Katecholaminspiegel bei den normal geborenen Kindern in den ersten zwei Stunden ungewöhnlich hoch ist; und daß Kaiserschnittkinder zuerst verhältnismäßig klaglos atmen, dann aber oft infolge ihres geringen Katecholaminanstiegs 1–2 Stunden nach der Entbindung ein prekäres RDS entwickeln.

Trotz aller zu berücksichtigenden Unterschiede besteht eine gewisse Ähnlichkeit zwischen dem RDS beim Neugeborenen und dem beim Erwachsenen. Eine andere Ähnlichkeit zeigt sich zwischen dem plötzlichen Tod bei der Nicht-Einschaltung des Lungengefäßgebietes beim Neugeborenen und der Ausschaltung des Lungengefäßgebietes beim Erwachsenen. Deutlich ist auch die Ähnlichkeit der Methoden der Behandlung, sowohl in bezug auf deren Art als auch Insuffizienz. Im Prinzip unterscheidet sich die schulmäßig neonatalmedizinische Intensivbehandlung in nichts von der Routine, wie sie in der Intensivbehandlung lädierter Erwachsener üblich ist, ein für Neugeborene höchst gröbliches Verfahren.

1.3.2. Der moderne Stand der Dinge

Der Übergang von der Mutterkuchen- zur Muttermilchernährung ist ein von der Natur sorgsam abgesicherter Schritt, ein multifaktorieller Prozeß, dessen Anomalien medizinischen Korrekturen wenig zugänglich sind. Mit ganz wenigen Ausnahmen liegen die Gründe der Totgeburten, Säuglingstodesfälle wie der nicht tödlich geschädigten Neugeborenen in Entwicklungsstörungen, deren Ursache vielfach nicht bekannt ist. Akute Schädigungen während der Geburt sind nur ganz selten aktuell. Schädlichkeiten vor und nach der Geburt sind medizinisch weitgehend faßbar, sofern man die Medizin als soziale Wissenschaft betrachtet und den sozialen Faktoren die entsprechende Aufmerksamkeit widmet. Jedoch, von da her erfordert Medizin nicht nur Wissen und Können, sondern auch Zuwendung und Verständnis.

Dieser Zugang zur Medizin ist mühsam. Daher projizieren die Adepten der Geburtsmedizin und Neonatalmedizin alle erdenklichen Gefahren in den verhältnismäßig kurzen Abschnitt der Geburt, wodurch es gelingt, von ihrer Indolenz gegenüber prae-natalen und post-natalen Aufgaben und der Skrupellosigkeit ihrer perinatalen Experimente abzulenken. Dazu stellen sie eine Art Skala der Schädigungsgrade auf, in der die Totgeburten als die schwersten und Behinderungen der Überlebenden, insbesondere Hirnschäden, als die geringsten eingestuft werden. Und laut Gesetz sind die Gebärenden nur zur Beiziehung einer Hebamme verpflichtet, medizinisches Eingreifen ist nur fakultativ geboten.

Dieses Arrangement hat medizinischerseits eine Reihe von Vorteilen:
a) Es erscheint vielen Laien, jedoch auch mancher Hebamme plausibel.
b) Die Geburt, der angeblich große Gefahrenherd, ist durch eine der Entbindungsoperationen leicht zu umgehen oder zumindest abzukürzen.
c) Alle Schädigungen, die unter der Totgeburt liegen, sind als eine Art Schadensbegrenzung darstellbar.
d) Was danebengeht, ist Schuld der Hebamme, die das geburtsmedizinische Rettungsunternehmen zu spät mobilisierte.

Denn, so behaupten die Adepten, mit ihrer Arbeitsweise würden die Risken und Gefahren der Geburt beizeiten zu entdecken und auszubügeln sein, ein Trug, den sie unisono weltweit als maßgebliche wissenschaftliche Erkenntnisse vermarkten. Diese wissenschaftlichen Erkenntnisse sind allerdings ziemlich abstrus und die Schädigungen, die mit den angepriesenen Behandlungen zwangsläufig verbunden sind, läßt man geflissentlich außer Acht.

Das Problem der Behandlungsexperimente spiegelt sich heute weniger in der Sterblichkeit als in der Krankheitsanfälligkeit der Kinder. Die Zahl der geistig und körperlich beeinträchtigten Kinder stieg derart an, daß sie schon zum Schulproblem geworden ist. Dieser Anstieg ist nicht nur darauf zurückzuführen, daß die Behinderten nicht mehr wie früher versteckt werden, sondern ohne Zweifel auch darauf, daß mehr Behinderte erzeugt werden. Man rettet oft nur vermeintlich bedrohtes Leben mit entwicklungshemmenden Methoden. Man entbindet bedenkenlos per Kaiserschnitt, obwohl damit die Anpassungsfähigkeit des Kindes empfindlich reduziert wird; und zieht Frühgeborene mit Methoden auf, die höchstens 50 % der normalen Entwicklungskapazität gewährleisten. Die modernen Perinatologen und Neonatologen lassen den Neugeborenen nicht die Chance zu sterben oder möglichst gesund zu werden, sondern zielen dahin, die einen nicht sterben und die anderen nicht gesund werden zu lassen. Denn der von ihnen propagierte Leistungsmaßstab, die Mortalität, wird von den Behinderten nicht belastet. Und über diese, insbesondere über die Hirnschädigungen, führt man keine auch nur einigermaßen brauchbare Statistik.

Wer diesen ebenso kostspieligen wie fragwürdigen Experimenten nicht nachzukommen oder gar humanitäre Überlegungen anzustellen wagt, hat mit Injurien von seiten des geburtsmedizinischen Establishments und der ihm kongenialen Handlanger in Juristerei, Politik und Medien zu rechnen (siehe unter „Ein typischer Gerichtsprozeß").

1.3.3. Ratschläge für freipraktizierende Hebammen

Vor Injurien von seiten des geburtsmedizinischen Establishments sind Anstaltshebammen insofern gefeit, als sie dessen Eskapaden mitmachen (müssen). Freipraktizierende Hebammen tun aber gut, mit Verfolgungen zu rechnen. Für solche Fälle ist es ratsam, sich folgende Punkte zu merken:

- *Genaue Aufzeichnung von Befunden, Zahl und Daten der medizinischen Untersuchungen:* Ärztliche Befundungen lassen oft zu wünschen übrig. Die Folgen der dadurch versäumten Prophylaxe wird dann angeblichen Fehlern in der Betreuung der Gebärenden angelastet, üble Folgen des Nicht-Erkennens zu erwartender Gefahren auf die Hebamme entladen. Auch gegenüber Schwangeren, die in der Schwangerschaft anderenorts betreut worden sind und sich erst knapp vor dem errechneten Geburtstermin zur Hausgeburt entschließen, ist Vorsicht geboten.
- *Genaue Aufzeichnung der eigenen Befunde, insbesondere solcher, die mit ärztlichen Anordnungen nicht in Einklang zubringen sind:* So sind zum Beispiel die Kindesbewegungen ein sehr entscheidendes Kriterium der fetalen Vitalität, aber nur durch genaue persönliche Beobachtung festzustellen. Die fetale Kardiographie ist zwar bequem, sagt aber nur über die Herzaktion, nichts über die Vitalität des Kindes aus. „Regelwidrige" HT können normal sein, Schnellentbindungen schädlich.
- *Vermeidung gebräuchlicher, aber verfänglicher Ausdrucksweisen, vor allem „schlechte HT" und „mißfärbiges Fruchtwasser":* Hörbare HT sind immer gut; sie sind dann laut oder leise in der Stärke, langsam oder schnell in der Folge, regelmäßig oder unregelmäßig im Rhythmus, aber keineswegs schlecht. Auch schlecht hörbare HT sind nicht schlecht, sondern nur nicht beurteilbar. Fruchtwasser kann mengenmäßig wenig oder viel sein; farbmäßig kann es rötlich, bräunlich, gelblich oder grünlich sein; in der Beschaffenheit kann es klar oder trüb, dünn- oder dickflüssig sein. Mißfärbig ist ein nichtssagendes Idiom.
- *Streng getrennte Beurteilung von Herzaktion und Atemtätigkeit des Neugeborenen:* Zuerst ist die Herzaktion zu beurteilen und dann die Atmung im Zusammenhang mit dem Muskeltonus. Kommt nach der Geburt die Atmung nicht in Gang, führt dies alsbald zu einer Asphyxie. Auch bei einem leblos scheinenden Neugeborenen kann unmittelbar nach der Geburt eine gute Herzaktion vorhanden sein. Die Schlaffheit beruht auf einer Muskelschwäche, die vor der Geburt ohne Belang ist, nach der Geburt jedoch zur Hauptursache einer Apnoe und in deren Folge einer Asphyxie wird. Eine solche nachgeburtliche Asphyxie wird von den geburtsmedizinischen Gutachtern oft in eine vorgeburtliche verdreht; und der Hebamme unterstellt, die Gefahr nicht erkannt und ärztliche Hilfe zu spät herbeigeholt zu haben. Zur Sicherheit ist daher die Benotung nach APGAR unbedingt in der ersten Minute nach der Geburt vorzunehmen, wenn sich eventuelle Atmungsschwierigkeiten noch nicht nachteilig auf die Herzaktion ausgewirkt haben. Muskelschlaffheit und Atmungsschwäche sind eine untrennbare Einheit. Ein Neugeborenes, das unmittelbar nach der Geburt nicht strampelt und kaum atmet, aber eine adäquate Herzaktion aufweist, schließt eine intra-uterine Asphyxie aus und

entkräftet die oben erwähnte Unterstellung. Das Erkennen jener Fehlentwicklung in der Schwangerschaft, die sich nach der Geburt in Atemnot und Muskelschwäche äußert, ist abgesehen von vagen Hypothesen ein ungelöstes medizinisches Problem. Hier geht es um jene Wissenslücke, der die notorische Sauerstoffmangelhypothese ihre Beständigkeit verdankt.

- *Kopfumfang und große Fontanelle:* Kindliche Hirnschäden beliebt man schon seit 135 Jahren auf akute Geburtstraumen und einen angeblich dadurch bedingten Sauerstoffmangel zurückzuführen. Selbst eindeutig multifaktorielle Entwicklungsfehler, die nicht nur das Kind, sondern auch die Gebärmutter betreffen, werden diesem Sauerstoffmangelschema angepaßt, obwohl ihm nur vage Hypothesen zugrunde liegen. Diese Art kindliche Hirnschäden zu erklären ist gewöhnlich mit dem Vorwurf an die Hebamme verbunden, die Hypoxie während der Geburt nicht erkannt zu haben. Manchmal sind solche Vorwürfe anhand exakter Messungen des geraden Kopfumfangs und der großen Fontanelle zu entkräften. Denn zu große wie zu kleine Maße sprechen für eine länger zurückliegende und nicht innerhalb weniger Stunden entstandene Entwicklungsstörung. Die genaue Erhebung dieser Maße ist auch insofern wichtig, als bei der Obduktion dieser Kinder die Befunde vielfach sehr schlampig erhoben und dann daraus vermeidbare Fehler der Hebamme herausgesucht werden. (Beim reifen Fetus betragen der gerade Kopfumfang mindestens 34 cm, die große Fontanelle 4 cm/1.5 cm).

1.4. Der Umbruch durch den Wegfall der Plazenta

Bei den wesentlichen Botenstoffen der Plazenta für den mütterlichen wie den fetalen Organismus handelt es sich um Hormone, die zum einen Teil mit den Eiweißhormonen der Hirnanhangsdrüse, zum anderen Teil mit den Steroidhormonen der NNR und Gonaden eng verwandt sind. Beide Wirkstoffgruppen agieren über die ihnen zugeordneten Trägereiweiße und Rezeptorfamilien. Die Besonderheit der Plazenta besteht darin, daß sie – unabhängig von nervösen Reizen – den Blutspiegel und damit den Einfluß ihrer Hormon-Verwandtschaft grundlegend verändert. Erst werden mit der Entwicklung der Plazenta Anpassung und Wachstum des mütterlichen sowie des fetalen Organismus auf die Erfordernisse der Schwangerschaft eingestellt, dann durch die Wehentätigkeit auf die Erfordernisse der neuen Umwelt umgeschaltet, um sich auf diese dann nach dem Ausfall der Plazenta einzupendeln.

Nach der Geburt fallen Plazenta und Plazentarhormone weg und so auch deren Konkurrenz an den diversen Rezeptoren. Damit finden sowohl bei der Mutter als auch beim Neugeborenen entscheidende Umstellungen im Hormonsystem statt. Die bekanntesten hormonell bedingten Änderungen bei der Mutter sind die Umstellung der Milchdrüse vom Drüsenwachstum zur Milchproduktion und am Uterus vom Wachstum zur Apoptose.

Bei diesen Umstellungsprozessen spielen Prolaktin (PRL) und Oxytocin (OT) eine wesentliche Rolle. Es wäre aber falsch, diese Vorgänge nur von den Hormonen her zu betrachten. Es ist kindisch zu glauben, mit der Gabe des einen oder anderen Hormons eine entscheidende Wirkung auslösen zu können oder herbeigeführt zu haben. Der Effekt einzelner Hormone oder homologer pharmazeutischer Präparate, soweit diesen ein Hemmeffekt auf Wehen oder die Milchbildung beim Menschen zugeordnet wird, geht über den Grad von Fiktionen kaum einmal hinaus, während Schock und Distress als vielfältig wirksame Ereignisse diesbezüglich unverkennbare Effekte zeigen.

PRL und OT haben bei der Milchbildung zweifellos eine Schlüsselrolle inne. Trotzdem ist es richtiger, das Problem des Stillens von einem Hormonkomplex des Milchdrüsenwachstums und einem Hormonkomplex der Milchbildung zu betrachten. Zudem geht das Problem des Stillens weit über das der Milchbildung hinaus. So wird der Tonus des vegetativen Nervensystems beim Säugling vom Saugreflex und den Darmhormonen, bei der Mutter vom Saugreflex und dem OT ganz wesentlich beeinflußt. Die hormonale Steuerung biologischer Vorgänge, soweit sie überhaupt bekannt ist, stellt stets nur das grobe Gerüst eines Prozesses dar, an dem unzählige Boten- und Überträgerstoffe beteiligt sind. Diese Überlegung gilt auch für die hormonale Steuerung des Stillens sowie aller anderen Vorgänge im Wochenbett. Es handelt sich immer nur um ein Gerippe der geschilderten Prozesse.

So sind unter anderem auch die Makrophagen des Immunsystems an den Umstellungsprozessen sowohl im Uterus als auch in den Milchdrüsen maßgebend beteiligt. Sie siedeln sich während der Schwangerschaft im Bindegewebe der Milchdrüsen als „ruhende Wanderzellen" (Histiozyten) an, wandern von dort durch das Epithel in die Drüsensäckchen aus und bilden im Sekret der Drüsen die Kolostrumkörperchen. Stellenweise treten sie zwischen den Epithelzellen so stark in Erscheinung, daß man von einer Kolostrum-Zellschicht spricht. Sicher wäre es falsch, den Wert der Makrophagen ebenso überzubetonen, wie man es bei den Hormonen tut. Sie sind jedoch integrierende Zellen des Immunsystems, welches für Schwangerschaft, Geburt und Wochenbett mindestens ebenso wichtig ist wie das klassische Hormonsystem. Sie sind im übrigen wie im Zusammenhang mit dem uterinen Oxytocinsystem ein Beispiel dafür, wie einseitig in der Geburtsmedizin die Betrachtung und Behandlung anstehender Probleme gehandhabt werden.

Der Wegfall der Plazenta bewirkt, daß im mütterlichen Organismus – mit Ausnahme der Brustdrüsen – nicht mehr die Proliferation, sondern die Apoptose überwiegt. Die Zellen der Gewebe, die abgebaut werden (rund 1 L Blut, 1 kg Muskulatur, über 4 kg Fett), mit einem Energiegehalt von 100 Tagesrationen Muttermilch opfern sich für die Milchproduktion.

2. Grundzüge des Stillens

2.1. Vorbereitungs- und Übergangsphasen

Wer die Regulation des Stillens verstehen lernen will, darf sich bei deren Betrachtung von all den zivilisatorischen Fertigkeiten, die in der modernen Industriegesellschaft Sitte sind, nicht blenden lassen. Stillen ist eine angestammt natürliche Verhaltensweise, die nach wie vor von den Steuerungsmechanismen des fight-flight-response stärker beeinflußt wird als von rein körperlichem Unbehagen. Einer Frau, bei der das Neugeborene ein fight-flight-response erzeugt, versiegt die Milch. (Andere Gründe der Stillunfähigkeit fallen kaum ins Gewicht.) Ob die Frau selbst ihr fight-flight-response erfaßt oder nicht und ob dieses von der Gesellschaft für unwesentlich und annehmbar, weil kompensierbar, gehalten wird oder nicht, spielt dabei keine Rolle. – Die Laktation[1] und ihre Störungen, Agalaktie und Hypogalaktie[2], sind ein viel feinerer Indikator für das Wohl und Wehe der Wöchnerin, als alle modernen Techniken der geburtsmedizinischen und psychologischen Diagnostik ausfindig zu machen pflegen.

Unmittelbar nach der Geburt sind Mutter und Kind hellwach. Dieses Aufgeweckt-sein dient bei Mutter und Kind dazu, sich des neuen Zustandes gewahr zu werden. Diese Erregung beruht auf der Wirkung einer Menge Botenstoffe, in der die Hormongruppe der Katecholamine eine tragende Rolle spielt. Sie regulieren bei der Mutter den Energiestoffwechsel für den Krafteinsatz bei der Geburt sowie die Wehentätigkeit bis in die Zeit, da eine stärkere Nachgeburtsblutung nicht mehr zu erwarten ist. Beim Kind steuern sie die Umstellung des Anpassungssystems für die Erfordernisse in der neuen Umwelt. Sie haben besonderen Einfluß auf die Aktivierung der (Atem)Muskulatur, die Entfaltung der Lungen, die Kompensation des bis zum Einsetzen der vollen Atmung anfallenden Sauerstoffmangels, die Durchblutung der nunmehr akut lebenswichtig gewordenen Organe, die bis zum Milcheinschuß adäquate Mobilisierung zusätzlicher Nährstoffe aus den kindlichen Energiedepots, sowie die Mobilisierung von Brennstoff aus dem braunen Fett zwecks Ausgleichs des Mehrverbrauchs von Körperwärme in der jetzt kühlen Umwelt.

Bis zur Bildung reifer Muttermilch bedarf es einer Anlaufzeit bis zu einem Monat. Die Milchdrüsen produzieren in den ersten Tagen nach der Geburt die Vormilch, das Kolostrum, dann eine Art Übergangsmilch und erst gegen Ende des ersten Monats die reife Milch. Das Kolostrum enthält 4–8mal mehr Eiweiß, die reife Milch doppelt so viel Fett und Zucker.

Für eventuelle Engpässe in der Milchversorgung während des Anlaufens der Milchbildung sind sowohl die Mutter als auch das Neugeborene mit Energiereserven ausgestattet. Wenn etwa die Ernährung am Anfang der Laktation unzureichend ist, werden die mütterlichen Energiereserven zur Milchbildung herangezogen. Es zeigte sich, daß bei mangelhafter mütterlicher Ernährung wohl das Körpergewicht, doch kaum einmal die Milchbildung reduziert wird. In der späten Laktationsphase geht im Hungerzustand die Milchbildung zurück. Auf Dauer kann aber gute und reichlich

---

1 lat. lactatio = Milchbildung
2 griech. gala = Milch, galaktikos = milchig

Milch nur bei adäquater Nahrungszufuhr gebildet werden. So wird selbst bei einer an Kalorien überreichen Ernährung die Güte und Menge der Milch nicht gesteigert, wenn der Eiweißgehalt der Nahrung zu wünschen übrig läßt.

In der ersten Woche nach der Geburt ist die Muttermilch zwar eiweiß- und kalorienreich, die Milchmenge ist aber relativ gering, sodaß das Neugeborene aus seinen eigenen Energiedepots zusetzen muß und an Gewicht abnimmt. Die Entwicklung der Milchdrüsen ist um die Schwangerschaftsmitte schon so weit gediehen, daß die Milchbildung voll in Gang gebracht werden kann. Allerdings hätten die Frühgeborenen vielfach weder genügend Kraft, um einen adäquaten Saugakt zu setzen, noch ausreichende Energiedepots, um das eventuelle Ernährungsdefizit in der Anfangsphase der Milchbildung zu überbrücken.

2.2. Steuerungselemente der Stillsymbiose

Das Neugeborene verdoppelt innerhalb des ersten halben Jahres das Geburtsgewicht. Es nimmt täglich etwa 650 ml Milch zu sich, was für einen Erwachsenen von 65 kg ein Pensum von gut 10 L im Tag bedeutete. Um die 650 ml Milch zu produzieren, bedarf die Stillende zusätzlicher Energie. Der tägliche Energiebedarf einer stillenden Wöchnerin ist wesentlich höher als der einer Schwangeren und liegt rund 25 % über dem einer nicht stillenden Wöchnerin. Die Stillende hat daher auch mehr Appetit und nimmt mehr Nahrung zu sich. Bei Nahrungsmangel werden in verstärktem Maße Regulationsmechanismen wirksam, die auch in Hungerperioden die Milchbildung für einige Zeit sicherstellen. Im Prinzip werden diverse Körperdepots abgebaut und die Kraftstoffe in die Depots der Milchdrüsen eingeschleust. Die Energiedepots einer normal ernährten Wöchnerin reichen für den Energiebedarf zur Bildung von 100 Tagesrationen Milch.

Die basalen Schrittmacher dieser Regulation sind der Saugakt und die Darmhormone. (Bekanntlich bilden die endokrinen Zellen des Magen-Darm-Traktes unsere größte endokrine Drüse, zu deren Hormonkomplex auch das Insulin gehört.) Beim Saugakt wird über nervöse Rezeptoren an der mütterlichen Brustwarze und der kindlichen Mundschleimhaut der Vagusnerv erregt. Der Vagotonus verstärkt sowohl bei der Mutter wie beim Säugling die Bildung der verdauungsfördernden Darmhormone. Insbesondere ist eines dieser Hormone auch als Überträgerstoff im Gehirn wirksam und erzeugt ein Stadium der Schläfrigkeit und Ruhe. Nicht nur die Säuglinge, sondern auch die Stillenden sind nach dem Stillen, so man sie gewähren läßt, ruhebedürftig und schläfrig. – Stillen ist ein wesentlicher Faktor für den Bestand der körperlichen wie seelischen Symbiose von Mutter und Kind.

Nach dem Abgang der Plazenta gehen im System der Überträgerstoffe, Botenstoffe und Hormone im Prinzip einfache, in der Zahl Myriaden von Umstellungen vor sich. Auf der einen Seite werden anregende, auf der anderen hemmende Wirkstoffe vermindert oder ausgeschaltet; oder Anregung und Hemmung kommen nun über andere Regulationsmechanismen zustande.

Der Fetus schluckt bekanntlich Fruchtwasser. Dieses ist bezüglich seines Nährstoffgehaltes unbedeutend, enthält aber eine Menge PRL und diverse Wachstumsfaktoren, wodurch die fetale Darmschleimhaut zum Wachstum und zur Bildung von Darmhormonen angeregt wird. Wird das Schlucken von Fruchtwasser verhindert oder abgekürzt, erweisen sich die Neugeborenen in ihrer Entwicklung und Anpassungsfähigkeit vielfach als zurückgeblieben. Nach der Geburt wird die Bildung der Darmhormone auf andere Weise, nämlich zunächst durch den Saugakt und dann durch die Milchnahrung angeregt. Für die Wirkung des Saugaktes bedarf es nicht einmal der Brustwarze, sondern es genügt das Saugen an den Fingern oder an einem Schnuller. So stellte sich heraus, daß Frühgeborene, die mittels eines Nasenkethers ernährt werden müssen, bei gleicher Nahrungszufuhr schneller wachsen, wenn man sie während der Sondenfütterung an einem Schnuller saugen läßt. Außerdem macht es die Babies besser schlafen. Wer dazu die vitalisierenden Kräfte diverser anderer sensorischer Reize in Erwägung zieht, mag ermessen, was in der derzeit modernen nonatalmedizinischen Maschinerie alles schiefläuft.

Die Produktion der Insulinrezeptoren und eines die Fettspeicherung fördernden Enzyms nimmt nach dem Abgang der Plazenta im Fettgewebe ab und in den Milchdrüsen zu. Damit fließen nun die Nahrungsstoffe vorwiegend den Milchdrüsen zu und nur Überschüsse werden als Fett angesetzt. Infolge dieser Umstellung kann bei entsprechender Diät der Fettabbau, insbesondere im Oberschenkel-Hüftbereich, zugunsten der Milchbildung gefördert werden. Diese Fettdepots werden natürlich nur dann angegriffen, wenn ein gewisses Defizit an Energie besteht, das an sich solange nichts ausmacht, als es nur durch den Abbau der Fettdepots ausgeglichen wird. Nicht mehr tolerabel ist es, wenn das Ruhe- und Schlafbedürfnis nach dem Stillen von Müdigkeitszuständen mit gelegentlichem Kältegefühl überlagert wird. Denn jetzt versucht der Organismus dadurch Energie einzusparen, daß er die Muskelarbeit und die Wärmebildung durch die ruhende Muskulatur herabsetzt.

Schon infolge des Saugaktes allein steigen die verdauungsfördernden Darmhormone beim Säugling signifikant an. Dieser Anstieg wird durch die Nahrungsaufnahme zusätzlich verstärkt. Bei der Mutter führt der Saugakt zur Ausschüttung von OT. Dieses bringt die um die Alveolen der Milchdrüse korbartig geflochtenen Epithelzellen, die eine Menge OT-Rezeptoren ausgebildet haben, zur Kontraktion. Dadurch wird die Milch aus den Alveolen in die Buchten der Ausführungsgänge gepumpt. Der Säugling saugt die Brustwarze samt Warzenhof an und drückt durch eine bißartige Bewegung die Milch in seinen Schlund. Wenn das OT die Milch nicht in die Ausführungsgänge pumpte, wäre der Säugling nicht imstande, die Milch aus der Brustdrüse zu saugen. Normalerweise ist es der Berührungsreiz beim Saugakt, der die OT-Produktion auslöst. Bei manchen Stillenden ruft aber schon der Anblick oder der Geruch des Babys eine (ungelegene) OT- und Milchausschüttung hervor.

Die vom Warzenhof der Milchdrüse direkt über das Rückenmark und die infolge der OT-Produktion über den zentralen Vaguskern vermittelten Nervenreize erzeugen in der Stillenden einen Vagotonus. Mit diesem kommt jener Umstellungsprozeß im Grundstoffwechsel in Gang, der die für die Milchbildung nötigen Voraussetzungen schafft. Denn erst wenn diese Umstellung eingeleitet und die Milchdrüse entleert ist, vermag das PRL seine Wirkung zu entfalten. Die Ausschüttung des OT erfolgt 30 sec nach Beginn des Saugaktes, fängt wenige Minuten später an abzufallen und befindet sich nach einer Viertelstunde wieder auf dem Ausgangsniveau. Die PRL Ausschüttung fängt frühestens eine Viertelstunde nach Beginn des Saugaktes an und dauert mindestens zwei Stunden an.

Die Milchproduktion wird jedoch nicht nur vom Hormonsystem, sondern auch durch die Botenstoffe anderer Systeme wie beispielsweise des mononuklearen Phagozytensystems mindestens ebenso stark beeinflußt. So zeigt die Umgestaltung der

Gebärmutter und Milchdrüsen insofern interessante Parallelen, als in beide Organe Monozyten ins Gewebe einwandern und als „ruhende Wanderzellen" (Histiozyten) den Aufbau besonderer organeigener Strukturen organisieren: in der Gebärmutter das Oxytocinsystem, in den Milchdrüsen die Kolostrumzellschichten. (Nach der Geburt und mit dem Abstillen organisieren sie umgekehrt in beiden Organen den aktiven Zellabbau, die Apoptose.)

Hier sei von den unzähligen Faktoren und Regulationsmechanismen, die bei der Bildung (und Rückbildung) von Organstrukturen eine aktive Rolle spielen, nur das mononukleare Phagozytensystem hervorgehoben. Wer auch nur dieses mit den darüber bisher bekannten Einzelheiten in seine Betrachtung einbezieht, wird gewahr, daß Hormonbehandlungen von Stillanomalien über Zufallstreffer nicht hinausgehen (können). Bei einer Frau, die kompromißlos stillt, vermag keines der Hormone den Stilleffekt zu hemmen. Und für eine Frau, die das Stillen offen oder auch nur insgeheim nicht akzeptiert, gibt es kein Hormon, das die Milchbildung erzwingen oder fördern könnte.

Der ganze Prozeß, aus dessen Regulationsverbund hier nur ganz wenige Botenstoffe und Hormone herausgehoben wurden, läuft wellenartig ab, wobei die Wellenbewegung durch den Saugakt in Schwung gehalten wird. Fällt der Saugakt aus oder wird der Vagotonus unterbrochen, versiegt die Milchproduktion. Eine vollwertige Muttermilchernährung hat daher zur Voraussetzung, daß jede der Brustdrüsen mindestens 2–3mal in 24 Stunden entleert wird und die Stillende keinem Distress unterliegt.

2.3. Geburtshilfliche Aspekte

Stillen ist die ideale Möglichkeit, die neue Symbiose zwischen Kind und Mutter herzustellen. Es ist durch reine Fütterungsmechanismen nicht ersetzbar. Stillen bedarf nicht nur der Zuwendung und Geduld, sondern auch der Ruhe und Erholung. Überanstrengung und Hast sind genauso mißlich wie Angst und Ärger. Bei der Stillfanatikerin kann die Milch unter Umständen genauso schnell versiegen wie bei der Stillunwilligen. Wer durch Nichtstillen die Busen besser in Form zu halten glaubt, irrt sich insofern gewaltig, als die Vergrößerung der Milchdrüsen durch das Wachstum in der Schwangerschaft und nicht mit dem Milcheinschuß erfolgt. Liebevoller mütterlicher Stillersatz ist besser als modisches väterliches Muttermilchverfüttern.

Stillen bedarf gewissenhafter Vorbereitung und Diätetik. Mit einem Wort, Stillen will gelernt sein. Das erste Anlegen soll bald nach der Geburt erfolgen, in jener Phase, da Mutter und Kind infolge der geburtsbedingten Hormonausschüttung bekanntlich wachsam und erregt sind. In den ersten Tagen geht es weniger um die Nahrungsmenge als um das Stillen. Saugen beruhigt das Neugeborene, auch wenn es nicht viel Milch ergibt. Die Menge der Vormilch ist gering, die Brust zu leeren noch keine große Anstrengung. Saugmuskulatur und Darm werden aber auf die kommende Verdauungsarbeit vorbereitet. (Zur Erinnerung: Das Äquivalent der Tagesration eines voll gestillten Säuglings wären für einen 65 kg schweren Erwachsenen mindestens zehn Liter Milch.)

Die Körperhaltung der Mutter beim Stillen soll entspannt sein. Der Säugling sollte schräg in einer Mulde liegen, die vom Schoß und dem auf dem Schoß liegenden Arm gebildet wird. Am besten gelingt das im bequemen Sitzen. Der Säugling soll beim Saugakt Warze und Warzenhof der Brustdrüse umfassen. Sein Kehlkopf findet sich noch relativ hoch im Rachenraum, sodaß weder ein Verschlucken noch Behinderungen beim Atmen zu erwarten sind, wenn die Nase nicht verlegt ist. Der normale Stillvorgang soll nicht länger als 15–30 Minuten dauern. Die Nahrung der Stillenden soll genügend Eiweiß und Kohlenhydrate enthalten. Die Körperflüssigkeit wird von der Harnblase ausgeschieden und nicht von den Milchdrüsen. Übertriebene Essensvorschriften machen nur nervös.

3. Rückbildungsprozesse (Involution[1])

3.1. Grundzüge

Während die Milchdrüsen in ihre volle Funktion hineinwachsen, ziehen sich die Strukturen, die mit der Größenzunahme der Schwangerschaft mitgegangen sind, allesamt wieder auf ihre Ausgangsposition zurück. Die beim Abbau ihres Substrats freiwerdenden Substanzen dienen als Energie- und Baustoffe für die Milchbildung. Während des Abstillens bilden sich dann auch die Milchdrüsen zurück.

Diese Rückbildungen werden noch immer als passiver Prozeß, vielfach als ausschließliche Folge des Wegfalls hormonaler Reize angesehen. Nichtsdestoweniger geht es um einen aktiven Vorgang, der nicht nur vom Hormonsystem, sondern auch von anderen Systemen ebenso intensiv beeinflußt wird. Hier sei von den unzähligen Faktoren, die bei der Rückbildung (und Bildung) von Geweben und Organen eine aktive Rolle spielen, wieder nur das mononukleare Phagozytensystem hervorgehoben. (Zwischen diesem und dem Hormonsystem bestehen im übrigen eine Reihe enger Verflechtungen.) Wie der Aufbau zeigt auch die Rückbildung von Uterus und Milchdrüsen in ihren Grundzügen interessante Parallelen. Die im Gewebe als „ruhende Wanderzellen" (Histiozyten) verankerten mononuklearen Phagozyten leiten jetzt die Rückbildung der zuvor mit ihrer Hilfe aufgebauten Zellstrukturen ein und betätigen sich jetzt als Abraumzellen.

3.2. Gebärmutter und Scheide

Beim Stillen zieht sich die Gebärmutter zusammen, oft so vehement, daß ihre Kontraktionen als schmerzhaft empfunden werden. Mit diesen geht insofern eine Förderung des Blutrückflusses einher, als während der Kontraktionen sowohl Arterien wie Venen der Gebärmutterwand per Muskelzug erweitert werden. Abgeschnürt werden nur die Gefäßpartien am Übergang zum Endometrium. So werden Blutungen in die Uterushöhle verhindert und der Abtransport der bei der Rückbildung freiwerden Baustoffe gefördert. Zwei Wochen nach der Geburt sind bereits 90 % der Gebärmuttermasse abgebaut und aufgesaugt. Die Gebärmutter ist bereits hinter der Symphyse verschwunden.

Die Rückentwicklung der Gebärmutter beruht nicht auf einem Vorgang, der auf diese einwirkt, sondern ist ein Prozeß, den die Gebärmutter vollzieht. Er beginnt mit einer Verfaltung, indem die hochgestellten Fasernetze einfach quergestellt werden. Dadurch wird die Oberfläche der Gebärmutter stark verkleinert und deren Wand auf ein Mehrfaches verdickt – ohne daß die Durchblutung eine Behinderung erfährt. Der Abbau der Substanz erfolgt nicht durch passive Degeneration, sondern durch aktive Apoptose. Das Hydroskelett der Gebärmutter, das sich im Laufe der Schwangerschaft enorm gestreckt, verdünnt und ausgebreitet hat, zieht jetzt ihre Netze ein, es vollzieht die Involution.

Auch in der Scheide handelt es sich nicht um Dehnungen während und Schrumpfungen nach der Geburt, sondern vorwiegend um Entfaltungen und Rück-

---

[1] lat. involvere = hineinwälzen, einrollen; Involution = Rückbildung

faltungen. Und der sogenannte Laktationsabstrich (die zur Zeit der Laktation in die Scheide abgeschilferten Zellen) ist nichts anderes als der Ausdruck verstärkter Apoptose.

3.3. Eierstöcke

In der Stillperiode wird die Funktion der Eierstöcke im Hinblick auf die Abgabe befruchtungsfähiger Eier stillgelegt. Bei vollwertigem Stillen ist daher – zumindest im ersten Halbjahr nach der Geburt – der Eintritt einer Schwangerschaft so gut wie ausgeschlossen. Im übrigen kann man davon ausgehen, daß bei vollem Stillen vor dem Eintritt der ersten Blutung nach der Geburt meistens keine Ovulation stattfindet, wenngleich mit Ausnahmen zu rechnen ist.

Weit weniger sicher kann eine Befruchtung während der Laktation ausgeschlossen werden, wenn die Muttermilch abgepumpt und im Fläschchen verabreicht wird, auch dann, wenn reichlich Milch gebildet wird. Nichtstillende können eventuell schon im ersten Zyklus, also vor dem Eintritt der ersten Blutung nach der Geburt schwanger werden, denn 50 % dieser Zyklen sind ovulatorisch. Auch nach einer Frühgeburt mag bei selbst relativ intensivem Stillen ein für die Ovulationshemmung adäquater Stilleffekt vielleicht nicht zustande kommen.

3.4. Bauchdecke und Beckenboden

Außer am inneren Genitale steht die Rückbildung der Bauchdecken und des Beckenbodens samt der sie bedeckenden Haut im Vordergrund. Es geht um die Involution und Festigung des Grundgewebes, das heißt, um die Involution der Muskelfaszien von Bauchdecken und Beckenboden.

Der erste Schritt der Involution besteht auch hier darin, daß die in den Faszien verankerten Muskelzellen sich zusammenziehen und so eine Umschichtung der Faszienfasern herbeiführen. Dieser Schritt kann mit Muskelübungen günstig beeinflußt werden. Als Ziel der Gymnastik wäre eine Körperhaltung anzustreben, die Bauchdecken und den Beckenboden möglichst in aktiver Spannung hält. Denn das Grundgewebe erhält erst im Laufe von 6 Wochen wieder seine volle Elastizität und Festigkeit.

Die Faszienelemente, die den Bauchdecken sowie dem Beckenboden die elastische Festigkeit verleihen, sind die kollagenen Fasern und die zwischen ihnen liegende Grundsubstanz. Von den hierin verankerten Muskeln werden sie in bestimmtem Umfang enger- oder weitergestellt. Ihre maximale Ausdehnung hängt aber allein von ihrer Länge ab. Soll nun der von den Faszien bestimmte Fassungsraum der Bauchhöhle größer (Schwangerschaft) oder kleiner (Wochenbett) werden, sind die Fasern zu verlängern beziehungsweise zu verkürzen. Um diese Ummodelung zu tätigen, müssen in die kollagenen Fasern Kollagenmoleküle in genau abgestimmter Weise eingebaut und ausgebaut werden.

Diese Ummodelung von Geweben aus vorwiegend kollagenen Fasern hängt von einer Menge konstitutioneller und konditioneller Faktoren ab. Das Enzym Kollagenase, das die Kollagenfasern zum „Schmelzen" bringt, und Vitamin-C, das Kollagen am „Schmelzen" hindert, sowie das Enzym Hyaluronidase, das die Verbindung zwischen den kollagenen Fasern und der Grundsubstanz beeinflußt, spielen dabei eine wesentliche Rolle.

(Skorbut, die bekanntlich durch eine Mangelernährung an Vitamin-C hervorgerufene Erkrankung, kommt dadurch zustande, daß infolge des Vitamin-C-Mangels die „Schmelztemperatur" herabgesetzt ist.)

Abgesehen von dem groben Beispiel des Vitamin-C-Mangels wissen wir über die Beeinflußbarkeit der Ummodelungsprozesse im Grundgewebe so gut wie nichts. Im Fall einer gravierenden Strukturierungsschwäche im Bereich der grundgeweblichen Elemente ist daher guter Rat teuer. Die häufigste Folge fehlerhafter Ummodelung der Faszien stellen das Auseinenderweichen der geraden Bauchdeckenmuskeln (Rektusdiastase[2]) und der Scheidenvorfall dar. Gewöhnlich nehmen die Schädigungen mit der Zahl der Schwangerschaften zu. Ob und welche Behandlungen etwas nützen, ist eine durchaus offene Frage.

3.5. Haut

Ähnlich geht es mit den Schwangerschaftsstreifen, den Striae[3], über jenen Hautpartien, die in der Schwangerschaft mehr oder weniger eine „Dehnung" zu erfahren scheinen. Striae finden sich vor allem in der Haut der Bauchdecke und Brüste, sowie der Haut in der Hüftengegend. Es geht allerdings weniger um eine Dehnung als um eine Umschichtung der Hautgewebe. Die Hintergründe dieses Prozesses und damit die Ursache der Streifenbildung kennen wir nicht. Sie hängen mit der Ummodelung der Haut zusammen, erscheinen ursprünglich rötlich, verblassen nach der Schwangerschaft und sind höchstens ein kosmetisches Problem.

Die dunkle Pigmentierung der Haut, die während der Schwangerschaft gewöhnlich im Bereich der Mittellinie der Bauchwand, des äußeren Genitale und der Brustwarzen, ungewöhnlicherweise auch im Gesicht (Chloasma[4] uterinum) entsteht, verblaßt nach der Geburt zusehends.

3.6. Milchdrüsen

Bekanntlich schwanken die Brustdrüsen in bezug auf ihre Größe und Größenzunahme in der Schwangerschaft von Frau zu Frau beträchtlich. Im Durchschnitt nimmt eine Brustdrüse in der Schwangerschaft durch das Wachstum der Drüsen und Gefäße um rund 400 g zu, wobei ihr Radius um etwa 2cm erweitert wird. Das Hydroskelett streckt sich und wird dünner.

Die Rückbildung geht von der Peripherie zum Zentrum hin vor sich. Die Drüsenbläschen fließen unter Auflösung ihrer Zwischenwände zu größeren Kammern zusammen. Der Inhalt dieser Kammern wird von den schon vor der Rückbildung eingewanderten Makrophagen aufgesogen und abtransportiert, die Lichtungen schwinden mehr und mehr. Die Zellen der Kammerwände gruppieren sich zu Endstücken und unterziehen sich der Apoptose. Das Hydroskelett nimmt die ursprüngliche Gestalt und Festigkeit weitgehend wieder an.

---

2   griech. diastasis = Trennung; Rectusdiastase = Diastase der musculi recti abdominis
3   lat. stria = die Furche, Rille; striae (gravidarum) = (Schwangerschafts-)Streifen
4   griech. chloasma = leichte Grünfärbigkeit

3.7. Geburtshilfliche Aspekte

Die während der Schwangerschaft gesetzten Formveränderungen bilden sich im Idealfall weitestgehend, nie aber vollständig zurück. Die Abweichungen vom Idealfall weisen eine große Schwankungsbreite auf und gehen von harmlosen kosmetischen (Striae) bis zu unerträglichen pathologischen Problemen (Inkontinenz). Über die Behandlung all der Probleme, der kleinen wie der großen, wurde viel Papier verschrieben. Im Grunde sind die Behandlungen aber ziemlich fruchtlos, weil es um aktive Veränderungen im Grundgewebe und nicht um passive Zerrungen oder Zerreißungen der muskulären Elemente geht. Mit anderen Worten: Nicht die Spannung oder Dehnung macht die Ummodelung, sondern deren Entgleisung führt zu Spannungsverlust und Überdehnung.

Von der Ätiologie her ist es klar, daß gegen die Striae kein Kraut gewachsen ist, mit Scheiden-Dammschnitten eine Scheidensenkung und Harninkontinenz nicht zu verhindern sind, Baucheingeweidebrüche mit Muskelgymnastik nur unzulänglich auszugleichen sind und operative Korrekturen oft nicht lange halten. Ebenso kann die Form der Brüste, deren Wachstum bekanntlich während der Schwangerschaft erfolgt, nach der Beendigung der Schwangerschaft und des Wachstums durch Abstillen oder Stillen nicht beeinflußt werden.

Da die Fehler nicht im Muskel, sondern in der Modellierfähigkeit der kollagenen Faserhüllen liegen, ist Muskelgymnastik nur von bedingtem Wert. Unkorrigierbare Verformungen im Grundgewebe sind bestenfalls durch eine adäquate Prophylaxe in der Schwangerschaft abzufangen, im Wochenbett dagegen nur in sehr beschränktem Umfang korrigierbar. Im wesentlichen ginge es darum, sich in der Schwangerschaft von Anfang an eine Körperhaltung anzugewöhnen, die Dehnungen, die das normale Maß der Streckung überschreiten, nach Möglichkeit verhindert. Kurz gesagt geht es darum, sich eine Körperhaltung anzugewöhnen, als ob die Schwangerschaft verborgen werden sollte. Der Versuch, schlecht modellierfähiges Bindegewebe nach der Geburt durch Muskeltraining in Form zu bringen, hat nicht allzu viel Erfolg.

Im Grunde ist es auch hier wieder so, daß der entscheidende Teil der Therapie in der Prophylaxe während der Schwangerschaft liegt, zu der die nachträglichen Korrekturversuche während und nach der Geburt als durchaus zweitklassig zu betrachten sind.

G. Gestaltung des Tagesablaufs

Diätetik heißt die Kunst den Tagesablauf zu gestalten. Dazu gehört natürlich auch die Nahrung und Bewegung. Aber wer glaubt, daß Küche und Gymnastik allein die täglichen Probleme lösen, wird bald eines besseren belehrt. Denn es kommt weniger darauf an, was man tut oder ißt oder auch nicht, sondern wie man das eine und das andere verdaut – im weitesten Sinne des Wortes. Was Frauen „in anderen Umständen" oft zu verdauen haben, geht über den Rahmen der üblichen Speisepläne und Gymnastikübungen weit hinaus.

1. Diätetik

1.1. Das Dilemma

Im ursprünglichen Sinn kommt der *Diät* und Therapie eine wesentlich größere Bedeutung zu als im Sinn der modernen Einengung. Diät heißt die Lebensweise und Therapie die Betreuung, beide als Gesamtheit und nicht als Gemisch der Tätigkeiten diverser (gelehrter) Dilettanten. Wenn im folgenden von Diät und Therapie die Rede ist, dann sind sie im ursprünglichen Sinn gemeint, denn Diät für eine Frau „in anderen Umständen" setzt nicht nur ein sicheres menschliches Gefühl, sondern auch ein fundiertes Wissen um die somatischen Vorgänge voraus. Wer der Frau, die Mutter wird, eine optimale Therapie angedeihen lassen möchte, muß sich primär über das Prinzip einer zweckmäßigen Diät ins klare kommen. Wer die Schwangere auf eine adäquate Diät einzustellen vermag, hat kaum einmal Probleme, weder bei der Geburt noch mit dem Wochenbett und Stillen.

Die *Diätetik* umfaßt die Lehre und die Kunst, zu einer entsprechenden Lebensweise zu finden. Es geht um den rationellen Umgang mit der zur Verfügung stehenden Energie und nicht nur um spitzfindige Formen der Ernährungslehre, Gymnastik, Psychosomatik und ähnlicher Stückarbeit. Diätetik ist die Lehre der rationellen Balance von Ruhe und Bewegung und bedarf in erster Linie des Wissens um das Problem von Stress und Distress.

Das *Dilemma* liegt darin, daß die für eine optimale geburtshilfliche Betreuung ausschlaggebende Vorgangsweise in der Diätetik zu suchen wäre, von den dafür pflichtschuldigen Berufsständen jedoch hartnäckig in die Leitung der Geburt verschoben wird. So falsch und trügerisch sie ist, die Behauptung, daß die Geburt der gefährlichste Abschnitt in der Entwicklung von neuen Erdenbürgern wäre, wurde und wird von den Geburtsmedizinern kolportiert, von den Laien prompt und von den Hebammen kritiklos übernommen. So tummelt sich auf dem Feld der so wichtigen geburtshilflichen Diätetik eine Menge geburtshilflicher Dilettanten, während sich die Hebammen als Trabanten der Mediziner noch immer vorwiegend im Dammschutz üben. Und wie diese tun sie bei der Geburt nichts anderes, als auf den Augenblick warten, der ihnen einen ihrer eitlen, vielfach aber eher gefährdenden Handgriffe und Schnittentbindungen opportun erscheinen läßt. Der Kreißsaaljob ist deswegen so begehrt, weil er weniger Mühe und Verstand erfordert als das Wissen um eine effektive Prophylaxe.

So liegt denn die Vorbereitung auf die Geburt nach wie vor noch weit im argen. Es ist charakteristisch, daß sich in den Kreißsälen Wiens mindestes fünfmal mehr Hebammen produzieren als angestellt sind, um sich um die sozialen Verhältnisse vor und nach der Geburt, also die Diätetik zu kümmern. Dieses Verhältnis ist für einen geburtshilflichen Fortschritt geradezu kontraproduktiv. Sehr bezeichnend ist es auch, daß große Teile der Bevölkerung von der Nützlichkeit der Prophylaxe nicht zu überzeugen waren, obwohl dafür über zwei Jahrzehnte in Form der Mutter-Kindpaß-Aktion vom Staat Abermillionen ausgegeben wurden. So sehr dieser hier den Ärzten an die Hand ging, kümmerte man sich ihrerseits um die geburtshilflichen Probleme nicht im geringsten und überließ die Frauen skrupellos dem geburtsmedizinischen Experiment. Die Frauen kamen zu den zweifelhaften Kontrollen nur deswegen, weil sie dafür eine relativ hohe staatliche Prämie bekamen. Nun, da diese empfindlich gekürzt wurde, gehen die Arztbesuche signifikant zurück. Und die Mediziner lassen eine Steigerung der Säuglingssterblichkeit befürchten.

Die Kunst, die richtige Diät zu finden, ist nicht einfach, denn die geburtsmedizinische Methodik und die geburtsmedizinische Propaganda haben die Geburt mit einer Atmosphäre von Gefahr und Angst erfüllt. Das geburtsmedizinische Umfeld steht dem für eine natürliche Geburt wesentlichen emotionalen Unterpfand, dem Gefühl von Vertrauen und Entspannung in einer vertraulichen, beruhigenden Umgebung diametral entgegen. Die Einführung aller möglichen psychosomatischen Mixturen, etwa in Form psychotherapeutischer und physikotherapeutischer Gags, in den geburtsmedizinischen Dunstkreis ändert nichts am Defizit der Diätetik.

So unterliegt heute die Diätetik für die Schwangeren und Stillenden diversen Expert(inn)en, welche von den Prozessen, die zwischen der Befruchtung und dem Abstillen vonstatten gehen, keine Ahnung haben.

Da die meisten dieser Expert(inn)en auch bei Kranken tätig und von dieser Seite her gewissermaßen medizinisch indoktriniert sind, tun sie auch bei der Schwangeren so, als ob dieser etwas fehlte. Sie tun so, als ob es um eine Rekonvaleszente ginge, die eine Rehabilitation von Nöten hätte. Zurück bleibt eine verunsicherte Frau, deren Angst insofern ständig wächst, als sie zunehmend das beklemmende Gefühl beschleicht, den schwierigen Ratschlägen nicht folgen zu können und früher oder später versagen zu müssen.

Je mehr eine Frau durch die Schwangerschaft in Nöten ist, desto größer sind Mortalität und Morbidität und desto intensiver müßte die diätetische Betreuung sein. Gemessen an den bisherigen Ergebnissen besteht nicht der geringste Grund zu glauben, daß ein Mehr an geburtsmedizinischer Methodik auch nur im geringsten einen Ausgleich schaffen könnte. Im Gegenteil, die geburtsmedizinischen Methoden gereichen zum Nachteil; schränkte man sie ernstlich ein, käme es zu geringeren Verlusten. Es ist aber keine Frage, daß die geburtsmedizinische Methodik gewissen professionellen und kommerziellen Interessen weit mehr entgegenkommt als die Belange der Diätetik. So finden sich viele in einträchtigem Interesse für das wuchernde geburtsmedizinische Geschäft, als dessen Zentrum sich seit eh und je die Entbindungstechniker erwiesen.

Das zunehmend deutlichere Hervortreten der kommerziellen Prägung der Geburtsmedizin wurde zum Fanal für Alternativen. Jedoch die meisten, die sich darin stark machten, traten dem Kalkül der Geburtsmediziner nur mit dem Fanatismus von Dilettanten gegenüber. Es ist interessant zu beobachten, wie sich diese mehr und mehr von jenen „entschärfen" lassen (müssen) und dieselben Fehler machen wie einst die Hebammen. Die Hebammen ihrerseits spalten sich mehr und mehr in zwei Gruppen: in die Klientinnen der Geburtsmediziner und in die der Alternativen. So stehen sich zwei Gruppen frontal gegenüber, von welchen die eine jede Menge abstruser Regelwidrigkeiten der Geburt ersinnt und die andere über die echten Anomalien der Geburt nichts weiß. Beide heuern alle möglichen Kundige an, Kundige der Physiotherapie zwecks Anhebung der Körperkräfte, der Psychotherapie zur Anhebung der Seelenkräfte, der Nahrungszubereitung zwecks besserer Verdauung, der Ethnologie zwecks Vorführung natürlichen Gebärens und wofür sonst noch. Eines ist allen diesen Kundigen gemein: Sie wissen sehr wenig über Schwangerschaft, Geburt und Wochenbett, sodaß von ihnen weder für die einen noch die anderen eine ernstzunehmende Kritik zu befürchten ist.

Es ist nun keine Frage, daß sich die moderne Hebamme berufen fühlen sollte, sich von diesen veralteten Standpunkten und deren Flickwerk loszulösen und einer fortschrittlichen Geburtshilfe den Weg ebnen. Es scheint allerdings, als ob viele Hebammen dieser Herausforderung nur wenig abgewinnen könnten. Nichtsdestoweniger liegt die Zukunft einer fortschrittlichen Geburtshilfe sicher nicht in den gegenwärtig modernen Extremen, sondern in sozialen und soziablen Maßnahmen und damit im besonderen auch in der Vermittlung einer probaten Diätetik.

1.2. Grundzüge geburtshilflicher Diätetik

Der lapidare Grundsatz, der auch für die geburtshilfliche Diätetik gilt, findet eventuell seine beste Wiedergabe in einer vieldeutigen Sentenz des französischen Dichters *Alexander Dumas*[1]: „Der Mensch lebt nicht von dem, was er ißt, sondern von dem, was er verdaut." Und eine Frau „in anderen Umständen" hat eine Menge zu verdauen: die Ängstigungen durch die gezielte geburtsmedizinische Stilisierung von fiktiven Risken der Geburt; die alternativen, physiotherapeutischen und/oder psychotherapeutischen Ratschläge von Leuten, die insofern Angst erzeugen, als sie spürbar selbst nicht wissen, was eigentlich gefährlich und riskant sein könnte und was nicht; und Serien ebenso unsinniger wie nicht einhaltbarer Vorschriften, von der „absoluten Bettruhe" bis zur „salzfreien Diät". (Es kann in diesem Zusammenhang nicht oft genug hervorgehoben werden, daß die diversen unerfüllbaren Behandlungsschemata nur dazu dienen, um die Frau zu verunsichern und ihr für die Versager nach dubiosen Versprechungen und Behandlungen Schuld geben zu können.)

Das einfachste Konzept einer geburtshilflichen Diätetik ginge dahin, der Frau auf verständliche Art und Weise zu erklären, was ihr recht und schlecht passieren wird und kann, und was sie je nachdem dafür oder dagegen tun kann und sollte. Die Diätetik ist eine untrennbare Einheit und trotz der Tatsache, daß sich viele mit ihr ein bißchen oder mit einem Bißchen von ihr näher befassen, schwer unterteilbar. Sicherlich ist einer der Schwerpunkte der Diätetik die Nahrungsdiät, doch zeigt sich auch hier, daß sie von anderen diätetischen Normen nicht abgekoppelt werden kann.

1.2.1. Ernährung, ein Grundelement der Diätetik

1.2.1.1. Grundprinzipien des Stoffwechsels

Unsere Lebensenergie gewinnen wir aus unseren Nahrungsstoffen, die wir mit Hilfe des Sauerstoffes der Luft auf besondere Art und Weise „verbrennen". Dabei wird jene Energie frei, die wir benötigen, um unsere Lebensprozesse aufrechtzuerhalten.

Die mechanische und biochemische Zerkleinerung der Nahrung sowie die Aufnahme der relevanten Spaltprodukte und Ausscheidung der Schlacken erfolgt durch das Verdauungssystem. Dieses System mag dem einen oder anderen nur als ein langer schmaler Schlauch mit diversen Windungen erscheinen, in dem die Nahrung aufgenommen und in ihre Bestandteile zerlegt wird, die dann durch die

---

1 Alexandre Dumas (1802–1870): Motto in einem seiner Kochrezeptbücher. Sein bekanntester Roman: „Die drei Musketiere"

Magen-Darmwand in den Blutkreislauf gelangen. Was übrig bleibt wird als Stuhl abgesetzt.

In Wirklichkeit geht die Funktion des Magen-Darmtraktes darüber weit hinaus, denn er enthält die größte endokrine Drüse unseres Körpers. Die vom diffus-endokrinen Organ unseres Verdauungstraktes gebildeten Hormone haben nicht nur auf die Verdauungsprozesse selbst, sondern auch auf den Stoffwechsel der aufgenommenen Nährstoffe und sogar auf unsere Emotionen und Verhaltensweisen einen entscheidenden Einfluß.

In keinem Lebensabschnitt sind diese Funktionen so wesentlich wie in der Wachstumsphase und der Schwangerschaft. So nehmen Jugendliche im allgemeinen mehr Nahrung zu sich als Erwachsene. Säuglinge brauchen im Vergleich zum Erwachsenen je Kilogramm das Vierfache an Kalorien. Mangelhafte Ernährung beeinträchtigt nicht nur das Wachstum, sondern auch die Fortpflanzung. Wenn Frauen, aus welchen Gründen immer, zu mager sind, bleiben die Ovulationen aus und ihre Zyklen unfruchtbar.

Wie bei allen Säugetieren spielt sich auch beim Menschen der Prozeß der Fortpflanzung im wesentlichen im weiblichen Organismus ab. Jede Schwangerschaft ist eine zusätzliche Wachstumsphase, denn es bedarf eben neun Monate Wachstum, um einen reifen Säugling und Muttermilch hervorzubringen. Ohne entsprechende Anpassung des Verdauungssystems auf diese Aufgabe, ist diese nicht erfüllbar.

1.2.1.2. Hormonale Regulationsmechanismen des Verdauungssystems

Um zu verstehen, welche gewichtige Rolle der Verdauungstrakt für das Wachstum und die Schwangerschaftsprozesse spielt, heißt es, sich zuerst einmal mit der normalen Funktion der Hormone des Verdauungstraktes etwas vertraut zu machen. Bei diesen Hormonen handelt es sich um Eiweißstoffe, die von endokrinen Zellen gebildet werden, welche entweder vereinzelt zwischen den Oberflächenzellen der Magen-Darmschleimhaut und deren Drüsen oder wie in der Bauchspeicheldrüse in der Form von Zellinseln in das Organgewebe eingebettet sind (Pankreasinseln). Die Zellen, die sich bei den höheren Wirbeltieren zu Pankreasinseln formieren, finden sich bei den niederen Wirbeltieren noch wie die anderen hormonbildenden Zellen im Epithel der Darmschleimhaut verstreut.

Sobald die Nahrung in den Magen und von dort in den Dünndarm kommt, werden die endokrinen Zellen auf verschiedenste Weise zur Hormonproduktion angeregt, etwa im Magen durch den vom Speisebrei auf die Magenwand ausgeübten Dehnungsreiz oder im oberen Dünndarm durch den Säurereiz, der beim Übertritt des im Magen angesäuerten Speisebreis in den Zwölffingerdarm zustande kommt.

Die Aktivität der endokrinen Zellen wird vom autonomen Nervensystem beeinflußt. Das autonome Nervensystem besteht aus zwei Komponenten, dem sympathischen und dem parasympathischen System. Eine Aktivierung des zum parasympathischen System gehörigen Nervus vagus fördert die Abgabe der Hormone, die den Verdauungsprozeß beschleunigen; die Aktivierung des zum sympathischen System gehörigen Nervus splanchnicus steigert die Wirkung der Hormone, die den Verdauungsprozeß hemmen.

Die Magen-Darmhormone beeinflussen, das heißt fördern oder hemmen nicht nur die Motilität der Eingeweide und damit die Weiterbewegung der Nahrung, sondern auch die Bildung und Abgabe der Magensäure, der Galle sowie der für die Verdauung wichtigen Enzyme. Eine Hormonfamilie mit dem Cholecystokinin[2] als Leithormon wirkt verdauungsfördernd, eine andere mit dem Somatostatin[3] als Leitsubstanz wirkt verdauungshemmend. Analog wirken die Hormone auf die Verdauungsorgane, im besonderen auf die Zellen der Schleimhäute, wachstumshemmend beziehungsweise wachstumsfördernd. Mit anderen Worten, sie verhalten sich wie Wachstumshormone. (Somatostatin wurde zuerst als eine wachstumshemmende Substanz in dem Teil des Gehirns entdeckt, der allgemein auf das Wachstum einen entscheidenden Einfluß hat, im Zwischenhirn. Viel später hat man es auch im Verdauungstrakt gefunden. Umgekehrt wurde das Cholezystokinin zuerst als Darmwirkstoff und dann erst als Überträgerstoff von Hirnzellen entdeckt.)

Wenn die Nährstoffe aus dem Darm in den Blutkreislauf gelangt sind, erfolgt die Weiterverwertung im wesentlichen in zwei Richtungen: Einerseits werden sie zu größeren Molekülen aufgebaut, die dann entweder als Substrat zur Herstellung verschiedenster Strukturen oder zur Anlage von Energiedepots verwendet werden. Andererseits werden sie weiter abgebaut, um aus ihnen unmittelbar Energie zu gewinnen. Ist der Energiebedarf hoch, wie etwa bei körperlichen Anstrengungen und psychischen Belastungen werden die Energiereserven abgebaut. Richtunggebend sind hier die hormonalen Wirkstoffe des sympathischen Nervensystems und der Nebennieren (katabole Wirkung). Umgekehrt steht bei Ruhe und nach Mahlzeiten die Auffüllung der Baustoff- und Energiereserven im Vordergrund. Richtunggebend ist hier das Insulin der Bauspeicheldrüse, dessen Bildung durch den nach einer Mahlzeit ansteigenden Blutzuckerspiegel zunimmt (anabole Wirkung). Essen führt aber auch zu einer verstärkten Aktivität des parasympathischen Systems und damit zu einer vermehrten Bildung und Ausschüttung der verdauungsfördernden Hormone. Diese erhöhen ihrerseits die blutzuckerbedingte Bildung von Insulin und dessen anaboler Wirkung.

Die Hormone des Verdauungssystems üben aber nicht nur auf den Nährstoffwechsel, sondern auch auf die psychische Verfassung eine deutliche Wirkung aus. Distress führt zwangsläufig zu einer katabolen Stoffwechsellage, aber auch zu Unruhe und Schlaflosigkeit. Andererseits stellt sich während der Verdauung oft neben einer anabolen Wirkung Schläfrigkeit und Wohlbefinden ein. Diese psychischen Effekte entspringen in einem gewissen Grad im Verdauungstrakt. Im Tierversuch ist mit Cholezystokinin ein Sättigungsgefühl mit Einstellung der Nahrungsaufnahme zu erzeugen; und im Encephalogramm finden sich Hirnstromableitungen, wie sie für den Schlafzustand charakteristisch sind. Die Ausschaltung des Nervus vagus hebt den Hemmeffekt des Cholezystokinin auf die Nahrungsaufnahme auf. Zwischen den Hormonen des Verdauungssystems und den Überträgerstoffen im Zentralnervensystem bestehen also relativ enge somatische (körperliche) Beziehungen, die sich auch in psychischen Signalen äußern können.

---

2 griech. chole = Galle, kystis = Blase, kineein = bewegen; Cholezystokinin = galletreibende Substanz
3 griech. soma = Körper, statikos = stehenbleibend; Somatostatin = wachstumshemmende Substanz

1.2.1.3. Das Verdauungssystem in der Schwangerschaft

Die Funktion des Verdauungssystems macht in der Schwangerschaft eine tiefgreifende Umstellung durch, was sich schon darin äußert, daß die Frau während der Schwangerschaft 10–15 kg zunimmt, was normalerweise einem Fünftel des ursprünglichen Körpergewichts entspricht. Rund die Hälfte entfällt dabei auf Fetus, Fruchtwasser und Mutterkuchen. Die andere Hälfte beruht auf der Vermehrung der Körperflüssigkeit und im Fettansatz, der mit mindestens 4 kg als Energiereservoir dient.

Die einfachste Erklärung für die Gewichtszunahme in der Gravidität läge in der noch immer weitverbreiteten Laienmeinung, daß Schwangere „für zwei" essen würden beziehungsweise müßten. In Wirklichkeit ist eine normale Gewichtszunahme nur zu einem geringen Teil das Produkt vermehrter Nahrungszufuhr. Denn auch jene Schwangeren, die im ersten Drittel der Schwangerschaft an Übelkeit und Erbrechen leiden und in dieser Zeit daher relativ wenig Essen behalten, nehmen in der Regel an Gewicht zu. Es müssen also diverse andere Regulationsmechanismen sein, die hier den Ausschlag geben.

Es steht heute fest, daß die Gewichtszunahme in der Schwangerschaft im wesentlichen durch Veränderungen in der Aktivität der Darmhormone bedingt ist. So ist im Schwangerenblut der Cholezystokininspiegel signifikant erhöht, während die Somatostatinproduktion zurückgeht, was alles in allem zu einer Intensivierung der Verdauung führt. In der Folge kommt es zu einer vermehrten Ausschüttung von Insulin, das seinerseits eine anabole Stoffwechsellage unterhält.

Auf der erhöhten Cholezystokininbildung und deren Rückwirkung auf das Nervensystem beruht wahrscheinlich auch die in der Schwangerschaft nicht selten zu beobachtende Müdigkeit und Schläfrigkeit, wie sie sich vor allem in der Frühschwangerschaft nach Mahlzeiten bemerkbar machen. Diese Ermüdbarkeit ist eine Anpassung an die Erfordernisse der Schwangerschaft. Sie sorgt dafür, die körperlichen Aktivitäten zu reduzieren und auf diese Weise Kraft zu sparen und Energie zu speichern. Daß diese natürlichen Regulationsmechanismen von vielen Frauen der (angeblich) so fortschrittlichen Industriegesellschaft überspielt werden (müssen), entspricht einer weithin engstirnigen Gesundheitspolitik.

In der Frühschwangerschaft ist nicht nur Ermüdbarkeit relativ häufig anzutreffen, sondern auch unangenehme Hungergefühle und eine Neigung zu Übelkeit, Schwindel und Ohnmachtsanfällen. Diese Zustände fallen mit den groben Schwankungen während der Umstellung der Hormonbildung im Darmbereich zusammen. Das beschleunigte Auftreten von Hunger als auch von Schwindel mit oder ohne gelegentlichem Erbrechen sind damit zwanglos zu erklären: Mit dem Anstieg des Cholezystokinins und damit Insulins kommt es zu beschleunigten Senkungen des Blutzuckers bis zu hypoglykämischen Grenzwerten und der damit einhergehenden Übelkeit. Außerdem können die hohen Cholezystokininwerte direkt die Entleerung des Magens hemmen und so Magendrücken und/oder Erbrechen auslösen.

Was erzeugt nun diese Änderung im Hormonsystem des Verdauungstraktes in der Schwangerschaft? Zweifellos gibt das parasympathische System den Ton an. Die Vagotonie spielt eine wesentliche Rolle. Diese wird unter anderem durch das Oxytocin hervorgerufen. Das Oxytocin gelangt über Nervenfasern von den Zwischenhirnkernen zum Vaguskern, von dem aus die Vagotonie unterhalten wird. Darüber hinaus wird Oxytocin auch an spezielle Nervenzellen der Hirnanhangdrüse abgegeben und von dort bedarfsweise in die Blutbahn ausgeschüttet. Die Oxytocinausschüttung wird beachtlich verstärkt durch die Östrogene, deren Bildung während der Schwangerschaft ständig zunimmt.

Alle diese Regulationsmechanismen, die den Stoffwechsel so steuern, daß auch in kurzer Zeit möglichst viel Energie für die Entwicklung der Schwangerschaft und damit eines gesunden Kindes bereitgestellt werden kann, waren zweifellos durch Jahrtausende in vieler Hinsicht eine Überlebensfrage, wie sie es in manchen Entwicklungsländern auch heute noch vielfach sind. Im Spannungsfeld der Industriegesellschaft führen sie infolge zu kalorienreicher und unausgewogener Ernährung zu übermäßiger Gewichtszunahme und Stoffwechselentgleisungen. Hier spielt bei der Auslösung der von den Eßgewohnheiten mitgestalteten Anomalien zweifellos Distress eine oft verhängnisvolle Rolle (siehe Kapitel B. 11.).

1.2.1.4. Das Verdauungssystem im Wochenbett

Vom Standpunkt der Ernährung ist die Produktion der Muttermilch und die Muttermilchernährung nichts anderes als die Fortsetzung der Schwangerschaft mit anderen Mitteln. Auch weiterhin bezieht das Kind seine Nahrung aus dem mütterlichen Organismus. Der Unterschied liegt nur darin, daß die Mutter jetzt die Nahrungsstoffe für die kindliche Ernährung in einem besonderen Reservoir – der Milchdrüse – speichert und der Säugling seine Nahrung in Form der Muttermilch erhält, statt wie bisher aus dem Mutterkuchen.

Das Wachstum des Neugeborenen ist zwar nicht intensiver als das des Fetus in den letzten Schwangerschaftswochen, das Neugeborene bedarf jedoch außer der Wachstumsenergien noch einer Menge Energie für die Anpassung an die neue Umwelt (Atembewegung und Temperaturausgleich, sowie Muskel- und Verdauungsarbeit). Das heißt, um für den Säugling ausreichend Nahrung in Form von Milch bereitstellen zu können, muß die Mutter für die Bildung von genügend Menge Milch mehr Energie zur Verfügung haben als in den letzten Wochen der Schwangerschaft. Eine Wöchnerin, die ihr Kind zur Gänze stillt, bedarf für die Laktation[4] mindestens 30 % der Kalorien einer normalen Erwachsenenernährung.

Wie gelangt nun die Wöchnerin zu diesen zusätzlichen Kalorien? Die einfachste Lösung ist, mehr zu essen; und das geschieht auch. Dazu kommen aber auch noch andere Wege, Energie herbeizuschaffen. Einer besteht darin, die in der Schwangerschaft angelegten Fettreserven aufzubrauchen, Fett, welches sich vorwiegend an Schenkeln und Gesäß angesetzt hat. Eine Wöchnerin, wenn sie den Säugling stillt, baut dieses Fettdepot insofern prompt ab, als hier ein Wirkstoff, der die Fettspeicherung begünstigt, während der Stillperiode gehemmt wird. Der exakte Ablauf dieses Reflexes ist allerdings noch ungeklärt.

Umgekehrt führt Stillen zu diversen energiesparenden Effekten. Wie beim Säugling löst Stillen auch bei der Mutter ein Ruhegefühl bis zu einer gewissen Schläfrigkeit aus. Der Blutspiegel des Somatostatins sinkt, während der des Cholezystokinins, Oxytocins und Prolaktins steigt. Zwischen diesen hormonalen Umstellungen und dem gleichzeitig eintretenden Vagotonus bestehen enge Wechselbeziehungen. Einer der Mechanismen, um Energie einzusparen, liegt in der Skelettmuskulatur; die Ske-

---

[4] lat. lac = Milch; Laktation = Milchproduktion

lettmuskulatur der Stillenden gibt nämlich weniger Energie in Form von Wärme ab als die einer Nichtstillenden.

1.2.1.5. Das Verdauungssystem des Säuglings

Ein kräftiges Neugeborenes trinkt, so es voll gestillt wird, an die 650 ml Milch im Tag, was rund 4500 Kalorien entspricht. Wollte es ihm ein Erwachsener von 65 kg gleichtun, müßte er im Tag 10 Liter Milch zu sich nehmen. Die durchschnittliche Energiezufuhr eines Säuglings ist pro kg Körpergewicht viermal so hoch wie die eines Erwachsenen. Um diese Nahrungsmengen verdauen zu können, muß der Magen-Darmtrakt des Säuglings hochaktiv und entsprechend voluminös sein.

Dementsprechend aktiv ist auch das endokrine System des Säuglings, im besonderen das Insulin, jenes Hormon der Bauchspeicheldrüse, das den Stoffwechsel in Richtung Stoffansatz und Wachstum steuert. Die Produktion und Abgabe von Insulin wird sowohl durch nervöse Impulse als auch durch die verdauungsfördernden Hormone der endokrinen Zellen der Magen-Darmschleimhaut angeregt. Der Blutspiegel dieser Hormone ist beim Neugeborenen schon unmittelbar nach der Geburt, also noch bevor eine Nahrungsaufnahme über den Darm erfolgte, bis zu 10mal höher als beim Erwachsenen. Die Hormonabgabe wird nämlich schon im Mutterleib „trainiert", und zwar durch Trinken von Fruchtwasser.

Reife Neugeborene mit Ösophagusatresie, einer zum Blindverschluß der Speiseröhre führenden Mißbildung, sind untergewichtig und auch in ihrer weiteren Entwicklung lange Zeit gehemmt. Da das Fruchtwasser infolge der Mißbildung nicht in den Magen-Darmtrakt gelangen kann, funktioniert hier das digestive „Training" nicht. Diese Effekte sind im Tierversuch reproduzierbar: Nach Unterbindung der Speiseröhre bei neugeborenen Ratten ist deren Darmentwicklung stark beeinträchtigt, eine Fehlentwicklung, die durch Fruchtwasserinfusionen in den Darm der Ratten behoben wird. Dabei ist natürlich nicht zu vergessen, daß Fruchtwasser in verschiedenster Hinsicht eine konzentrierte Lösung von Hormonen ist, welche im Gegensatz zum Erwachsenendarm vom Darm des Fetus nicht abgebaut, sondern unverändert aufgenommen und somit im fetalen Organismus voll wirksam werden. Als Beispiel sei hier nur Prolaktin als ein höchst wirksames Wachstumshormon, Reifungshormon und Anpassungshormon angeführt.

Die verdauungsfördernden Hormone sowie Insulin steigen beim Stillen weiter an. Ihre Bildung wird vor allem durch zwei Reize reguliert: Der eine besteht im Saugakt, der andere in der Nahrungspassage im Verdauungstrakt. Schon das Saugen an sich ist ein höchst effektiver Reiz, der nicht nur in physiologischer, sondern auch psychologischer Hinsicht seine Wirkung tut.

Dafür gibt es eine Reihe handfester Beweise. So steigen die Spiegel der verdauungsfördernden Hormone auch dann an, wenn der Säugling nur an einem Schnuller saugt. Säuglinge, die per Nasenkatheter ernährt werden müssen, nehmen bei Zufuhr gleicher Kalorienmengen schneller an Gewicht zu, wenn sie gleichzeitig an einem Schnuller saugen. Und nicht nur das Saugen an der Brust, sondern auch am Schnuller macht die Babies schläfrig, nicht zuletzt dadurch, daß während des Saugens der Cholezystokininspiegel ansteigt.

Die Anwendung des als unhygienisch und verwöhnerisch verunglimpften Schnullers scheint also doch nicht ganz so dumm zu sein. Er dürfte wohl erfunden worden sein, um sich überreichliches Stillen außerhalb der Milchmahlzeiten zu ersparen. Das beim Saugen (ob an Mutterbrust oder Schnuller) ansteigende Cholezystokinin besänftigt den Säugling, beruhigt ihn und macht ihn schläfrig, auch wenn er dabei keine Milch erhält. Brustfütterung und Stillen sind zwar aufs engste verquickt, jedoch auch Stillen ohne Nahrungszufuhr fördert die Entwicklung des kindlichen Verdauungstraktes. Diese Erkenntnisse erklären den Erfolg der Känguruhmethode und die besseren Erfolge jener Kinderärzte, die in die Frühgeburtentherapie das mütterliche Stillen einbeziehen. Die Känguruhmethode besteht darin, Frühgeborene in Hautkontakt mit der Mutter nächst einer Milchdrüse zu halten.

Wenn ein Säugling aus welchen Gründen immer krank wird, braucht er viel Energie, um seine Gesundheit wiederherzustellen. Ein Großteil Energie muß nun statt für anabole (Wachstum, Reifung) für katabole Stoffwechselprozesse (Abwehr der Krankheit) verwendet werden. Kranke Säuglinge bleiben daher im Wachstum und in ihrer Entwicklung zurück. Die Somatostatinproduktion beträgt das Zehnfache gesunder Säuglinge. Und wie es auch sonst bei Distress geschieht, wird das sympathische Nervensystem aktiviert. Dadurch werden einerseits vorwiegend durch die Ausschüttung von Noradrenalin und Adrenalin (Sympathikusreiz!) die Kraftreserven aus den Energiedepots mobilisiert; andererseits durch das Somatostatin nicht nur die Funktionen im Verdauungstrakt, sondern auch die Bildung der Hormone mit anaboler Wirkung gehemmt, um auch neu gewonnene Nährstoffe möglichst gleich in den katabolen Prozeß (der Abwehr) einzuschleusen.

Infolge dieser für die Krankheitsabwehr wichtigen, im Grunde jedoch ungesunden Umstellungsprozesse kann die Nahrung im Magen und im Darm liegenbleiben und zu Verstopfung, Magendrücken und Erbrechen führen. Vielfach kommt es dann zu mangelhafter Gewichtszunahme, in schweren Fällen sogar zu Gewichtsverlust und Wachstumshemmung. Auch hier also begegnen wir wieder – hier im negativen Sinn durch das Somatostatin – der Wachstumsregulation durch die Hormone des diffus-endokrinen Systems im Verdauungstrakt.

1.2.1.6. Praktische Schlußfolgerungen

Der Versuch, die Komplexität der Rolle des Verdauungstrakts auf den Nahrungsstoffwechsel der Schwangeren im Kontext mit der Essensdiät so penibel darzustellen und auf Regulationsmechanismen hinzuweisen, die in den Lehrbüchern kaum Erwähnung finden, mag fürs erste etwas übertrieben erscheinen, zumindest vom praktischen Aspekt. Doch just dieser verdiente im Sog der modernen Bio-Sophisterei und in der Flut von Kochrezepten vielleicht eine etwas differenziertere Betrachtung, als es die Diätist(inn)en im Hebammenunterricht für nötig halten.

Wenn nämlich eine Schwangere oder Wöchnerin aus allen möglichen und unerkennbaren Gründen so „angefressen ist" und „bis obenhin genug" hat, daß sie „kaum noch schlucken kann", „ihr jeder Bissen im Halse steckenbleibt", „für sie alles zum Speiben ist", „es ihr den Magen umdreht", oder (wütend) „alles hinunterschlingt" und „alles in sich hineinfrißt", dann ist die professionelle Essensdiätetik purer Hohn. Gleiches gilt für die Kochrezepte, die zu befolgen den Patientinnen zu teuer kommt. Zudem diesen noch alles, was man für nicht genügend „bio" hält, als gesundheitsschädlich einzureden ist pure Bosheit.

Einer Schwangeren oder Wöchnerin Anordnungen zu geben und Rezepte zu verschreiben, die von ihr nicht einzuhalten und vollziehbar sind, ist eine ebenso gebräuchliche wie sinnlose Methode. Der Einstieg in eine wirkungsvolle Diätetik liegt darin, sich mit der Patientin über ihren Tagesablauf ausführlich zu unterhalten und bei diesem Gespräch mehr zuzuhören als dreinzureden. Nur so ist herauszufinden, was die Schwangere oder Wöchnerin körperlich wie seelisch „schwer schlucken und verdauen" kann. Viel öfter, als man es erfährt, wenn man nicht gezielt danach fragt, können sie nicht einmal den eigenen Speichel schlucken. In der Frühschwangerschaft kann diese Anomalie zuweilen sogar so weit gehen, daß durch den (nicht geschluckten) Speichel die Mundschleimhaut (insbesondere in den Mundwinkeln) angedaut wird.

Alle die von den diversen Verdauungsanomalien ablesbaren Konflikte sind viel weniger ein Produkt der Schwangerschaft als der Indolenz und Ignoranz der Umwelt. Es gilt daher in erster Linie die Probleme, denen sich die Frau gegenübersieht, nach Möglichkeit zu lösen, und das Dilemma, in dem sie sich dabei befindet, zu beheben. Zweifellos ist nun diese Form der Therapie mühsam, und ihr Erfolg hängt mehr vom sozialen Gefühl als vom akademischen Wissen der Hilfspersonen ab. Es ist daher nicht überraschend, daß die geburtshilflichen Resultate in Gebieten, wo vorwiegend nur Hebammen zu finden sind, besser sind als dort, wo sich die Geburtsmedizin breitmacht. So man es untersuchte, würde sich Ähnliches wohl auch für die Psychotherapie und so manch anderes zur Geburtshilfe drängende Metier ergeben.

Die auf die Ernährung eingeschränkte Diät ist ein bequemes Alibi für die zahllosen geburtshilflichen Versager der Industriegesellschaft. Es ist viel weniger der Mangel an Nahrungsmitteln als der Mangel, in Ruhe essen und verdauen zu können, dem das ernährungsbedingte Manko in der Schwangerschaft und beim Stillen zuzuschreiben ist. Daher ist es viel zweckmäßiger, sich um die Essensgewohnheiten der Schwangeren und Wöchnerin zu kümmern und eventuelle Lücken zu schließen, als sie mit Broschüren und nicht nachvollziehbaren Ratschlägen zu füttern.

1.2.2. Geburtsvorbereitende Übungen

Es wäre nun ein Leichtes, über gymnastische Übungen und autogenes Training eine ähnlich lange oder eventuell längere Darstellung der Grundlagen zu geben wie zur Essensdiät. Um zu zeigen, daß sich umso einfachere praktische Vorschläge ergeben, je mehr die Komplexität der Vorgänge in Betracht gezogen wird, mag aber dieses eine Beispiel vollauf genügen.

Die üblichen physiotherapeutischen Kurse vereinigen zu physiologisch oft merkwürdigen Zeiten und in befremdlichem Milieu eine Gruppe von Personen, die konstitutionell höchst unterschiedlich sind und daheim voneinander ganz verschiedenen Konditionen unterliegen. Unter diesen Umständen geht manche Übung in die falsche Richtung. Abgesehen davon bekommen die Teilnehmerinnen oft den Eindruck, daß mit dem Besuch des Kurses alles getan ist.

Nun geht es aber gar nicht darum, wieviel und wie eine Schwangere in dem einen oder anderen Kurs herumhopst, sondern um die Einstellung und Haltung, die sie gewinnt, einnimmt und behält. Hierbei spielen zwei Haltungen beziehungsweise Stellungen eine entscheidende Rolle: Die Haltung, als ob die Schwangerschaft verheimlicht werden sollte, und die Einnahme der aktiven Hockstellung bei jeder dazu geeigneten Tätigkeit. Die erste Übung ist ein höchst effizientes und dauerndes Spannungstraining für die Bauchmuskulatur, die zweite ein fakultativ einsetzbares Entspannungstraining für den Beckenboden.

Wer sich mit dem Problem der Kindesweglegung beschäftigt, begegnet einem interessanten Phänomen, nämlich dem der keineswegs geplanten Verheimlichung der Schwangerschaft und dem klammheimlichen Gebären ohne Komplikationen, irgendwo in einem verborgenen „Winkerl" hockend. Beides beruht auf einer ebenso unbewußt wie perfekt durchgeführten Schwangerengymnastik. Selbst die jüngsten Teenager agieren hier mit geradezu traumhafter Sicherheit. Wenn sich die Mütter nicht reumütig melden oder sonstwie verraten, haben die Behörden meistens Mühe, sie zu finden.

Es ist nicht immer leicht, eine Haltung, die durchgehend eine straffe Bauchdeckenspannung in Abwechslung mit lockerem Hängen in der Hocke fordert, bewußt bis zur Spontaneität herbeizuführen. Wenn es gelingt, ist es aber immer wieder erstaunlich, wie klaglos diese Frauen ohne weiteres Zutun niederkommen. Das Geheimnis liegt darin, daß durch dieses permanente Haltungstraining das Becken optimal ausgestaltet wird, das heißt, daß bei der Geburt in Hocke die „Fruchtwalze" das Becken geradewegs, abseits jeder Knochenschwelle, durchmessen kann.

Die durch so ein „Dauertraining" vorbereiteten „Probandinnen" machen im Liegen die der Hocke entsprechende Stellung perfekt nach. Aus den von ihnen nach demselben Muster geführten Protokollen ist allerdings zu schließen, daß es ihnen bei der ersten Geburt (in Hocke) deutlich leichter fiel zu entspannen und das Kind herauszudrücken, als es bei der zweiten Geburt (im Liegen) der Fall war. Übungen anderer Art waren wenig wirksam und teilweise insofern sogar hinderlich, als sie mangels geeigneter Didaktik seitens der geburtshilflich unerfahrenen Gymnast(inn)en von den Schwangeren verschiedentlich falsch aufgefaßt und eingeübt werden.

1.2.3. Normen und Anomalien der Lebensweise

Es geht in erster Linie darum, Lebensstil und Lebensgewohnheiten der Schwangeren und Wöchnerin mit den gesundheitlichen Normen möglichst in Einklang zu bringen und von „schlechten Gewohnheiten" Abstand zu nehmen. Wesentlich ist es, daß die Patientin den Sinn der Maßnahmen verstehen lernt und dafür Verständnis aufbringt. Keinen Sinn hat es, anstatt mit Maß und Ziel mit Anordnungen und Verboten vorzugehen, da damit Gefühle von Abneigung und Unverständnis sowie Unerfüllbarkeit und Unvermögen hervorgerufen werden. Was immer für ein Gefühl dann geweckt wird, es nimmt der Patientin jene innere Sicherheit, die sie braucht, um ihrer reproduktiven Aufgabe mit einem Minimum an Risiko gerecht werden zu können. Risikoschwangerschaften und Risikogeburten sind vielfach nichts anderes als Ausdruck eines Psychotraumatismus, wie er mit der modernen Geburtsmedizin einhergeht.

Arbeit und Sport sind nur dann unzumutbar und ungesund, wenn dadurch der Tagesrhythmus oder die Sicherheit der Patientin außer Kontrolle gerät. Eine Tätigkeit oder Sportart, die zu betreiben die Schwangere sich gewachsen fühlt und für wünschenswert hält, ist eher förderlich als belastend, auch wenn solche Aktivitäten nicht unbedingt in das schematische Rüstzeug der Betreuer(innen) passen mögen. Oft ist für die Patientin das Verbot viel belastender als behutsame Anregungen.

Das Dilemma, etwas zu wollen oder zu können und nicht zu dürfen oder zu sollen, erzeugt oft so gravierende Konflikte, daß die verdächtige Anomalie, die mit der Therapie beseitigt werden sollte, durch diese erst zum Durchbruch kommt. Abrupte Verbote alter Gewohnheiten haben auch bei der Schwangeren und Wöchnerin nicht mehr Erfolg als sonst.

Ein besonderes Problem stellt der Mißbrauch von Alkohol und Nikotin sowie Drogen und Medikamenten in der Schwangerschaft und während der Stillperiode dar. Natürlich sollten alle strikt gemieden werden. Verbote nützen aber auch hier nur wenig, als just die Patientinnen, die zu einem dieser Laster neigen, ähnlich belastete Freundinnen und Bekannte mit ganz gesunden Kindern haben. Dazu kommt, daß viele der in den Medien kolportierten Untersuchungsberichte ihrem Inhalt nach für das relevante Publikum wenig überzeugend sind und sein können. Denn viele der Untersuchungen sind äußerst schlampig konzipiert und die daraus gezogenen Schlußfolgerungen so stark schematisiert, daß sie übertrieben wirken und das Gegenteil von dem erreichen, was man mit ihnen bewirken wollte.

Als Beispiel solcher Untersuchungen sei das Rauchen angeführt und dazu betont, daß ich nie geraucht habe und auch kein Freund der Raucher(innen) bin. Zieht man den Vergleich zwischen Müttern, die Kinder mit mehr und weniger als 2500 g geboren haben, ergeben sich bei den Kindern mit weniger als 2500 g signifikant mehr Raucherinnen. Geht man beim Vergleich nur von solchen Müttern aus, deren Kinder ein Geburtsgewicht von weniger als 2500 g aufwiesen und deren soziales Milieu weitgehend vergleichbar war, kommt man auf gleich viel Raucherinnen und Nichtraucherinnen. Wer seine Fragen anders stellt, bekommt andere Antworten(!): Anscheinend fällt es Frauen, die konstitutionell und konditionell in der Lage sind, kräftige Kinder zu gebären, leichter nicht zu rauchen; während Frauen, die zur Geburt untergewichtiger Kinder neigen, oft auch zum Nikotinabusus neigen.

1.3. Geburtshilfliche Aspekte

Es ist nun für die Gesellschaft wie für Arzt und Hebamme wesentlich bequemer, der Patientin etwas zu verbieten und dann dem notgedrungen mißachteten Verbot alle Schuld zu geben für Versager, die vermeidbar wären, wollte man sich um die anstehenden sozialen Probleme kümmern. In diesen liegt ein sozial- und gesundheitspolitisch weithin braches Feld, das zu bestellen die dafür indolente Geburtsmedizin versäumte. Das soziale Engagement als Antithese zur Geburtstechnologie wäre zum wissenschaftlichen Hauptthema der modernen Hebamme zu machen.

H. Untersuchungstechnik und Notfälle

Geburtshilfliche Kunst besteht darin, eine schwangere Frau so an die Geburt heranzuführen, daß sie ein möglichst gesundes Kind gebiert. Hindernisse, die eine Kaiserschnittentbindung nötig machen, sind in einem Prozent der Gebärenden gegeben und größtenteils vor Geburtsbeginn erkennbar. Operative Vielgeschäftigkeit beruht auf Dilettantismus und Scharlatanerie und bedeutet für die Mütter wie die Kinder ein prekäres Risiko.

1. Leitlinien der Untersuchung

1.1. Einleitung

Das Wesentliche der Hebammenkunst liegt darin, die Frau „in anderen Umständen" so in ihr geheimnisvolles Geschehnis einzuweihen, daß ihr dieses selbst-verständlich wird und sie zu erkennen vermag, was ihr widerfährt. Der Prozeß, der zu diesem Erkennen führt, beruht auf der Diagnose und Prognose. Diagnose und Prognose, das profunde Erkennen des bestehenden und zu erwartenden Geschickes, ist die Voraussetzung für jede rationelle Betreuung, die Therapie, und effektive Vorsorge, die Prophylaxe.

Zur Stellung der Diagnose und Prognose und Wahl der Therapie bedarf es der gewissenhaften Untersuchung. Jede Untersuchung besteht in der Betrachtung der Vorkommnisse der Vergangenheit und der Vorgänge der Gegenwart. Der Rückblick auf Vergangenes wird Anamnese[1] genannt. Die Untersuchung des gegenwärtigen Zustands besteht in Schauen und Sehen (Inspektion[2]), Tasten und Fühlen (Palpation[3]), Horchen und Hören (Auskultation[4]), Klopfen und Horchen (Percussion[5]), sowie Riechen und Schmecken.

Die moderne Technologie hat nun eine Reihe von Methoden entwickelt, die manche Sinneswahrnehmungen erleichtern oder überflüssig machen. Wo die alten Ärzte den Geruch und/oder Geschmack prüfen mußten, um zu einer Diagnose zu kommen, bedienen wir uns nun chemischer Methoden. (Hinweise auf einen Diabetes mellitus waren einst der Acetongeruch der Atemluft und süße Geschmack des Harns). Versuchte man früher vom Geruch diverser Körperausscheidungen, etwa der Lochien, die Art von Infektionserregern zu ermitteln, werden diese heute mikroskopisch im gefärbten Abstrich oder mit immunologischen Reaktionen nachgewiesen. Mußte man sich einst in der Frühdiagnose einer Schwangerschaft auf das oft sehr unsichere Tastgefühl der Untersuchenden verlassen, ist sie heute mit einer an Sicherheit grenzenden Wahrscheinlichkeit aus einem Test zu ersehen, den jede Frau selbst durchführen kann.

Mittels moderner technischer Geräte sind Druckwellen (Schallwellen) elektronisch registrierbar. Auf diese Weise kann vieles, was früher nur tastbar oder zu hörbar war, sichtbar gemacht werden. Waren einst die fetalen Herztöne nur vom Ohr direkt oder per Stethoskop über der Bauchdecke der Mutter abhörbar, stehen nun elektronische Horchgeräte zur Verfügung, mit denen die Herztöne graphisch sichtbar zu machen sind. Früher erzeugte man durch Beklopfen des Körpers einen Schall, um an dessen Reflexion den Zustand der inneren Organe akustisch zu ermitteln. Heute benutzt man dazu Ultraschallgeräte, mit deren Hilfe die Reflexionen auch graphisch oder bildlich registrierbar sind, wie etwa im Fall der Kardiotokographie und embryofetalen Biometrie.

---

1 griech. ana = weiter vor oder weiter zurück; mneme = Erinnerung; Anamnese = Rückerinnerung
2 lat. inspicere = hineinblicken, betrachten
3 lat. palpare = streicheln, streichen über, berühren, abtasten
4 lat. auscultare = hinhören, horchen
5 lat. percussio = das Schlagen, Klopfen

Es ist nun keine Frage, daß manche der technischen Modifizierungen im Wahrnehmungsbereich der Bequemlichkeit und Talentlosigkeit vieler Untersuchenden sehr entgegenkommt. Bei nur mangelhafter Beherrschung der klinischen Methoden erweist sich die apparative Überwachung als überlegen. Wer aber die klinischen Methoden einwandfrei beherrscht, wird den apparativen Methoden eher skeptisch gegenüberstehen. Denn in den Versagern und Gefahren dieser Methoden finden sich die wahren Gründe der modernen Risikogeburt. Alle diese Methoden wurden nämlich bisher nur äußerst mangelhaft erprobt und gehen über den Wert vager wissenschaftlicher Experimente nicht hinaus.

1.2. Anamnese

1.2.1. Leitlinien

Die Diagnose soll das Geschehen in der zu betreuenden Persönlichkeit und deren Umwelt gleichermaßen bewußt und faßbar machen. Dazu bedarf es zuerst einmal einer eingehenden Erwägung dessen, was ihr bisher widerfahren ist, einer läuternden Rückerinnerung, der Anamnese.

Eine gute Anamnese besteht darin, die zu betreuende Person über sich erzählen zu lassen und mit ihr über das, was sie zu erkennen gab, zu plaudern. Ich verwende absichtlich die Zeitwörter erzählen, erkennen und plaudern, weil sie jene Atmosphäre wiedergeben, die sich nur von Frau zu Frau (Hebamme) und ohne hierarchisches Gefälle einstellt. Es geht um eine Atmosphäre, die bei der von Zerlegung und Zerlegbarkeit geprägten Gesprächsführung moderner Art nur ausnahmsweise aufkommt. Die psychologische Ana-lyse und die medizinische Ana-tomie sind die technologischen Pendants derselben Voreingenommenheit.

Die Basis der Hebammenkunst besteht nicht in Anatomie und Analyse, sondern in Gestaltung (Morphologie) und Zusammenleben (Symbiose). Anamnese bedeutet nicht die Erhebung eines Zustandes, sondern den Nachvollzug eines Prozesses und den Prolog zur Diagnose, sowie die Diagnose die Basis der Prognose bildet. Die Anamnese ist daher im Laufe der Schwangerschaft ständig zu ergänzen und zu vervollkommnen.

Die geburtshilfliche Anamnese – das kann nicht genug betont werden – ist keine Krankengeschichte, sondern eine Lebensgeschichte. Es ist falsch und eventuell sogar irreführend, sich wie ein Mediziner von Leiden oder Krankheiten überwältigen zu lassen. Die geburtshilfliche Anamnese ist nicht die Frage medizinischer Haarspaltereien, sondern eine Frage des Aufbaus einer echten Sympathie mit der Gravida[6] und der Wahl der richtigen Didaktik, um ihr die Last zu erleichtern.

Die Persönlichkeit, welche der Geburtshilfe zugetan ist, erhebt die Anamnese anders als etwa Gynäkologen oder Psychologen. Es geht ihr nicht darum, was die Frau laut Lehrmeinung zu denken oder zu haben hat beziehungsweise was dieser fehlen kann und muß. Es geht ihr vielmehr darum zu erfahren, was ihre Schützlinge spüren und fühlen, um daraus offene wie heimliche Sorgen, Belastungen und Ängste zu erkennen und das Geschehen beizeiten ins biotische Gleichgewicht zu bringen. Nur so lassen sich geburtshilfliche Probleme lösen. Ein Konglomerat von psy-

---

6 lat. gravida = (die) beladene, belastete, schwangere ...

chologischen und medizinischen Techniken ergibt noch lange keine Psychosomatik und schon gar nicht eine Therapie.

Zuerst gilt es jene Probleme herauszubekommen, die der Frau akut zu schaffen machen, dann ihr jene bewußt zu machen, die sie anscheinend nicht erkannt hat. Die anstehenden Probleme sind Schritt für Schritt mit ihr aufzuarbeiten und möglichst zu lösen, indem sie immer wieder durchgegangen und mögliche Lösungsarten geübt und angewendet werden. Wichtig ist, daß die Frau lernt, selbst zu handeln und zu operieren, daß ihr selbst verständlich wird, was ihr widerfährt und widerfahren kann, und daß sie begreift, was sie selbst tun kann und soll, um ihr Ziel möglichst auf natürliche Weise zu erreichen.

Um in der Geburtshilfe den bestmöglichen Erfolg zu erzielen, ist es wichtig, mit dem entsprechenden fachlichen Wissen und Können an das Geschehen geradlinig heranzugehen und es nicht zu komplizieren. Die Ängste und Besorgnisse der Frauen, die sich „in anderen Umständen" befinden, beruhen auf Gerüchten über die Häufigkeit von schweren und gefährlichen Geburten. Diese werden von Laien wie Experten in Umlauf gesetzt. Die einen tun es aus dummer Angeberei, die anderen um damit ihr Geschäft zu machen. Die Medien spielen dabei eine prekäre Rolle. So umgibt man die natürliche Geburt mit Risken, die gewöhnlich gar nicht existieren, wogegen die Methoden, die bezüglich der Diagnose und Therapie dieser fiktiven Risken angeboten werden, durchaus nicht ungefährlich sind.

1.2.2. Kardinalfragen

So geht denn die bange Frage der Frau, die mit ihrer Schwangerschaft bei einer Hebamme Hilfe sucht, stets dahin, ob die Geburt normal und das Kind gesund sein wird.

Was nun die normale Geburt anlangt, ist es wichtig zu wissen, daß in unserer Gesellschaft 99 von 100 Frauen auf dem normalen Weg gebären könnten, ohne sich oder das Kind über Gebühr zu gefährden. Geht die Geburt auf dem normalen Weg vor sich, kann eine Zangenentbindung in 1-2 Prozent der Fälle hilfreich sein, nämlich dann, wenn die Geburt wegen Übermüdung der Gebärenden nur mühsam weitergeht. Auch Kinder, die sich in einer Steißlage befinden oder aus einer Querlage in eine Steißlage gewendet wurden, können zum Großteil ohne Schwierigkeiten auf dem normalen Weg geboren werden.

Eine Kaiserschnittentbindung ist nur von Nutzen, wenn der normale Geburtsweg in irgendeiner Weise unpassierbar ist, ein Umstand, der nur in einem Prozent aller Gebärenden gegeben ist. Für alle anderen Fälle von Kaiserschnittentbindung kann man sagen, daß die Kinder mindestens ebenso gut und sicher auf dem normalen Weg geboren worden wären. Ähnliches gilt für die Entbindung mit der Zange oder dem Vakuumextraktor. Diese sind nur nützlich, wenn die Gebärende nicht genug Kraft hat, um das Kind ohne Hilfe zu gebären. Jede anderweitig indizierte Extraktion kommt zu spät und ist nur ein Alibi für uneingestandene Versäumnisse.

Die Annahme einer Steißgeburt besteht erst dann zu Recht, wenn der kindliche Steiß zum mütterlichen Becken eine so enge Beziehung hat, daß eine Drehung des Kindes auf den Kopf mechanisch ausgeschlossen erscheint. Solange der Steiß über den Beckeneingang noch einigermaßen beweglich ist, kann sich das Kind auch noch nach Wehenbeginn mit dem Kopf nach unten drehen. Bis dahin sollte besser nicht von Kopflage oder Steißlage, sondern nur von Längslage (bei vorliegendem Kopf beziehungsweise Steiß) gesprochen werden. Die Diskussion über eine eventuelle Steißgeburt ist also nicht die Sache der Vorbereitung zur Geburt, sondern eine der Leitung der Geburt. Trotzdem beschäftigt die Möglichkeit einer Steißgeburt manche Frauen schon in der Schwangerschaft. Dann sollte offen darüber geredet werden.

Steißgeburten machen rund 4 % aller Geburten aus und bei gekonnter Hilfeleistung keine größeren Schwierigkeiten als eine Geburt aus Kopflage. Die Steißlage ist aber ein Hinweis, daß die Stellreflexe im fetalen Mittelhirn noch nicht so weit ausgereift sind, daß sich der Fetus mit dem Kopf nach unten einstellt. Deswegen erfolgen Frühgeburten vermehrt in Steißlage. Umgekehrt liegt die Mortalität und Morbidität der aus einer Steißlage reifgeborenen Kinder über dem Durchschnitt, was mit der Steißlage als Symptom eines gewissen Nachhinkens der Entwicklung, im besonderen der Reifung des kindlichen Anpassungssystems zusammenhängt. Der Kaiserschnitt bringt weder für die frühgeborenen noch reifgeborenen Kinder, die aus einer Steißlage entbunden werden, auch bei bester Technik keinen Vorteil. (Im übrigen zeigen jene, welche die bei einer Steißgeburt eventuell notwendigen Hilfsgriffe nicht beherrschen, meist auch nicht die beste Kaiserschnittechnik.)

Bei einer entsprechenden sozialhygienischen Vorsorge kann man davon ausgehen, daß heute nur eines von je hundert Neugeborenen entweder tot geboren wird oder im Säuglingsalter stirbt, also mit einer feto-infantilen Mortalität von einem Prozent zu rechnen ist. Einer von je tausend Säuglingen wird sich in irgendeiner Form in der Entwicklung als geistig behindert erweisen. Aber alle Meldungen, die durch mehr Operationen bessere Ergebnisse versprechen, sind nichts anderes als falsche Versprechungen und perinatalmedizinische Scharlatanerie. Die Frequenz der Kaiserschnitte steht in einem direkten Verhältnis zur geburtshilflichen Unzurechnungsfähigkeit.

Hier ist der Augenblick darauf hinzuweisen, daß es im wesentlichen darauf ankommt, die richtige Einstellung zur Geburt und zum Kind zu gewinnen; und daß am Beginn der Geburt eigentlich die Würfel schon gefallen sind. Prekäre Überraschungen bei der Geburt sind die Folge prognostischer Versager. Was vor Geburtsbeginn verabsäumt wurde, ist während der Geburt nicht mehr korrigierbar. Wo zuvor Verständnis und Aufmerksamkeit gefehlt haben, kann eine Kaiserschnittentbindung nichts „retten". Mit ganz wenigen Ausnahmen ergeben sich die Indikationen für eine Kaiserschnittentbindung schon vor Geburtsbeginn. Die akuten Anzeigen während der Geburt sind meistens falsch oder vergebens.

Das Erlebnis der Geburt als Erfolg oder Mißerfolg hängt weitgehend davon ab, wie weit sich die Gebärende in ihrer engeren und weiteren Umwelt geborgen oder verloren glaubt, ob sie sich des Verständnisses ihrer sozialen Umwelt sicher fühlt. Dieser Umstand erfordert eine Erweiterung der Anamnese hinsichtlich Familie, Arbeitsbedingungen, tägliche Sorgen, Leiden, Krankheiten und anderem. Um hier im Laufe der Untersuchungen alles Wissenswerte aufzuspüren, bedarf es keiner gelehrigen Schemata mit Gesprächsführungstechniken und ähnlichem, sondern nur des ehrlichen sozialen Verständnisses.

1.3. Befund

1.3.1. Problemkreise

Um das Befinden zu ermitteln, also einen Befund zu erheben, bedarf es nach wie vor unserer fünf Sinne: Sehen, Hören, Tasten, Riechen, Schmecken. Daran ändert auch der Umstand nichts, daß heute diverse Reize mittels hochtechnischer Apparate mit anderen als den genuin zuständigen Sinnesorganen wahrnehmbar werden, manchmal sogar besser als früher. Im allgemeinen wird aber die Leistungsfähigkeit dieser Geräte für die Diagnose beträchtlich überschätzt.

Die klassische klinische Untersuchung besteht, wie gesagt, aus der Inspektion, der Palpation, der Auskultation und Perkussion. Dadurch kommt es zu jener Fühlungnahme, die uns sichtbar, hörbar und spürbar macht, was uns ersichtlich, verständlich und begreiflich werden muß, wenn wir zu einer verständnisvollen Diagnose kommen wollen. Die alte Form der Diagnose wird heute vielfach durch Überwachungstechniken in den Hintergrund gedrängt. Wer sich um eine profunde Diagnose bemüht, muß die menschlichen Dimensionen zu erkennen und daraus die Prognose zu erwägen trachten. Wer statt dessen die Funktion einzelner Organe mit Apparaten überwacht und anhand von Bildern oder Kurven zu nichts anderem als modischen Indikationen kommt, unterwirft sich praktisch dem Spruch technologischer Orakel. Die Folge dieser Orakel ist meist eine Tortur der Mutter, nicht selten jedoch auch eine Schwächung des kindlichen Entwicklungspotentials.

Im Grunde bestehen die modernen Techniken darin, Lebensvorgänge, die eine menschliche Persönlichkeit durch Sehen, Hören, Fühlen, Riechen und Schmecken wahrnimmt und zu einer Diagnose verdichtet, apparativ in elektronischen Kurven oder Bildern zu vergegenständlichen. Damit scheinen sich insofern neue Aspekte zu ergeben, als man Unwägbares zirkelt und spitzfindige Zusammenhänge postuliert, wie etwa zwischen den Wehen und manchen Varianten der fetalen Pulsfrequenz. Man stellt Wechselwirkungen her, ohne zu fragen, ob diese bei der Eigendynamik der gewählten Parameter überhaupt mehr bedeuten als eine Anhäufung zufälliger Überscheidungen. Die Folgen dieser Wissenschaftlichkeit sind falsche Diagnosen, fiktive Indikationen und Operationen, die mehr schaden als sie nützen können.

Die Befundung wurde damit immer weniger zur Frage einer persönlichen Untersuchung und immer mehr der Auslegung von Bildern, Graphiken und Kurven. Die feinsinnige Diagnose wurde durch technologische Analysen ersetzt. Die diagnostische Gewißheit verkümmerte; jene allumfassende Sinneswahrnehmung, die man den „klinischen Blick" nannte und als so etwas wie ein sechster diagnostischer Sinn verstanden wurde, kam mit der Entwicklung der elektronischen Prothesen immer mehr abhanden.

1.3.2. Inspektion

Die Inspektion ist nicht nur dazu da, um etwas zu sehen oder zu finden, wie etwa Hautveränderungen oder Behaarungstypus oder Form und Größe des Abdomens, sondern vor allem dazu, Blickkontakte aufzunehmen. Die Inspektion beginnt schon während der Anamnese, und diese bildet den Prolog zur Palpation. Denn, um jemanden ohne Akt der Abwehrspannung abtasten zu können, bedarf es besonderen Vertrauens. Es ist wichtig, immer wieder erkennen zu lassen, daß man sowohl aufmerksam hinhorcht als auch hinschaut. Nur so entsteht jene Sympathie, welche für einen optimalen Erfolg der geburtshilflichen Betreuung so unerläßlich ist.

Aufschlußreicher als die Form des Abdomens (längsoval/queroval) oder die Art der Schambehaarung (weiblich/männlich) ist die Beobachtung eventueller Kindesbewegungen, der Pigmentierung und der Striae. Sind die Kindesbewegungen unübersehbar, geht es dem Kind bestens. Striae deuten eventuell auf eine durch Distress bedingte Überbeanspruchung eines adäquaten Anpassungssystems hin, schwache Pigmentierungen auf ein mäßig belastbares Anpassungssystem. Jedenfalls ist es sinnvoll, solcherart vermutbaren Möglichkeiten nachzugehen und vorzubeugen. Im übrigen entspricht bei guter Pigmentierung der Grenzbereich, in dem die Mittellinie des Abdomens von ihrem pigmentierten (Linea fusca) in den nicht-pigmentierten Abschnitt (Linea alba) übergeht, ziemlich genau dem Höhenstand des Fundus uteri.

1.3.3. Palpation

1.3.3.1. Äußere und/oder innere Untersuchung?

Die Untersuchung, die in der Geburtshilfe am meisten Aufschluß gibt, ist die Palpation. Es geht dabei vor allem darum, die Größenzunahme der Gebärmutter, die Kindeslage und die Beziehung des vorliegenden Kindesteils zum mütterlichen Becken herauszufinden. Wer sich jedoch für die Palpation nicht genügend Zeit nimmt, wer lässig oder grob an sie herangeht, wer es nicht gelernt hat, sich ein räumliches Bild zu machen, kann die Palpation insofern von vornherein bleiben lassen, als die Befunde falsch sein werden.

Der wichtigste Teil der Palpation ist die Untersuchung von oben her „durch" die Bauchdecke (äußere oder abdominale Untersuchung). Kommt man mit ihr nicht zu Rande, ist sie durch eine Untersuchung von der Scheide her (innere oder vaginale Untersuchung) zu ergänzen. Die bei weitem aufschlußreichere Untersuchung ist – wenn man sie beherrscht – die abdominale. Die vaginale Untersuchung erweist sich nur gezielt als notwendig und sinnvoll, und wird dort umso mehr zur Routine, wo die Kenntnis der abdominalen Untersuchung zu wünschen übrig läßt.

Die Palpation ist die intimste und damit kritischste Kontaktnahme mit der zu untersuchenden Frau. Behutsames und ruhiges Untersuchen schafft Vertrauen und vermittelt Sicherheit, grobes und hastiges Untersuchen führt zu Schmerzen, Angst und Ablehnung. Dies gilt vor allem für die vaginale Untersuchung, die als „Eingriff" von vielen Frauen von der „Untersuchung" dezidiert unterschieden wird. „Erst hat er mich untersucht, und dann hat er einen Eingriff gemacht", ist eine der üblichen Schilderungen von Frauen, die erst äußerlich und dann vaginal untersucht worden sind.

Wenn man heute so oft zu der, von den Schwangeren und Gebärenden als (peinlichen) Eingriff empfundenen, vaginalen Untersuchung und zu den keineswegs vertrauenswürdigen Ultraschalluntersuchung greift, liegt dies in den Versagern der äußeren Untersuchung. Diese wieder liegen darin, daß die äußere Untersuchung zu wenig gewissenhaft geübt wird. Wäre dem nicht so, müßte es hinlänglich bekannt sein, daß weder die vaginale noch die sonometrische Untersuchung auch nur einigermaßen hält, was man in sie hineinlegt. So kann etwa der Geburtsfortschritt durch die äußere Untersuchung, sofern sie richtig durchgeführt wird, besser beurteilt werden als durch die modernen vaginalen cm-Messereien.

Wer eine ausreichende Zahl von darin erfahrenen Ärzten und Hebammen den Höhenstand des Schädels in einem zur exakten Messung geeigneten Phantom vaginal bestimmen lassen hat, weiß, daß die angegebene Höhe von einer Person zur anderen sowie bei ein und derselben Person von einer Untersuchung zur anderen bis zu 2 cm differieren kann, nicht zu reden von der oft kuriosen Ortung der Interspinallinie und Schätzung der Geburtsgeschwulst.

Die vaginale „Messung" des Höhenstandes des fetalen Führungspunktes in 1–5 cm oberhalb (minus 5–1) und unterhalb (plus 1–5) der gedachten Interspinallinie (0) ist nichts als trügerische cm-Raterei. Denn die Fehlerbreite beträgt mindestens ein Viertel der ganzen Skala; und es ist diese Fehlerbreite, die heute – unter den formidablen Diagnosen Geburtsstillstand, Wehenschwäche, Dystokie und ähnlichem – das Gros der Indikationen für den „Wehentropf" und Kaiserschnitt bildet.

1.3.3.2. Anleitungen zur Technik der Palpation

Die Palpation, sei es die abdominale oder vaginale, führt nur dann zu einem optimalen Ergebnis, wenn sie ruhig, bedacht und behutsam durchgeführt wird. Je hastiger, lässiger und gröber die Palpation desto zahlreicher die falschen Resultate! Die Fehlerbreiten nehmen mit der technisch fehlerhaften Untersuchung zu. Jede Kraftanwendung, jede Abwehrspannung, jede Schmerzäußerung ist zu vermeiden und als Zeichen einer zu groben Handlung anzusehen. Bei jeder Untersuchung sind Ellenbogen oder Unterarm der untersuchenden Hand so abzustützen, daß diese frei und locker bewegt werden kann.

Die abdominale Untersuchung

Um den vorliegenden Kindesteil zu tasten, setzt man sich neben die mit leicht angezogenen Beinen im Bett liegende Patientin, stützt den einen Unterarm auf den eigenen Oberschenkeln, den anderen seitlich am Abdomen der Patientin ab und tastet sich mit beiden Händen bei leicht gekrümmten Fingern vor dem Ansatz der Darmbeinschaufeln über den oberen Rand des Beckenringes in die Tiefe, bis der vorliegende Kindesteil von beiden Seiten her zu tasten ist. (Über dem Beckenring haben auch ziemlich adipöse Frauen keinen so starken Fettansatz, als daß dadurch die Untersuchung besonders beeinträchtigt wäre. Manchmal kann allerdings eine über das Untersuchungsfeld hängende Fettschürze störend sein und muß von der Patientin selbst oder einer Hilfsperson weggehoben werden.)

Bei der Untersuchung des Fundusstandes geht man spiegelbildlich wie bei der Untersuchung des vorliegenden Kindesteiles vor, nur daß man sich eben nicht am Beckenring, sondern unter dem Rippenbogen in die Tiefe tastet. Die Stellung des kindlichen Rückens richtig zu tasten ist mehr eine Frage des Zufalls als des Handgriffs. Im übrigen sind auch andere schulmäßige Handgriffe höchstens von historischem Wert.

Die äußere Untersuchung hat den Vorteil, daß der Stand von Kopf oder Steiß nicht auf eine imaginäre Linie (Interspinallinie) und variable Geburtsgeschwulst, sondern auf den fix gegebenen Beckenring und eine gleichmäßige Bauchdeckenschicht bezogen werden kann. Voraussetzung ist allerdings, daß man gelernt hat, mit diesen Fixpunkten umzugehen.

Die vaginale Untersuchung

Die vaginale Untersuchung empfindet jede Frau als lästigen Eingriff. Daher ist sie, wenn man offensichtlich ohne vaginale Untersuchungen auszukommen sucht, für eine solche wesentlich zugänglicher, als wenn sie sich gezwungen sieht, diese routinemäßig hinzunehmen. Auch die kunstgerechte Durchführung der Untersuchung spielt dabei eine Rolle.

Dazu müssen zuerst die kleinen Schamlippen so gespreizt werden, daß der Scheideneingang völlig frei liegt und zwei Finger in die Scheide eingeführt werden können, ohne daß die Schamlippen dabei irritiert werden. Die Finger werden, indem man die Patientin andrücken läßt, so weit wie möglich eingeführt und zwar so, daß sie leicht gegen den Damm drücken und vorne seitlich der (druckempfindlichen) Harnröhre vorbeigleiten. Nun läßt man die kleinen Schamlippen aus und stützt den Ellenbogen auf, um so möglichst schonend untersuchen zu können. Die Stütze des Ellenbogens soll etwas unterhalb des Scheideneingangs liegen.

Wer viele Untersucher(innen) zu beobachten Gelegenheit hatte, weiß, daß viele vaginale Untersuchungen nicht exakt genug durchgeführt und nur deswegen wiederholt werden müssen, weil auf die eine oder andere „Kleinigkeit" vergessen wurde. Es ist daher zweckmäßig, ein probates Untersuchungsschema zu verwenden, indem man etwa der Reihe nach den Status von Portio/Cervikalkanal/Muttermund, Fruchtblase/Fruchtwasser und vorliegendem Kindesteil (Beschaffenheit, Führungspunktposition und Grad der Rotation) erhebt. Ein obligater Teil der Untersuchung ist auch die Austastung des Beckens.

1.3.4. Auskultation

1.3.4.1. Das geburtsmedizinische Herztonorakel

Im wesentlichen bezieht sich die geburtshilfliche Auskultation auf die fetalen Herztöne. Die Deutung des auf der fetalen Herztonfolge basierenden Kardiogramms wurde zum Paradestück geburtsmedizinischer Wissenschaftlichkeit.

Anfangs diente die Auskultation der fetalen Herztöne einfach nur zur Feststellung, ob das Kind im Mutterleib noch lebt oder nicht. Nicht hörbar und hörbar stimmte im allgemeinen mit Tod und Leben überein. Vor gut 100 Jahren kreierte ein Professor der Gynäkologie in seinem Lehrbuch die „drohende intra-uterine Asphyxie" und verstand darunter so etwas wie eine zu langsame und unregelmäßige fetale Herztonfolge in der Wehenpause. Mit der Zeit stellte sich jedoch heraus, daß die Verfechter dieses neuartigen Symptoms zwar eine höhere Frequenz von Entbindungsoperationen, aber keine besseren Resultate aufzuweisen hatten. Ein wahrer Asphyxieboom kam dann mit der Phonocardiographie, der Möglichkeit, die fetalen Herztöne kurvenmäßig zu erfassen. Man war von der Güte der neuen Registriermethode so angetan, daß man die Zeichen der drohenden Asphyxie (Pulslosigkeit) zu den Zeichen einer veritablen Asphyxie erklärte und begann, Feten mit einem scheinbar zu langsamen und unregelmäßigen Puls als asphyktisch zu bezeichnen. Man begann sozusagen die Pulslosigkeit am Puls zu messen und bei so etwas wie pulslos schlagendem Herz die Feten frühgeburtlich aus dem Mutterleib herauszuschneiden. Kein Wunder also, daß die Dissidenten dieser Methode die besseren Ergebnisse erzielen (siehe Vorwort).

Die Auskultation ist in erster Linie auf die kindlichen Herztöne und Kindesbewegungen zu richten, eventuell auf Geräusche der Uterin- und Nabelschnurgefäße. Deutlich hörbare Kindesbewegungen sind für die kindliche Vitalität ein weitaus besserer Indikator als alle Herztonvariationen. Die Uterin- und Nabelschnurgefäßgeräusche haben zwar eine Reihe von Deutungen erfahren, sind aber von geringer Bedeutung. Die kindlichen Herztöne sind mittels der modernen Technik kontinuierlich registrierbar und in Verbindung mit der Aufzeichnung der Wehen eine unerschöpfliche Quelle für wissenschaftliche Spitzfindigkeiten.

Laut Österreichischem Hebammengesetz hat die Hebamme nach Maßgaben diverser wissenschaftlicher Erkenntnisse zu handeln, unter anderem auch dann, „wenn die Herztöne des Kindes regelwidrig werden". Woran für eine Hebamme oder sonst wem herauszufinden ist, daß Herztöne regelwidrig werden, läßt das Gesetz samt seinen Erläuterungen offen.

Was nun mit regelwidrigen Herztönen gemeint ist, vermag wohl niemand genau zu sagen. Möglicherweise meint man damit Anomalien der fetalen Herzschlagfolge. Doch die postulierten Regelwidrigkeiten der an der Herztonfolge gemessenen Herzfrequenz stellen auch nichts anderes als eine prognostische Fiktion dar. Mit dem Endergebnis übereinstimmende Prognosen stellen reine Zufallstreffer dar. Wer die vielgepriesenen „Erfolge" der modernen fetalen Überwachung genau verfolgt, erwartet von weiteren Haarspaltereien in der fetalen Herztonregistrierung keinen wesentlichen Fortschritt, sondern zieht es in Zweifel, ob die Herztonüberwachung jemals eine größere Aussagekraft haben wird und kann, als daß Herztöne eben vorhanden sind oder nicht.

1.3.4.2. Ratschläge für freipraktizierende Hebammen

Die Hebammen täten daher gut daran, die Herztöne mit dem Stethoskop zu überprüfen und sich damit zu begnügen, daß die fetalen Herztöne eben hörbar sind oder nicht. Bezüglich der Aufzeichnungen sollte sie sich streng an die gesetzlich vorgeschriebene Beurteilung der Töne halten. Töne sind hörbar, nicht hörbar, laut, leise, hell und dumpf; in der Tonfolge, nach der im übrigen gesetzlich nicht gefragt ist, sind sie *relativ* langsam, schnell, rhythmisch und arhythmisch.

Die gängige Bezeichnung „schlecht" ist strikte zu vermeiden, da sie in einem eventuellen Gerichtsprozeß bewußt zum Nachteil der Hebamme gedeutet wird. Die Eigenschaft der Tonfolge ist korrekterweise stets als relativ zu bezeichnen, statt regelmäßig und unregelmäßig besser rhythmisch und arhythmisch zu verwenden. Denn Rhythmen und Regeln sind sowie Anomalien und Regelwidrigkeiten zwei in vieler Hinsicht verschiedene Begriffe. Anomalien sind Abwege natürlicher Rhythmen und Normen, Regelwidrigkeiten Widersprüche zu den (geburts-)medizinischen Weisungen und Regeln. Und diese sind in vieler Hinsicht trügerisch.

1.3.5. Perkussion

Die Perkussion (Abklopfen und Wiedergabe eines Klopfschalles) hat in der geburtshilflichen Untersuchung so gut wie keine Rolle gespielt. Das änderte sich, als man in die Lage kam, anstatt von Klopfsignalen Ultraschallsignale auszusenden und deren Echo in hörbaren Tönen und sichtbaren Kurven oder Bildern aufzunehmen. Jetzt ersetzt man auch die Inspektion, Auskultation und Palpation schon weitgehend dadurch, daß man in den zu untersuchenden Körperteil von einem Schallkopf aus Ultraschallwellen sendet und deren Echo (die vom Untersuchungsobjekt zurückgeworfene Mikrowellen) mittels entsprechender Empfänger hörbar oder sichtbar macht.

Die Bilder sind – vor allem für die Laien – imponierend. Ob man mit ihnen in der Diagnose viel weiter als mit den klassischen Methoden kommt, ist noch durchaus offen. Ebenso ist es noch immer eine offene Frage, ob diese Art der Beschallung wirklich harmlos ist. Denn alle diese Methoden beruhen auf der Aussendung gebündelter Mikrowellen und deren Echo darauf, wie stark diese Mikrowellen vom beschallten Objekt gebrochen, abgepuffert und zurückwerfen werden. Ob die durch die Wellenschläge provozierten Molekularbewegungen dem Embryo nicht schaden (können), ist zu bezweifeln. Der Umstand, daß vorläufig im Falle kindlicher Entwicklungsstörungen kein direkter Zusammenhang zwischen dieser und diversen Beschallungen nachgewiesen ist, sagt noch lange nicht, daß diese an der Pathogenese keinen Anteil hatten.

Wer den praktischen Wert der Ultraschallmessungen und der klinischen Palpation kritisch vergleicht, sieht lediglich in der Beschallung am Anfang des 2. Schwangerschaftsdrittels einen gewissen Vorteil. Dieser besteht zum einen in der eventuellen Entdeckung einer Mißbildung zu einer Zeit, da der Abbruch der Schwangerschaft ohne Schwierigkeiten möglich ist; zum anderen in der verläßlichen Korrektur eines sonst schwer schätzbaren Geburtstermins. In seltenen Fällen mag noch die eine oder andere Ultraschalluntersuchung einigermaßen sinnvoll sein, etwa die Messung des biparietalen Durchmessers des kindlichen Kopfes am Ende der Schwangerschaft für die Entscheidung spontane BEL-Geburt oder Kaiserschnittentbindung bei leicht verengtem Becken.

Mit besonderer Vorsicht sind die auf Grund von Ultraschallmessungen gemachten Größenangaben des Fetus zu verwerten. Wahrscheinlich sind sie ad hoc genauer als Schätzungen auf Grund von Palpationsbefunden. Nichtsdestoweniger haben aber alle Angaben und Schätzungen damit zu rechnen, daß das fetale Wachstum in ziemlich großzügigen Schüben vor sich geht und die Abweichungen von der Norm schon beträchtlich sein müssen, um den Schluß auf eine Dystrophie zuzulassen. Ohne Frage ist der Fetus imstande, von einem Wachstumsschub zum anderen beachtliche Defizite aufzuholen, und zwar insofern, als der durch mütterlichen Distress in seiner Dynamik reduzierte Mutterkuchen nach Sistieren der mütterlichen Belastung ein ungewöhnliches, wenn auch im Konzept der Geburtsmedizin unbeachtetes Regenerationsvermögen hat. Es ist daher in solchen Fällen durchwegs besser, die Mutter zu entlasten als den Fetus zu entbinden.

2. Fährnis, Gefahr und Risiko

Fährnisse sind Faktoren, die eine *Gefahr* zur Folge haben. *Risiko* ist das Wagnis, sich in die Gefahr zu begeben. Wer die Fährnisse kennt, kann die Gefahr und damit auch das Risiko vermindern. Ein Risiko auf eine Gefahr hin, die man nicht kennt, also ein unbekanntes Risiko eingehen zu müssen, macht Angst. Auch die Ankündigung eines Risikos, das ob fehlender Fährnisse und Gefahr in der Tat gar nicht besteht, macht Angst. Das fiktive Risiko wird zum Fährnis und Gefahrenherd.

Bedrohliche Gefahren für die Mutter und/oder das Kind, die plötzlich und ganz ohne Vorzeichen in Erscheinung treten, sind relativ selten. Meistens treten sie nur insofern überraschend auf, als jene Zeichen und Befunde, die der Gefahr vorausgehen, entweder nicht erkannt oder nicht ernst genommen werden. Vielfach werden zuerst die Warnsignale nicht beachtet und dann, wenn die Gefahr „plötzlich" da ist, zwecks deren „schneller" Korrektur Handlungen gesetzt, die oft eine größere Gefahrenquelle bilden als die ursprünglichen Fährnisse. Es ist daher sehr wichtig, die Vorstadien solcher Notsituationen genau zu kennen und zu beachten, aber auch kritisch zu sondieren. Selbst höchst vage Andeutungen, so sie einmal gemacht sind, lassen sich dann oft nicht mehr kurzerhand beiseite schieben und behindern damit eventuell die klärende Entscheidung.

Eine ausführliche Besprechung der Maßnahmen, Handgriffe und Operationen, die zur Behebung der angeführten Notfälle eventuell in Betracht zu ziehen sind, findet sich in den Kapiteln E.5. und E.6.

3. Mütterliche Notfälle

Zu den unerwarteten Komplikationen, die zu einer schweren Gefahr für die Mutter werden können, gehören:
a. Abruptio placentae (vorzeitige Lösung der Placenta)
b. Gerinnungsstörungen (Thromboembolie, Koagulopathie)
c. Lösungsschwierigkeiten der Plazenta
d. Blutungen aus größeren Venen oder Varizen (Krampfadern)

Zu den rechtzeitig erkennbaren Komplikationen, die erst mangels der Kenntnis und/oder Beachtung einschlägiger Warnzeichen zur schweren mütterlichen Gefahr werden können, gehören:
a. Das eklamptische Syndrom
b. Placenta praevia
c. Atonie des Uterus
d. Risse und Rupturen
e. Allgemeinerkrankungen

3.1. Abruptio placentae

Die massive Abruptio placentae stellt in erster Linie eine Frage der Schockbekämpfung dar. Gegebenenfalls ist die Fruchtblase zu sprengen und zu versuchen Wehen zu erzeugen. Operative Eingriffe, vor allem ein Kaiserschnitt, sind nach Möglichkeit zu vermeiden, da wegen der die Abruptio eventuell begleitenden Gerinnungsstörung die Gefahr der Operation größer ist als die durch die Abruptio gegebene Gefahr. Ein schwerer Fehler ist, einen Kaiserschnitt durchzuführen, bevor der Schockzustand behoben ist. Der Fetus vermag eine massive Abruptio placentae in keinem Fall zu überleben. Ein durch Schnellentbindung „geretteter" Fetus ist lediglich der Beweis dafür, daß die Diagnose Abruptio placentae falsch oder die Ablösung der Plazenta so gering war, daß der Fetus ebenso gut auch eine vaginale Geburt überstanden hätte.

3.2. Gerinnungsstörungen

Gerinnungsstörungen sind ebenfalls in erster Linie ein Problem der Schockbekämpfung. Solange hier Schockzustand und Gerinnungsstörung nicht einigermaßen behoben sind, ist jede chirurgische Operation als Kunstfehler zu betrachten. Denn mit dem Schock kommt es zu massiven Mikrothrombenbildungen in der Endstrombahn, und der damit verbundene Fibrinogenverbrauch hat einen schweren Fibrinogenmangel im Blut zur Folge. Es wäre nun widersinnig, dem gegebenen schweren Schock einen Narkose- und/oder Operationsschock aufzupfropfen, und es wäre ebenso widersinnig, Schnittwunden zu setzen, wenn das Blut auf Grund des Fibrinogenmangels nicht mehr gerinnt. Trotzdem ist angesichts einer schweren Blutung aus dem Uterus der Versuchung, in dessen operativer Entfernung das Heil zu suchen, oft schwer zu widerstehen.

3.3. Lösungsschwierigkeiten der Plazenta

Lösungsschwierigkeiten der Plazenta sind nicht vorauszusagen. Sofern sich die Plazenta nicht löst oder nicht vollständig erscheint, ohne daß eine Blutung besteht, muß zwar früher oder später die Plazenta manuell gelöst beziehungsweise der verbliebene Rest entfernt werden, doch hat es damit keine besondere Eile. Normalerweise läßt man etwa eine Stunde vergehen. Länger als zwei Stunden zu warten hat insofern wenig Sinn, als dann ein Spontanabgang der Plazenta nur noch ganz ausnahmsweise zu erwarten ist. Treten bedrohliche Blutungen auf, die nach zarter Anmassage des Uterus und Verabreichung von Wehenmitteln nicht (fast) aufhören, ist die Plazenta umgehend manuell zu lösen beziehungsweise der verbliebene Plazentarest zu entfernen. Kommt es dabei zu technischen Schwierigkeiten, ist anzunehmen, daß zwischen Gebärmutter und Plazenta schwer zu lösende Verwachsungen bestehen (Placenta accreta) und die Gebärmutter operativ entfernt werden muß. Andere Vorgangsweisen sind sehr riskant, bedürfen größter Vorsicht und haben daher nur in Ausnahmefällen eine gewisse Berechtigung.

3.4. Blutungen infolge von Venenwandrissen

Blutungen infolge von Venenwandrissen sind ungemein selten, können aber sehr bedrohlich sein. Die Blutungsquelle ist im Gegensatz zur Blutung aus einer Arterie oft schwer zu finden und stillzulegen. Am besten ist es, die blutende Stelle solange zu komprimieren, bis sie chirurgisch einwandfrei versorgt werden kann. Die Schwierigkeiten der Versorgung werden zuweilen unterschätzt. Bei mangelhafter Naht kann es zu beträchtlichen Blutansammlungen unter der Scheidenhaut zu Scheidenhämatomen kommen.

3.5. Das eklamptische Syndrom

Das eklamptische Syndrom bildet das eventuell fatale Endstadium der Gestose. Es äußert sich im „Hervorblitzen" (Eklampsie) von Krämpfen als Zeichen des drohenden Zusammenbruchs. Aus heiterem Himmel kommen die Krämpfe aber nur, wenn die Schwangerenbetreuung versagt hat. In der Therapie der Eklampsie steht die Behandlung des Schocks und der Krampfneigung im Vordergrund. Die Beendigung der Schwangerschaft ist von Vorteil. Die Sprengung der Fruchtblase und Gabe von Wehenmitteln sind wesentlich weniger gefährlich als eine Schnittentbindung. Auch vom fetalen Standpunkt bringt die Schnittentbindung keinen Vorteil.

3.6. Placenta praevia

Die Placenta praevia kann der Grund einer lebensbedrohenden Blutung sein. Jede Blutung in der zweiten Schwangerschaftshälfte muß zuerst einmal den Verdacht auf Placenta praevia erregen. Bestätigt sich der Verdacht, ist jeder Blutverlust sofort auszugleichen. Dann kann auch trotz der einen oder anderen stärkeren Blutung die Schwangerschaft möglichst bis zum vollen Termin ausgetragen werden. Die mütterlichen Blutverluste und die damit verbundenen Gefahren der Placenta praevia werden gewöhnlich unterschätzt, die Gefahr der Plazentarinsuffizienz für den Fetus eher übertrieben.

Die Plazenta praevia totalis erfordert fraglos einen Kaiserschnitt. Bei nur teilweise vorliegender Placenta ist es meistens möglich, die Fruchtblase zu eröffnen. Nach der Sprengung der Fruchtblase hört die Blutung gewöhnlich auf und die Spontangeburt kann abgewartet werden. Wer allerdings die Technik der Blasensprengung bei Placenta praevia partialis nicht beherrscht, macht besser einen Kaiserschnitt, obwohl dieser hier im Vergleich zur gekonnt geleiteten Spontangeburt sowohl für die Mutter wie das Kind ein größeres Risiko bedeutet.

3.7. Atonie des Uterus

Die Uterusatonie in der Nachgeburtsperiode und die damit verbundene Blutung sollte keine Überraschung sein, wenn alle Warnzeichen, die einer Atonie vorausgehen, sorgfältig beachtet werden: Wehenschwäche, protrahierte Geburt, Riesenkind, Mehrlinge, Polyhydramnion. Mit dem rechtzeitigen Ausgleich von eventuellen Ernährungsmängeln (Glucose, Vitamin B, Kalzium), die im allgemeinen zur Kontraktionsschwäche der Muskeln führen können, und der spezifischen Anregung der Muskulatur des Uterus ist eine Atonie fast immer zu vermeiden. Nur ganz selten ergibt es sich, daß die Gebärmutter operativ entfernt werden muß, um die Blutung zu beherrschen.

3.8. Risse und Rupturen

Risse und Rupturen entstehen gewöhnlich dort, wo eine Gewebsschwäche besteht und/oder mit ungebührlicher Kraft die Geburt vorangetrieben wird. Sie entstehen dann, wenn das Hydroskelett von Uterus und/oder Scheide zu stark oder zu schnell erweitert wird. Gewöhnlich entsteht die Ruptur während der Geburt, in ganz seltenen Fällen, insbesondere im Bereich von Narben, kann aber unter Umständen auch die Spannung durch die Größenzunahme der Schwangerschaft genügen, um eine Ruptur (Narbenruptur) zu erzeugen.

Wenn eine besondere Wandspannung auftritt, antwortet zuerst einmal der Uterus spontan mit einer Wehenschwäche. Die Ruptur kommt in der Regel erst dann zustande, wenn die Geburt bedenkenlos forciert wird oder der Uterus selbst nach dem Intervall der Wehenschwäche ansetzt, den Fetus unter allen Umständen auszutreiben. Wer die Wehenschwäche richtig deutet, hat daher stets genügend Zeit, die Gebärende in eine Entbindungsanstalt zu bringen und in Ruhe die Vorbereitungen für die Schnittentbindung in die Wege zu leiten.

Risse müssen auf jeden Fall genäht werden, weil es sonst nicht nur früher oder später aus ihnen heftig bluten kann, sondern weil gut genähte Risse auch besser und schneller heilen. Bei großen inneren Rissen, etwa bei einer Uterusruptur steht zuerst einmal gewöhnlich nicht die Blutung, sondern der traumatische Schock im Vordergrund. Tödlich werden solche Rupturen gewöhnlich dann, wenn operiert wird, bevor man das Schockgeschehen unter Kontrolle hat. Tödlich ist der bedenkenlos aufgepfropfte Narkose- und Operationsschock, nicht der durch den Riß bedingte, oft erstaunlich geringe Blutverlust.

3.9. Allgemeinerkrankungen

Fast alle Allgemeinerkrankungen zeigen, auch wenn während der Geburt oft eine besorgniserregende Symptomatik festzustellen war, bald nach der Geburt und im frühen Wochenbett eine deutliche Besserung. Daher herrscht vielfach auch die Meinung vor, daß bei solchen Patientinnen die Geburt so schnell wie möglich vonstatten gehen soll. Die weitaus schnellste Art, ein Kind auf die Welt zu bringen, ist zweifellos die Kaiserschnittentbindung, und diese wird denn vielfach auch empfohlen. In der Tat handelt es sich jedoch meistens nur um den Weg zu einem Scheinerfolg. Die Entbindung erfolgt zwar auf dem schnellsten Weg und unter Umgehung der besorgniserregenden Symptomatik, die während einer vaginalen Geburt oft zu erwarten ist; und die Erleichterung in den ersten Tagen des Wochenbetts ist unverkennbar. Dann aber treten alle Nachteile und Risken der Schnittentbindung umso mehr hervor.

Ein charakteristisches Beispiel stellen jene Frauen dar, die trotz ihres schweren Herzfehlers die Schwangerschaft austragen. Bei denen, die dabei sterben, ereignet sich die tödliche Dekompensation in rund einem Drittel in der Spätschwangerschaft und in zwei Dritteln ab der zweiten Woche post partum. Während der Geburt und im Frühwochenbett sind tödliche Dekompensationen ungemein rar und fallen statistisch nicht einmal annähernd ins Gewicht. Bei der tödlichen Dekompensation vor der Geburt ist die Schnittentbindung irrelevant, bei der Geburt macht sie keinen Unterschied, und nach einer Schnittentbindung kommt es wesentlich häufiger zu tödlichen Komplikationen. Der Herzfehler ist nur ein extremes Beispiel der allgemeinen Problematik.

4. Kindliche Notfälle

Anomalien und Komplikationen, die in der Perinatalperiode das Kind in eine Notlage bringen können, lassen sich in vier Gruppen ordnen:
a. Lageanomalien
b. Drohende intra-uterine Asphyxie
c. Atemnot (Apnoe und Dyspnoe)
d. Frühgeburtlichkeit

4.1. Lageanomalien

Lageanomalien stellen nur dann ein fetales Gefahrenmoment dar, wenn sie ein Geburtshindernis bilden. Bei Querlagen ist eine Geburt ohne operative Korrektur nicht möglich. Alle anderen Anomalien sind vom Aspekt des kindlichen Notfalls eine Frage des jeweiligen Modetrends in der geburtshilflichen und geburtsmedizinischen Szene.

4.2. Drohende intra-uterine Asphyxie (Pulslosigkeit)

Alle Zeichen, die als Warnzeichen einer drohenden Asphyxie des Fetus heute angegeben und betrachtet werden, gehen über mehr oder weniger brauchbare Hypothesen nicht hinaus. Eine Reihe dieser hypothetischen Warnzeichen sind angetan, um Handhaben zu haben, eine programmierte oder frühzeitige Geburtseinleitung oder eine Entbindungsoperation zu rechtfertigen. Wer die dazu vorgeschlagenen diagnostischen Methoden kritisch sichtet, kommt zu folgender Überlegung: Befindet sich das Neugeborene wohl, war die Annahme einer drohenden fetalen Asphyxie sicher falsch, befindet sich das Neugeborene im Distress, bleibt es offen, ob die Notlage im Uterus oder durch die Entbindungsoperation entstanden ist. Daher erzielt man mit einer hohen Kaiserschnittrate aus kindlicher Indikation eher schlechtere, keinesfalls aber bessere Ergebnisse als selbst bei rigorosem Abwarten der Spontangeburt.

Anomalien, die eine drohende fetale Asphyxie mit größerer Sicherheit erwarten lassen, stellen die *Nabelschnurkomplikationen* dar. Vorfall oder Knoten der Nabelschnur bilden für den Fetus eine akute Gefahr. (Vorfälle sind leicht, Knoten schwer zu erkennen.) In beiden Fällen ist eine möglichst schnelle Entbindung des Fetus anzustreben, wenn dessen Asphyxie verhindert werden soll. Ob für die Entbindung eine Extraktion durch die Scheide oder durch einen Kaiserschnitt erwogen werden kann oder muß, ist eine Frage des Standes der Geburt und des geburtshilflichen Könnens.

4.3. Atemnot (Apnoe, Dyspnoe)

Während bei der drohenden Asphyxie die medizinischen Künste vor der Geburt beginnen und nach der Geburt mit einer klaren Zufallsdiagnose enden, beginnt die Atemnot mit einer klaren Diagnose bei der Geburt, um dann einer Zufallstherapie anheimzufallen.

Über die Diagnose der Apnoe oder Dyspnoe gibt es nichts zu streiten. Das Kind kommt auf die Welt und soll jetzt etwas tun, was es bisher nicht getan hat, es soll atmen, tut es aber nicht. Damit beginnen die Probleme. Denn unser einziges Vermögen besteht darin, dem Kind Luft und Sauerstoff in die Luftröhre zu blasen und zu hoffen, daß sich das Gas in den Lungen zweckmäßig verteilt, eine oft vergebliche Hoffnung.

Doch die Zeit drängt. Wenn nämlich die Beatmung nur kurze Zeit nicht oder schlecht funktioniert, kommt es durch die Atemnot sehr bald zur Asphyxie. Ursache und Wirkung sind dann oft nicht mehr zu trennen. Die Misere wird dann auf die Asphyxie und eine mangelhafte Leitung der Geburt zurückgeführt. Besonders Notfälle, die bei Hausgeburten auftreten, werden von den Gerichtssachverständigen gerne in diese Richtung gedeutet und dann einem Versagen der Hebamme zugeschrieben.

Es ist daher wichtig, zwischen Asphyxie und Apnoe respektive Dyspnoe exakt zu unterscheiden, sowie die APGAR-Werte unmittelbar nach der Geburt festzustellen und genau zuzuordnen. Wenn das Herz gleich nach der Geburt kräftig schlägt, kann es vorher nicht asphyktisch gewesen sein, aber nach der Geburt durch die Apnoe geworden sein; und Apnoe und Dyspnoe haben nichts mit der Geburt, sondern nur mit der fetalen Organentwicklung etwas zu tun. Im übrigen bedeutet Fruchtwasser in den Lungen eines Neugeborenen nicht, daß es infolge einer Asphyxie aspiriert worden wäre, sondern nur, daß es im Verlauf der Umstellung der Atmung noch nicht ausgespuckt worden ist.

4.4. Frühgeburtlichkeit

Frühgeburtlichkeit ist *das* geburtshilfliche Problem, der Hauptgrund der kindlichen Mortalität und Morbidität. Die Frühgeburtlichkeit ist ein soziales und gesundheitliches Problem, das sich mit der derzeit üblichen geburtsmedizinischen Methodik eher verschlechtern wird als zum Bessern wenden läßt. Solange die geburtsmedizinische Technologie in der Geburtshilfe den Ton angibt, wird sich die Frühgeburtlichkeit kaum ändern. Denn im Grunde verfolgt man in der Geburtsmedizin nur zwei Gedanken: Auf der einen Seite, die Folgen aller Mißlichkeiten einer Schwangerschaft durch Entbindungskniffe wegwischen zu können, auf der anderen Seite, eine durch Distress ausgelöste Ausstoßung der Schwangerschaft durch Zuschnüren des Gebärmutterhalses aufhalten zu können.

Die Diagnose der drohenden Frühgeburt geht genau so oft daneben wie die der drohenden Asphyxie. Manche Schwangerschaftswehen sind so stark, daß der Muttermund ungewöhnlich weit aufgeht –, um wieder zuzugehen, wenn die Wehen aufhören. Dieses „Gähnen" des Muttermundes ist unter Umständen mit Blutabgängen verbunden und ruft die falsche Diagnose der drohenden Frühgeburt hervor. Auf diesen Fehldiagnosen beruhen die „Erfolge" der Behandlung durch Shirodkar und Tokolyse.

Epilog und Epikrise

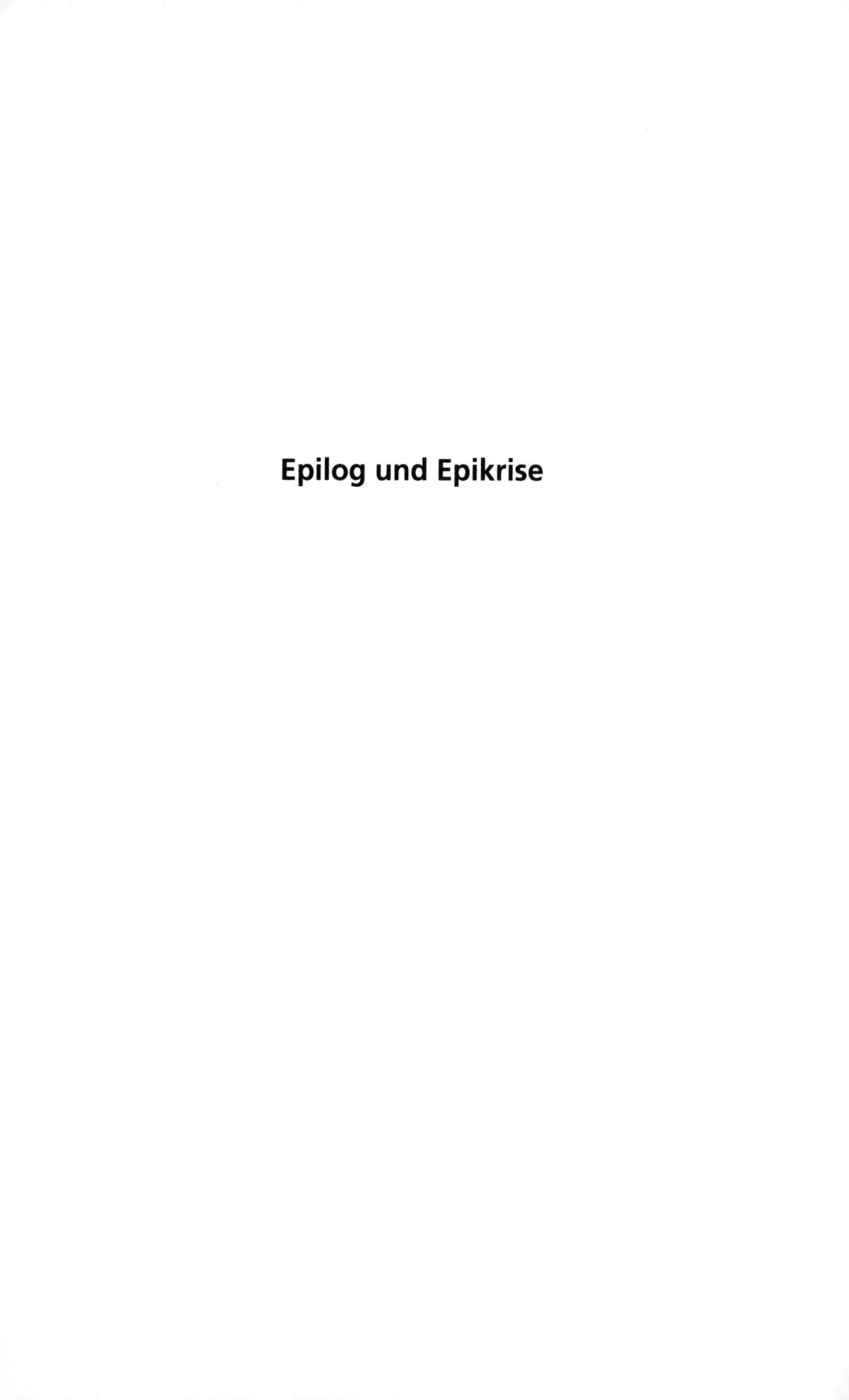

1. Erbe der Vergangenheit: Entbindungstechnik

Im Altertum war die Hebammenkunst ein hochangesehenes Metier, was in der römischen „Nobilitas obstetricum" beredten Ausdruck fand. Im Mittelalter verloren sich die Spuren der Hebammenkunst im Dunkeln der Inquisition. Erst in der Renaissance begannen sich die Hebammen wieder auf die alte Kunst der „Nobilitas obstetricum" zu besinnen.

Der Aufbruch dauerte jedoch nicht lange. Denn die Hebammen, von den Ärzten gleichermaßen geringgeschätzt wie die Feldschere (Chirurgen), schlossen sich an diese an, wonach die Geburtshilfe alsbald in die Hände der Chirurgen kam und die Hebammenkunst, noch bevor sie sich von der mittelalterlichen Misere ganz erholte, bereits wieder anhob zu entarten. Mit der Einmischung der Wundärzte in die Geburt vor gut 300 Jahren verkam die Hebammenkunst zum Entbindungshandwerk. Dieses besteht bis heute in nichts anderem, als die Feten durch die Scheide oder eine Schnittöffnung des Bauches (Kaiserschnitt) mit wechselndem Geschick aus dem Mutterleib herauszuziehen. Was mit den Gebärenden im allgemeinen getrieben wurde, war ein grausames Massaker, dem der hygienische und soziale Fortschritt nach und nach ein Ende machte.

Als es nicht mehr zu leugnen war, daß die tödlichen Komplikationen vornehmlich auf die Eingriffe und Operationen zurückzuführen waren, wurde man vorübergehend „konservativ", das heißt, man überließ eine Zeitlang die Geburt weitgehend den Kräften der Natur. Dies änderte sich aber wieder, als 1893 zwei Syndrome beschrieben wurden, deren Risken man alsbald für bedenklicher erklärte als die handwerklichen Entbindungskünste. Das eine dieser neuen Fährnisse bezeichnete man als Gestose, das andere als drohende intrauterine Asphyxie. Heute betrachtet man die Syndrome als Effekt von mütterlichem (maternal) und fetalem (fetal) Distress.

Infolge des anhaltenden sozialen und hygienischen Fortschritts sind die schweren Formen dieser Syndrome ebenfalls verschwunden. So blieb denn von den mütterlichen Indikationen zur Geburtbeendigung nur mehr wenig übrig, 1–2 %, wenn man es genau nahm. Mit dem Fortschritt wurde aber auch das Risiko der Entbindungsoperationen wesentlich geringer. Man stand nun vor dem unliebsamen Dilemma, daß man hätte weitgehend gefahrlos operieren können, doch dafür kaum noch Indikationen hatte.

So harmlos wiederum, um nach Gutdünken darauf losoperieren zu können, war das Entbindungshandwerk auch nicht. Was tun, um es zu fördern, da doch, wie gesagt, die Indikationen weitgehend abhanden gekommen waren und für die alten Aktionisten nur mehr das dubiose Gespann von fetalem Distress und drohender intrauteriner Asphyxie übrigblieb? Da tauchte, fast in des Wortes wahrstem Sinne, ein Deus ex machina mit zwei Maschinen auf: in der einen Hand den Cardio-Toko-Graphen (CTG), in der anderen Hand das Ultraschallgerät. Ob sie wirklich zu etwas nütze sind, weiß man bis heute nicht, und ob sie tatsächlich harmlos sind, weiß man auch nicht. Sie sind aber allerbestens dazu geeignet, um Indikationen für Entbindungsoperationen, vornehmlich die Kaiserschnittentbindung wegen fetalen Distress zu fingieren.

In Anbetracht der neuen Methoden gab man nun vor, die fetale Notlage beizeiten bestens erkennen, den Fetus aus seiner unwirtlichen Lage befreien und ihn außerhalb der Gebärmutter mit Hilfe der neumodernen Neugeborenenmedizin einer rosigen Aufzucht zuführen zu können. Die Müttersterblichkeit erklärte man als Maßstab der geburtshilflichen Leistung für nichtig und erhob eine gut manipulierbare Kombination der Kindersterblichkeit zum neuen Maßstab. Die Verantwortlichen der Gesundheitspolitik machen mit Hilfe der Justiz diesen Schwindel, der Abermillionen kostet, mit und liefern so tausende Frauen ans Messer. Kein Wunder also, wenn der ordentliche Professor der Geburtshilfe in Wien – sofern man hier überhaupt von Geburtshilfe noch reden kann – kürzlich die „Vision" hatte, in Zukunft alle Frauen routinemäßig mit Kaiserschnitt zu entbinden[1].

In den letzten hundert Jahren sank die Sterblichkeit der Mütter und Säuglinge ebenso dramatisch wie deren Gesundheit besser wurde. Diese Erfolge, obwohl eine rein sozialhygienische Errungenschaft, verstand das geburtsmedizinische Establishment in zweifellos sehr geschickter Weise ihrem Wirken zuzuschreiben. Es nahm allen Fortschritt, dem sie immer noch mehr im Wege steht als dienlich ist, impertinent für sich und ihr Entbindungshandwerk in Beschlag. Betrachtet man die Aktionen der Profession jedoch etwas genauer, ergibt sich nichts anderes, als daß nach wie vor die Operationsmethode gleich grob, die Indikationen gleich vage und die Therapie der Gestose und Asphyxie nichts anderes als hilfloses Probieren sind.

Das Entbindungshandwerk wird ohne Zweifel sehr erleichtert, wenn man die Gebärende ins Bett befördert und im Liegen niederkommen läßt. Um auch die Hebammen für die Geburt im Liegen anzuwerben, erhob man das „Leibhalten" der alten Hebammen zum Dammschutz. Damit fand man bei allen jenen Habammen Gefallen, die sich bei der Geburt unentwegt am Genitale der Gebärenden zu schaffen machen. Daran hat sich bis heute nichts geändert. Solche Hebammen gibt es immer noch zur Genüge. Die Dammschutztechnik, wie sie üblicherweise in den Lehrbüchern und in der Praxis weitergegeben wird, ist viel mehr geeignet, einen Dammriß zu erzeugen als zu verhindern. Mit der lehrbuchmäßigen Technik wird nämlich der kindliche Kopf vorzeitig zur Deflexion gebracht und so mit einem größeren Durchmesser, als es von Natur geschähe, über den Damm gehebelt. So wurde denn der drohende Dammriß und die Indikation zur Episiotomie vielfach unvermeidlich beziehungsweise zur Routine.

Der Deal setzte sich durch, denn er war ungemein bequem. Alles war schematisierbar, vom Intervall der Schwangerschaftskontrollen über die Programmierung der Geburt bis zu den Bestellungen der Babies zur Flaschenfütterung und Neuverpackung. Letztlich ließ sich die Arbeit und ihr Horizont noch weiter reduzieren, indem man das Horchen und das Tasten durch das Deuten elektronischer Aufzeichnungen ersetzte. Der apparative Monitor wurde zum Mittel des Kontaktes, sein Orakel zur Vorschrift der Behandlung. Gar manche Hebamme fand sich bereit, für den Deal ihre geburtshilfliche Tätigkeit auf den Geburtsvorgang zu reduzieren und im Spital als Kreißsaalhebamme und sonst nichts zu dienen. Die viel wesentlicheren geburtshilflichen Tätigkeiten in der Ambulanz und auf den Stationen überließen sie dem Dilettantismus der Krankenschwestern und der Kinderschwestern. Die Schwangerenbetreuung entartete zur Krankenpflege, das Stillen zur Babyfütterungsmechanik.

---

1 Freizeit-Kurier. Wien, 8.11.1997, Seite 20–22

2. Bilanz der Gegenwart: Dilemma

Wer die Entwicklung der Geburtshilfe ohne medizinische Vermessenheit betrachtet, sieht den Grund für die drastische Senkung der Mütter- und Säuglingssterblichkeit in den enormen sozialen und hygienischen Errungenschaften und findet keine wesentliche Änderung im Grundsatz der geburtsmedizinischen Gepflogenheiten. Diese besteht nach wie vor in nichts anderem, als den Fetus unter der Vorgabe fiktiver Risken frühzeitig aus dem Mutterleib herauszuziehen. Geändert hat sich nur, daß man früher das Kind möglichst nur durch die Scheide extrahierte und man es heute in gut der Hälfte der Fälle per Kaiserschnitt tut. Daß diese mütterliche Verstümmelung heutzutage relativ wenig Unheil stiftet, ist wieder nur den sozialen und hygienischen Fortschritten sowie der Tatsache zu verdanken, daß es zur Kaiserschnittsoperation keiner besonderen chirurgischen Geschicklichkeit bedarf.

Um den medikamentösen Teil in der geburtsmedizinischen Therapie ist es nicht besser bestellt. Die Behandlung der Anomalien, die mit der Schwangerschaft und Geburt in einen direkten Zusammenhang gebracht werden, sind nicht viel fortschrittlicher als vor 100 Jahren, und so enden auch diese größtenteils in einer der Entbindungsoperationen. Begründet werden diese Tätigkeiten stets mit der nie überprüfbaren Behauptung, daß Mutter und/oder Kind sonst gefährdet gewesen wären. Im Gegensatz dazu ergeben sich in adäquat großen und vergleichbaren Kollektiven bei konsequentem Weglassen geburtsmedizinischer Methoden durchwegs signifikant bessere Resultate und der Schluß: „Dort, wo es viele Ärzte gibt, ist auch die Säuglingssterblichkeit höher".

Um die experimentelle Chirurgie an der Gebärenden zu rechtfertigen, wurden Berge von Publikationen verfaßt, in denen mit Eigenlob nicht gespart wird. Nun wird aber auch immer mehr publik, daß das Handwerk zwar für die Ärzte einen goldenen Boden hat, bei deren Probandinnen aber mehr oder weniger zu psychosomatischen Verstümmelungen führt.

Als sich die Klagen der Probandinnen auch in finanzieller Hinsicht, nämlich in Form von Schadenersatz, nachteilig auszuwirken begannen, holte man zur Schadensbegrenzung allerlei Hilfstruppen herbei. So stürzten sich nun alle möglichen Experten und Expertinnen aller nur denkbaren psychotherapeutischen und physiotherapeutischen Lager mit Feuereifer ins Gefecht, hatten aber und erwarben sich auch nicht das geringste geburtshilfliche Wissen. Dafür kamen sie desto schneller überein, die Hebammenkunst als zweitrangig zu betrachten.

Die Kluft zwischen Hebammenkunst und universitärer Betreuungstechnik wurde erwartungsgemäß nicht kleiner, sondern größer. Was soll denn auch eine Hebamme von einer Psychologin halten, die den Patientinnen erzählt, daß sie vor der Geburt keine Angst zu haben brauchen, aber ins Stottern kommt, wenn sie erklären soll, warum nicht? Was soll sie von einem Physiotherapeuten halten, der nicht einmal annähernd nachvollziehen kann, was ein junges Mädchen fertigbringt, so es sich gezwungen sieht, seine Schwangerschaft zu verheimlichen, irgendwo in einer Ecke unbemerkt zu gebären und das Kind unerkannt wegzulegen?

So gehen nach wie vor die Methoden der Betreuung der Frau im Verlauf von Schwangerschaft, Geburt, Wochenbett und Stillen getrennt in zwei Richtungen: in die sozio- und biologisch ausgerichtete Geburtshilfe auf der einen und in die technologisch ausgerichtete Geburtsmedizin samt psychosomatischen Zusatztechnologien auf der anderen Seite. Die Notwendigkeit der Zusammenarbeit wird zwar oft zitiert, blieb aber bisher illusorisch. Die kritische Hebamme kennt oder ahnt nur allzu gut den Hinterhalt und steht dem Handel skeptisch gegenüber. Denn die andere Seite vermag ihre Herablassung nur mühsam zu verdrängen.

Die Hebamme, die ihre Kunst beherrscht, steht nun zweifellos unter dem massiven Druck von seiten der geburtsmedizinischen Scharlatane. Dazu kommt, daß viele ihrer Berufskolleginnen schon weitgehend dem geburtsmedizinischen Schematismus unterliegen und für Hebammenkunst kein Gespür mehr haben, dafür aber an Anmaßung nichts offen lassen. Manches bei Gericht gegen Hebammen abgegebene Gutachten gibt davon Zeugnis. Da Personen dieser Prägung ob ihrer unbändigen Beredsamkeit in den Hebammengremien oft das große Wort zu führen pflegen, bilden sie für den geburtshilflichen Fortschritt ein grobes Handicap.

Die Kluft zwischen Hebammenkunst und Geburtsmedizin mit all ihrem trügerischen Zubehör ist größer, als man wahrhaben will, und liegt in dem Dilettantismus, von dem die Hebammenkunst überschattet wird. Vom Aspekt der Geburtshilfe als Kunst ist schon die Geburtsmedizin als eine Art von geburtshilflichem Dilettantismus anzusehen. Zu oft findet man hier im Flickwerk fiktiver Regeln und Regelwidrigkeiten die Grenzen zwischen Norm und Anomalie nicht mehr und flüchtet sich ins technologische Monitoring und Vieloperieren. Das Expertentum im psychotherapeutischen und physiotherapeutischen Bereich verkennt vor lauter Mitteilsamkeit von Kraft und Seele die Frau als Patientin und macht sie zur Klientin (Hörigen), eine hinsichtlich des Unterschieds der Einstellung interessante sprachliche Modifizierung.

Um in dieser vom geburtsmedizinischen Geschäft überschatteten Szene die innere Sicherheit zu bewahren, ist es wichtig, die Szene immer wieder zu durchleuchten: Müttertodesfälle und mütterliche Fährnisse entstehen im Zusammenhang mit der Geburt heute praktisch nur mehr in der Folge von Komplikationen bei Entbindungsoperationen oder bereits vor der Schwangerschaft bestehenden Erkrankungen. Macht man sich die Mühe, die Schwangeren auf natürliche Geburten einzustellen, bedarf es in je 100 Geburten eines Kaiserschnittes, zweier Extraktionen und einiger Episiotomien.

Wie kommt es nun, daß in den modernen Gebärkliniken die Frequenz der Kaiserschnitt- und Zangenentbindungen zwischen 20 % und 50 % beträgt?

Mehr als 90 % dieser Operationen erfolgen auf Grund der Annahme oder Vorgabe einer kindlichen Indikation. Oft wird zur Unterstützung der vagen kindlichen eine ebenso vage mütterliche Indikation beigefügt. Alle diese Indikationen sind so vage, daß jene, die sich ihrer nicht bedienen, die besseren Resultate aufzuweisen haben. Wieso?

Auf der einen Seite ist das Schicksal tatsächlich gefährdeter Kinder durch eine Kaiserschnittentbindung kaum einmal zu beeinflussen. Denn entweder sind die als gefährdet eingestuften Kinder so wohlauf, daß ein Kaiserschnitt nicht notwendig gewesen wäre; oder sie sterben so unvermittelt ab, daß sie bereits tot sind, bevor der Kaiserschnitt vollziehbar ist. Da ein Kind, das eine Schnittentbindung überlebt, nicht gefährdet war und ein toter Fetus diese ausschließt, ist der Kaiserschnitt aus fetaler Indikation eine hinfällige Rettungsaktion.

Auf der anderen Seite bringt die Kaiserschnittentbindung an sich für das Kind zwei beachtliche Nachteile mit sich: Erstens ergibt bei der allgemein üblichen Technik der Schnitt im Uterus eine Öffnung, deren Durchmesser 9 cm kaum überschreitet, sodaß der Durchtritt des Kopfes keineswegs als schonend betrachtet werden kann. Zweitens ist die vor dem Kaiserschnitt stattfindende Wehentätigkeit oft viel zu kurz, als daß eine entsprechende Umstellung des fetalen Anpassungssystems für die neonatalen Erfordernisse gewährleistet wäre.

Während also auf der einen Seite wirklich bedrohte Kinder durch eine Kaiserschnittentbindung kaum einmal zu „retten" sind, bringt auf der anderen Seite die Kaiserschnittentbindung an sich auch für das Kind ernstzunehmende Nachteile mit sich. Beim derzeitigen Stand unseres Wissens stellen die Fehldiagnosen und fetalen Belastungen durch die Kaiserschnittentbindung hinsichtlich des Säuglingstodes ein höheres Risiko dar als die Gefahren, die man mit ihnen zu beheben vorgibt.

Noch deutlicher spiegelt sich die geburtsmedizinische Sorglosigkeit in den (nicht-tödlichen) Hirnschädigungen der Neugeborenen. Wie exakt durchgeführte Studien zeigen, ist die Frequenz der Hirnschädigungen bei Neugeborenen im Gegensatz zu deren steil abfallender Mortalität gleichgeblieben. Das heißt: Der Rückgang der Säuglingssterblichkeit infolge der sozialen Fortschritte nahm einen so steilen Verlauf, daß die geburtsmedizinisch bedingten Todesopfer darin untergingen und so leicht einem Nachweis zu entziehen waren. Bei den hirngeschädigten Neugeborenen liegt dagegen mit geburtsmedizinisch bedingten Traumen insofern ein Zusammenhang nahe, als hier die traumatischen Effekte die günstigen Effekte des sozialen Fortschritts aufgehoben haben.

Wie es wohl nicht anders zu erwarten ist, werden solche Aspekte vom geburtsmedizinischen Establishment als absurd zurückgewiesen. Denn immerhin bringt seine Methodik, wie die Verteilung der Geburten auf die Wochentage und Honorarbilanzen der Versicherungen zeigen, einen beträchtlichen Gewinn an Zeit und Geld. Ohne Skrupel machte man aus natürlichen Prozessen geburtsmedizinische Probleme. So sehen wir uns heute einem aus pseudowissenschaftlichen Risikogespinsten gewobenen Aberglauben einer leichtgläubigen Gesellschaft gegenüber, welche dem sorglosen Vollzug bedenklicher Entbindungsoperationen mehr Vertrauen und Bewunderung entgegenbringt als der natürlichen Geburt mit ihren erkennbaren und daher meistens harmlosen Imponderabilien.

4. Aspekte der Zukunft: Neubeginn

So kommt es nun, daß Hebammen, die sich auf ihre Kunst verstehen und denen für Kaiserschnittentbindungen aus mütterlicher Indikation ein verläßlicher Chirurg zur Seite steht, signifikant bessere Ergebnisse erzielen als all die Kaiserschnittliebhaber moderner Frauenkliniken.

Wenn wir wieder zu einer guten Geburtshilfe gelangen wollten, müßten wir dort anknüpfen, wo wir bereits waren, bevor die „Geburtsmedizin" kreiert und modern wurde. So ein Neubeginn wäre jedoch nicht neu und insbesondere in Wien nicht ohne großes Vorbild. Der letzte Neubeginn der Geburtshilfe erfolgte 1789 und bestimmte sie bis 1965. Erst dann kam die Ära der jetzt modernen Geburtsmedizin.

Die Wurzeln der Geburtshilfe in Wien gehen auf keine Geringeren als Johann Lukas *Boer* und Ignaz Philipp *Semmelweis* zurück, die Wurzeln der Geburtsmedizin auf deren größte Gegner. Mit berechtigtem Stolz meinte *Boer*, er habe da begonnen, wo es noch keine Geburtshilfe gab. Im 1. Band der ‚Abhandlungen und Versuche geburtshülflichen Inhalts' sagte er zur Geschichte der Geburtshilfe: „Aberglaube und Vorurteil bildeten den Hemmschuh für die Entwicklung dieser Disziplin" … „daß man hätte meinen können, die Natur habe ihr Geschäft der Gebärung aufgegeben und solches dem Werkzeuge des Geburtshelfers überlassen."

Was man vor Boer unter Geburtshilfe verstand, schildert der Chronist von einst kurz so: „Jede natürliche Lage, deren Geburt sich nicht in 6–8 Stunden vollzog, … sich nicht nach dem künstlich konstruierten Typus … einstellte, … gab dazu Veranlassung, … einzugehen … und den ganzen Apparat stumpfer und spitzer Werkzeuge erbarmungslos in Aktion treten zu lassen." Ersetzt man Typus mit CTG und nimmt man neuzeitliche Werkzeuge, ergibt sich Geburtsmedizin moderner Prägung.

„Boer als Stifter der neuesten auf Beobachtung der Natur gegründeten Schule" genoß international höchstes Ansehen, und man meinte vor 200 Jahren, daß nun „der Zauber der operationslustigen Entbindungskunst ein für allemal gebrochen war". Welcher fortschrittliche Zeitgenosse sollte damals denn auch ahnen können, daß sich der ganze Zauber in der nicht weniger operationslustigen Geburtsmedizin der Westlichen Welt wiederholen würde.

Die Geschichte der Wiener Schule zeigt nur allzu deutlich, daß sich die Nutznießer des Entbindungshandwerks nie für wahre Geburtshilfe interessierten. *Boer* und *Semmelweis* wurden, da sie die Hebammenkunst schätzten, auf Betreiben der Ordinarii des Faches diszipliniert. (So mußte *Boer* deshalb noch mit 71 Jahren eine Disziplinaruntersuchung über sich ergehen lassen, und weshalb *Semmelweis* ganz plötzlich Wien verließ, weiß man bis heute nicht.) An dieser Haltung hat sich bis heute nichts geändert. Die modernen Scharlatane beharren auf der für sie lukrativen Kaiserschnittentbindung. Diese fordert zwar nur mehr wenig Todesopfer, aber keine geringe Zahl von Opfern in der oft kaum faßbaren Form mütterlicher und/oder kindlicher Verstümmelung.

Die Entwicklung in der Frauenklinik der Wiener Universität offenbart eine Geringschätzung der weiblichen Natur und der Persönlichkeit der Frau, die kaum mehr zu überbieten ist. Es wäre aber absolut falsch, sie als örtliche Entgleisung zu betrachten. Es handelt sich vielmehr um führende Vertreter eines in der Westlichen Welt wissenschaftlich dominanten Establishments, sowie dessen innerer Ethik und

Moral. Wer nun diese stark beschränkte Art universitärer Wissenschaft kritisch sichtet, wird kaum mehr Zweifel haben, daß in der Geburtshilfe ein Neubeginn vonnöten ist.

Geburtshilfe ist eine Kunst und zugleich eine soziale Wissenschaft. Grundlage dieser Wissenschaft ist Psychosomatik, die ganzheitliche Betrachtung der biotischen und pathischen Probleme der menschlichen Natur. Psychosomatik hat in der Geburtshilfe eine uralte Tradition. Sie ist die Kunst, Körper (Soma) und Seele (Psyche) zu korrelieren, und bedarf biologischen Wissens und der Gabe, dieses Wissensgut in sozialer Weise gewissenhaft in Anwendung zu bringen, also in Können umzusetzen. Wissenschaft ist aber nur eine der Möglichkeiten, Wissen zu erwerben. Auch Kunst und Religion, sofern Religion nicht zu einer Konfession erstarrt, ergeben Wissen. So vermittelt ein aus Kunst und Wissenschaft geschöpftes Wissen mehr Know-how als ein Wissen aus der Wissenschaft allein.

Psychosomatik setzt einen unablässigen Lernprozeß voraus, sowohl von seiten der Betreuerin als auch der Betreuten. Die Betreuung ist vor allem ein didaktisches Problem. Denn eine Therapie kommt nur optimal zur Wirkung, wenn sie so vermittelt wird, daß sie auch der Betreuten selbst-verständlich wird. Wer es nicht lernt, Wissen verständlich zu vermitteln, verfehlt das angestrebte Ziel der Therapie und verfällt eventuell bald den Versuchungen von Scharlatanerie und Aberglauben, dem eigenen gelehrten und dem natürlichen Aberglauben der Patientin.

Denn die modernen Mediziner kümmern sich kaum um die Psyche, und die modernen Psychologen besitzen vom Soma höchst kümmerliche Begriffe. Im Schatten eines leidigen Gezänks zwischen den somatologischen und den psychologischen Halb-Expert(inn)en fristet die geburtshilfliche Psychosomatik ein kümmerliches Dasein. Was sich all die Fachkundigen der Medizin und Psychologie feindselig entgegenhalten, ist lückenlos richtig, was sie über sich selber sagen, lückenlose Selbstanbetung. Was im Gesundheitswesen der westlichen Welt zur Zeit Psychosomatik heißt, ist nichts anderes als ein Gemenge aus leerem medizinischem Management und blinder psychologischer Supervision.

Hebammenkunst oder Entbindungstechnologie? Geburtshilfliches Know-how oder Entbindungshandwerk? Das ist die Frage. Ist die Frau eine menschliche Persönlichkeit, der man bei der Gestaltung eines neuen menschlichen Wesens beizustehen hat? Oder ist sie nur mehr so etwas wie das „missing link" im Fließband einer Reproduktionsmaschinerie, mit der man lebendige Puppen produziert? Die Ansätze der modernen Medizin gehen durchwegs in diese Richtung. Besamungstechnologie und die Perinataltechnologie heißen die geburtsmedizinischen Trugbilder der Westlichen Welt am Beginn des dritten Jahrtausends. Es ging primär um ein Geschäft mit Proband(inn)en, die spontan einer Fortpflanzung nicht fähig sind. Jetzt gehen manche dieser Technologen bereits dazu über, alle Frauen als gebärunfähig zu betrachten; und schlagen vor, die Geburt generell durch die Kaiserschnittentbindung zu ersetzen.

Wer hier etwas zum Besseren wenden will, fängt (wieder einmal) dort an, wo es keine Geburtshilfe (mehr) gab. Es gilt, die Hebammenkunst und ihre Pflege neuzugestalten und einen Neubeginn herbeizuführen.

Um diesem Neubeginn zum Durchbruch zu verhelfen, bedarf es einer vom pseudouniversitären Trott der Geburtsmedizin völlig losgelösten Aus- und Fortbildung der Hebammen. Die Geburtshilfe wäre vom Blickwinkel einer Synthese aus Hebammenkunst, Biologie und allgemeiner Heilkunde zu konzipieren. Im Hinblick darauf wäre der Lehre an den Akademien besondere Aufmerksamkeit zu schenken. So wären völlig neue, auf den sozialen und hygienischen Fortschritt und die Normen und Anomalien der Fortpflanzung sinnvoll abgestimmte Lehrpläne zu erstellen. Der Lehrkörper müßte frei von geburtsmedizinischer Indoktrination und in der Lage sein, deren Gefährlichkeit kritisch darzustellen und wissenschaftlich zu begegnen. Diese Aufgabe sieht insofern schwerer aus, als sie ist, da es eigentlich nur darum ginge, den Aberglauben an das alte trügerische Entbindungshandwerk, jetzt Geburtsmedizin genannt, auszumerzen. Es geht um sonst nichts denn ein Gebären ohne Aberglauben.

Kursorische Literaturhinweise

Periodika
Encyclopaedia Britannica: 1974 und 1985, Jahresberichte, ab 1975
Encyclopaedia Britannica: Medical and Health Annual, 1970–1999
Encyclopaedia Britannica: Yearbook of Science and the Future, ab 1969
Scientific American (New York), ab 1965
Recent Progress in Hormone Research (Academic Press, Inc.) 1945–1995
Endocrinology of Pregnancy (Year Boook Medical Publishers, Inc.), ab 1977
Diverse Fachzeitschriften, ab 1945

Für den Autor wegweisende Konzeptionen seiner Lehrer
Antoine T. 1948. Unwägbarkeit der Wehenmittelwirkung. Nicht publiziert.
Feyrter F. 1938. Über diffuse endokrine epitheliale Organe. Barth, Leipzig
Gaddum JH. 1936. Gefäßerweiternde Stoffe der Gewebe. Thieme, Leipzig

Zur Geschichte der Geburtshilfe
Siegemundin J. 1724. Die Chur = Brandenburgische Hof = Wehe = Mutter. Brauns Erben, Leipzig
Smellie W. 1752. A Treatise on the Theory & Practice of Midwifery. Scolar Press, London 1974
Boer JL. 1834. Sieben Bücher über natürliche Geburtshülfe. Nationalbibliothek, Wien
Schmorl G. 1893. Untersuchungen über Puerperal-Eklampsie. Vogel, Leipzig
Freud S. 1897. Die infantile Cerebrallähmung. Holder, Wien
Fischer I. 1909. Geschichte der Geburtshilfe in Wien. Deuticke, Wien
Lesky E. 1965. Die Wiener medizinische Schule im 19. Jahrhundert. Böhlaus Nachfolger, Graz-Köln
Silló-Seidl G. 1978. Die Wahrheit über Semmelweis. Ariston, Genf

Zur Entwicklung der Geburtsmedizin im 20. Jahrhundert
Bumm E. 1922. Grundriß zum Studium der Geburtshilfe. Bergmann, München
Stöckel W. 1938. Lehrbuch der Geburtshilfe. Fischer, Jena
Käser O et al. 1967. Gynäkologie und Geburtshilfe. Thieme, Stuttgart
Greenhill JP, EA Friedman 1974. Biological Principles and Modern Practice of Obstetrics. Sounders, Philadelphia
Käser O et al. 1981. Gynäkologie und Geburtshilfe. Thieme, Stuttgart
Chalmers I, M Enkin, M Keirs. 1990. Effective Care in Pregnancy and Childbirth. (Oxford Univ. Press)

Fachbücher – Lehrbücher – Monographien
Biologie
Busse R. 1982. Kreislaufphysiologie. Thieme, Stuttgart
Campell NA et al. 1997. Biologie. Spektrum, Heidelberg
Keele CA, E Neil, N Joels 1984. Samson Wrights Applied Physiology. Oxford Univ. Press
Roitt I. 1988. Essential Immunology. Blackwell, Oxford
Stryer L. 1995. Biochemistry. Freeman, New York
Morphologie
Bucher O, H Wartenberg 1997. Cytologie, Histologie und mikroskopische Anatomie. Huber, Bern
Netter FH. 1987. Neuroanatomie und Physiologie. Thieme, Stuttgart
Pernkopf E. 1943. Topographische Anatomie des Menschen. Urban & Schwarzenberg, Wien
Starck D. 1982. Vergleichende Anatomie der Wirbeltiere. Springer, Berlin
Embryologie
Boyd JD, WH Hamilton 1970. The Human Placenta. Heffer & Sons Ltd, Cambridge

Faber JJ, KL Thornburg 1983. Placental Physiology. Raven Press, New York
Moore KL. 1990. Embryologie. Schattauer, Stuttgart
Ramsey E, MW Donner. 1980. Placental Vasculature and Circulation. Thieme, Stuttgart
Renn KH. 1970. Untersuchungen über die räumliche Anordnung der Muskelbündel im Corpusbereich des menschlichen Uterus. Diss. Universität München

Endokrinologie

Wilson JD et al. 1998. Williams Textbook of Endocrinology. Sounders, Philadelphia
Fuchs F, A Klopper et al. 1983. Endocrinology of Pregnancy. Harper, Philadelphia
Gorbman A et al. 1983. Comparative Endocrinology. Wiley, New York

Medizin

Beck EG, P Schmidt. 1996. Hygiene – Umweltmedizin. Enke, Stuttgart
Gilman AG, LS Goodman et al. 1996. The Pharmacological Basis of Therapeutics. Macmillan, New York
Letterer E. 1959. Allgemeine Pathologie. Thieme, Stuttgart
Passmore R, JS Robson et al. 1976. A Companion to Medical Studies. Blackwell, Edinburgh
Petersdorf RG et al. 1995. Harrisons Principles of Internal Medicine. McGraw, New York
Siegenthaler W et al. 1987. Klinische Pathophysiologie. Thieme Stuttgart
Wolff G, R Keller, MP Suter. 1980. Akutes Atemnotsyndrom des Erwachsenen. Springer, Berlin

Varia

Aebli H. 1987. Zwölf Grundformen des Lehrens. Klett, Stuttgart
Davis E. 1992. Hebammen Handbuch. Kösel, München
Fedor-Freybergh P (ed). 1987. Pränatale und perinatale Psychologie und Medizin.
Saphir, Älvsjö S. 1993. Heilkräfte der Natur. Das Beste, Stuttgart
Hawking StW. 1989. A Brief History of Time. Bantam, Toronto
Hutchins RM (ed). 1952. Great Books of the Western World. Encyclopaedia Britannica Inc.
Kauffman StA. 1993. Origin of Order. Oxford Univ. Press
Kitzinger Sh. 1980. Natürliche Geburt. Kösel, München
Köck Ch, J Kytir, R Münz. 1988. Risiko „Säuglingstod" – Plädoyer für eine gesundheitspolitische Reform. Deuticke, Wien
Leboyer F. 1990. Geburt ohne Gewalt. Kösel, München
Mainzer K. 1995. Thinking in Complexity. Springer, Berlin
Mitford J. 1992. The American Way of Birth. Dutton, New York
Natur. 1993. Das Beste, Stuttgart
Odent M. 1986. Die sanfte Geburt. Kösel, München
Odent M. 1992.Geburt und Stillen – über die Natur elementarer Erfahrungen. Beck, München
Parker St. 1994. Bildatlas der Körpers. Ars-Ed., München
Stadelmann I. 1994. Die Hebammen-Sprechstunde. Stadelmann, Ermengerst
Stewart I. 1989. Does God Play Dice? Blackwell, Oxford
Tew M. 1990. Safer Childbirth? A critical history of maternity care. Chapman & Hall, London
Wagner M. 1994. Pursuing the Birth Machine. ACE Graphics, Campertown

Sachregister

A
Abfaltung 234
Abgang der Plazenta 415, 416
Abruptio placentae 450
Adaptation 217
Adenosin-Tri-Phosphat 88
Ärztedichte 44, 298
Akromegalie 139
Anämie 292, 371
Anamnese 440, 441
Anatomie 69
Antichaos 78
Antikörper 173
Antisepsis 39
Apoptose 148
Asepsis 40
Asphyxie 294
Asynklitismus 365
Atemmuskulatur 125, 238
Atmung 80, 249, 258, 455
Atonie des Uterus 450
Auskultation 446
Austreibungswehen 352

B
Bandl'sche Furche 336, 351
Basaltemperatur 267
Basophile 178
Bauchdecke 360, 361, 420
Bauchpresse 359
Bauchspeicheldrüse 186
Becken 324, 325
Beckenanomalien 327, 328
Beckenboden 323, 359, 420
Beckendiagnose 330
Beckenendlage 368, 390, 391
Beckenmessungen 331
Befruchtung 231
Befund 274, 277, 280, 442
Besamung 231
Bindegewebe 111
Blasensprengung 358
Blasensprung 358, 380
Blastozyste 232
Blutdruck 278
Blutgerinnung 108, 109
Blutgruppen 31
Blutkreislauf 166, 246
Blutungen 450
Brustwarze 274

C
Cellulose 88
Cervikalkanal 379
Cervixreife 350, 351
Chaos 76, 77, 78
Chorion 263
Chorionhöhle 233
Chorionplatte 240
Chorionzotten 233
Chromosomen 93, 101, 102
Codon 99
Corpus uteri 201
Cytokine 172, 346

D
Dammriss 384
Dammschnitt 384, 401
Dammschutz 384, 385
Deflexionshaltungen 367
Dezidua 240
Diätetik 309, 425, 427
Didaktik 81, 82
Diktyosomen 94
Disproportion 369
Distress 223, 308, 310, 313
DNS 98
Dottersack 234
Ductus venosus 248
Dystokie 134, 314, 345, 369
Dystrophie 294, 304, 345

E
Eierstock 202, 420
Einnistung 232
Eiweiß 108
Eklampsie 291, 307
 eklaptische Syndrom 451
Ektoderm 233
Elastin 112
Embryoblast 232
Embryonalentwicklung 232
Endometrium 202, 240
Endothel 157
Entoderm 233
Entwicklung der Schultern 388
Enzyme 108, 172
Eosinophile 178
Episiotomie 384, 401
Epithelgewebe 154
Erbrechen 225, 273, 290
Ernährung 138, 234, 427
Eröffnungsperiode 350

Eröffnungswehen 350, 351
Erschöpfung 218, 224

F
Fasten 125
fetal distress 32, 226, 294, 308, 310, 313, 347
fetale Azidose 300
fetalen Herztöne 299
Fetalperiode 238
Fettgewebe 119
Fetus 337
Fibroblasten 241
   Elastin 112
   Kollagen 111, 112
Fieber 129, 133, 173, 182, 225, 226, 288, 290
Fight-Flight-Response 219
Fraktale 76, 77
Fruchtblase 240, 358
Fruchtwasser 169, 197, 358, 381
Frühgeburt 269, 312, 455
Frühgestose 288
Frühtoxikose 287
Fundusstand 268

G
Gameten 229
Gastrulation 233
Gebärmutter 335, 419
Gebärmutterhals 200
Gebärmutterkörper 201
Geburtsfortschritt 377
Geburtstermin 264, 375
Gehirn 118
Gen 97
genetischer Code 97
Genort 97
Gerinnungsstörungen 450
Gesichtshaltung 367
Gewichtszunahme 278, 430
Glukocorticoide 121
Glukose
   Traubenzucker 95, 117
Glukosurie 278
Gonaden 229
Granulozyten 131
Größe der Gebärmutter 277
Grundgewebe 111, 154

H
Hämoglobin 96, 105, 106
HELLP-Syndrom 282, 288, 292
Herztöne 277, 281, 299, 381, 446

Hirnflüssigkeit 169, 197
Hoch- und Niederdrucksystem 166
Hochdruck 225, 289
Homeostase 122
Hormone 182, 183, 186
   ACTH 192
   Adrenalin 220, 221
   Aldosteron 220
   Cortisol 221
   Endorphin 192
   Enkephalin 192
   GH 191
   Glukagon 120, 124
   gonado-trope Hormone 191
   Hormondrüsen 189, 190
   Insulin 120
   Katecholamine 121
   LH 213
   Melatonin 212
   MSH 192
   Noradrenalin 220
   Oxytocin 192, 195, 343
   Prolaktin 191
   Pro-Opio-Melano-Cortin (POMC) 192
   Prostaglandine 188, 344
   Relaxin 204
   Renin 188
   Somatotropin 191
   β-hCG 267
   β-LPH 192
   β-Sympathicomimetica 193, 194
   Steroidhormone 194
   Thyreo-tropes Hormon 191
   Vasopressin 192, 193, 197
   Wachstumshormon 191
Hungern 125
Hungerstoffwechsel 123, 124, 125, 126
Hydroskelett 336
Hypoxydose 301

I
Immunglobuline 173, 174
Immunsystem 123, 130, 170, 180
   Immunabwehr 97, 171, 180, 208, 238
   Immunschwäche 149, 180, 182
   Immuntoleranz 180, 181, 182
Inselorgan 121
Inspektion 443
Intensiv-Neonatologen 61
Interferon 172, 179
Interleukine 134, 172, 344
Interstitium 95, 113, 130, 288, 295
intra-uterine Asphyxie 43, 298, 299, 454

Sachregister

K
Kachexie 123, 145, 346
Kaiserschnitt 29, 403
Kindbettfieber 28, 29, 31, 42
kindlicher Kopf 339, 362
  Durchmesser 339, 363
  Haltung 363
Kindsbewegungen 239, 268, 277, 281, 382
Kinetosomen 94
knöcherne Becken 325
Kohlehydrate 89
Kohlendioxyd 88, 95, 108, 116, 125
Kohlenstoff 89
Kollagen 111
Kollaps 133, 223, 224, 346, 409
Kolostrum 274, 413
Koma 226, 291
Konfiguration 326, 337, 363, 364
Kopflage 387, 388
Körpergewicht 278
Körperverletzung 30, 53
Krämpfe 290
Kreislauf 246, 247, 248, 249, 295

L
Lageanomalien 454
Laktation 279, 414, 420, 431
Leber 110, 119, 189, 196, 236, 248, 296, 300
Lernen 70
Leukozyten 174
Linea alba 198, 444
Linea fusca 198, 444
Lipoide 90
Lungenembolie 44
Lungenkreislauf 166, 247
Lymphozyten 173, 174, 175, 176, 177, 178, 179, 180, 208, 344

M
Makrophagen 177
Manualhilfen 83, 384
Mastzellen 178
maternal distress 32, 287, 308
Mathematik 70
Membranen 93, 95, 105, 115, 134, 135
Menstruation 136, 144, 203, 204, 264, 265, 272
Mesenchym 155, 233
Mesoderm 233
Metamorphose 92, 147
Milchdrüsen 164, 414, 421
Mißbildungen 140, 194
Mitochondrien 93, 108, 229
Monozyten 177
Morphogenese 147, 236
Mortalität 63
Morula 232, 255
Muskelgewebe 155, 237, 336
Muskeln 118
Mutterkorn 37
Mutterkuchen 240
Muttermilch 154, 171, 407, 413, 415, 428, 431
Muttermilchernährung 374, 409, 417, 431
Muttermund 114, 200, 243, 335, 349, 352, 357, 370, 371, 372, 379
Myoglobin 105, 106

N
Nabelschnurblut 192, 193
Nabelschnurgefäße 244, 248, 446
Nabelschnurkomplikationen 301, 302
  Nabelschnurverschlingungen 301
Nachgeburtsperiode 353, 395
Nachgeburtswehen 352
Nachwehen 353
Narkose 82, 376
Nebennieren 173, 188, 220, 311
Nebennierenmark 120, 188, 284, 285, 311
Nebennierenrinde 90, 120, 188, 204, 285, 311, 348
Nekrose 148
Nervengewebe 154, 156, 237
Nervenzellen 157
Niederdrucksystem 166, 243, 244, 245, 249, 284, 296, 311, 349
Nieren 117, 121, 161, 281, 289
Noxe 128, 148, 224, 286
Nukleotide 91

O
Obstipation 274
Ödeme 225, 278, 288
Ohnmacht 221, 224
Organbildende Systeme 153
Organe 157
Organogenese 235
Oszillatoren 79, 211, 213, 214
Ovarium 202
Ovulation 203, 204, 214, 230, 266

P
Palpation 444, 445
Passagehindernisse 280, 339, 375
Perkussion 447
Phagozyten 129, 178, 189
Photosynthese 87, 88, 94, 95, 105

Placenta praevia 370, 371, 451
Plazenta 240, 395, 412, 451
Plazentainsuffizienz 196
Plazentalösung 396, 451
Plazentarkreislauf 168, 285, 311
plötzlicher Säuglingstod 298
Polymere 88
Proteine 90, 96, 105
Proteinurie 133, 225, 289, 305
Psychologie 54, 74
Psychosomatik 54, 74, 441
Ptyalismus 290
Puls 278

R
Rachitisbecken 31, 64, 327, 364
Ribosomen 94
Risikogeburt 50, 295, 354, 440
Risikoschwangerschaft 50
RNS 91, 94
Rotation 329, 362, 365, 366

S
Sauerstoffversorgung 161, 281, 289, 301, 367
Scheide 199, 419
Schilddrüse 187
Schock 133, 189, 223, 310, 313, 342, 346, 348, 370
Schulterdystokie 389
Schwangerschaftsstreifen 197
Schwangerschaftswehen 349
Schwangerschaftspigmentierung 197
Senkungswehen 280, 350
Shirodkar 313, 401
SIDS 298
Somatologie 74
Spätgestose 288, 289
Spättoxikose 287
Spermien 230
Steady State 195, 217
Steißgeburt 368, 403
Stillen 414
Stillsymbiose 415, 416
Stirnhaltung 366
Streckung der Gebärmutter 357
Stress und Distress 223
Striae 198, 444
Stützgewebe 111, 154
Symbiose 87, 91, 171, 283, 311, 415, 417, 440
Synzytium 146, 169, 241, 249, 296

T
Tensegrität 151
Toxämie 287
Toxikose 287, 288, 292, 293, 310, 376, 377
Transkription 99
Trauma 53, 128, 148, 224
Trichterbecken 327, 328, 329, 337, 364, 373, 378
Trophoblast 232, 241, 370
Trophoblastenschale 241
Tubenwanderung 232

U
Übelkeit 225, 273, 430
Überbelastung 32, 198, 224, 226, 278, 343, 376, 377
Übertragung 194, 267, 270, 275, 375
Ultraschall 30, 46, 104, 114, 333
Uterusruptur 324, 376, 452

V
Vagina 199
Verdauungssystem 428, 430, 431, 432
Vitamine 31, 96, 108, 116, 138
  Vitamin A 90
  Vitamin B6 112
  Vitamin C 112
Vorderhauptshaltung 366
Vorwehen 349, 380

W
Wehen 341, 347, 380, 407
Wehenhemmung 195, 196, 312, 342, 349
  Tokolyse 312, 351
Wehenmittel 342, 355, 380
Wehenschwäche 38, 135, 280, 303, 324, 329, 370, 377, 445

Z
Zangenoperation 28, 39, 82, 402
Zelle 92
  Eizellen 94, 100, 230
  Genom 93, 122, 136, 140, 229, 256
  Nukleus 91
  Zellkern 93, 94, 185, 229
  Zellmembranen 90
  Zellteilung 100, 147, 163, 165, 173
  Zygote 47, 101, 147, 207, 229, 255, 370
Zell-Plasma 93, 229
Zona pellucida 94, 164
Zusammenbruch 225
Zwillinge 255
Zwischenzottenraum 168, 241, 245, 248, 296